AF315690

PRÉCIS

DE

CHIRURGIE VÉTÉRINAIRE

CORBEIL. — Typ. et stér. de CRÉTÉ FILS.

PRÉCIS

DE

CHIRURGIE VÉTÉRINAIRE

COMPRENANT

L'ANATOMIE CHIRURGICALE

ET

LA MÉDECINE OPÉRATOIRE

PAR MM.

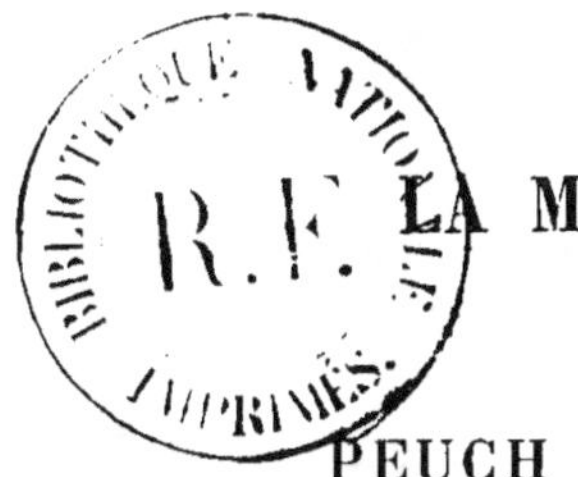

PEUCH	TOUSSAINT
CHEF DE SERVICE DE CLINIQUE ET DE CHIRURGIE	CHEF DE SERVICE D'ANATOMIE ET DE PHYSIOLOGIE
A L'ÉCOLE VÉTÉRINAIRE DE LYON	A L'ÉCOLE VÉTÉRINAIRE DE LYON

TOME PREMIER

PARIS

P. ASSELIN, LIBRAIRE DE LA FACULTÉ DE MÉDECINE

ET DE LA SOCIÉTÉ CENTRALE DE MÉDECINE VÉTÉRINAIRE

Place de l'École-de-Médecine

1876

Droits de traduction réservés.

A

M. H. BOULEY

MEMBRE DE L'INSTITUT

VICE-PRÉSIDENT DE L'ACADÉMIE DE MÉDECINE

OFFICIER DE LA LÉGION D'HONNEUR

INSPECTEUR GÉNÉRAL DES ÉCOLES VÉTÉRINAIRES DE FRANCE

Respectueux hommage.

F. PEUCH ; H. TOUSSAINT.

PRÉFACE

Si l'on jette un coup d'œil sur les écrits que les hippiâtres nous ont légués, on reconnaît bien vite que jusqu'au milieu du siècle dernier la chirurgie vétérinaire, exercée par des hommes ignorants, esclaves de la routine, n'était qu'un chaos informe sans méthodes ni principes. C'est aux deux Lafosse et à Bourgelat que revient l'honneur d'avoir inauguré, dans notre chirurgie, une ère nouvelle ; Bourgelat surtout, en fondant les écoles vétérinaires, a fait de cette branche de la science un art raisonné, ayant ses règles et ses préceptes.

Reproduire ces règles en les basant sur des données anatomiques exactes et précises et en les réduisant à ce qu'elles ont de plus essentiellement applicable à la pratique ; résumer et condenser en quelque sorte les matériaux si nombreux que renferment nos publications périodiques et les ouvrages de nos prédécesseurs, Chabert, Gohier, Hurtrel d'Arboval, Vatel, Brogniez, MM. Gourdon, Bouley et Reynal, tel est le but que nous nous sommes proposé en écrivant cet ouvrage.

Développons notre pensée.

L'art chirurgical vétérinaire est subordonné dans ses applications aux résultats économiques que les opérations peuvent produire, du moins dans la plupart des cas.

Il n'est pas nécessaire d'insister longuement pour faire comprendre qu'une opération chirurgicale ne doit être pratiquée chez nos grands animaux domestiques, qu'autant que les frais qu'elle entraîne ne sont point trop élevés et surtout ne dépassent pas la valeur du sujet. Malgré cela, la chirurgie vétérinaire rend à l'industrie et à l'agriculture d'importants services, soit en contribuant pour une large part à la réparation des machines vivantes qui fournissent trop souvent une somme de travail dépassant leur force de résistance, d'où la formation de lésions variées, intéressant principalement l'appareil locomoteur ; soit en leur faisant subir des modifications fonctionnelles d'où résulte une appropriation plus parfaite des animaux aux divers besoins de l'homme.

A un autre point de vue la chirurgie vétérinaire offre une importance que l'on ne saurait méconnaître : nous voulons parler des applications qu'elle reçoit chez les petits animaux domestiques, le chien notamment. Ici, la question économique est secondaire ; chacun sait en effet que le chien vit souvent dans l'intimité de la famille ; c'est en quelque sorte l'ami de la maison, et, pour prolonger son existence, beaucoup de personnes ne reculent pas devant les sacrifices d'argent qu'il leur faut faire.

Lorsque le praticien a décidé qu'une opération serait effectuée, il doit, pour la mener à bien, posséder une grande habileté manuelle en même temps qu'une connaissance approfondie de l'anatomie et de la physiologie.

« Le chirurgien, dit **M. H. Bouley**, qui est éclairé par les lumières de ces sciences sait, quand il va entreprendre une opération dans une région déterminée, quels sont les organes qui entrent dans la composition de cette région, dans quel ordre ils se superposent, quels sont leurs rapports respectifs, quelle est leur structure, et, partant, quelles sont leurs propriétés physiques, chimiques et vitales ; enfin, quelle est leur fonction spéciale et l'importance du rôle de cette fonction, relativement à l'économie tout entière. — Grâce à cet ensemble de notions qui se présentent immédiatement à sa pensée, avec une sorte de soudaineté, le chirurgien peut voir à travers les tissus, pour ainsi dire, comme s'ils étaient transparents ; il sait **jusqu'à** quelle profondeur il lui est permis de porter l'instrument destructeur ; quels sont les organes qu'il doit scrupuleusement ménager, sous peine de dommages irréparables ; quels sont ceux qui peuvent être atteints avec impunité ; et enfin quand l'opération est terminée, il lui est possible de prévoir, d'après la nature des tissus intéressés, quelle marche suivra le travail de la cicatrisation, quelle sera sa durée, quelles sont les complications qui peuvent intervenir (1). » Cette citation, empruntée au représentant le plus éminent de la chirurgie vétérinaire française, témoigne hautement de l'importance que présentent les études d'anatomie et de physiologie envisagées au point de vue chirurgical.

Il faut bien le dire, jusqu'à présent en médecine vétérinaire on n'avait pas donné à l'*anatomie chirurgicale* toute l'importance qu'elle doit avoir. Aucun traité didactique n'existe en

(1) *Dictionnaire de médecine et de chirurgie vétérinaires*, t. III, p. 638.

France ou à l'étranger. Nous avons cherché à combler cette lacune en consacrant la première partie de notre ouvrage à cette branche si essentielle des sciences médicales. A l'exemple de Malgaigne et de Richet, que nous avons pris pour guides dans cette tâche, nous avons consacré un premier livre à l'anatomie générale dans ses rapports avec la chirurgie : les descriptions histologiques proprement dites y tiennent peu de place, nous nous sommes bornés aux données immédiatement applicables à la chirurgie. Dans le deuxième livre, qui a trait aux régions, nous avons examiné successivement toutes les parties du corps, en adoptant autant que possible l'ordre et les limites admises en extérieur, mais sans nous astreindre à suivre exactement les errements souvent bizarres qui ont présidé aux choix des noms et à la délimitation des régions. Celles-ci ont surtout été distribuées d'après les organes importants qu'elles renferment.

Nous avons adopté, dans cette étude, la marche que le chirurgien doit suivre dans une opération. Après avoir indiqué sommairement les formes d'une région et signalé les points de repère essentiels, nous avons examiné, couche par couche, le tissu conjonctif, les aponévroses, les muscles, les organes propres à cette région, puis les vaisseaux et les nerfs. On comprend qu'ici il ne pouvait être question de description, l'énumération des organes, leurs limites et leurs rapports devaient seuls nous occuper; l'étude de l'anatomie chirurgicale exige en effet une étude préalable, celle de l'anatomie descriptive, dont elle n'est qu'une application spéciale.

Il est presque inutile de dire que l'étude type a été faite sur le cheval ; les différences principales que présentent les autres animaux domestiques ont été signalées et placées en petits caractères à la suite de la description principale. Nous aurions désiré que chaque paragraphe fût accompagné de figures, diverses circonstances nous en ont empêché; nous sommes les premiers à le regretter.

Les descriptions anatomiques de cette première partie ne font pas double emploi avec celles qui se trouvent dans la seconde ; ici en effet on n'a donné que les indications sommaires indispensables pour la bonne exécution des opérations dites réglées. L'anatomie chirurgicale, telle que nous la comprenons, doit donner au chirurgien le moyen de se rendre un compte exact de la gravité d'une blessure, quelle qu'elle soit et dans quelque partie du corps qu'elle se trouve, elle lui donne aussi la manière d'opérer sans coup férir sur des organes qu'il faut envisager d'un seul coup d'œil dans leurs rapports essentiels ; elle le guide dans tous les cas si nombreux qui ne peuvent être prévus dans le manuel opératoire réglé, puisque deux cas ne sont jamais absolument identiques l'un à l'autre ; elle le met enfin en mesure de juger et d'agir quel que soit le cas présenté.

La deuxième partie de notre *Précis de chirurgie vétérinaire* est consacrée à la *médecine opératoire*, c'est-à-dire à l'étude des *indications* et *contre-indications* des opérations, du *manuel opératoire* proprement dit, des *effets* et *accidents* que l'on peut observer dans la pratique chirurgicale.

L'ordre que nous avons suivi pour cette partie de notre ouvrage est des plus simples. Ainsi, après avoir parlé des moyens de contention des animaux domestiques, nous divisons, à l'exemple de Malgaigne, l'étude des opérations en trois groupes.

Dans le premier, nous plaçons les *éléments des opérations*, exemples : incisions, dissections, ponctions, hémostasie, etc.

Dans le second, les *opérations générales*, c'est-à-dire celles qui se pratiquent indistinctement dans diverses régions du corps; exemples : saignée, séton, feu, etc.

Dans le troisième, les *opérations spéciales*, c'est-à-dire celles que l'on effectue dans des régions déterminées; exemples : trépanation, hyovertébrotomie, trachéotomie, etc.

Nous ferons remarquer que notre *Précis de chirurgie vétérinaire* se compose de deux volumes : le premier comprend l'anatomie chirurgicale et une partie de la médecine opératoire, notamment les moyens d'hémostase, la description des divers bandages que l'on peut employer chez le cheval et le chien, de nouvelles considérations pratiques sur l'emploi des anesthésiques, l'application du feu, les injections iodées, etc. — Le second volume renfermera avec une étude détaillée des entorses, luxations et fractures, toutes les *opérations spéciales* ou de grande chirurgie en examinant successivement celles qui se pratiquent sur la tête, le tronc et les membres.

Pour accomplir ce travail, formé de deux parties distinctes, nous avons, — chacun de notre côté — concentré nos efforts sur la tâche que nous nous étions tracée d'après les études journalières auxquelles nos positions respectives, dans l'enseignement vétérinaire, nous astreignent; nous avons profité, le plus largement possible, des ressources que les amphithéâtres de clinique et d'anatomie de l'école de Lyon présentent, et nous avons pu, de la sorte, contrôler par des recherches expérimentales et des dissections les données fournies par nos devanciers; nous n'avons pas négligé non plus les recherches bibliographiques.

En outre, M. H. Bouley, membre de l'Institut, inspecteur général de nos écoles, a bien voulu nous éclairer de ses lumières et de ses conseils ; M. H. Bouley, dont la haute position scientifique jette un si vif éclat sur la médecine vétérinaire, a lu et annoté les épreuves de notre livre, mettant ainsi à notre disposition les fruits de cette pratique si variée et si féconde que la clinique d'Alfort lui a fournis pendant de longues années. Qu'il veuille bien nous permettre de lui dédier cette œuvre comme témoignage de notre profonde reconnaissance.

M. le professeur Saint-Cyr nous a également prêté son concours ; nous sommes heureux de lui exprimer ici toute notre gratitude.

Plusieurs praticiens, parmi lesquels nous citerons MM. Charlier, Moisant, Lelièvre, nous ont communiqué des observations dont nous avons fait largement notre profit et pour lesquels nous leur adressons tous nos remercîments ; M. Lelièvre surtout nous a donné sur le bistournage du cheval de nouveaux détails accompagnés de photographies que nous avons reproduites et qui représentent les différents temps de l'opération, la position à donner à l'animal, l'attitude de l'opérateur.

Ajoutons que de nombreuses figures, intercalées dans le texte, complètent en quelque sorte nos descriptions et permettent aù lecteur de se rendre compte des dispositions variées des instruments ou appareils, des manœuvres opératoires et de l'anatomie des régions. Ces figures, faites d'après nature, sont dues en grande partie au crayon de M. Lombard, l'un des artistes les plus distingués de notre ville; elles ont été reportées sur bois, avec beaucoup de talent, par M. G. Nicolet, que notre éditeur, M. Asselin, avait chargé de cette partie importante de l'ouvrage.

Grâce à cet ensemble de moyens, nous osons espérer que ce livre sera pour les élèves un guide qui facilitera leur initiation à l'art chirurgical, et pour les praticiens un résumé fidèle où ils pourront puiser des renseignements exacts.

Terminons en adressant à M. Asselin nos remercîments les plus vifs, d'une part, pour les soins qu'il a apportés à l'exécution typographique de cet ouvrage, et, d'autre part, pour l'empressement avec lequel il nous a fait parvenir la plupart des documents nécessaires à la réalisation de la tâche que nous avions entreprise.

F. PEUCH; H. TOUSSAINT.

Août 1876.

PRÉCIS

DE

CHIRURGIE VÉTÉRINAIRE

PREMIÈRE PARTIE
ANATOMIE CHIRURGICALE

LIVRE PREMIER
ANATOMIE GÉNÉRALE CHIRURGICALE

CHAPITRE PREMIER

DES TÉGUMENTS

Les téguments comprennent la *peau* et les *muqueuses*.

Ces deux sortes de membranes, continues au niveau des ouvertures naturelles, contiennent entre elles tous les organes dont l'ensemble constitue le corps ; c'est par leur intermédiaire que les animaux se mettent en rapport avec le monde extérieur.

Indépendamment du fait de leur continuité, la peau et les muqueuses possèdent de grandes analogies de structure et de propriétés qui font généralement rapprocher leur histoire. De plus, quelle que soit l'opération que le chirurgien ait à pratiquer, il est obligé d'intéresser d'abord l'une ou l'autre de ces membranes.

§ 1ᵉʳ. — De la peau.

La peau, enveloppe extérieure du corps, est l'organe du tact et du toucher. Sensible et résistante, elle avertit l'animal du contact des corps étrangers, en même temps qu'elle le préserve de leur action trop immédiate. Sa souplesse lui permet de se mouler sur les organes qu'elle recouvre et dont elle accuse les saillies, les dépressions et les méplats ; dans certains cas, cependant, par ses replis et ses rides, elle impose à la région une forme particulière tenant à sa constitution propre.

Chez les mammifères, la *surface de la peau* est recouverte de poils plus ou moins longs et serrés, qui cachent en partie les divers reliefs dus aux organes sous-jacents ; mais, lorsqu'ils disparaissent à la vue, on peut toujours se rendre compte de leur modelé par l'exploration faite avec la main.

Les *plis* de la peau tiennent à diverses causes : la contraction musculaire en produit de nombreux qui disparaissent par le repos des muscles. Beaucoup sont permanents ; à la face et aux paupières notamment, ces plis jouent un rôle important dans le diagnostic de certaines affections. Lorsque la peau a été distendue localement par une cause physiologique ou pathologique, et que cette cause a disparu subitement, la peau ne revient que lentement sur elle-même, et elle conserve, pendant un temps assez long et quelquefois même pour toujours, des plis particuliers, de formes et de directions différentes, mais toujours facilement reconnaissables. Enfin, d'autres replis plus importants se forment aux environs des articulations et aux points d'attache des membres avec le tronc et, en général, des parties mobiles avec celles qui restent fixes ; ce sont ces replis que Cruveilhier appelle des *plis de locomotion*, ils méritent une attention toute spéciale.

Outre ses plis, la peau présente des *saillies* plus ou moins marquées, suivant les régions. Certaines sont dues aux os, comme celles du genou, du jarret, de l'orbite, des hanches, etc., ou bien aux muscles, ainsi qu'on le remarque dans presque toutes les parties du corps et surtout au cou et dans les régions supérieures des membres ; les tendons, les ligaments s'accusent souvent aussi de la manière la plus nette, témoin les régions du métacarpe et du boulet. L'accumulation du tissu adipeux peut donner temporairement des formes spéciales à l'extérieur de la peau. Sous ce rapport, les animaux soumis à l'engraissement présentent des particularités très-curieuses, car le tégument externe, rattaché aux organes sous-jacents par des brides aponévrotiques que la graisse est impuissante à distendre au delà d'une certaine mesure, forme alors des plicatures qui coupent en travers les masses adipeuses et les fait ressembler à des monticules arrondis et comme surajoutés pièce à pièce ; cette disposition se rencontre assez rarement sur le cheval, mais les races bovines, ovines ou porcines, d'engraissement facile, les Durham, les Dishley et les Yorkshire, nous en offrent parfois de singuliers exemples. Il est toujours facile de distinguer ce qui est graisse de ce qui est masse musculaire.

La *face profonde* de la peau adhère plus ou moins intimement aux organes. Quelquefois, elle fait corps avec eux et subit tous leurs changements de forme, comme on le voit aux lèvres, par exemple, où les fibres musculaires s'insèrent directement sur le derme ; une certaine adhérence se remarque aussi dans les régions inférieures des membres, mais elle est d'une toute autre nature ; elle tient ici au peu de développement de la peau ou à sa continuité avec des parties solides ; mais, à part quelques exceptions, presque partout on trouve, au-dessous de la peau, une couche conjonctive lâche, qui permet des déplacements plus ou moins considérables, dont le chirurgien tire un grand profit, soit pour former un repli au moment de passer un séton, soit encore pour rapprocher les lèvres d'une plaie, même après une perte de substance étendue.

Les variétés dans la *facilité* de *locomotion* des diverses parties de la peau commandent les procédés opératoires employés pour la réunion des plaies.

On ne doit point oublier non plus que c'est par sa face profonde que la peau reçoit les vaisseaux et les nerfs qui vont lui porter la nutrition et la sensibilité ; ces organes traversent perpendiculairement le tissu conjonctif pour aborder le derme et s'y ramifier. Quoique celui-ci présente des réseaux vasculaires et nerveux, capables de se suppléer dans une certaine mesure, lorsque quelques-unes des branches principales qui les alimentent viennent à manquer, il ne serait pas prudent de les détruire, même sur une étendue peu considérable. On devra donc considérer comme très-important, lorsqu'on aura à agir dans les cas de phlegmons sous-cutanés, de respecter, lors des explorations avec le doigt ou les instruments, les adhérences qui retiennent encore la peau aux parties profondes, car ces brides renferment des vaisseaux et des nerfs, ayant résisté plus longtemps que le tissu conjonctif à l'action destructive du pus et de la sérosité. C'est par la déchirure des brides vasculo-nerveuses que les accumulations de liquides, occupant une grande surface, entraînent presque toujours la gangrène de la peau, d'où l'indication de pratiquer de bonne heure des contre-ouvertures permettant un libre écoulement aux produits de l'inflammation au fur et à mesure de leur formation.

L'*épaisseur* de la peau est très-variable selon les régions : extrêmement fine aux paupières, au périnée, à l'anus ; elle présente sa plus grande épaisseur aux membres et surtout aux membres postérieurs, au-dessous du jarret et à la couronne. L'épaisseur de la peau doit être prise en grande considération : ce qui fait la gravité des abcès de la région digitale, c'est que la peau si épaisse de cette région oppose un obstacle difficilement surmontable à leur évolution. Les abcès superficiels se comportent alors comme des abcès profonds et se compliquent souvent de gangrène.

La *résistance* et l'*élasticité* de la peau sont considérables ; c'est à ces deux propriétés qu'elle doit de pouvoir se distendre d'une façon vraiment extraordinaire dans certains cas de tumeurs, ou de développement anormal des organes abdominaux, par exemple, et aussi de résister à des chocs dont la violence peut déterminer la rupture des muscles sous-jacents ou broyer des organes. Je me souviens, à cette occasion, d'une autopsie que j'eus, il y a quelques années, l'occasion de faire et dans laquelle je rencontrai des lésions bien étonnantes. Il s'agissait d'un cheval tué à l'écurie même, et à coups de pied par son voisin, que l'on avait négligé de séparer par un bat-flanc. Plusieurs coups, appliqués sur les parois abdominales, avaient déchiré complétement les couches musculaires et aponévrotiques, et amené ainsi des hernies intestinales considérables ; l'une des ruades portant sur les côtes avait, sans enlever un poil, fracturé les douzième, treizième et quatorzième côtes en deux endroits, tout en déchirant les muscles intercostaux dans les onzième et quatorzième espaces. Le lambeau musculo-osseux, complétement détaché par en bas du reste de la paroi thoracique et violemment refoulé dans la cavité pectorale, après avoir déchiré le lobe pulmonaire gauche dans une large étendue, avait fini enfin par faire au diaphragme une incision de la largeur de la main par laquelle les intestins avaient pu pénétrer dans la poitrine. La mort était survenue quelques instants après, elle était le résultat du pneumothorax et d'épanchements sanguins considérables.

Nous n'insisterons pas davantage sur ce sujet ; il n'est pas de praticien qui n'ait observé, sinon des cas aussi graves, tout au moins des hernies intestinales par déchirure des parois abdominales, ou des tumeurs sanguines sans lésions de la peau sur le cheval ou sur le bœuf, et n'ait eu ainsi l'occasion de s'assurer de la grande force de résistance et de l'élasticité de la peau.

Cette élasticité a cependant des limites, surtout lorsqu'elle n'est pas favorisée par une certaine locomotion ; dans les membres, la peau, malgré son peu d'étendue acquiert dans certains cas d'œdème un développement considérable ; mais alors il arrive souvent que la distension a été trop brusque ou poussée trop loin, et que le derme s'est déchiré, en formant des *crevasses* ou des *vergetures* plus ou moins étendues.

Structure de la peau. — La peau est composée du *derme* et de l'*épiderme*. On rencontre dans son épaisseur des *glandes sudoripares* et *sébacées*, elle sécrète constamment des productions épithéliales d'une très-grande importance, les *poils* et la *corne*. Nous allons étudier ces différentes parties avec quelques détails.

Le *derme* peut se diviser en *partie réticulaire* et *partie papillaire*. La partie réticulaire est la plus profonde, elle est constituée par un feutrage de gros faisceaux de tissu conjonctif, accompagnés de nombreuses fibres élastiques formant de beaux réseaux, et parsemés de cellules de tissu conjonctif. Des vaisseaux et des nerfs nombreux s'arrêtent dans cette partie ou bien la traversent pour se rendre à la portion papillaire. On y rencontre également de petits faisceaux de muscles lisses, attachés par une de leurs extrémités vers le fond du follicule pileux et traversant obliquement le derme pour s'insérer dans ses couches superficielles. Le derme est criblé d'ouvertures, de culs-de-sac, qui logent les poils et les glandes sébacées et sudoripares.

Par sa face profonde, la portion réticulaire se continue avec le tissu conjonctif sous-cutané ; la transition est insensible ; aussi dans les parties profondes, les faisceaux de tissu conjonctif sont peu serrés et laissent entre eux des espaces remplis par de la graisse ; mais à mesure qu'on se rapproche des parties superficielles, le derme devient de plus en plus dense ; au voisinage de l'épiderme, dans la portion papillaire, les fibres élastiques disparaissent, les faisceaux conjonctifs sont extrêmement compactes et forment une couche presque homogène, ce qui avait fait croire à certains auteurs à l'existence d'une *membrane amorphe* (Henle). [*Basement-membrane*, de Todd et Bowmann.] La *portion* papillaire est contiguë à l'épiderme ; elle est d'un gris-rougeâtre ; elle doit son nom aux petites élevures spéciales qu'elle présente à sa superficie et qui renferment des expansions terminales des nerfs ou des anses vasculaires. On les désigne sous le nom de *papilles*.

Les papilles se rangent en séries parallèles ou se disséminent sans ordre ; elles sont distinguées, eu égard aux organes qu'elles contiennent, en *papilles vasculaires* et *papilles nerveuses*. Ces dernières servent à la sensibilité générale et surtout au toucher, aussi sont-elles les plus nombreuses et les rencontre-t-on surtout dans les parties du corps plus spécialement affectées à ce sens, comme les lèvres, la bouche, le vagin, le pénis, les extrémités des membres, et en général autour des ouvertures naturelles. Dans les autres parties, elles sont beaucoup plus rares, peu développées, et sous la forme de simples aspérités. Chez l'homme, la disposition souvent parallèle des séries de papilles se réflète jusqu'à la surface de l'épiderme, comme on le voit à la paume de la main, mais chez les animaux, à part quelques rares exceptions, parmi lesquelles nous citerons le mufle de la vache, l'épiderme, très-épais, comble sans laisser de traces extérieures, les espaces intermédiaires que la présence de poils nombreux rendrait d'ailleurs très-difficiles à saisir. Sur une coupe mince et au microscope, les papilles apparaissent sous la forme de saillies demi-transparentes, flexibles et résistantes, coniques, filiformes ou en massues ; elles peuvent être simples ou composées, c'est-à-dire isolées ou réunies en petit nombre sur une sorte de pédicule ou de mamelon. Leurs dimensions sont extrêmement variables, on peut dire qu'en général elles sont développées dans les points où elles se montrent nombreuses, et surtout si la région est astreinte, par ses fonctions, à posséder un épithélium très-épais ; cela est facile à constater pour la langue, les coussinets plantaires du chien, le mufle de la vache.

Nous reviendrons plus loin sur la structure et le rôle des papilles en parlant des nerfs de la peau.

L'*épiderme* recouvre la surface du derme et se moule sur lui de la façon la plus exacte. Sa face profonde présente en creux les aspérités, les papilles du derme et montre des reliefs correspondant à ses vallons. L'épiderme est exclusivement formé de cellules qui, toutes, naissent à la surface du derme ; les cellules de nouvelle formation repoussent constamment celles qui se sont formées avant elles et qui changent d'aspect en traversant les divers étages de la couche épidermique. L'aspect et les propriétés chimiques des cellules aux différents moments de leur existence permettent de diviser l'épiderme en deux sections bien distinctes, la *couche muqueuse* et la *couche cornée*. La *couche muqueuse*, *réseau* ou *corps muqueux de Malpighi*, recouvre immédiatement le derme ; elle est caractérisée par des cellules molles, délicates, dont la forme varie suivant la position qu'elles occupent dans la couche. Les plus profondes sont allongées et perpendiculaires au derme, plus haut elles sont arrondies ; elles s'aplatissent légèrement en se dentelant sur leurs bords pour s'engrener avec leurs voisines, dans les parties qui confinent à la couche cornée ; toutes les cellules du corps muqueux possèdent un noyau. La *couche cornée* forme la portion superficielle de l'épiderme, les cellules qui la composent se sont converties en lamelles, qui ont encore une certaine conformation dans les parties profondes ; la couche entière est stratifiée irrégulièrement, les cellules les plus superficielles se détachent du corps, par l'influence des frottements, sous forme de petites lamelles ou pellicules. Or, comme la sécrétion des cellules est continue en même temps que leur exfoliation, il s'ensuit que l'épiderme se renouvelle constamment. Le corps muqueux de Malpighi ne représente qu'un état particulier de la période de développement des cellules de l'épiderme.

Chez la plupart des animaux, l'épiderme est coloré en noir ; cette couleur est due à des granulations pigmentaires accumulées en grand nombre dans les cellules de la couche muqueuse. Celles de la couche cornée en possèdent beaucoup moins ou même en sont complétement dépourvues ; c'est ce qui explique pourquoi dans les phlyctènes qui suivent une légère brûlure ou l'application d'un vésicatoire, la pellicule qui se détache a une couleur grisâtre ou blanche, l'accumulation de sérosité se faisant toujours entre les deux couches de l'épiderme.

L'absence de pigment dans les cellules profondes rend la peau blanche ; cette particularité se rencontre fréquemment sur certains points du corps, notamment aux lèvres, aux paupières, aux organes génitaux, au périnée et à l'anus, elle constitue les taches de ladre. Si la pigmentation manque partout, l'animal est dit *albinos*. La peau du porc et du mouton ne renferme qu'une petite quantité de pigment, au moins dans les races blanches de ces espèces.

L'épiderme se régénère avec la plus grande facilité après une perte de substance même considérable, mais à la condition que le derme lui-même n'ait pas été atteint. Lorsque ce dernier est intéressé, la régénération se fait beaucoup plus lentement, et on ne retrouve plus dans le tissu de nouvelle formation les papilles du tissu dermique sain. Lorsque la couche cornée de l'épiderme a été soulevée par des irritants ou des caustiques et qu'il s'est développé de la sérosité entre les deux couches, jamais la première ne se recolle ; il se forme une nouvelle couche cornée par le développement tout à fait normal qui amène petit à petit les cellules du corps muqueux à la surface de la peau, sous forme de cellules cornées. L'épiderme, envisagé dans ses couches profondes, jouit d'une vitalité très-grande, qu'on a utilisée dans les cas de dénudation du derme sur une grande surface. On fait dans ces cas ce qu'on appelle des greffes épidermiques, c'est-à-dire qu'on enlève d'un endroit sain une petite étendue de l'épiderme comprenant toute son épaisseur et qu'on le transplante sur la partie dénudée. L'épiderme ainsi déplacé continue à vivre, prolifère et agit comme centre en irradiant des cellules tout autour de lui. Cette opération, bien connue depuis les travaux de Reverdin, a rendu d'assez bons services en chirurgie humaine (1).

Lorsqu'une pression continue ou renouvelée à de courts intervalles s'exerce sur un point limité, on observe souvent des épaississements morbides de l'épiderme, auxquels on donne le nom de *cors, durillons, ichthyose,* etc., il peut même arriver, si la cause occasionnelle persiste, qu'une bourse séreuse se forme aux dépens du derme enflammé, et devienne le siége d'une sécrétion séro-purulente occasionnant de vives douleurs. Ces altérations se montrent surtout à l'épaule, à l'encolure, sur le garrot et le dos, dans les points où des harnais mal confectionnés s'appliquent inégalement à la surface de la peau. Il reste presque toujours, après la guérison des plaies qui résultent de l'inflammation d'un cor, des cicatrices plus ou moins étendues, dépourvues de poils si l'inflammation est arrivée jusqu'au bulbe et l'a détruit, ou simplement décolorées et sur lesquelles les poils repoussent avec une couleur blanche, chez les animaux à robe foncée, si la lésion est moins profonde.

Ces dernières considérations s'appliquent aux cicatrices en général. Les follicules pileux et les papilles ne se reforment jamais lorsqu'ils ont été détruits ; mais il n'en est pas de même de la matière pigmentaire des cellules. Il est assez remarquable que les cicatrices, de quelque nature qu'elles soient, après avoir présenté une couleur blanche ou rosée, redeviennent grisâtres, puis noirâtres comme le reste de la peau, par la réapparition du pigment dans l'intérieur des cellules ; ce n'est que lorsque la perte de substance a été très-considérable que le milieu de la cicatrice reste blanc. Cette cicatrice d'ailleurs occupe toujours beaucoup moins de surface que la plaie, car le tissu inodulaire jouit d'une très-grande force de rétractilité ; souvent même il fait plisser la peau en l'attirant vers le centre.

(1) Voir Reverdin, *Comptes rendus de la Société de Biologie,* 1869. Colrat, *Thèse inaugurale.* Montpellier, 1871, et A. Poncet, *Lyon Médical,* 1871.

Les *vaisseaux* de la peau sont remarquables par leur nombre, leurs anastomoses, et la forme particulière de leurs réseaux, qui varient suivant la section de la peau à laquelle ils se rendent. Les follicules pileux, les lobules de graisse des parties profondes du derme reçoivent les premières ramifications des artères qui viennent de traverser le tissu conjonctif sous-cutané. Les glandes sudoripares et sébacées possèdent également de petits réseaux particuliers. Ce n'est qu'accidentellement que les faisceaux conjonctifs de la couche réticulaire du derme montrent quelques expansions vasculaires terminales. La plus grande partie des vaisseaux vient se ramifier dans les couches superficielles, où ils forment des réseaux d'une extrême richesse. De ces réseaux partent une foule d'anses vasculaires qui se rendent aux papilles et qui sont d'autant plus volumineuses que la papille a elle-même un volume plus considérable. Ces anses ondulent dans la papille ou s'enroulent en spirale.

Quant aux *lymphatiques*, on les voit former dans la peau deux réseaux distincts : l'un superficiel, à mailles très-serrées et à conduits très-fins, l'autre profond formé de vaisseaux plus volumineux anastomosés en mailles plus larges. Les vaisseaux qui partent de ce dernier réseau se rendent à des ganglions spéciaux et disposés de telle sorte qu'un groupe ganglionnaire reçoit les lymphatiques d'une certaine portion de la surface cutanée. Dans la plupart des inflammations ayant le derme pour siége, on voit ces ganglions se tuméfier ; c'est un indice d'une inflammation dans la partie régie par ces ganglions, et il arrive que le chirurgien peut être mis ainsi sur la voie d'une inflammation que la présence des poils et du pigment lui avait tout d'abord dérobée.

C'est à l'abondance des vaisseaux sanguins et lymphatiques que la peau doit sa grande facilité d'absorption : même lorsqu'elle possède son épiderme, la peau absorbe rapidement, surtout si l'imbibition est facilitée par la pression ou la friction.

Cette faculté d'absorber qui s'exerce si facilement sur les substances parfaitement dissoutes ne va cependant pas jusqu'à permettre l'introduction dans les vaisseaux des organites élémentaires dont la présence a été constatée dans certains virus ; et, quoi qu'en aient dit certains observateurs, il n'est rien moins que démontré que les virus puissent être absorbés par la peau recouverte de son épiderme intact ; mais il suffit de la moindre fissure de ce dernier pour rendre l'absorption possible, et comme ces éraillures peuvent exister sans avoir été reconnues même dans un examen attentif, l'opérateur agira sagement en prenant de grandes précautions et en s'enduisant les mains d'un corps gras ; par exemple lorsqu'il aura à traiter des animaux atteints de maladies contagieuses.

Ce n'est pas non plus lorsque les plaies sont profondes, saignantes, que l'absorption se fait le plus facilement. Tout le monde sait en effet qu'il suffit d'une simple égratignure n'ayant pas amené une seule goutte de sang pour déterminer très-rapidement l'absorption des substances toxiques, médicamenteuses, ou virulentes. On recommande même, dans les inoculations, d'introduire les virus sous l'épiderme et d'éviter autant que possible de faire saigner la plaie. Dans les cas où la plaie est saignante, la difficulté d'absorption tient à ce que la force de sortie du sang l'emporte sur la faculté d'absorption et surtout à ce que le sang épanché entraîne le virus avec lui et ne lui permet pas de séjourner sur la plaie. Lorsqu'on a mis à nu les couches profondes de l'épiderme ou le derme par l'application d'un vésicatoire, la surface ainsi préparée absorbe avec une rapidité étonnante ; cette propriété est mise à profit dans certaines médicamentations.

La peau est un organe extrêmement riche en *nerfs*, mais dans sa portion papillaire seulement ; la portion réticulaire au contraire ne renferme que ceux qui traversent cette partie pour se rendre dans les parties superficielles ou pour se distribuer aux follicules pileux, aux glandes ou aux muscles lisses. Quant aux nerfs des couches superficielles du derme, ils forment de véritables réseaux d'une très-grande richesse et des organes spéciaux.

Quoiqu'on ait, sous bien des rapports, élucidé les véritables terminaisons de certains nerfs de la peau, la question est loin d'être vidée. Actuellement voici ce que l'on sait de plus positif sur ces modes différents de terminaison :

Il n'est point douteux que les réseaux dermo-papillaires ne soient formés par des nerfs véritablement anastomosés dans le sens le plus large que l'on puisse donner à ce mot. Ces réseaux sont alimentés par des nerfs qui se suppléent en partie lorsqu'un nerf voisin a été coupé. Les expériences de MM. Arloing et Léon Tripier (1) ne laissent pas le moindre doute sur cette question en ce qui concerne la main et le pied. Ces expériences faites sur le chien, le chat, et les faits chirurgicaux observés sur l'homme, montrent que le mécanisme de cette sensibilité est le même pour tous. Cohnheim a rencontré ces réseaux dans la cornée, le nerf y est réduit à son cylindre d'axe ; ces réseaux, d'après Cohnheim, ne s'arrêteraient pas là, mais on pourrait voir, au moins dans la cornée, de distance en distance, de petits filaments nerveux, pénétrer entre les cellules de la couche muqueuse et se terminer entre ces cellules ou même dans leur intérieur.

. Parmi les autres modes de terminaison des nerfs de la peau, nous citerons surtout ceux dans lesquels une extrémité nerveuse se termine librement dans l'intérieur de corpuscules particuliers formés de tissu conjonctif. On leur a donné d'une façon générale le nom de *corpuscules sensitifs* ou de *corpuscules terminaux*.

1° Le *corpuscule de Krause* se rencontre surtout dans les muqueuses,

(1) Arloing et Léon Tripier, *Recherches sur la sensibilité des téguments et des nerfs de la main*, in *Arch. de physiologie.* Janvier 1869.

mais il a une très-grande analogie avec ceux que nous aurons à décrire plus bas, ce qui nous engage à en parler immédiatement. C'est le plus simple de tous ; il consiste en une masse arrondie ou allongée, de couleur grise et d'aspect granuleux, enveloppé par une mince membrane et dans le milieu duquel vient se terminer en pointe mousse un cylindre-axe. On rencontre cet organe aux lèvres, dans les papilles de la langue, du voile du palais, dans la conjonctive, sur le tégument du clitoris et du gland du pénis ; M. Lüdden a étudié ces corpuscules chez divers animaux et les a rencontrés dans toutes les classes : chez les quadrumanes, les carnivores, les rongeurs, les pachydermes solipèdes et ruminants. Ils se voient surtout dans la conjonctive, les lèvres et la muqueuse buccale.

2° Le *corpuscule du tact* ou *de Meissner* est l'organe essentiel du toucher ; il se rencontre dans toutes les parties auxquelles est plus spécialement dévolue cette fonction. Il apparaît sous forme d'une petite masse ovoïde, de dimensions assez variables, l'enveloppe est formée par du tissu conjonctif semé de noyaux allongés, dont le grand diamètre est transversal. Le tube nerveux en arrivant sur le corpuscule du tact s'enroule à sa superficie et forme ainsi plusieurs tours de spire ; il pénètre ensuite dans la partie profonde ou *bulbe*, sorte de masse granuleuse dans laquelle il se termine en formant un léger renflement. Les corpuscules du tact ne sont point aussi nombreux chez les mammifères domestiques que chez l'homme et le singe, où on les rencontre dans presque toutes les papilles de la paume de la main et de la plante du pied ; ils sont remplacés souvent par des corpuscules de Krause.

3° Les *corpuscules de Paccini* siégent un peu partout ; on en trouve jusque sur les séreuses : leur volume est considérable, car ils peuvent atteindre 2 à 4 millimètres, dans le sens de leur grand diamètre. L'enveloppe épaisse de ces organes peut se subdiviser en un grand nombre de couches concentriques, à noyaux ovalaires, d'autant plus minces qu'elles sont plus intérieures. Le centre du corpuscule est occupé par une masse grise, allongée, montrant le nerf, qui avait conservé son double contour jusqu'au niveau des couches concentriques, réduit à son cylindre axe, ordinairement bifurqué à l'extrémité. Le corpuscule de Paccini renferme aussi des vaisseaux capillaires anastomosés, dans la partie inférieure des couches corticales. Avec une organisation aussi compliquée, il est probable que ce petit corps répond à des fonctions spéciales ; mais jusqu'à présent on n'a pas la moindre notion de ses usages.

Annexes de la peau. — Elles sont de nature glanduleuses ou épithéliales. Les annexes glandulaires de la peau sont : les *glandes sudor ipares* et les *glandes sébacées*.

Les *glandes sudoripares* sécrètent la sueur ; elles sont formées d'un tube long et fin, terminé en cul-de-sac, contourné sur lui-même et formant une sorte de petit peloton à son origine : c'est le *glomérule*, la partie active de la glande, celle qui secrète la sueur ; elle se trouve située dans les parties les plus profondes du derme ou même au milieu du tissu conjonctif sous-cutané. Du glomérule part la partie droite du tube, qui traverse le derme verticalement ou d'une façon un peu oblique et se trouve continuée dans l'épiderme par un canal décrivant des tours de spire. La membrane propre des glandes sudoripares est tapissée par un épithélium polygonal; elle s'arrête à la limite du derme; dans l'épaisseur de l'épiderme les parois du tube spiroïde sont formées par les cellules épidermiques seulement.

Très-nombreuses chez le cheval, l'âne et le mulet, les glandes sudoripares sont plus rares chez le bœuf, excepté cependant au mufle, où elles présentent un volume considérable. Nous n'en avons pas rencontré chez le chien.

Les *glandes sébacées* sont annexées aux poils; elles pourraient être décrites comme des dépendances des follicules pileux, dans lesquels viennent s'ouvrir leurs conduits excréteurs. On les rencontre néanmoins très-développées dans certaines parties dépourvues de poils, comme la face interne du fourreau ou la surface du clitoris et des lèvres de la vulve. Ce sont de petites glandes en grappe, à épithélium fortement granuleux et infiltré de graisse. Le produit de leur sécrétion est une matière grasse, onctueuse, à odeur particulière, dont le rôle est d'entretenir la douceur de la peau et des poils, en les enduisant d'une sorte de vernis protecteur. Dans certains points du corps, elle peut être sécrétée en très-grande quantité et s'accumuler au point d'indisposer l'animal. Cet accident se montre quelquefois dans le fourreau des chevaux mal pansés, où il devient la cause d'un prurit fort désagréable ou même quelquefois d'ulcères que les soins de propreté suffisent le plus souvent pour guérir. Assez souvent aussi, en s'accumulant sous une forme plus concrète dans la fossette uréthrale, il détermine, par compression, l'obstruction de l'urèthre, et donne lieu à des rétentions d'urine qui peuvent devenir mortelles quand on ne sait pas en reconnaître la cause. Chez le mouton, la matière sébacée prend le nom de *suint*.

Dans certains cas, la matière sébacée se durcit à l'orifice du follicule et l'oblitère, celle qui se forme ensuite, s'accumule dans la glande, l'irrite et donne lieu bientôt à une petite tumeur, qui prend en chirurgie le nom de *stéatôme*, d'*athérôme* ou de *mélicère*. D'après M. Richet, le furoncle aurait aussi son siége dans les follicules pilo-sébacés.

Il nous reste maintenant à parler des dépendances de la peau de nature épithéliale, c'est-à-dire des *poils* et de la *corne*.

Les *poils* forment le revêtement extérieur de la peau des animaux; leur ensemble constitue la *robe*.

On doit distinguer les *crins* des *poils proprement dits*. Les premiers sont longs et flottants; chez le cheval ils occupent le bord supérieur de l'encolure, où ils forment la crinière, prolongée jusqu'au sommet du front par le toupet; ils ornent aussi la queue. Quelques poils d'aspect spécial peuvent être rapprochés des crins : ce sont les *tentacules* et les *cils* des lèvres et des paupières. Dans l'âne et le mulet, la crinière est

très-rudimentaire ; les crins n'existent pour ainsi dire qu'à la queue.
Le bœuf ne possède, comme l'âne, qu'une touffe de poils à l'extrémité
de l'appendice caudal.

Quant aux poils proprement dits, ils sont comme imbriqués à la
surface de la peau, et ils présentent, indépendamment de leur couleur,
des formes variables suivant les espèces et même suivant les races :
courts et rudes chez le cheval, l'âne et le bœuf, ils deviennent longs et
fins, plus ou moins ondulés ou spiralés chez le mouton, où ils forment
la *laine*, très-gros et durs chez le porc, où ils prennent le nom de *soies;*
ils peuvent être courts ou très-longs et soyeux, dans les diverses races
de chiens.

Chez tous les animaux on rencontre, mélangés aux poils de la surface du corps, des poils beaucoup plus courts et extrêmement fins,
auxquels on a donné le nom de poils follets.

Les poils, quels qu'ils soient, se composent de la *tige* ou portion libre
et de la *racine*, cette dernière est logée dans le *follicule*. C'est à la forme
de la tige que l'on doit les variétés dans l'aspect extérieur du poil ; elle
est droite et cylindrique dans les poils raides et droits, un peu aplatie
dans les poils frisés, et tout à fait plate ou même cannelée dans les animaux à poils spiralés. La racine est cylindrique ou à peu près cylindrique, et toujours rectiligne ; la partie inférieure, molle et plus grosse
que le poil, se termine par un renflement considérable que l'on nomme
le *bulbe.*

La structure des poils est entièrement celluleuse : on trouve d'abord,
à la surface, une couche de cellules épithéliales extrêmement minces
et transparentes, imbriquées de telle sorte que les cellules inférieures
recouvrent en partie celles qui sont au-dessus, comme le font les tuiles
d'un toit, ou comme les écailles d'un reptile ; cette couche s'arrête
brusquement au niveau du bulbe. C'est l'*épiderme* du poil.

Au-dessous de l'épiderme, on trouve une couche plus ou moins
épaisse, c'est la partie la plus importante du poil, la *substance corticale;*
elle est composée de cellules très-allongées et très-fortement unies
entre elles, ce qui lui donne l'aspect absolument fibreux ; la substance
corticale est colorée d'une façon variable suivant la couleur du poil, et
cette coloration est due à des amas de substance pigmentaire renfermés
dans les cellules ; elle présente aussi des vacuoles remplies d'air. Dans
la racine du poil, les cellules de la substance corticale se raccourcis-
sent, elles possèdent un noyau et tournent à la forme polygonale.

Enfin au centre du poil se voit la *substance médullaire* ou *moelle* du
poil, formée par une traînée de cellules polyédriques, renfermant des
granulations pigmentaires et des bulles d'air emprisonnées qui lui
donnent une couleur foncée sous le microscope. La moelle commence
au niveau du bulbe et s'étend jusqu'à l'extrémité libre ; elle manque
souvent dans les poils fins.

La distinction des différentes couches du poil, bien sensible dans la partie supérieure de la racine, l'est beaucoup moins au fur et à mesure que l'on approche du bulbe ; celui-ci est formé de cellules presque homogènes, surtout au voisinage de la papille.

Le *follicule* pileux loge la racine du poil ; il doit être considéré comme une simple dépression de la peau munie de son épiderme ; ses parois sont formées par du tissu conjonctif, une membrane amorphe peu épaisse et une couche particulière de cellules épithéliales. C'est à la base du follicule que vient s'attacher le petit faisceau musculaire lisse dont nous avons déjà parlé et dont la contraction produit le redressement du poil et détermine, chez l'homme, le phénomène connu sous le nom de *chair de poule*. A son fond le follicule présente la *papille*, logée dans une excavation du bulbe pileux ; elle est composée de substance amorphe renfermant des vaisseaux et des nerfs ; elle fournit au poil les matériaux de sa nutrition.

Généralement deux, mais quelquefois un plus grand nombre de glandes sébacées sont annexées au follicule.

Les poils ne persistent pas pendant toute la durée de la vie de l'animal ; très-abondants et longs pendant l'hiver, ils tombent en partie au printemps : c'est à ce phénomène que l'on a donné le nom de *mue*. Pendant la mue le même follicule peut renfermer deux poils, l'un, incomplétement développé, qui va remplacer l'autre après sa chute.

Un certain nombre de maladies parasitaires siégent sur le poil ou dans le follicule, citons parmi les plus fréquentes, la gale folliculaire, l'herpès et la teigne.

Les poils gênent très-souvent la cicatrisation, aussi est-il recommandé de les couper ras dans un certain rayon autour de la plaie, car ils agissent à sa surface comme corps étrangers.

La *substance cornée* ou la *corne* constitue les *sabots* des pachydermes en général, l'enveloppe extérieure des apophyses frontales des ruminants, les *ongles* des animaux carnassiers et la *châtaigne* des solipèdes.

Au premier abord, la corne présente un aspect fibreux très-accusé, surtout dans la paroi ou sabot du cheval, ce qui avait fait dire aux anciens auteurs que la corne est composée de poils agglutinés. Sa couleur est blanche, grise ou tout à fait noire.

Au point de vue histologique, la corne se montre avec des caractères à peu près uniformes partout où on l'examine. Elle est creusée de canaux cylindriques perpendiculaires ou légèrement obliques à la surface chargée de sa sécrétion, s'étendant dans toute la longueur de l'organe et dont l'extrémité adhérente élargie en forme d'entonnoir, engaîne les papilles de la peau, laquelle prend le nom de matrice ou de bourrelet au point où elle donne naissance à une production cornée.

Ces tubes rectilignes ou légèrement flexueux, d'un diamètre de 0,2 à 0,4 de millimètre, possèdent des parois propres très-épaisses et formées par des couches concentriques de cellules aplaties ; ils renferment à leur intérieur une substance blanche, amorphe et très-opaque, interrompue de distance en distance. La substance qui réunit ces divers tubes est elle-même de nature épithéliale, seulement les cellules, au lieu d'être disposées parallèlement aux tubes, affectent une direction perpendiculaire.

La coloration de la corne est due à des granulations pigmentaires qui se trouvent en plus ou moins grand nombre dans l'intérieur des cellules.

En sa qualité de dépendance de l'épiderme, la corne se développe comme celui-ci, par la formation continuelle de cellules à la surface des papilles de la matrice. Les cellules les plus rapprochées du derme ont la forme et la signification des cellules du corps muqueux de Malpighi. En se formant, les cellules jeunes poussent devant elles les cellules antérieurement produites, lesquelles s'aplatissent et se montrent bientôt sous la forme de simples lamelles dans lesquelles le noyau a disparu. Il résulte de cette disposition que la corne s'accroît continuellement dans le même sens et que les seules couches vivantes résident au voisinage de la peau.

Nous reviendrons sur les particularités de l'accroissement de la corne et du sabot lorsque nous décrirons les différentes régions où on les rencontre.

§ 2. — Des muqueuses.

Les membranes muqueuses, si l'on en excepte celles de la bouche, des cavités nasales et des premières parties des organes génito-urinaires, sont en général peu accessibles au chirurgien, aussi ne nous arrêteront-elles pas longtemps.

Les muqueuses forment deux grandes sections : la muqueuse gastro-pulmonaire et la muqueuse génito-urinaire, ne communiquant nullement entre elles. Il existe aussi une autre petite muqueuse qui tapisse les conduits galactophores, elle est peu importante.

Les muqueuses présentent de grandes analogies avec la peau, aussi bien au point de vue de leur structure que sous celui de leurs fonctions. Comme la peau, les muqueuses limitent des organes ; elles absorbent et sécrètent comme elle. Dans quelques-unes, les fonctions d'absorption dominent, c'est le cas des muqueuses du poumon et de l'intestin ; mais dans la section génito-urinaire, la sécrétion l'emporte de beaucoup sur l'absorption.

L'*épaisseur* et la *densité* des muqueuses varient dans de grandes proportions. Certaines sont extrêmement fines, et semblent ne pas pouvoir être séparées des organes sous-jacents, comme il arrive pour la muqueuse des sinus, qui fait, pour ainsi dire, corps avec le périoste ; d'autres, comme celles de la bouche, du palais, de la cloison médiane du nez sont extrêmement épaisses et très-résistantes.

Leur *rétractilité* est en général assez faible ; lorsque la muqueuse s'appuie sur un organe fixe, cette propriété est presque nulle, elle est peu appréciable également, pour celles qui sont doublées en dehors d'un tissu conjonctif lâche, et on y remarque alors de nombreux replis longitudinaux et transversaux qui permettent les variations dans l'amplitude de l'organe. Mais dans certaines muqueuses, comme celles de l'urèthre, on constate une rétractilité plus considérable, qui peut aller jusqu'à l'oblitération du canal dans les cas d'inflammation chronique. Les muqueuses, lorsqu'elles sont fortement distendues, perdent très-facilement et très-vite la rétractilité dont elles sont douées. Pour certains organes, c'est un accident très-grave, aussi doit-on se hâter de pratiquer le cathétérisme de la vessie lorsqu'une cause quelconque s'oppose à la sortie de l'urine.

L'*adhérence* des muqueuses aux tissus sous-jacents est souvent peu considérable; le glissement est alors facile, aussi arrive-t-il fréquemment qu'elles se décollent complétement; elles peuvent alors, si elles sont placées près d'un orifice, être projetées au dehors et donner lieu à ce qu'on appelle *chute* ou *renversement* du rectum ou du vagin.

La *couleur* des muqueuses présente de grandes variations. Elles sont habituellement pâles dans les organes profonds, mais elles rougissent aux approches des orifices extérieurs; très-souvent les cellules épithéliales sont pigmentées ; il en résulte alors des taches noires ou une coloration noire uniforme. Cette particularité se remarque quelquefois à l'anus, mais elle est plus fréquente à la bouche, chez le mouton et le bœuf notamment. Les muqueuses intérieures prennent une teinte rouge-vif, qui peut aller jusqu'au violet, lorsqu'elles ont été amenées à l'extérieur ; cette coloration est due à un afflux considérable du sang dans l'organe extroversé, mais n'indique pas toujours un état inflammatoire violent, puisque ces parties peuvent, au bout d'un certain temps, acquérir les caractères des muqueuses externes par épaississement de leur épithélium.

On rencontre dans les muqueuses, comme dans la peau, un *derme* et un épithélium.

Le derme peut être très-épais, ou tellement mince qu'il est à peine apercevable. Dans les vésicules pulmonaires on ne reconnaît pas à proprement parler de derme à la muqueuse, on a même été jusqu'à nier l'épithélium. Le derme est toujours formé d'un tissu conjonctif moins dense que celui de la peau, souvent presque embryonnaire et renfermant un grand nombre de noyaux de tissu conjonctif (tissu conjonctif réticulé de l'intestin). Dans beaucoup de circonstances, les glandes des muqueuses sont en nombre tellement considérable qu'elles cachent le derme, ou plutôt que le derme n'est qu'un assemblage de glandes. Cette disposition se rencontre dans l'estomac et l'intestin.

Le derme muqueux présente des papilles nerveuses et vasculaires, analogues à celles de la peau, aux environs des ouvertures naturelles. Les muqueuses profondes ne possèdent pas de papilles, mais on rencontre sur quelques-unes, comme la muqueuse intestinale, des élevures souvent très-longues, pourvues d'un splendide réseau artérioso-veineux, et qui peuvent être rapprochées des papilles vasculaires : ce sont les *villosités*. Le rôle des villosités est spécial, il a surtout rapport à l'absorption; on trouve dans leur intérieur un lymphatique terminé en doigt de gant.

L'*épithélium* qui revêt les muqueuses montre des différences bien grandes suivant le rôle qu'elles ont à remplir. On distingue l'*épithélium à une seule couche*, et l'*épithélium à plusieurs couches*. Le premier peut être constitué par des cellules polygonales aplaties; il prend le nom d'*épithélium pavimenteux simple;* il est très-répandu : on le trouve dans beaucoup de canaux glandulaires; il tapisse la choroïde et l'iris, ainsi que les vésicules pulmonaires. Les cellules, au lieu d'être aplaties, peuvent être *cylindriques* (épithélium cylindrique); on rencontre cet épithélium dans le tube digestif, depuis le cardia jusqu'à l'anus, chez les animaux dont l'estomac est entièrement consacré à la sécrétion des sucs digestifs, comme les carnassiers ; mais chez le cheval, il est remplacé par un épithélium stratifié dans le sac gauche de l'estomac, et chez le bœuf, on ne le trouve qu'à partir de la caillette. L'épithélium cylindrique peut présenter sur sa face libre des prolongements filiformes mobiles appelés cils; dans ces cas, il est dit *à cils vibratils;* cette variété se rencontre dans les fines bronches, dans les cavités nasales, dans l'utérus et les trompes et dans l'épendyme.

L'épithélium à plusieurs couches (*épithélium stratifié*) est constitué par des cellule de forme polygonale ou plus ou moins arrondies, dans les couches profondes; quant aux cellules superficielles, elles peuvent être aplaties; on a alors la variété dite *pavimenteuse stratifiée*, que l'on trouve sur les muqueuses fortes : dans la cavité buccale, l'œsophage, le sac gauche de l'estomac du cheval, le rumen, le bonnet et le feuillet des ruminants, la conjonctive, le vagin, la vessie, les uretères et le bassinet; ou bien elles sont cylindriques à cils vibratiles (*épithélium vibratil stratifié*), tel est l'épithélium de la trachée, des grosses bronches et des cavités nasales.

Il est à peine besoin de faire remarquer que les muqueuses à épithélium stratifié sont beaucoup plus épaisses et plus fortes que les autres. On peut agir sur elles presque comme on le fait sur la peau, car elles peuvent supporter les points de suture, tandis qu'au contraire les muqueuses à épithélium simple, quelque épaisseur qu'elles aient, manquent généralement de consistance. La forme des épithéliums influe aussi sur le rôle des muqueuses. Celles qui possèdent un épithélium pavimenteux absorbent peu, les fonctions d'absorption paraissent être dévolues aux muqueuses à épithélium cylindrique, comme on le remarque pour l'intestin.

Les *vaisseaux* des muqueuses sont très-nombreux; rien n'est comparable, comme élégance, aux vaisseaux des villosités intestinales; ici, ces conduits sont très-superficiels. Dans certaines autres muqueuses, on rencontre des plexus formés de vaisseaux volumineux, mais dont l'usage n'est pas parfaitement connu ; nous voulons parler des bizarres réseaux veineux qui doublent la muqueuse palatine et certaines parties de la pituitaire. Dans ces réseaux, on trouve jusqu'à six ou sept couches de vaisseaux, communiquant les uns avec les autres et renfermant une grande quantité de sang, ce qui explique très-bien l'abondance des hémorrhagies et la difficulté de l'hémostase.

Les muqueuses sont riches en lymphatiques, mais la disposition de ces vaisseaux est loin d'être entièrement connue. Dans la muqueuse intestinale, ils forment un lacis superficiel qui envoie des prolongements obtus dans l'intérieur des villosités. L'absorption des graisses paraît se faire surtout par ce lymphatique central, tandis que les substances albuminoïdes et salines dissoutes seraient prises par les veines.

. Si l'on en excepte les muqueuses situées à proximité des ouvertures naturelles, toutes les autres sont innervées par des *nerfs* ganglionnaires. La bouche, les cavités nasales, l'urèthre, sont innervés par des nerfs cérébro-spinaux, et servent même à la perception de sensations toutes spéciales ; il est très-remarquable de voir ces parties externes provoquer, lorsqu'elles sont irritées, des contractions dans les muqueuses profondes, par une variété d'effets réflexes auxquels on a donné le nom de sympathies. C'est ainsi que le titillement de la muqueuse de l'urèthre, que l'on peut surtout bien remarquer dans certaines inflammations, détermine la contraction de la vessie et le besoin fréquent d'uriner ; que l'excitation des cavités nasales provoque l'éternuement, celle de l'anus, la défécation, etc. On doit se garder de prendre ces phénomènes pour des effets directs. Dans un autre ordre d'effets réflexes, nous placerons les sécrétions ou les mouvements des organes déterminés par l'arrivée d'un corps étranger à la surface de la muqueuse de cet organe, comme la sécrétion et les mouvements de l'estomac et de l'intestin à la suite de l'impression causée par l'aliment ou le chyme. Ces effets, véritablement réflexes, puisqu'ils se manifestent là où l'excitation a été portée, se passent à l'insu de l'animal.

Développement des téguments. — La peau se développe aux dépens du feuillet externe du blastoderme ; elle ne présente d'abord que le derme et l'épiderme. Les poils apparaissent vers le troisième mois de la vie intra-utérine : dans les fœtus de jument et de vache, ils se montrent d'abord sur les sourcils, les lèvres et autour des articulations des membres. Les productions cornées commencent à se montrer vers la fin du deuxième mois : d'abord pâle et translucide, le sabot devient jaune. Au moment de la naissance, le bourrelet réflète une couleur verdâtre qui tranche sur la couleur jaune du reste de l'ongle.

Les papilles se rencontrent vers le quatrième mois, en même temps que les glandes.

Au début, il n'y a pas de communication entre la peau et les muqueuses. Celles-ci sont, pour la plus grande partie, organisées au dépens du feuillet interne de la vésicule blastodermique. C'est en se repliant à ses deux extrémités pour constituer les *capuchons céphalique* et *caudal* que la peau enferme dans son intérieur une partie du feuillet interne; celui-ci s'enfonce dans l'intérieur des capuchons et, ultérieurement, il communiquera avec la peau par des ouvertures qui se feront petit à petit; c'est d'abord la partie correspondant au capuchon céphalique qui s'abouchera avec la cavité buccale et dont la section antérieure constituera l'œsophage; puis, ensuite, l'extrémité postérieure qui communiquera avec l'anus.

Une excroissance du feuillet interne, qui se séparera bientôt de la masse générale de la muqueuse, constituera la muqueuse génito-urinaire.

La muqueuse pulmonaire semble naître du blastème intermédiaire ou feuillet moyen du blastoderme.

CHAPITRE II

DU SYSTÈME CONJONCTIF

Il n'est pas dans l'économie de tissus qui aient donné lieu à plus de discussions que ceux qui sont compris dans le groupe que nous nommons *conjonctif*. Non-seulement on n'est pas d'accord sur leurs caractères histologiques, mais on n'est pas encore convenu d'adopter un nom pour désigner l'ensemble de ce système, et les appellations de tissu cellulaire, aréolaire, muqueux, connectif, lamineux, fibrillaire, etc., que quelques auteurs ont cru pouvoir appliquer à ce système n'en désignent tout au plus que quelques variétés.

Des divergences tout aussi grandes existent sur la classification des différents tissus *dérivés* du système conjonctif; la plupart des auteurs allemands ont fait rentrer dans cette catégorie, des organes ou des tissus qui semblent s'en éloigner notablement, tels que le tissu cellulaire de Bichat, les cartilages, les tendons, les os et la dentine. On comprend qu'en face d'une question aussi difficile, nous nous tenions dans une grande réserve relativement à ce qui a rapport à l'histologie pure.

Néanmoins, nous croyons qu'au point de vue chirurgical, il est possible de mieux s'entendre, ces tissus ayant, sous ce rapport, des propriétés et une manière d'être tout à fait spéciales.

Nous comprendrons seulement dans le système conjonctif : 1° le *tissu conjonctif proprement dit ;* et 2° le *tissu fibreux.*

§ 1. — **Tissu conjonctif proprement dit**.

Bichat, qui appelait ce tissu du nom de cellulaire, en a donné en quelques mots une idée fort exacte : « Placées, dit-il, autour des organes, les différentes parties du système cellulaire servént en même temps, et de lien qui les unit, et de corps intermédiaire qui les sépare. Plongées dans l'intérieur de ces mêmes organes, elles concourent essentiellement à leur structure. » Le tissu conjonctif semble être, en effet, une sorte de gangue, unissant non-seulement les organes, mais aussi les éléments des organes, qu'ils soient fibreux ou parenchymateux ; partout ce tissu est continu avec lui-même.

Avant de l'étudier dans sa disposition, disons quelques mots de sa structure. Il entre trois éléments dans la composition du tissu conjonctif : des faisceaux de fibrilles conjonctives, des fibres élastiques et des cellules.

Les *fibrilles de tissu conjonctif* sont extrêmement fines ; elles se réunissent entre elles pour constituer des faisceaux d'aspect strié dans le sens de la longueur, lesquels peuvent être rectilignes ou onduleux. Le faisceau est tantôt libre, tantôt entouré par une très-mince enveloppe élastique. Les faisceaux conjonctifs sont, par eux-mêmes, parfaitement inextensibles, et s'il arrive que l'on observe une sorte de retrait dans le tissu aréolaire, cela tient à ce que les ondulations se prononcent. Lorsque le tissu semble s'étendre, les sinuosités s'effacent. Si les faisceaux sont rectilignes, comme dans les tendons et les ligaments, ils deviennent absolument inextensibles et se rupturent plutôt que de s'allonger.

Les *fibres élastiques* s'observent surtout dans le tissu conjonctif sous-cutané et sous-séreux. On les distingue facilement des fibrilles conjonctives en ce qu'elles ont des contours foncés, qu'elles sont souvent ramifiées, et que leur extrémité libre se contourne en forme de tire-bouchon. De plus, elles résistent à l'action des acides et des alcalis, et offrent des diamètres très-variables ; depuis la fibre représentée seulement par un trait, jusqu'à celle qui atteint $0^{mm},05$ de largeur, on trouve tous les intermédiaires. Les fibres élastiques du ligament cervical des mammifères peuvent même atteindre un diamètre beaucoup plus considérable.

Les *cellules* de tissu conjonctif présentent un grand nombre de variétés ; quelquefois formées seulement d'une masse de protoplasma granuleux à noyau, elles peuvent dans certains cas montrer des contours irréguliers, offrir des prolongements ; on en rencontre aussi qui ressemblent de tous points aux globules blancs du sang. Il est remarquable d'ailleurs que dans l'inflammation, très-fréquente, du tissu conjonctif, les globules du pus se forment avec une très-grande rapidité, et si une partie de ces globules sont fournis directement par les vaisseaux sanguins, ainsi que Cohnheim l'a démontré, il n'est pas douteux non plus que le tissu conjonctif ne contribue pour une large part à la formation de ces globules.

Quant aux corps étoilés que Wirchow appelle cellules plasmatiques et qu'il croit être destinés à la circulation lymphatique, il semble, d'après les derniers travaux de M. Ranvier, que ce soient des espaces situés entre les faisceaux des fibrilles, mais ne possédant pas de membrane cellulaire; ils ne peuvent avoir par conséquent la signification que leur attribue l'histologiste de Berlin.

Lorsqu'on examine à l'œil nu le tissu conjonctif interposé entre les organes, il se présente sous la forme de lamelles blanches ou légèrement rosées, se déchirant très-facilement avec le doigt ou les instruments, et formant, par leurs intersections, des aréoles dont les parois sont exactement appliquées l'une contre l'autre sur l'animal vivant, mais qui apparaissent très-bien dans les cas d'œdème ou d'emphysème. Les communications qui existent entre ces aréoles expliquent comment les liquides ou les gaz peuvent progresser et envahir le tissu loin de la partie lésée. Le poids des liquides tend à amener l'épanchement dans les parties déclives. Il en résulte une indication importante pour la pratique des scarifications : elles doivent toujours être faites dans les positions les plus inférieures de l'œdème. Très-souvent une plaie qui siége sur les reins ou les côtes amène un œdème considérable du tissu conjonctif sous-cutané des parois abdominales. Si dans quelques cas un épanchement s'arrête dans une position élevée, cela tient à ce que les lamelles du tissu conjonctif, refoulées par le liquide, ont formé une sorte de membrane limitante. Des liquides de l'économie, tels que la bile, l'urine peuvent aussi infiltrer le tissu conjonctif; les phénomènes qui accompagnent ces infiltrations sont tout spéciaux.

L'épanchement des liquides dans le tissu conjonctif a lieu parfois avec une-très-grande rapidité comme on l'observe dans la *fièvre pétéchiale ou anasarque* chez le cheval. Dans cette maladie, des plaques œdémateuses se montrent sur les côtés de la poitrine, vers les hypochondres ou la région sternale et, en quelques heures, ces plaques sont devenues de vastes engorgements occupant la partie déclive du tronc et envahissant très-rapidement les membres. Cet engorgement est nettement délimité; il forme sur les côtés du ventre et de la poitrine un relief bien accusé, s'élevant à la même hauteur de chaque côté du corps. Le même phénomène se remarque, mais d'une manière plus prononcée encore, sur les membres; ainsi on voit l'infiltration du tissu conjonctif acquérir promptement des proportions énormes, gagner simultanément la partie supérieure des avant-bras et des jambes, où elle se termine en formant à chaque membre une sorte de bourrelet ou de saillie arrondie qui surplombe les parties restées saines.

La propagation des gaz dans le tissu conjonctif a lieu d'une manière non moins rapide comme on l'observe dans l'emphysème sous-cutané si bien étudié par M. H. Bouley (1).

Le pus sécrété dans une inflammation aiguë amène en même temps un épanchement du sérum qui, en se coagulant, forme autour du foyer une véritable membrane empêchant la communication avec les aréoles du tissu conjonctif et le force à se frayer un autre chemin. Si le pus possède des propriétés très-irritantes, il peut détruire cette enveloppe protectrice et progresser alors en détruisant le tissu cellulaire sur son passage. Dans ces cas, il est généralement maintenu et dirigé par la forme et la situation des aponévroses.

Indépendamment de ces faits dans lesquels le tissu conjonctif est pour ainsi dire passif, on peut constater qu'il joue un rôle très-important et actif dans toutes les néo-formations pathologiques. C'est lui qui répare les pertes de substances éprouvées par les organes. Il forme la trame de toutes les tumeurs ; les fibrômes notamment en sont entièrement constitués. Le tissu conjonctif se montre d'ailleurs dans ces productions pathologiques avec des caractères différents suivant la nature du produit et le temps qu'il a mis à se développer.

Les cellules du tissu conjonctif se laissent très-facilement pénétrer par les matières grasses ; cette réplétion constitue la graisse ou le tissu adipeux, lequel possède dans l'organisme des fonctions déterminées. Une vésicule adipeuse est formée d'une membrane d'enveloppe et d'un contenu graisseux. Isolée, elle se montre sphérique, mais elle devient polyédrique lorsqu'elle est comprimée par ses voisines.

La graisse a un aspect jaunâtre chez le cheval ; elle est parfaitement blanche dans le bœuf et le mouton ; liquide ou semi-fluide à la température du corps, elle se fige par le refroidissement. La graisse s'accumule et disparaît avec la plus grande facilité et sans qu'il en résulte pour l'animal aucun trouble fonctionnel. Parmi les organes, un certain nombre ne s'infiltrent jamais de graisse, tel est le cerveau par exemple ; par contre, il est des régions du corps où elle ne manque jamais : quel que soit le degré de maigreur d'un sujet, on rencontre toujours de la graisse entre les muscles de l'œil, autour de la gaîne oculaire, à la base de l'oreille, où elle forme des coussinets destinés à amortir les chocs, tout en permettant des déplacements ou des glissements faciles.

Au point de vue chirurgical, il est important de savoir que lorsque les animaux sont très-gras, c'est une condition défavorable pour la pratique des grandes opérations. En général, les plaies qui siégent dans le tissu graisseux ont peu de tendance à se cicatriser ; elles revêtent un aspect granuleux et causent un prurit intense. Les animaux gras reproduisent aussi plus difficilement.

On peut diviser le tissu conjonctif en trois variétés : 1° *le tissu con-*

<hr>

(1) Voyez *Nouveau Dictionnaire pratique de médecine, de chirurgie et d'hygiène vétérinaire*, par MM. H. Bouley et Reynal. T. V, article *Emphysème.*

jonctif sous-cutané; 2° *le tissu conjonctif sous-aponévrotique ;* 3° *le tissu conjonctif splanchnique.*

1° Le *tissu conjonctif sous-cutané* est situé au-dessous du derme et se continue avec lui. La couche la plus rapprochée de la peau, molle, très-aréolaire, renferme de la graisse en plus ou moins grande quantité, et possède une grande tendance à s'en charger. Au-dessous de cette couche, on en trouve une autre dans laquelle la disposition lamellaire est plus évidente, surtout aux membres, et à laquelle on a donné le nom de *fascia superficialis.* Il est à remarquer que les vaisseaux ne se ramifient pas dans cette couche, ils la traversent seulement pour se rendre à la peau. Nous avons déjà dit avec quelle facilité la peau se détache du tissu conjonctif sous-cutané et comment les inflammations diffuses s'y développent ; la rapidité avec laquelle marchent ces dernières indique la nécessité des contre-ouvertures rapides.

2° Le *tissu conjonctif sous-aponévrotique* se rencontre entre les muscles : il est très-abondant lorsqu'il doit remplir des intervalles musculaires considérables; il accompagne aussi les vaisseaux et les nerfs auxquels il fournit une gaîne spéciale formée d'un tissu plus serré que celui qui l'avoisine et qu'on appelle *gaîne cellulaire* des *vaisseaux,* des *nerfs.* Les inflammations qui ont pour siége le tissu conjonctif sous-aponévrotique sont généralement très-graves; elles constituent les *phlegmons profonds* qui peuvent prendre de très-grandes proportions, car ils n'ont aucune tendance à s'ouvrir à l'extérieur.

Dans l'intérieur même des organes, on rencontre un tissu conjonctif dont le rôle est d'unir les éléments du tissu les uns aux autres, c'est là une variété de tissu conjonctif sous-aponévrotique.

3° Le *tissu conjonctif splanchnique* offre des dispositions variables ; il peut être disposé par rapport aux séreuses comme le tissu sous-cutané l'est par rapport à la peau ; il se continue plus ou moins directement avec le tissu sous-aponévrotique. Il existe dans le thorax, entre les deux lames du médiastin antérieur, où il sert à réunir les organes situés entre les deux plans de la séreuse ; on le trouve très-développé dans l'abdomen, au-dessus du péritoine, autour des reins; enfin le bassin en renferme une très-grande quantité. Le tissu sous-séreux possède, comme le tissu sous-cutané, une grande tendance à s'infiltrer de graisse.

§ 2. — **Tissu fibreux.**

Le *tissu fibreux* doit être rapproché du tissu conjonctif proprement dit, car il présente la même composition histologique que ce dernier; mais si on l'envisage au point de vue de la forme des organes qu'il constitue et de leur rôle physiologique, il s'en éloigne notablement. Ses différentes parties elles-mêmes sont de nature et d'aspect très-variés. Il est difficile de leur appliquer des considérations générales.

Le tissu fibreux peut se présenter sous la forme d'une membrane enveloppant plus ou moins immédiatement un organe : la tunique albuginée du testicule, la sclérotique, l'enveloppe propre du rein, le périnèvre, les méninges et en général tout ce qu'on est convenu d'appeler *aponévroses, enveloppes propres* ou *capsules*, nous en offrent des exemples; ou bien il sert de moyen d'union aux diverses parties du squelette, et d'organes de transmission de la contraction musculaire : tels sont les *ligaments* et les *tendons*.

Malgaigne fait observer avec raison que, quelle que soit la nature et la forme des tissus fibreux, ils sont doublés de tissu conjonctif très-lâche, lorsqu'ils doivent participer à un mouvement peu étendu, et que, lorsque les déplacements sont considérables, le tissu conjonctif est remplacé par une bourse muqueuse ou par une séreuse véritable, comme on le remarque autour de la plupart des tendons des membres et sous l'aponévrose du long vaste du bœuf.

Lorsque les aponévroses forment des revêtements complets à un membre ou à une partie du tronc, on les appelle *aponévroses d'enveloppe générale;* elles sont plus ou moins résistantes, généralement fortes. C'est autour des muscles et des articulations qu'elles acquièrent leur maximum de développement. Cette disposition permet aux organes musculaires de prendre sur elles un point d'appui qui favorise la contraction; la force des articulations en est aussi augmentée. Si elles se déchirent, dans un effort violent, ce qui est très-rare, elles laissent échapper les muscles qu'elles enveloppaient, ce qui donne lieu aux *hernies musculaires.* L'inextensibilité des aponévroses est la cause des douleurs aiguës qui se remarquent lorsque des inflammations se développent brusquement au-dessous d'elles. Il n'y a là qu'un simple phénomène de compression, dû à cette inextensibilité. Si l'on ne se hâte de débrider, elle peut donner lieu très-rapidement à la gangrène, et cela d'autant mieux, que les aponévroses résistent très-longtemps à l'action destructive du pus. L'inextensibilité des aponévroses n'est cependant pas à ce point absolue qu'elles ne puissent se distendre lorsqu'elles sont sollicitées par une force constante et persistante; mais lorsque cette dernière disparaît, elles mettent également très-longtemps à revenir à leurs dimensions premières.

Quant aux *aponévroses d'enveloppe partielle,* elles forment une gaîne plus ou moins complète à chaque muscle; elles sont moins fortes aux extrémités des muscles que dans leur partie médiane. On les trouve surtout aux membres et autour des muscles qui se rapprochent le plus de la forme cylindrique ou conique. Indépendamment des aponévroses propres à chaque muscle, on remarque souvent aussi des aponévroses qui entourent les muscles d'une région ou d'une couche musculaire; elles sont intermédiaires entre les aponévroses d'enveloppe partielle et générale.

Les *enveloppes fibreuses* propres à certains organes se présentent avec des différences très-grandes dans leur disposition, leur force, leur structure. La sclérotique et la cornée sont rangées parmi les plus fortes ; d'autres, comme l'enveloppe du foie, du rein, sont au contraire extrêmement minces ; ces différences de résistance expliquent très-bien l'acuïté de la douleur ou l'espèce d'étranglement qui peuvent survenir dans les inflammations des organes maintenus par une membrane propre très-résistante.

Généralement les enveloppes fibreuses des organes envoient, de leur face profonde, des cloisons qui pénètrent dans l'intérieur et isolent chaque élément : de cette disposition résulte l'adhérence de ces membranes aux organes qu'elles enveloppent ou auxquels elles servent de limite.

Au lieu d'être étalé en membranes, le tissu fibreux se ramasse souvent en forme de cordon plus ou moins arrondi pour constituer des tendons et des ligaments. Ces organes, les tendons surtout, sont extrêmement résistants et tout à fait inextensibles. Il est arrivé souvent que, dans des efforts très-violents, les tendons, au lieu de se déchirer, ont enlevé la portion d'os sur laquelle ils étaient attachés. Leur rôle, dans l'économie, est toujours passif. S'ils sont attachés à des fibres musculaires, ils suivent tous les mouvements de celles-ci et les transmettent fidèlement aux os ; réunissant des pièces osseuses, ils limitent les mouvements et assurent la coaptation. Suivant la position des rayons osseux, ils sont plus ou moins tendus, mais sans que l'élasticité joue le moindre rôle dans leurs mouvements. C'est autour des tendons, et quelquefois des ligaments, qui doivent exécuter des mouvements considérables, que l'on rencontre les coulisses fibreuses.

On peut aussi ranger dans cette catégorie d'organes les *fibro-cartilages*, quoique ceux-ci présentent un élément anatomique de plus : la cellule cartilagineuse. Ils se rencontrent entre les surfaces osseuses de certaines articulations : entre chaque vertèbre, à l'exception des deux premières cervicales, dans l'articulation fémoro-tibiale et temporo-maxillaire. Les tendons peuvent aussi devenir fibro-cartilagineux, tel est celui du biceps au niveau de la coulisse à laquelle il donne son nom. Souvent on observe des tissus de cette nature aux points où les tendons s'insèrent sur les os, ainsi que dans certaines gaînes tendineuses.

Il entre dans la structure du tissu fibreux les mêmes éléments que dans le tissu conjonctif proprement dit ; mais les fibres élastiques y deviennent fines et rares, ou même ne s'y rencontrent pas. L'arrangement diffère également : il n'est pas le même dans les aponévroses et les organes funiformes. En général, dans les tissus fibreux, les faisceaux de fibres conjonctives affectent une disposition rectiligne ; ils sont parallèles. Dans les aponévroses, ils s'étalent en lames superposées, que l'on met assez facilement en évidence ; mais la direction des fibres est presque toujours différente pour plusieurs plans, souvent aussi ces faisceaux s'entrecroisent, comme les fils d'une étoffe tissée, et l'aponévrose acquiert alors une résistance extraordinaire.

Dans les tendons et les ligaments, toutes les fibres sont parallèles ; elles se rangent en faisceaux plus ou moins volumineux, réunis par des travées de tissu conjonctif lâche, renfermant des cellules et de fines fibres élastiques. Il est à remarquer que c'est dans ces travées que siégent les rares vaisseaux des organes tendineux ou ligamenteux. Les faisceaux conjonctifs sont entrecroisés et mêlés de cellules cartilagineuses dans les fibro-cartilages.

Quelle que soit la forme du tissu fibreux, on n'y rencontre que très-peu de vaisseaux ; la cornée même n'en possède jamais à l'état sain. Le réseau capillaire du tissu fibreux est pauvre ; il présente des mailles très-écartées, polygonales ou arrondies. Il est à remarquer que jamais les vaisseaux ne pénètrent au milieu des fibres, ils cheminent toujours entre les faisceaux. Lorsqu'un vaisseau doit traverser une aponévrose pour se rendre à d'autres tissus, on voit les fibres s'écarter et former une solution de continuité arrondie ou losangique, remplie d'un tissu conjonctif lâche, qui prévient les compressions.

On avait cru pendant longtemps que les tissus fibreux ne possédaient pas de nerfs, mais les recherches de M. Sappey ont prouvé qu'on rencontre des nerfs dans ces tissus : ils sont peu nombreux à la vérité. Mais s'ensuit-il que les organes fibreux soient sensibles? Si l'on s'en tenait aux données physiologiques qui découlent de cette découverte, on pourrait affirmer leur sensibilité, et cependant, lorsqu'on pince, qu'on tiraille une aponévrose, un tendon, on n'observe pas le moindre signe de douleur si l'organe est absolument sain ; ce n'est que dans les cas pathologiques, lorsque le tendon est enflammé, que l'on peut constater de la douleur, et encore celle-ci fait-elle souvent défaut. Par contre, dans certaines maladies articulaires dans lesquelles les ligaments sont fortement enflammés, comme dans les hydarthroses aiguës, on observe toujours des douleurs extrêmement vives ; on dirait que ces maladies ont la propriété d'exagérer la sensibilité très-restreinte des tissus fibreux.

Citons, en terminant, ce qui a rapport au tissu fibreux, la propriété de rétraction lente que l'on observe surtout dans les tendons des membres, mais qui peut s'exercer aussi sur les ligaments, sous l'influence de causes qui sont restées inconnues jusqu'à ce jour. « Ces causes, dit M. H. Bouley, sont de deux ordres ; les unes agissent directement sur les tendons et déterminent dans leur tissu des altérations plus ou moins profondes, qui ont pour conséquence, par la douleur qui les accompagne, de faire déverser sur les rayons osseux une plus grande somme de pressions, — tels sont, en général, les efforts énergiques et souvent répétés de la locomotion ; — les autres exercent leur influence en dehors des tendons (périostoses phalangiennes, bleimes, maladie naviculaire), et quelquefois même en dehors de la région du pied, mais elles aboutissent en définitive, au même résultat ; le défaut d'appui sur les parties postérieures du membre, et, par ce fait, la mise en jeu de la rétractilité tendineuse (1). » On remédie à la bouleture produite par la rétraction des tendons fléchisseurs des phalanges, par la ténotomie plantaire, mais ce moyen est rarement efficace, car il arrive forcément que le tissu inodulaire, formé entre les deux bouts du tendon coupé, les ramène bientôt en contact en vertu de la force de rétraction immuable qu'il possède lui-même au plus haut degré.

CHAPITRE III

DU SYSTÈME SÉREUX

Le système séreux comprend des *cavités* très-différentes sous le rapport de la forme, de l'étendue, des organes qu'elles renferment et de la position qu'elles occupent, mais qui présentent toutes cette particularité de ne communiquer jamais avec l'extérieur, — le péritoine cependant fait exception ; — nous n'ajouterons pas, comme Velpeau, ni avec le système vasculaire, les recherches de Recklinghausen ayant démontré, ainsi que nous l'établirons plus loin, la communication de certaines séreuses avec le système lymphatique.

L'étude des séreuses doit venir immédiatement après celle du tissu conjonctif, car elles présentent une structure dans laquelle il n'entre ; à part les épithéliums, que les éléments du tissu conjonctif membraneux.

Depuis la simple bourse séreuse jusqu'aux grandes séreuses des cavités splanchniques, nous trouvons place pour un grand nombre d'intermédiaires. Il est cependant possible de réunir les diverses séreuses que l'on rencontre dans toutes les parties du corps en quatre groupes qui seront, en procédant du simple au compliqué : 1° les *cavités du tissu conjonctif* ou *bourses séreuses;* 2° les *synoviales tendineuses;* 3° les *synoviales articulaires ;* 4° les *grandes séreuses splanchniques.*

1° **Bourses séreuses.** — Ces cavités sont presque toujours accidentelles, aussi leur siége est-il loin d'être fixe ; il varie suivant le service auquel on soumet l'animal, la forme des harnais qu'il porte habituellement et même les habitudes qui lui sont propres ; elles sont aussi plus nombreuses et plus développées sur l'animal âgé.

Quoiqu'elles puissent se développer dans les parties profondes, elles se montrent généralement au-dessous de la peau, dans les points où

(1) *Nouveau dictionnaire de médecine et de chirurgie vétérinaire,* par MM. H. Bouley et Reynal. T. II, article *Bouleture,* p. 586.

celle-ci glisse sur des organes résistants comme les os ou les ligaments. On en rencontre très-souvent à la nuque, au garrot, quelquefois sur le dos, à la pointe du sacrum, aux angles des hanches ; dans les membres antérieurs, elles se montrent sur l'épine acromienne, au sommet de l'olécrâne, à la face antérieure du genou et du boulet ; les membres postérieurs en offrent quelquefois au niveau des trochanters, au sommet du calcanéum, où elles constituent une variété des tumeurs molles de cette région que l'on connaît sous le nom de capelet. Enfin le frotte-ment du collier en détermine à l'encolure, à la pointe de l'épaule, etc. Comme on le voit, elles peuvent se développer dans presque toutes les parties du corps où s'exercent des frottements. Les chameaux, qui ont l'habitude de s'agenouiller au moment où on va les charger de leurs fardeaux, en possèdent toujours sur les genoux. Chez l'homme également, on en rencontre qui tiennent à la profession de l'individu, par exemple, elles siégent sur l'épaule ou au sommet de la première vertèbre dorsale chez les portefaix, qui portent souvent de lourds fardeaux sur le cou, aux genoux chez les parqueteurs.

L'étude du développement de ces cavités rend compte très-exac-tement de leur structure. Elles sont formées aux dépens des aréoles du tissu conjonctif, aréoles qui se sont agrandies sous l'influence de pres-sions répétées et se sont réunies aux aréoles voisines par déchirure du tissu conjonctif qui formait leurs parois. On trouve presque toujours, dans la cavité, des brides plus ou moins complètes, qui unissent encore, les parois et qui ne sont autre chose que des vestiges des cloisons qui séparaient autrefois les aréoles, aux dépens desquelles la bourse séreuse s'est formée.

C'est en raison de ce mode de formation qu'on ne rencontre rien de spécial dans la structure des parois de la bourse séreuse. Elles adhèrent très-intimement au tissu conjonctif voisin et se continuent avec lui sans ligne de démarcation ; aussi ne peuvent-elles s'énucléer. Quant à l'épaisseur de ces parois, elle varie considérablement, en raison de l'ancienneté, de la force et de la fréquence des pressions qui l'ont déterminée. Nous avons souvent rencontré, chez de vieux sujets de dissection, des bourses séreuses du garrot et du calcanéum présentant des parois dont l'épaisseur dépassait 15 millimètres.

Il arrive souvent que l'intérieur ne renferme pas ou ne renferme que très-peu de liquide, et dans ce dernier cas, ce liquide est légèrement coloré en jaune ; mais il peut aussi se développer en quantité plus considérable ; il prend généralement alors une teinte plus foncée, rouge ou brune. Le liquide des bourses séreuses renferme, soit des flocons albumineux, soit des débris d'aponévroses.

Disons encore que ces bourses peuvent s'enflammer. Dans ces cas, le liquide qu'elles contiennent devient plus abondant, souvent purulent ; l'inflammation peut alors gagner leurs parois qui s'épaississent et s'in-filtrent. Certaines formes de capelet et l'éponge n'ont pas d'autre cause. On sait combien ces affections sont alors rebelles aux traitements. Les moyens thérapeutiques sont presque toujours impuissants, si on ne parvient à supprimer les causes qui leur ont donné naissance.

2° Synoviales tendineuses. — Ainsi que l'indique leur nom, les synoviales tendineuses se développent sur le trajet des tendons, dont elles servent à faciliter le glissement; on les rencontre toujours dans les points où les mouvements des cordes tendineuses offrent une certaine étendue. Leur composition est déjà mieux définie que celle des bourses séreuses. On trouve, en effet, qu'elles sont composées d'une membrane mince, qui les isole du tissu conjonctif environnant et qui en forme la couche externe. Cette première couche est doublée en dedans d'un revêtement épithélial simple, formé de cellules larges et extrêmement minces, qui s'engrènent au moyen de larges dentelures, ou plutôt de contours sinueux. Ces cellules possèdent un noyau volumineux ; elles se démontrent très-bien au moyen de l'imprégnation par le nitrate d'argent. On a beaucoup discuté sur la question de savoir si la membrane se replie autour du tendon de façon à constituer une sorte de manchon, dans lequel passerait ce dernier. On ne trouve nulle part autour du tendon la membrane dont Bichat avait signalé l'existence. Nous croyons donc qu'il faut considérer les synoviales tendineuses comme de simples sacs arrêtés, à chacune de leurs extrémités, au point où elles touchent l'organe dont elles facilitent le glissement.

Lorsque les synoviales tendineuses siégent sur un os, un cartilage ou un ligament très-fort, il n'est pas possible non plus de démontrer l'existence de la membrane sur ces organes, mais on y retrouve toujours la couche épithéliale.

Les synoviales tendineuses affectent diverses formes. Elles peuvent tapisser une sorte de tube dans lequel passe le tendon, et l'entourer par conséquent de tous côtés, comme cela se remarque dans la grande majorité des muscles des membres, notamment autour du genou et du jarret ; la synoviale est dite alors *vaginale* ou *engaînante*, souvent aussi une seule face du tendon est pourvue de synoviale, comme cela se voit dans la coulisse bicipitale, pour le tendon du coraco-radial, au trochanter pour celui du grand fessier, etc. ; dans ce cas on l'appelle *vésiculaire*.

Ce n'est que dans des cas très-rares que les synoviales tendineuses présentent des brides aponévrotiques à leur intérieur ; elles sont habituellement parfaitement lisses et polies, et la synovie que l'on trouve dans leur intérieur est toujours en petite quantité. Mais sous l'influence de pressions ou de coups, ce liquide peut augmenter en quantité, devenir séreux, sanguinolent ou séro-purulent, suivant le degré de l'inflammation. On y rencontre souvent alors des flocons albumineux. L'inflammation des gaînes tendineuses est chose extrêmement fréquente chez les animaux ; elle cause souvent, au début, des douleurs intolérables. Dans beaucoup d'autres cas, le développement est chronique et le liquide ne se fait remarquer que par la tuméfaction de la partie correspondant à la synoviale malade.

3. Synoviales articulaires. — On les appelle aussi *capsules synoviales articulaires*, nous préférons cette dernière dénomination, car elle a l'avantage d'indiquer·que ces synoviales ne forment pas des sacs clos, mais bien des tubes courts et larges, sortes de manchons qui réunissent les os entre eux en se fixant par leurs extrémités ouvertes sur le pourtour des surfaces articulaires en contact. Partout où les synoviales articulaires sont à nu, on peut voir qu'elles sont extrêmement minces ; mais, dans la plupart des cas, elles tapissent des ligaments ou bien sont recouvertes de *capsules fibreuses*, lorsque autour de l'articulation il ne se trouve pas des parties molles en épaisseur suffisante pour les protéger.

Beaucoup d'auteurs admettent encore aujourd'hui que la couche épithéliale de la synoviale articulaire se prolonge à la surface des cartilages d'encroûtement. Bichat faisait passer la couche fibreuse à la surface même du cartilage. Gerdy admettait que cette membrane existe entre le cartilage et l'os. Ce qui donnait un semblant de raison à ces auteurs, c'est que souvent il est possible de démontrer une sorte d'irradiation de la synoviale jusqu'à une certaine distance du bord du cartilage, mais jamais on n'a pu la voir se prolonger sur toute la surface articulaire. On comprendrait mal d'ailleurs l'existence de membranes très-vasculaires et sensibles, comme le sont les synoviales articulaires, entre des surfaces qui doivent supporter des pressions souvent considérables et qui reçoivent constamment des chocs.

Non-seulement la membrane fibreuse s'arrête sur le bord du cartilage, mais l'épithélium lui-même ne se prolonge point sur la surface articulaire. L'examen du cartilage d'encroûtement, fait immédiatement après la mort ou même sur des pièces prises sur un animal vivant — cette précaution est très-utile, car rien ne s'altère plus rapidement que les épithéliums des séreuses — ne nous a pas permis de constater l'existence des cellules de cette couche, soit par l'imprégnation au nitrate d'argent, soit en raclant le cartilage ; l'examen comparatif de la membrane synoviale de la même articulation nous montrait toujours, au contraire, les cellules propres à ces séreuses.

On rencontre dans les synoviales articulaires des prolongements particuliers, plus ou moins développés, flottants et renflés à leur extrémité libre, de couleur jaunâtre ou rosée, qu'on appelait autrefois *glandes de Havers;* ce nom de glande leur avait été donné parce qu'on les croyait destinés à sécréter la synovie. Un examen plus attentif de ces productions fait voir qu'elles n'ont rien de ce qui caractérise les glandes, ce sont tout simplement des amas de cellules adipeuses entourés de réseaux vasculaires. On les appelle aujourd'hui du nom de *franges synoviales.*

La cavité des capsules articulaires recèle toujours une certaine quantité d'un liquide jaunâtre, filant, désigné sous le nom de synovie, liquide dont la composition se rapproche beaucoup de celle du mucus, et qui a pour usage de lubrifier les surfaces articulaires en contact.

4. **Des grandes séreuses** ou **séreuses splanchniques.** — Celles-ci constituent le degré le plus élevé des séreuses. Comme les séreuses articulaires d'ailleurs, elles sont constantes et se rencontrent toujours de la même manière chez tous les sujets. Les séreuses splanchniques sont peu nombreuses, elles forment les plèvres et le péricarde dans la cavité thoracique, le péritoine dans l'abdomen ; on peut aussi y rattacher l'arachnoïde, qui remplit, dans les cavités cérébrales et rachidiennes, le rôle du péritoine et des plèvres dans les cavités qu'elles tapissent.

C'est à ces grandes cavités qu'il est possible d'appliquer la définition qu'on donnait autrefois des séreuses ; elles forment, en effet, des sacs clos de toutes parts ; il n'y a qu'une seule exception à cette règle, c'est celle du péritoine interrompu au niveau du pavillon de la trompe utérine et communiquant de cette façon avec la muqueuse génito-urinaire. C'est aussi sur la face postérieure du diaphragme que Recklinghausen, et tous les histologistes après lui, ont rencontré les bouches absorbantes des vaisseaux lymphatiques sous forme de cellules rangées autour d'une ouverture rappelant les stomates des plantes et par lesquelles pouvaient s'échapper les injections que l'on poussait dans le système lymphatique.

Mais s'il est vrai de dire que les grandes séreuses splanchniques sont continues avec elles-mêmes, il ne nous semble pas que l'on puisse démontrer partout les deux couches qui constituent leurs parois, pas plus qu'on ne peut trouver deux feuillets appliqués l'un sur l'autre dans certaines parties flottantes du péritoine, tels que le mésentère ou l'épiploon.

Ces séreuses ne se présentent véritablement à l'état complet que dans leurs feuillets pariétaux, où il est facile de démontrer une couche externe formée de tissu conjonctif serré et tapissée par une couche épithéliale ; mais lorsque ces deux feuillets s'appliquent l'un contre l'autre, ils se confondent, et l'analyse microscopique ne peut les séparer ; ils ne deviennent véritablement distincts qu'en approchant des organes. Souvent aussi, à la surface de ceux-ci, le feuillet membraneux disparaît et on ne peut démontrer que la couche épithéliale. Le grand épiploon, entre autres, est formé d'un seul feuillet présentant deux revêtements épithéliaux, qui se confondent au niveau des ouvertures dont cet organe est criblé ; nous en dirons autant du médiastin du cheval.

Quoi qu'il en soit de la structure des grandes cavités séreuses, leur surface interne est constamment appliquée contre elle-même, on ne rencontre dans leur cavité qu'une très-petite quantité de liquide destiné à faciliter leurs mouvements, mais jamais, à l'état normal, on n'y trouve de gaz.

Nous avons déjà dit qu'au-dessous du feuillet pariétal des séreuses, on trouve une couche de tissu conjonctif lâche, analogue au tissu sous-cutané, que nous avons déjà nommé *tissu conjonctif sous-séreux;* il permet aux membranes séreuses des déplacements plus ou moins considérables suivant son abondance et sa laxité.

Propriétés générales des tissus séreux. — Nous avons suffisamment exposé la structure des bourses séreuses pour n'avoir pas à y revenir; nous serons brefs aussi sur la composition des autres séreuses. On rencontre, dans la structure de ces membranes, deux couches : l'une externe formée de faisceaux de tissu conjonctif, dont la densité varie ; ils sont beaucoup plus serrés, par exemple, dans le péricarde et les membranes synoviales que dans le mésentère. Toujours aussi on rencontre un réseau de fibres élastiques qui doublent en dehors les faisceaux conjonctifs. Elles sont plus abondantes dans les membranes qui subissent de grands changements, comme le péricarde, l'endocarde et le péritoine, que dans les synoviales qui sont à peu près fixes. C'est dans cette couche externe que se ramifient les vaisseaux sanguins, lesquels sont disposés en réseaux à larges mailles dans les grandes séreuses. Leur nombre est beaucoup plus considérable dans les synoviales, et surtout dans les prolongements que nous avons appelés franges. M. Sappey n'a pu démontrer aucun vaisseau lymphatique dans les séreuses.

La couche interne, épithéliale, est formée de cellules larges et extrêmement minces, dont les bords sont découpés en dentelures bien visibles, surtout lorsqu'on les a colorées par le nitrate d'argent ; elles se détachent avec la plus grande facilité après la mort. Ces cellules manquent dans les bourses séreuses sous-cutanées, ou du moins ne s'y montrent que très-accidentellement. Nous avons indiqué les particularités de siége qu'elles présentent sur les autres séreuses en les étudiant séparément ; nous n'y reviendrons pas.

L'élasticité des membranes séreuses varie dans une mesure assez considérale suivant leurs usages, leur nature et le mode de distension qui met en jeu cette élasticité. Si la distension se fait petit à petit, comme dans les synovites, hydrocèles ou ascites chroniques, elle peut être considérable ; mais alors, la cause une fois disparue, les membranes mettent un temps assez long pour revenir à leur état primitif, lorsque la cause qui les a distendues a cessé d'agir. A l'état normal, la plèvre subit des allongements et des raccourcissements alternatifs pendant l'inspiration et l'expiration. Il en est de même pour l'endocarde et le péricarde lors des contractions du cœur.

Lorsque les séreuses sont distendues au delà d'une certaine mesure et dans un espace de temps relativement court, il en résulte des douleurs considérables, comme cela se voit dans l'ascite ou l'arthrite aiguës, quoique dans ces cas il faille faire aussi la part de l'inflammation ; il peut arriver que la distension soit portée au delà de la limite d'élasticité de la membrane et que celle-ci se rompe en un ou plusieurs points.

Les déplacements pathologiques des séreuses sont fréquents et se produisent dans plusieurs cas, dans la hernie intestinale par exemple. L'élasticité de la membrane joue ici un certain rôle ; mais il faut, dans les grands déplacements, attribuer une large part à la laxité du tissu conjonctif sous-séreux, et le sac herniaire n'est pas seulement produit par la portion séreuse située en face au point où existe l'ouverture, mais par les parties voisines qui ont été attirées de proche en proche. Dans ces accidents, la sortie du péritoine précède celle de l'intestin, et cela d'autant plus facilement que l'accident siége dans une portion plus déclive de la paroi abdominale, la pression interne étant d'autant plus forte qu'on se rapproche davantage des régions inférieures.

Le phénomène opposé à la distension, la rétraction, se produit également avec une grande facilité dans la membrane séreuse. On le remarque surtout très-bien dans certaines synoviales. Lorsque des synoviales tendineuses ne remplissent plus leurs fonctions, par immobilisation du tendon dont elles servaient à faciliter le glissement, ainsi qu'on le voit dans les ankyloses vraies ou fausses des extrémités des membres, elles s'atrophient et peuvent même à la longue disparaître entièrement ; on observe, dans la marche de cette atrophie, que la synovie cesse d'être sécrétée, que bientôt l'épithélium se ternit, puis disparaît par plaques ; de lisse qu'elle était, la surface de la séreuse devient rugueuse ; elle bourgeonne légèrement ; ses parois en contact finissent par adhérer en plusieurs points et bientôt du tissu conjonctif plus ou moins épaissi a remplacé la gaîne tendineuse. Il se passe des phénomènes analogues dans les synoviales des articulations immobilisées par ces développements souvent énormes d'exostoses stalactiformes du genou ou du jarret. Notons cependant que la disparition des capsules articulaires est beaucoup plus longue à s'effectuer que celle des synoviales tendineuses, et que les ankyloses vraies sont relativement rares.

Chez tous les animaux à l'état sain, on rencontre, avons-nous déjà dit, une certaine quantité de liquide dans la cavité péritonéale. Chez les chevaux, cette quantité est beaucoup plus considérable que chez les autres animaux, à tel point que, si l'on n'était prévenu, on pourrait prendre ce liquide pour un produit pathologique. Il existe à tous les âges. Chez les jeunes et les adultes, on en trouve d'un à deux litres ; mais la quantité est bien plus grande dans la vieillesse, sans cependant présenter des caractères différents de ceux qui se voient à l'âge adulte. Le liquide péritonéal normal du cheval diffère essentiellement de celui qui résulte d'une inflammation, en ce que ce dernier n'est autre chose que la sérosité du sang en nature et qu'il peut, par conséquent, se coaguler, tandis que le premier ne se coagule jamais et ne présente qu'une très-petite quantité de matières fibrino-plastiques.

Lorsque l'inflammation a amené la sécrétion d'une certaine quantité de lymphe plastique, cette lymphe s'organise assez fréquemment et forme des brides qui finissent par se vasculariser et prendre tous les caractères de la séreuse ; l'inflammation se propage avec la plus grande facilité aux parties voisines saines ; alors un travail semblable s'effectue, les brides se soudent entre elles et il en résulte des adhérences quelquefois nombreuses et assez étendues pour gêner les mouvements des organes. Ces adhérences sont fréquentes dans les portions fixes des viscères intestinaux comme le foie, la rate ou l'estomac, rares, au contraire, sur l'intestin grêle, et cela se conçoit aisément, car le mode d'organisation de l'adhérence demande que les parties, pour se souder, demeurent en contact pendant un temps assez long, ce qui ne peut s'obtenir avec un organe aussi mobile que l'intestin grêle, qui change constamment les rapports de ses différentes parties.

Citons, enfin, en terminant ces quelques considérations générales sur les séreuses, la présence assez fréquente sur l'épiploon de masses arrondies, pédiculées, ou quelquefois absolument libres, dont le volume varie depuis celui d'un pois jusqu'à celui d'un œuf de poule. Ces tumeurs ont été étudiées par Arloing (1), elles sont formées par du sang épanché dont la fibrine a subi un commencement d'organisation. Les corps étrangers du péritoine sont très-souvent infiltrés de sels calcaires.

Développement des séreuses. — L'étude de la formation des membranes séreuses est un des points les plus importants de leur histoire. Nous avons déjà dit comment se forment les bourses séreuses accidentelles, nous n'y reviendrons pas. Sans présenter un mode de formation absolument identique, les grandes séreuses ont cependant quelques points de leur genèse qui les rapprochent de celle des premières.

Étudiées chez l'embryon, les cavités séreuses ne préexistent pas aux organes qu'elles renferment, on les voit, au contraire, se former postérieurement à ces organes et autour d'eux, il est même fort probable que c'est à leur frottement ou à leur déplacement incessant qu'elles doivent leur existence. Sous l'influence de ces frottements, le tissu conjonctif embryonnaire est refoulé et prend l'aspect d'une membrane, qui se recouvrira bientôt d'une couche épithéliale. Il y a donc là une analogie frappante avec le développement des bourses séreuses sous-cutanées.

On peut assister, chez l'individu adulte, à la formation, pour ainsi dire, expérimentale de certaines séreuses d'un ordre assez élevé. Nous voulons parler des synoviales formées dans les pseudarthroses : il suffit, en effet, des mouvements exécutés par deux fragments osseux l'un sur l'autre pour amener la formation d'une véritable synoviale ; dans ces déplacements osseux, le tissu conjonctif voisin est refoulé, quelques aréoles sont déchirées, et il en résulte une sorte de cavité qui se régularise et dont les parois s'épaississent par addition de lymphe épanchée au niveau de la solution de continuité.

(1) Arloing, *Journal de médecine vétérinaire de Lyon.* Année 1868.

Lorsque les gaînes tendineuses se sont oblitérées par un repos prolongé des muscles auxquels elles sont adjointes, elles se reconstituent par un mode absolument identique si l'organe immobilisé vient à recouvrer ses fonctions. Disons encore que, dans le cas où une séreuse est le siége d'un épanchement chronique considérable, l'injection iodée, si fortement préconisée dans ces derniers temps, n'a pour but que de produire une *inflammation adhésive*, laquelle supprimera, momentanément, la synoviale, mais ne l'empêchera pas de se reproduire peu de temps après par un mécanisme semblable à celui qui lui a donné naissance une première fois.

CHAPITRE IV

DU SYSTÈME OSSEUX

Le système osseux est composé de pièces solides, résistantes, les *os*, réunis entre eux par des ligaments qui, tout en leur permettant de changer les rapports de leurs axes, les maintiennent cependant en contact. Ils forment un tout continu qui est comme la charpente sur laquelle le corps se trouve modelé et que l'on désigne sous le nom de *squelette*.

Malgré leur continuité, les pièces du squelette ne sont cependant jamais, à l'état sain, en contact immédiat les unes avec les autres, car on trouve toujours une ou plusieurs couches cartilagineuses interposées entre les surfaces articulaires par lesquelles les os se mettent en rapport. Ajoutons enfin, que quelques os se trouvent comme égarés dans certains organes, et ne se rattachent nullement aux autres par des ligaments. Nous voulons parler des os du cœur du bœuf, de l'os pénien et de l'hyoïde des carnassiers.

Les formes des os sont extrêmement variables, mais on peut les rapporter cependant à trois types principaux : les os sont *plats*, *longs* ou *courts*.

Les os *plats* appartiennent au tronc et aux extrémités supérieures des membres. Étudiés dans le tronc, ils concourent à former ou forment seuls les parois des cavités. Comme on le voit par les différentes pièces du crâne et de la cage thoracique, les os du bassin, tout en appartenant anatomiquement aux membres postérieurs, doivent, au point de vue chirurgical, être envisagés comme des os du tronc. Dans tous les cas, ils rentrent dans la catégorie des os plats formant les parois d'une cavité. Les pièces osseuses qui servent à entourer une cavité sont très-intimement unies entre elles comme on le voit pour le crâne et le bassin. Leurs mouvements sont obscurs et souvent nuls : lorsqu'ils existent ils sont toujours très-limités ainsi que le thorax nous le montre. Il résulte de cette fixité que ces os n'ont pas à craindre des déplacements bien considérables dans les cas de fracture ; les muscles qui leur sont destinés, étant toujours faibles et courts, souvent rudimentaires, ne peuvent dans leurs contractions entraîner les fragments à une distance même assez minime. Mais si les os du tronc fracturés sont à l'abri des grands déplacements, ils présentent d'autres dangers qui tiennent à la proximité des organes importants qu'ils entourent et protégent, et qu'ils peuvent léser dans des déplacements même bornés.

Les luxations des os plats entourant des cavités sont très-difficiles, extrêmement rares et sont presque toujours mortelles.

Les os *longs* se rencontrent aux membres ; ils sont durs et résistants ; ils ont à remplir le rôle de colonnes de soutien de l'édifice animal ; aussi sont-ils organisés de façon à donner le plus de force possible sous un poids donné de matière. Un os long se divise en *partie moyenne* ou *corps* ou *diaphyse*, et en *extrémités* ou *épiphyses*. Les extrémités sont toujours renflées ; c'est par leur intermédiaire que les os s'articulent. Le volume plus grand des extrémités et la largeur des surfaces articulaires qui en résulte, augmentent le degré de force et de résistance des articulations en multipliant les points de contact, ce qui diminue d'autant la pression que chacun des points a à supporter. Il arrive assez souvent que l'os long est tordu sur lui-même, et cette particularité rend compte de la forme de certaines fractures longitudinales. Souvent aussi les os longs sont incurvés, mais, dans ce cas, leur direction est plus ou moins oblique, et, par conséquent, la colonne est brisée ; cette disposition permet la transmission de chocs considérables, qui se décomposent en arrivant dans ces brisures, et sont ainsi moins aptes à produire des fractures. L'obliquité des rayons osseux est également nécessaire dans la translation du corps ; elle permet à l'animal d'entamer le terrain. Partout où les os affectent la direction perpendiculaire, ils sont rectilignes ; ils forment alors une vraie colonne, qui transmet intégralement toutes les pressions ; ce qui serait défavorable dans les allures rapides, si, au moment où le membre arrive sur le sol, la colonne n'était brisée ; mais pendant le repos, les os qui la constituent peuvent se maintenir dans leur position, par l'effet d'une très-légère contraction musculaire, leurs articulations ayant peu de tendance à se fléchir ; on peut en conclure qu'ils sont surtout disposés pour la station. On ne rencontre d'ailleurs plusieurs rayons osseux perpendiculaires qu'au membre antérieur, qui supporte la plus grande partie du corps, et chez les grands animaux herbivores.

On trouve les os *courts* dans toutes les régions où doit se rencontrer une grande solidité, au carpe, au tarse, aux extrémités des membres, à la colonne vertébrale. Ces os sont réunis entre eux par des liens puissants, ce qui rend leurs luxations extrêmement rares. A la colonne vertébrale, elles étaient presque inconnues. **Mais il faut dire que,** dans cette région, les articulations sont formées par des amphiarthroses dont la résistance est très-grande. M. Goubaux en a cependant réuni un certain nombre d'exemples (1).

Les fractures directes des os courts sont rares également, excepté à la colonne vertébrale où on les rencontre assez souvent encore. Les fractures des phalanges, sont presque toujours des fractures indirectes à moins que la pression n'ait été suffisante pour les écraser, les broyer en quelque sorte. Lafosse père a cité plusieurs exemples de ces fractures à la suite de glissades, sur le pavé, surtout au moment où l'animal fait l'effort initial de la mise en train.

Structure du tissu osseux. — Le tissu osseux est constitué par une substance fondamentale, creusée d'une multitude de cavités très-petites, appelées *cavités osseuses* ou *ostéoplastes*, et parcourue par des canaux ramifiés et anastomosés auxquels on a donné le nom de *canaux de Havers*. Il y a très-peu de temps que la structure des os est connue, les travaux les plus anciens sur ce sujet remontent seulement à 1836 ; c'est à Gerdy et Miescher que l'on doit les premiers résultats certains.

Les *canaux de Havers* sont plus ou moins fins, ils peuvent être vus à la loupe. Leur diamètre moyen est d'environ 5 dixièmes de millimètre. Ils existent dans la substance compacte et affectent, dans les os longs, une direction parallèle à l'axe de l'os ; dans les os plats ils se dirigent généralement dans le sens du plus grand diamètre et sont toujours parallèles à la surface. Dans quelques os du crâne on les voit s'irradier autour d'un point central. Les canaux de Havers communiquent entre eux par des branches ou anastomoses transversales dont la direction est perpendiculaire ou plus ou moins oblique à celle des canaux longitudinaux. Sur une tranche même longitudinale on les voit former des mailles allongées dont la forme est le plus souvent rectangulaire. On conçoit que sur une coupe transversale on aura la section des canaux et souvent aussi celle des branches transversales qui, suivant qu'elles seront parfaitement perpendiculaires ou obliques, donneront la sensation d'un demi-canal réunissant deux orifices voisins, ou prolongera ceux-ci de façon à leur donner une forme elliptique ou ovalaire.

Il est important de connaître les dispositions de ces canaux, car ils servent à abriter les vaisseaux sanguins qui président à la nutrition du tissu osseux. En vertu de cette fonction, les canaux de Havers s'ouvrent à l'extérieur des os et dans les espaces médullaires de l'intérieur.

La *substance fondamentale des os* est formée de couches successives intimement unies, entourant les canaux de Havers, puis de couches plus étendues qui enveloppent, d'une façon toujours imparfaite, un système de canaux avec leurs couches respectives et enfin de lamelles parallèles aux surfaces de l'os qui forment un système général d'enveloppe aux deux autres systèmes. On a voulu voir dans ces couches gé-

____

(1) Comptes rendus de la *Société centrale de médecine vétérinaire*, mars 1875.

nérales une cause de l'exfoliation des os couche par couche ; mais il est fort douteux que, dans ces cas, l'exfoliation s'en tienne aux couches superficielles d'enveloppe générale. Quant au nombre de couches concentriques particulières à un canalicule, il varie de 6 à 18 ou 20. Leur épaisseur est différente suivant les os et l'espèce animale.

Les *ostéoplastes* caractérisent essentiellement le tissu osseux, ce sont les seuls éléments persistants dans beaucoup de cas. La substance fondamentale peut n'être pas très-distincte, et les canaux de Havers n'existent, ainsi que nous l'avons déjà dit, que dans la substance compacte. Les ostéoplastes sont des cavités de forme elliptique d'où partent un grand nombre de prolongements très-fins, ramifiés, appelés *canalicules osseux*, lesquels s'anastomosent avec les canalicules des ostéoplastes voisins, ou bien viennent déboucher à la surface de l'os et dans les aréoles du tissu spongieux ; les canaux de Havers montrent leurs parois criblées de ces petits orifices.

D'après Kölliker, Frey, Ranvier et la plupart des auteurs, il existerait, à l'intérieur des cavités osseuses, une cellule munie de prolongements canaliculés. Quant à la disposition générale des ostéoplastes, elle est semblable à celle des lamelles de substance fondamentale dans lesquelles ils sont creusées ; ils forment comme elles des systèmes concentriques, c'est-à-dire que chaque couche possède ses cellules dont le grand axe est dirigé dans le sens de la couche.

Le rôle physiologique des ostéoplastes est très-important, car ils sont destinés à transporter les matériaux nutritifs dans toutes les parties de la substance osseuse.

Maintenant que nous connaissons la composition anatomique du tissu osseux, il n'est pas moins important d'étudier les éléments chimiques qui le constituent. Indépendamment de l'eau, dont la quantité est variable suivant la nature du tissu et l'âge du sujet, on rencontre dans les os des matières organiques et inorganiques. Les premières se trouvent dans la proportion de 30 à 45 pour 100 et restent seules lorsqu'on traite les os par l'acide chlorhydrique ou l'acide azotique étendus ; par la cuisson cette matière se sépare des sels inorganiques et donne de la gélatine ou colle. Quant aux substances salines, ce sont, pour ne citer que les principales : des sulfates, phosphates ou carbonates de chaux ou de magnésie. Le phosphate neutre de chaux en forme la plus grande partie. Les sels restent seuls lorsqu'on calcine les os en vase clos, et le résidu, qui conserve la forme de l'os, comme dans l'opération par les acides, devient blanc et se réduit en poudre par la simple pression des doigts. Quant à la proportion de sels renfermée dans les os, elle varie également suivant les âges ; elle est beaucoup plus considérable chez les animaux vieux que chez ceux qui sont adultes, et à plus forte raison que chez les jeunes.

La connaissance de la composition chimique du tissu osseux a suggéré à quelques chirurgiens l'idée de dissoudre, au moyen d'acides, les sels calcaires d'os nécrosés pour éliminer plus promptement la partie atteinte de nécrose. Allouel, Delpech et Troja auraient obtenu par ce moyen des résultats satisfaisants. Plusieurs autres chirurgiens, entre autres M. Richet, ayant voulu employer ce procédé, ont dû y renoncer en raison des douleurs que l'acide produit en attaquant les bourgeons charnus et l'os sain, mais surtout en face de son inefficacité.

Un os frais n'est pas seulement composé des éléments que nous venons d'étudier jusqu'à présent; on y trouve encore des parties molles d'une importance capitale, au point de vue physiologique et pathologique; nous voulons parler du *périoste* et de la *moelle*.

Le *périoste* enveloppe l'os dans toutes les parties qui ne sont pas recouvertes par le cartilage articulaire. C'est une membrane très-vasculaire, blanche ou très-légèrement colorée en rose, plus ou moins transparente, et tellement adhérente que très-souvent il est impossible de la séparer de l'os autrement que par la rugination. Cette adhérence varie d'ailleurs avec les parties du squelette; chez le jeune sujet, elle est beaucoup moins marquée; aussi conçoit-on facilement dans le jeune âge les épanchements sanguins entre l'os et sa membrane extérieure. La cohésion est toujours beaucoup plus grande près des extrémités articulaires et dans les endroits où s'attachent les tendons, les ligaments ou les gaînes. Le périoste est l'agent principal de l'accroissement des os en épaisseur, et il fonctionne également comme couche ostéogène chez l'adulte dans les cas pathologiques : nous reviendrons plus loin sur cette importante question.

Le canal médullaire, ainsi que les cavités osseuses de la substance spongieuse des os, est rempli par une substance molle presque transparente, désignée sous le nom de *moelle des os*. Cette substance se présente sous l'aspect *jaune* dans le canal médullaire des os longs, où elle renferme une très-grande proportion de graisse; 96 pour 100 chez le bœuf, d'après Berzélius. La moelle des os longs du cheval est beaucoup moins riche en graisse; aussi sa couleur est plutôt rosée. Dans les aréoles de la substance spongieuse de l'extrémité des os longs, ou le diploë des os courts et plats, comme le corps des vertèbres, les os du crâne, la moelle a un aspect *rougeâtre;* elle diffère de l'autre moelle en ce qu'elle contient surtout de l'eau et seulement des traces de graisse.

Quant à sa structure histologique, la moelle est composée, indépendamment de vaisseaux et de nerfs, d'un *liquide spécial*, transparent ou jaunâtre, de *graisse libre*, de *tissu conjonctif*, de *cellules adipeuses* et enfin de *cellules* dites *de la moelle*. Robin divise celles-ci en *médullocèles* et *myéloplaxes*. Les premières sont sphériques, à bords nets, et renferment toutes un noyau; les secondes, beaucoup plus grandes, sont surtout caractérisées par le nombre de noyaux qui se rencontrent dans leur intérieur et qui peut être de six à dix. Quelques tumeurs des os seraient produites par une accumulation, en un point donné, de ces cellules;

elles prennent, suivant leur nature, le nom de tumeurs à médullocèles ou tumeurs à myéloplaxes.

Les os possèdent des vaisseaux et des nerfs. Les artères des os sont plus ou moins volumineuses. Tous les os longs reçoivent une artère spéciale, l'*artère nourricière*, qui pénètre à l'intérieur de l'os par le *trou nourricier* et arrive directement jusqu'à la moelle ; là elle se divise en deux branches qui s'écartent et se ramifient dans les tissus de la moelle et dans l'os lui-même. Les trous extérieurs des extrémités épiphysaires des os longs donnent aussi passage à des vaisseaux qui se ramifient dans la substance spongieuse, et conséquemment vers les divisions de l'artère nourricière. Enfin on constate, lorsqu'on arrache le périoste d'un os, qu'il est surtout attaché à la substance osseuse par des prolongements vasculaires qui pénètrent dans la substance compacte par les ouvertures extérieures des canaux de Havers. Nous voyons, par cette description, que dans les os plats et courts les vaisseaux sont de deux ordres seulement : ceux qui pénètrent dans le tissu spongieux et ceux qui arrivent par le périoste ; que dans les os longs s'ajoute un nouveau vaisseau, plus important par son volume que les autres, c'est l'artère nourricière. Mais ce qui est remarquable surtout, c'est la disposition de cette artère, qui se distribue particulièrement à la moelle et aux couches osseuses qui l'avoisinent : il résulte de cette distribution que les couches intérieures sont les parties de l'os dans lesquelles le mouvement vital est le plus considérable.

On trouve toujours une *veine* d'un certain calibre qui accompagne l'artère nourricière ; d'autres sortent de l'os près des extrémités articulaires, et on en voit qui partent de la diaphyse et qui possèdent à leur origine des extrémités renflées en forme de sinus.

Tous les vaisseaux des os communiquent entre eux, de telle sorte que le système vasculaire d'un os forme un tout continu que Bichat avait déjà distingué dans un cas fortuit : en injectant un sujet dont l'artère nourricière du tibia était oblitérée, il put néanmoins remplir avec la matière à injection tout le système vasculaire de l'os.

Les *lymphatiques* des os sont très-problématiques aujourd'hui encore, malgré les recherches des histologistes modernes.

Les *nerfs* existent dans tous les os ; dans les os longs, ils pénètrent par les trous nourriciers avec les vaisseaux et se divisent comme eux ; de plus les os longs possèdent aussi des nerfs qui pénètrent par les extrémités, enfin, il en arrive d'autres par la substance compacte, qui viennent du périoste. Les vertèbres, parmi les os courts, sont particulièrement riches en nerfs. Les nerfs des os viennent des cordons nerveux qui sont à proximité ; mais cependant il paraîtrait que le grand sympathique fournit aussi son contingent : on a vu, sous ce rapport, un petit ganglion dans le trou nourricier du fémur du cheval.

Le périoste possède aussi des nerfs ; mais la plupart de ceux-ci sont destinés aux os qu'il recouvre ; ils se rencontrent en nombre assez peu considérable et viennent des nerfs rachidiens.

Le tissu osseux apparaît sous la forme de *substance compacte* et sous celle de *substance spongieuse*. La première est très-dure, très-dense et blanche ; nous avons déjà vu qu'elle n'est compacte qu'en apparence et qu'on peut, par l'analyse microscopique, y démontrer des cavités et des canaux. La seconde a été ainsi appelée à cause des lacunes ou cavités, visibles sans le secours d'un instrument grossissant, remplies par la moelle, les vaisseaux et les nerfs.

Les deux substances affectent des positions parfaitement déterminées. Le tissu compacte forme presque à lui seul la diaphyse des os longs, il recouvre d'une couche plus ou moins épaisse les épiphyses. Dans les os courts, il forme une lame très-mince qui enveloppe l'os sur toutes ses faces ; cette couche est souvent très-épaisse dans les os plats, et même, lorsque l'os ne dépasse pas une certaine épaisseur, la substance spongieuse manque entre les deux lames, qui arrivent à se mettre en contact : c'est souvent le cas des fosses sus et sous-épineuses de l'omoplate. La substance spongieuse se voit aux extrémités articulaires et au centre des os longs ; elle existe dans les os courts et entre les deux lames des os plats, où elle forme ce qu'on nomme le *diploë*. On désigne sous le nom d'*espaces* ou *cellules médullaires* les lacunes du tissu spongieux. Les cellules présentent cette particularité de communiquer toutes entre elles, de telle sorte qu'une injection poussée par une extrémité d'un os long viendrait ressortir par l'autre extrémité, à laquelle on aurait pratiqué une ouverture ; les cloisons qui les séparent sont tout à fait incomplètes et plus ou moins rapprochées, car ces cloisons étant formées de substance compacte, il arrive souvent que la transition entre les deux sortes de tissus se fait d'une manière insensible. D'ailleurs l'histoire du développement et des transformations du tissu osseux nous apprend que ces deux substances peuvent se substituer l'une à l'autre ou procéder l'une de l'autre.

Il est important de savoir aussi que les deux substances offrent une consistance très-variable suivant l'os envisagé et l'âge du sujet. Le tissu compacte est toujours très-résistant : lorsqu'il recouvre le tissu spongieux, il défend celui-ci contre les atteintes extérieures ; dans d'autres cas, la lame peut être tellement mince qu'elle fléchit ou se brise sous la simple pression du doigt, comme cela se voit dans les feuillets papyracés de l'ethmoïde ou des cornets. Quant à la substance spongieuse, elle peut être assez peu consistante pour céder aux seuls efforts de la main, ou bien assez résistante pour ne pas se laisser entamer par les instruments tranchants ou acérés : ces différences se rencontrent sur le même sujet absolument sain et ne doivent pas être confondues, par conséquent, avec les cas pathologiques.

C'est en vertu de cette différence de consistance que l'on voit, dans certains cas de fracture, la diaphyse de l'os brisé pénétrer dans l'inté-

rieur de l'épiphyse, et former ce qu'on appelle les *fractures par pénétration*.

Les os sont doués d'élasticité ; mais cette propriété varie heaucoup
suivant les âges. Les os des animaux jeunes peuvent être courbés sans
se rompre ; il peut même arriver que la rupture, lorsque la flexion a
dépassé une certaine mesure, n'intéresse pas toute l'épaisseur de l'os,
mais seulement le côté de la convexité. Lorsque l'animal est arrivé à
l'âge adulte, l'élasticité est très-obscure ; elle disparaît complétement
ou presque complétement chez les sujets âgés, les os dans ce dernier cas
étant devenus très-fragiles.

Bichat a écrit que les os sont *extensibles* et *contractiles ;* il cite comme
exemple le gonflement des sinus maxillaires occupés par un polype, et
le présente comme un cas d'*extensibilité*, ou bien encore l'élargissement des os du crâne dans le cas d'hydrocéphalie. Nous croyons qu'il
y a là une confusion de mots, car l'extensibilité ne pourrait être vraie
que dans le cas où un os soumis à une traction s'allongerait d'une
certaine mesure, et à ce compte les os des jeunes sujets seuls seraient extensibles ; mais dans les cas particuliers que nous venons de citer, d'a-
près l'illustre auteur de l'*Anatomie générale*, il y a modification ou
hypertrophie pathologique. Quant à la *contractilité*, Bichat en donne
plusieurs exemples remarquables, comme le resserrement de l'alvéole
après l'arrachement de la dent, le rétrécissement des sinus quand on
a donné issue au pus de l'os carié, et la réduction de l'orbite et du trou
optique après l'extraction de l'œil ou l'atrophie du nerf optique.

La présence de nerfs dans le tissu osseux nous fait conclure *à priori*
que le périoste, l'os et la moelle sont des organes sensibles ; mais en
résulte-t-il, comme l'a dit Bichat, que la moelle notamment soit douée
d'une exquise sensibilité ? A cette question nous répondrons qu'il y a
une différence très-grande suivant les espèces. Nous avons eu souvent
l'occasion de pratiquer des vivisections chez les petits animaux, et nous
avons pu voir que la destruction de la moelle chez les chiens produit toujours une vive douleur ; il en est de même chez les chats et les lapins ;
nous n'oserions pas encore conclure pour le cheval, mais il est démontré que chez l'homme la moelle est très-peu sensible. Dans tous ces
cas nous parlons de l'état sain ; car si nous envisageons la moelle enflammée, elle est au contraire alors très-sensible ; c'est du reste un fait
parfaitement connu que l'inflammation développe toujours une certaine
sensibilité, même dans les organes qui en sont le plus dépourvus.

Ostéogénie. — Les os commencent à apparaître chez l'embryon de la
jument et de la vache, vers la fin du premier mois de la conception ;
mais avant cette époque on a déjà pu apercevoir les cartilages qui tiennent la place des os futurs.

De la quatrième à la huitième semaine se montrent de petits noyaux
osseux dans les principaux os du squelette.

C'est habituellement aux dépens d'un cartilage primitif que se forme le tissu osseux : alors le cartilage possède déjà la forme de l'os, et il est pourvu de ses parties essentielles, diaphyse et épiphyses. La substance osseuse envahit toutes ces parties, et le périchondre devient périoste.

Mais il peut arriver aussi que les os se forment dans une sorte de blastème, sans apparence cartilagineuse, ou dans un tissu fibreux déjà développé, comme cela se remarque dans les parois de la voûte du crâne et certains os de la face : de là deux variétés d'ossification que nous allons étudier successivement.

1° *Ossification dans le cartilage primitif.* — Le premier phénomène qui marque dans un cartilage sa transformation osseuse consiste dans le dépôt de sels calcaires granuleux, en des points particuliers que l'on a désignés sous le nom de *noyaux*, ou mieux *points d'ossification* ; ils varient de position et de nombre suivant la forme et le volume des os. Généralement la diaphyse des os longs commence sa calcification par la surface ; c'est par le centre que les os courts et les épiphyses sont envahis tout d'abord par les sels calcaires. Mais ce dépôt de sels calcaires dans le cartilage primitif n'est qu'un état transitoire : les capsules de cartilage, qui n'ont pas tout d'abord été modifiées dans leurs formes, finissent bientôt par se dissoudre, ainsi que la substance intermédiaire, et il en résulte de longs espaces dans lesquels on ne rencontre plus que de jeunes cellules de cartilage, ou *protoblastes* en voie de multiplication ; ce sont ces dernières qui vont donner naissance à la moelle jeune, qui elle-même formera la moelle définitive, ainsi que la véritable substance osseuse, laquelle prend ainsi, au fur et à mesure des progrès de l'ossification, la place du cartilage calcifié. Mais pendant que ces phénomènes se passent en certains endroits du cartilage, celui-ci continue à s'accroître, en apportant ainsi à l'os de nouveaux matériaux ; et lorsqu'enfin tout le cartilage est remplacé par la substance osseuse, le périchondre, devenu périoste, fournit, par sa face profonde, de nouvelles couches osseuses jusqu'au développement complet de l'individu.

Un des points les plus importants de l'étude du développement des os réside dans la formation des *cavités osseuses* ou *ostéoplastes.* Dans la théorie que nous venons d'esquisser plus haut, théorie très-bien exposée par Müller, et admise aujourd'hui par la plupart des histologistes, au moment où se détruisent les capsules de cartilage, les protoblastes, mis ainsi en liberté, occupent les jeunes espaces médullaires et s'y multiplient très-activement, au point que bientôt cette moelle fœtale est formée presque exclusivement des protoblastes des cartilages et d'une petite quantité de liquide. Que cette phase soit un peu plus avancée, et ces cellules formeront le tissu conjonctif, les vaisseaux et les nerfs de la moelle et de l'os et aussi la véritable substance osseuse. Celles qui ont cette dernière destination se rangent sur les parois de la cavité médullaire et lui constituent une sorte de *revêtement épithélial.* Elles ont été particulièrement étudiées par Gegenbaur. Ce sont ces cellules qui subissent des transformations successives, d'où résulteront des corpuscules étoilés, séparés alors par une substance interstitielle qui s'incruste de sels calcaires et devient ainsi l'os véritable.

Ce mode de développement que nous admettons d'une manière complète, trouve encore un certain nombre de contradicteurs. Pour M. Robin, les chondroplastes se transforment directement en cavités osseuses ; les cellules de ces derniers éléments disparaissent au moment de la calcification, et il ne reste que la cavité cartilagineuse, qui se détruit ; en même temps, la substance fondamentale se creuse de canalicules qui font communiquer entre elles les cavités osseuses voisines ainsi formées. Si on ne peut nier que dans certains cas les cavités osseuses se développent de cette dernière façon, on peut dire cependant que ce mode ne s'observe qu'en des cas d'exception très-rares et que le premier se remarque au contraire presque toujours.

Dans les os courts et les noyaux épiphysaires, l'os primitivement formé reste dans cet état pendant toute la vie ; mais dans la diaphyse des os longs, aussi longtemps que l'os est en voie d'accroissement, le tissu osseux n'a qu'une existence passagère ; il se résorbe pour donner naissance aux cavités médullaires larges, nettement délimitées de l'adulte et de l'individu vieux.

Nous avons dit qu'une certaine quantité de cellules de la moelle fœtale se transforme en tissu conjonctif, vaisseaux, nerfs et moelle définitive. On voit de très-bonne heure apparaître les vaisseaux ; ils sont déjà tout formés au moment de la naissance ; aussi la moelle à cette époque a-t-elle une couleur rouge très-prononcée. Plus tard, les cellules adipeuses l'envahissent, et elle prend petit à petit la couleur blanche ou jaunâtre que l'on remarque dans la suite.

Avant même que le cartilage soit complétement transformé en os, un autre élément est intervenu, qui doit être bientôt le principal agent de production du tissu osseux : nous voulons parler du *périoste*, dont il nous reste maintenant à étudier le rôle si important.

Le *périoste* dérive directement du périchondre. Vers le cinquième mois de la vie utérine, on le trouve déjà formé de tissu conjonctif et de fibres élastiques fines. Avec le temps, le périoste augmente d'épaisseur et ses fibres élastiques s'accroissent en nombre et en volume. Si on l'examine alors, on voit qu'il est doublé d'un tissu particulier que M. Ollier a appelé *blastème-sous-périostal*. Ce nouvel élément se montre sous la forme d'un tissu fibrillaire peu développé, embryonnaire, et de cellules qui doivent donner naissance à de nouveaux corpuscules osseux. L'ablation de cette couche montre à la surface de l'os un tissu osseux nouveau, moins complet et moins blanc que dans les couches plus profondes ; et l'on peut démontrer, par des coupes transversales bien faites, sur un os ramolli par l'acide chlorhydrique, que le nouveau tissu superficiel s'est formé de la même manière que celui qui prend la place du cartilage, non pas que les cellules du blastème sous-périostal aient la moindre analogie avec les chondroplastes ; mais elles ont absolument la signification des cellules de la jeune moelle que nous avons décrite précédemment. On peut, en outre, constater que le tissu fibreux de la couche formatrice se continue sans ligne de démarcation précise avec la substance fondamentale de l'os nouveau, et que les cellules forment directement les cellules osseuses en prenant peu à peu la forme étoilée.

Le nouveau tissu osseux dérivé du périoste n'a pas une structure compacte comme on le remarque par la suite ; il est tout d'abord très-aréolaire ; ces aréoles arrondies ou allongées, qui communiquent toutes les unes avec les autres, donneront naissance aux *canalicules de Havers*. D'abord longs et irréguliers, ces canalicules renferment beaucoup d'éléments cellulaires jeunes, destinés par la suite à se transformer : les plus superficiels en ostéoplastes qui se rangent sur les parois en couches concentriques, les internes ou profonds en vaisseaux ou en nerfs, qui persistent ensuite pendant toute la durée de la vie de l'animal. Notons encore que les espaces aréolaires des dépôts périostiques renferment un certain nombre de cellules à noyaux multiples que M. Robin a nommées *myéloplaxes*.

On voit par cette esquisse rapide que le périoste détermine l'accroissement de l'os en épaisseur, comme les cartilages de conjugaison ou épiphysaires le déterminent en longueur ; mais en même temps que ces phénomènes se passent à la superficie des os longs, on remarque que, dans leur intérieur, la substance osseuse primitivement formée se liquéfie et passe à l'état de moelle. Non-seulement le tissu osseux dérivant du cartilage se résorbe, mais encore les premières couches formées par le périoste ; et ces deux effets contraires se combinent de telle sorte qu'il ne reste plus, dans un os complétement développé, un seul atôme de l'os primitif ; et même on peut dire que pendant la durée de son développement l'os se régénère plusieurs fois.

Quant à l'accroissement des os en longueur, il est déterminé par une couche de substance cartilagineuse, qui persiste jusqu'au développement complet de l'os. Ce cartilage se trouve situé entre les divers points d'ossification, et a reçu le nom de *cartilage de conjugaison*. Il diffère des cartilages ordinaires en ce qu'il contient des vaisseaux qui lui permettent de se renouveler à mesure qu'il est envahi par l'ossification. Lorsqu'on fait macérer un os jeune, le cartilage de conjugaison se détruit facilement, et les épiphyses se séparent de la diaphyse ; mais il ne résulte pas cependant de cette facile désagrégation par l'eau, que ce cartilage puisse être facilement détruit pendant la vie. Au contraire, il est, à l'état physiologique, très-adhérent à l'os par ses deux faces ; aussi est-il extrêmement rare d'observer le décollement des épiphyses. Cruveilhier et Bovary, dans des recherches expérimentales sur cette question, ont vu que presque toujours le cartilage épiphysaire, en se détachant, entraîne avec lui une lamelle osseuse; c'est donc là une véritable fracture et non un décollement.

Hunter a fait voir que l'os une fois formé ne s'agrandit plus. En enfonçant deux clous dans la diaphyse osseuse d'un jeune sujet, on retrouve, longtemps après, les deux points de repère à la même distance, alors que l'os présente une longueur beaucoup plus considérable qu'au moment de l'expérience. Le cartilage épiphysaire étant le moyen d'accroissement des os longs, il s'ensuit tout naturellement que si la croissance en est arrêtée ou si son ossification est prématurée, l'os n'arrive pas à sa dimension normale; il reste plus court que son correspondant, du côté opposé; par contre, l'inflammation du cartilage de conjugaison, en augmentant son épaisseur, amène une longueur plus considérable de l'os du côté malade. Les maladies produisent spontanément ce résultat; mais on l'a utilisé en chirurgie pour amener l'accroissement d'un os resté trop court. Il suffit alors d'irriter ce cartilage par quelques piqûres pour provoquer un développement de substance cartilagineuse et par suite un agrandissement de l'os.

La soudure des épiphyses indique le commencement de l'âge adulte; elle coïncide exactement avec l'éruption des dernières dents permanentes. On a cru pendant longtemps que l'âge adulte arrive au bout d'un temps égal pour tous les animaux d'une même espèce, ou tout au moins d'une même race. Les procédés empiriques d'amélioration des éleveurs anglais sont restés pendant longtemps lettre morte pour les physiologistes, et la précocité des races de Durham, de Southdown. était considérée comme un apanage exclusif de ces races.

M. Sanson (1) a fait voir que cette précocité, qui n'est que le résultat de la soudure hâtive des épiphyses, peut être obtenue chez toutes les races d'animaux domestiques, sous l'influence d'une nourriture appropriée. Nous ne pouvons mieux faire que de mettre sous les yeux de nos lecteurs quelques-unes des conclusions de ce mémoire, qui se rapportent plus particulièrement au sujet que nous examinons en ce moment :

« 1° La précocité des animaux, caractérisée par l'arrivée hâtive de l'état adulte avec tous ses attributs normaux, est essentiellement due à la soudure plus prompte des épiphyses.

« 2° Cette soudure, dont le moment normal est devancé d'une quantité de temps plus ou moins grande, s'accompagne toujours d'une augmentation considérable de la densité des os due à la proportion plus forte des matières minérales qui entrent dans leur constitution. (Le rapport entre les os précoces et les os normaux est :: 1342 : 1274.)

« 3° L'achèvement hâtif du squelette des animaux précoces, et toutes les conséquences qu'il entraîne, sont dus uniquement à la qualité de l'alimentation spéciale à laquelle ils ont été soumis.

(1) A. Sanson, *Théorie du développement précoce des animaux domestiques; in Journal de l'Anatomie et de la Physiologie normale et pathologique.* Paris, mars et avril 1872, et *Comptes rendus de l'Académie des Sciences*, t. LXXI, Paris, 1870.

« 10° L'effet de l'alimentation spéciale dépend exclusivement de l'acide phosphorique et de la chaux en présence dans cette alimentation, caractérisée par l'adjonction d'un complément des semences céréales, légumineuses ou oléagineuses, riches en phosphates de potasse, surtout, aux fourrages principalement riches en chaux et autres oxydes terreux nécessaires à la formation des os, que les animaux herbivores consomment naturellement. »

Duhamel a depuis longtemps démontré le rôle du périoste par ses expériences célèbres avec la garance, qui possède la propriété singulière de colorer en rouge l'os qui se forme dans la période pendant laquelle on la mélange aux aliments. Si on nourrit pendant un certain temps un animal jeune avec des aliments auxquels on a mêlé de cette substance, il se forme une couche osseuse rouge tout autour de la diaphyse des os ; on interrompt alors l'administration de la garance : la couche sécrétée pendant ce temps redevient blanche. Si on reprend ainsi à des intervalles de temps successifs l'usage de ce végétal, on obtient des couches alternativement blanches et rouges. Mais, par suite du travail de résorption intérieure, les couches rouges primitivement formées disparaissent, et même, au bout d'un certain temps, tout l'os ainsi obtenu est complétement résorbé. On avait donc dans ce fait une démonstration aussi péremptoire que possible du rôle du périoste dans le développement des os en épaisseur. Au moment où Duhamel publia ses expériences, elles obtinrent surtout un succès de curiosité. Flourens, en les répétant, pressentit et indiqua tout le parti qu'on pouvait en tirer au point de vue chirurgical.

Blandin essaya le premier de renouveler l'os par l'intermédiaire du périoste ; il reproduisit une clavicule complète, dont il avait enlevé tout le tissu osseux en ménageant le périoste. M. Ollier alla plus loin dans ses recherches sur le pouvoir ostéogénique du périoste : il détacha un lambeau périostique et le transplanta au milieu des parties molles, soit sur le même animal, soit sur un autre sujet, et le périoste ainsi greffé continua à produire de l'os. Beaucoup d'os enlevés par ce chirurgien ont été complétement réparés par le périoste conservé, et aujourd'hui les résections sous-périostées sont passées dans la pratique chirurgicale.

Mais si l'on ne connaissait pas exactement, au siècle dernier, le rôle du périoste dans la formation des os et dans leur régénération, on savait néanmoins qu'il concourt très-activement à leur nutrition. C'est ainsi qu'au commencement de ce siècle les chirurgiens étaient convaincus que la partie dénudée d'un os devait fatalement se nécroser ; aussi conseillait-on dans le cas de destruction ou même de simple décollement de provoquer au plus tôt la mortification en irritant le point lésé. C'est là une pratique qui peut amener des conséquences fâcheuses ; car il n'est rien moins que démontré que la nécrose doive arriver fatalement par l'ablation du périoste. Ainsi que le dit fort bien

M. Richet, les os sont des organes vasculaires, et lorsque le périoste a été enlevé dans un point limité, les vaisseaux intra-osseux peuvent suffire à nourrir le tissu jusqu'à régénération de la membrane externe.

Dans les plaies du crâne, il arrive souvent que l'os est entièrement mis à nu, et cependant les nécroses n'en sont pas toujours la suite. Si le décollement ou la destruction du périoste occupent une large surface, les anastomoses vasculaires ne sont plus alors suffisantes pour entretenir la nutrition, et l'os s'exfolie par couches superficielles, très-fines, ou bien il se nécrose et s'élimine en masse; il se développe alors des bourgeons charnus très-vasculaires qui sont souvent le siége de battements isochrones avec ceux du cœur; ces bourgeons sont le point de départ de la cicatrisation et de la régénération osseuse.

La formation du cal dans les cas de fractures est le résultat d'une véritable production de substance osseuse. Dans les os longs des animaux, il est précédé par un cartilage véritable qui, pour s'ossifier, suit la même marche que le cartilage primitif. Dans ce cas, il n'y a pas de suppuration, et cela n'arrive que lorsque les os fracturés ont été soustraits au contact de l'air. C'est l'ordinaire pour les fractures simples. Il se produit de la part du périoste, de la moelle, et même des tissus environnants, une sécrétion de lymphe plastique, qui s'organise et passe ensuite à l'état osseux. Mais lorsque la fracture est compliquée, que les esquilles ont traversé la peau, l'os se régénère alors par un mécanisme semblable à celui que nous avons indiqué pour les dénudations osseuses suivies de nécroses. Les bourgeons charnus se forment et, après cette formation, l'ossification suit la marche que nous avons déjà indiquée à propos du développement.

2° *Des os ne dérivant pas de cartilages.* — C'est surtout à la tête qu'on rencontre ces os; ils se forment entre l'os primitif, qui fait partie du *crâne primordial*, et les couches musculaires; aussi leur a-t-on donné le nom d'os *de revêtement*. Certains os du crâne, comme le pariétal et le frontal, la portion écailleuse du temporal; d'autres appartenant à la face : les os du nez, zygomatique, le lacrymal, les maxillaires, appartiennent à cette catégorie. Ils prennent naissance dans une couche membraneuse, et leur développement se fait comme pour les couches osseuses sécrétées par le périoste, ce qui ne veut pas dire que le tissu membraneux ait la signification du périoste : cette dernière couche n'apparaît que lorsque l'os est déjà formé, et elle devient alors le siége des transformations ultérieures. Dans ce mode de développement, et tout à fait au début, l'ossification comprend seulement un petit noyau plongé dans une masse embryoplastique, lequel s'accroît en surface, et affecte dans les premiers temps une forme de réseaux d'autant moins serrés qu'on s'éloigne davantage du noyau primitif. Ce n'est que plus tard, lorsque le périoste est formé, que l'os s'accroît en épaisseur par un mode sur lequel nous avons suffisamment insisté à propos des os longs pour n'avoir pas à y revenir.

Il arrive aussi que certains organes ou tissus deviennent accidentellement le siége d'ossification : c'est surtout dans les organes riches en fibres, comme les tendons ou les membranes albuginées que l'on remarque ces formations. Les tendons des oiseaux présentent normalement une ossification qui se fait sans cartilage primitif.

Enfin il se rencontre aussi dans un certain nombre d'autres organes des dépôts de sels calcaires qui diffèrent du tissu osseux et qu'on doit se garder de prendre pour ce tissu. Dans ces productions accidentelles, on ne trouve pas d'ostéoplastes et le dépôt de grumeaux calcaires se fait entre les éléments anatomiques de la même manière que la graisse elle-même se dépose dans les aréoles du tissu conjonctif. Les corps étrangers du péritoine par exemple sont souvent le siége de ces dépôts calcaires ; il en est de même de certains enchondrômes des mamelles chez la chienne.

CHAPITRE V

DU SYSTÈME CARTILAGINEUX

Le cartilage est un tissu fort répandu dans l'organisme ; il consiste en une substance dure, mais douée d'une grande élasticité, de couleur blanche ou opalescente, quelquefois jaunâtre ; il se montre bleuâtre lorsqu'il est en couches épaisses.

Nous ne parlerons, bien entendu, dans ce chapitre, que des cartilages permanents. Les cartilages transitoires ont été étudiés dans l'ostéogénie, ils ne sont que des os embryonnaires.

Le type du cartilage permanent est le *cartilage hyalin*, dont la caractéristique est d'être formé de cellules plongées dans une substance fondamentale homogène, translucide, quelquefois légèrement trouble. A l'origine, tous les cartilages affectent cet état ; mais, à mesure qu'ils se développent, la substance fondamentale peut subir des mutations diverses ; elle devient granuleuse, se transforme en fibres conjonctives ou élastiques, qui font alors donner aux tissus ainsi formés le nom de fibro-cartilage ou cartilage *faux*, par opposition au nom de cartilage *vrai*, réservé à ce tissu lorsqu'il persiste à l'état hyalin.

Il n'est pas rare non plus, chez les sujets âgés, de voir les cartilages s'incruster de sels calcaires ou même s'ossifier.

L'élément fondamental, celui qui caractérise le tissu cartilagineux, c'est la cellule de cartilage. Au début, ces cellules sont pressées les unes contre les autres ; mais bientôt elles s'enveloppent d'une zone de substance intermédiaire, qu'elles sécrètent elles-mêmes, et à laquelle on donne le nom de *capsule de cartilage*. La capsule est formée de couches concentriques plus ou moins épaisses, souvent difficiles à déterminer, car elles réfractent également la lumière. C'est l'ensemble de ces capsules qui, pressées les unes contre les autres, forment la substance fondamentale.

La cellule remplit complétement la capsule; elle est formée par un protoplasma granuleux, contenant très-souvent, chez l'adulte, des gouttelettes huileuses. On y trouve toujours un beau noyau muni de nucléoles. Pendant l'accroissement du cartilage, les noyaux se divisent et les cellules se segmentent; il y a alors dans les capsules primitives deux cellules qui se revêtent à leur tour de capsules secondaires. La capsule ne joue aucun rôle dans la multiplication des cellules : il y a donc là un exemple de génération par scission et non d'endogénèse, comme beaucoup d'auteurs l'ont rapporté.

Il n'y a guère que les cartilages articulaires, sur le compte desquels, vu leur importance, nous reviendrons d'une façon toute spéciale, et les cartilages du nez, de la trachée, qui persistent pendant toute la vie à l'état hyalin. La plupart des organes formés au début par ce tissu subissent, sous l'influence de l'âge, des modifications que nous allons étudier très-sommairement.

Les transformations les plus habituelles sont l'*infiltration graisseuse* et la *calcification*.

Dans la première, on aperçoit de petites gouttelettes graisseuses isolées dans les cellules, ou groupées autour du noyau, et finissant souvent par occuper une grande partie de l'espace cellulaire; on fait surtout cette remarque dans les cartilages costaux.

Il ne faut pas confondre la calcification des cartilages avec l'ossification. Dans la calcification, on voit des granulations calcaires se déposer autour des cellules, la substance fondamentale devient opaque et perd son élasticité; mais elle conserve son homogénéité. Pour que l'ossification ait lieu, il faut, ainsi que nous l'avons déjà exposé, que cette substance ainsi calcifiée se ramollisse, et c'est seulement dans les espaces aréolaires, formés de cette façon, que se développent les ostéoplastes.

Chez l'adulte, les cartilages costaux sont toujours calcifiés, et même au voisinage de l'extrémité de la côte, dans les couches profondes du cartilage, on trouve une vraie transformation osseuse. Il en est de même pour les fibro-cartilages complémentaires de l'os du pied, qui souvent s'ossifient dans la plus grande partie de leur étendue, mais seulement chez les sujets âgés.

La variété de cartilage à substance fondamentale fibreuse, qu'on appelle pour cette raison *fibro-cartilage*, dérive du cartilage hyalin du fœtus; elle diffère de la variété type en ce que la substance fondamentale s'est décomposée en faisceaux fibrillaires, ayant tous les caractères que nous avons reconnus au tissu conjonctif, c'est-à-dire possédant des fibres élastiques et même des noyaux. Les cellules de cartilage sont moins nombreuses ; elles disparaissent complétement au point où les fibro-cartilages se continuent avec le tissu conjonctif proprement dit, comme cèla se voit dans les disques inter-vertébraux ou les fibro-cartilages interarticulaires. Les cavités cotyloïdes et glénoïdes sont aussi complétées par un bourrelet de cette nature.

Les fibro-cartilages jouissent d'une grande élasticité ; ils sont pour la plupart extrêmement résistants.

Des fibres élastiques peuvent, dans certains cas, remplacer la majeure partie de la substance fondamentale du cartilage ; celui-ci alors devient jaunâtre et se distingue par une grande opacité. On donne à cette variété le nom de *cartilage réticulé* ou *élastique*. Les fibres élastiques sont plus ou moins volumineuses ; elles ne sont jamais parallèles comme dans les fibro-cartilages, mais elles s'enchevêtrent en se dirigeant dans tous les sens, de manière à former un véritable réseau ; souvent elles cachent les cellules d'une manière presque complète. Celles-ci, plus ou moins abondantes, sont disposées sans ordre ; leurs capsules sont toujours peu épaisses. On rencontre le cartilage réticulé dans l'épiglotte, la trompe d'Eustache, l'oreille externe ; les aryténoïdes en sont formés en partie.

Les différentes sortes de cartilages, dont nous venons de parler, se distinguent aussi au point de vue chimique. Les cartilages hyalins, dont les cartilages articulaires forment la variété la mieux caractérisée, se résolvent par la coction en une substance particulière, la *chondrine*, les cellules exceptées, dont la composition se rapproche de celle des substances albuminoïdes. Les fibro-cartilages forment de la gélatine, et les cartilages réticulés donnent principalement de la substance élastique.

On ne rencontre ni vaisseaux ni nerfs dans les cartilages complétement développés ; mais dans toute la période de croissance, le mouvement nutritif y est très-énergique, et on y remarque constamment, dans des canalicules particuliers, des vaisseaux et des nerfs ; mais ces organes disparaissent bientôt et le cartilage ne se nourrit plus que par une membrane appelée *périchondre*, analogue au périoste, qui en dérive même dans les cartilages temporaires du fœtus.

Les altérations du cartilage, en vertu de cette disposition, sont toujours très-graves, vu le peu de vitalité de cette substance.

Nous devons maintenant revenir sur les cartilages articulaires qui méritent, en raison de leur importance, une étude toute spéciale.

Ces cartilages recouvrent les extrémités articulaires ou les surfaces par lesquelles les os courts se mettent en contact avec d'autres os pour former une diarthrose. Leur épaisseur est toujours peu considérable ; son maximum se trouve dans les portions médianes de la surface articulaire ; elle va en diminuant à mesure qu'on s'avance vers les bords du cartilage.

Les cartilages articulaires s'unissent directement aux os ; on ne

trouve entre eux et la surface osseuse, qu'elle soit plane, convexe ou
concave, aucun moyen d'union particulier : ils s'implantent sur les
très-légères rugosités dont est recouverte la surface de l'os ; leurs bords
sont délimités par un prolongement du périoste, qui joue ainsi le rôle
de périchondre. Lorsque les articulations sont complétées par un bourrelet, comme au coxal et à l'omoplate, le cartilage articulaire se continue insensiblement avec le bourrelet, en changeant peu à peu ses
caractères de tissu hyalin en ceux de fibro-cartilage.

Si maintenant nous étudions les caractères intimes de ces *cartilages
d'encroûtement*, comme on les appelle encore, nous voyons qu'ils sont
formés par une substance fondamentale finement granulée, presque
homogène, émaillée de capsules de cartilages à parois extrêmement
minces. Les capsules affectent une direction déterminée. Elles se rangent parallèlement en séries, perpendiculaires à la surface osseuse ;
ainsi, lorsqu'on a enlevé avec le scalpel une lamelle de cartilage, et
qu'on le ploie jusqu'à le rompre, on remarque une cassure verticale
d'aspect fibroïde ou strié, produite par la rangée de cellules. Hunter et
Hérissant comparaient cette disposition à celle des soies de velours
sur la trame.

La surface du cartilage articulaire est absolument lisse et polie ; on
n'y rencontre aucune trace d'épithélium. C'est donc à tort que quelques histologistes ont dit qu'à défaut de la membrane conjonctive des
synoviales, le revêtement épithélial de celles-ci se continuait à la surface du cartilage articulaire.

La disposition anatomique des cartilages étant connue, il nous reste
maintenant à étudier les diverses manifestations vitales ou pathologiques dont ils sont le siége.

Disons tout d'abord qu'on ne rencontre pas de vaisseaux dans les
cartilages articulaires ; ceux qui proviennent de la synoviale s'arrêtent
sur le bord de ces organes ; les nerfs ne s'y rencontrent pas non plus.
Aussi sont-ils absolument insensibles. Tous les auteurs cependant n'admettent pas cette insensibilité. Brodie, dans son traité des maladies des
articulations, regarde les cartilages articulaires comme pouvant devenir, dans certains cas, le siége de ces douleurs atroces que l'on remarque dans quelques maladies articulaires ; mais les recherches plus récentes de tous les chirurgiens, celles de Cruveilhier, Velpeau notamment,
indiquent au contraire une insensibilité absolue. Il est facile d'ailleurs
de s'en rendre compte. On peut, sur un animal dont une surface articulaire est mise à nu, piquer, lacérer, couper ou brûler le cartilage, sans
que l'animal manifeste, par le moindre mouvement, qu'il perçoit la
douleur, et cela, même lorsque les surfaces ont été mises à nu, et que
l'inflammation aurait dû les hyperesthésier. Les souffrances observées
dans les maladies articulaires ont donc une autre cause ; elles doivent
être rapportées à la synoviale ou aux os.

L'absence de vaisseaux dans les cartilages diarthrodiaux exclut aussi l'idée d'une véritable inflammation dans les cartilages de l'adulte ; mais cependant ils peuvent s'altérer sous l'influence des maladies des synoviales ou des os. Dans les maladies des synoviales, les vaisseaux de ces dernières peuvent, à la vérité, s'avancer de quelques millimètres sur les bords du cartilage, mais jamais ils ne l'envahissent au delà d'une zone extrêmement restreinte. Néanmoins, si l'inflammation ne peut être arrêtée, les cartilages peuvent devenir le siége de quelques altérations qui méritent la plus sérieuse attention et que nous étudions un peu plus loin.

Les cartilages possèdent, ainsi que nous avons déjà eu l'occasion de le faire observer, une nutrition toute particulière ; ils s'entretiennent par imbibition. Or, dans une articulation, leur face adhérente est, d'une part, en rapport avec les vaisseaux de l'os et tire par conséquent sa vitalité de ceux-ci ; d'un autre côté, la synovie baigne toute sa surface libre et doit jouer également un rôle dans leur nutrition. Bichat a constaté qu'en injectant des substances colorantes dans les articulations, on voyait, à l'examen des cartilages, que ceux-ci avaient échangé leur couleur contre celles des liquides injectés : il en a conclu, avec raison, que les cartilages s'imbibent facilement des substances liquides avec lesquelles ils se trouvent en contact, et que c'est de cette façon que s'opère la nutrition des tissus cartilagineux : « D'où il résulte, dit-il, que les cartilages ne jouissent que d'une vie latente et comme parasitaire, et qu'ils ne peuvent conserver l'intégrité de leurs tissus qu'autant que les organes avec lesquels ils sont en connexion, et sous la dépendance desquels ils se trouvent placés, jouissent eux-mêmes d'un état complétement normal. » Cela explique aussi comment ils peuvent conserver, au milieu des altérations avoisinantes, une sorte d'immunité.

On peut donc dire, d'après cela, que les maladies des cartilages articulaires sont la suite de synovites ou d'ostéites. Voyons maintenant quelles sont, dans ces cas, les altérations qui peuvent survenir.

De toutes les altérations des cartilages articulaires, le ramollissement est la plus fréquente ; elle est caractérisée par une décomposition du cartilage qui revêt l'aspect de fibres implantées perpendiculairement sur les os, et à laquelle on a donné, par cette raison. le nom d'*altération velvétique* (du mot anglais *velvet*, velours). Cruveilhier a vu des fibres qui avaient atteint jusqu'à 13 millimètres de longueur, preuve qu'il peut se former alors un épaississement considérable. Les cartilages diarthrodiaux peuvent aussi s'amincir et même s'user complétement, de façon à mettre l'os à nu. Dans certains cas enfin, ils peuvent éprouver des pertes de substance, des solutions de continuité. qui ont généralement l'os pour point de départ. M. Richet a observé un cas de corps étranger dans une articulation, lequel provenait d'un détachement ou d'un éclat de cartilage à la suite d'une chute.

L'ossification partielle des cartilages est un fait que l'on peut fréquemment observer chez les animaux. Si, à l'état frais, on examine les organes ainsi altérés, on voit, de distance en distance, des points jaunâtres qui tranchent sur le blanc mat du tissu. Après avoir fait macérer ces pièces, jusqu'à disparition complète du cartilage, il reste sur la surface articulaire osseuse des élevures irrégulières qui ne sont autre chose que des points transformés.

Quant à savoir s'il y a là une vraie ossification ou seulement une calcification, cette question n'est pas encore tranchée. Seulement, si l'on se reporte à ce que dit Kölliker, que la couche de tissu osseux, sous-jacente au cartilage, est plutôt formée d'un tissu calcifié que véritablement osseux, une sorte de tissu de transition entre l'os vrai et le cartilage, ressemblant, par conséquent, au cartilage calcifié du fœtus, mais non encore ramolli par l'ossification vraie, on incline à penser que, dans les noyaux calcaires que nous examinons, il y a plutôt une calcification, une sorte de transformation en une substance semblable à celle de la lamelle osseuse qui lui est contiguë. Il est inutile d'ajouter, croyons-nous, que, dans les endroits au moins qui ont subi cette altération, le cartilage a perdu son élasticité.

Reste maintenant à examiner la question de la cicatrisation des cartilages articulaires. Les expériences de Dœrner, d'Autenrieth, de Cruveilhier avaient fait croire que les cartilages une fois divisés ne pouvaient plus se réunir, lorsque M. Mondière et après lui M. Broca ont présenté à la Société anatomique (1) plusieurs pièces dans lesquelles la fracture cartilagineuse s'était consolidée au moyen d'une sorte de cal fibreux qui arrivait jusqu'au niveau de la surface libre de l'organe, et rétablissait ainsi, par une surface parfaitement lisse, les deux bords de la fracture.

Enfin, Legros a fait voir que le tissu cartilagineux pouvait se reproduire. Sur des chiens, cet expérimentateur sectionne les cartilages articulaires, et la reproduction se fait dans la plupart des cas. Pour avoir aussi peu d'inflammation que possible, Legros tire sur la peau pour la déplacer et plonge un bistouri à lame très-étroite dans la cavité articulaire; puis tournant le tranchant du bistouri du côté du cartilage, il incise profondément; il laisse ensuite aller la peau, ce qui détruit le parallélisme ; il obtient ainsi le bénéfice d'une incision sous-cutanée. Or, après plusieurs semaines, il observait, soit seulement du tissu conjonctif, soit du véritable tissu cartilagineux, suivant le temps qui s'était écoulé entre l'opération et l'examen. M. Peyraud (2) est arrivé depuis aux mêmes résultats. Il a de plus constaté que le périchondre peut reproduire le cartilage.

Cette reproduction peut se faire sur la plupart des cartilages de l'économie. Legros l'a obtenue sur les cerceaux de là trachée après une trachéotomie, ainsi que sur le cartilage de l'oreille du lapin.

<hr>

(1) *Bulletin de la Société anatomique*, 1851-1852.
(2) H. Peyraud, *Études expérimentales sur la régénération des tissus cartilagineux et osseux* (Thèse inaugurale). Paris, 1869.

CHAPITRE VI

DES ARTICULATIONS

Les considérations dans lesquelles nous sommes entré, à propos des os, des synoviales et des cartilages articulaires, nous permettent d'étudier rapidement les articulations. Nous n'avons plus qu'à les envisager dans leur ensemble, c'est-à-dire comme des organes distincts de ceux qui les environnent, et formés par l'assemblage d'un certain nombre de tissus réunis en vue d'une action déterminée : le mouvement.

Toutes les parties dont l'ensemble constitue l'appareil de la locomotion se groupent de différentes manières, mais elles ont un but commun : le mouvement et la locomotion, dont la finalité ne peut être obtenue que par l'intermédiaire des articulations; cette vue a frappé de tout temps les anatomistes, qui distinguent les muscles en fléchisseurs, extenseurs, abducteurs, adducteurs, rotateurs, etc. Les muscles doivent donc être considérés comme des *feudataires* des articulations, et cela est tellement vrai, que lorsqu'une articulation est ankylosée, c'est-à-dire incapable de mouvements, même pour un temps assez court, on voit les organes musculaires qui sont chargés spécialement d'exécuter les mouvements qu'elle peut fournir, et les os eux-mêmes, s'atrophier, et, dans certains cas, disparaître complétement.

D'un autre côté, les articulations, en vertu de leur composition et de leur finalité physiologique particulière, sont le siége d'altérations spéciales, qui n'ont rien de commun avec celles des muscles, des os ou des cartilages, altérations qui s'augmentent considérablement sous l'influence des mouvements qu'elles peuvent encore exécuter et qu'on pourrait comparer, dans certains cas, à des traumatismes répétés. Aussi, dirons-nous immédiatement que lorsqu'une articulation est le siége d'une inflammation, de quelque nature qu'elle soit, la première condition à obtenir, c'est l'*immobilisation*, qui empêche les causes mécaniques d'inflammation provenant de l'articulation elle-même, et ramène ces parties si compliquées à l'état d'organe simple.

Malheureusement, cette condition n'est pas toujours facile à remplir. Je dirai même que chez les animaux domestiques, et surtout chez le cheval et le bœuf, ce n'est que dans des cas tout à fait exceptionnels qu'il est possible d'obtenir l'immobilisation, et il y a à cela plusieurs causes.

Pour beaucoup d'articulations, les masses musculaires, souvent énormes, dont elles sont recouvertes, empêchent absolument d'avoir recours à ce moyen; il ne serait pas possible, en effet, d'immobiliser

l'articulation coxo-fémorale, lors même que l'on serait parvenu à diagnostiquer à travers le revêtement épais qui l'entoure, un épanchement
dans son intérieur, par exemple.

D'un autre côté, les grands animaux ont besoin de leurs quatre
membres pour se reposer dans la station debout; et il n'est pas rare
d'observer, après un repos prolongé sur trois membres, lorsqu'un des
quatre ne peut s'appuyer, des maladies résultant de la fatigue produite
par cette station forcée, station qui a pour effet de maintenir constamment en contraction les trois membres libres. Il y aurait bien aussi le
décubitus, mais chacun sait qu'il n'est pas possible de maintenir un
animal couché sans qu'il survienne des excoriations nombreuses et
très-graves, dont le premier résultat est de porter le malade à se débat-
tre et à essayer de se relever. Il ne faudrait pas même essayer ce mode
d'immobilisation. La suspension est de tous les moyens celui qui nous
paraît le meilleur : on pourrait l'employer avec des intermittences.

Généralement, lorsqu'une articulation est enflammée, les animaux
évitent de la mettre en action en raison de la douleur qu'elle leur
cause; mais, lorsque cette douleur est peu accusée, ils n'y prennent
pas garde et aggravent ainsi un mal qui pourrait facilement être guéri
si l'immobilisation était employée plus tôt.

La plupart des plaies articulaires ne deviennent aussi graves que par
l'incurie des propriétaires qui, sans se douter du danger auquel ils
exposent leurs animaux, continuent à les faire marcher au début, alors
que la plaie n'est pas encore enflammée. Une preuve de la gravité de
la marche, c'est que, quand même on a pénétré avec un bistouri dans
une articulation, si l'animal est absolument immobilisé, la plaie se
guérit souvent avec la plus grande facilité, ainsi que nous l'avons vu
plus haut, dans les expériences de Legros.

Chez les petits animaux, il est beaucoup plus facile d'immobiliser
un membre : ceux-ci d'ailleurs, n'étant pas d'un poids considérable,
peuvent, pour se supporter, se servir pendant un temps presque indé-
fini de trois membres seulement.

Les articulations des parties inférieures des membres sont parfaitement accessibles au toucher ; mais elles donnent également lieu aux
mêmes observations que les articulations plus profondes, relativement
à leur mobilité dans les cas de maladie.

On voit donc, par ces quelques considérations, que les maladies articulaires sont extrêmement graves chez les animaux, et cela surtout
parce que le chirurgien a sur elles peu de moyens d'actions.

Les articulations affectent plusieurs types. Nous aurons à nous occuper spécialement du plus commun, la diarthrose. Nous signalerons en
quelques mots ce que nous avons à dire des amphyarthroses. Quant
aux synarthroses, elles ne sont, pour la plupart, que des articulations
temporaires ; elles appartiennent presque toutes aux os de la tête et
disparaissent à l'âge adulte. Les mouvements qu'elles permettent d'exé-

cuter sont toujours très-obscurs ; on pourrait, dans une certaine mesure, les considérer comme des cartilages de conjugaison destinés à disparaître à un âge plus ou moins avancé.

Les amphyarthroses sont des articulations très-simples, permettant des mouvements de bascule toujours très-limités : telles sont les articulations inter-vertébrales ; le seul ligament qu'on y rencontre est un fibro-cartilage qui s'implante sur toute l'étendue des surfaces osseuses, et qui les maintient avec une telle force que les luxations y sont presque inconnues. Les fractures sont beaucoup plus faciles à produire, car le ligament joint à une ténacité hors ligne une élasticité qui lui permet de résister à des chocs pouvant briser les parties osseuses sur lesquelles il s'attache.

Donc, au point de vue chirurgical, les diarthroses sont les seules articulations qui méritent véritablement ce nom ; elles résultent toujours de la réunion de deux os se correspondant par des surfaces lisses recouvertes de cartilages d'encroûtement, munis de ligaments périphériques qui assurent leur coaptation, et pourvus de synovie qui facilite leurs mouvements.

Les extrémités articulaires des os sont généralement renflées et formées d'une grande quantité de substance spongieuse, ce qui donne plus de largeur à l'articulation, partant plus de force, chaque point de la surface supportant une pression d'autant plus légère que la superficie totale est plus étendue. La présence du tissu spongieux a en outre l'avantage d'augmenter le volume de l'os sans que le poids varie sensiblement ; mais ce tissu, offrant moins de résistance que le tissu compacte, expose bien plus aux fractures articulaires, et en général à toutes les maladies des articulations, en raison de sa texture, ou même du volume qu'il leur donne.

Les ligaments sont formés de tissu fibreux. Ils sont *funiculaires* ou *membraneux*. Les premiers sont toujours latéraux, quelquefois interosseux ; mais on ne les rencontre que dans les ginglymes ; inextensibles, très-résistants et difficiles à rompre. Ils peuvent cependant, sous l'influence d'une cause prolongée de traction, s'allonger comme tous les autres tissus de l'économie : les hydarthroses chroniques, par exemple, peuvent amener cette altération. Mais lorsqu'ils sont dans leur état normal, leur longueur n'est jamais suffisante pour permettre aux os de changer leurs rapports autrement que dans la direction du mouvement ; il en résulte que, dans quelque sens qu'une luxation se soit effectuée, elle a toujours eu pour effet la rupture plus ou moins complète des ligaments latéraux. Quant aux ligaments membraneux, ils existent en avant et en arrière des ligaments latéraux avec lesquels ils se confondent sur leurs bords. Dans les énarthroses ils existent seuls et permettent alors des mouvements très-étendus dans tous les sens. Ces expansions membraniformes possèdent les qualités de résistance et d'inextensibilité des ligaments funiculaires. Il en résulte que leur longueur doit être plus grande que la distance qui sépare les deux extrémités osseuses sur lesquelles elles s'attachent. Aussi dans les articulations trochléennes ou condyliennes, on ne trouve jamais qu'un seul ligament membraneux en état d'extension. Si nous prenons pour exemple le genou, nous verrons que, dans l'extension, le ligament postérieur est tendu, tandis que l'antérieur forme au contraire de nombreux plis transversaux. Dans la flexion, c'est le contraire qui a lieu ; l'antérieur se tend sur les os du carpe et le postérieur se plisse. La même particularité se remarque dans les énarthroses. Ici les surfaces articulaires sont toujours entourées de muscles puissants qui assurent leur contact ; on doit y ajouter comme adjuvant la pression atmosphérique elle-même : car, si l'on enlève tous les muscles qui entourent l'articulation scapulo-humérale, on voit néanmoins les surfaces articulaires rester en contact, malgré la grande étendue du manchon fibreux qui réunit l'omoplate et l'humérus ; mais si l'on vient à inciser le ligament et à permettre l'accès de l'air dans l'intérieur du manchon, immédiatement les os abandonnés à leur poids se séparant, et un écartement de 1 centimètre et demi à 2 centimètres se manifeste entre les deux os.

Il résulte de cette disposition que, pas plus pour les ligaments membraneux que pour les funiculaires, les luxations accidentelles ne peuvent avoir lieu sans déchirure ; mais si, par suite d'un épanchement chronique, les ligaments ont été distendus, la luxation pourra exister avec des ligaments intacts. Elle sera alors peu douloureuse, elle pourra être réduite avec facilité ; mais malheureusement elle se reproduira avec une facilité aussi grande, et l'on ne pourra espérer une guérison radicale qu'après la rétraction des ligaments, rétraction qui ne pourra elle-même qu'être consécutive à la disparition de l'épanchement : deux choses toujours très-longues et très-difficiles à obtenir.

Il est important, dans tous les cas, de noter cette différence entre les luxations accidentelles et les luxations spontanées ; que les premières ne peuvent être produites sans déchirure des ligaments, tandis que dans les secondes le déplacement peut se faire sans la moindre déchirure.

Les articulations sont le plus souvent superficielles et entourées seulement de tendons et d'aponévroses, ce qui permet de bien se rendre compte de l'état de toutes les parties. Mais presque toutes sont entourées de gaînes synoviales, dans lesquelles jouent les tendons des muscles. Ces gaînes sont assez souvent le siége d'inflammations qui peuvent masquer celles des articulations et amener sur ce point une confusion complète dans le diagnostic, et cela d'autant mieux que les premières laissent, comme les autres, échapper aussi un liquide filant synovial.

On devra donc toujours se tenir en garde contre cet élément d'erreur dans le diagnostic des plaies pénétrantes.

CHAPITRE VII

DU SYSTÈME MUSCULAIRE

Le système musculaire comprend tous les éléments du corps des animaux doués de cette propriété physiologique appelée *contractilité*, propriété mise en jeu sous l'influence des nerfs moteurs ou même par une cause chimique ou mécanique appliquée directement sur eux, en dehors de l'influence du système nerveux.

On range habituellement en deux catégories les organes constituant le système musculaire : les uns sont formés de cellules allongées, fusiformes, d'aspect lisse, les autres de filaments très-longs, striés transversalement et longitudinalement, d'où la distinction en *muscles à fibres lisses* et *muscles à fibres striées*.

Cette division des muscles est la plus naturelle, elle est due aux distinctions établies par le microscope ; mais il est facile sans l'aide d'aucun instrument, par la couleur ou le mode de contractilité, de différencier les deux sortes de tissus musculaires.

Le tissu musculaire à fibres lisses est ordinairement pâle, sa contraction est lente à s'effectuer et lente également à disparaître, de plus elle est entièrement soustraite à l'influence de la volonté ; on nomme souvent les muscles qu'il forme *muscles involontaires* ou *de la vie organique*, car ils revêtent ou entourent les organes profonds.

Les muscles striés sont habituellement rouges, ils sont appelés vulgairement *chair ;* leur contraction est pour ainsi dire instantanée, brusque, elle disparaît rapidement et, à quelques exceptions près, comme celle du cœur par exemple, ils sont *volontaires*, le nom de *muscles de la vie animale* qui leur est quelquefois donné indique qu'ils servent surtout aux manifestations des fonctions de relation.

Nous allons étudier successivement ces deux catégories de muscles. Les muscles de la vie organique nous arrêteront peu, le chirurgien ayant rarement l'occasion d'exercer sur eux son action.

§ 1. — Tissu musculaire à fibres lisses.

Les mucles lisses sont formés par des fibres microscopiques, fusiformes, assez allongées, auxquelles Kölliker donne le nom de *fibres-cellules contractiles* ou *musculaires*. Les fibres-cellules sont constituées par une substance presque homogène ou légèrement striée, contenant toujours un beau noyau allongé. Ces cellules sont accolées les unes aux autres pour former des faisceaux enveloppés d'une fine membrane conjonctive. Lehmann a reconnu que, sous le point de vue chimique, les muscles lisses sont formés d'une substance azotée voisine de la fibrine du sang et qu'il appelle *fibrine musculaire* ou *syntonine*. Nous avons déjà dit que leur caractère physiologique était une contractilité lente, grâce à laquelle ils peuvent agir sur les viscères. Les muscles de la vie organique reçoivent de nombreux vaisseaux et des nerfs ganglionnaires.

Les muscles lisses servent généralement à doubler des canaux ou des réservoirs; aussi, à part certains muscles du périnée ou du vagin, les trouve-t-on sous forme de *membranes* ou de *tuniques musculeuses ;* ils se rencontrent également disséminés par petits faisceaux dans le milieu du tissu conjonctif; ils ne s'attachent ni sur les os, ni sur les cartilages et ne se terminent que très-rarement par de petits tendons élastiques (muscles trachéaux).

Voici quelle est leur distribution :

Ils forment : 1° une partie de la tunique musculeuse de l'œsophage dans la plupart des animaux, et toute la portion inférieure chez le cheval ; celle de l'estomac et des intestins jusqu'à l'anus ; 2° la couche moyenne des conduits salivaires volumineux et du canal cholédoque ; 3° la paroi postérieure de la trachée ; ils doublent les grosses bronches et finissent par former à eux seuls les parois des petites bronches ; 4° la tunique musculeuse des calices, du bassinet, des uretères et de la vessie ; 5° le dartos, la tunique des canalicules séminifères volumineux, de l'épididyme, du canal déférent, des vésicules séminales, de la prostate, des glandes de Cowper et le muscle blanc du cordon testiculaire ; 6° les forts ligaments suspenseurs de la verge ; 7° la tunique des oviductes, de l'utérus et du vagin. Ils se trouvent également dans les corps caverneux des parties génitales externes, dans divers points des ligaments larges et dans les conduits galactophores; 8° le sphincter et le dilatateur de la pupille, excepté chez les oiseaux où les muscles de l'iris sont formés de fibres striées; 9° les faisceaux musculaires de la peau annexés aux follicules pileux; on les trouve aussi quelquefois dans les conduits des glandes sudoripares et cérumineuses; 10° enfin ils forment en partie la tunique moyenne de tous les vaisseaux, mais surtout celle des petites artères.

Ainsi qu'on vient de le voir par cette énumération, les musles de la vie organique sont généralement destinés aux fonctions de digestion, de respiration, d'excrétion ou de sécrétion, de circulation; leur contraction a pour effet de rétrécir le canal autour duquel ils se trouvent disposés et, par suite, de faire cheminer dans un sens ou dans un autre les substances que renferme le canal; quoique la contraction se fasse dans les deux sens pour un même canal, il y a cependant une direction qui prédomine et qui force les matières à s'avancer vers un orifice ou dans un sens déterminé.

Les membranes musculeuses sont le plus souvent interposées entre une muqueuse et une séreuse et ressentent le contre-coup des affections qui atteignent ces organes. On peut facilement remarquer que lorsque la muqueuse s'enflamme, par exemple, leurs contractions sont plus nombreuses, plus intenses, ce qui détermine leur épaississement, leur hypertrophie; la couleur change également; ils deviennent rouges, comme on le constate dans les entérites, les bronchites ou les cystites.

C'est au contraire le phénomène inverse qui se produit si la séreuse s'enflamme : les contractions diminuent, cessent même dans quelque cas. Il y a une sorte de paralysie, et il en résulte que les matières s'accumulent, que les gaz non expulsés dilatent les conduits et rendent presque impossibles les quelques contractions qu'on pourrait encore en attendre. Comme exemple de cette donnée, nous pouvons citer : le ballonnement ou la constipation qui accompagnent si fréquemment la péritonite.

La membrane séreuse est toujours très-adhérente à la musculeuse, il est difficile de les séparer l'une de l'autre ; mais il n'en est plus de même de la muqueuse qui lui est unie par un tissu conjonctif lâche, permettant des déplacements assez étendus des deux membranes l'une sur l'autre. Cette disposition qui facilite la contraction de la tunique musculeuse et la progression des matières contenues dans les canaux et les réservoirs, devient dans certains cas un inconvénient grave, car le tissu conjonctif peut se rompre dans des mouvements énergiques et déterminer la sortie au dehors d'une partie de la muqueuse. C'est ainsi que se produisent les renversements du rectum ou du vagin, renversements dont la guérison peut offrir des difficultés assez grandes pour qu'on soit obligé souvent d'exciser la partie extroversée; la réduction étant dans certains cas un moyen inefficace, car la cause qui a déterminé le renversement une première fois subsiste toujours.

§ 2. — Tissu musculaire à fibres striées.

On peut encore donner aux organes formés par ce tissu le nom de muscles extérieurs ou de muscles de la vie animale. Ils entourent les os qu'ils sont chargés de mouvoir et se distinguent par leur couleur rouge, par leur forme en faisceaux se réunissant en masses plus ou moins considérables. Ils affectent des formes très-diverses, mais qu'on peut néanmoins ranger en trois catégories : les muscles striés sont *longs*, *larges* ou *courts*, et chacune de ces trois divisions renferme des variétés qu'on a comparées aux formes géométriques dont elles semblent se rapprocher le plus. C'est ainsi que nous trouvons des muscles conoïdes, fusiformes, trapézoïdes, etc.

Les muscles longs se rencontrent surtout aux membres et se montrent d'autant plus volumineux, qu'on les examine dans une partie plus rapprochée de la racine du membre, vers l'extrémité, au contraire, les fibres musculaires disparaissent et le muscle est prolongé par un tendon. En vertu de cette distribution, les membres ont un aspect conique à base tenant au tronc.

Nous avons déjà dit, en parlant des aponévroses, que les muscles des membres sont disposés en plusieurs couches séparées par ces membranes fortes et résistantes, qui séparent non-seulement les couches, mais limitent encore les groupes musculaires appartenant au même plan et fournissent une gaîne spéciale à chaque muscle. Cette disposition favorise la contraction isolée d'un muscle ou des muscles d'une région. C'est aussi en vertu de cet isolement qu'un muscle sectionné se retire dans sa gaîne, sans que les voisins puissent s'opposer à cette rétraction.

L'examen des muscles des membres par rapport aux articulations qu'ils entourent nous révèle des dispositions importantes, et qui doivent tenir une large place dans l'histoire des luxations. Les muscles des membres s'insèrent toujours dans un point très-rapproché de l'articulation qu'ils doivent mouvoir. Cette disposition est surtout bien nette pour les articulations supérieures, comme les scapulo-humérale, huméro-radiale et les homologues du membre postérieur ; elle a pour résultat d'affermir considérablement l'articulation, dont les surfaces se trouvent ainsi pressées l'une contre l'autre par l'action contraire des muscles supérieurs et inférieurs. Dans les mouvements, la capsule articulaire sera soutenue du côté où elle est tendue par un muscle tendu également. L'importance des muscles pour l'affermissement des articulations ne peut faire le moindre doute, il suffit pour s'en assurer de considérer que, partout où une articulation est environnée de muscles forts, les ligaments sont très-peu résistants. Les muscles supérieurs, en s'attachant à l'os inférieur, les inférieurs, en s'insérant à l'os supérieur, forment pour ainsi dire une gaîne musculaire à l'articulation. Cette gaîne cependant serait insuffisante pour maintenir les surfaces articulaires en contact si les ligaments étaient déchirés ou distendus. On en a la preuve par la facilité avec laquelle les luxations se renouvellent lorsqu'elles se sont une fois produites, tant que les ligaments lésés n'ont pas acquis leur solidité première. La gaîne musculaire peut donc affermir l'articulation, mais elle est insuffisante pour remplacer le ligament capsulaire.

Quant aux articulations inférieures, elles ne sont plus protégées par les muscles, mais seulement par les tendons ; aussi les voyons-nous entourées de ligaments puissants ; les tendons eux-mêmes sont enveloppés par des dépendances de ces ligaments, et sont fortement maintenus dans leur position par des épanouissements fibreux de la membrane articulaire dans l'intérieur de laquelle ils se frayent un chemin étroit, tapissé d'une synoviale qui favorise leur glissement, mais qui ne permet aucun déplacement latéral ; c'est ce que l'on remarque dans les articulations du carpe et du tarse. Il est à peine besoin de signaler l'importance des tendons pour l'affermissement des articulations métacarpo-phalangiennes et digitées. Ici, les tendons aplatis s'insèrent directement sur les os en contact et servent, tout à la fois, et de ligament pour les articulations et d'organes de transmission pour les muscles qui doivent les mettre en jeu.

Les dimensions des muscles longs varient dans de grandes limites. Quelques-uns occupent une grande partie de l'étendue du membre et franchissent plusieurs articulations. Leur action est très-complexe. On trouve presque toujours ces muscles dans les couches superficielles, d'autres, situés plus profondément et de longueur moyenne, franchissent seulement un os, mais possèdent généralement des fibres musculaires sur une grande partie de leur étendue. Dans ces deux premiers cas, la rétractilité est souvent considérable, et si ces muscles n'opposent pas une grande résistance à la réduction des luxations, en revanche, ils agissent fortement dans les cas de fracture et sont la cause du chevauchement des os. Les muscles les moins longs sont toujours appliqués directement sur les os ; ils entourent les articulations et s'appliquent sur elles d'une façon très-intime ; leurs fibres sont plus courtes, et par suite leur rétraction est moins considérable ; aussi résistent-ils moins dans les efforts de réduction des fractures et des luxations.

Les muscles des membres rapprochés du tronc laissent entre eux certains intervalles dans lesquels passent les vaisseaux et les nerfs où se logent les ganglions lymphatiques. La connaissance des espaces inter-musculaires qui permettent d'arriver à ces organes est importante lorsqu'on veut agir sur eux pour les sectionner ou opérer leur ligature. On doit toujours, dans ces cas, disséquer les muscles et non les traverser, cette pratique a l'avantage d'éviter les hémorrhagies et de respecter des puissances indispensables au mouvement. Plus bas, les intervalles musculaires sont à peine marqués, ou se montrent seulement sous la forme d'une traînée blanche, qui indique la section de la membrane aponévrotique commune à deux muscles voisins.

Les *muscles larges* appartiennent surtout au tronc, où l'on rencontre peu de muscles longs. Les muscles du tronc sont également disposés par couches, mais, contrairement à ce qui a lieu pour les membres, la direction des fibres est différente pour chaque couche, d'où la difficulté des hernies des parties profondes. Les aponévroses sont ici peu résistantes, elles sont souvent remplacées par un tissu conjonctif lâche, mais toujours peu abondant.

Quelques muscles longs se rencontrent au tronc. On pourrait considérer comme tel l'ilio-spinal, mais il est beaucoup plus rationnel de voir dans cette masse musculaire une réunion de muscles courts, allant d'une vertèbre à une autre, ou des vertèbres aux côtes : les diverses parties de ce muscle pouvant agir isolément et porter leur action sur telle ou telle partie de la cage thoracique, des lombes ou du cou. Les muscles psoas, situés à l'intérieur de la cavité abdominale, sont de véritables muscles longs, recouverts par une aponévrose; ces muscles appartiennent également aux membres postérieurs, sur les deux premiers rayons desquels ils s'attachent.

Les *muscles courts* ne donnent pas beaucoup de prise à des considérations générales, ils se montrent surtout autour des vertèbres et dans certains points de la tête.

Les muscles peauciers sont une variété des muscles larges ; ils sont souvent très-intimement unis à la peau, et dans quelques points même, il est presque impossible de les en séparer, notamment aux lèvres, aux paupières. Il en résulte que les tumeurs de ces régions sont pour la plupart diffuses, qu'elles ne s'entourent pas d'une enveloppe kystique aussi nettement limitée que dans les autres parties du corps, et qu'il devient par là beaucoup plus difficile de les énucléer, lorsque parfois on y parvient.

Structure et propriétés des muscles striés. — Ces muscles se présentent sous la forme d'organes composés de faisceaux plus ou moins volumineux, de couleur rouge, divisibles en faisceaux moins volumineux, composés eux-mêmes de filaments allongés, très-minces, cylindriques ou polyédriques à angles arrondis, mous et flexibles, qu'on a appelés fibres musculaires ou faisceaux primitifs. Chacun de ces éléments est séparé de ses voisins par du tissu conjonctif, lequel sert aussi à la séparation des faisceaux secondaires et tertiaires.

Mais la fibre musculaire elle-même n'est pas le dernier terme, le dernier élément de la division des parties organisées du muscle. Chaque fibre se compose de plusieurs parties élémentaires, de filaments très-ténus, allongés comme la fibre elle-même, et qu'on a nommés *fibrilles musculaires :* ces fibrilles sont réunies entre elles par une *substance interstitielle*. La fibre musculaire est en outre enveloppée par une couche mince de substance conjonctive appelée *sarcolemme*, à la face interne duquel se laissent apercevoir des *noyaux*.

Les fibrilles musculaires sont les portions contractiles du muscle ; elles constituent donc sa partie la plus importante, elles apparaissent sous l'influence de certains réactifs. Ces filaments ne sont pas lisses, mais présentent des stries transversales ; or, comme les stries transversales des fibrilles se trouvent situées, pour la même fibre, exactement à la même hauteur, il en résulte que la fibre elle-même se montre striée en travers. Il est même possible par des macérations suffisamment prolongées, de diviser toutes les fibrilles d'une fibre, de telle manière qu'elles se rompent toutes au même point; il en résulte alors des disques superposés, que Bowman considère comme les véritables éléments des fibres musculaires, d'où le nom de *sarcous elements* de Bowmann qui leur a été donné. La plupart des auteurs considèrent, avec raison, les éléments de Bowmann comme des produits artificiels.

La striation transversale des fibrilles n'est pas toujours très-prononcée ; aussi trouve-t-on les différences les plus grandes dans les faisceaux primitifs.

Outre les stries transversales, on remarque souvent dans les fibres musculaires d'autres stries, mais dirigées dans le sens de la fibre ; elles constituent les stries longitudinales : ces stries paraissent être le résultat de l'accolement des fibrilles élémentaires.

Chaque fibre musculaire est entourée d'une membrane mince, délicate et lisse, nommée *sarcolemme*, qui a la signification d'une membrane de cellule ; on rencontre à sa face interne un grand nombre de noyaux disséminés d'une façon irrégulière.

Une variété de fibre musculaire striée est la *fibre ramifiée*, dont nous trouvons un exemple dans le cœur des mammifères ainsi que dans le muscle lingual supérieur. Ces fibres ne sont pas simples comme celles des muscles ordinaires, mais présentent des branches transversales, plus ou moins obliques, qui les réunissent les unes aux autres. Cette disposition semble être donnée pour assurer la synergie des contractions.

Dans l'intervalle situé entre chaque fibre musculaire, on trouve un tissu conjonctif très-délicat, dans lequel cheminent les vaisseaux capillaires du muscle, ainsi que les dernières ramifications des nerfs. Plusieurs fibres musculaires se réunissent pour former un faisceau secondaire, séparé des voisins par une couche conjonctive plus épaisse ; enfin, les faisceaux secondaires forment à leur tour, par leur réunion, des faisceaux tertiaires, dont le volume varie considérablement suivant le muscle.

Le *perimysium* n'est autre chose que la membrane conjonctive, qui enveloppe le muscle tout entier et qui laisse échapper de sa face interne des prolongements qui pénètrent, à l'intérieur du muscle, entre les faisceaux ; ce tissu conjonctif prend le nom de *perimysium interne*, par opposition à l'enveloppe générale, à laquelle on a donné le nom de *perimysium externe*. On rencontre presque toujours de la graisse dans l'épaisseur du perimysium externe chez les animaux gras ; elle pénètre dans l'intérieur de sa cavité, et se loge quelquefois entre les fibres musculaires elles-mêmes.

La fibre musculaire est par elle-même peu susceptible d'inflammation, mais il peut arriver que le tissu conjonctif intermédiaire s'enflamme ; il en résulte alors une augmentation considérable dans le volume du muscle, puis la suppuration envahit tout le tissu, et les fibres elles-mêmes ne tardent pas à se désagréger. Cette forme particulière de myosite attaque rarement les muscles des membres, mais on la voit assez fréquemment sur ceux du tronc, surtout à la suite de contusions violentes.

Les muscles sont des organes très-riches en *vaisseaux ;* ceux-ci sont très-régulièrement disposés. Les vaisseaux artériels pénètrent dans le muscle presque perpendiculairement, puis ils tendent, en se divisant, à prendre une direction parallèle à celle des fibres, ce qui arrive constamment pour les vaisseaux capillaires. On les voit alors former un réseau très-élégant, dont les mailles longitudinales courent le long des espaces inter-fasciculaires et sont réunies entre elles par des anastomoses transversales très-courtes ; aucun vaisseau ne pénètre à l'intérieur des fibres. Les veines offrent une disposition semblable à celle des artères.

Dans les muscles des membres quelquefois, et plus souvent dans ceux du tronc, on rencontre des anneaux fibreux ménagés dans l'intérieur même du muscle ou des aponévroses, et dans lesquels les vaisseaux passent pour se distribuer aux muscles ou pour atteindre une position plus éloignée. Quelques auteurs ont écrit que les contractions musculaires pouvaient être assez violentes pour fermer complétement ces anneaux protecteurs, et gêner ainsi la circulation par la compression du vaisseau ; mais cette assertion ne paraît reposer sur rien de fondé, car il est notoire que l'action musculaire accélère, au contraire, la circulation au lieu de la ralentir. On provoque les mouvements des mâchoires dans la saignée pour augmenter l'écoulement de sang de la jugulaire ; nous avons vu maintes fois que la mastication faisait passer dans la carotide une quantité de sang qu'il nous a été donné d'évaluer à cinq ou six fois supérieure à celle qui traverse la tête en dehors de cet état.

Le fait, signalé dernièrement par M. Ranvier, de la présence de veines capillaires variqueuses dans les muscles du lapin, particularité qu'on ne rencontre pas chez cet animal avant la naissance, pourrait faire penser que la contraction musculaire retient le sang dans l'intérieur du muscle, où, en s'accumulant, il produit les dilatations variqueuses. Il est bien certain, en effet, que, pendant la contraction, les muscles renferment une plus grande quantité de sang que dans l'état de repos ; mais il ne faut pas oublier que les veines des muscles possèdent des valvules, et que la contraction musculaire est essentiellement intermittente. A chaque contraction, une partie du sang est donc versée dans les veines externes avec une certaine vitesse, et le relâchement appelle une nouvelle ondée qui sera rejetée comme la première. Quoi qu'il en soit de ces explications, un fait qui n'est pas douteux, c'est que, dans le muscle en contraction, il faut une quantité de sang beaucoup plus considérable que dans l'état d'inaction.

Les lymphatiques des muscles ont été surtout bien étudiés par M. Sappey ; ils sont nombreux et très-fins.

Les muscles possèdent peu de fibres nerveuses sensitives ; aussi leur sensibilité n'est-elle pas très-grande, mais en revanche tous les nerfs moteurs se distribuent à leurs fibres. Doyère est le premier qui ait étudié les terminaisons des nerfs moteurs. C'est à un savant français qu'appartient la découverte de la terminaison des nerfs moteurs chez les vertébrés supérieurs : M. Rouget démontra, en 1852, que cette terminaison a lieu sur la fibre musculaire par un renflement qu'il appelle plaque terminale. Les recherches de M. Rouget ont été confirmées par tous les histologistes. Le nerf, en pénétrant dans le muscle, se divise en faisceaux de plus en plus ténus, et bientôt les fibres nerveuses cheminent seules entre les fibres musculaires. Chaque tube nerveux se divise lui-même plusieurs fois, et ses dernières ramifications se fondent dans la plaque terminale. Celle-ci serait située sous le myolemne ; elle n'est autre chose qu'une sorte d'aplatissement du cylindre-axe. Le périnèvre du tube nerveux se confond avec le myolemne.

Chaque plaque motrice fait saillie sur la fibre musculaire, elle est légèrement convexe et le cylindre-axe s'insère sur le milieu ; elle possède un aspect granuleux, on y remarque des noyaux disséminés à la surface.

Parmi les *propriétés* des muscles, la plus importante est la *contractilité*, c'est-à-dire la possibilité de se raccourcir sous l'influence d'un excitant, que cet excitant soit la volonté ou un agent artificiel ; mais à côté de cette propriété et s'exerçant en même temps qu'elle, nous devons en citer deux autres dont l'importance est très-grande également, la *tonicité* et *l'élasticité.*

Pendant la contraction des muscles, ces trois propriétés sont mises en jeu au même moment, aussi est-il très-difficile de dire quelle est la part d'action qui revient à chacune d'elles, lorsqu'un mouvement se produit. Nous devons d'abord les étudier séparément avant de les examiner dans leurs effets communs. Commençons par la tonicité.

1° La *tonicité*, que M. Richet appelle encore *contractilité spontanée et insensible*, et Malgaigne *rétractilité*, est, suivant la définition fort juste de Longet, la propriété que possèdent les bouts d'un muscle sectionné de se rétracter en sens opposé, proportionnellement à la longueur des fibres du muscle. Rien que par cette simple définition, on voit quelle importance la tonicité acquiert en chirurgie, surtout dans la pratique des amputations et dans le traitement des plaies musculaires.

La tonicité s'exerce pendant un temps assez long sur les deux bouts d'un muscle divisé : la rétraction est d'abord très-visible et subite ; elle s'exerce ensuite lentement, d'une façon continue, jusqu'à ce que la longueur totale du muscle soit réduite à une dimension donnée qui est, dans certains cas, seulement la moitié de la longueur primitive. L'écartement des deux bouts du muscle peut se constater avec la plus grande facilité dans les plaies à ciel ouvert ; elle peut aussi se sentir avec le doigt au-dessous de la peau lorsque celle-ci est restée intacte ; elle augmente chaque jour et ne s'arrête que lorsque la cicatrisation commence. La propriété rétractile du tissu inodulaire force ensuite les deux bouts à se rapprocher, mais il est rare qu'elle soit suffisante pour les affronter. Lorsque la cicatrisation commence, c'est-à-dire vers le huitième jour, si l'on détruit les adhérences ainsi que l'a fait M. Richet, on peut voir l'écartement augmenter encore.

La tonicité ne s'exerce pas seulement lorsque le muscle est divisé, mais elle a également une action dont il faut tenir le plus grand compte dans les muscles intacts. Dans le cas de fracture, c'est elle, en effet, qui produit ce chevauchement quasi-irrésistible que l'on constate dans les fractures obliques, malgré la présence des appareils de contention, et qui ne s'arrête que lorsque le cal a déjà acquis une consistance suffisante pour la contre-balancer. La distorsion de la bouche, dans l'hémiplégie faciale, reconnaît aussi pour cause la perte de la tonicité dans les muscles du côté paralysé, tandis que cette propriété s'est conservée entière du côté sain.

Dans les amputations, lorsque l'opérateur a incisé d'un seul coup toutes les couches musculaires, on voit les muscles se rétracter et laisser l'os à nu dans une certaine longueur. Cet effet est encore dû à la tonicité; mais, dans ce cas, les muscles se rétractent d'une longueur variable. Les superficiels, plus libres dans leurs gaînes, sont ceux qui se rétractent le plus; ceux, au contraire, qui sont appliqués directement sur l'os, se retirent très-peu, car ils sont maintenus par leurs adhérences avec les organes voisins ou avec l'os lui-même : il en résulte une sorte de cône dont l'os forme le sommet. Pour éviter cet inconvénient, on commence l'incision par les muscles superficiels ; on incise couche par couche, et l'os est scié seulement lorsque toutes les couches musculaires ont subi leur rétraction. Mais comme la tonicité est conservée dans les portions de muscle qui entourent le moignon, elle se produit également les jours suivants et l'os peut de nouveau faire saillie. Ce retrait continue à se faire jusqu'à ce que le tissu inodulaire, par sa rétractilité, ramène les parties molles en contact. L'obstacle opposé par le tissu cicatriciel à l'effet de la tonicité musculaire est bien certainement le moyen le plus efficace pour la combattre, car on possède en chirurgie peu d'action sur le tissu musculaire : les ligatures, les bandages sont le plus souvent tout à fait impuissants.

La tonicité est donc, dans les plaies des muscles, dans les fractures et dans les amputations, une des principales causes qui retardent la guérison et la rendent difficile ; aussi la plupart des soins doivent-ils tendre à contre-balancer cette action funeste. Malheureusement les moyens à employer sont extrêmement restreints. Les sutures, en effet, tiennent peu ou point, sur des organes qui se déchirent avec autant de facilité que les muscles ; les bandages agglutinatifs sont presque toujours inefficaces. Si l'on a affaire à une plaie, on activera la cicatrisation en donnant à la partie blessée une position qui permette plus facilement le rapprochement des surfaces, et la formation du tissu cicatriciel fera le reste lorsqu'il aura acquis une consistance suffisante.

2° L'*élasticité* est cette propriété qui permet aux muscles de s'allonger sous l'influence d'une traction dans le sens longitudinal et de revenir sur eux-mêmes lorsque la force qui les étendait a cessé d'agir. On comprend combien l'élasticité doit modifier la contraction, car le muscle met directement en jeu son élasticité lorsqu'il se contracte et qu'il doit développer une certaine force. On peut se rendre compte sur soi-même de l'élasticité du muscle. Lorsque les deux os sur lesquels s'attache un muscle sont maintenus dans une position fixe et que le muscle se contracte, il change de forme et de consistance. Si par exemple c'est le biceps qu'on examine, l'avant-bras étant retenu par un obstacle, on sentira ce muscle durcir sous la main et cependant aucun mouvement extérieur ne sera produit. Mais si l'obstacle qui retenait l'avant-bras vient à manquer subitement, on verra celui-ci exécuter un mouvement brusque, dont l'amplitude pourra servir à mesurer la force élastique développée par le biceps.

Par ce seul exemple on voit que, dans toute contraction, quel que soit l'obstacle à vaincre, l'élasticité est mise en jeu, et ce n'est que lorsque cette propriété du muscle s'est développée dans une mesure donnée que l'effet peut réellement se produire. Quelques auteurs, et entre autres Schwann, ont même écrit que la contraction n'avait d'autre but que de donner au muscle une nouvelle élasticité en vertu de laquelle le mouvement serait imprimé aux leviers osseux et par suite aux masses qui sont mises en mouvement. L'élasticité est donc très-intimement liée à la contraction; elle doit être vaincue par cette dernière propriété pour que le muscle puisse effectuer un travail utile. L'élasticité musculaire est d'un mode particulier : elle ne se développe pas d'un seul coup, et l'allongement n'arrive pas immédiatement à son maximum, lorsqu'on le charge d'un poids donné, comme cela a lieu pour les corps élastiques ordinaires soumis à une traction ; ce n'est que peu à peu, au bout d'un certain temps, que le muscle arrive aux limites de son élasticité. Sous l'influence de charges graduellement croissantes, il s'allonge beaucoup plus dans les premiers moments de l'expérience qu'à la fin, au moment où il va se rompre. L'élasticité des muscles n'est donc pas, dans les mouvements ordinaires, mise seulement en action par le poids à soulever, mais dépend également du temps qu'on met à l'enlever.

3° La *contractilité musculaire*, que beaucoup d'auteurs appellent encore *irritabilité,* est cette propriété de la fibre musculaire qui lui permet de se raccourcir sous l'influence d'un excitant.

L'excitant ordinaire d'un muscle, c'est le nerf moteur, et la mise en jeu de la contractilité est habituellement la volonté ; mais il n'est pas absolument indispensable, pour qu'un muscle se contracte, que le système nerveux intervienne : la fibre musculaire est directement irritable, et les excitants mécaniques, chimiques ou électriques peuvent produire la contraction de la fibre musculaire lorsqu'ils sont directement appliqués sur elle.

Cette proposition que nous venons d'admettre comme entièrement démontrée a été le sujet de nombreuses controverses. Sans vouloir entrer dans aucune discussion à ce sujet, nous sommes cependant forcé de donner quelques détails, car, la conservation de la contractilité

des fibres musculaires, même lorsque le système nerveux ne remplit plus
ses fonctions, est une question de la plus haute importance pour le
chirurgien.

La première question que nous devons nous poser est celle-ci. Quelle
est la durée de l'excitabilité des nerfs moteurs séparés des centres ? La
durée de la contractilité musculaire est-elle égale à la durée de l'excitabilité nerveuse ou plus longue que celle-ci ? L'expérience est facile à
faire. Longet est le physiologiste qui a le mieux résolu cette question.
Un nerf se rendant à un muscle est coupé et réséqué dans une certaine
longueur ; son excitabilité est essayée chaque jour par les excitants mécaniques et galvaniques ; or, on peut s'assurer que, dès le quatrième jour,
le nerf n'est plus capable de provoquer aucune contraction. Cette expérience, variée de maintes manières, a toujours donné le même résultat.
Relativement à la seconde partie de la question, Longet a pu également
constater que, malgré la perte de l'excitabilité nerveuse après quatre
jours, l'excitant appliqué directement sur la fibre musculaire provoquait encore des contractions plus de douze semaines après la section
du nerf. Les muscles avaient conservé leur couleur normale.

Claude Bernard a démontré également que la source de la contractilité ne se trouvait pas dans le système nerveux. Le curare jouit de la
singulière propriété de tuer le nerf moteur sans attaquer le nerf sensitif et la fibre musculaire. Or, après avoir administré une dose de cette
substance à un animal, il a perdu d'une façon absolue toute possibilité
de contraction volontaire. L'électricité, même appliquée sur les nerfs
moteurs, ne provoque plus aucune contraction, et cependant les muscles sont restés très-sensibles à l'application directe de l'excitant. Enfin,
si l'on veut une dernière preuve que la contractilité est bien une propriété inhérente à la fibre musculaire, on peut en détacher quelques-
unes sur un animal vivant et les porter sous le microscope ; excitées
directement, on les verra se contracter, et l'on pourra constater en
même temps l'absence complète des filets nerveux et de leurs plaques
terminales.

Pour compléter ce que nous venons d'exposer par rapport à la contractilité musculaire, nous dirons que la section des nerfs sensitifs diminue considérablement cette propriété : si le nerf est mixte, la contractilité des parties auxquelles il se rend, se perd environ deux fois plus
tôt que lorsque le nerf moteur est seul sectionné. Lorsque l'on supprime
l'arrivée du sang artériel dans un muscle, ses mouvements volontaires
disparaissent après un quart d'heure, sa contractilité subsiste environ
deux heures après. Le rétablissement de la circulation ramène d'abord
la propriété de la fibre musculaire, les mouvements volontaires ne re-
paraissent qu'un peu plus tard. Si on lie les veines, ce n'est que vingt-
six heures après le commencement de la stase veineuse qu'on voit les
mouvements volontaires diminuer d'intensité ; la contraction provoquée
n'est pas sensiblement diminuée.

Disons enfin que la contractilité persiste pendant un certain temps après la mort, et que la durée de cette persistance varie dans des limites assez étendues suivant le muscle envisagé. C'est toujours dans le cœur que la contractilité persiste le plus longtemps; elle s'éteint sept heures environ après la mort dans l'oreillette droite.

Il résulte de l'examen que nous venons de faire que l'influence du système nerveux n'est pas à beaucoup près aussi importante que celle du sang sur la contractilité musculaire; mais les conditions dans lesquelles nous nous sommes placés sont expérimentales, et, si elles sont nécessaires pour expliquer la part de chaque appareil dans la production du mouvement, il est bien évident qu'à l'état normal toutes ces fonctions se prêtent un mutuel appui et doivent agir de concert en vue d'une bonne finalité physiologique. Or, si l'influence du système nerveux sur la contraction de la fibre musculaire n'est que secondaire, il n'en est pas moins vrai qu'elle est absolument nécessaire. Tous les muscles, qu'ils soient volontaires ou involontaires, lui empruntent le principe de leur contractilité. L'excitant des muscles involontaires leur arrive par les filets du sympathique; celui des muscles volontaires par les racines antérieures, par les *nerfs moteurs* proprement dits.

Mais le siége de toute volition se trouve dans les hémisphères cérébraux; il est donc de toute nécessité, pour qu'un mouvement soit voulu, que le cerveau ou tout au moins les hémisphères soient intacts ainsi que les cordons nerveux qui vont porter cette volonté. Or, lorsqu'un muscle ne se contracte plus, il peut arriver deux choses, ou que les hémisphères soient atteints, ou bien que les nerfs moteurs soient altérés. Lorsque les hémisphères ont perdu leurs fonctions par suite de contusion, d'hémorrhagie par exemple, on retrouvera facilement la contractilité musculaire par l'emploi de l'électrisation sur le muscle ou sur le trajet du nerf s'il est facilement accessible, quelle que soit l'époque de la paralysie. Par conséquent, lorsque cette dernière provient de l'abolition de l'organe de la volition, les muscles conservent parfaitement intactes leurs propriétés contractiles.

Si, au contraire, la lésion siége sur la moelle épinière ou les cordons nerveux qui en émergent, au bout de très-peu de temps, quatre à six semaines, les muscles eux-mêmes perdent la faculté de se contracter. Les muscles de la vie organique, qui reçoivent leur principe excitateur de la moelle épinière, sont très-peu affectés par la disparition des fonctions cérébrales. Les lésions de la moelle épinière les affectent considérablement, mais moins rapidement cependant que les muscles de la vie animale.

On peut déduire de ces expériences que, dans les cas de paralysie, si les muscles restent excitables, cinq à six semaines après le début de la maladie, on a affaire à une affection du cerveau, et que, s'ils ont perdu leur excitabilité, les lésions siégent au contraire sur la moelle épinière ou sur les nerfs mixtes.

Il nous reste, avant de terminer ce qui a rapport au système musculaire, à parler de l'action de certains agents sur la contractilité. Voyons
d'abord les anesthésiques : l'emploi de l'éther ou du chloroforme tend
de plus en plus à prendre sa place dans la médecine des animaux, et
s'ils n'ont pas encore donné tout ce qu'on aurait droit d'en attendre,
cela tient surtout à la crainte qu'en ont certains praticiens et au
défaut d'habitude de les employer.

C'est surtout dans le traitement des luxations ou des fractures que le
chloroforme ou l'éther pourraient rendre de grands services. On sait
en effet quel obstacle souvent insurmontable la contraction musculaire
oppose aux efforts de réduction, même chez des animaux petits ou peu
musclés. Quelle force ne faudrait-il pas pour contre-balancer, dans la
luxation de l'articulation coxo-fémorale, la contraction des muscles si
puissants qui l'entourent ? Chez l'homme même, qui offre relativement
une musculature peu développée, on voyait, naguère encore, mettre en
usage des machines, tout un appareil de cordes et de treuils ou bien
des aides en nombre considérable ; un chirurgien a pu employer jusqu'à
vingt-un aides pour réduire une luxation ! On se demande en présence
de ces faits quel déploiement de force il faudrait pour réduire sur un
cheval la luxation de l'articulation du bassin. Mais revenons aux effets
des anesthésiques.

Les inhalations de chloroforme ou d'éther portent leur action immédiate sur les centres nerveux ; bientôt la volonté est paralysée d'une
façon complète, et, le patient perdant complétement la notion de résistance, il en résulte tout d'abord que les contractions volontaires sont
complétement annihilées ; les actions réflexes elles-mêmes disparaissent
à mesure que la moelle voit s'évanouir ses facultés. Enfin les nerfs sont
paralysés et le muscle lui-même est atteint dans sa contractilité, il
tombe dans un état complet de résolution. Le moment où arrive cette
sorte de paralysie, que l'on peut faire durer pendant un temps plus ou
moins long, suivant que l'on prolonge les inhalations plus ou moins
longtemps, doit être choisi pour la réduction. Il est vrai cependant que
les contractions fibrillaires et la tonicité ne sont point abolies, mais on
peut vaincre assez facilement leur action, d'autant plus que cette action est considérablement amoindrie. Le traitement des fractures doit
aussi trouver et pour la même raison un puissant auxiliaire dans l'emploi des anesthésiques.

Ce n'est pas seulement par son action immédiate, au moment de l'o-
pération, que l'éther peut être d'un grand secours. Son effet se continue, pendant plusieurs heures, et jusqu'au lendemain même de
l'opération. Les anesthésiques laissent, en effet, dans le système musculaire une sorte de fatigue qui diminue pendant quelque temps l'énergie des contractions, et par suite les occasions de rechute, et cet affai-
blissement momentané n'est pas un de leurs moindres avantages dans
les cas qui nous occupent. On trouvera, au chapitre des Anesthésiques

de la deuxième partie de cet ouvrage, tous les renseignements nécessaires pour employer ces agents et mener à bonne fin l'éthérisation. Nous voulons seulement ici faire ressortir les avantages incontestables de la pratique de l'éthérisation pour diminuer l'effet de la contractilité musculaire.

L'opium et la belladone, ou son alcaloïde l'atropine, exercent aussi une action énergique sur la contractilité. Tout le monde sait que les instillations d'atropine dilatent l'iris, et son usage dans les accouchements pour dilater le col de l'utérus a été souvent recommandé ; c'est en diminuant la tonicité, en stupéfiant le muscle pour ainsi dire et en empêchant pendant un temps restreint sa contraction que ces agents deviennent efficaces dans l'accouchement.

Si, dans certains cas, on doit autant que possible combattre la propriété contractile des muscles, il arrive aussi qu'on a besoin de la rappeler dans un muscle où elle a disparu ou considérablement diminué. De tous les agents qui peuvent concourir à ces buts, il n'en est pas de plus puissant que l'électricité.

La pratique a consacré ce moyen en chirurgie humaine, mais il en est ici comme pour l'éthérisation ; très-peu de praticiens vétérinaires ont pu employer l'électricité pour réveiller la contractilité dans les muscles paralysés. Le principal inconvénient dans l'emploi de l'électricité est peut-être la longueur de la médication. Il faut en effet, dans certains cas, une très-grande persévérance pour obtenir les effets cherchés, mais jusqu'à présent aucun agent n'a pu remédier avec autant de succès, aux lésions musculaires qui suivent les maladies du système nerveux.

Lorsqu'on a à employer l'électricité, il peut se présenter deux cas : la maladie provient du système nerveux encéphalique, et le muscle n'a perdu que son stimulant volontaire, ou bien, la moelle est elle-même attaquée ou les conducteurs nerveux, et alors le muscle finit par perdre toutes les propriétés qui lui sont inhérentes, il ne se nourrit plus et s'atrophie considérablement. Dans le premier cas, l'électricité, remplaçant la volonté, semble exercer une action sur le stimulant volontaire et l'attirer dans le muscle. C'est simplement un excitant. Dans le deuxième cas, en provoquant quelques contractions fibrillaires, le fluide électrique conserve une certaine activité nutritive, empêche l'atrophie, maintient la calorification et ramène la contractilité, et enfin, lorsque toutes les lésions de l'organe musculaire ont disparu, elle détermine le retour du mouvement volontaire.

On se sert, dans l'électrisation des muscles, de petites bobines d'induction dont les pôles sont munis de tampons mouillés, que l'on promène à la surface de la peau, sur le muscle paralysé ; mais, dans les cas plus graves, on peut aussi employer avec succès la galvano-puncture, c'est à-dire enfoncer dans le muscle paralysé des aiguilles que l'on met ensuite en communication avec les électrodes de la pile.

La strychnine a aussi été employée, surtout depuis les belles recherches de Claude Bernard, comme un stimulant énergique des contractions musculaires. On l'emploie à l'intérieur ou plutôt en injections hypodermiques au niveau du muscle paralysé. La strychnine n'agit qu'indirectement sur le muscle, par l'intermédiaire du système nerveux ; son action est surtout recommandable dans les affections des centres ; mais elle est insuffisante lorsque la paralysie s'est compliquée de la perte des propriétés intimes de la fibre musculaire.

Développement des muscles. — Les muscles de la vie organique apparaissent les premiers chez l'embryon. Très-peu de temps après la conception, on voit le rudiment du cœur, *punctum saliens*. Quant aux muscles rouges, les faisceaux primitifs qui les formeront sont représentés, vers la fin du deuxième mois de la vie intra-utérine, par des filaments longs, aplatis, renflés de distance en distance et provenant, d'après Kölliker, d'une cellule fusiforme unique, ce qui les rapproche dans l'origine des fibres lisses. Ces fibres s'allongent tellement, qu'il est impossible, dans la plupart des cas, d'en voir à la fois les deux extrémités dans une même préparation. Le sarcolemme serait la transformation de la membrane des cellules, l'intérieur se divise pour former les fibrilles ; quant à l'accroissement de volume des muscles, il est dû principalement à ce que les fibres primitives grossissent, surtout par la multiplication des fibrilles primitives. Mais cependant le nombre des fibres musculaires est beaucoup plus considérable chez l'adulte que dans l'embryon. On n'est pas encore fixé sur le moment pendant lequel se fait cette multiplication des fibres musculaires, ni sur la manière dont elle se fait. Elle peut être amenée par division des fibres déjà existantes ou bien par la transformation des cellules du tissu conjonctif du perimysium.

En général les muscles ont une couleur beaucoup plus prononcée chez l'adulte que dans les animaux jeunes. La consistance de ces organes augmente également avec l'âge et en même temps leur force de résistance ; dans les animaux très-vieux, ils s'émacient ; les fibres diminuent de volume ; c'est pourquoi, dans les animaux jeunes, il faut une force bien moins grande pour opérer les déchirures. C'est pourquoi aussi les fractures ou les luxations sont plus facilement réductibles.

CHAPITRE VIII

DU SYSTÈME VASCULAIRE

Le système vasculaire comprend l'ensemble des canaux dans lesquels circulent les liquides nourriciers de l'économie, qui sont : le *sang* et la *lymphe*, d'où la distinction en deux ordres de conduits, les *vaisseaux sanguins* et les *vaisseaux lymphatiques*. Les premiers comprennent un appareil central, le *cœur*, énergique pompe aspirante et foulante, cause principale du mouvement du sang dans les vaisseaux, les *artères*, les *veines* et les *capillaires*. L'étude du cœur sera faite en même temps que celle des autres organes renfermés dans la cavité thoracique. Nous examinerons successivement les vaisseaux sanguins et lymphatiques.

§ 1. — Des artères.

Les artères naissent des ventricules du cœur et portent le sang dans toutes les parties de l'économie. On distingue deux systèmes d'artères : l'un part du ventricule droit et se rend au poumon. il charrie du sang noir ; le tronc primitif de ce système est appelé *artère pulmonaire*, il donne lieu à trop peu de considérations chirurgicales pour que nous nous y arrêtions un seul instant ; l'autre part du ventricule gauche et se distribue à tout le corps ; à son origine il porte le nom d'*aorte*. Il mérite une étude détaillée.

L'aorte, à très-peu de distance de son origine, se divise en deux branches principales, désignées, chez les grands animaux, sous les noms d'aorte antérieure et d'aorte postérieure, lesquelles ne tardent pas elles-mêmes à se diviser et se subdiviser de telle façon que les conduits artériels ne présentent plus à la périphérie que des canalicules extrêmement ténus, se continuant directement avec les capillaires. Le calibre des artères va donc en diminuant, du centre à la périphérie. Néanmoins, la surface totale de la section des canaux qui naissent d'une artère principale est de beaucoup supérieure à celle de cette artère, d'où il résulte, que le système artériel peut être envisagé comme un cône tronqué dont le sommet serait au cœur et la base à la périphérie. Cet aperçu d'ensemble permet déjà de comprendre pourquoi la circulation se ralentit de l'aorte dans les petites artères.

L'origine des artères se fait de diverses manières. Tantôt deux artères d'un volume à peu près égal naissent d'un même tronc qui se bifurque ; dans ce cas les deux artères sont dites terminales, elles s'écartent alors à angle aigu l'un de l'autre. Cette disposition est très-favorable à la circulation, car la colonne liquide marche à peu près dans la même direction et se sépare facilement en deux parties sur l'*éperon* tranchant situé au point de bifurcation. Lorsque les artères naissent d'un point quelconque de la circonférence d'un tronc, elles sont dites collatérales ; elles peuvent s'écarter de la branche mère à angle droit ou même à angle obtus ; les mésentériques, le tronc broncho-pulmonaire, les intercostales, etc., sont dans ce cas. Il n'existe en général aucun rapport de volume entre les collatérales et la branche qui leur a donné naissance ; les spermatiques, par exemple, qui sont fournies par l'aorte abdominale, ont un calibre très-petit.

C'est toujours à l'union des grands segments du corps que les artères volumineuses se séparent les unes des autres : c'est à la base du cou que se fait la division de l'aorte antérieure, de même que les ramifications de la carotide primitive ont lieu à l'union du cou et de la tête. C'est aussi au niveau du bassin que se divise l'aorte abdominale. Il en est de même des artères principales des membres; on les voit se bifurquer au niveau des articulations, et dans leur trajet le long d'un rayon osseux, elles n'émettent que des collatérales.

On ne devra pas oublier que l'origine et le trajet des artères sont sujets à de grandes variations, quoique leur distribution soit toujours identique. L'étude de ces variétés serait d'une grande importance en chirurgie, mais malheureusement elle n'a pas encore été suffisamment faite chez les animaux.

Le trajet des artères principales se fait généralement dans une direction parallèle au grand axe de la région qu'elles traversent; les collatérales ne suivent aucune règle à cet égard. Presque toujours les artères d'un certain volume sont rectilignes, elles ne présentent des flexuosités que dans les organes dont le volume, la direction ou la longueur peuvent varier. Elles sont très-flexueuses, par exemple, dans la langue, le pénis, l'estomac, tandis que les artères palatines appliquées sur une partie absolument fixe, sont tout à fait rectilignes. Dans les membres, de légères inflexions donnent aux artères une longueur plus considérable que celle du membre; elle se redressent dans l'extension, leur courbure s'accentue dans la flexion. On peut observer aussi que, lorsqu'une artère franchit une articulation, c'est généralement du côté de la flexion.

Le volume des artères n'est pas toujours proportionnel à celui des organes auxquels elles se rendent; il est plutôt en corrélation avec leur importance : la tête, par exemple, est desservie par des vaisseaux plus volumineux que ceux des membres; les reins possèdent des artères d'un diamètre considérable relativement à leur masse.

Dans leur trajet, les artères communiquent souvent les unes avec les autres par des *anastomoses*. Ces communications se font par *arcade* ou par *inosculation*, *transversalement* ou par *convergence*. La présence des anastomoses permet la circulation dans des parties dont l'artère a été oblitérée par une cause ou par une autre, et empêche ainsi la mortification des tissus dans lesquels se rendait cette artère, tissus qui se fussent inévitablement sphacélés sans cette disposition. On rencontre de fréquentes anastomoses dans les organes importants, et surtout dans ceux qui, par leur mobilité, sont exposés à de grands déplacements ou à des compressions. Les anastomoses de la tête sont très-fréquentes et très-larges; celles de l'intestin sont remarquables également; de même au niveau des articulations dans les membres. Après la ligature d'un tronc artériel, les anastomoses chargées de suppléer le tronc condamné prennent un développement plus considérable, et la circulation, entravée un instant, reprend bientôt la plus grande partie de son activité.

Il ne faudrait cependant pas conclure de cette disposition qu'un animal serait encore utilisable pour tous les services après l'oblitération de certains gros troncs artériels. Dans telles maladies de l'aorte, on constate qu'il se fait un dépôt progressif de fibrine sur les parois de cette artère, dépôt qui s'accroît surtout en arrière et se développe dans les quatre branches de terminaison ; la circulation se ralentit notablement dans le train postérieur, et l'animal ne peut plus bientôt suffire à un service actif. Il boite après un certain exercice et, si l'on continue, la boiterie devient extrêmement intense et l'animal s'affaisse sur le sol. Il s'ensuit une sorte de paralysie qui dure quelques heures. Cette paralysie est sans nul doute amenée par un défaut dans la nutrition des muscles, nutrition considérablement augmentée dans l'exercice. Au bout d'un certain temps l'oblitération devient telle que la paralysie est permanente et se termine par la mort. On constate très-bien, par l'exploration rectale, l'existence de caillots fibrineux dans l'aorte et ses branches (1).

La présence des anastomoses indique également au chirurgien la nécessité de lier les deux extrémités d'une artère divisée, et cela pour arrêter ou prévenir une hémorrhagie.

Les artères sont cylindriques ; elles conservent cette forme même après la mort, lorsqu'elles sont dépourvues de sang, ce qui tient à leur épaisseur et à leur structure spéciale ; cette forme, jointe à la laxité du tissu conjonctif qui les entoure, leur permet d'éviter une foule d'occasions de blessure, même avec les instruments tranchants ou aigus. La piqûre de la carotide serait certainement beaucoup plus fréquente dans la saignée à la jugulaire, sans cette disposition particulière. Lorsque les artères traversent un muscle, une aponévrose, elles peuvent changer légèrement de forme et s'aplatir, mais, pour obvier à l'inconvénient qui résulterait d'un applatissement trop considérable, on trouve généralement, ainsi que nous avons eu déjà l'occasion de le dire, des anneaux fibreux, à fibres entrecroisées qui les protégent et maintiennent leur forme jusque dans les contractions musculaires.

Les artères sont situées plus ou moins profondément ; celles du tronc sont en général très-profondes, aussi échappent-elles le plus souvent à l'action des hémostatiques, dans le cou et les membres elles deviennent presque superficielles ; mais si elles se trouvent par là même plus exposées aux blessures, il est aussi beaucoup plus facile d'arrêter leur hémorrhagie par la ligature ou la compression. Quelle que soit leur position superficielle, elles sont cependant toujours sous-aponévrotiques ; les collatérales du canon sont situées au-dessous d'une aponévrose très-forte et même réfugiées derrière les os de la région, la maxillaire externe elle-même se cache sous le peaucier de la face et l'aponévrose sous-jacente à ce muscle. Les artères sous-cutanées sont

(1) Boulay jeune est le premier qui ait observé ce fait chez le cheval. Voir *Recueil de médenine vétérinaire*, 1831, p. 517.

toujours d'un calibre très-petit et ne peuvent donner lieu à aucune hémorrhagie dangereuse. Une autre circonstance permet également l'arrêt facile du sang dans les artères superficielles, leur proximité des os, contre lesquels il est facile de les comprimer, jusqu'à ce que la ligature en ait été pratiquée si elle est jugée nécessaire.

Les rapports des artères avec les organes voisins sont dignes d'une grande attention. Presque toujours des veines et des nerfs les accompagnent, les veines sont très-souvent logées avec l'artère dans une gaîne conjonctive commune, les nerfs ont leur gaîne spéciale. Une autre gaîne aponévrotique générale qu'il ne faut pas confondre avec la gaîne artérielle, enveloppe communément l'artère, la veine et le nerf. La gaîne artérielle, très-forte pour les gros troncs, décroît avec eux et disparaît autour des vaisseaux de petit calibre. Les abcès qui prennent naissance dans ces gaînes peuvent souvent suivre un trajet très-long autour des organes qu'ils sont chargés de protéger, pour venir s'ouvrir au dehors loin du lieu où ils ont pris naissance. On rencontre généralement deux veines collatérales pour une seule artère, le contraire cependant se présente pour les artères iliaques ; enfin une veine unique peut longer l'artère. Il n'y a rien non plus d'absolu dans la situation respective de l'artère, de la veine et du nerf, mais on voit plus fréquemment le nerf superficiel, la veine vient ensuite et l'artère est plus profonde. Nous avons dit déjà que l'artère se place du côté de la flexion des articulations ; il en résulte que, pour aller d'une jointure à une autre, l'artère doit croiser obliquement la direction des rayons osseux, lorsque ceux-ci se fléchissent en sens opposé ; c'est encore là une protection naturelle pour les artères.

Structure et propriétés. — Il entre dans la composition des artères et des veines trois tuniques superposées : une externe, une moyenne et une interne. Les artères se distinguent surtout des veines par la grande épaisseur de leur tunique moyenne.

La *tunique externe* est souvent appelée *tunique celluleuse;* elle est formée par des fibres de tissu conjonctif entremêlées en réseau, au milieu desquelles on rencontre des fibres élastiques fines ; elle se continue d'une part avec le tissu conjonctif voisin, sa face interne étant, d'autre part, en rapport de continuité avec la tunique moyenne.

La tunique externe est extrêmement résistante, c'est elle seule qui résiste aux fils à ligature qui coupent plus ou moins complétement les tuniques moyenne et interne. Le tissu feutré dont elle est composée ne s'infiltre jamais de graisse, il suffit très-bien à lui seul pour empêcher l'hémorrhagie, lorsque les pinces ont coupé les autres tuniques. Il peut arriver que, par accident, les tuniques moyenne et interne se soient divisées, on voit souvent alors le sang s'infiltrer entre elles et la tunique externe, mais ce liquide, cependant, ne peut s'échapper. Il forme, au point où il s'est ainsi épanché, une tumeur plus ou moins volumineuse et rentre dans l'artère par une autre solution de continuité. C'est à cette sorte de tumeur que Laennec a donné le nom d'anévrysme *disséquant.*

La *tunique moyenne* est la plus épaisse des trois, c'est à elle que les artères doivent leurs propriétés caractéristiques, on l'a souvent appelée aussi *tunique élastique*, mais ce nom doit être rejeté, car il ne mentionne qu'un des éléments qu'on y rencontre. Elle possède en outre des fibres-cellules musculaires. Cette tunique est très-fragile; on la déchire facilement en long ; elle se coupe également bien en travers sous la pression exercée par les ligatures. Les bords de la déchirure sont nets et à pic.

La proportion de tissu élastique et de fibres musculaires qui entrent dans la composition de la tunique moyenne est très-variable suivant le calibre des artères. Dans celles qui sont petites et très-petites, les fibres musculaires dominent, et même au voisinage des capillaires le tissu élastique disparaît complétement. Les artères de moyen calibre possèdent un mélange à peu près égal des deux éléments ; enfin, dans les grosses et très-grosses artères, le tissu élastique se trouve en prédominance très-notable. Cette distribution est très-bien expliquée par le rôle physiologique des différents segments artériels.

Les fibres-cellules de l'élément musculaire des artères ont une longueur de 0,030 à 0,070 millimètres ; elles affectent une direction transversale. Suivant l'artère envisagée, ces fibres affectent des dispositions spéciales; elles sont isolées et comme englobées dans le tissu élastique là où ce dernier tissu prédomine, aussi doivent-elles avoir une action peu importante dans les grosses artères. Mais dans les artères moyennes elles s'amassent en faisceaux circulaires de plus en plus rapprochés à mesure qu'on avance vers les ramifications; on finit même par en trouver plusieurs couches continues, séparées seulement par du tissu élastique. Ce sont ces couches musculaires continues qui donnent aux petites artères la couleur rougeâtre qu'elles présentent normalement.

La connaissance de la distribution du tissu musculaire pourrait faire induire *à priori* que les petites artères sont plus contractiles que les grosses. C'est en effet ce que démontrent les expériences physiologiques ; on peut même, en appliquant l'électricité, déterminer des contractions très-énergiques, qui peuvent aller, dans les artères de moyen et de petit calibre, jusqu'à oblitérer complétement la lumière du conduit. Les grosses artères sont très-peu contractiles; chez elles le tissu élastique prédomine, aussi sont-elles admirablement disposées pour transformer en mouvement continu le mouvement intermittent du cœur. Lorsqu'une ondée sanguine vient d'être lancée dans l'aorte, cette artère se dilate considérablement et loge ainsi toute la quantité de sang qui n'a pas pu passer immédiatement dans ses divisions ; elle est alors très-tendue et possède toute son élasticité. En vertu de la mise en jeu de cette propriété, elle presse sur la masse de sang qu'elle contient

et le force à s'écouler jusqu'à ce qu'une nouvelle contraction du cœur
lui apporte une nouvelle ondée sanguine. La force élastique des
grosses artères transforme donc en mouvement continu le mouvement
intermittent du sang. Les petites artères, ne ressentant que très-peu
l'effet de la contraction cardiaque, y suppléent par des contractions
lentes propres au tissu dont elles sont formées, et régularisent encore
le mouvement du liquide nourricier. On peut très-bien s'assurer de ces
faits en coupant une artère en travers. Les grosses artères donnent un
jet dont la force est beaucoup plus grande au moment d'une pulsation.
Voilà l'effet du cœur. Le jet continu et qui diminue progressivement
n'est plus que le résultat de la force élastique des grosses artères. Dans
les artères petites ou très-petites, l'écoulement est beaucoup plus régulier, et, quoiqu'on voie toujours une différence dans la longueur du jet
artériel, les maxima sont relativement moins prononcés. Dans les
capillaires enfin, le cours du sang devient uniforme.

Le tissu élastique qui donne aux artères ces propriétés spéciales, est
distribué en quantité inverse à celle des fibres musculaires. Il manque,
avons-nous dit, dans les très-petites artères. Dans celles de moyen calibre, il forme des réseaux enveloppant le tissu musculaire, ou bien il
constitue des couches distinctes entre celles de ce tissu. Dans les
gros troncs, ce ne sont plus des fibres que l'on rencontre, mais de véritables lames, plus ou moins réticulées, formées de grosses fibres à
aspect amorphe, dans les mailles desquelles on retrouve les fibres-cellules isolées.

La *tunique interne* est appliquée sur la face interne de la tunique
moyenne; elle comprend deux couches bien distinctes : l'une *élastique*,
l'autre *épithéliale*. Cette dernière est formée de cellules pâles, fusiformes
ou polygonales, possédant un beau noyau ovalaire ou allongé. Elles
sont disposées sur un seul plan ; c'est cette membrane que Velpeau
compare à un vernis inorganique. La *couche élastique*, que Haller appelait aussi celluleuse et qui a été considérée comme une tunique spéciale
par plusieurs auteurs, que Malgaigne appelle tunique *sous-séreuse*, et
M. Richet *couche sous-épithéliale*, est formée de substance élastique en
forme de membrane plissée dans le sens longitudinal sur les artères
vides, son aspect est strié et montre de distance en distance de
grandes lacunes, qui lui ont fait donner le nom de membrane *fenêtrée*.
Cette couche peut être doublée de réseaux ou de couches élastiques
séparables et plus ou moins nombreuses.

Les vaisseaux possèdent eux-mêmes dans l'épaisseur de leurs parois
d'autres vaisseaux chargés de nourrir celles-ci, ils sont artériels et veineux, on leur a donné le nom de *vasa vasorum*. La plupart s'arrêtent
dans la tunique externe ; on n'en rencontre que peu dans la tunique
moyenne ; l'interne en est dépourvue. Ces artères proviennent quelquefois du tronc même dans lequel elles se ramifient, mais le plus
souvent elles sont fournies par des artères voisines. L'artère, en se ra-

mifiant, donne naissance à un beau réseau capillaire très-riche, d'où partent des veinules qui vont se rendre dans les veines les plus voisines.

Les artères reçoivent aussi des *nerfs*, provenant du grand sympathique pour les vaisseaux des viscères, et directement des paires nerveuses encéphalo-rachidiennes pour les artères du tronc et des membres. Lorsqu'on met à nu les artères viscérales, il est facile de constater, à leur surface, une grande quantité de branches nerveuses formant des plexus quelquefois tellement serrés qu'ils cachent pour ainsi dire les parois artérielles. Ces nerfs ne sont pas tous destinés à l'artère ; le plus grand nombre ne se sert du vaisseau que comme d'un soutien pour se diriger dans les organes auxquels l'artère est destinée ; mais un certain nombre de filets s'enfoncent dans la tunique externe et vont se distribuer surtout à ses éléments musculaires. On connaît très-peu la terminaison des nerfs dans les vaisseaux ; cependant quelques auteurs, Ilis entre autres, ont décrit des réseaux multiples ; leur existence a été contestée, et d'ailleurs leur description ne pourrait rentrer dans le cadre que nous nous sommes tracé. Ce qu'il faut savoir, c'est que les nerfs, en allant exciter les fibres musculaires des parois des vaisseaux, peuvent déterminer des changements de forme, de calibre, et règlent ainsi l'écoulement du sang dans l'organe auquel se rendent ces vaisseaux. La présence des nerfs se démontre également dans les ligatures. Celles-ci faisant presque toujours éprouver une douleur plus ou moins vive, on devra écarter autant que possible les gros troncs nerveux qui pourraient ramper à la surface d'un vaisseau afin de ne pas les comprendre dans le lien.

La distinction des artères est généralement facile à faire sur le vivant : la présence des pulsations, la couleur même de l'artère, le plus souvent d'un blanc jaunâtre ou rosé, tandis que les veines ont une coloration bleu violacé permettent d'éviter les erreurs ; mais il est un mode de distinction qui a une grande valeur, c'est la compression : en effet, lorsqu'on comprime en même temps une artère et une veine rapprochées l'une de l'autre, on voit, du côté de la périphérie l'artère diminuer de calibre tandis que la veine se gonfle et acquiert une coloration plus foncée ; du côté du cœur, la veine s'affaisser et l'artère se tendre fortement. C'est surtout dans les artères des membres que la confusion est possible, car ici les veines possèdent des parois très-épaisses qui empêchent leur affaissement complet en même temps qu'elles masquent la couleur du sang veineux. On ne confondra pas non plus les artères avec les nerfs, ces derniers donnant toujours la sensation d'un corps plein, tandis que les parois de l'artère se dépriment par la compression. La douleur manifestée par l'animal, dans le cas de pincement du nerf, est un des bons moyens de différentiation.

Les propriétés principales des artères sont : l'*élasticité*, l'*extensibilité*, la *rétractilité* et la *contractilité*.

L'*élasticité* siége dans la membrane moyenne ; c'est à cette propriété que les artères doivent de rester constamment béantes lorsqu'elles ont été divisées, et de revenir à leur forme cylindrique lorsque la cause qui les déprimait a cessé d'agir sur elles ; cette propriété est très-importante, car, en maintenant l'artère ouverte, elle permet une pénétration facile du sang lancé par le cœur.

L'élasticité de la tunique moyenne explique aussi pourquoi, dans les plaies des artères par piqûre, elle se rétracte et donne naissance à une ouverture qui va en s'élargissant et dont le diamètre est beaucoup plus considérable que celui de la membrane conjonctive. Celle-ci, en effet, cède devant la pointe de l'instrument, flamme ou lancette ; elle est entraînée, tandis que la tunique moyenne, dure et en même temps facile à déchirer, oppose un point d'appui qui facilite l'introduction de la pointe de l'instrument. C'est aussi cette cause qui fait que, dans ces plaies, l'hémorrhagie, forte au début, pousse devant elle la tunique externe, la décolle et fraie un chemin au sang qui s'introduit entre les deux membranes et ne tarde pas, en s'y coagulant, à arrêter l'hémorrhagie.

Les artères sont très-*extensibles* et cette propriété s'exerce dans les deux sens, longitudinal et transversal. Quoique ici les tuniques moyenne et interne concourent, pour une large part, à l'allongement ou à l'élargissement du vaisseau, ce sont cependant elles qui se déchirent le plus vite, la tunique externe étant beaucoup plus extensible, que les deux autres. Lorsqu'on cherche à dilater l'artère dans le sens transversal, on voit qu'après la rupture des tuniques interne et moyenne, la tunique externe se laisse encore distendre jusqu'à arriver, dans le point où les autres se sont rompues, à former une ampoule dont le diamètre est trois ou quatre fois celui du vaisseau dont toutes les membranes sont conservées. Dans la formation des anévrysmes mixtes, on remarque un mécanisme semblable à celui que nous venons de décrire, et, dans ces cas, l'extension de la tunique externe peut être poussée beaucoup plus loin que dans l'expérience faite sur une artère séparée du corps, car les fibres conjonctives de cette enveloppe prolifèrent et forment des parois assez résistantes pour contre-balancer la pression du sang même lorsque la tumeur acquiert un volume considérable.

L'extensibilité dans le sens de la longueur offre les mêmes caractères. Lorsqu'on exerce une traction sur un segment artériel, on constate que les deux tuniques, interne et moyenne, se rompent bientôt, comme cela arrive dans la torsion des artères qui n'est qu'une forme ou un moyen d'allongement. Dans ces cas alors, on voit les deux tuniques se séparer transversalement et d'un seul coup, tandis que l'externe ne se déchire qu'après un effort de traction plus considérable.

La *rétractilité* des artères est due à la grande quantité de tissu élastique qui entre dans leur composition : c'est en vertu de cette propriété que les deux bouts d'une artère sectionnée s'éloignent l'un de l'autre ;

aussi, dans une plaie qui a divisé une artère en travers, est-il nécessaire, si l'on veut lier les deux bouts du vaisseau, d'augmenter considérablement la longueur de la plaie pour retrouver, au milieu des chairs, les deux extrémités. Cette rétractilité est quelquefois extrêmement prononcée et cela arrive surtout dans les points où l'artère est enveloppée d'une atmosphère de tissu conjonctif lâche et abondant; mais si l'artère est flexueuse, ou bien si elle est entourée par un tissu conjonctif dense, les extrémités divisées s'écartent peu l'une de l'autre, elles peuvent même quelquefois se chevaucher. La présence de collatérales, voisines de la section, empêche également la rétraction ou la limite. Les carotides sont extrêmement rétractiles, aussi beaucoup d'auteurs ont-ils conseillé, dans les cas de section de cette artère, de faire deux incisions, l'une au-dessus, l'autre au-dessous de la plaie, afin de mieux saisir les deux bouts du vaisseau. Il est d'ailleurs toujours nécessaire de lier ces deux bouts, lorsque l'artère contracte des anastomoses importantes à la périphérie, comme cela a lieu dans le cas que nous venons de prendre pour exemple. Les artères de la langue se rétractent au contraire très-peu en raison de leur adhérence aux tissus voisins et de leur flexuosité. La présence du tissu conjonctif et l'adhérence aux tissus devront donc être toujours prises en grande considération lorsqu'on aura à rechercher les deux bouts d'une artère divisée.

La *contractilité* doit être distinguée de la rétractilité ; cette dernière est due au tissu élastique, tandis que la contractilité est le fait de l'élément musculaire. La rétractilité se fait dans les deux sens, mais elle s'exerce principalement dans le sens longitudinal. La contractilité, au contraire, agit surtout pour diminuer le calibre du vaisseau. Sur un animal vivant la contractilité est soumise à l'influence du système nerveux. Les effets de ces deux propriétés se combinent dans les plaies des artères, d'où la grande différence que l'on constate dans ces plaies suivant leur sens. Dans les plaies longitudinales, les bords s'affrontent pendant la diastole cardiaque; dans les plaies transversales, les bords se rétractent dans le sens de la longueur, et la plaie a une tendance à prendre une forme arrondie; si la plaie comprend une grande partie de la section transversale de l'artère, les trois quarts ou les quatre cinquièmes, l'ouverture s'allonge d'une façon tout à fait extraordinaire, et, comme le dit Malgaigne, « l'artère figure deux becs de plume adhérents par le bout. » Une plaie transversale à une artère est donc beaucoup plus grave qu'une incision longitudinale de même étendue. Il en résulte cette indication que, dans les saignées dans lesquelles il y a chance de blesser une artère, on devra tenir la lancette ou la flamme de manière à mettre le tranchant dans le sens de l'artère, pour éviter la gravité de la piqûre artérielle si elle venait à se produire.

L'artère par la contraction tend à diminuer son calibre, aussi voit-on que, dans la section transversale complète d'une artère, le jet artériel est beaucoup moins considérable que lorsque l'artère est seulement incisée en travers jusqu'à sa moitié. Dans les incisions faites dans nos salles d'anatomie pour amener la mort des sujets par hémorrhagie on a le soin d'inciser seulement la carotide jusqu'à sa moitié, et, lorsqu'il arrive de couper cette artère complétement, l'écoulement du sang est diminué et la mort du sujet est considérablement retardée. Sur les petits animaux même, comme le lapin, le chat et le chien, il est très-difficile d'amener la mort par la section complète d'une carotide. Nous donnerons donc le conseil, dans les hémorrhagies provenant de petites artères incomplétement divisées, d'achever la section, pour arrêter l'écoulement du sang, bien que ceci semble paradoxal.

Des faits relatifs aux propriétés des artères, nous tirerons des indications précieuses pour le chirurgien dans les cas de plaies artérielles. Lorsque les plaies sont dirigées dans le sens longitudinal, les bords ont peu de tendance à s'écarter, et, si la plaie n'est pas très-étendue, la cicatrisation peut se faire par première intention ; mais, si la plaie est transversale, pour que la cicatrisation ait lieu, il est absolument nécessaire qu'il s'interpose un caillot entre les lèvres de la plaie, mais il est nécessaire aussi, pour que le caillot puisse se faire efficacement, que la gaîne soit conservée; dans ce cas alors, le sang s'épanche dans celle-ci, gonfle le tissu conjonctif rapproché de l'artère, ce qui diminue la longueur de l'incision faite à la gaîne et enfin s'attache à l'artère elle-même pour boucher son ouverture et arrêter l'hémorrhagie. Lorsque cette cicatrisation se produit, on peut voir aussi que le caillot procède de l'extérieur à l'intérieur. J.-L. Petit avait déjà reconnu ce mode de cicatrisation ; il donnait à la portion du caillot comprise entre la gaîne et l'artère le nom de *couverture*, et celui de *bouchon* à la portion comprise entre les lèvres de la plaie. La gaîne artérielle est donc de la plus grande importance dans l'oblitération de la plaie ; plus tard, elle aide, par la compression qu'elle exerce, à la réduction des parties inutiles du caillot. Cette guérison demande toujours un certain temps, cinq à six semaines au moins. Si la plaie de l'artère est très-large, intéresse la moitié ou même le tiers de la largeur du canal, il serait très-imprudent de compter sur un pareil mode d'oblitération, et l'on doit avoir recours à la ligature. Étudions maintenant le mode de cicatrisation consécutif à ce moyen hémostatique.

Nous n'avons pas à décrire ici les divers modes de ligatures des artères, nous renverrons pour ce sujet à la deuxième partie de cet ouvrage (art. *Hémostasie*), mais nous allons examiner le mode d'oblitération consécutif à l'application d'une ligature.

Lorsqu'on a à lier une artère volumineuse, et c'est véritablement pour celles-là seules que l'emploi de la ligature est nécessaire, on applique généralement deux fils, l'un en amont, l'autre en aval de la plaie, ce dernier, pour éviter les hémorrhagies qui pourraient continuer par l'intermédiaire des anastomoses. Les fils à ligature remplissent le rôle du caillot externe de l'artère blessée, du *couvercle* de J.-L. Petit. Le caillot interne fait l'office du *bouchon*. Le fil agit donc en donnant au caillot interne le temps de s'organiser et de contracter avec la paroi interne des adhérences suffisantes pour résister au choc du sang et amener ainsi l'oblitération du bout divisé.

Lorsqu'une artère est serrée dans une ligature fine, ses tuniques ne résistent jamais également. On constate que la membrane moyenne et l'interne se rompent très-facilement, tandis que la tunique externe résiste toujours, quelle que soit la force avec laquelle on serre le fil. La tunique celluleuse persiste donc seule après la ligature, mais elle doit elle-même se couper après un temps plus ou moins long lorsque l'inflammation et la suppuration auront amené sa désagrégation. La chute de la ligature est consécutive à la rupture de la tunique externe, et elle arrive dans un temps variable, mais que l'on peut évaluer en moyenne à quatorze ou quinze jours. Il est donc de toute nécessité, pour que la ligature artérielle soit efficace, qu'à cette époque les parois internes et le caillot soient complétement organisés et adhèrent l'un à l'autre.

Il serait erroné de croire qu'un caillot volumineux amènera plus facilement l'oblitération de l'artère liée ; le caillot volumineux agit comme corps étranger et amène l'inflammation de l'artère, par suite de laquelle le caillot se détache et l'hémorrhagie se renouvelle.

MM. Chauveau et Gayet ont fait sur la cicatrisation des artères, après leur ligature, un certain nombre d'expériences consignées dans la thèse de M. Gayet (1), desquelles il résulte que, quand il ne se forme point de caillot dans les culs-de-sac d'une artère liée, les lèvres de la plaie formée au fond de chaque cul-de-sac par la section des tuniques internes se cicatrisent très-rapidement par première intention.

Le même travail de cicatrisation par première intention a lieu dans les culs-de-sac, si les caillots qu'ils contiennent sont très-peu volumineux et adhérents seulement vers le fond.

Mais si ces caillots sont très-gros et très-mous, ils deviennent pour les parois du vaisseau une cause d'inflammation, qui s'oppose à la cicatrisation par première intention des membranes artérielles. Dans ce cas, les membranes s'ulcèrent, et, après la chute de la ligature, les bouts de l'artère coupée par le fil sont largement béants, l'extrémité des caillots baigne dans le pus de la plaie, et des hémorrhagies graves se déclareraient si l'inflammation, plus modérée à quelque distance du point d'application de la ligature, ne provoquait en même temps la formation d'adhérences solides entre les parois artérielles et la surface des caillots. Que l'inflammation, au lieu de se borner, devienne plus intense, et ces adhérences se détruisent et des hémorrhagies mortelles peuvent se déclarer.

L'inflammation, cause de ces hémorrhagies consécutives, peut surve-

____

(1) *De la cicatrisation des artères après leur ligature.* Thèse de **Paris**, 1858, n° 191.

nir également dans le cas où il n'existe pas de caillots au fond des culs-de-sac artériels, si la ligature est mal exécutée ou si l'artère qui la subit est prédisposée à l'inflammation par quelques circonstances particulières. Mais celle-ci ne survient jamais dans les cas d'absence de caillots quand la ligature est pratiquée dans des conditions favorables.

Le chirurgien doit donc toujours chercher, d'après ces expériences, à éviter la formation des caillots, tout au moins la formation de caillots volumineux et adhérents, dans les ligatures artérielles. Or, pour atteindre ce but, il faut lier près des artères collatérales, à l'encontre des préceptes usuels. La ligature pratiquée ainsi est donc loin d'être aussi dangereuse qu'on le pense généralement. On peut même se demander si elle n'est pas aussi inoffensive que celle qui est appliquée selon les préceptes de la médecine opératoire classique ou même si elle n'est pas plus avantageuse.

§ 2. — Des veines.

Les veines sont les vaisseaux chargés de ramener le sang de la périphérie vers le cœur, elles succèdent aux capillaires. Il existe deux systèmes veineux, le *système pulmonaire*, qui ramène le sang artériel du poumon à l'oreillette gauche, et le *système général*, qui conduit le sang de toutes les parties du corps à l'oreillette droite. On pourrait même à la rigueur considérer la *veine porte* comme un système spécial possédant son origine, son trajet et sa terminaison.

Les veines, sur lesquelles nous avons à attirer ici plus spécialement l'attention, naissent des veinules qui font suite immédiatement aux capillaires. Elles s'anastomosent entre elles un certain nombre de fois, de manière à former des réseaux d'où partent les troncs veineux ; ceux-ci se rassemblent ensuite deux à deux, pour aboutir enfin à deux troncs principaux qu'on appelle les *veines caves antérieure* et *postérieure*. La veine coronaire cependant s'ouvre directement dans l'oreillette droite.

Une artère est habituellement accompagnée par deux veines qui sont nommées ses *satellites* et qui portent le même nom qu'elle, ce sont généralement des *veines profondes*, mais on trouve, en outre, des *veines superficielles* ou *sous-cutanées*, qui forment un système indépendant des artères ; ce sont les plus importantes au point de vue chirurgical, car c'est sur elles que l'on pratique la phlébotomie. La disposition et les rapports de ces veines superficielles seront étudiés spécialement dans la seconde partie de cet ouvrage.

On peut donc dire que le *nombre* des veines, d'une façon générale, est beaucoup plus considérable que celui des artères. Beaucoup de gros troncs artériels n'ont qu'une seule veine satellite, c'est ce qui arrive pour les artères de la racine des membres, les troncs axillaires par exemple ; le même fait se reproduit pour les grosses artères des cavités splanchniques ; à l'aorte antérieure et à la postérieure correspondent les veines caves antérieure et postérieure. Il arrive même que deux artères très-rapprochées ne possèdent qu'une seule veine, témoin les artères iliaques, qui n'ont pour elles deux, chez nos animaux domestiques, qu'un seul tronc veineux, la veine iliaque. Chez le fœtus également, la veine ombilicale répond aux deux artères de même nom.

Il est difficile de donner la capacité exacte du système veineux, en raison des variations de diamètre dont les veines sont susceptibles ; mais cependant on peut dire, après Hunter, que la capacité du système veineux est approximativement deux fois plus considérable que celle du système artériel. Borelli l'avait évaluée à quatre fois. De plus, cette capacité est plus grande chez les sujets âgés que chez les jeunes et les adultes.

D'une façon générale on peut comparer, ainsi que nous l'avons déjà fait pour le système artériel, le système veineux à un cône dont la base est à la périphérie, d'où il résulte que la rapidité du cours du sang dans les veines augmente de la périphérie au centre.

Les veines n'ont pas partout un calibre uniforme ; elles présentent des renflements, des nodosités, surtout dans les veines variqueuses, et qui sont dus à la présence des valvules.

Les veines sont distinguées en *superficielles* et *profondes*.

Les *veines superficielles*, dites encore *sous-aponévrotiques* ou *sous-cutanées*, se trouvent logées dans le *fascia superficialis ;* au milieu ou au-dessous de la graisse quand les animaux sont chargés de tissu adipeux. Quoiqu'on puisse en trouver dans toutes les régions, elles sont surtout communes à la tête et aux membres ; le cou en présente une très-importante, la jugulaire. La position de ces veines peut varier dans de certaines limites, mais elles se dessinent très-nettement sous la peau, par la compression, lorsqu'on a coupé les poils. En raison de la nature lâche du tissu dans lequel elles sont plongées, elles ne peuvent être comprimées qu'en prenant certaines précautions. Il arrive aussi que dans la saignée, si l'animal fait un mouvement brusque ou bien si le doigt laisse glisser le vaisseau, l'incision qui lui est faite n'étant plus parallèle à celle de la peau et de l'aponévrose, le sang peut s'épancher entre ces membranes et donner lieu à un thrombus. Toutes les veines sous-cutanées s'anastomosent largement avec les veines profondes ; aussi éprouve-t-on, pour certaines d'entre elles, une difficulté quelquefois assez grande quand on veut les gonfler au moment de la saignée. Mais cet inconvénient est largement racheté par la facilité avec laquelle la circulation continue, lorsqu'une opération a nécessité la ligature de ces veines. C'est aussi par suite des anastomoses profondes qu'on voit les veines superficielles se gonfler dans les mouvements soutenus ; ceux-ci ayant pour résultat de comprimer les veines profondes, la circulation s'exécute alors en grande partie par les vaisseaux de la superficie.

Les *veines profondes* accompagnent, avons-nous déjà dit, les artères. On les trouve généralement au nombre de deux pour un vaisseau artériel ; mais, à proximité des cavités splanchniques, elles se réunissent pour former un tronc unique. Or, dans quelques opérations il peut être nécessaire de lier ce tronc, et l'on peut se demander ce que deviendront les parties desservies par le vaisseau lié. Boyer croyait que le retour du sang se faisait uniquement par le tronc veineux, et Gensoul avait conseillé, pour éviter la gangrène qui devait résulter infailliblement de sa ligature, de lier en même temps l'artère correspondante. Mais il n'est pas juste de dire que la circulation se fait seulement par les gros vaisseaux, les veines comme les artères, et plus encore que les artères, s'anastomosant entre elles ; les veines superficielles des membres, notamment, ont de fréquentes communications avec celles du tronc, et la circulation veineuse peut se faire par des anastomoses, ainsi que la circulation artérielle. Mais cependant le cours du sang doit être suffisant pour permettre des mouvements assez énergiques, et cette condition ne sera obtenue que si la circulation n'est pas gênée au point d'amener un œdème des membres.

Au cou, la ligature des gros troncs veineux n'entraîne qu'une gêne passagère dans la circulation ; les veines vertébrales et cervicales supérieures peuvent remplacer les jugulaires, lorsqu'on celles-ci ont été oblitérées successivement soit par des ligatures, soit par suite de phlébite.

Il existe dans les veines un mode d'anastomose bien remarquable, c'est celui-ci. Une veine collatérale se détache d'une veine principale, parcourt un certain trajet et se termine dans la veine qui lui a donné naissance à une distance plus ou moins grande de son point d'émergence. La saphène est un bel exemple de cette division particulière. Dans son trajet, la veine ainsi distraite du conduit principal recueille le sang d'un certain nombre de collatérales et le déverse ensuite dans le canal principal.

On rencontre également des *plexus veineux* dans certaines parties du corps. Ces plexus, qu'il faut bien distinguer des plexus d'origine, se voient surtout dans les parties du corps où la circulation se ralentit par suite d'une disposition particulière des organes. On les rencontre autour de l'utérus, de la verge, etc.

Presque toujours les veines affectent une direction rectiligne. Elles sont en général moins flexueuses que les artères et, par suite, la marche du sang se trouve être plus facile, car les flexuosités, en multipliant les frottements, retardent d'une façon sensible la rapidité du cours du sang. On ne trouve pour ainsi dire pas d'exemple de flexuosités dans les grosses veines, mais les ramifications les plus ténues sont très-souvent flexueuses. Les flexuosités sont communes également dans les plexus veineux.

On a voulu, en anatomie chirurgicale humaine, tracer des règles fixes pour les rapports des veines et des artères. Serres et Malgaigne ont donné des lois de position des vaisseaux par rapport les uns avec les autres. Mais ces lois souffrent de nombreuses exceptions. Tantôt les veines sont situées en avant des artères, tantôt leur position est postérieure, elle peut également être latérale. Tout ce qu'il est possible de dire, c'est que, lorsqu'une veine correspond à une artère, la première se trouve souvent plus superficielle que la seconde. La carotide, par exemple, est plus profonde que la jugulaire, la veine fémorale est plus rapprochée de la peau de la face interne de la cuisse que l'artère de même nom; mais l'on trouve de fréquentes exceptions à cette règle. Le mieux que l'on puisse faire pour se fixer à ce sujet, c'est d'étudier avec soin la disposition de chaque vaisseau veineux.

Structure et propriétés des veines. — Comme dans les artères, on trouve dans les veines trois tuniques : 1° une externe ; 2° une moyenne ; 3° une interne, présentant des replis particuliers appelés *valvules*.

La *tunique externe* est beaucoup plus développée dans les grosses veines que dans les petites, elle est formée de fibres conjonctives entrecroisées dans tous les sens, dans lesquelles on trouve de nombreux réseaux de fibres élastiques. Les fibres musculaires y existent aussi, surtout dans les veines de moyen calibre ; elles affectent une direction longitudinale, ce qui fait paraître la tunique externe comme striée en long.

La *tunique moyenne* est toujours beaucoup moins développée dans les veines que dans les artères. Cette minceur de la tunique moyenne fait paraître la paroi des veines comme transparente et leur donne une teinte bleuâtre sur le vivant, en raison du sang qu'elles renferment. C'est également le peu d'épaisseur de cette membrane qui permet l'affaissement ou l'aplatissement de ces vaisseaux, lorsqu'ils sont dépourvus de sang. La tunique moyenne est formée de fibres conjonctives et de réseaux élastiques, les fibres musculaires commencent à se montrer sur les veines de deux dixièmes de millimètre de diamètre. Leur nombre va en augmentant, et elles forment bientôt une ou plusieurs couches continues autour du vaisseau ; leur direction principale est transversale, mais on rencontre aussi des fibres longitudinales, mélangées aux faisceaux conjonctifs de même direction.

La *tunique interne* est plus mince également que celle des artères, mais de composition identique. On y trouve une couche épithéliale interne et une couche externe composée d'un nombre plus ou moins considérable de plans élastiques, et aussi quelquefois de fibres musculaires.

Mais cette membrane interne est surtout remarquable par la présence de *valvules*. Ces replis sont signalés à l'extérieur par des renflements ou nœuds plus ou moins développés, suivant les sujets. Les valvules ont, sur une veine ouverte, la forme de replis membraneux, ordinairement disposés deux à deux, ou par trois dans les très-grosses veines.

Leur forme est semi-lunaire et leur disposition rappelle celle des valvules sigmoïdes de l'aorte et de l'artère pulmonaire ; elles possèdent un bord adhérent convexe, tourné vers l'origine de la veine, et un bord libre, droit ou convexe, dirigé vers le cœur. La face externe est appliquée contre les parois de la veine, la face interne répond au sang qui circule dans celle-ci.

Les valvules sont destinées à empêcher le reflux du sang du cœur vers la périphérie ; elles remplissent leur rôle de la façon la plus parfaite. Aussi, lorsqu'on veut remplir les vaisseaux veineux par une injection, est-il absolument indispensable de pousser celle-ci par les branches d'origine. La présence de ces replis suffit pour arrêter complétement la substance injectée, si l'on procède par les gros troncs. On trouve les valvules nombreuses et développées dans les vaisseaux des membres. Elles contiennent, en s'abaissant, le sang qui a déjà passé dans un segment supérieur et viennent ainsi en aide à la force *à tergo*, qui pousse le sang vers le cœur. C'est cette remarquable disposition anatomique qui a mis le grand Harvey sur le chemin de la découverte de la circulation.

Le nombre des valvules est extrêmement variable, il augmente avec les difficultés que rencontre le cours du sang. Elles sont plus nombreuses dans les veines des membres que dans celles des parties supérieures du corps, et plus nombreuses également dans les veines profondes que dans les superficielles.

Quant à leur position, elle est variable également. Généralement on rencontre une paire de valvules à l'embouchure d'une veine collatérale, mais cette règle, qui souffre d'assez nombreuses exceptions, est la seule que l'on puisse formuler. Quelques auteurs de chirurgie vétérinaire ont cherché à déterminer la position des valvules des veines superficielles, habituellement soumises à l'opération de la saignée, position qui a en réalité une assez grande importance. La présence de ces organes, près de l'ouverture de la veine, amenant souvent des thrombus. Cette étude paraît avoir été faite sur la jugulaire principalement. Quelle que soit l'autorité des chirurgiens qui ont cru pouvoir poser des règles à ce sujet, nous ne pouvons nous rallier à leur opinion, et nous affirmons qu'il est impossible d'indiquer, non-seulement la position des valvules dans cette veine importante, mais même leur nombre. Nous avons examiné un grand nombre de jugulaires extraites en entier du cou, de l'angle de la parotide à la première côte. Nous avons vu dans certains cas trois valvules seulement, dans d'autres nous en avons compté jusqu'à neuf, espacées plus ou moins régulièrement. Nous pouvons donc dire que la position des valvules ne peut être appréciée, parce qu'elles ne sont pas perceptibles à travers la peau et qu'on ne doit en tenir aucun compte dans la phlébotomie pour le lieu d'élection.

Toutes les veines ne sont pas pourvues de valvules ; les veines de l'intestin, celles des réseaux cartilagineux du pied notamment, en manquent toujours.

Les parois des veines reçoivent des vaisseaux en beaucoup plus grand nombre que les artères ; des filets nerveux s'y distribuent également, mais une particularité assez intéressante, c'est que jamais les plexus nerveux sympathiques n'ont les veines pour supports, ils semblent au contraire s'en éloigner constamment ; une seule, la veine porte, fait exception à cette règle.

Le tissu conjonctif qui entoure les veines et qu'il faut bien distinguer de celui qui forme leur tunique externe, est plus ou moins abondant ; il est plus développé autour des veines superficielles. Ce tissu peut s'enflammer quelquefois et former autour de la veine un cordon noueux, qu'on doit bien se garder de prendre pour la phlébite ; l'analogie de ses caractères extérieurs avec ceux de cette dernière maladie, lui a fait donner le nom de *phlébite externe*.

Lorsque les veines ont été distendues, elles reviennent sur elles-mêmes très-rapidement, elles sont donc *contractiles*. Elles le sont même beaucoup plus qu'on ne pourrait le penser *à priori*, d'après l'examen de leurs minces parois. Lorsqu'on arrête le sang dans une jugulaire, on voit celle-ci se dilater considérablement encore après le moment où les parois sont déjà tendues. Aussitôt que la compression cesse, la veine revient à un calibre bien inférieur à celui qu'elle possédait quelques instants auparavant.

Malgré cette contractilité, il arrive souvent que les veines ne reviennent pas à leur calibre normal, elles restent dilatées et constituent des varices, des varicocèles. Dans ces sortes de tumeurs les parois des veines, loin d'être amincies, sont au contraire hypertrophiées. Les varices n'affectent pas toujours les sujets vieux, elles se montrent aussi sur les jeunes. On ne peut par conséquent invoquer constamment pour leur formation l'action répétée d'une stagnation sanguine. Les varices sont beaucoup moins fréquentes sur les animaux que sur l'homme. Une appellation assez malheureuse en vétérinaire est celle qui donne le nom de *varice* à une dilatation de la synoviale du jarret.

La contractilité des veines est une des causes du cours du sang dans leur intérieur, mais l'action du cœur, des artères et l'aspiration du thorax sont certainement des causes plus efficaces. Cette dernière surtout entraîne des conséquences de la plus haute importance au point de vue pathologique. Lorsqu'on examine un animal au repos, on peut voir que pendant l'expiration les jugulaires se remplissent et se dessinent sous forme d'un cordon dans la gouttière et qu'elles s'affaissent subitement au commencement de l'inspiration. La tendance au vide produite par l'inspiration a non-seulement pour résultat l'entrée de l'air par la trachée, mais bien un certain effet de dilatation ou de pompe aspirante sur l'œsophage et les cavités du cœur ; les oreillettes sont surtout, en vertu du peu d'épaisseur de leurs parois, impressionnées par cette action, et l'on voit le sang se précipiter dans leur intérieur. Or il est important de ne pas oublier que les jugulaires, ainsi d'ailleurs que la plus grande partie des veines qui se trouvent à proximité du cœur, restent constamment béantes par suite de la fixation de leurs parois sur les parties osseuses contre lesquelles elles sont appliquées. Elles se trouvent donc, par rapport à l'inspiration, dans les mêmes conditions que la trachée, aussi les opérations pratiquées sur les grosses veines rapprochées du thorax peuvent-elles donner lieu à cet accident si grave de l'*entrée de l'air dans les veines*, accident qui sera décrit dans la seconde partie de cet ouvrage.

Lorsqu'on applique le stéthoscope sur la veine jugulaire à la base du cou, on perçoit un murmure continu, qu'on a appelé bruit de souffle. Le bruit de souffle veineux a donné naissance à de nombreuses théories, on a voulu y voir le symptôme de différentes affections et surtout de l'anémie. Les expériences de M. Chauveau (1) sur ce sujet démontrent que les bruits de souffle sont produits par des veines fluides vibrantes. Il y a veine fluide chaque fois qu'un liquide passe d'un espace rétréci dans un espace plus grand également rempli de liquide ; mais, pour que le souffle se produise, il faut que le liquide soit animé d'une certaine vitesse, et à partir du moment où la veine fluide a produit un souffle, l'intensité de ce souffle augmente avec la vitesse de l'écoulement. L'existence de ces murmures ne saurait être considérée comme un signe de maladie, mais il n'en reste pas moins avéré cependant qu'ils se produisent dans les veines du cou plus facilement chez les anémiques que chez les individus bien portants.

Les veines étant toujours moins tendues que les artères, leurs plaies ont peu de tendance à s'écarter, et la cicatrisation est en général assez facile, lorsque la solution de continuité est peu considérable. Les deux lèvres peuvent se rapprocher et la réunion se fait le plus souvent par première intention sans interposition de caillot. Mais on peut trouver cependant, en ouvrant une veine après une saignée récente, un caillot interne qui se prolonge plus ou moins dans les deux sens. Ce caillot ne tarde pas à se résorber. Les traces de la saignée sont souvent très-visibles sur la jugulaire des animaux tués longtemps après cette opération. On voit un léger renflement, une sorte de dilatation variqueuse à parois minces semblant indiquer la formation de caillots et une cicatrisation lente. La présence du collier a pu, dans ce cas, jouer un rôle en empêchant le cours du sang. Celui-ci a pressé sur des tissus de nouvelle formation facilement dépressibles, et cette action souvent répétée a pu être la cause des tumeurs observées. Ces tumeurs sont souvent même assez volumineuses pour être perçues à travers la peau.

L'étude des capillaires sanguins, extrêmement importante pour le

<hr>

(1) A. Chauveau, *Journal de la physiologie de l'homme et des animaux*, t. III, p. 163.

physiologiste et le médecin, n'est pas à beaucoup près aussi nécessaire au chirurgien; aussi n'en dirons-nous rien et arriverons-nous immédiatement aux lymphatiques.

§ 3. — Des lymphatiques.

Les lymphatiques sont des vaisseaux chargés de ramener dans la circulation générale les fluides épanchés au travers des capillaires. Par celles de leurs divisions qui prennent origine dans l'intestin, ils sont également destinés à absorber le chyle produit pendant la digestion. Mais il n'y a pas là, comme on l'a cru pendant longtemps, deux systèmes spéciaux. Les chylifères conduisent constamment de la lymphe pure en dehors de la digestion et mélangée d'une très-forte proportion de chyle pendant cette fonction.

Sur le trajet des vaisseaux lymphatiques, on rencontre des renflements spéciaux appelés *ganglions*, organes très-importants, que nous étudierons après avoir décrit les vaisseaux.

Les lymphatiques ont avec les vaisseaux veineux beaucoup d'analogie. Comme eux, ils naissent à la périphérie et sont centripètes, c'est-à-dire qu'ils conduisent les liquides de la périphérie au centre; comme eux, ils peuvent se diviser en deux sections, les *lymphatiques superficiels* ou *sous-cutanés* et les *profonds*, qui cheminent en commun avec les artères et les veines profondes ; enfin, leur structure se rapproche beaucoup de celle des veines, ils présentent de distance en distance des renflements et des valvules.

Mais les lymphatiques diffèrent des veines par l'existence de ganglions placés sur leur trajet, par leur mode spécial d'anastomose et par l'uniformité de leur calibre dans une section donnée.

Il n'est pas douteux aujourd'hui que les vaisseaux lymphatiques prennent leur origine dans le tissu conjonctif, mais la manière dont se fait cette communication est encore un problème. C'est dans le tissu intersticiel des organes que l'on voit apparaître les premiers réseaux. Bichat avait déjà parlé d'un mode spécial d'origine des vaisseaux lymphatiques : il admettait que des ouvertures très-ténues font communiquer ces vaisseaux avec les cavités séreuses. De nos jours, cette vue de l'auteur de l'*Anatomie générale* a été confirmée par les recherches et les expériences de Rechlinghausen, Schweigger-Seidel et Ranvier. On trouve en effet, surtout à la face postérieure du diaphragme, des espaces libres, limités par des cellules; ces ouvertures communiquent avec les réseaux lymphatiques situés dans l'épaisseur du diaphragme. On a donné à ces espaces le nom de *bouches absorbantes*.

Les lymphatiques n'ont à leur origine aucune communication directe avec les vaisseaux artériels ou veineux. Leurs réseaux viennent s'entremêler, mais ils n'ont que des rapports de contiguïté.

Les organes diffèrent considérablement sous le rapport de la richesse en lymphatiques. Quelques-uns, comme la peau et la muqueuse, en sont très-abondamment pourvues ainsi que nous avons eu déjà l'occasion de le constater (voir le chapitre des téguments), les organes viscéraux et les muscles viennent ensuite.

C'est du réseau d'origine que partent les *vaisseaux lymphatiques* que nous avons déjà dit être divisés en deux ordres, les vaisseaux *profonds* et les vaisseaux *superficiels*, bien distincts les uns des autres.

Les vaisseaux lymphatiques possèdent, en naissant des réseaux, un diamètre qu'ils conserveront jusqu'à leur entrée dans les ganglions; les lymphatiques de la peau traversent le tissu cellulaire sous-cutané et s'accolent, pour la plupart, aux grosses veines superficielles qu'ils suivent ensuite par les muscles jusqu'aux ganglions placés à la base de ceux-ci. On les voit aux membres antérieurs, à la surface de l'aponévrose, ramper parallèlement et se diriger vers la sous-cutanée médiane, la céphalique ; la plupart de ceux qui viennent de la face interne se dirigent vers la veine basilique, soit vers les ganglions brachiaux de la face interne du coude, soit vers ceux qui se trouvent un peu plus haut au niveau du tendon commun au grand dorsal et au grand rond. Ceux de l'épaule vont aux ganglions pré-scapulaires. Les lymphatiques du membre postérieur convergent vers les saphènes et se rendent aux ganglions inguinaux superficiels ; quelques-uns vont aux ganglions poplités.

Tous les lymphatiques superficiels proviennent de la peau ; ce sont les plus importants en chirurgie. Dans leur trajet, ils s'anastomosent très-souvent et forment ainsi des réseaux à larges mailles, de forme lozangique.

Les lymphatiques profonds proviennent généralement des muscles ; ils se logent dans la gaîne cellulaire des vaisseaux et des nerfs ; on ne les voit que très-exceptionnellement communiquer avec les superficiels. Ce fait acquiert une grande importance en chirurgie, car il explique comment les inflammations des parties superficielles des membres ne se communiquent point aux organes profonds sous-aponévrotiques, et réciproquement, pourquoi dans les inflammations ou angéioleucites profondes, la peau conserve sa souplesse et sa couleur habituelles.

On rencontre à la tête et au tronc une disposition en deux réseaux, semblable à celle des membres. A la tête même, plusieurs muqueuses que l'on pourrait considérer comme profondes, la pituitaire, par exemple, possèdent des vaisseaux dont les troncs deviennent superficiels et se rendent à des ganglions superficiels. Les lymphatiques de cette muqueuse se réunissent au pourtour des naseaux et passent sur les côtés du chanfrein pour se rendre aux ganglions sous-maxillaires. Cette disposition particulière explique très-bien l'engorgement rapide qui survient dans cet amas ganglionnaire à la suite d'affections des cavités nasales. Les groupes ganglionnaires sont beaucoup plus nombreux à la tête que dans les membres, aussi les vaiseaux lymphatiques sont-ils beaucoup moins longs dans cette partie du corps, et, de même que pour les lymphatiques viscéraux, ils traversent plusieurs ganglions avant de se jeter dans le canal thoracique.

Les lymphatiques sont extrêmement abondants dans les organes renfermés dans les cavités splanchniques ; le poumon, l'estomac, l'intestin et surtout les glandes, donnent par l'injection les plus beaux réseaux, ils se rendent pour la plupart dans des ganglions que doivent également traverser les lymphatiques des membres avant d'arriver dans le canal commun ; il résulte de cette disposition qu'un œdème des membres peut être consécutif à certaines altérations des organes profonds. C'est lorsque les ganglions qui desservent ces organes ont été tuméfiés et qu'ils reçoivent en même temps des lymphatiques des membres.

Les *ganglions lymphatiques* sont de petits organes dont les dimensions sont très-variables : on en voit dont le volume arrive à peine à celui d'une petite lentille ; d'autres ont celui d'une noisette, d'une amande, il en est enfin qui, comme ceux de l'intestin des ruminants, sont légèrement comprimés , d'une largeur d'un ou deux centimètres et dont la longueur dépasse quelquefois dix centimètres.

Les chirurgiens vétérinaires ne tiennent pas en général un compte assez grand de la position et du volume des ganglions ; nous aurons soin, dans la partie spéciale de cet ouvrage, de décrire les groupes de ces organes, dans les régions où on les rencontre ; mais nous allons dès maintenant en dire quelques mots et indiquer très-sommairement les points où on peut les trouver.

Les ganglions de la tête forment plusieurs groupes qui sont : 1° les *ganglions sous-maxillaires* ou *sous-glossiens*, formant une masse fusiforme située au fond de l'auge, sur les côtés de cette région et présentant au niveau ou un peu en avant de la glande sous-maxillaire une masse transversale qui va rejoindre celle du côté opposé. Les lymphatiques de la langue, des joues, des lèvres, des naseaux, des cordes vocales, viennent se rendre à ces ganglions ; les vaisseaux efférents se rendent aux ganglions pharyngiens.

2° Les *pharyngiens* situés en masse allongée sur les côtés du pharynx, au-dessous de la poche gutturale et dont la partie postérieure se prolonge même au delà du corps thyroïde. Les ganglions pharyngiens reçoivent tous les lymphatiques de la tête ou de la base de la langue, du voile du palais, des parois du pharynx, du larynx, ainsi que ceux qui ont déjà traversé les ganglions sous-maxillaires ; 3° on trouve aussi quelques ganglions logés dans l'épaisseur de la glande parotide ou à sa face interne, leurs vaisseaux efférents se rendent également aux ganglions pharyngiens.

Les lymphatiques du cou se rendent à deux groupes principaux de ganglions : 1° Aux *pré-scapulaires* qui forment une longue chaîne sous la face interne du mastoïdo-huméral ; 2° aux ganglions *pré-pectoraux* situés en masse symétrique de chaque côté de l'extrémité inférieure de la jugulaire. Ils se prolongent même jusque dans la poitrine en passant entre les deux côtes au-dessous des artères axillaires.

Le thorax nous montre des ganglions qui reçoivent les lymphatiques de ses parois et d'autres qui sont affectés à la partie de ces vaisseaux prenant naissance dans les organes qu'il renferme. Les ganglions des parois forment trois groupés : 1° une double chaîne située de chaque côté des vertèbres dorsales, au-dessus de la plèvre ; ces ganglions reçoivent les vaisseaux des parois costales ; 2° une masse très-volumineuse située sur l'appendice xiphoïde en arrière du péricarde ; ils reçoivent les lymphatiques de la partie inférieure des espaces intercostaux et ceux du diaphragme ; 3° enfin on trouve quelques petits ganglions accolés aux vaisseaux thoraciques internes.

Les ganglions des organes viscéraux de la cavité thoracique forment également trois groupes principaux, ce sont : 1° des ganglions très-petits placés le long de l'œsophage entre les deux lames du médiastin postérieur ; 2° les *ganglions bronchiques* situés autour de l'origine des bronches, dans l'angle de bifurcation de la trachée ; quelques-uns pénètrent dans l'épaisseur du tissu pulmonaire ; ils reçoivent les nombreux vaisseaux du poumon ; 3° deux longues traînées de ganglions situés sous la trachée, depuis sa bifurcation jusque sous la première côte.

Dans la région abdominale on trouve un grand nombre de groupes ganglionnaires. La plupart appartiennent aux organes viscéraux de la cavité. Les lymphatiques de la paroi abdominale se rendent aux ganglions *inguinaux superficiels* et aux *ganglions iliaques*. Les premiers reçoivent les vaisseaux superficiels ; ils sont situés en avant de l'anneau inguinal, à côté du fourreau, autour de l'artère sous-cutanée abdominale ; les seconds , logés entre les branches de l'artère circonflexe iliaque, sont le point de ralliement des lymphatiques profonds. Les vaisseaux de la paroi supérieure de l'abdomen vont aux ganglions *sous-lombaires*, quelques-uns seulement au groupe inguinal profond. Les ganglions sous-lombaires, très-développés, reçoivent en outre les lymphatiques du bassin, ceux qui ont déjà traversé les ganglions inguinaux profonds et les ganglions iliaques.

Les viscères abdominaux sont extrêmement riches en lymphatiques ; le nombre et le volume des ganglions qui les reçoivent est proportionné à l'importance et au volume de ces vaisseaux. 1° Ceux du rectum et du côlon flottant se réunissent dans deux ou trois lobules placés de chaque côté du sphincter anal et dans une chaîne formée de petits ganglions, situés le long de la petite courbure du côlon entre les deux lames du mésentère, et à proximité du trajet des vaisseaux sanguins. 2° A la surface du côlon replié et accolé aux artères coliques, on constate une double chaîne de ganglions assez volumineux, auxquels se mêlent des organes plus petits. Les vaisseaux lymphatiques, après avoir traversé ces ganglions, forment des conduits volumineux, souvent dilatés mécaniquement, variqueux, qui suivent la direction des artères ou les entourent d'un véritable réseau mélangé avec les divisions et les branches principales du plexus nerveux. Ces gros troncs sont les principaux affluents de la citerne de Pecquet. 3° Les lymphatiques du cœcum affectent une disposition générale à peu près semblable à ceux du côlon replié, on les voit se rassembler dans les scissures de l'organe pour se jeter dans les chapelets de ganglions situés dans ces scissures, les vaisseaux qui en sortent vont à la citerne sous-lombaire après s'être abouchés avec le tronc des lymphatiques de l'intestin grêle. 4° Les ganglions de l'intestin grêle sont très-volumineux et nombreux; ils existent au nombre d'une trentaine et sont placés dans l'épaisseur du mésentère, au voisinage de l'artère grande mésentérique; ils reçoivent les chylifères de toutes les parties de l'intestin, et donnent naissance à de gros troncs qui vont concourir à former le réservoir de Pecquet après s'être abouchés avec ceux du cœcum. 5° Les ganglions de l'estomac se rangent en deux groupes, l'un qui est situé sur la petite courbure du viscère, l'autre formé de petits lobules disséminés le long de la grande courbure; les lymphatiques qui en émergent se rendent soit à la citerne sous-lombaire, soit directement dans le canal thoracique. 6° Les lymphatiques de la rate traversent plusieurs amas de ganglions placés sur le trajet des vaisseaux spléniques, et se rendent de là aux lymphatiques de l'intestin grêle ou bien directement, avec quelques-uns qui proviennent du foie, au canal thoracique. 7° Ceux du foie traversent deux groupes de ganglions situés dans la scissure postérieure, et se rendent de là, soit au réservoir sous-lombaire, soit au canal thoracique, en commun avec ceux de l'estomac et de la rate.

Ainsi qu'on peut le voir par cet exposé rapide, les vaisseaux lymphatiques traversent, avant de se réunir dans les troncs principaux, au moins un et le plus souvent plusieurs ganglions : le nom de *vaisseaux afférents* est donné aux vaisseaux qui arrivent au ganglion, celui de *vaisseaux efférents* à ceux qui partent des ganglions pour se rapprocher du centre.

Les vaisseaux lymphatiques se rendent à deux vaisseaux volumineux qui ont reçu, l'un le nom de *canal thoracique*, l'autre celui de *grande veine lymphatique droite;* cette dernière reçoit les lymphatiques de toute la partie droite de la tête, du cou et du membre antérieur droit. Le canal thoracique réunit ceux de toutes les autres parties du corps. Quant au mode d'insertion de ces deux vaisseaux dans le système veineux, il est sujet à de nombreuses variétés chez les divers mammifères domestiques (1). Le plus habituellement, le canal thoraci-

____

(1) Voir le *Traité de Physiologie comparée* de G. Colin.

que s'ouvre dans la jugulaire gauche par un orifice unique, situé en regard de la veine axilliaire, tout à fait en avant de la première côte. Dans quelques cas la veine lymphatique droite se réunit au canal, et il en résulte, pour tout le système lymphatique, une ouverture unique; souvent le canal thoracique présente deux branches qui s'insèrent sur la veine jugulaire gauche, ou bien sur chacune des jugulaires, ou même à l'origine de la veine cave. La veine lymphatique droite peut aussi s'ouvrir isolément dans la jugulaire droite.

Structure et propriétés des lymphatiques et des ganglions. — Les vaisseaux lymphatiques possèdent une texture qui ne diffère pour ainsi dire pas de celle des veines. On y distingue trois tuniques : 1° une tunique interne tapissée par un épithélium ; 2° une tunique moyenne formée de tissu élastique en réseau, de fibres conjonctives et de muscles de la vie organique, disposés circulairement ; 3° une tunique externe dont les éléments sont disposés longitudinalement; cette tunique est constituée par du tissu conjonctif et des fibres lisses. .

Les valvules des lymphatiques sont très-nombreuses, elles ont la texture de la tunique moyenne et sont recouvertes sur les deux faces par l'épithélium.

Les lymphatiques possèdent des *vasa vasorum*, mais on ne les démontre que sur les vaisseaux volumineux. Ils se ramifient dans la tunique externe.

Les ganglions lymphatiques ont une structure assez compliquée et qui n'est bien connue que depuis quelques années, par les travaux de His, Frey, notamment.

Chaque ganglion est constitué par une *membrane d'enveloppe conjonctive* entourant un *tissu propre*, pouvant lui-même se diviser en deux parties, l'une *corticale*, l'autre *médullaire*. Ces mots de corticale et de médullaire ne doivent pas être considérés comme l'analogue de ces mêmes substances dans les glandes, comme le rein, car elles se pénètrent réciproquement.

L'*enveloppe* des ganglions lymphatiques offre une épaisseur variable suivant le volume du ganglion. On y rencontre de la graisse à la superficie. De sa face profonde, elle envoie, dans l'intérieur de l'organe, de nombreux prolongements qui séparent la substance propre en un certain nombre de loges appelées *alvéoles*, lesquelles sont toujours ouvertes du côté du hile de l'organe — le mot de hile étant appliqué ici au point où les vaisseaux sanguins pénètrent dans le ganglion ; — c'est aussi par ce point que les vaisseaux lymphatiques efférents sortent de l'organe.

Chaque alvéole renferme un *follicule* qui n'est pas directement en contact avec la cloison, mais en est séparé par un espace que His a nommé *sinus lymphatique*. Cet espace renferme des leucocytes en certaine quantité; des trabécules qui vont de la paroi conjonctive au follicule semblent supporter celui-ci en même temps qu'ils l'écartent des parois de l'alvéole. Quant au follicule, il est formé par un réseau extrêmement délicat de cellules étoilées dont les mailles, plus ou moins écartées, contiennent des noyaux et des corpuscules lymphatiques extrêmement nombreux.

Quant à la substance des ganglions rapprochés du hile, substance que Frey appelle médullaire, elle est formée par le prolongement très-rétréci des follicules et par les sinus lymphatiques qui entourent les prolongements des follicules. Ces prolongements sont anastomosés les uns avec les autres et forment un lacis très-riche. Les espaces plus clairs qui les entourent ou les sinus lymphatiques sont limités par une membrane très-mince ; ils sont l'origine des vaisseaux lymphatiques efférents.

Les vaisseaux lymphatiques afférents arrivent au ganglion par la partie opposée au hile et s'ouvrent dans les sinus lymphatiques ; les vaisseaux efférents se reconstituent par la réunion de ces sinus lymphatiques.

Les vaisseaux sanguins entrent et sortent par le hile ; ils se divisent et se reconstituent dans l'épaisseur même des follicules et de leurs prolongements.

La lymphe circule ou plutôt progresse dans les vaisseaux lymphatiques, sous l'influence de plusieurs causes. Il existe ici, comme dans les veines, une force *a tergo* qui reconnaît pour cause initiale une véritable dialyse ; aussi verrons-nous tous les états qui peuvent faciliter celle-ci augmenter la rapidité du cours de la lymphe dans ses vaisseaux. L'œdème augmente cette rapidité en provoquant une dialyse très-accentuée. Il en est de même de l'absorption du chyle par les radicules lymphatiques de l'intestin pendant la digestion. La pression vasculaire, aidée de la présence de valvules nombreuses, agit ici comme sur le sang du système veineux. Il en est de même de l'aspiration thoracique. J'ai pu remarquer, dans de nombreuses fistules du canal thoracique, chez le chien, que c'est surtout pendant l'expiration que la lymphe coule dans la veine jugulaire. Au début de l'inspiration, les parties du liquide les plus rapprochées de la veine jugulaire sont attirées en même temps que le sang de cette veine ; mais cette aspiration, s'exerçant sur une grande étendue du canal thoracique, tend à le dilater et attire ainsi le liquide des canaux qui se trouvent à proximité de la cavité ; le vaisseau est donc aussi rempli que possible à la fin de l'inspiration. Lorsque ensuite les parois du thorax reviennent sur elles-mêmes et que la pression augmente dans le thorax, les valvules empêchent le retour de la lymphe vers les extrémités (excepté peut-être du côté du réservoir de Pecquet, vers lequel le liquide peut retourner faute de valvules complètes dans le canal thoracique), et l'on voit celle-ci être poussée avec force et s'échapper en jet par le tube placé dans la fistule. M. Colin avait déjà fait cette remarque.

Les parois des vaisseaux lymphatiques sont beaucoup plus dilatables que celles des veines; la différence qui existe entre un lymphatique vide et un lymphatique rempli de liquide est considérable. Lorsqu'on vient à piquer un lymphatique volumineux, la lymphe s'écoule et le vaisseau, revenu sur lui-même, est à peine visible au milieu du tissu conjonctif. C'est aussi en vertu de cette faculté de dilatation que les lymphatiques peuvent devenir variqueux. Les varices, très-rares sur les membres et dans les vaisseaux superficiels, se voient au contraire assez souvent dans les lymphatiques du gros intestin. Sur les animaux de dissection, on rencontre ces dilatations fréquemment autour des artères coliques. On peut trouver des varices possédant jusqu'à deux à trois centimètres de diamètre.

La disposition des lymphatiques superficiels rend un compte assez exact de quelques particularités de leur inflammation. Dans les tumeurs érythémateuses et dans certaines blessures du cou, du garrot, ou du pied, on voit partir du point enflammé des sortes de cordons durs, moniliformes, ramifiés et formant des lacis qui se dirigent du côté des ganglions. Bientôt ceux-ci se gonflent à leur tour, mais il arrive habituellement que les premiers ganglions seuls s'enflamment. Lorsque la partie de la peau où se trouvent les lymphatiques enflammés est dépourvue de pigment, on peut constater en outre que leur trajet est marqué par une couleur rouge bien évidente. Cette coloration est amenée par la turgescence des vaisseaux de la tunique externe des lymphatiques eux-mêmes. Les cordes lymphatiques, qui proviennent de lésions simples, peuvent avoir des analogies de forme et de siége avec le farcin; mais elles en diffèrent essentiellement par leur nature et parce qu'elles disparaissent d'elles-mêmes avec l'atténuation de l'inflammation du lieu de leur origine.

Quant au pus qui se rencontre assez souvent dans l'intérieur même du lymphatique, il peut provenir directement de son inflammation ou peut-être même du lieu d'inflammation d'où il est parti. Mais comment expliquer ce fait de l'inflammation des premiers ganglions seulement et l'absence de phénomènes généraux, comme le frisson, par exemple, lorsque les lymphatiques charrient du pus? La question n'est pas encore résolue. Il est possible que, dans ces cas, les ganglions arrêtent le pus, lui fassent subir une élaboration particulière et préservent ainsi les autres parties de l'économie; mais ils sont très-souvent eux-mêmes la victime du pus qu'ils viennent ainsi d'arrêter, et rien n'est plus fréquent que la suppuration des ganglions correspondant à une plaie ou à un organe enflammé. C'est surtout dans les cas de maladies virulentes qu'on peut constater cette inflammation ganglionnaire. Une pustule de vaccin, les ulcérations de la morve, du farcin, de la syphilis chez l'homme, s'accompagnent toujours, à un moment donné, de l'inflammation des ganglions qui desservent la partie où siége l'accident. Il en est de même de le tuberculose, dans laquelle les ganglions bronchiques, le pancréas d'Aselli, les ganglions pharyngiens se tuberculisent d'une façon concomitante avec les poumons, les plaques de Peyer, le larynx, etc. Une inoculation de substance tuberculeuse entraîne même toujours la tuberculisation du ganglion voisin et quelquefois aussi du second ganglion traversé par les lymphatiques chargés du virus : il est probable que la tuberculose se généraliserait si les animaux d'expérience étaient conservés assez longtemps.

CHAPITRE IX

DU SYSTÈME NERVEUX

Le système nerveux est le rouage essentiel de la machine animale ; principe de toute sensation et de tout mouvement, il excite et règle le fonctionnement de tous les autres appareils en mettant en jeu les propriétés particulières des tissus dont ils sont formés. Non-seulement il préside à l'exercice des fonctions de la vie végétative, commune à tous les êtres organisés, mais il donne encore à l'animal toutes les attributions de ce qu'on est convenu, depuis Bichat, d'appeler la *vie animale*, c'est-à-dire la sensibilité, la volonté, l'instinct et l'intelligence.

L'appareil de l'innervation se compose d'une partie centrale, l'axe *encéphalo-rachidien*, et d'une partie périphérique, les *nerfs*. La première est formée : 1° d'un renflement antérieur désigné sous le nom d'*encéphale* et composé de trois sections, qui sont : le *cerveau proprement dit* ou les *lobes cérébraux*, le *cervelet* et la *moelle allongée* ou l'*isthme* ; 2° d'une longue tige postérieure logée dans le canal rachidien et désignée sous le nom de *moelle épinière* ; c'est de la moelle épinière et de son prolongement antérieur, l'isthme de l'encéphale, que partent les nerfs qui se ramifient dans toutes les parties du corps. Les centres nerveux sont en outre entourés de membranes particulières appelées méninges, recouvertes elles-mêmes de parties osseuses qui leur forment autant d'organes de protection contre les corps vulnérants.

Le système nerveux, envisagé dans son ensemble, représente un tout absolument symétrique, dont chaque moitié montre, même sur l'animal vivant, un commencement de séparation indiqué par des sillons très-profonds. Les phénomènes morbides indiquent aussi une séparation du système nerveux en deux parties régissant chacune une moitié du corps ; l'hémiplégie qui accompagne certaines lésions des centres nerveux le fait très-bien voir en s'arrêtant exactement sur la ligne médiane.

Mais on se tromperait étrangement si l'on venait à admettre d'après ces faits que la moitié droite, par exemple, de l'encéphale et de la moelle, régit le côté correspondant du corps, qu'il tient sous sa dépendance les phénomènes de la sensibilité et de motilité de cette moitié de l'individu ; car il existe, sur toute la longueur des centres, des commissures faisant communiquer leurs diverses parties, et cet entrecroisement est même si général qu'il arrive le plus communément de voir une paralysie d'une moitié du corps lorsque l'hémisphère du côté opposé a été lésé. Nous disons communément, car le fait n'existe pas toujours ; il peut arriver que le côté correspondant à la lésion soit lui-même atteint, soit seul, soit en commun avec celui du côté opposé.

Jusqu'à présent, les expériences physiologiques n'ont pu expliquer que d'une façon très-incomplète les phénomèmes observés à la suite des lésions diverses des centres nerveux, et les déductions que l'on avait cru pouvoir tirer de la disposition anatomique n'ont pas toujours été vérifiées par la physiologie ou la pathologie.

Nous ne nous occuperons pas dans ce chapitre des centres nerveux en particulier. Ils seront décrits, avec les développements qu'ils méritent, en même temps que leurs enveloppes, dans la partie spéciale de cet ouvrage. Nous n'en parlerons que d'une façon générale lorsque nous étudierons la structure et les propriétés du système nerveux.

Les nerfs constituent la partie périphérique du système nerveux ; ils se divisent très-naturellement en deux sections : les *nerfs de la vie animale* et les *nerfs de la vie organique*, ces derniers forment le système du *grand sympathique*. Pendant longtemps, ce système a été considéré comme tout à fait indépendant du système cérébro-spinal, et les amas grisâtres disséminés sur le trajet de ses fibres, et qu'on appelle des ganglions, ont été donnés comme de petits centres nerveux indépendants. Aujourd'hui il est clair pour tout le monde, que le sympathique a le même mode d'origine que les autres nerfs, et que, s'il peut conserver pendant un temps assez court des propriétés motrices, après la destruction des centres encéphalo-rachidiens, cela tient à ce que les ganglions nombreux dont il est pourvu peuvent emmagasiner une certaine quantité de force nerveuse ; mais ils ne peuvent en créer ; ils doivent la recevoir des centres. Le système nerveux est donc unique, et les divisions qu'on y a introduites sont toutes artificielles et faites surtout pour simplifier son histoire. Nous étudierons d'abord les nerfs encéphalo-rachidiens, et, après eux, le sympathique.

Les nerfs naissent de la moelle épinière et de l'isthme de l'encéphale, symétriquement de chaque côté par deux ordres de radicules d'origine qu'on a appelées les *racines*, les unes sont *supérieures* et naissent sur le côté correspondant de la moelle, les autres sont *inférieures*, elles se réunissent à la sortie du trou de conjugaison des vertèbres pour constituer un faisceau nerveux complet. Disons immédiatement que, parmi ces racines, les unes sont *sensitives*, ce sont les supérieures, elles sont pourvues de ces renflements grisâtres dont nous avons déjà constaté la présence sur le trajet du sympathique, les autres ou les inférieures sont *motrices*, elles sont moins volumineuses que les précédentes et sont dépourvues de renflements ganglionnaires. La réunion des deux nerfs symétriques composés chacun d'une paire de racines correspondantes est désignée sous le nom de *paire nerveuse*. Le nombre des paires nerveuses est toujours le même pour la même espèce, il est en rapport avec le nombre des vertèbres.

Douze paires naissent de la partie encéphalique des centres nerveux. Les *nerfs crâniens* ont reçu des noms particuliers, tenant, soit à leur origine, soit à leur distribution anatomique ou à leurs usages. Parmi ces nerfs, il en est qui naissent par une seule espèce de racine, et sont, par conséquent, exclusivement moteurs ou exclusivement sensitifs ; trois paires se distribuent aux organes des sens, ils sont désignés sous le nom de *nerfs sensoriaux*. Leurs usages spéciaux font qu'ils ne sont ni sensitifs, ni moteurs, ils ne peuvent percevoir que des sensations spéciales. Ce sont : les nerfs *olfactifs*, les nerfs *optiques* et les nerfs *auditifs*. Les nerfs *trijumeaux*, *glosso-pharyngiens* et *pneumogastriques* sont mixtes, c'est-à-dire qu'ils possèdent une racine sensitive et une racine motrice comme les nerfs spinaux ; les autres, c'est-à-dire l'*oculo-moteur commun*, le *pathétique*, l'*oculo-moteur externe*, le *facial*, le *spinal* et l'*hypo-glosse* sont des nerfs exclusivement moteurs (il y aurait peut-être une exception à faire pour le nerf hypo-glosse qui possède très-souvent une petite racine ganglionnaire chez le cheval, et constamment chez beaucoup d'autres espèces comme l'âne, le chien, le chat, etc.). Telle est la nature des nerfs crâniens à leur origine, mais à l'exception des nerfs sensoriaux, qui ne contractent aucune anastomose sur leur trajet, tous les autres, après avoir parcouru une distance variable et la plupart du temps avant même d'avoir traversé les parois du crâne, reçoivent des filets nerveux de nature différente et deviennent sensitivo-moteurs, ou bien ils s'adjoignent des fibres nerveuses venues du sympathique.

Les nerfs *rachidiens* ou *spinaux* naissent de la moelle épinière, et sortent du canal vertébral par les trous de conjugaison. Ils sont tous mixtes, sans exception, et possèdent par conséquent des racines supérieures et des racines inférieures. On trouve chez le cheval 8 *paires cervicales*, 17 *paires dorsales*, 6 *paires lombaires*, 5 *paires sacrées* et 6 ou 7 paires coccygiennes, en tout 42 ou 43 paires.

Le *trajet* des racines dans l'intérieur du canal rachidien est très-court ; chaque racine se dirige directement vers le trou de conjugaison en face duquel elle se trouve placée. Il n'y a d'exception à cette règle que pour la longue racine du spinal qui remonte, de chaque côté de la moelle, des premières parties de la région dorsale jusqu'au trou déchiré, et pour les paires sacrées et coccygiennes, qui viennent des nerfs de la queue de cheval.

Sortis de la cavité rachidienne, les nerfs se rendent aux organes en suivant une direction généralement rectiligne ; quelques-uns seulement, comme les rameaux des nerfs principaux de la langue, décrivent, comme les artères qu'ils accompagnent, des flexuosités très-prononcées et dans le même but que ces artères. Les nerfs des plexus brachial et lombo-sacré possèdent toujours une direction rectiligne, aussi s'écartent-ils plus ou moins, surtout au membre postérieur, du chemin suivi par les artères. Les branches du grand sympathique non mélangées aux nerfs cérébro-spinaux suivent toujours, au contraire, le trajet de ces vaisseaux qui leur servent comme de tuteurs ; elles entourent les artères et forment autour d'elles des lacis plexiformes souvent d'une grande richesse.

Les nerfs ne restent pas toujours isolés les uns des autres dans leur trajet, souvent ils s'envoient des branches de communication qui forment ce qu'on appelle des *anastomoses*. Ces anastomoses ne sont pas comparables à celles des vaisseaux, en ce sens que toujours chaque fibre nerveuse conserve son indépendance, il y a donc seulement accolement de fibres provenant de différents nerfs, mais non fusion des fibres. Les véritables anastomoses nerveuses semblent cependant exister à la périphérie. Quant aux *plexus* nerveux, ils sont formés par des intrications en réseaux de fibres provenant de nerfs différents. Ici comme dans les anastomoses les fibres conservent leurs propriétés et leur autonomie.

Les rapports des nerfs ne peuvent être déterminés d'une façon générale, leur position par rapport aux vaisseaux n'a rien de fixe, ainsi que nous avons eu déjà l'occasion de le dire. Les nerfs traversent rarement les muscles, leur position la plus ordinaire est le tissu conjonctif intermusculaire, dans lequel ils se logent après s'être entourés d'une gaîne spéciale de tissu condensé.

Quant à la terminaison des nerfs, son étude présente encore beaucoup de lacunes. Nous avons exposé en parlant de la peau et des muscles un abrégé des connaissances acquises sur cette difficile question, nous n'y reviendrons pas ici.

Les *ganglions* sont des renflements d'une couleur gris-rougeâtre, de volume très-variable, qui se rencontrent surtout sur le trajet des fibres du grand sympathique. Toutes les racines postérieures ou sensitives en sont également pourvues. Ils interrompent pour ainsi dire les cordons nerveux et présentent ainsi des fibres nerveuses afférentes et efférentes. C'est au delà des ganglions spinaux que se fait la réunion des fibres motrices avec les fibres sensitives. On n'en rencontre jamais dans les nerfs exclusivement moteurs. Les nerfs des sensations spéciales ne possèdent pas non plus de ganglions.

Structure et propriétés du système nerveux. — Deux éléments microscopiques entrent dans la composition du système nerveux, les *tubes nerveux* et les *cellules nerveuses*. Par leur association ces éléments forment des *substances* d'aspect différent ; l'une *blanche*, exclusivement composée de tubes et l'autre *grise*, dans laquelle se trouvent des fibres et des cellules.

Les *tubes nerveux* ou mieux *fibres nerveuses* sont des éléments allongés, d'une longueur égale à celle du nerf lui-même et d'un diamètre très-variable, qui les a fait distinguer en fibres fines et en fibres larges. Elles sont aussi désignées sous le nom de *fibres à moelle* et *fibres sans moelle*, suivant que cette substance entre dans leur composition ou qu'ils en sont dépourvus. Ces dernières sont encore désignées sous le nom de *fibres de Remak*.

Dans une fibre nerveuse à moelle, on reconnaît trois choses distinctes : 1° une enveloppe appelée *gaîne nerveuse* ou gaîne de *Schwann*, de nature élastique, mince et homogène ; 2° une seconde enveloppe, la *myéline* ou *moelle nerveuse*, substance très-diffluente et très-réfringente, ce qui lui donne l'aspect d'un corps blanc et brillant. C'est la myéline qui donne aux nerfs leur couleur blanche spéciale. La fluidité de cette substance fait qu'elle s'échappe de la gaîne de Schwann par l'extrémité coupée du tube nerveux, et se répand alors en gouttes plus ou moins volumineuses ; 3° un organe central appelé *cylindre-axe*, pâle, homogène ou quelquefois légèrement granulé, rectiligne.

Il n'y a pas bien longtemps encore que l'on considérait les trois éléments dont est composé le tube nerveux comme étant continus dans toute la longueur de la fibre nerveuse. M. Ranvier a fait connaître une disposition particulière et extrêmement importante de la composition de la fibre. A des distances dont la moyenne est de un millimètre environ, la membrane de Schwann présente des étranglements annulaires, et la portion du tube comprise entre deux étranglements doit être considérée comme une cellule allongée, pourvue d'un noyau sur le milieu de sa longueur. On rencontre également à sa face interne une couche mince et continue de protoplasma. La myéline n'est autre chose que le contenu de la cellule nerveuse. Quant au cylindre-axe, il est continu et s'étend dans toute la longueur du nerf sans présenter aucune interruption, il franchit les étranglements des deux gaînes externes et il est entouré au niveau de ces étranglements par un anneau ou un disque percé. Cette disposition montre bien que le cylindre-axe est la partie essentielle de la fibre nerveuse, les autres ne sont que des organes de protection. Nous reviendrons sur cette structure des nerfs en parlant de la question si importante de la régénération.

Les fibres nerveuses sans moelle possèdent un cylindre-axe et une enveloppe, mais elles sont dépourvues de myéline ; elles ne présentent nulle part les étranglements que M. Ranvier a signalés dans les tubes à moelle.

Les *cellules nerveuses* sont formées par une masse de protoplasma sans membrane d'enveloppe ; elles sont, dans les ganglions, recouvertes par une couche de tissu conjonctif fibrillaire. Leur noyau est volumineux. La forme des cellules nerveuses est caractéristique, on les rencontre dans la substance grise des organes centraux, dans les ganglions, quelquefois sur le trajet des nerfs, et même dans leurs expansions périphériques, comme la rétine, le nerf du limaçon, les muqueuses.

Les cellules nerveuses peuvent être dépourvues de prolongements, *cellules apolaires*, ou bien en présenter un, *cellules unipolaires*, ou deux, *cellules bipolaires* ou un plus grand nombre, *cellules multipolaires*. Les prolongements relient entre elles les cellules voisines, ou bien forment le cylindre-axe des fibres nerveuses qui partent des cellules.

L'étude des *ganglions spinaux* est un des points les plus difficiles de l'histologie. Aussi ces organes sont-ils encore mal connus. Il n'existe aucun rapport de continuité entre les. fibres nerveuses sensitives et les corpuscules ganglionnaires. Les fibres sensitives ne font que traverser les ganglions séparés en un ou plusieurs faisceaux qui se réunissent au delà du ganglion.

Un ganglion se compose d'une enveloppe membraneuse d'épaisseur variable, qui fournit par sa face profonde des tractus de tissu conjonctif qui séparent les éléments du ganglion et supportent les vaisseaux sanguins.

Les cellules de l'intérieur du ganglion sont unipolaires pour la plupart, lorsqu'elles sont bipolaires, les deux prolongements semblent se diriger vers la périphérie. Il résulte de cette disposition que le nombre des fibres sensitives efférentes est toujours beaucoup plus considérable que celui des fibres afférentes, et que le nerf à sa sortie du ganglion possède un volume supérieur à celui qu'il avait à son entrée dans cet organe.

Les tubes nerveux et les cellules produisent par leur arrangement réciproque dans les centres nerveux deux sortes de substances, la substance grise et la substance blanche.

La *substance blanche* de l'encéphale et de la moelle est formée, de même que les nerfs, de faisceaux de tubes nerveux auxquels se mêlent les éléments accessoires dont nous venons de parler. Quant à la *substance grise* qu'on ne rencontre que dans les centres et les ganglions, elle est formée par un mélange, dans des proportions diverses, des cellules nerveuses et des tubes nerveux. Les tubes sont relativement rares dans la substance grise des centres. Dans les ganglions, ils sont plus nombreux.

Indépendamment des fibres et des cellules, le système nerveux renferme aussi des éléments que l'on pourrait nommer *accessoires*. Ces parties sont le *tissu conjonctif* et les *vaisseaux*.

Le *tissu conjonctif* se condense autour des cordons nerveux périphériques, à la manière des aponévroses autour des muscles, il reçoit alors le nom de *névrilemme*. Le névrilemme envoie dans l'intérieur du faisceau nerveux des cloisons qui isolent les faisceaux nerveux et qui finissent par former des gaînes homogènes semées de noyaux, enveloppant un ou plusieurs tubes nerveux (faisceaux primitifs), gaînes auxquelles

M. Robin a donné le nom de *périnèvre*. Dans l'épaisseur des centres nerveux, le tissu conjonctif donne une gaîne au vaisseau, puis se résout en une sorte de gangue amorphe avec cellules étoilées que Virchow appelle névroglie. C'est au névrilemme que les nerfs doivent leur dureté et cette résistance spéciale qui leur permet de résister à des efforts de traction assez considérables.

Le névrilemme peut dans certains cas s'hypertrophier et former sur le trajet des nerfs ces renflements plus ou moins volumineux, d'aspect arrondi ou ovalaire, toujours douloureux, qu'on a appelés des *névrômes*. Le microscope a fait distinguer plusieurs sortes de névrômes. Celui qui a pour caractère distinctif l'hypertrophie du tissu conjonctif pourrait être appelé *faux névrôme ;* et dans ces cas, il peut arriver que l'enveloppe extérieure seule augmente de volume, ou bien que le tissu conjonctif inter-fasciculaire y prenne part également. Les véritables névrômes sont dus à des hyperplasies des tubes nerveux eux-mêmes.

Les *vaisseaux* du système nerveux sont extrêmement abondants, mais ils offrent peu de particularités remarquables. Ils sont plus abondants dans les organes centraux que dans les cordons périphériques, et plus abondants aussi dans la substance grise que dans la substance blanche. Dans les centres, les capillaires se font remarquer par leur excessive ténuité. Les lymphatiques ont fait, dans ces derniers temps, le sujet de. nombreuses recherches. On les voit, dans les centres, former autour des vaisseaux une sorte de gaîne qui les entoure de toutes parts et qu'on appelle, pour cette raison, gaîne lymphatique.

Les *propriétés générales* du système nerveux sont extrêmement importantes à connaître au point de vue pathologique; aussi allons-nous les rappeler avec quelques détails en commençant par celles des nerfs. Nous dirons ensuite quelques mots des centres et nous terminerons ce chapitre par une courte revue des propriétés les plus importantes du grand sympathique.

Nous avons déjà fait des distinctions entre les fibres nerveuses, nous avons appelé les racines supérieures sensitives et les racines inférieures motrices. Sur quoi se fondent ces différences? C'est ce que nous allons tout d'abord examiner.

Par l'examen le plus superficiel, on s'aperçoit bien vite qu'il existe dans les nerfs deux courants, l'un qui va de la périphérie vers les centres, c'est le *courant centripète*, l'autre qui marche en sens contraire, c'est-à-dire du centre à la périphérie, c'est le *courant centrifuge*. Cette distinction est très-facile à faire expérimentalement, car les nerfs sont en rapport avec des espèces de réactifs, qui sont tantôt des manifestations de douleur, tantôt des contractions musculaires. Nous savons déjà que les deux ordres de fibres sont mélangés dans les nerfs rachidiens, aussi si l'on sectionne sur un animal un des nerfs rachidiens, on prive à la fois la région à laquelle se distribue ce nerf de la sensibilité et du mouvement.

De ce qui précède nous pouvons déjà conclure que les nerfs n'ont pas de propriétés par eux-mêmes, que ce sont de simples *conducteurs* qui transmettent des impressions venant de deux sources, du centre ou de la périphérie.

La distinction de fibres sensitives et de fibres motrices, ou plus exactement de fibres produisant, par les excitations, des impressions de douleur ou déterminant des mouvements, n'est connue que depuis les expériences de Magendie, en 1821 (1). L'expérience qu'il fit alors est très-démonstrative, nous la rappelons ici parce qu'elle est des plus instructives au point de vue chirurgical. Magendie met la moelle à nu sur de jeunes chiens ; il coupe les racines postérieures, abolition complète de la sensibilité dans un des membres postérieurs, la motilité volontaire persiste. Il coupe les racines antérieures, abolition des deux fonctions. Ajoutons que si, dans cette expérience, les racines étant coupées, on irrite avec les pinces ou tout autre excitant physique, galvanique ou chimique, le bout central des racines postérieures, l'animal manifeste par ses cris, son agitation, qu'il ressent une vive douleur, si on excite le bout périphérique des mêmes racines, on n'obtient rien. En répétant cette même expérience sur les racines antérieures, on ne voit aucun phénomène se manifester en pinçant le bout central ; mais si l'excitation est portée sur le bout périphérique on produit des contractions dans les muscles auxquels se rendent les racines (2).

Dans le cas où un nerf mixte est coupé dans sa continuité, le pincement du bout central détermine de vives douleurs. L'irritation du bout périphérique, au contraire, ne donne que des mouvements des muscles desservis par le nerf excité. Nous pouvons donc ajouter, qu'indépendamment de la propriété conductrice, les nerfs sont des organes *excitables* et en même temps *excitateurs*.

Nous ne pouvons faire l'étude du système nerveux sans rappeler les belles expériences de M. Cl. Bernard sur les nerfs au moyen du *curare*. Ce poison est une sorte de réactif qui permet l'isolement physiologique des divers éléments du système nerveux. Le curare possède la propriété de tuer le système nerveux moteur. Il attaque les fibres motrices par leur extrémité périphérique et leur enlève la faculté de faire contracter les fibres musculaires. L'animal empoisonné par cette substance est paralysé, mais il sent très-bien ; il conserve son

(1) On a souvent attribué, à tort, à Ch. Bell, la découverte des propriétés des nerfs. Il résulte, au contraire, de la lecture du mémoire publié en 1811, que Ch. Bell n'a eu que l'idée d'ouvrir le canal rachidien pour expérimenter directement sur les racines des nerfs, mais qu'il n'a pas su voir les propriétés de chaque racine, empêché qu'il était par ses idées systématiques. La gloire de cette découverte doit donc revenir tout entière à Magendie et à la physiologie française.

(2) Cette excitation détermine cependant quelque douleur lorsque les fibres supérieures correspondantes sont intactes. On désigne cette sensibilité particulière sous le nom de sensibilité récurrente, elle vient de ce que quelques fibres des racines postérieures ont remonté vers la moelle par la racine antérieure.

intelligence et sa volonté, mais les organes qui servent aux manifestations de ces deux facultés sont incapables de leur obéir.

La strychnine est au contraire un poison très-énergique de l'élément sensitif des nerfs, de plus son action est inverse de celle du curare. C'est en déprimant le système nerveux moteur que le curare agit ; la strychnine, au contraire, tue le nerf sensitif en exagérant ses propriétés, sa mort est causée par l'épuisement qui résulte de cet excès d'activité. Les mouvements si énergiques que l'on remarque dans l'empoisonnement par le principe de la voie vomique ne sont dus qu'à cet excès de sensibilité.

La vitalité des éléments nerveux trouve ses conditions normales dans le contact avec le sang. Or, quand on supprime la circulation, ces éléments finissent par mourir, et ils meurent chacun à sa manière. L'élément sensitif meurt le premier, puis vient l'élément moteur. Quant aux muscles, leurs propriétés persistent plus longtemps que celles des nerfs. Or, dans les circonstances pathologiques, circonstances que l'on peut provoquer expérimentalement avec la plus grande facilité, il peut arriver deux choses : l'*anémie* est *périphérique* ou bien elle est *centrale*.

Dans l'*anémie périphérique*, par oblitération ou ligature d'une artère, l'animal semble paralysé à la fois du mouvement et du sentiment, mais le nerf moteur seul meurt par anémie, le nerf sensitif ne perd ses propriétés qu'accidentellement, et s'il cesse de fonctionner là où la circulation est suspendue, cela est dû à ce que les liquides, par leur stagnation, altèrent la substance nerveuse. La paralysie arrive plus ou moins rapidement, on le comprend du reste, suivant que la suppression de la circulation est plus ou moins complète.

Lorsque l'*anémie* est *centrale*, c'est-à-dire lorsque la circulation est interrompue dans la moelle épinière, on remarque, ainsi que l'a obtenu Flourens, outre la paralysie immédiate du mouvement volontaire, une disparition complète de la sensibilité, et ici c'est la motricité qui survit à la sensibilité pendant un temps plus ou moins long. Si l'oblitération des vaisseaux porte sur la moelle seulement, la sensibilité meurt seule et la motricité persiste.

Nous pouvons conclure de ces données physiologiques que, pour qu'un mouvement volontaire soit produit, il faut que le nerf moteur soit en communication avec l'encéphale; mais nous avons vu également qu'une excitation artificielle pouvait, jusqu'à un certain point, suppléer à l'excitation naturelle ou des centres.

Mais cette excitation artificielle n'est possible que pendant un certain temps, après lequel le nerf est absolument inexcitable.

Des expériences les plus précises faites par Longet, il résulte qu'un nerf séparé des centres perd son excitabilité après quatre jours. Chez le cheval, l'excitabilité dure certainement plus longtemps. Six à sept jours au moins.

Mais le nerf ainsi séparé ne reste pas toujours dans cet état, après un certain temps il se fait une cicatrice et il récupère ses propriétés, il redevient excitable et conducteur. Cette propriété spéciale des nerfs de pouvoir se restaurer mérite la plus grande attention, car elle explique certains faits de retour de la sensibilité ou de douleurs après la névrotomie. Nous allons nous y arrêter un instant.

Pendant toute la durée de la restauration d'un nerf coupé, il s'est passé dans le bout périphérique du nerf ainsi séparé des centres, un certain nombre de phénomènes étudiés pour la première fois par Nasse, en 1839, et appliqué, plus tard, en 1852, par Waller, à la recherche des extrémités des nerfs, et qu'on désigne sous le nom de dégénération. Lorsque ensuite le nerf récupère ses propriétés, c'est par la régénérescence. Les divers états par lesquels le nerf dégénéré passe pour recouvrer de nouveau ses propriétés, ont été surtout bien étudiés dans ces derniers temps par M. Ranvier.

Au début de la dégénérescence, on remarque une diminution de la transparence des fibres nerveuses, en même temps que la couche de protoplasma située au-dessous de la membrane de Schwann augmente d'épaisseur et que le noyau lui-même devient plus volumieux. Les amas de protoplasma, en pressant sur la myéline, la segmentent ou la réduisent à un filament irrégulier. Le cylindre-axe a été sectionné vers le quatrième jour par suite du gonflement du noyau du segment interannulaire. C'est aussi à ce moment que disparaît l'excitabilité d'après Longet. Vers le dixième jour, la myéline est comme coagulée en petites masses, les segments deviennent de plus en plus petits jusqu'à ne plus former que de petites gouttelettes éparses çà et là dans la gaîne de Schwann, rétrécie et revenue sur elle-même. Pendant ce temps les noyaux se multiplient avec une très-grande activité, en même temps qu'ils augmentent de volume. A partir du septième au vingtième jour, la multiplication des noyaux perd de son activité. Le cylindre-axe ne se rencontre plus lorsque la dégénérescence est complète. Enfin vers la sixième semaine, les gouttelettes disparaissent et le nerf présente l'aspect d'un mince cordon de tissu conjonctif. La couleur blanche elle-même a disparu et le nerf est devenu grisâtre. Chez les jeunes animaux, la marche des altérations est plus rapide.

Le bout central du nerf ne présente de modifications que tout à fait à son extrémité où l'on remarque également une multiplication des noyaux des segments sans altération du cylindre axe qui se montre seulement hypertrophié mais non segmenté.

La connaissance de ces faits a permis à M. Ranvier de conclure que les modifications des tubes nerveux de la partie périphérique d'un nerf coupé ne sont pas de nature dégénérative; il y a au contraire une suractivité formatrice, une sorte de névrite; cette interprétation permet d'expliquer l'accroissement de l'excitabilité, constatée par tous les physiologistes, dans les premiers jours qui suivent la section d'un nerf, et dont la raison n'avait pu être donnée jusqu'ici.

Quant à la régénération, on peut l'étudier le plus facilement vers le quatre-vingtième jour, après la section du nerf. On constate, à cette époque, qu'il s'est formé à chaque extrémité du nerf divisé une sorte de moignon communiquant l'un avec l'autre par un filament cicatriciel rectiligne. Ce dernier est formé par un grand nombre de petits faisceaux cylindriques constitués par une quantité innombrable de petits tubes nerveux chez la plupart desquels la myéline fait encore défaut. L'étude du moignon du bout central montre que quatre, cinq ou un plus grand nombre de tubes nerveux nouveaux peuvent prendre naissance dans un seul tube ancien. M. Ranvier pense que le cylindre-axe de ce tube est le point de départ de la néoformation des fibres nerveuses. Ces fibres pénètrent ensuite dans le bout périphérique et se développent dans l'intérieur même des fibres dégénérées ou librement entre celles-ci, dans le tissu conjonctif qui les sépare.

La régénération est plus ou moins rapide suivant que les deux extrémités du nerf sont plus ou moins éloignées l'une de l'autre. Elle se fait plus vite également chez les animaux jeunes que chez les vieux.

Disons maintenant quelques mots sur ce qu'on appelle la *sensibilité récurrente*. Cette propriété particulière a été constatée par Magendie, Longet, sur les racines des nerfs, par M. Cl. Bernard, sur leurs extrémités, et enfin très-bien étudiée dernièrement par MM. Arloing et Léon Tripier sur les nerfs de la main et du pied chez plusieurs animaux, le chien, le chat et le cheval. J'ai moi-même fait quelques expériences sur le nerf plantaire du cheval, sectionné au point où l'on pratique habituellement l'opération appelée névrotomie plantaire.

Lorsqu'on irrite le bout périphérique d'un nerf sectionné, il arrive que l'animal manifeste une douleur plus ou moins vive, mais qui peut aller jusqu'à se traduire par des cris, chez le chien par exemple. Or, dans ce cas, pour être perçue, l'excitation a dû suivre le chemin d'un nerf intact, c'est-à-dire qu'elle a dû cheminer d'abord vers la périphérie, puis retourner vers les centres par un nerf voisin. Si on sectionne, par exemple, la branche principale du nerf plantaire du cheval au niveau du boulet, et qu'on attende quelques minutes avant de pratiquer l'excitation, on verra qu'en pinçant le bout périphérique du nerf divisé, on amènera de la douleur et souvent une douleur assez vive pour que l'animal relève le pied et l'écarte de sa position. Les mêmes manœuvres, faites par MM. Arloing et Tripier, sur les différents nerfs de la main et du pied chez le chien et le chat ont constamment donné des résultats analogues.

Or, en étudiant ces phénomènes de sensibilité, les deux auteurs que nous venons de citer ont reconnu : 1° que la sensibilité récurrente est d'autant plus vive qu'on se rapproche davantage de la périphérie, et 2° qu'elle demande, pour se manifester avec le plus de force, que l'animal soit reposé de l'ébranlement que lui a fait subir la section du nerf.

La cause de la sensibilité récurrente pourrait être rapportée à deux ordres de faits : ou bien dans le cas de réseaux nerveux périphériques à des filets nerveux remontant de ce réseau dans l'intérieur du nerf et communiquant, d'autre part, avec les nerfs intacts ; ou bien encore à des anses nerveuses, jetées d'un nerf à l'autre, mais ne remontant qu'à une certaine hauteur dans le nerf sectionné, et se servant de ce nerf comme d'un tuteur pour aller se distribuer un peu plus haut.

C'est par la méthode wallérienne ou de dégénérescence que MM. Arloing et L. Tripier sont arrivés à trancher tout récemment cette question. Sur des nerfs sectionnés depuis un mois ou cinq semaines, on examine le bout central et le bout périphérique ; ce dernier est dégénéré, mais cependant renferme quelques fibres intactes. Le bout supérieur, au contraire, possède toutes ses fibres intactes à l'exception de quelques-unes qui sont dégénérées. Or, d'après cela, il est très-rationnel d'admettre que les excitations appliquées sur les fibres nerveuses intactes du bout périphérique se sont propagées sur les nerfs du côté opposé, car on rencontre sur ces nerfs quelques fibres dégénérées qui proviennent du nerf sectionné, comme les fibres intactes de celui-ci arrivent par les nerfs du côté opposé. Enfin le nombre des fibres intactes augmente à mesure qu'on se rapproche de la périphérie, et ces fibres au contraire n'existent plus à l'origine du nerf, mais aussi le nerf interrogé à ce point n'a donné aucune sensibilité. On est donc fondé, après ces expériences, à dire que des fibres forment des anses à la périphérie des nerfs et remontent le long du trajet des nerfs voisins pour se distribuer dans le domaine de ce nerf, et cela de telle manière qu'il y a une sorte d'entrecroisement entre les fibres nerveuses de nerfs voisins.

On voit immédiatement la conséquence pratique de ce fait, au point de vue des névrotomies. Rien, en effet, ne vient affirmer que la douleur causée dans un point et que l'on croirait pouvoir anéantir par la section du nerf qui passe à proximité de ce point, le sera effectivement, puisqu'elle peut être transmise par un nerf fort éloigné du point douloureux. Ces données et surtout celles qui ressortent de l'étude de la régénération des nerfs doivent donc être prises en très-grande considération lorsqu'il s'agit de pratiquer la névrotomie. Il y a lieu, sinon de rejeter l'opération qui rend parfois de vrais services, de rechercher quelles sont les chances plus ou moins grandes de réussite, ou la médication qui permettra de transformer en résultat permanent les modifications avantageuses mais temporaires qui ont été obtenues, et bien certainement il faudra dans ces cas rechercher en dehors du système nerveux, dont l'action est une et sera toujours la même, quoi qu'on fasse.

La ligature des nerfs produit le même effet que leur section, le point où se rend un nerf serré dans une anse de fil est paralysé, et s'il récupère ses propriétés primitives, c'est par le même mode qu'après la section complète. Il est donc très-important, dans les cas où on est obligé de faire une ligature artérielle, de s'assurer qu'on n'embrasse pas aussi le nerf. Ce serait une complication sérieuse et qui pourrait faire naître des accidents graves.

La section d'un nerf détermine toujours une vive douleur ; mais il faudrait se garder de croire que cette douleur est en raison directe du volume du nerf sectionné. En général, quel que soit le nerf envisagé, le tronc nerveux est toujours beaucoup moins sensible que les extrémités, et la section complète de ce tronc est toujours moins douloureuse que l'irritation directe de quelques-unes de ses fibres à la périphérie. Nous pourrions donner comme exemples les douleurs atroces produites par l'inflammation de la membrane kératogène, ou d'un décollement partiel de la paroi du sabot, chez le cheval, à la suite d'une forte contusion, et la douleur passagère produite par la section de troncs volumineux comme le nerf plantaire. On sait également que le tétanos traumatique survient plus souvent à la suite de lésions des extrémités périphériques des nerfs, qu'après la section ou l'écrasement de nerfs volumineux comme le sciatique.

Quoique le chirurgien ait peu de moyens d'action sur les centres nerveux, nous pensons qu'il ne sera pas inutile de donner un résumé succinct des phénomènes que présentent les lésions de leurs différentes parties, le diagnostic de certaines affections qui en dépendent directement en sera ainsi rendu plus facile.

Nous pouvons ainsi résumer les recherches des divers expérimentateurs sur l'excitabilité de la moelle épinière.

1° Les faisceaux postérieurs (1) sont constamment excitables, ils provoquent de la douleur, des convulsions et des mouvements généraux lorsqu'on les excite à la superficie.

2° Les faisceaux antérieurs ont été trouvés inexcitables par M. Chauveau, mais il est possible, ainsi que le fait observer M. Vulpian, que l'excitation ait été trop légère. Ils sont toujours moins excitables que les faisceaux postérieurs.

3° La substance grise de la moelle est partout inexcitable, on peut la pincer, la déchirer ou la brûler sans provoquer le moindre signe de réaction. Dans toutes les autres parties des centres, la substance grise possède les mêmes propriétés.

La moelle est un organe conducteur et en même temps un centre. Elle doit être étudiée à ces deux points de vue différents.

Comme *organe conducteur*, la moelle sert d'intermédiaire entre le cerveau et les nerfs périphériques. Elle transmet donc aux centres les impressions extérieures, tact et douleur, et conduit, en même temps, les réactions centrifuges produites par les mouvements. Il est essentiel

____

(1) Les expressions de faisceaux postérieurs, antérieurs habituellement employées en physiologie sont synonymes de supérieurs et inférieurs qui peuvent s'appliquer aux animaux.

de savoir apprécier les lésions des organes centraux d'après l'examen des troubles de la sensibilité ou de la motilité.

Il résulte des expériences faites dans le but de déterminer quelles sont les parties de la moelle qui conduisent les excitations, que la substance grise joue le rôle principal, mais que les cordons remplissent également un rôle important. D'après Brown-Séquard, la transmission des excitations motrices centrifuges se fait par les cordons latéraux et antérieurs, mais principalement par ces derniers. La section de ces cordons détermine la paralysie des muscles du même côté situés en arrière de la section, et diminue la motilité des muscles du côté opposé. L'action est d'autant plus énergique que la section se rapproche davantage du bulbe.

Quant aux impressions de douleur, elles semblent conduites exclusivement par la substance grise, et ici il y a lieu de distinguer entre les impressions tactiles et les sensations douloureuses. Les premières, d'après Longet, arriveraient aux centres par les faisceaux postérieurs et les secondes par l'axe gris ; il y a en effet, dans la pathologie, un certain nombre de cas dans lesquels on trouve l'abolition de l'une ou de l'autre de ces sensations. M. Luys aurait constaté que, chez une malade qui percevait la douleur et non le contact, les faisceaux postérieurs étaient sclérosés et l'axe gris intact. La section de cette dernière partie entraîne toujours la perte complète de la sensibilité.

Ces expériences cependant ne sont pas concluantes ; tout ce qu'on peut dire sur le rôle des cordons postérieurs, c'est que leur altération produit l'incoordination des mouvements. Tous les expérimentateurs ont signalé le désordre des mouvements volontaires dans les cas de section ou d'altération des faisceaux postérieurs.

Dans tous les cas de transmission centripète ou centrifuge, l'excitation ne suit pas dans la moelle un trajet rectiligne, il y a toujours une transmission croisée, c'est-à-dire que l'excitation peut passer d'une moitié de la moelle dans l'autre. On le prouve en sectionnant une moitié de cet organe, on observe alors une paralysie partielle de toutes les parties situées en arrière de la section, paralysie plus accusée d'un côté que de l'autre. On peut même sectionner la moelle complétement au moyen de deux demi-sections suffisamment espacées sans abolir complétement les mouvements dans la partie postérieure du corps. Des faits de la nature de ceux que l'on provoque par les sections se remarquent souvent dans les cas de compression de la moelle par des abcès, des tumeurs ou des exostoses.

La moelle épinière, envisagée comme centre, est le siége de manifestations qu'on appelle *phénomènes réflexes*. Les phénomènes réflexes sont des mouvements provoqués dans une partie du corps par une excitation agissant par l'intermédiaire d'un centre nerveux, autre que le cerveau, sans intervention de la volonté. Les mouvements réflexes sont d'ordres différents. 1° Ils peuvent siéger sur des muscles de la vie animale et succéder à l'irritation des nerfs sensitifs de la vie animale, comme la toux qui succède à une impression de froid à la superficie de la peau par exemple ; 2° ils peuvent être le résultat d'excitations des nerfs sensitifs de la vie organique et provoquer des mouvements des muscles de la vie animale. Ainsi l'irritation des intestins par les maladies vermineuses se traduit par des convulsions, les spasmes des muscles respiratoires coïncident avec les efforts de vomissement ; 3° les mouvements réflexes des muscles de la vie organique peuvent succéder à l'irritation des nerfs sensitifs de la vie animale, comme la sécrétion des larmes après excitation de la conjonctive ; 4° enfin on remarque des contractions des muscles de la vie organique succédant à des irritations des nerfs sensitifs de la vie organique. La dilatation de la pupille dans les cas d'affection vermineuse, la contraction de l'utérus après injection d'eau froide et tous les mouvements déterminés dans l'appareil digestif par la présence de matières alimentaires sont des phénomènes de cet ordre.

On a rapproché des phénomènes réflexes certaines classes de sensations qui produisent de la sensibilité dans d'autres parties du corps, comme l'éternuement qui suit l'impression du froid ou de la lumière du soleil. On donne à ces phénomènes le nom de sympathies.

Les actions réflexes s'accentuent généralement dans les altérations de la moelle elle-même ou des centres nerveux ; il y a souvent hypéresthésie dans le côté du corps correspondant à une altération de la moelle ne portant que sur un côté de cet organe.

Le *bulbe rachidien* a, avec la moelle épinière, de nombreux points de rapport que l'on peut constater soit en l'excitant directement, soit en pratiquant des solutions de continuité dans sa substance. Son action comme centre est aussi très-analogue ; mais une des propriétés principales du bulbe, c'est son influence sur la respiration. Dans ses expériences sur la section du bulbe, Flourens arrive à déterminer que le point de cet organe dont la section détermine la mort avec le plus de rapidité est situé au niveau du V de substance grise de l'angle postérieur du quatrième ventricule et que le stylet enfoncé en ce point fait cesser immédiatement les mouvements respiratoires du tronc et de la face. Une des propriétés particulières, la plus importante du bulbe au point de vue médical, a été mise au jour par M. Cl. Bernard. Cet expérimentateur a vu qu'il suffit d'irriter le plancher du quatrième ventricule pour provoquer immédiatement un diabète artificiel. Des observations pathologiques sont venues prouver la vérité de l'assertion de M. Cl. Bernard. On a en effet recueilli chez l'homme un certain nombre d'observations dans lesquelles, après avoir constaté la présence du sucre dans les urines, on a reconnu à l'autopsie des altérations ou des tumeurs du bulbe, intéressant l'endroit indiqué par notre grand physiologiste.

La *protubérance annulaire* est aussi un organe sensible et dont l'action peut être assez facilement déterminée. M. Gubler a démontré que, dans les cas de paralysie ou hémiplégie alterne, il y avait des lésions de la protubérance. On sait que, dans l'hémiplégie alterne, il y a paralysie de la moitié du corps opposée à la lésion de la protubérance et paralysie directe du côté de la face qui correspond à la lésion. Cette action particulière s'explique très-bien par l'action croisée et le mode d'origine du nerf facial.

La protubérance préside aussi à l'attitude normale des animaux, et, d'après Longet, elle serait également le siége du *sensorium commune*.

Les lésions des *pédoncules cérébelleux* donnent lieu à divers mouvements ou attitudes en général assez bien connus. La blessure du pédoncule cérébelleux inférieur ou postérieur donne lieu à une courbure en arc du côté de la blessure et a une tendance au mouvement de manége de ce même côté. Quant au *pédoncule moyen*, les désordres que produit sa lésion sont très-caractéristiques, l'homme ou l'animal dont l'un des pédoncules a été blessé, roule sur lui-même autour de son axe longitudinal ; on observe aussi une déviation particulière de l'axe des yeux, et Magendie a vu que, dans ce cas, l'œil du côté blessé se dirige en bas et en avant ; celui du côté opposé se porte en haut et en arrière. Habituellement le mouvement de rotation a lieu vers le côté opposé au côté blessé.

Les *tubercules quadrijumeaux* régissent spécialement l'acte de la vision ; leur ablation entraîne une cécité immédiate. Si la lésion est limitée à un seul, c'est l'œil du côté opposé qui est atteint.

Nous ne poursuivrons pas plus loin cette étude détaillée des centres nerveux. Les autres parties, telles que les hémisphères, les corps striés, les lobes olfactifs, le cervelet, etc., sont des organes absolument insensibles, on peut déchirer, piquer et même brûler les lobes cérébraux sans provoquer la moindre douleur. C'est là un fait extrêmement curieux et qui n'a point échappé aux physiologistes ou pathologistes anciens. Les lobes cérébraux sont le lieu où s'élabore l'impression ; elle s'y transforme en sensation. L'animal privé de ses lobes cérébraux perçoit toutes les circonstances extérieures, mais s'il voit, s'il entend, s'il sent, il ne peut plus remplir les fonctions intellectuelles qui découlent de ces sensations, il ne regarde plus, il n'écoute plus, il ne flaire plus. Les mouvements volontaires sont également abolis, car la volonté elle-même fait défaut. Enfin, disons également que l'action de ces lobes est croisée et que l'altération d'un de ces organes retentit sur le côté opposé du corps.

Pour terminer ce qui a rapport au système nerveux général, résumons les différentes lésions du mouvement déterminées par des altérations de l'encéphale.

Voici, d'après M. Vulpian, l'énumération des diverses parties dont la lésion unilatérale peut déterminer des mouvements de rotation.

1° Hémisphères cérébraux ;

2° Corps striés ;
3° Couches optiques ;
4° Pédoncules cérébraux ;
5° Pont de varole ;
6° Tubercules quadrijumeaux ;
7° Pédoncules du cervelet, surtout le moyen ;
8° Corps olivaires, corps restiformes ;
9° Partie externe des pyramides antérieures ;
10° Partie du bulbe d'où naît le nerf facial ;
11° Nerfs optiques ;
12° Canaux semi-circulaires et nerf auditif.

On s'est demandé souvent dans les cas de mouvements de rotation s'il y a contraction ou paralysie de certains muscles ; toutes les observations tendent à faire croire qu'il y a contracture spasmodique des muscles d'un côté et non paralysie des muscles du côté opposé. Serres a admis qu'il y avait paralysie des muscles du côté opposé à la contraction, mais on peut réfuter ces arguments en montrant que les muscles supposés paralysés se contractent facilement, et que l'animal sent parfaitement la piqûre que l'on peut faire du côté de la convexité.

Il nous reste maintenant à dire quelques mots du nerf grand sympathique. Son origine est dans la moelle comme celle des nerfs cérébro-rachidiens ; il est parsemé de petits amas ganglionnaires qui remplissent jusqu'à un certain point l'usage de petits centres nerveux, car ils peuvent être le point de départ de phénomènes réflexes. Nous pensons que le nerf sympathique est sensitif et moteur ; ses propriétés sensitives sont encore douteuses, mais il est bien avéré qu'il tient sous sa dépendance tous les phénomènes de contraction des muscles dits de la vie organique.

L'action la plus importante du sympathique est celle que l'on appelle vaso-motrice. Cl. Bernard l'a le premier constatée en coupant le cordon cervical ; il a vu qu'alors la chaleur de la partie correspondante de la face augmentait considérablement. On peut même constater directement cette augmentation avec la main. Dupuy, d'Alfort, avait déjà constaté de la sueur sur la face après l'ablation du ganglion cervical supérieur, mais il n'avait pas su expliquer ce fait. Ce n'est que depuis que les fibres musculaires des vaisseaux ont été constatées qu'on a pu étudier l'action vaso-motrice du sympathique.

Par cette action vaso-motrice, le sympathique possède une influence considérable sur les sécrétions, la calorification et la nutrition. Il règle en effet l'écoulement du sang dans toutes les parties du corps. Lorsqu'on l'excite, les vaisseaux auxquels se rend la partie excitée se contractent à tel point qu'on peut pour ainsi dire arrêter la circulation. La destruction du sympathique, au contraire, produit une sorte de congestion par dilatation considérable des vaisseaux.

Le mode de contraction des fibres auxquelles se rendent les filets du grand sympathique est tout spécial, ainsi que nous l'avons vu. Cette contraction n'est pas instantanée, mais lente; elle dure un certain temps après l'excitation et disparaît graduellement.

Nous avons souvent parlé, dans ce chapitre d'excitations nerveuses, mais nous n'avons jusqu'à présent rien dit de ces excitations. Il y a une foule de manières différentes d'exciter un nerf, une des plus importantes au point de vue des résultats qu'elle peut donner dans les cas pathologiques est l'électricité. L'électricité peut être employée de deux manières : sous la forme de courants voltaïques, ou bien, ce qui se fait plus habituellement, sous la forme de courants intermittents obtenus par la pile. On a construit, pour l'usage médical, de petits appareils très-portatifs qui rendent les plus grands services en médecine humaine, mais dont l'usage est encore trop peu répandu en médecine vétérinaire.

Lorsqu'on veut réveiller l'action nerveuse après la régénération d'un nerf, on emploie l'électricité, soit à travers la peau, soit directement sur le nerf. On a pu aussi, dans des cas de paralysie du mouvement et du sentiment chez l'homme, provoquer des contractions et ramener la vitalité dans des muscles inactifs depuis fort longtemps. Dans ces cas l'électricité n'agit bien entendu que comme stimulant, elle ne peut en aucun cas être assimilée à la force nerveuse. Les courants voltaïques, que l'on a le tort de négliger beaucoup trop, présentent certains avantages sur les courants faradiques. Ils ne provoquent qu'une secousse au moment de l'application du courant et au moment de sa rupture, mais le passage du courant pendant toute la durée de l'application détermine dans le muscle un état particulier électro-tonique, dont l'influence est très-salutaire sur le résultat de l'excitation. Il a aussi l'avantage sur la bobine, de ne pas provoquer le tétanos du muscle et par conséquent de le fatiguer beaucoup moins.

LIVRE DEUXIÈME

ANATOMIE SPÉCIALE OU DES REGIONS

SECTION PREMIÈRE
DE LA TÊTE

La tête, prise dans son ensemble, représente, chez les mammifères domestiques et surtout chez les plus grands, le cheval et le bœuf, une sorte de pyramide à quatre faces, attachée au cou par sa base et dont le sommet répond aux lèvres.

Le grand axe de la tête du cheval est habituellement incliné de 45° sur l'horizontale, mais cette position peut être modifiée par diverses causes comme une allure rapide ou le sommeil, par exemple. Pour l'étude, nous le considérerons comme étant à peu près vertical et nous reconnaîtrons dans la tête une *face antérieure*, deux *faces latérales* et une *face postérieure*, dans lesquelles nous rangerons les nombreuses régions dont elle se compose; la *base* de la tête se confond avec la partie supérieure de l'encolure, les lèvres qui en forment le sommet seront rangées dans les faces antérieure et postérieure.

Cette division nous paraît préférable à celle qui séparerait la tête en portion crânienne et en portion faciale, ainsi qu'on le fait en anatomie descriptive, et aussi chez l'homme en anatomie topographique, car le peu d'étendue de la première section chez les animaux domestiques et ses connexités avec la seconde rendraient assez obscure et peu naturelle une division de ce genre. Nous aurons d'ailleurs l'occasion de faire connaître les limites de l'encéphale en parlant des régions qui l'entourent et en le décrivant lui-même.

CHAPITRE PREMIER

|FACE ANTÉRIEURE DE LA TÊTE

Ses limites sont très-naturelles et n'ont pas besoin d'être indiquées; son diamètre le plus long s'étend de la protubérance occipitale au bout du nez, sa plus grande dimension transversale existe au niveau des orbites, elle' diminue jusqu'aux naseaux. Une règle droite s'applique exactement sur toute sa partie moyenne. Ces deux extrémités, la protubérance et la lèvre supérieure, se reportent en arrière. Comme toutes les parties qui occupent la ligne médiane du corps, la face antérieure de la tête est parfaitement symétrique. On y reconnaît trois régions : la *région fronto-pariétale*, la *région nasale* et la *région labiale supérieure ;* nous y décrirons également l'*appareil olfactif*.

§ 1. — **Région fronto-pariétale.**

Cette région, qui a pour base la face antérieure du frontal et la portion du pariétal comprise entre les deux crêtes, offre la forme d'un losange à angles tronqués ; l'angle supérieur remonte jusqu'à la naissance de la crinière (toupet), l'inférieur s'arrête au niveau d'une ligne qui réunirait les angles internes des deux yeux, c'est là que commence la région nasale ; sur les côtés, la région fronto-pariétale est limitée par les régions temporales et orbito-palpébrales.

Le front peut avoir plus ou moins d'étendue ; sa largeur et sa hauteur sont des beautés caractéristiques des races nobles, elles donnent à la tête la forme carrée, la plus belle et la meilleure puisqu'elle indique une plus grande quantité de substance cérébrale. Chez les animaux à tête carrée, la surface fronto-pariétale est parfaitement plane ; mais il arrive souvent qu'on la rencontre plus ou moins bombée. Ce caractère est défectueux lorsqu'il persiste dans l'âge adulte ; il résulte d'un état particulier des sinus frontaux. Chez l'animal jeune le front, au contraire, présente toujours une surface convexe, d'autant plus accentuée que l'animal se rapproche davantage du moment de sa naissance. Cela tient au peu de développement de la partie faciale du frontal et des os de la face en général comparés à ceux qui forment les parois du crâne. Les sinus notamment n'existent pas chez le fœtus et ne commencent à se montrer chez le jeune animal qu'après un certain âge.

La peau de la région frontale est peu mobile ; elle est garnie de poils courts qui forment habituellement un épi radié au milieu du front.

On ne rencontre entre le tégument et l'os qu'un feuillet fibreux assez épais, vestige de l'aponévrose épicrânienne de l'homme, fortement adhérent au périoste, et relié à la peau par un très-mince fascia, ce qui permet de le séparer avec assez de facilité.

Le squelette de la région est formé à sa partie supérieure par la portion des os pariétaux comprise entre les crêtes pariétales et par toute la partie plane de la face antérieure du frontal. Dans l'épaisseur de ce dernier os, nous signalerons l'existence des deux sinus frontaux, cavités creusées entre les deux lames de l'os, tout à fait en avant de la boîte crânienne qu'elles limitent, et séparées l'une de l'autre par une lame osseuse à peu près médiane et toujours imperforée. Chaque sinus frontal communique avec le sinus maxillaire correspondant par une large ouverture percée dans sa paroi inférieure. Pour être certain de pénétrer dans l'intérieur des sinus frontaux, on devra trépaner sur une ligne un peu supérieure à celle qui réunirait les angles internes des yeux, et de façon que le bord inférieur des couronnes ne dépasse pas cette dernière limite. Une ouverture sur le côté de la ligne médiane ne donne accès que dans le sinus correspondant ; si l'on est dans la nécessité de les ouvrir tous les deux, il est absolument indispensable de faire deux ouvertures, ou bien d'employer une large couronne à cheval sur la cloison de séparation des deux sinus.

Les *vaisseaux* sont peu importants, comme cela existe presque toujours d'ailleurs pour les régions médianes. On y rencontre seulement de fines artérioles provenant du rameau terminal supérieur de la glosso-faciale et des temporales ; les veinules se rendent à l'angulaire de l'œil et à l'auriculaire antérieure ; les *nerfs* sont fournis par les plexus auriculaires antérieurs.

Différences. — Chez le *bœuf*, la région doit porter le nom de *frontale*, car l'os de ce nom en forme seul le squelette, le pariétal étant reporté tout à fait à la base de la tête. Beaucoup plus étendue que chez le cheval, elle occupe plus des deux tiers de la face antérieure de la tête et descend jusqu'au niveau de la moitié antérieure ; elle comprend aussi les cornes, dont la forme et les dimensions varient considérablement suivant l'âge, le sexe et la race des animaux.

L'enveloppe cornée repose sur une tige osseuse moins longue, mais de même forme et de même direction que la corne elle-même. Cette tige osseuse est rugueuse, criblée de trous qui se prolongent à la face externe par des sillons, et creusée à l'intérieur de sinus communiquant avec ceux de la face antérieure. Ceux-ci entourent complétement la paroi crânienne, de sorte que la trépanation du frontal chez le bœuf, dans quelque endroit qu'on la pratique, conduit toujours dans la cavité d'un sinus. Ces sinus sont en relation avec de semblables cavités contenues dans l'épaisseur du pariétal, de l'occipital et du sphénoïde. Ils ne s'ouvrent pas dans le sinus maxillaire supérieur, mais bien dans les cavités nasales, par quatre trous percés sous la grande volute ethmoïdale. Girard a vu le premier que trois de ces trous conduisent dans des sinus particuliers, isolés les uns des autres et groupés autour de l'orbite, qu'il a désignés sous le nom de *sinus orbitaires*.

Dans le *mouton* et la *chèvre*, la région est relativement moins étendue que chez le bœuf ; elle est fortement bombée, le frontal n'arrive pas jusqu'au sommet de la tête et les sinus ne dépassent pas le bord supérieur de l'os. Les cornes peuvent manquer et être remplacées par une sorte de bosse osseuse, ou, si elles existent, elles ont une forme spiralée ou en tire-bouchon particulière au mouton ; la chèvre possède deux cornes qui se portent en haut pour se recourber en arrière et en dehors. La forme d'ailleurs est extrêmement variable dans les deux espèces, suivant les races. Ces organes manquent dans quelques groupes et plus souvent chez la femelle que chez le mâle.

La région fronto-pariétale du *porc* est fortement allongée de haut en bas, les sinus existent dans l'épaisseur des deux os.

Chez les *carnassiers*, la région qui répond à l'os frontal occupe à peu près le milieu de la face antérieure de la tête. Dans les races à tête courte, elle répond seulement à l'os frontal; les régions temporales, énormément developpées, se rejoignent au-dessus de la région frontale et la limitent en haut et sur les côtés ; la partie frontale de la tête s'arrête un peu au-dessus du bord inférieur des orbites.

§ 2. — **Région nasale.**

Elle est limitée en haut par la région frontale, sur les côtés par les régions orbito-palpébrales, massétérine et alvéolo-labiale, inférieurement par le bout du nez. Elle a pour base les sus-nasaux et la portion antérieure des os grands sus-maxillaires, toute la partie qui s'étend de la région frontale jusqu'aux naseaux prendra le nom de *région nasale supérieure ou du chanfrein*, les *naseaux* seront étudiés séparément, car ils méritent une description spéciale.

a. — RÉGION NASALE SUPÉRIEURE OU CHANFREIN.

Le chanfrein est beaucoup plus large à sa partie supérieure qu'à l'inférieure ; il est plan sur son milieu, qui représente une sorte de V très-allongé à ouverture supérieure, les côtés se dirigent obliquement en dehors pour rejoindre les faces latérales de la tête, d'où son nom de chanfrein.

La forme du chanfrein est variable, suivant les races et les individus, elle est en corrélation intime avec celle du front. Le chanfrein doit être droit et large. Très-souvent au point où porte la muserole du licou, on rencontre une dépression qui donne à la tête un aspect tout particulier (*tête de rhinocéros*) et qui peut diminuer le diamètre vertical des voies respiratoires, mais cet accident n'acquerrait une véritable importance que s'il était très-prononcé.

La *peau* de la région nasale est peu mobile à la partie supérieure : elle le devient beaucoup à la partie inférieure. Dans toute son étendue, elle laisse très-bien limiter, par le toucher, les parties osseuses sous-jacentes, ce qui permet de ne rien laisser échapper des particularités qu'elle présente : on y reconnaîtra donc parfaitement les déformations, cals, traces d'ostéites, etc., auxquels par sa position cette région est exposée. Tout à fait au milieu de la région, on sent même très-facilement la soudure des deux os sus-nasaux, toujours incomplète dans leur partie inférieure.

De chaque côté des branches du V très-allongé que représente la partie médiane, on constate une légère dépression qui s'incline en arrière et se continue en longeant l'apophyse montante du petit sus-maxillaire ; au côté externe de cette gouttière, une saillie longitudinale mobile, formée par la portion charnue du muscle sus-maxillo-labial, saillie qui se prononce davantage vers le tiers moyen de la région, se rétrécit ensuite et se continue par un relief linéaire formé par le tendon, que l'on peut suivre ainsi jusqu'au bout du nez.

Chez les animaux dont la peau est très-fine, et en général lorsqu'une excitation artificielle accélère la circulation, on voit se dessiner sous le tégument les branches terminales de la veine maxillaire externe.

Au-dessous de la peau on rencontre une mince couche aponévrotique qui mérite à peine d'être signalée.

La couche musculaire la plus superficielle est formée par le sus-naso-labial, qui prend naissance sur les sus-nasaux, par une aponévrose mince et large, se confondant en arrière avec le muscle lacrymal, et se dirigeant vers la commissure des lèvres, où il se termine par deux branches qui laissent passer entre elles le pyramidal du nez. Une deuxième couche comprend le maxillo-labial, situé sur les côtés de la région ; son tendon qui fait suite à un corps charnu conique, dont nous avons indiqué les limites, se réunit à celui du côté opposé pour former, en s'élargissant, une aponévrose qui entre dans la constitution de la lèvre supérieure, qu'elle relève dans les contractions du muscle pour produire ce rictus particulier au cheval et que l'on constate surtout très-bien chez l'étalon lorsqu'il s'approche de la jument.

Vaisseaux et nerfs. — Les *artères* sont les deux branches de terminaison de la glosso-faciale ; l'une remonte vers l'angle nasal de l'œil, l'autre descend vers la fausse narine ; elles s'entre-croisent avec les vaisseaux veineux satellites qui suivent à peu près le même chemin qu'elles. Les *veines* sont un peu plus superficielles, elles passent à la surface du muscle sus-naso-labial, tandis que les artères se trouvent situées à la face profonde.

Un énorme *faisceau nerveux* sensitif, le nerf maxillaire supérieur (branche supérieure du trijumeau) sort du trou maxillaire et s'épanouit en un large pinceau qui suit la face externe des os maxillaires, mêlé aux ramifications artérielles inférieures. Il est très-facile de reconnaître le point où se trouve le trou maxillaire ; on le sent très-bien au-dessous de la peau, à environ 4 ou 5 centimètres en avant du sommet de l'épine maxillaire. Quelques rameaux du nerf facial viennent aussi apporter la motilité aux muscles que nous avons cités, leur position n'est pas absolument fixe, ils s'entremêlent pour la plupart avec les divisions du maxillaire supérieur.

Différences. — Le chanfrein du bœuf est droit, plus court que celui du cheval ; il s'élargit légèrement à sa partie inférieure qui arrive jusqu'au mufle. Les sus-nasaux sont terminés en deux pointes et jouissent d'une certaine mobilité ; ils supportent une charpente cartilagineuse qui se confond avec celle des cornets.

Chez le *mouton*, la région est convexe dans tous les sens et très-étendue.

Le chanfrein du *chien* est plus développé inférieurement que supérieurement. Sa longueur varie beaucoup suivant les races ; sa charpente osseuse est loin d'arriver jusqu'aux nasaux ; dans une longueur de 2 à 4 centimètres on perçoit seulement le bord supérieur de la cloison cartilagineuse et médiane du nez, ce qui donne à toute la partie inférieure des cavités nasales une certaine mobilité ; toute la région est très-vasculaire.

b. — NASEAUX.

Ce sont les ouvertures externes des cavités nasales. Chez le cheval, en raison du développement du voile du palais, c'est la seule voie que l'air puisse traverser pour arriver au poumon.

Les naseaux sont des ouvertures allongées de haut en bas et légèrement obliques en dedans, de façon à se rapprocher l'une de l'autre par leur partie inférieure. Ils présentent à étudier dans leur forme extérieure deux lèvres et deux commissures.

La *lèvre interne* est à peu près droite, elle est recouverte à sa partie supérieure par la *lèvre externe*. Celle-ci est fortement convexe et fait une saillie assez prononcée sur toutes les parties qui l'avoisinent. La *commissure supérieure* est formée par la lèvre externe qui se recourbe fortement en dedans, puis en avant, comme pour enfermer à son intérieur la lèvre interne. Cette commissure donne accès dans un diverticule particulier des cavités nasales, cavité en cul-de-sac qu'on nomme *fausse narine*. La commissure inférieure se porte légèrement en dedans, elle présente au point où la peau s'unit à la muqueuse l'orifice de l'*égout nasal*, petite ouverture dont les bords sont parfaitement délimités et qui n'est autre chose que l'ouverture inférieure du canal lacrymal.

Cette forme des naseaux, qui est celle qu'ils affectent chez l'animal en repos, est considérablement modifiée dans l'action locomotrice ou dans tout autre état qui nécessite une respiration plus active, comme la fièvre par exemple. Alors l'ouverture s'agrandit surtout par suite de l'écartement de la lèvre interne, qui devient fortement concave, de droite qu'elle était, et laisse apercevoir la muqueuse rosée de l'intérieur de la narine.

La peau de cette région est fortement adhérente aux parties sous-jacentes ; elle présente des poils nombreux et courts ; entremêlés d'autres longs, gros et durs, qui sont de véritables organes de tact. L'intérieur des naseaux est recouvert de poils dressés, plus rares et plus raides que ceux de la face externe, poils qui permettent l'entrée de l'air en interceptant la majeure partie des poussières qui s'y trouvent en suspension.

Lorsqu'on a enlevé la peau, ce qui demande de grandes précautions, on rencontre autour des naseaux un tissu résistant, fibro-musculaire et émaillé, çà et là, des bulbes des poils volumineux dont nous avons déjà parlé. Il n'est guère possible d'y reconnaître plus d'une couche musculaire, formée par les fibres terminales des muscles transversaux du nez, mitoyen antérieur et petit sus-maxillo-nasal en dedans, branche interne du sus-naso-labial et pyramidal du nez en dehors.

Comme annexe des naseaux, nous devons signaler l'existence de la *fausse narine*, cul-de-sac occupant l'espace compris entre l'épine nasale et l'apophyse montante du petit sus-maxillaire. Cette poche, dans laquelle on pénètre par la commissure supérieure, n'a pas d'usages définis, elle est tapissée d'une muqueuse noire, criblée de glandes sébacées.

Les naseaux du cheval sont maintenus béants par une charpente cartilagineuse incomplète, formée par deux petits appareils, un pour chaque ouverture. Ces cartilages, sur lesquels viennent s'attacher les fibres musculaires, peuvent être délimités extérieurement. Ils ont la forme de deux virgules adossées par leur convexité ; l'extrémité élargie est supérieure, elle correspond à la partie rentrée de la lèvre interne, tandis que la partie moyenne répond à cette lèvre elle-même ; quant à l'extrémité inférieure, rétrécie et recourbée en dehors, elle est située un peu plus profondément que le reste du cartilage et occupe la moitié inférieure de la lèvre externe qui ne possède ainsi qu'un squelette cartilagineux incomplet.

Les *vaisseaux* sont les dernières ramifications de la branche de terminaison inférieure de la glosso-faciale. Les *nerfs* sont fournis aux muscles par le facial, aux téguments par le maxillaire supérieur.

Différences. — Les naseaux du *bœuf* diffèrent considérablement de ceux du cheval ; ils sont plus petits et surtout beaucoup moins mobiles, allongés de dehors en dedans, l'ouverture présente la forme d'une virgule dont la pointe est externe et se recourbe un peu en arrière et en haut. La peau qui les forme, dépourvue de poils en dedans et en dehors, a la même organisation que celle du mufle et de la lèvre supérieure. Autour du sommet de l'ouverture, les poils sont fins et courts. On ne rencontre de charpente cartilagineuse qu'à l'aile supérieure, et encore cette charpente est-elle très-élémentaire. On trouve une disposition à peu près semblable chez les autres ruminants.

Le *chien* possède des narines placées tout à fait à l'extrémité de la tête ; elles sont surmontées par un rebord taillé à pic et transversal. Leur partie élargie est séparée par une cloison mobile sur le milieu de laquelle on voit un sillon vertical ; la pointe, rejetée en dehors, se contourne en arrière et en haut ; la peau, chagrinée, est dépourvue de poils ; la charpente cartilagineuse est formée par deux prolongements élargis de la cloison nasale, qui occupent seulement la partie la plus interne de la lèvre supérieure.

Les naseaux du *porc* se confondent avec le groin ; ils en occupent la partie inférieure, ils sont toujours très-petits et de forme arrondie. L'os du groin leur sert de base, ainsi que deux lames cartilagineuses larges et fortes qui partent de cet os pour aller rejoindre les appendices cartilagineux des cornets inférieurs et se continuer avec eux.

§ 3. — **Région des fosses nasales et appareil olfactif.**

Ainsi que l'indique son nom, l'appareil olfactif sert à la perception des odeurs ; il est de plus la première partie de l'appareil respiratoire. Chez le cheval, qui possède un voile du palais très-complet, c'est la seule voie possible pour l'entrée de l'air dans le poumon.

Les fosses ou cavités nasales représentent deux conduits pairs, diverticulés, allongés suivant le grand axe de la tête depuis les naseaux jusqu'au pharynx ; elles sont séparées l'une de l'autre par une cloison ostéo-cartilagineuse médiane.

Elles ont pour parois osseuses les sus-naseaux, les deux sus-maxillaires, l'ethmoïde, les cornets, le frontal, les palatins et les ptérygoïdiens.

Chaque cavité nasale représente une fente allongée offrant à étudier : l'*ouverture antérieure*, l'*ouverture postérieure*, *deux parois latérales*, un *plafond* ou *voûte*, un *plancher*, l'*arrière-fond*, la *cloison* qui les sépare l'une de l'autre, la *membrane muqueuse* qui revêt toutes ces parties, et enfin des *vaisseaux* et des *nerfs.*

L'*ouverture antérieure* est allongée de haut en bas ; elle a pour parois en dehors l'extrémité inférieure du cornet maxillaire divisé en deux branches ; l'inférieure recouvre l'apophyse montante du petit sus-maxillaire, la supérieure possède un squelette cartilagineux mobile que l'on peut très-bien toucher en introduisant le doigt dans la narine ; il est recouvert par la muqueuse et prolongé par un repli particulier volumineux qui le sépare de la fausse narine et se continue avec l'extrémité supérieure de la lèvre interne du naseau.

L'*ouverture postérieure*, que l'on appelle encore ouverture *gutturale* des cavités nasales, est, dans son ensemble, quadrilatère, légèrement allongée dans le sens de la tête, à angles arrondis : elle est divisée en deux parties, correspondant aux deux fosses nasales par le bord du vomer qui soutient la cloison médiane. Les os palatins et ptérygoïdiens la circonscrivent en dehors. Possédant des parois osseuses de toutes parts, cette ouverture ne peut s'agrandir à aucun moment. L'inflammation ou l'épaississement de la muqueuse peut seule influer sur son diamètre en le rétrécissant.

Les *parois latérales* sont : l'une interne, formée par un des côtés de la lame médiane ; plane et lisse, elle se trouve comprise dans la description de celle-ci ; l'autre externe, très-anfractueuse, formée par la face interne des grands sus-maxillaires revêtus des cornets.

Les *cornets* sont au nombre de deux, l'un supéro-antérieur ou *ethmoïdal*, l'autre inféro-postérieur ou *maxillaire*. Tous les deux sont formés par une lame osseuse, roulée sur elle-même en sens inverse pour chaque cornet, et de telle sorte que l'ouverture longitudinale qui donne accès dans leur intérieur se trouve dans le méat moyen ; ils sont plus larges à leur extrémité supérieure et dans tous leurs points, légèrement aplatis d'un côté à l'autre. Tous les deux sont divisés en deux parties par une lame osseuse transverse ; la partie supérieure communique avec les sinus, l'inférieure, divisée en loges multiples, s'ouvre dans les cavités nasales. Tous les deux enfin sont prolongés inférieurement par un fibro-cartilage et des replis muqueux qui les relient aux ailes du nez.

La charpente osseuse du cornet ethmoïdal est plus longue que celle du cornet maxillaire ; le contraire existe pour la section cartilagineuse. Le dernier n'a point de rapport de continuité avec l'ethmoïde, tandis que le premier n'est pour ainsi dire que la volute la plus antérieure de ce dernier os. La cavité supérieure du cornet ethmoïdal communique avec le sinus frontal, celle du second avec le sinus maxillaire inférieur. Enfin, l'appendice cartilagineux du cornet maxillaire est toujours divisé en deux parties, dont l'antérieure se continue directement avec l'aile interne du nez, la portion cartilagineuse du cornet ethmoïdal, presque toujours simple, se perd avant d'arriver aux naseaux.

Les cornets sont séparés l'un de l'autre, du plancher et de la voûte des cavités nasales, par des espaces très-rétrécis désignés sous le nom de *méats*.

Le *méat supérieur* ou *antérieur* est le plus étroit, il a pour paroi antérieure la voûte de la cavité. Le *méat inférieur* ou *postérieur* s'étend du cornet maxillaire au plancher nasal. Le *moyen*, situé entre les deux cornets, présente vers son milieu une fente convertie souvent en trou assez large, qui donne accès dans les sinus maxillaires ; c'est aussi dans ce méat que s'ouvrent les cavités anfractueuses des cornets.

Le *plafond* ou la *voûte* limite en avant le méat supérieur ; il est creusé en gouttière recourbée en crosse à son extrémité supérieure qui s'avance jusque sur la lame criblée de l'ethmoïde, c'est-à-dire bien en arrière du bord postérieur de l'ouverture gutturale. La portion droite de son trajet a pour base l'os sus-nasal ; la portion recourbée est excavée dans le frontal et l'ethmoïde ; la première est pius large que la seconde, qui finit par se terminer à angle très-aigu.

Le *plancher*, plus large mais moins long que le plafond, a pour base l'apophyse incisive du petit sus-maxillaire, la portion réfléchie du grand sus-maxillaire et le palatin ; il forme la paroi postérieure du méat inférieur. C'est tout à fait en avant que l'on remarque l'entrée du canal de Jacobson et l'ouverture inférieure du canal lacrymal, percée sur la limite des cavités et des naseaux.

Arrière-fond des cavités nasales. — En arrière du bord postérieur de l'ouverture naso-pharyngienne, on rencontre un diverticulum prolongé, d'une longueur de 5 centimètres environ, et situé entre la table interne du frontal, la lame criblée de l'ethmoïde et le sphénoïde. Cet espace est rempli par les volutes ethmoïdales et l'extrémité supérieure du cornet antérieur. Les volutes sont formées de lames osseuses roulées sur elles-mêmes et recouvertes par la muqueuse nasale. Elles s'attachent en haut sur là lame criblée, leur extrémité inférieure se termine en culs-de-sac repliés en dehors pour aller s'attacher sur la lame externe de l'os.

Les masses latérales de l'ethmoïde ne laissent entre elles et les parois osseuses voisines que des espaces très-rétrécis, dans lesquels on trouve toujours une quantité assez considérable de mucus filant.

Nous devons maintenant revenir sur la *cloison* qui sépare l'une de l'autre les cavités nasales. Ce n'est autre chose que la lame perpendiculaire de l'ethmoïde, continuée en avant par un cartilage plus ou moins ossifié : presque toujours on remarque un noyau d'ossification à la partie inférieure et antérieure, au niveau du sommet des sus-naseaux. Ce noyau, déjà large sur l'adulte, fait des progrès avec l'âge et finit souvent, dans la vieillesse, par rejoindre en haut la lame criblée, ce qui donne une cloison presque entièrement osseuse. Le bord postérieur de la cloison est arrondi et se trouve assuré dans la rainure du vomer ; l'antérieur s'appuie sur la suture des sus-naseaux : il s'épanouit de chaque côté au-dessous de ces os, qu'il sépare en grande partie de la muqueuse du plafond. Son extrémité antérieure supporte les cartilages du nez par leur partie adossée. Les faces sont planes et forment les parois internes de chaque cavité nasale : on y remarque, surtout en haut, une multitude de sillons qui logent les divisions du riche plexus veineux de la muqueuse.

L'épaisseur de la lame perpendiculaire est très-variable ; la partie médiane est toujours plus mince que les bords antérieur et postérieur ; des deux bords, c'est celui qui correspond au vomer qui présente la plus grande largeur. L'endroit le moins épais se trouve à l'union du tiers antérieur et du tiers moyen.

Étudions maintenant la *muqueuse* des cavités nasales, encore nommée *pituitaire, membrane de Schneider*. Elle tapisse tous les organes dont nous venons de parler, se continue avec la peau à l'ouverture antérieure et avec la muqueuse pharyngienne à l'ouverture postérieure. Après avoir recouvert la cloison médiane, elle se replie dans les méats, s'applique contre les cornets, se prolonge dans leur intérieur et enveloppe sur les deux faces la lame spiralée qui les forme : elle passe même à travers l'ouverture du méat moyen pour se prolonger dans les sinus. La membrane muqueuse des cavités nasales subit en passant d'une partie sur l'autre des changements importants qui doivent être connus.

La muqueuse de la lame perpendiculaire est assez mince partout. L'endroit où elle est le plus épaisse est : toute l'étendue de l'extrémité inférieure, où l'on remarque une grande quantité de glandes muqueuses, dont les orifices sont apercevables à l'œil nu. La muqueuse du voisinage des bords antérieur et postérieur et de l'extrémité inférieure, est beaucoup plus mince et laisse facilement voir par transparence le magnifique plexus veineux sous-jacent. La mobilité est d'autant plus grande qu'on se rapproche davantage des naseaux.

C'est incontestablement sur la partie cartilagineuse des cornets que la pituitaire acquiert le plus d'épaisseur : elle peut avoir, en effet, près de 3 à 4 millimètres ; on retrouve ici la même disposition que pour la lame perpendiculaire, plus on se rapproche de l'arrière-fond des cavités, plus elle devient mince, cela s'applique très-bien aux cornets supérieurs. La pituitaire du cornet inférieur qui regarde le plancher conserve toujours une grande épaisseur.

Les méats supérieur et moyen ne possèdent qu'une muqueuse tellement ténue qu'elle a été quelquefois confondue avec le périoste.

Dans le méat inférieur, on rencontre une membrane qui ne le cède en rien comme épaisseur à celle de l'extrémité inférieure des cornets. Sa mobilité est très-grande.

Les *artères* ophthalmique et nasale apportent le sang aux cavités nasales ; les *veines* sont beaucoup plus importantes que les artères. Elles présentent de nombreuses anastomoses et sont dépourvues de valvules : il est facile de le vérifier par l'injection, qui les remplit très-bien toutes lorsqu'elle est poussée par un gros tronc. On peut également s'en assurer sur une coupe longitudinale de la tête. Il reste toujours dans le plexus une certaine quantité de sang qu'il est facile de faire cheminer dans toutes les directions par la simple pression du doigt.

Sur la cloison cartilagineuse médiane, les veines forment un très-beau faisceau médian, large de 2 centimètres 1/2 environ, formé de grosses veines à peu près parallèles, anastomosées et superposées en trois à cinq couches, vers lequel convergent des vaisseaux plus petits et également anastomotiques venus des bords de l'organe. A la partie antérieure, au-dessous de la portion de la muqueuse couverte de glandules, elles rappellent par leur disposition le réseau admirable du palais.

Cette disposition est plus marquée encore sur la saillie des cornets et principalement au niveau de la section cartilagineuse. Les veines sont plus nombreuses sur le plafond et à la partie postérieure du plancher que dans tous les autres points des méats. Celles du cornet inférieur sont parallèles à sa direction ; celles du cornet supérieur, parallèles à son extrémité et à sa partie moyenne, sont convergentes à la base et se réunissent dans la veine nasale en avant des petites volutes de l'ethmoïde.

Dans tous les points où la muqueuse est épaisse et mobile, les veines occupent le tissu conjonctif sous-jacent ou plutôt forment une seconde couche au-dessous du derme ; cette disposition existe surtout au niveau des cartilages. Partout, au contraire, où la muqueuse est mince, adhérente aux parties sous-jacentes, le canal veineux est creusé aux dépens du derme seul s'il repose sur un cartilage, et mi-partie dans le derme et dans l'os, si l'on est en face de ce dernier. Cette disposition peut se voir dans une tête sèche où la lame papyracée des cornets est creusée de sillons qui indiquent encore la direction suivie par les veines.

Il est facile de comprendre, en examinant ce riche réseau vasculaire, la gravité de certaines épistaxis.

Les *lymphatiques* forment sur la muqueuse olfactive un beau réseau superficiel dont les troncs se rendent dans les ganglions sous-maxillaires. Aussi, lors des inflammations de la pituitaire, voit-on les ganglions s'engorger au point de dépasser quelquefois les branches du maxillaire.

Cela est surtout marqué pour les maladies·dont le siége se trouve dans le système lymphatique. Tout le monde sait qu'un des symptômes pathognomoniques de la morve consiste dans la tuméfaction des ganglions sous-glossiens, qui s'engorgent lorsque la pituitaire est elle-même enflammée ou ulcérée. C'est donc un moyen d'appréciation des chancres morveux profonds que l'examen des narines n'a pu déceler.

Les *nerfs* viennent de la première paire et de la cinquième, les premiers semblent être liés surtout à l'olfaction, ainsi que l'indique leur nom quoiqu'on ait observé des cas d'absence congénitale des nerfs olfactifs non soupçonnée pendant la vie des individus. M. Claude Bernard (1) rapporte une observation qui prouve que les nerfs olfactifs peuvent manquer sans que pour cela le sens de l'olfaction fasse défaut. Ils sont sans doute remplacés par les nerfs de la troisième.paire, qui jouent aussi le rôle de nerfs de l'odorat.

Nous avons pris sur plusieurs animaux les dimensions exactes des cavités nasales. Voici quelles sont les mesures que l'on peut appliquer aux sujets de taille moyenne.

Longueur des cavités — de l'ouverture antérieure jusqu'à
celle du pharynx.................................... 220 mill.
Longueur de l'ouverture postérieure.................... 65 —
Hauteur — du vomer aux sus-nasaux — fond de la cavité... 95 —
Hauteur en avant — perpendiculaire abaissée de l'épine
nasale... 75 —

Coupe transversale au niveau de la première dent molaire :

Largeur du méat inférieur................ .... 20 mill.
Hauteur de ce méat.................................... 10 —
Distance du cornet postérieur ou inférieur à la lame perpendiculaire.. 7 —
Distance du cornet supérieur ou antérieur............... 6 —

Coupe au niveau de l'ouverture gutturale :

Largeur du méat inférieur............................. 32 mill.
Distance du cornet inférieur à la lame perpendiculaire....:. 11 —
Distance du cornet supérieur à la lame perpendiculaire..... 2 —

(1) *Leçons sur la physiologie du système nerveux*, t. II.

Différences. — Les cavités nasales du *bœuf* diffèrent notablement de celles du cheval. Toutes proportions gardées, elles sont beaucoup moins spacieuses, l'ouverture postérieure est plus allongée que chez le cheval mais beaucoup moins large, la dimension transversale est également plus petite ; enfin les lignes qui les limitent en avant et en arrière sont très-écartées supérieurement, ce qui fait que l'arrière-fond est à peu de chose près deux fois plus haut que l'entrée de ces cavités. Les cornets ne sont pas disposés comme chez le cheval. On pourrait à la rigueur en distinguer trois, car la grande volute ethmoïdale est très-développée et occupe en arrière un large espace compris entre les cornets antérieurs et postérieurs. Ce développement considérable a valu à cette partie de l'ethmoïde le nom d'*antre ethmoïdal.* Quant aux autres cornets, ils ont une forme et un volume bien différents. L'ethmoïdal est très-petit, allongé et attaché à l'os propre du nez ; le cornet maxillaire est par contre très-développé, et forme à lui seul près des trois quarts de la face externe des cavités ; il est constitué par deux lames osseuses roulées en sens inverse, c'est-à-dire que, prenant leur origine sur l'axe longitudinal de l'organe, la lame antérieure se contourne en avant et la postérieure en arrière. La charpente osseuse de ce cornet est aussi beaucoup plus longue que celle du cornet ethmoïdal ; son extrémité inférieure, entièrement cartilagineuse, se prolonge jusqu'aux naseaux et forme la charpente de l'aile interne.

Il résulte de cette disposition que la position et la forme des méats ne sont plus les mêmes que chez le cheval : le supérieur est en effet très-petit et se confond près des naseaux avec le moyen, qui, assez large en avant mais très étroit en arrière, occupe la ligne qui correspond à l'union du quart antérieur avec le deuxième quart. Le méat postérieur ou inférieur est très-large, et ne tarde pas à se réunir avec celui du côté opposé, en vertu de la disposition du vomer qui, au lieu de s'attacher sur le palatin comme chez le cheval, ne vient opérer sa soudure avec le plancher des cavités nasales que dans la moitié inférieure du maxillaire. Le plancher des cavités nasales a donc chez le bœuf une disposition particulière qui lui donne l'aspect d'une surface bifurquée en avant. La lame cartilagineuse qui sépare les deux cavités l'une de l'autre, est épaisse et possède à peu près la même largeur en arrière et en avant, malgré la hauteur des cavités nasales en arrière ; cette conformation est encore une conséquence de la disposition spéciale du vomer.

La muqueuse des cavités nasales a beaucoup de rapport avec celle du cheval ; comme celle-ci, elle a une épaisseur bien variable : très-mince sur les parties osseuses des cornets, elle devient très-épaisse sur les portions cartilagineuses, ainsi que dans toute l'étendue du plancher. Les vaisseaux, extrêmement nombreux qui la parcourent, sont en nombre au moins aussi considérable, et affectent une disposition flexueuse extrêmement élégante sur une injection.

Les cavités nasales du *mouton*, de la *chèvre* et du *porc* ont beaucoup d'analogie avec celles du bœuf ; leur longueur est en raison directe de celle de la face.

On trouve chez les *carnassiers* une disposition toute particulière qui mérite une description assez détaillée. Les dimensions des cavités nasales sont plutôt petites, mais l'ouverture postérieure est large. Ce qui attire surtout l'attention, c'est la forme des cornets. Disons tout d'abord que l'ethmoïde est très-développé, sa lame perpendiculaire est toujours ossifiée très-bas. Le vomer présente une disposition spéciale : ses deux lames se replient de chaque côté pour limiter, surtout en arrière, un espace arrondi ou ovalaire, parfaitement libre et qui a pour parois, d'autre part, le plancher des cavités et la face interne du maxillaire. Cette double arête du vomer divise chaque cavité nasale en deux parties, une supérieure ou antérieure qui peut être considérée comme l'arrière-fond, une partie postérieure, seule voie ouverte pour le passage de l'air. Quant à la région inférieure des cavités, elle présente, comme chez les autres animaux, les deux cornets, séparés par un méat moyen, le cornet antérieur ou ethmoïdal est très-petit ; le cornet maxillaire, extrêmement compliqué, est formé par des lames papyracées et roulées sur elles-mêmes, ressemblant aux masses latérales de l'ethmoïde ; son extrémité antérieure, redevenue simple et cartilagineuse, se continue avec l'aile externe du nez. Le méat supérieur conduit dans l'arrière-fond des cavités ; l'inférieur se rend directement dans le conduit spécial placé sous l'arête latérale du vomer. Quant au moyen, il se contourne en arrière du cornet maxillaire pour aboutir également dans le conduit. La disposition si compliquée des cavités nasales du chien est en rapport avec le développement du sens olfactif.

§ 4. — **Bout du nez**.

Cette région n'est en réalité qu'une partie de la lèvre supérieure ; mais en vertu de ses usages spéciaux et de son organisation, elle mérite chez le cheval une mention particulière. Elle représente une surface quadrilatère, légèrement déprimée dans son milieu ; sa très-grande mobilité permet à l'animal de lui donner des formes très-différentes ; c'est le véritable organe de tact des animaux solipèdes.

La peau recouverte de poils courts, durs, entremêlés d'autres poils longs, gros, véritables tentacules, est très-adhérente aux parties musculaires sous-jacentes constituées par le mitoyen antérieur, les fibres terminales du petit sus-maxillo-nasal et du pyramidal. L'aponévrose terminale du grand sus-maxillo-labial sépare ces fibres de la peau.

Le bout du nez est un organe extrêmement riche en *vaisseaux* et en *nerfs*. Les divisions artérielles sont les coronaires supérieures et les branches terminales inférieures de la glosso-faciale avec l'artère incisive formée par l'anastomose qui résulte de la réunion des deux palatines à sa sortie du trou incisif. Les nerfs viennent du maxillaire supérieur : on les voit converger par gros faisceaux vers le bout du nez, dans lequel on peut suivre leurs divisions jusqu'à la face interne de la peau où ils se perdent. Aucune autre partie du corps du cheval ne possède autant de nerfs que le bout du nez, aussi est-ce l'organe sensible par excellence. C'est même sur cette sensibilité que sont fondés certains moyens de contention. On a imaginé, ainsi que chacun le sait, des appareils qui, par la douleur qu'ils produisent en comprimant cette région, stupéfient pour ainsi dire l'animal, et servent de dérivatifs dans les opérations simples.

§ 5. — **Région labiale supérieure.**

Elle est formée par la lèvre supérieure, organe très-mobile, circon-scrivant par en haut l'ouverture buccale, possédant une certaine épais-seur, s'étendant en avant et sur les côtés de l'arcade incisive, et com-prenant deux téguments : l'un externe, la peau, l'autre interne, la muqueuse labiale, entre lesquels se trouvent des muscles, des vaisseaux et des nerfs.

La face externe de la lèvre supérieure est convexe, recouverte de poils courts et fins, entremêlés d'autres longs et rudes ; la face interne est concave, lisse, toujours lubrifiée par les glandules labiales qui versent le fluide qu'elles sécrètent sur cette partie de la muqueuse.

La peau de la lèvre est fortement adhérente aux muscles sous-ja-cents ; il en est de même de la muqueuse. Au-dessous de la peau on trouve l'aponévrose terminale des tendons des deux muscles sus-maxillo-labial, véritable aponévrose très-forte qui se perd dans l'orbicu-laire des lèvres.

La couche musculaire interposée aux deux téguments est formée par la portion supérieure de l'orbiculaire et l'insertion terminale des muscles sus-naso-labial et grand sus-maxillo-nasal. Entre les muscles et la muqueuse, on remarque des faisceaux musculaires, les mitoyens anté-rieurs et une couche interrompue de petits granules jaunâtres qui ne sont autre chose que des lobules glandulaires, logés soit dans les muscles, soit dans l'épaisseur de la muqueuse elle-même.

Les *vaisseaux* appartiennent aux ramifications terminales des coro-naires supérieures, lesquelles viennent s'anastomoser avec les divisions de l'artère incisive.

Les *nerfs* sont, ainsi que ceux du bout du nez, fournis aux muscles par le facial, aux téguments par le maxillaire supérieur.

Différences. — Chez les animaux de l'*espèce bovine* la lèvre supérieure qui prend le nom de *mufle*, est beaucoup moins mobile que chez le cheval, plus épaisse et plus large. La face antérieure est dépourvue de poils ou en présente seulement quelques-uns très-fins, mais à bulbe volumineux. La peau en cet endroit a un aspect particulier, comme verruqueux. Elle est coupée en différents sens par des sillons fins et rapprochés, qui donnent nais-sance à de petites élevures que nous avons comparées à des verrues. Il est remarquable que chacune de ces élevures est percée dans son milieu d'un trou ; orifice d'excrétion de très-belles glandes en grappe, ayant pour usage de sécréter ce liquide limpide particulier qu'on pourrait comparer à la sueur, et qui maintient constamment humide la peau de cette région dans l'état de santé ; aussi sa sécheresse est-elle un signe important de l'état maladif. L'épaisseur de la couche glandulaire est d'un centimètre à un centimètre et demi. On rencontre, entre les diverses glandes, de véritables pelotons de glandes sudoripares et les bulbes volumineux de quelques poils, ces derniers sont toujours accompagnés de glandes sébacées très-développées.

La lèvre supérieure plus mobile chez la *chèvre* et le *mouton*, est divisée en deux par un sillon.

La lèvre du *porc*, peu distincte du groin, se termine par une pointe antérieure.

Les lèvres des *carnassiers* sont velues et garnies de tentacules : le sillon vertical existe chez eux comme chez la chèvre.

CHAPITRE II

FACES LATÉRALES DE LA TÊTE

Les faces latérales de la tête sont limitées en avant par la face antérieure, en arrière par le bord postérieur du maxillaire inférieur, en haut par le bord supérieur de l'encolure, et par en bas ces faces s'étendent jusqu'à la commissure des lèvres.

Les faces latérales comprennent les régions *parotidiennes, temporales, des joues* et de l'*articulation temporo-maxilaire*. Ces régions, ainsi que toutes celles qui se trouvent situées sur les côtés du corps sont doubles et asymétriques.

Sur la limite de la face antérieure et de la face externe, on rencontre deux appareils des sens, l'*appareil auriculaire* ou *auditif* et l'*appareil oculaire :* ils méritent une description spéciale, nous y reviendrons, après avoir étudié les faces latérales, pour les décrire avec les développements qu'ils comportent.

§ 1. — Région parotidienne.

Cette région est intermédiaire au cou et à la tête, mais doit être rattachée à cette dernière. Son étendue est susceptible de variations très-grandes suivant que l'animal ramène la tête sous l'encolure, ou bien qu'il l'étend de façon à présenter son grand axe horizontal : elle a pour base la glande parotide. La complexité des parties qui la composent, leur importance et la fréquence des lésions et des tumeurs à cet endroit, ainsi que le voisinage des poches gutturales qu'il est quelquefois nécessaire d'ouvrir, font de la région parotidienne une des plus importantes à connaître de toute l'économie.

La région parotidienne est rectangulaire, allongée de haut en bas, limitée en haut par l'oreille, en bas par la veine glosso-faciale, en avant par le bord postérieur du maxillaire, en arrière par l'apophyse transverse de l'atlas et une ligne verticale qui partirait de cette apophyse.

Comme forme extérieure, on voit à la base de l'oreille et en avant un léger creux limité en arrière par une bosse diffuse. La partie moyenne de la région est plane et s'efface légèrement entre le bord postérieur du maxillaire et l'apophyse transverse de l'atlas. Quant à la partie inférieure, elle semble rentrer sous le bord refoulé du maxillaire, et s'avance vers celle du côté opposé jusqu'au bord inférieur de l'encolure et de la gorge.

Dans la superposition des plans on trouve :

1° La peau ;

2° Une couche conjonctive sous-cutanée ;

3° Une couche musculaire ;

4° La parotide ;

5° Des muscles divers ;

6° La poche gutturale ;

7° Des vaisseaux et des nerfs.

1° La peau est mince, recouverte de poils généralement courts, très-mobile et dessine exactement les creux et les reliefs des organes placés au-dessous. Ce n'est que chez les chevaux grossiers qu'on rencontre cette région empâtée, et plus souvent sur les jeunes que sur les adultes, surtout au moment où les premiers *jettent leur gourme.*

2° Le tissu conjonctif sous-cutané est peu abondant chez les chevaux fins, plus développé dans les races communes où on le rencontre quelquefois infiltré d'une petite quantité de graisse.

3° Le *muscle peaucier* s'étend en couche continue sur toute la région ; mais il s'y trouve réduit à quelques fibres éparses reliées entre elles par une mince aponévrose. Sa plus grande épaisseur se trouve dans la région postérieure et inférieure, au niveau du confluent des veines maxillaire externe et jugulaire.

Nous ferons rentrer, pour ne pas compliquer inutilement notre description, le muscle parotido-auriculaire dans la couche du peaucier et nous pouvons le faire d'autant mieux qu'à la surface de ce muscle, le peaucier manque ou ne se trouve représenté que par quelques fibres insignifiantes. Ce muscle, à couleur d'un rouge vif, est dirigé dans le sens du grand axe de la région dont il occupe la partie médiane seulement ; il s'épanouit jusque sur le quart inférieur ; supérieurement, ses fibres forment un faisceau beaucoup plus épais, mais aussi beaucoup plus étroit qui va s'insérer à la base de la conque.

4° La parotide est plane à sa face externe, mais l'interne est très-irrégulière pour se mouler sur les muscles et les vaisseaux sous-jacents.

Le bord supérieur est concave et embrasse la base de la conque, l'inférieur se loge dans l'angle formé par la veine glosso-faciale et la jugulaire ; son bord antérieur se moule sur le bord postérieur du maxillaire. Au-dessous du condyle de ce dernier os, la glande le recouvre dans une étendue de 2 à 3 centimètres, au point où sortent le nerf facial et le temporal, l'artère et la veine temporales. Le bord postérieur est limité en arrière par l'apophyse transverse de l'atlas.

5° Les différents organes qui forment la couche sous-jacente à la parotide sont irrégulièrement disposés. On trouve d'abord en avant et en haut des vaisseaux et des nerfs sur le compte desquels nous reviendrons un peu plus loin. Immédiatement au-dessous de l'oreille et en arrière, jusqu'au niveau du milieu de l'apophyse transverse de l'atlas, le muscle petit oblique (atloïdo-mastoïdien) recouvert par le tendon du mastoïdo-huméral. Le bord inférieur du petit oblique se dirige obliquement en haut et va s'insérer sur l'apophyse mastoïde, il fait une saillie assez prononcée sur le muscle stylo-hyoïdien (occipito-styloïdien des anatomistes actuels).

La direction des fibres du stylo-hyoïdien est perpendiculaire à celle des fibres du petit oblique. Il se limite très-bien avec le doigt introduit en avant des fibres de ce dernier, car d'une part en haut, on touche l'apophyse styloïde de l'occipital, tandis qu'en bas et un peu en avant, à une distance d'environ deux et demi à trois centimètres sur une tête de moyenne grosseur, on rencontre le bord postérieur de la grande branche de l'hyoïde (os styloïde). C'est dans l'intervalle compris entre ces deux os, dans les fibres même de l'occipito-styloïdien, que doit être pratiquée la ponction qui a pour but de pénétrer dans la poche gutturale. Celle-ci, en effet, tapisse le muscle à sa face interne.

Tout à fait en arrière du stylo-hyoïdien et sans ligne de démarcation bien tranchée, on rencontre la partie supérieure du muscle digastrique, dont la consistance est bien plus prononcée que celle du premier muscle (d'ailleurs son bord postérieur, bien limité, sera un point de repère dans la ponction de la poche gutturale : c'est en avant de ce bord qu'il faut faire pénétrer l'instrument). Le digastrique se dirige ensuite en avant et en bas, en croisant très-obliquement le grand axe de la région et il gagne le bord antérieur de la glande, de dessous laquelle il sort tout à fait à l'angle antéro-inférieur.

Citons encore, dans cette couche, le bord supérieur de la glande maxillaire, que l'on rencontre à la partie postérieure et vers le tiers inférieur de la région. Cette glande est située dans un plan un peu plus profond que le ventre supérieur du digastrique. Elle est séparée de la face profonde de la parotide par une mince aponévrose, laquelle se continue en haut avec le tendon du mastoïdo-huméral, en bas avec celui du sterno-maxillaire, qui passe à la surface du digastrique, entre celui-ci et la glande. En avant de la glande maxillaire, la partie moyenne de la grande branche de l'hyoïde et le muscle stylo-hyoïdien (grand kérato-hyoïdien) (1).

(1) Il pourrait y avoir confusion dans les noms de ces muscles tels qu'ils sont décrits dans les divers Traités d'Anatomie. Par comparaison avec les dénominations des mêmes organes chez l'homme, on donne actuellement le nom d'*occipito-styloïdien* au muscle

6° L'organe le plus profond de cette région est la poche gutturale, sorte de vessie placée sur le trajet des trompes d'Eustache, communiquant d'une part avec le pharynx, d'autre part avec l'oreille moyenne. La poche gutturale s'étend surtout dans la partie supérieure et antérieure de la région, au-dessous des muscles digastrique (ventre supérieur) et stylo-hyoïdien.

Le plan correspondant à la poche dans la région inférieure est formé par la glande thyroïde, le larynx et une partie du pharynx.

7° *Vaisseaux et nerfs.* — Ils sont très-nombreux et très-importants, ils exigent une description minutieuse.

Les *artères* sont les divisions de la carotide primitive dont le point le plus élevé se trouve caché profondément au-dessous de l'angle postérieur et inférieur de la glande.

Ces divisions sont : 1° l'occipitale, 2° la carotide interne, et 3° la carotide externe.

L'occipitale est peu importante à notre point de vue ; dans son tiers inférieur elle est accolée à la carotide interne, puis elle monte sous l'apophyse transverse de l'atlas et passe derrière la poche gutturale, entre les muscles droits antérieurs de la tête et la glande maxillaire. Une de ses divisions, la mastoïdienne, rampe à la surface externe de l'apophyse styloïde de l'occipital, sous le petit oblique de la tête, et se distribue en partie à ce muscle.

La carotide interne est comprise dans un repli particulier de la face postérieure de la poche gutturale ; elle monte d'abord directement sous la base du crâne, puis s'infléchit en avant pour gagner le trou déchiré postérieur. C'est dans cette dernière portion qu'on est exposé à l'atteindre dans l'hyo-vertébrotomie, lorsqu'on enfonce le bistouri trop perpendiculairement et trop profondément.

La carotide externe, d'abord située au-dessous et en arrière de la poche gutturale, à la face interne de la parotide, monte en croisant obliquement la région et en devenant de plus en plus superficielle, recouverte par la veine jugulaire et ses divisions radicales, jusqu'au bord postérieur du maxillaire, où elle se divise pour donner naissance au tronc temporal superficiel et à l'artère maxillaire interne. Dans ce trajet, l'artère donne un certain nombre de rameaux parotidiens dont la position n'a rien de fixe, et deux rameaux importants : 1° la maxillo-musculaire, qui naît à angle obtus de la carotide, un peu avant sa division terminale et se porte en bas contre le bord postérieur du maxillaire où il se divise en deux branches, l'une externe qui va au masséter, l'autre interne qui s'épuise dans le ptérygoïdien interne ; 2° l'auriculaire postérieure qui naît à l'opposé de la précédente et se porte vers la base de l'oreille, logée dans le tissu parotidien auquel elle abandonne

appelé dans la première édition de l'Anat. de A. Chauveau, *stylo-hyoïdien*. Le stylo-hyoïdien actuel est l'ancien grand kérato-hyoïdien. La grande branche de l'hyoïde est l'os styloïde de l'homme.

une multitude de filets ; elle s'épuise dans l'oreille externe et l'oreille moyenne.

Les divisions de la carotide externe, le tronc temporal et la maxillaire interne, appartiennent aussi par leur origine à la région parotidienne ; la dernière s'enfonce bientôt pour prendre une position très-profonde. Quant à l'artère temporale superficielle, la plus petite des deux branches terminales, elle accomplit un très-court trajet entre la parotide, la poche gutturale et le col du condyle du maxillaire, et se divise alors en deux branches : la sous-zygomatique, qui va dans le masséter, et l'auriculaire antérieure qui monte dans la parotide, et va s'épuiser dans cette glande, le crotaphite et la conque.

Les *veines* sont nombreuses et se rendent à la jugulaire ou à ses affluents. Les deux racines de la jugulaire (tronc temporal et veine maxillaire interne), se réunissent en arrière du col du maxillaire pour former ce vaisseau.

La position des veines temporale et maxillaire interne est tout à fait analogue à celle des artères de même nom, quoique plus superficielle. Nous en dirons autant de la portion parotidienne de la jugulaire, qui correspond à la carotide externe et qui reçoit les veines correspondant aux artères émises par ce dernier vaisseau : la veine maxillo-musculaire, la veine auriculaire postérieure et les veines parotidiennes. Tous ces vaisseaux ont un volume double ou triple de celui des artères correspondantes. La jugulaire reçoit en outre, vers son tiers supérieur, une deuxième veine auriculaire postérieure qui n'a pas d'analogue dans les artères, et qui suit un trajet très-superficiel, logée dans un demi-canal du tissu de la glande.

La veine jugulaire, dans son trajet parotidien, est quelquefois tellement superficielle qu'elle n'est séparée de la peau que par le peaucier et le muscle parotido-auriculaire, d'autres fois elle est recouverte par une mince couche de tissu glandulaire et n'est visible que de distance en distance à travers des éclaircies de cette couche. Dans tous les cas, elle est toujours facile à délimiter : on n'a pour cela qu'à comprimer la veine dans la gouttière, les mouvements d'oscillation que l'on peut ensuite imprimer au sang, se transmettent jusqu'à la base de l'oreille et permettent, non-seulement d'en tracer les limites, mais aussi, d'après leur amplitude, de dire si la veine est recouverte d'une épaisseur plus ou moins grande de tissu.

Pour terminer l'énumération des veines de cette région, signalons la veine occipitale, analogue de tous points à l'artère de même nom.

La veine glosso-faciale, ainsi que nous l'avons déjà dit, limite l'extrémité inférieure de la glande et la comprend dans l'angle qu'elle forme en se réunissant à la jugulaire.

Les *nerfs* sont superficiels ou profonds : les uns sont spéciaux à la région, les autres la franchissent simplement pour se rendre à d'autres organes.

Tout à fait au-dessous de la peau, on rencontre les divisions des première et deuxième paires cervicales qui vont au peaucier, à la parotide, à l'oreille. L'une d'elles, venue de la deuxième paire cervicale, passe, pour se rendre à l'oreille, à la surface du tendon du mastoïdo-huméral; elle est assez volumineuse pour produire une vive douleur lorsqu'on vient à la blesser, une autre se porte en bas, et croise la direction de la glande pour s'accoler à la veine glosso-faciale, elle envoie une branche au rameau cervical, que l'on voit sortir de dessous le muscle parotido-auriculaire pour aller se loger dans la gouttière jugulaire.

Le nerf facial traverse la parotide à son extrémité supérieure; il sort de l'aqueduc de Fallope, donne immédiatement à sa sortie les nerfs auriculaire postérieur, auriculaire moyen, se dirigeant vers la conque, le premier en arrière, le second en avant, le nerf du stylo-hyoïdien et du digastrique, qui se dirigent en bas et en avant : sur le milieu de la région, le nerf auriculaire antérieur, qui monte caché dans l'épaisseur de la glande en arrière de l'articulation temporo-maxillaire. En regard de cette dernière division, on voit naître le rameau cervical, dont nous avons déjà signalé le trajet dans la partie inférieure et superficielle de la glande. Enfin le nerf arrive sur le bord postérieur du maxillaire, où il rencontre le rameau temporal fourni par le nerf maxillaire inférieur; il s'unit avec ce nerf pour former le plexus sous-zygomatique, qui s'épanouit à la surface de la joue. Tous ces nerfs donnent des rameaux à la poche gutturale et à la parotide.

Les nerfs profonds que l'on rencontre en regard de la région sont : le pneumogastrique, le spinal, le ganglion cervical supérieur du sympathique, qui se trouvent accolés à la paroi postérieure de la poche gutturale avec l'artère carotide interne, les nerfs grand hypoglosse et glosso-pharyngien, lesquels ne tardent pas à se placer à la face externe de la poche gutturale, au-dessous de la grande branche de l'hyoïde et du stylo-hyoïdien.

Différences. — Chez les *grands ruminants*, la région parotidienne est moins bien limitée que chez le cheval; elle ne peut comprendre, en raison de la forme et de la situation spéciales de la parotide, toute la partie qui correspond à cette glande; on voit en effet la parotide s'avancer d'une façon particulière sur la joue : la peau, plus épaisse et plus mobile que chez le cheval, forme souvent de larges replis verticaux. La parotide est de couleur beaucoup plus foncée, elle est plus étroite et le lobe supérieur se reporte en avant à la surface du masséter. La poche gutturale manque chez tous les animaux autres que les solipèdes.

La parotide du *mouton* et de la *chèvre* est à peu près disposée comme celle des grands ruminants; le canal de Sténon part du milieu du bord antérieur à peu près.

Chez le *porc*, la parotide est reportée considérablement en arrière, sa forme est arrondie; enfin, chez les carnassiers, la région parotidienne limitée seulement à la parotide serait très-exiguë, car cette glande n'a qu'un très-petit volume, elle est toujours moins grande que la maxillaire.

Tous ces animaux sont pourvus de deux jugulaires : la jugulaire externe se comporte comme celle du cheval, à très-peu de chose près, dans la région parotidienne ; la veine occipitale se rend à la jugulaire interne.

§ 2. — Région temporale.

C'est une région très-naturelle, que les auteurs des traités d'extérieur des animaux domestiques ont confondue, on ne sait trop pourquoi, avec la région frontale, tandis qu'ils ont appelé *tempes* la saillie osseuse correspondant à l'articulation temporo-maxillaire.

Pour nous, la région temporale correspond à la fosse temporale ; elle est donc située sur les côtés de la portion crânienne, entre la face antérieure et la face latérale de la tête, limitée en dedans par la crête pariétale, en avant par l'orbite, en dehors par l'apophyse zygomatique ; elle s'étend en arrière jusqu'à la nuque : la conque semble naître de sa partie externe et postérieure.

La région temporale est convexe d'un côté à l'autre et légèrement d'avant en arrière, elle proémine sur la région frontale, et cela d'autant plus que les animaux sont plus fortement musclés. Chez ceux qui possèdent un système musculaire émacié, un méplat remplace la saillie ; elle présente en avant une dépression plus ou moins prononcée, mais qui l'est toujours beaucoup chez les chevaux âgés, ce qui lui a mérité le nom hippiatrique de *salière*.

La peau fine et très-mobile partout, l'est surtout en dedans et en arrière de l'oreille.

Au-dessous de la peau, on rencontre une première couche musculeuse, chargée d'imprimer des mouvements au pavillon de l'oreille. Ces muscles sont attachés en partie à une plaque cartilagineuse située en avant de l'oreille et facile à limiter au-dessous de la peau : c'est le cartilage scutiforme. Les muscles sont : le zygomato-auriculaire, le temporo-auriculaire externe et le scuto-auriculaire externe.

D'autres muscles appartenant également à l'oreille, le scuto-auriculaire interne et le temporo-auriculaire interne, situés sous les précédents, forment une autre couche mince.

La quatrième couche est constituée par le crotaphite, muscle très-fort, remplissant toute la fosse temporale, attaché sur toute l'étendue de cette dernière et sur l'apophyse coronoïde du maxillaire inférieur : c'est l'un des principaux moyens de rapprochement des mâchoires ; ses fibres, recouvertes par une très-belle et très-forte aponévrose nacrée, n'atteignent pas le bord postérieur de l'apophyse orbitaire du frontal ; elles laissent entre elles et cet os un espace vide, comblé en grande partie par un coussinet adipeux volumineux, même chez les sujets les plus étiques, coussinet qui se laisse facilement déplacer par l'apophyse coronoïde dans le mouvement de mastication.

La base de la région est formée par les os temporal, pariétal et frontal ; nous y reviendrons à propos du squelette de la tête en général. Nous dirons seulement ici que ces os sont peu épais et qu'on n'y rencontre pas de sinus.

Vaisseaux. — On ne trouve dans cette région que des vaisseaux d'un petit volume, les artères temporales et les ramifications de l'auriculaire antérieure.

Les *nerfs* sont fournis par l'auriculaire antérieur et les temporaux.

Différences. — La région temporale du *bœuf* est reportée en entier sur les côtés de la tête ; elle est comme recouverte par le frontal, et se prolonge en arrière jusque sous la corne. Cette région, bien limitée dans la fosse temporale, ne présente qu'un muscle crotaphite peu volumineux ; elle n'est pas recouverte par le muscle zygomato-auriculaire, qui manque chez cet animal. Dans les petites espèces domestiques de ruminants, la région tend à se reporter un peu en avant.

Chez les carnassiers, elle est extrêmement étendue et le développement des muscles qui en forment la base est tellement considérable, que les deux régions se touchent sur la ligne médiane et forment, à elles seules, près de moitié des faces antérieure et latérales de la tête.

La région temporale du *porc* est très-étendue également, elle tient le milieu comme dimension entre celle du cheval et celle des carnassiers.

§ 3. — Articulation temporo-maxillaire.

L'importance de cette articulation et la fréquence de ses lésions, amenées par la position saillante qu'elle occupe sur le côté de la tête, nous engagent à en faire une région spéciale, indépendante des parties voisines avec lesquelles elle n'a que des rapports de contiguïté.

L'articulation temporo-maxillaire se distingue très-bien au dehors par sa saillie, et mieux encore au toucher : on peut en effet avec le doigt palper au-dessous de la peau tous les détails osseux indiqués par le squelette.

Le bord postérieur de l'articulation se reconnait à environ deux travers de doigt en avant de l'oreille, dont elle est séparée par un creux qui se remplit en partie dans les mouvements des mâchoires. Son bord inférieur s'élève au-dessus de la joue, sur la même ligne que l'extrémité du sourcil ; le supérieur est limité par le bord tranchant de l'apophyse zygomatique. Le doigt porté sur la région permet de reconnaître la saillie transversale en forme de cône renversé produite par le condyle inférieur. Le condyle du temporal est aussi très-facile à limiter, et entre ces deux saillies osseuses on perçoit une dépression qui indique l'interligne articulaire. Le scalpel enfoncé dans cet interligne sur un cadavre pénètre facilement entre les deux surfaces des os dans l'intérieur du ménisque fibro-cartilagineux.

La peau de la région est mince et mobile. Les poils sont fins et courts, on rencontre assez fréquemment des excoriations ou des dépilations qui peuvent avoir été produites accidentellement, mais qui sont le plus souvent l'indice d'un décubitus prolongé, à la suite de paralysie, ou bien même d'affections passagères, mais douloureuses. En effet, dans ces dernières, comme les coliques par exemple, on voit les animaux couchés élever la tête et la rejeter violemment sur le sol, sans tenir le moindre compte de la douleur qu'ils doivent nécessairement ressentir en s'excoriant les parties saillantes de la tête ; il peut même arriver que la peau, après des mouvements de ce genre souvent répétés, soit complétement enlevée, et le ligament capsulaire perforé, ce qui constitue l'ouverture de l'articulation, accident toujours très-grave parce qu'il s'oppose au fonctionnement régulier des mâchoires, et que les animaux ne peuvent plus se nourrir autrement qu'avec des aliments liquides.

Le tissu conjonctif sous-cutané est peu abondant ; il unit d'une façon assez intime la peau au muscle mince sous-jacent qui n'est autre chose que le paucier au point où il se réunit au zygomato-auriculaire.

La couche conjonctive, située au-dessous de ces muscles, est beaucoup plus importante que celle qui les unit à la peau ; c'est elle qui permet les déplacements du tégument. Ainsi lorsqu'on fait aller et venir la peau de la région temporo-maxillaire, on entraîne en même temps les muscles superficiels que nous avons nommés. Le ligament périphérique de l'articulation est situé immédiatement au-dessous de ces diverses couches. Il offre une épaisseur et une force considérables en dehors. En avant, en arrière et en dedans il est beaucoup moins résistant ; dans cette dernière partie même, il devient très-mince et élastique. Les fibres qui le constituent sont dirigées en divers sens ; un large faisceau, dont la direction est oblique en arrière et en bas, mérite d'être signalé ; il prend son insertion au-dessus et au dehors du condyle du temporal et se porte au-dessous et un peu en arrière de celui du maxillaire. En passant sur le ménisque articulaire, le ligament s'attache sur tout son pourtour de telle façon qu'il y a là en réalité deux articulations : l'une supérieure, fournie par le condyle du temporal et la face supérieure du ménisque ; l'autre inférieure, constituée par la face inférieure du ménisque et le condyle du maxillaire. Chacune de ces articulations possède une synoviale propre.

Le squelette de cette articulation montre certaines particularités intéressantes que nous allons signaler brièvement. La surface articulaire supérieure est formée par un condyle et une cavité glénoïde ; allongé dans le sens transversal, le condyle se trouve situé en avant de la cavité. L'éminence mamillaire, étendue transversalement en arrière de la cavité glénoïde, limite l'articulation de ce côté. Le condyle du maxillaire est convexe dans ses deux sens ; le diamètre transversal est à peu près le double de l'antéro-postérieur. Quant au ménisque, il est moins large que la surface articulaire du temporal ; il présente des particularités de forme, en rapport avec les surfaces osseuses en contact. Sa face supérieure est légèrement convexe en avant et concave en arrière ; l'inférieure est concave seulement. Son épaisseur est beaucoup plus grande sur les bords qu'au centre ; sa nature fibro-cartilagineuse lui donne assez de force pour résister aux pressions qu'il éprouve entre les deux surfaces articulaires, en même temps qu'elle lui laisse une certaine flexibilité ; qui, dans le sens transversal, est mise en jeu dans certains mouvements des mâchoires, pendant lesquels la forme de la surface supérieure change légèrement pour s'appliquer alternativement sur le condyle ou dans la cavité glénoïde du temporal. On trouve dans cette articulation deux synoviales séparées l'une de l'autre par le ménisque inter-articulaire. La synoviale inférieure présente cette particularité importante, d'envelopper de toutes parts le condyle du maxillaire et de venir s'attacher à un centimètre et demi environ au-dessous de sa surface articulaire.

Les *rapports* de l'articulation temporo-maxillaire doivent être exactement connus ; elle est entourée sur toute sa face postérieure. par la glande parotide. Eu dedans, le condyle s'avance jusque sur la membrane de la poche gutturale ; en avant le muscle masséter touche le ligament périphérique.

Des *vaisseaux* d'une grande importance passent à proximité de cette jointure. Nous trouvons en arrière l'artère carotide externe et ses deux branches terminales ; au-dessous de l'articulation et dans une position assez superficielle pour que la pulsation puisse être parfaitement perçue avec le doigt, l'artère sous-zygomatique. L'une des branches donnée par cette dernière artère, la massétérine, s'avance en avant du col du condyle et communique avec la temporale profonde postérieure par une branche qui passe dans l'échancrure sigmoïde, très-près du nerf massétérin : l'autre, la transversale de la face, reste superficielle et se trouve située entre la veine de même nom et le nerf facial, celui-ci étant inférieur.

Les *mouvements* que peut accomplir cette articulation sont très-nombreux, l'écartement et le rapprochement des mâchoires ne peuvent donner lieu à aucune considération particulière. Dans la propulsion,, les deux condyles viennent se mettre au niveau l'un de l'autre. Dans la rétropulsion, au contraire, le condyle vient s'adapter dans la cavité glénoïde, ce mouvement est limité par l'éminence mamillaire. Dans le cas de diduction ; — cas qui se présente toujours dans la mastication, — la position relative des condyles du maxillaire ainsi que celles des ménisques qu'ils entraînent avec eux, est différente pour chaque articulation, suivant le sens de la mastication. Si nous supposons que l'animal mâche à gauche, l'extrémité du maxillaire inférieur sera portée de ce côté. [Le condyle gauche correspondra à la cavité glénoïde du temporal, tandis que le condyle droit sera opposé au condyle du même côté. On comprend facilement que dans ce cas les axes des surfaces articulaires supérieure et inférieure se croisent très-obliquement ; le rôle du ménisque est alors de se mouler sur les surfaces articulaires pour assurer une coaptation plus parfaite. Lorsque l'animal mâchera à droite les choses seront renversées.

Différences. — Chez le *bœuf*, cette articulation, en vertu de sa position rentrée et postérieure, de la saillie de l'orbite et du développement des cornes, est beaucoup moins exposée aux atteintes extérieures que chez le cheval. A part la forme particulière du condyle du maxillaire qui est concave d'un côté à l'autre, nous n'avons rien de particulier à signaler.

Chez le *porc*, le condyle est triangulaire, il tend, par conséquent, à prendre la forme allongée que l'on remarque chez les *rongeurs*. Chez les *carnassiers*, le condyle est exactement emboîté dans la cavité glenoïde ; aussi n'y a-t-il, chez ces animaux, que deux mouvements possibles : l'écartement et le rapprochement.

§ 4. — **Région de la joue.**

Cette région, qui s'étend de la parotide à la commissure des lèvres, a pour base les muscles masséter et alvéolo-labial ; elle est limitée en avant par les régions temporale, orbito-palpébrale et du chanfrein, en arrière par toute l'étendue du bord postérieur de la branche du maxillaire.

Son étendue et la diversité des plans dans la partie supérieure et dans l'inférieure, nous engagent à la diviser en deux sections : l'une supérieure ou *massétérine*, l'autre inférieure ou *alvéolo-labiale*.

a. — RÉGION MASSÉTÉRINE.

Elle est séparée de la région alvéolo-labiale par le bord antérieur du masséter ; elle est plane ou légèrement convexe. Nous y reconnaîtrons cinq couches.

La *peau* est mince et mobile, recouverte de poils fins et courts.

Le *tissu cellulaire sous-cutané*, plus abondant dans les chevaux de race commune, est toujours peu développé ; il ne se charge jamais de graisse.

Le peaucier s'étend au-dessous de la peau sur toute la région ; il est mince, très-souvent même ses fibres sont isolées et ne se tiennent que par le tissu conjonctif sous-cutané ; on rencontre à sa face interne quelques artérioles et les ramifications du nerf facial.

Le muscle masséter, qui donne son nom à la région et qui en occupe toute l'étendue, est très-épais, formé de fibres légèrement radiées, qui partent de la crête zygomatique et vont s'attacher sur le bord postérieur du maxillaire (portion refoulée'. Une partie des fibres profondes du muscle, celles surtout qui sont en avant de l'articulation temporo-maxillaire, affectent une direction transversale à celle des fibres de la couche superficielle. Une belle aponévrose nacrée, qui se perd à 2 ou

3 centimètres de l'insertion mobile, recouvre le muscle et présente sa plus grande épaisseur près de la crête maxillaire.

Nous pouvons encore citer, dans l'énumération des couches, la portion de l'alvéolo-labial qui remonte jusqu'en arrière de la dernière dent molaire. Ce muscle est longé par les deux glandes molaires, la supérieure est en rapport avec le masséter, l'inférieure se trouve immédiatement située entre le bord inférieur du muscle et la muqueuse de la joue.

Le squelette de la région est formé par le maxillaire inférieur, le maxillaire supérieur, l'os jugal et une portion du temporal. Le bord inférieur de la région massétérine correspond à l'intervalle qui sépare la quatrième de la cinquième molaire. Les deux lames de l'os maxillaire inférieur sont plus ou moins écartées l'une de l'autre, suivant que l'animal est plus ou moins âgé; au-dessous des dents, passe le conduit maxillo-dentaire, qui loge le nerf maxillaire inférieur et l'artère de même nom. L'orifice par lequel s'introduit le nerf, se trouve creusé dans la lame interne à 10 centimètres environ au-dessous du condyle du maxillaire.

Le nerf maxillaire supérieur passe au-dessus des racines des dents molaires supérieures et vient sortir par le trou sous-orbitaire, ainsi que nous l'avons déjà dit en parlant du chanfrein.

Vaisseaux. — Au-dessous du condyle du maxillaire, entre le peaucier et le masséter, on voit passer le tronc temporal, accompagné par la veine satellite et le nerf facial. L'artère est assez superficielle pour qu'on en puisse facilement sentir les pulsations. Elle se divise en deux branches : l'artère transversale de la face, qui longe la crête zygomatique en s'enfonçant dans l'épaisseur du masséter, et l'artère massétérine. L'artère maxillo-musculaire pénètre également dans le muscle masséter, vers le milieu de son bord postérieur; elle se plonge immédiatement dans les fibres du muscle en s'avançant vers son attache inférieure.

Les *veines* sont satellites des artères, mais on rencontre de plus dans cette région : 1° la veine alvéolaire, située dans une position profonde, entre le masséter et l'os maxillaire supérieur, longeant la glande molaire. Ce vaisseau est un énorme canal de communication jeté entre la maxillaire externe d'une part, et le sinus caverneux qu'elle va rejoindre après avoir traversé la gaîne oculaire; 2° la veine buccale, origine de la maxillaire interne qui suit le bord inférieur de l'alvéolo-labial, en avant de la portion recourbée du bord antérieur du maxillaire; entre la dernière molaire et la base de l'apophyse coronoïde, la veine alvéolaire et la buccale arrivent à un diamètre tel qu'elles se touchent par leurs bords ; 3° deux branches volumineuses font également communiquer la veine maxillo-musculaire avec la buccale et avec la temporale. Ces deux anastomoses, ainsi que la buccale, sont immédiatement appliquées sur le maxillaire.

Nerfs. — A part le nerf maxillaire inférieur dont nous avons indiqué le trajet dans l'épaisseur du maxillaire, nous ne trouvons que le nerf facial qui sort de dessous la parotide avec l'artère et les veines temporales. A cet endroit, le facial a déjà opéré sa réunion avec le tronc temporal ; il constitue le plexus sous-zygomatique qui rayonne de ce point jusque sur l'angle antéro-inférieur du muscle. Ses branches sont alors très-nombreuses : on en remarque plus particulièrement trois ou quatre volumineuses, dont l'une, la plus antérieure, va se mêler aux divisions du nerf maxillaire supérieur, une autre, très-remarquable également, va rejoindre directement l'artère coronaire inférieure.

b. — RÉGION ALVÉOLO-LABIALE.

Moins large que la précédente, cette région se limite, en avant par la ligne d'insertion des fibres de l'alvéolo-labial, en bas par la commissure des lèvres, en arrière par le bord postérieur du maxillaire, en haut par le masséter.

Cette région est convexe dans la partie qui répond à l'alvéolo-labial ; on y voit un sillon médian qui marque d'une façon précise l'interligne des dents molaires supérieures et inférieures. Au bord postérieur du relief formé par l'alvéolo-labial, on constate celui du muscle maxillo-labial, sous lequel passent l'artère et la veine coronaires inférieures.

Au-dessous de la peau mince et mobile, le muscle peaucier se confond avec les muscles superficiels de la région : ces muscles sont ; en avant, le pyramidal du nez, un peu plus en arrière le zygomato-labial, plus en arrière encore, une portion du peaucier facial appelé en anatomie humaine risorius de Santorini.

La troisième couche est formée par l'alvéolo-labial, lequel est longé à son bord postérieur par le maxillo-labial. Il est à remarquer que l'alvéolo-labial est formé de deux séries de fibres qui partent d'un raphé médian, ce qui donne à ce muscle l'apparence penniforme. Nous rangerons aussi dans cette troisième couche l'extrémité des glandes molaires inférieure et supérieure. Les organes de la troisième couche sont immédiatement appliqués sur la muqueuse buccale.

Vaisseaux et nerfs. — Tout à fait sur la limite de la région que nous décrivons et de la précédente, en avant du bord si bien marqué du masséter, nous trouvons l'artère glosso-faciale et la veine de même nom ; celle-ci se trouve toujours située en arrière de l'artère. Les branches émises par l'artère glosso-faciale sont les coronaires supérieure et inférieure allant aux deux lèvres. Ces vaisseaux sont toujours accompagnés par des veines volumineuses, souvent doubles et quelquefois triples. Cette particularité se remarque surtout pour l'artère coronaire inférieure.

Le canal de Sténon appartient aussi par sa terminaison à cette partie de la tête, il est situé en arrière des vaisseaux que nous venons de nommer, souvent caché par eux et par le bord antérieur du masséter qui le recouvre en partie.

Au niveau de la partie moyenne de l'alvéolo-labial, il croise en dedans la veine et l'artère maxillaire externe pour se porter en avant, en s'incrustant, pour ainsi dire, dans le muscle buccinateur qu'il traverse, pour venir s'ouvrir dans la bouche au niveau de la troisième dent molaire supérieure.

Les *nerfs* sont fournis par le facial, ils se distribuent aux différents muscles de la région et à ceux des lèvres et du nez ; la position des nombreuses branches nerveuses jetées comme de petits ponts par dessus les vaisseaux faciaux, est difficile à indiquer d'une façon précise ; nous citerons seulement une branche volumineuse qui accompagne toujours la coronaire inférieure.

§ 5. — **Appareil auditif.**

L'appareil auditif sert à la perception des sons ; il comprend trois parties, dont une seulement est visible à l'extérieur : c'est l'*oreille externe*, que l'on appelle simplement l'oreille. Deux autres parties sont cachées dans l'épaisseur de l'os temporal : l'*oreille moyenne* et l'*oreille interne*.

OREILLE EXTERNE.

L'oreille externe est limitée au *pavillon* et à un conduit plus rétréci que le premier, formé d'un cartilage annulaire incomplet et d'un tube osseux, nommé en anatomie descriptive *conduit auditif externe*. La membrane du tympan sépare l'oreille externe de l'oreille moyenne.

Le chirurgien ne peut guère agir que sur la partie externe de l'appareil auditif.

Le pavillon de l'oreille a la forme d'un cornet ou entonnoir fortement échancré sur l'un de ses côtés. Sa mobilité est très-grande, aussi l'animal peut-il à volonté diriger l'ouverture en avant, en arrière ou sur les côtés. Les mouvements des deux oreilles sont indépendants. Les dimensions des oreilles varient dans des limites assez restreintes ; une oreille petite est toujours une beauté. Quant à la direction, l'oreille doit être verticale, les oreilles pendantes indiquant généralement un défaut d'énergie. Deux organes différents constituent le pavillon de l'oreille, l'extérieur où la peau tapisse la face interne et se replie sur son bord libre pour recouvrir aussi la face externe, en comprenant entre ses deux feuillets le cartilage conchinien. A l'extérieur, la peau est mince et généralement recouverte de poils courts, les poils de l'intérieur de l'oreille sont beaucoup plus longs et plus fins, ils masquent l'ouverture du conduit auditif.

Le cartilage conchinien imprime sa forme à l'oreille ; mince vers son bord libre, il augmente d'épaisseur à mesure qu'il se rétrécit ; dans la partie inférieure, il ne forme plus qu'un tube d'un centimètre de diamètre environ, qui se continue par le moyen d'un ligament annulaire, lequel est chargé de relier le premier au conduit auditif externe. Ce n'est pas à proprement parler un anneau, mais une bande cartilagineuse, dont les deux extrémités convergent l'une vers l'autre à la manière des cerceaux de la trachée.

Enfin, le conduit osseux auditif externe, creusé dans l'épaisseur de la portion tubéreuse du temporal, est fermé à son fond par la membrane du tympan qui sépare l'oreille externe de l'oreille moyenne.

Le conduit auditif rentre en partie dans le cartilage annulaire et celui-ci fait de même vis-à-vis du cartilage conchinien. On a donc là une disposition semblable à celle des divers articles d'une lunette d'approche.

Un petit muscle particulier, le mastoïdo-auriculaire, appliqué au côté interne de la conque est chargé de produire ce mouvement qui est toujours très-borné.

La peau prend, au niveau du cartilage annulaire, des caractères qui la rapprochent des muqueuses ; elle renferme une grande quantité de glandes particulières analogues aux glandes sébacées, les glandes cérumineuses, qui sécrètent une substance particulière, onctueuse, de couleur jaunâtre lorsqu'elle est récente, mais habituellement noire par adjonction de poussière, le *cérumen*, qui se rencontre toujours en quantité plus ou moins grande dans cette partie de l'oreille. Il peut même sous l'influence d'une sécrétion exagérée, s'accumuler en assez grande quantité pour oblitérer en partie ou en totalité le conduit auditif externe. Des soins de propreté remédient très-facilement à cet état particulier. Dans certains cas spéciaux, par le prurit qu'il détermine et en devenant rance et irritant, le cérumen provoque des phénomènes que l'on peut confondre avec le vertige. Je ne saurais dire encore si c'est le cérumen qui est cause d'une affection particulière que j'ai eu l'occasion de constater plusieurs fois chez le lapin, et dont les symptômes ressemblent à ceux des lésions cérébrales portant sur le pont de Varole ou les pédoncules cérébelleux. L'animal a une tendance à rouler sur lui-même ou à tourner en manége. A l'autopsie et déjà par l'examen direct des oreilles pendant la vie, on peut constater que le conduit auditif est rempli par du pus concret et que la membrane du tympan est perforée. La matière purulente a pénétré également dans les canaux semi-circulaires et le limaçon. C'est probablement l'irritation des extrémités du nerf auditif qui est la cause des symptômes observés.

La membrane du tympan est une cloison membraneuse qui sépare le conduit auditif externe de l'oreille moyenne ; elle est ovalaire, très-mince et légèrement concave; sa circonférence est attachée sur le cercle tympanal, petit cadre presque circulaire incomplet par en haut.

Trois couches constituent la membrane du tympan : une moyenne fibreuse formant une membrane propre, une interne qui n'est autre chose que la muqueuse de l'oreille moyenne et une externe formée seulement par la couche épidermique de la peau de l'oreille externe.

Nous devons encore signaler l'existence du *coussinet adipeux* de l'oreille, qui ne manque jamais, même chez les animaux les plus étiques, et qui, enveloppant la base de la conque en avant, en dedans et en arrière, facilite les mouvements de l'organe.

Vaisseaux et nerfs. — Les *artères* de l'oreille sont : l'auriculaire antérieure qui vient du tronc temporal et qui apporte le sang à la face interne de la conque ; l'auriculaire postérieure, fournie par la carotide externe, qui rampe entre la peau et le cartilage ; une de ses divisions va à l'oreille moyenne, une autre au coussinet adipeux.

Les *veines*, du même nom que les artères, sont plus volumineuses que celles-ci ; elles sont souvent anastomosées entre elles, en forme de réseaux à grosses mailles. La veine auriculaire antérieure est presque toujours double.

Les *nerfs* sont fournis par la deuxième paire cervicale et par le nerf auriculaire moyen, branche du facial. Le premier va au tégument externe, les rameaux du deuxième, qui sont destinés à l'oreille, se distribuent à la face interne du pavillon.

Les divers mouvements que l'oreille peut exécuter sont produits par les muscles dont nous avons parlé dans les régions temporale et parotidienne, revenons en quelques mots sur leurs usages.

Le parotido-auriculaire tire l'oreille en bas et en dehors ; les muscles zygomato-auriculaire, temporo-auriculaire externe et scuto-auriculaire externe portent l'ouverture de l'oreille en avant, le temporo-auriculaire interne est antagoniste du parotido-auriculaire, par conséquent adducteur de l'oreille ; le scuto-auriculaire interne dirige l'ouverture en dehors. Quant aux trois cervico-auriculaires qui appartiennent à la région de la nuque, le superficiel tire l'oreille en arrière et en bas. Le moyen et l'inférieur ont la même action, mais leur insertion en dehors de la conque leur permet, de plus, de diriger l'ouverture en dehors, voire en arrière suivant l'énergie de leur action.

Différences. — L'oreille de l'*âne* et du *mulet* a des dimensions qui sont devenues proverbiales ; elle est beaucoup plus grande que chez le cheval ; il n'y a à signaler que la direction souvent inclinée en dehors de la conque. L'épaisseur et le poids plus considérables du cartilage conchinien impliquent aussi une plus grande force dans les muscles moteurs de l'organe.

L'oreille du *bœuf,* plus largement ouverte que celle du cheval, est inclinée en dehors, ses mouvements d'avant en arrière sont surtout très-développés.

L'oreille du *chat,* conique, habituellement dressée, pointue, possède une ouverture dirigée en avant : le mouvement que peut exécuter l'oreille pour diriger son ouverture en dehors est toujours très-borné.

Chez le *chien,* on rencontre une grande diversité de formes suivant les races ; quelquefois dressée ou plus ou moins courte, l'oreille peut être pendante et longue, recouverte de poils plus ou moins lisses et longs. On est dans l'habitude de couper une partie du pavillon dans certaines races de luxe ou de combat, chez le boule-dogue et les terriers par exemple. Cette opération, qui se pratique dans le jeune âge, amène une hémorrhagie sans dangers.

Le *porc* possède une oreille qui varie beaucoup aussi suivant les races ; elle peut être courte, dressée et pointue ou bien longue et pendante, repliée et aplatie comme celle de certains chiens.

Celle du *mouton* et de la *chèvre* a les caractères extérieurs de celle du *cheval*, avec la direction inclinée qu'on remarque chez le bœuf. Dans les races où les cornes ont une direction spiroïde, comme chez les mérinos, on la voit sortir du centre de la spire.

Le peu d'importance que présentent, au point de vue chirurgical, chez les animaux, l'oreille moyenne et l'oreille interne, nous engage à les passer complétement sous silence. On a rarement l'occasion de constater des affections d'organes situés aussi profondément, et eût-on même diagnostiqué une altération de l'oreille interne qu'il ne viendrait à l'idée de personne d'agir chirurgicalement sur un organe aussi délicat.

Dans quelques cas on a cependant signalé, sur des chiens surtout, des altérations de l'oreille moyenne et notamment la perforation de la membrane du tympan.

L'oreille moyenne du cheval est remarquable par sa communication avec un organe qui n'appartient qu'aux jumentés, nous voulons parler de la poche gutturale dont la description est reliée à celle de la région parotidienne.

Je ne sais si on a cité des troubles de l'audition dans les cas de réplétion purulente de cette poche, mais ces troubles sont possibles puisqu'elle communique par l'intermédiaire de la trompe d'Eustache avec la caisse du tympan.

Le rôle physiologique de la poche gutturale n'a pas encore été bien déterminé. Cet organe est-il en relation avec un mécanisme particulier de l'audition ? A-t-il seulement pour but de donner plus de largeur à la base du crâne, c'est-à-dire d'augmenter le volume de la tête sans accroître son poids, et remplit-il un rôle semblable à celui du sinus de quelques os du crâne ? Ce sont des questions sur lesquelles on n'est pas encore éclairé et qu'on pourrait peut-être élucider par l'observation attentive d'animaux sur lesquels on aurait diagnostiqué une réplétion complète de ces cavités singulières.

§ 6. — **Région orbitaire et Appareil oculaire**.

Placée sur la limite de la face antérieure et de la face latérale, la région orbitaire présente à étudier des parties superficielles et des organes profonds. Les parties superficielles ou protectrices de l'œil sont les *sourcils*, les *paupières*, le *corps clignotant*. Les organes profonds sont : le *globe oculaire*, l'*appareil lacrymal*, les *muscles* chargés de mouvoir le *globe*, les *vaisseaux* et les *nerfs* qui viennent lui apporter la nutrition ;

ces dernières parties sont renfermées dans la *gaîne oculaire*, sorte d'enveloppe qui isole l'œil des organes voisins.

Nous allons décrire ces parties en commençant par les plus superficielles.

a. — RÉGION SOURCILIÈRE.

Elle a pour base, en dedans, l'apophyse orbitaire du frontal, en dehors le sommet de l'apophyse zygomatique du temporal et l'extrémité supérieure de l'os jugal qui vient s'appuyer jusque sur le temporal. Elle est limitée en haut par la salière, en bas par la paupière supérieure, en dedans par la région frontale ; en dehors elle s'avance jusqu'à la région massétérine qu'elle surplombe légèrement. La région du sourcil est donc allongée d'un côté à l'autre ; légèrement convexe de haut en bas et décrivant environ un quart de cercle dans sa grande dimension.

La peau de la région sourcilière est assez épaisse, mobile ; elle est la première qui se recouvre de poils chez le fœtus, mais cette distinction a déjà disparu au moment de la naissance. Les poils sont partout uniformes et courts, entremêlés de quelques-uns longs et forts.

Au-dessous de la peau on trouve : 1° les fibres supérieures de l'orbiculaire des paupières, très-adhérentes à la peau, et au-dessous, immédiatement sur l'os, un tissu conjonctif assez développé qui s'infiltre facilement.

Enfin nous rencontrons l'apophyse orbitaire du frontal ; rejetée en dehors, en bas et un peu en arrière, cette apophyse, épaisse de 1 centimètre environ en arrière, tranchante en avant, se trouve percée à sa base du trou sourcilier, qui donne passage au nerf et à l'artère de même nom ; elle s'appuie sur l'extrémité de l'os temporal. L'apophyse orbitaire recouvre la glande lacrymale et le globe de l'œil.

Les *vaisseaux* sont peu volumineux, ils viennent de l'artère ophthalmique et se rendent à la veine angulaire. Les *nerfs* sensitifs sont fournis par la cinquième paire.

Différences. — La région sourcilière des *carnassiers* et du *porc* n'a pas de base osseuse complète, l'apophyse orbitaire du frontal, ne rejoignant pas l'apophyse zygomatique, elle est remplacée par un cordon fibreux sur lequel vient s'attacher la gaîne oculaire.

b. — RÉGION PALPÉBRALE OU DES PAUPIÈRES.

Les paupières sont des voiles membraneux placés au-devant du globe oculaire, qu'elles recouvrent en partie ou en totalité suivant qu'elles sont ouvertes ou fermées.

Il n'est pas facile de délimiter nettement les paupières, car elles se continuent sans ligne de séparation précise, la supérieure avec la région orbitaire, ou le sourcil, l'inférieure avec la joue et le chanfrein. On peut cependant, sans trop s'écarter des données fournies par la dissection, leur assigner pour limites approximatives, le bord tranchant de l'orbite qui se reconnaît très-bien au toucher. Les paupières sont au nombre de deux, une supérieure et une inférieure : ces deux organes se réunissent à leurs extrémités pour former les commissures ou angles de l'œil, l'un interne, obtus, nommé grand angle de l'œil, angle nasal; l'autre externe, aigu, petit angle ou angle temporal.

Au point de vue des formes extérieures, les paupières diffèrent sensiblement.

La paupière supérieure est convexe d'un côté à l'autre et de haut en bas; elle présente un bord libre, mince, tranchant, sur lequel se trouvent implantés des poils longs et raides, les cils supérieurs, qui se dirigent en dehors et un peu en bas. Les cils n'occupent que la partie médiane du bord libre, ils manquent dans le tiers interne et dans le cinquième externe. Ils acquièrent leur plus grande longueur dans la partie moyenne de la portion de la paupière qu'ils occupent.

Lorsque l'œil est ouvert, le bord libre de la paupière décrit une courbe légère dans ses deux tiers extérieurs, une ligne à peu près droite dans son tiers interne; une courbe plus accentuée raccorde ces deux lignes sur la limite du tiers interne et des deux tiers externes.

La surface antérieure présente deux sillons bien accusés, parallèles au bord libre : l'un se trouve à 1 millimètre ou 1 millimètre 1/2 de ce bord, le deuxième à 3 millimètres plus haut que le premier. Enfin, la paupière se sépare du sourcil par un sillon obtus, longeant l'arcade orbitaire supérieure au-dessous de laquelle il se trouve situé.

Si la paupière est fermée, les trois sillons disparaissent et l'on a une surface convexe uniforme, en même temps que les courbes du bord libre s'effacent et donnent une fente transversale à peu près droite.

Au-dessus du tiers interne de la paupière, on remarque une surface plane, de forme irrégulièrement triangulaire, qui présente quelquefois la continuation des sillons de la partie externe, mais qui offre le plus souvent la forme plate, par suite de la contraction du faisceau musculaire fronto-sourcilier, qui tend la peau de cette partie de la région en fronçant le sourcil. La contraction de ce petit muscle a pour effet de découvrir surtout la portion interne et supérieure du globe de l'œil.

La face interne est lisse et concave pour s'adapter exactement sur la convexité du globe oculaire : elle est tapissée par la conjonctive qui forme, en se repliant sur l'œil, les sillons oculo-palpébral supérieur et inférieur.

La paupière inférieure est assez bien limitée, elle est régulièrement convexe et se dessine en relief léger : son bord libre est presque régulièrement concave, sa partie tout à fait interne seule est droite et se porte à la rencontre de l'extrémité du bord supérieur pour former l'angle obtus de l'œil. Les cils de la paupière inférieure sont clairsemés et plus courts qu'à la supérieure.

On rencontre en outre dans l'épaisseur du tégument des poils longs et raides, ce sont des tentacules semblables à ceux qui se voient aux lèvres et au menton.

L'angle externe ou temporal, petit angle de l'œil, commissure externe, raccorde par une courbe très-brève les bords libres des deux paupières. En dehors, la paupière inférieure semble rentrer sous la supérieure, ce qui fait paraître cet angle plus aigu qu'il ne l'est réellement; un sillon se dirigeant en dehors sépare assez nettement les deux paupières.

L'angle interne ou nasal, commissure interne ou grand angle de l'œil, est arrondi et comme dévié en dedans, il loge un organe particulier, de couleur noire ou marbrée de blanc, de la grosseur et de la convexité d'un petit pois, que l'on nomme *caroncule lacrymale*. On y voit également, sur un plan plus profond que la caroncule, l'extrémité du bord libre de la troisième paupière ou corps clignotant.

La fente rectiligne qui indique la limite des deux paupières fermées, se prolonge de 1 centimètre environ au delà de l'angle nasal de l'œil, par un repli assez profond de la peau qui n'existe qu'au moment de l'occlusion; cette fente est donc plus grande de 1 centimètre que le diamètre transversal apparent du globe oculaire.

Les paupières comprennent dans leur structure, en allant des parties superficielles aux parties profondes :

1° La peau extérieure ;

2° Un muscle sphincter ;

3° Une charpente fibreuse, portant à son bord libre :

4° Un cartilage renfermant des glandes particulières ;

5° Une couche de tissu conjonctif lâche et abondant ;

6° L'expansion tendineuse du releveur propre à la paupière supérieure seulement ;

7° Le tégument interne ou muqueuse conjonctive ;

8° Enfin des vaisseaux et des nerfs.

1° La peau des paupières est très-mince, recouverte de poils très-courts et fins. On y rencontre, surtout à l'inférieure, de longs poils raides, analogues à ceux des lèvres et du menton. Aux environs du bord libre, surtout à la paupière inférieure, au tiers interne de la supérieure et dans les angles, les poils manquent et la paupière prend une teinte noire luisante chez les animaux dont la peau est pigmentée.

Celle-ci est très-adhérente au sphincter, il faut de grandes précautions pour l'en séparer, tant est mince la couche conjonctive sous-cutanée; elle semble même manquer et ne se dessiner légèrement que dans les cas d'infiltration générale des paupières.

2° Le muscle sphincter orbiculaire des paupières est très-mince, il se trouve appliqué sur la charpente fibreuse; les fibres de l'orbiculaire dépassent les paupières et vont s'attacher jusque sur les os qui forment l'orbite. On doit considérer comme point de départ de ces fibres un petit tendon s'étendant du tubercule lacrymal à l'angle nasal de l'œil ;

de ce point les fibres se contournent autour des paupières en affectant
une direction parallèle au bord libre. Elles se continuent l'une dans
l'autre à la commissure externe de l'œil. Un petit faisceau musculaire,
le fronto-sourcilier, attaché sur le frontal se porte obliquement en
dehors et en bas pour s'attacher sur les fibres supérieures du sphincter,
tout près de l'angle nasal : en se contractant, il découvre cet angle et
accentue la concavité de la paupière supérieure.

3° Au-dessous de l'orbiculaire se voit un tissu cellulaire assez lâche
qui sépare ce muscle de la charpente fibreuse.

Cette dernière, que l'on rencontre plus épaisse à la paupière supérieure qu'à l'inférieure, s'attache par son bord adhérent au pourtour
de l'orbite et se continue avec le périoste et la gaîne oculaire. Son bord
libre supporte le cartilage tarse. Au niveau des commissures, la charpente fibreuse devient tellement épaisse et forte que Winslow lui a
donné le nom de *ligament des tarses*, nom qu'elle mérite à tous
égards.

4° Les tarses forment aux paupières une charpente cartilagineuse
représentant des lamelles allongées d'une largeur de 9 millimètres environ. Le tarse supérieur est plus fort que l'inférieur, qui est presque droit, tandis que le premier est fortement convexe. La face interne
des cartilages tarses est creusée de petits sillons perpendiculaires au
bord libre des paupières, logeant les *glandes de Meibomius*, petites
glandes en grappe qui sécrètent une humeur onctueuse particulière,
la *chassie*, toujours très-rare dans les circonstances ordinaires, mais
dont la quantité augmente considérablement dans les cas d'inflammation de la conjonctive et dans les états morbides graves comme les
entérites, par exemple.

5° Nous avons fait une couche spéciale du tissu conjonctif lâche qui
réunit la charpente fibreuse au tendon du muscle releveur pour la
paupière inférieure, car dans les cas d'infiltration séreuse des paupières, arrivée surtout à la suite de coups, ce tissu conjonctif prend une
grande importance. A peine visible dans l'état sain des paupières, il
devient dans certains cas et en quelques heures le siége d'épanchements séreux considérables, et cela pour les deux paupières, à tel
point que, non-seulement l'animal ne peut plus les relever, mais que les
doigts eux-mêmes ne parviennent pas à les écarter. C'est donc dans la
couche de tissu conjonctif profond que siége l'infiltration, le muscle
sphincter n'en est pas exempt ; on voit souvent son épaisseur doublée
et triplée, et l'infiltration remonte jusque dans la région sourcilière ; il
en est de même de la couche sous-cutanée, mais c'est immédiatement
sur la conjonctive que se fait l'infiltration, ce qui se voit fort bien
d'ailleurs, par la couleur de cette muqueuse, lorsqu'on est parvenu à
en découvrir un petit coin.

6° Au-dessous de l'appareil fibreux, des cartilages et du tissu conjonctif, on rencontre à la paupière supérieure seulement le tendon du

releveur propre. Ce tendon n'est autre chose qu'une mince aponévrose qui s'étend dans toute la largeur de la paupière, et qui vient s'attacher au bord adhérent du cartilage tarse.

7° Enfin, lorsque toutes ces couches sont enlevées, on a mis à nu la portion de la muqueuse oculaire appelée conjonctive palpébrale, dont nous ferons la description en parlant du globe oculaire.

8° *Vaisseaux et nerfs.* — Les *artères* qui se rendent aux paupières sont nombreuses mais peu volumineuses. L'artère ophthalmique fournit la sourcilière qui traverse le trou sus-orbitaire, et se divise surtout dans la paupière supérieure, et l'artère lacrymale qui porte le sang à la glande du même nom; ses ramifications ultimes se distribuent aussi à la paupière supérieure. Le rameau orbitaire de l'artère dentaire supérieure fournit des divisions à la paupière inférieure, à l'appareil lacrymal et au corps clignotant. La paupière inférieure reçoit aussi des divisions de la branche de terminaison supérieure de la glosso-faciale.

Les *veines* se rendent à l'angulaire de l'œil, branche d'origine supérieure de la veine glosso-faciale, et à la veine alvéolaire, au passage de cette dernière dans la gaîne oculaire.

Les *nerfs* proviennent de deux sources : les rameaux sensitifs, de la branche ophthalmique de la cinquième paire ; les branches motrices, de la septième paire, par l'intermédiaire du nerf auriculaire antérieur.

La paralysie de la cinquième paire fait que la sensibilité et les mouvements volontaires des paupières sont supprimés ; mais les mouvements réflexes appelés clignotements persistent. Dans la paralysie de la septième paire, tous les mouvements sont abolis avec persistance de la sensibilité.

C. — CORPS CLIGNOTANT.

La fonction remplie par ce petit appareil, sa position au-devant de l'œil dans les cas où celui-ci est retiré au fond de l'orbite par la contraction des muscles droits, lui ont fait donner le nom de *troisième paupière*. Il remplit en effet le rôle d'une paupière, étant chargé, comme ces dernières, de protéger l'organe essentiel de la vision et de le débarrasser des corps étrangers qui sont accidentellement venus se déposer à sa surface ; le corps clignotant ne se montre au dehors que dans les cas où cette dernière fonction doit s'exercer, ou lorsqu'une cause externe menace le globule oculaire.

Dans l'état ordinaire, le corps clignotant se trouve caché dans le grand angle de l'œil, on n'en peut apercevoir que le bord antérieur ; mais lorsqu'une contraction permanente des muscles de l'œil attire celui-ci vers le fond de l'orbite, ou bien lorsque cette action est sollicitée par une menace d'un corps étranger, on voit le corps clignotant se présenter sous forme d'une lamelle mince, convexe sur sa face externe, concave sur sa face interne, large à sa partie antérieure et rétrécie à la postérieure, ce qui lui donne une forme triangulaire à angle postérieur très-allongé. Dans le mouvement dont nous avons parlé plus haut, la troisième paupière glisse entre les deux voiles palpébraux et le globe de l'œil, comme dans deux rainures représentées par les scissures conjonctivales : ce sont ces rainures qui lui impriment sa direction ; sans elles il se dirigerait en avant. Hors le cas de contraction permanente des muscles, c'est-à-dire dans le tétanos, l'action de l'organe qui nous occupe est instantanée, il ne tarde pas à rentrer dans l'angle nasal de l'œil.

L'extrémité anguleuse du corps clignotant se trouvant reliée à un coussinet adipeux volumineux situé entre les muscles de l'œil, c'est donc par une action tout à fait mécanique qu'a lieu sa projection en avant. En effet, dans le retrait de l'œil au fond de sa cavité, il y a compression de ce coussinet qui tend à s'échapper et pousse en avant de lui le corps clignotant qui lui est superposé, son action est donc d'autant plus complète que la contraction des muscles de l'œil a été poussée plus loin. Dans ce mouvement, la troisième paupière entraîne avec elle le repli conjonctival qui l'enveloppe. C'est même ce repli doublé de tissu graisseux qui masque le côté interne de l'œil dans le cas de contraction, car son angle adhérent serait trop étroit pour arriver à ce résultat sans l'existence de cet appareil surajouté.

Le corps clignotant peut être parfois affecté d'une inflammation ulcérative qui constitue l'*onglet*. Cette inflammation se propage dans quelques cas à la cornée.

Différences. — Le corps clignotant est d'autant plus développé chez les animaux que le doigt est moins divisé, il est porté à son maximum chez les solipèdes et les ruminants qui ne peuvent se servir de leur main pour enlever les corps étrangers qui sont venus se déposer à la surface de l'œil. Déjà moins volumineux chez le *porc*, il l'est encore beaucoup moins chez les *carnassiers*. Il ne doit pas être confondu avec la troisième paupière des oiseaux.

d. — DE LA CAVITÉ ORBITAIRE.

Examinée sur un squelette, la cavité orbitaire est réduite à une ouverture située sur la limite des faces antérieure et latérale de la tête, au niveau de la séparation du crâne et de la face. Elle est complétée en arrière par un appareil fibreux que l'on nomme *gaîne oculaire*. Cette dernière, qui isole l'appareil oculaire de la fosse temporale, fait donc partie intégrante de la cavité orbitaire.

L'ouverture antérieure de l'orbite est dirigée en dehors et un peu en avant : sa forme est celle d'un cercle légèrement comprimé d'un côté à l'autre, et un peu aussi de haut en bas, ce qui la fait ressembler à un rectangle dont les côtés auraient été raccordés par de larges courbes remplaçant les angles. La plus grande dimension de l'ouverture orbitaire s'étend de l'apophyse orbitaire du frontal au zygomatique : elle est, par conséquent, perpendiculaire à la fente palpébrale et prédomine de 1/6 environ sur le diamètre transversal. Les os qui forment le cercle orbitaire sont : le lacrymal pour l'angle inféro-antérieur, le frontal pour le côté interne et le supérieur, le zygomatique pour l'inférieur et l'externe. L'extrémité de l'apophyse zygomatique du temporal, en venant s'interposer entre la portion orbitaire du frontal et l'apophyse montante de l'os jugal, concourt à la formation du côté externe.

La paroi osseuse de l'orbite n'est complète que du côté interne, en dehors sa forme est celle d'un anneau large de 2 centimètres à 2 centimètres et demi environ.

On y remarque, à l'angle supéro-interne, le trou sourcilier, qui donne passage à une artériole et à une division de la branche ophthalmique de Villis; en dedans et en haut, une dépression qui loge le coude formé par le muscle grand oblique de l'œil, lorsqu'il s'infléchit sur la petite lanière fibreuse attachée sur les deux bords de cette dépression; enfin, dans l'angle inféro-interne, une fossette profonde terminée par un canal, creusé dans l'os lacrymal et logeant le sac lacrymal et le conduit qui en part.

La paroi osseuse de la face supérieure et du côté externe, se trouve prolongée en arrière par la *gaîne oculaire*.

Celle-ci est une membrane fibreuse en forme de cornet, dont le sommet s'attache sur le pourtour de l'hiatus orbitaire ; elle se fixe en avant sur les os que nous avons énumérés, en se confondant avec leur périoste. La gaîne oculaire est forte et épaisse dans toute la partie externe qui ne s'appuie sur aucun os; du côté interne, elle est beaucoup plus mince et s'applique sur l'os frontal. Elle présente plusieurs ouvertures qui donnent passage à des vaisseaux et à des nerfs ; elle est entourée de tous les côtés par une couche graisseuse assez épaisse, qui l'isole des muscles voisins et de l'apophyse coronoïde du maxillaire, qui pourraient la comprimer dans les mouvements des mâchoires. Elle renferme dans son intérieur le globe oculaire avec les muscles moteurs, les vaisseaux et les nerfs de l'œil.

Différences. — Chez les *ruminants*, l'ouverture antérieure de la cavité orbitaire est formée par le frontal, le lacrymal et le zygomatique. L'apophyse zygomatique du temporal ne s'avance pas jusqu'à l'orbite. Cette ouverture est fortement échancrée à son côté interne, au point d'union du frontal et du lacrymal; le diamètre supéro-inférieur est plus considérable que le transversal; le trou orbitaire, plus volumineux, se trouve reporté en arrière et en dedans; simple à son orifice interne, il se divise et vient s'ouvrir par un, deux ou trois orifices sur la face antérieure du frontal.

Chez le *chien*, et en général chez les carnassiers, l'apophyse orbitaire du frontal ne vient pas rejoindre l'arcade zygomatique ; elle est remplacée par un fort ligament sur lequel vient s'attacher le bord antéro-supérieur de la gaîne oculaire.

L'orbite du *porc* est formée des mêmes éléments que celle des carnassiers.

c. — MUSCLES DE L'ŒIL.

Les muscles de l'œil sont situés dans une position très-profonde. Je ne sache pas que jusqu'à présent on ait tenté de pratiquer sur eux les opérations de myotomie si fréquentes en chirurgie humaine dans les cas de strabisme : cette affection d'ailleurs est très-rare chez les grands animaux domestiques ; on en connaît cependant quelques exemples ; j'ai eu l'occasion de la rencontrer sur un chien, et **M. H. Bouley** m'a dit l'avoir observée chez le cheval.

Les muscles de l'œil forment deux couches autour du nerf optique : la plus externe est constituée par les muscles *droits*, distingués en supérieur, inférieur, externe et interne, muscles qui ont des caractères communs ; ce sont des bandelettes charnues, minces sur les bords, qui s'unissent à ceux des muscles voisins. La contraction isolée de chacun de ces muscles dirige l'ouverture oculaire du côté du faisceau qui se contracte, soit en haut, en bas, en dedans ou en dehors ; ou même dans des positions intermédiaires lorsqu'ils agissent deux à deux.

En dedans de cette première couche, on en rencontre une autre formée, comme la première, de quatre faisceaux réunis aussi par leurs bords ; l'ensemble de ce muscle a reçu le nom de droit postérieur. Il est relié à l'existence du corps clignotant, car il manque chez les animaux qui ne possèdent pas de troisième paupière, le singe et l'homme notamment : c'est surtout la contraction de ce muscle qui tire le globe oculaire vers le fond de l'œil et fait saillir le corps clignotant. Un tissu adipeux abondant, relié à cet appareil, s'interpose entre les deux couches musculaires et entre la plus profonde et le nerf optique.

Citons encore les muscles obliques qui font pivoter le globe oculaire dans le cas d'inclinaison de la tête : l'oblique supérieur ou grand oblique vient du fond de la gaîne oculaire, se réfléchit sur un petit tendon, dont nous avons déjà parlé et qui se trouve attaché sur le côté interne de l'orbite : de là, il se rend à la face supérieure de l'œil. L'oblique interne part de la face interne de l'orbite et va à la face inférieure de l'œil. Ces deux muscles sont antagonistes l'un de l'autre lorsqu'on les examine dans le même œil, et au contraire, antagoniste de celui du même nom dans l'œil opposé, lorsque le parallélisme des axes doit être maintenu dans le cas d'inclinaison latérale de la tête.

Le muscle releveur de la paupière supérieure se trouve aussi logé dans la gaîne oculaire, tout à fait à la face interne au-dessus du droit supérieur.

Des *vaisseaux* très-nombreux se distribuent dans ces deux couches ou bien les traversent pour se rendre au globe oculaire.

Nous citerons l'artère ophthalmique, un rameau orbitaire, les artères sourcilières, centrale de la rétine. Une veine volumineuse, l'alvéolaire, traverse la gaîne oculaire pour se rendre au sinus caverneux ; elle fait communiquer ce dernier vaisseau sanguin avec la glosso-faciale, qu'elle vient rejoindre au bord antérieur du masséter, près de son insertion supérieure.

Les *nerfs* aussi sont nombreux ; nous trouvons le nerf de la première paire ou nerf optique, nerf fonctionnel de l'œil, celui de la troisième paire. nerf oculaire-moteur commun qui se distribue aux muscles droit supérieur, droit postérieur, interne et inférieur, le pathétique qui va seulement au grand oblique, le nerf de la sixième paire qui se rend au droit externe. Enfin, le nerf ophthalmique de Willis, qui porte, avec le rameau orbitaire du nerf maxillaire, à toutes les parties de l'œil, la sensibilité si exquise dont elles sont douées.

f. — DE LA CONJONCTIVE.

La conjonctive, ainsi que l'indique son nom, unit les paupières au globe de l'œil ; elle tapisse la face antérieure de celui-ci, et, en se repliant des premières sur lui, forme les sinus conjonctivaux supérieur et inférieur.

Dans toute son étendue, la conjonctive est peu adhérente aux paupières et à la sclérotique ; elle est séparée de ces organes par un tissu conjonctif lâche, ce qui lui permet d'éprouver de grands déplacements. Au point où la sclérotique se continue avec la cornée, la conjonctive devient adhérente à la première, puis elle se continue à la surface de la seconde par une mince couche de cellules pavimenteuses.

La conjonctive forme dans l'angle nasal de l'œil un épaississement en forme de tubercule, coloré en noir par une couche pigmentée, et possédant dans son épaisseur quelques bulbes pileux très-fins, mais cependant très-apparents, c'est la caroncule lacrymale. Elle enveloppe de plus l'extrémité de la paupière clignotante ; nous avons déjà vu que, lorsque cette dernière est projetée en avant, une partie de la conjonctive oculaire et palpébrale, grâce à sa grande laxité, accompagne l'organe dans son mouvement et concourt à l'occlusion de l'œil, en complétant le corps clignotant sur les côtés.

Sur le bord tranchant de la membrane clignotante et tout autour de la cornée, la conjonctive revêt un bel aspect bleuâtre, poussé quelquefois jusqu'au noir, et dû à une accumulation de pigment ; aussi, lorsque l'œil est entièrement ouvert, n'aperçoit-on pas la sclérotique avec sa couleur blanche caractéristique ; il faut pour cela que les paupières soient fortement écartées, ou bien que l'œil soit tourné de côté.

Les vaisseaux de la conjonctive sont très-nombreux et fins ; sous l'influence d'une inflammation locale et même générale, ils s'injectent

et sont alors facilement apercevables après l'écartement des paupières.
C'est même un point que les praticiens ne manquent jamais de con-
sulter pour le diagnostic des inflammations générales, car le pigment
qui remplit les cellules de l'épiderme ne permet pas, chez les animaux
domestiques, de constater la rougeur de la peau. Sous l'influence de
certaines maladies, la conjonctive présente des teintes particulières :
elle devient jaune dans l'ictère, rouge-violacé dans les inflammations
très-graves ; les pétéchies sont un symptôme de l'anasarque, sa pâleur
mate indique l'anémie, etc.

g. — DU GLOBE OCULAIRE.

Lorsqu'il est débarrassé des parties qui l'entourent, le globe oculaire
a la forme d'un sphéroïde auquel aurait été ajouté à sa partie antérieure
un segment d'une sphère plus petite représentée par la cornée. Malgré
cette convexité plus grande au niveau de la cornée qu'en tout autre
point, le diamètre antéro-postérieur de l'œil ou son axe est cependant
plus petit que le transversal. Ceci tient à ce que l'œil est fortement déprimé en arrière. Nous avons trouvé pour l'axe antéro-postérieur de
l'œil 47 millimètres, et pour le diamètre transversal 49 millimètres.

Il est fort probable que, lorsque l'œil est entouré de ses muscles et
contenu dans l'orbite, cette différence s'efface, si elle ne devient pas
même à l'avantage du diamètre antéro-postérieur. En effet, l'œil se
trouve comprimé de tous côtés et sur sa convexité par ses muscles, en
même temps que la face postérieure est légèrement tirée par la tonicité
du droit postérieur, toutes actions qui doivent avoir pour résultat
(ainsi que la pression de son propre poids sur la face inférieure de
l'orbite), d'agrandir l'axe antéro-postérieur au dépens de son autre
diamètre.

Une raison qui vient encore militer en faveur de cette manière de
voir, c'est que si l'on presse l'œil par sa périphérie, comme il doit l'être
dans sa gaîne et de façon à tendre la cornée comme à l'état normal,
on voit que l'axe acquiert la dernière dimension, soit 49 millimètres,
tandis que le diamètre transversal n'a plus que 45 millimètres.

On comprend, d'ailleurs, que ces diamètres doivent varier suivant
que les muscles sont en repos ou en activité, et, par conséquent, qu'ils
pressent ou tirent plus ou moins la sclérotique.

L'œil déborde l'orbite en avant, ce qui amène la convexité des paupières fermées ; lorsqu'elles sont ouvertes, on n'aperçoit que la cornée
et une zone peu étendue de la sclérotique recouverte de la portion pigmentée de la conjonctive.

En arrière, le globe de l'œil reçoit le nerf optique ; son insertion ne
se fait pas au centre du sphéroïde ; l'espace mesuré sur la ligne convexe
qui s'étend du bord de la cornée au nerf est deux fois plus petit à la
partie inférieure qu'à la supérieure.

Le globe de l'œil présente successivement à étudier : la *cornée*, la *sclérotique*, l'*iris*, le *cristallin*, les deux *chambres* de l'œil avec l'*humeur aqueuse*, la *choroïde*, la *rétine* et le *corps vitré*. Cette description sera très-brève pour certaines parties de l'œil, nous nous en tiendrons aux données applicables à la pathologie.

1° *De la cornée et de la sclérotique.* — Ces membranes forment à elles deux l'enveloppe extérieure du globe oculaire. La cornée est aussi appelée *cornée transparente*, et la sclérotique, *cornée opaque*.

La *sclérotique* occupe environ les neuf dixièmes postérieurs de l'œil ; c'est une membrane albuginée, exclusivement fibreuse, formée de fibres conjonctives à direction circulaire et antéro-postérieure, extrêmement serrées les unes contre les autres : elle a une épaisseur variable suivant les différents points examinés. Nous avons trouvé que, sur le fond de l'œil, tout à fait en regard de la cornée, l'épaisseur de la sclérotique est de 2^{mm},30 : elle diminue petit à petit jusqu'à ne plus présenter que 0^{mm},50 sur la convexité, enfin la membrane redevient épaisse à sa continuité avec la cornée et acquiert à ce point 1^{mm},60.

La sclérotique est percée d'une ouverture postérieure qui donne passage au nerf optique ; cette ouverture est remarquablement moins grande que le nerf lui-même au delà de l'œil, le périnèvre ne traversant pas, mais se continuant avec la coque fibreuse de l'œil. Si l'on fait passer un méridien par le milieu de la cornée et par le milieu du nerf optique, on peut voir facilement que l'espace qui s'étend entre ce dernier et le point de la sclérotique qui touche au bord supérieur de la cornée, est deux fois plus grand que l'espace correspondant inférieur : l'ouverture du nerf se fait donc à la réunion du tiers inférieur au tiers moyen de l'enveloppe externe. Il en résulte qu'elle n'a pas lieu dans le point le plus épais de la sclérotique, puisque ce point correspond au milieu du tiers moyen.

L'ouverture antérieure de la sclérotique, celle qui est bouchée par la cornée, a la forme ellipsoïde de la cornée elle-même, elle est taillée en biseau interne pour se continuer avec cette dernière.

La *cornée transparente*, encore appelée vitre de l'œil, est un segment d'un sphéroïde moins grand que la sclérotique, elle affecte une forme elliptique à grand diamètre transversal : c'est une membrane très-forte, épaisse de 1^{mm},30.

Au point de vue de sa structure, la cornée nous montre sa face externe tapissée par une couche de cellules épithéliales dépendantes de la conjonctive, qui se trouve réduite en ce point à ces cellules. La cornée elle-même peut se décomposer en plusieurs lamelles superposées, très-transparentes, et d'autant plus minces et plus nombreuses qu'on fait la dissection avec plus de soin. Ces couches sont formées de faisceaux de tissu conjonctif très-fins, légèrement ondulés et présentant un grand nombre d'espaces aréolaires aplatis, dont la direction est parallèle à la surface de la membrane et communiquent entre eux par des anastomoses en réseau. Ce tissu aréolaire renferme une sérosité limpide dans l'état ordinaire, mais que l'on vienne à presser latéralement le globe de l'œil, et la cornée s'obscurcit immédiatement pour reprendre sa transparence, aussitôt que cesse la compression. Cette petite expérience qui prouve la mobilité de la sérosité dans les lacunes de la cornée, a porté M. Lecoq à se demander si ce ne serait pas à la compression déterminée par le gonflement de l'œil, au début de l'ophthalmie périodique, que serait dû le trouble de la cornée.

La face postérieure de la cornée est tapissée par une fine membrane qui enveloppe toute l'humeur aqueuse et qu'on appelle membrane de *Descemet* ou de *Demours*.

Les *vaisseaux* de la cornée sont très-nombreux dans l'embryon. Au moment de la naissance, ils disparaissent en grande partie et ne forment plus, chez l'adulte, qu'une zone périphérique peu étendue, alimentée par ceux de la sclérotique. Les lymphatiques de la cornée sont loin d'être démontrés. La cornée se vascularise facilement dans certains cas pathologiques.

Tout le monde sait que la cornée possède une sensibilité exquise. Les *nerfs* proviennent des nerfs ciliaires et sont anastomosés en réseau. Cohnheim les a vu se terminer dans la couche d'épithélium de la face antérieure.

Willis avait, avant que les nerfs de la cornée fussent reconnus par le microscope, démontré la présence de ces nerfs à l'intérieur de la cornée transparente. Les expériences de Magendie démontrent que la cornée se trouble, puis s'ulcère lorsqu'on a coupé la branche ophthalmique.

Différences. — La sclérotique du *bœuf* est beaucoup moins épaisse que celle du cheval, elle reflète sur sa face externe une couleur gris-foncé qui est due à l'accumulation de pigments dans ses couches superficielles.

2° *De l'iris.* — L'iris est une membrane de forme elliptique placée perpendiculairement à la partie antérieure de l'œil, au niveau de l'ouverture antérieure de la sclérotique, en avant du cristallin ; percée à son centre d'une ouverture de même forme appelée *pupille*, elle représente une sorte de diaphragme destiné à régler l'entrée des rayons lumineux dans l'œil.

L'iris sépare le compartiment antérieur de l'œil en deux parties d'inégales dimensions, l'une appelée *chambre antérieure*, l'autre *chambre postérieure*, celle-ci beaucoup plus petite que la première.

La face antérieure de l'iris est plane ou très-légèrement convexe, elle forme la paroi postérieure de la chambre antérieure de l'œil, l'aspect de cette face est velouté, sa couleur est généralement d'un brun noirâtre, mais elle est susceptible de varier avec les sujets ; chez certains animaux, on la trouve presque blanche, et cette coloration a fait donner aux yeux le nom de *vairons ;* il arrive aussi, mais rarement, que les deux iris n'ont pas la même coloration. On remarque aussi que l'iris présente des stries rayonnées et d'autres circulaires, dues à la présence de fibres musculaires.

Quant à la face postérieure, elle forme la paroi antérieure de la chambre postérieure de l'œil, mais comme elle est presque appliquée exactement sur le cristallin et les procès ciliaires, il en résulte que cette chambre postérieure est réduite à très-peu de chose. On remarque, sur la face postérieure de l'iris, une couche épaisse de pigment noir qui a reçu le nom d'*uvée*. Il arrive souvent qu'une petite portion de la membrane uvée s'échappe et vient faire hernie, par l'ouverture pupillaire dans la chambre antérieure de l'œil, on désigne sous le nom de *fongus* ou *grain de suie* ce petit corps noirâtre.

La grande circonférence de l'iris s'attache exactement au bord interne de la sclérotique, mais on ne doit pas oublier que la sclérotique est taillée en biseau sur sa face interne ; ce biseau ayant une longueur de trois à quatre millimètres, il en résulte que le bord antérieur apparent de la membrane scléroticale dépasse de cette longueur, en avant, l'insertion externe de l'iris. La petite circonférence ou circonférence interne est elliptique comme nous l'avons dit ; elle circonscrit l'ouverture appelée pupille, elle est sujette à de grandes variations sous l'influence des rayons lumineux, des agents médicamenteux ou de certaines maladies.

L'examen microscopique de l'iris démontre la présence dans cette membrane d'une quantité assez considérable de fibres musculaires disposées en deux sens : les unes, rayonnées, sont destinées à agrandir l'ouverture pupillaire ; les autres, circulaires, produisent le mouvement contraire. Les faisceaux musculaires sont soutenus par une charpente conjonctive. On y rencontre de nombreux vaisseaux radiés. Les nerfs de l'iris viennent du plexus ciliaire, et par son intermédiaire des nerfs moteurs oculaire commun, de la cinquième paire et du grand sympathique. M. Cl. Bernard a démontré que la section du sympathique au cou, amène la dilatation de la pupille. Cette dilatation est constante aussi après l'arrachement ou la paralysie de la troisième paire ; mais le muscle ciliaire n'a pas cependant perdu la faculté de se contracter. Les nerfs de la troisième et de la cinquième paire président aux phénomènes de nutrition, et le sympathique règle les contractions.

Différences. — Dans le bœuf, la face antérieure de l'iris est généralement plus claire que chez le cheval ; on y remarque de nombreux plis radiés en se rapprochant de la grande circonférence. L'iris du *mouton* est d'une couleur brun-jaunâtre. Chez le *chien*, la coloration varie beaucoup ; la pupille est ronde. Le *chat* possède une pupille en forme de fente allongée verticalement, elle est plus dilatable que chez aucun autre animal domestique.

3° *Du cristallin.* — Le cristallin est un corps transparent, en forme de lentille biconvexe, placé en regard de la pupille, soutenu et comme enchatonné dans la petite circonférence des procès ciliaires.

Les deux faces du cristallin ne possèdent pas, à beaucoup près, la même courbure, l'antérieure étant moins prononcée que la postérieure, de telle sorte que sur un cristallin dont le diamètre antéro-postérieur est de 13 millimètres, la courbure antérieure aura une flèche de 4 millimètres seulement, ou si l'on veut, un plan passant par l'intersection des deux courbures, divisera le cristallin en deux segments, dont l'épaisseur sera de 4 millimètres pour l'antérieur et de 9 pour le postérieur, la courbure postérieure est uniforme, l'antérieure est moins prononcée au centre. Le diamètre vertical du cristallin est de 17 à 19 millimètres.

Le cristallin est formé d'une membrane d'enveloppe, *capsule du cristallin*, et d'un tissu propre. La capsule cristallinienne est une membrane transparente, assez épaisse, qui entoure la substance propre sans lui adhérer ; elle en est même séparée par un liquide clair, semi-fluide qu'on a appelé humeur de Morgagni. Par sa circonférence la capsule adhère intimement aux corps ciliaires ; la face postérieure adhère aussi, chez certains animaux, à la membrane hyaloïde ; chez le bœuf, cette adhérence est assez intime pour qu'il soit difficile d'enlever l'humeur vitrée sans déchirer la capsule cristallinienne. La membrane hyaloïde du cheval, beaucoup plus molle, d'ailleurs, ne possède que des adhérences très-légères.

La structure de la capsule du cristallin est un des points qui ont le plus préoccupé les histologistes, car on admet généralement qu'elle sécrète le cristallin, et cette structure présente une grande importance dans la cataracte au point de vue de la régénération de cet organe.

Quant au tissu propre, il est disposé en couches concentriques dont la densité augmente de la surface au centre : presque fluides à la surface, tandis qu'au centre elles se laissent à peine écraser entre les doigts. Cette disposition est extrêmement importante au point de vue de la réfraction des rayons lumineux ; l'indice de réfraction des couches cristalliniennes augmentant de la superficie vers le centre, amène la formation du foyer, en un point unique et fait disparaître ou atténue considérablement le cercle de diffusion.

4° *De l'humeur aqueuse*. — Ainsi que l'indique son nom, l'humeur aqueuse qui se trouve située dans les chambres antérieure et postérieure est un liquide transparent, incolore, et dont la densité se rapproche beaucoup de celle de l'eau. Ce liquide est sécrété par une membrane particulière, d'une minceur extrême, qui tapisse la face postérieure de la cornée, l'iris, le procès ciliaire et la face antérieure du cristallin et qu'on a appelé membrane de Descemet ou de Demours quoiqu'elle ait été signalée par Zinn pour la première fois.

5° *De la choroïde*. — La choroïde est une membrane mince, reflétant une couleur foncée ; appliquée à la face interne de la sclérotique, elle se réfléchit au niveau du bord antérieur de cette membrane pour former le *corps ciliaire*, bordé lui-même par le *cercle ciliaire*.

La partie postérieure de la choroïde, *zone postérieure* ou *choroïdienne*, très-mince, est recouverte par la sclérotique et adhère assez intimement à cette membrane par une foule de tractus très-fins et de vaisseaux capillaires, mais elles peuvent assez facilement être séparées l'une de l'autre par la dissection. La face interne de la choroïde est tapissée par la rétine, mais ne lui adhère en aucun point. La membrane choroïdienne est percée vers son fond par une ouverture qui donne passage au nerf optique. L'ouverture antérieure de la partie que nous envisageons en ce moment, est séparée de la zone ciliaire par une ligne appelée *ora serrata*.

La choroïde est une membrane assez compliquée au point de vue de sa structure ; ses couches externes sont formées de tissu conjonctif, de réseaux nerveux et de plexus vasculaires très-fins, mais la couche interne ou couche épithéliale mérite plus particulièrement d'attirer notre attention. Elle est formée par une couche de belles cellules hexagonales pavimenteuses, renfermant des granulations pigmentaires qui donnent à l'organe une couleur différente suivant les points envisagés. Elle est très-noire dans la partie inférieure de l'œil jusqu'à environ 2 à 3 millimètres au-dessus du nerf optique ; puis à partir de ce point, on voit la couleur noire être brusquement remplacée par une zone où se marient les couleurs les plus brillantes, possédant même un beau reflet métallique ; elle est d'abord d'un bleu verdâtre au milieu et verte sur les côtés ; en remontant ensuite vers la face supérieure, la couleur devient azurée, puis elle cède la place à une zone verte, émaillée de reflets d'un jaune doré, et enfin on remarque que cette partie verte se transforme en brun-violacé, qui se fond bientôt dans une couleur noire intense. Cette portion claire de la choroïde est désignée sous le nom de *tapis* ou *tapétum*. La papille, c'est-à-dire le point circulaire ou légèrement elliptique, par où le nerf optique pénètre dans le fond de l'œil, reflète une couleur rose-jaunâtre. Lorsque la couche épithéliale est enlevée de la surface de la choroïde, celle-ci possède une couleur moins foncée. Les parties noires deviennent brunes ou violacées, et les parties claires offrent une couleur plus vive.

La membrane choroïdienne transforme la cavité postérieure de l'œil, en une véritable chambre noire.

La zone *antérieure* ou *ciliaire* de la choroïde se compose du *cercle ciliaire* et du *corps ciliaire*. Le *cercle ciliaire* n'a qu'une largeur de 1 millimètre 1/2 environ. Sa face externe touche à la sclérotique et lui adhère intimement, l'interne se continue avec le corps ciliaire ; son bord antérieur donne attache à la circonférence de l'iris. C'est un organe contractile, formé de fibres cellulo-musculaires, possédant un riche plexus nerveux pourvu de ganglions très-petits. Le cercle ciliaire a pour usage, d'accommoder l'œil pour la vision à des distances différentes. Le *corps ciliaire* est une dépendance de la choroïde, qui se replie en arrière de l'iris et enserre dans sa petite circonférence le cristallin ; il a la forme d'un cercle large, de couleur absolument noire. Il forme des plis radiés, rayonnants, disposés très-régulièrement qui sont appelés *procès ciliaires*. Au nombre de 110 à 120 chez le cheval, ils sont recouverts en arrière par une dépendance de la rétine à laquelle on a donné le nom de *zone de Zinn*.

6° *De la rétine*. — La rétine est la partie essentielle du globe de l'œil. Continuée en arrière par le nerf optique, dont elle est considérée comme l'expansion terminale, elle s'étend à la face interne de la choroïde et se termine en avant à la zone de Zinn. Cette dernière partie qui doit même être considérée comme le prolongement de la rétine, se moule exactement sur les procès ciliaires dont elle répète la forme radiée, ce qui lui donne l'aspect d'une fraise du temps de la Renaissance. Sur un œil dont on a enlevé le corps vitré, la rétine renversée sur elle-même flotte dans la cavité libre et n'adhère que par un seul point, par le nerf optique, à la face interne de l'œil. La rétine possède des vaisseaux, l'*artère* et la *veine centrales, de la rétine*, qui se divisent en deux branches, l'une supérieure, l'autre inférieure, et se relient au vaisseau ciliaire par de fines anastomoses.

7° *Du corps vitré*. — Le *corps vitré* ou *l'humeur vitrée* occupe toute l'étendue de la cavité oculaire située en arrière du cristallin. Lorsqu'on le met en liberté par l'incision des membranes, il a la forme d'une gelée incolore absolument transparente, qui s'échappe tout d'un coup et en entier de la coque de l'œil, ce qui a pour résultat de plisser la rétine, et de flétrir l'œil. Le corps vitré est enveloppé par une membrane désignée sous le nom de membrane hyaloïde qui s'applique exactement contre la face interne de la rétine. Cette membrane envoie de sa face profonde des prolongements aréolés, lesquels maintiennent entre leur mailles le liquide qui compose l'humeur vitrée. Il en résulte que si l'on presse fortement entre les doigts l'humeur vitrée, il s'écoule un liquide clair et il ne reste bientôt plus qu'une membrane extrêmement délicate presque imperceptible.

Différences. — Chez le *bœuf*, l'humeur vitrée est beaucoup plus consistante que chez le cheval. La pression du doigt ou l'incision divise le corps en petits fragments qui conservent assez longtemps leur forme, de plus la membrane hyaloïde se trouve soudée très-intimement à la face postérieure du cristallin et de la zone de Zinn.

§ 7. — De l'appareil lacrymal.

Nous étudierons successivement dans cet appareil :
1° L'organe de sécrétion des larmes ou la glande lacrymale ;
2° Les points et les conduits lacrymaux ;
3° Le sac lacrymal et le canal nasal.

1° *Organe de sécrétion des larmes.* — La glande lacrymale est située entre l'apophyse orbitaire du frontal et l'aponévrose constituant le tendon du releveur de la paupière supérieure. Elle est convexe sur sa face supérieure qui est en rapport avec la face interne de l'apophyse orbitaire, concave sur sa face inférieure pour se mouler sur les organes convexes qu'elle recouvre. C'est une glande en grappe, formée par des granulations ténues réunies par du tissu conjonctif; elle donne naissance à dix ou douze canaux excréteurs très-fins, qui viennent s'ouvrir dans le sinus conjonctival supérieur près de l'angle nasal de l'œil, et auxquels on a donné le nom de *canaux hygrophthalmiques*. Le rôle de la glande lacrymale est de sécréter les larmes, dont l'usage est d'humecter la face antérieure de la cornée ainsi que la conjonctive, et de faciliter le glissement des paupières en même temps que d'empêcher la dessiccation de la cornée qui aurait pour résultat la perte de sa transparence. Sous l'influence de l'inflammation de la conjonctive la sécrétion des larmes est considérablement augmentée. Les émotions morales qui produisent aussi cet effet chez l'homme, paraissent dans certains cas, avoir une même influence sur quelques espèces animales et notamment le chien et quelques ruminants.

2° *Points et conduits lacrymaux.* — Les points lacrymaux sont les orifices palpébraux des conduits lacrymaux, ils sont au nombre de deux et situés à chaque paupière, l'un au-dessus, l'autre au-dessous de la caroncule lacrymale, le supérieur est creusé à la face interne de la paupière supérieure ; pour le trouver, il est nécessaire de relever avec le doigt l'extrémité interne de la paupière : son diamètre assez considérable, peut recevoir des stylets de 1 millimètre 1/2 de diamètre; le point lacrymal inférieur est situé tout à fait sur le bord libre de la paupière inférieure, en regard de la caroncule lacrymale, il est plus large que le supérieur.

Les conduits lacrymaux qui font suite aux points lacrymaux, possèdent des parois minces creusées dans l'épaisseur des paupières. Le conduit lacrymal supérieur est plus long que l'inférieur; lorsqu'on l'insuffle, on voit qu'il est situé immédiatement sous la conjonctive dans sa partie supérieure, il s'infléchit ensuite en avant pour venir aborder le sac lacrymal un peu en arrière de l'insertion du conduit inférieur. La muqueuse qui tapisse les conduits, dépendance de la muqueuse-conjonctivale, est tapissée par un épithélium pavimenteux à couches stratifiées. Leur largeur permet le cathétérisme avec des sondes assez volumineuses.

3° *Du sac lacrymal et du canal nasal.* — Le sac lacrymal qui n'est autre chose que l'extrémité supérieure et un peu renflée du canal nasal, tapisse la cavité creusée dans l'os lacrymal et reçoit les conduits lacrymaux ; il diffère de ces conduits en ce que l'épithélium qui le tapisse est vibratile au lieu d'être pavimenteux.

Quant au canal nasal, c'est un long conduit qui part du sac lacrymal pour venir se terminer dans le naseau. Dans sa partie supérieure, le canal membraneux se trouve enfermé dans un canal osseux, creusé dans l'épaisseur des os maxillaire et lacrymal; plus bas, il est logé dans la scissure oblique en bas et en avant de l'os maxillaire, il passe entre les deux cornets et pourrait se limiter, à l'extérieur, par une ligne oblique passant à un centimètre environ au-dessus du trou sous-orbitaire; l'extrémité inférieure du canal nasal vient s'ouvrir par un orifice à bords nets vers la commissure inférieure des narines, au point où la peau des naseaux se continue avec la muqueuse des fosses nasales. On désigne cet orifice par le nom d'*égout nasal.* Chez l'*âne* et le *mulet*, l'égout nasal se trouve percé à la face interne de l'aile externe du nez.

La muqueuse qui tapisse le sac lacrymal et le canal nasal, est en continuité directe avec la conjonctive; mais le point où le canal vient s'ouvrir dans les narines, sépare cette muqueuse de la pituitaire. Ces deux muqueuses ne sont donc pas continues l'une à l'autre, c'est ce qui explique pourquoi dans les inflammations de la muqueuse nasale, on ne rencontre pas toujours, comme cela se voit chez les carnassiers par exemple, une inflammation concomitante de la conjonctive, mais cela a lieu fort souvent toutefois.

CHAPITRE III

FACE POSTÉRIEURE DE LA TÊTE

Cette face, exactement limitée par le bord postérieur des branches du maxillaire et le corps de cet os, représente une sorte de V allongé, dont l'ouverture postérieure s'avance jusqu'à la partie antéro-supérieure de l'encolure, à laquelle on donne, communément le nom de gorge.

Nous diviserons la face postérieure de la tête en deux régions: l'*espace inter-maxillaire* ou *région de l'auge* et la *région labiale inférieure* dans laquelle nous ferons rentrer la petite *région mentonnière.*

§ 1. — Espace intermaxillaire ou région de l'auge.

Cette région occupe l'espace compris entre les deux branches du maxillaire inférieur par lesquelles elle est très-bien limitée. Elle a donc extérieurement la forme d'un triangle dont la base postérieure est limitée par le bord antérieur de l'encolure, le sommet s'arrête à la symphyse maxillaire.

En raison de son étendue et des couches très-différentes que la dissection démontre dans cette région, il sera bon, croyons-nous, de la diviser en deux parties, l'une postérieure, la plus large et de beaucoup la plus importante, à laquelle nous donnerons le nom de *région sous-hyoïdienne*, l'autre antérieure, très-rétrécie, que nous appellerons *sublinguale*.

a. — RÉGION SOUS-HYOIDIENNE.

Elle s'arrête au niveau d'une ligne qui réunirait les scissures maxillaires ou même la pointe de l'hyoïde.

La peau qui recouvre cette région est mince, peu adhérente, et recouverte de poils mous et courts parsemés d'autres beaucoup plus longs.

L'extérieur de la région est très-importante à considérer au point de vue du diagnostic des maladies dont elle est si souvent le siége. Chez l'animal sain, l'espace intermaxillaire est parfaitement évidé, ce qui lui a fait donner le nom d'auge ; les ganglions, que l'on perçoit très-bien sous la peau fine et mobile, sont petits, groupés et tout à fait indolents ; enfin, on doit très-bien sentir le corps de l'hyoïde et son prolongement antérieur qui occupe le milieu de la région. L'auge toutefois est moins évidée chez les animaux jeunes et adultes que chez les vieux. Chez les jeunes, on la rencontre même assez souvent presque remplie, sans que cette disposition puisse être considérée comme un signe de maladie.

Au-dessous de la peau, on trouve un tissu conjonctif peu abondant qui l'unit au muscle peaucier. Celui-ci qui s'étend en couche continue sous la peau, est formé par des fibres pâles à direction longitudinale.

Le tissu conjonctif situé au-dessous du peaucier, est très-abondant, surtout chez les sujets lymphatiques ; c'est dans intérieur que se développent les abcès si fréquents que l'on rencontre dans la région. Les ganglions inter-maxillaires se trouvent situés au milieu de cette couche cellulaire ; ce sont eux qui, en s'enflammant, donnent lieu à la plupart des abcès de l'auge.

Ils forment deux séries longitudinales appliquées contre le muscle ptérygoïdien interne et s'étendent du bord postérieur du maxillaire au niveau de la scissure. A ce point, on rencontre une masse transversale de petits ganglions qui relient l'une à l'autre les deux séries longitudinales. Les ganglions logés dans deux sortes de gouttières formées par le ptérygoïdien interne en dehors et le bord externe des omoplats hyoïdiens en dedans, s'avancent assez profondément pour s'appliquer sur le bord inférieur de la glande sous-maxillaire. Leur volume varie de la grosseur d'une lentille à celle d'un haricot ; ils sont au nombre d'à peu près 25 à 30 de chaque côté, quelques-uns d'entre eux ont un aspect noirâtre ou grisâtre, qu'ils doivent à des accumulations de matière pigmentaire. Nous décrirons encore, comme appartenant à cette couche, trois organes qu'il est de la plus haute importance de ne pas blesser dans les opérations si fréquentes que l'on est appelé à pratiquer dans l'auge. Cette dérogation à notre manière de procéder sera suffisamment rachetée par l'avantage qui résultera du coup d'œil d'ensemble jeté sur les trois vaisseaux principaux de la région et sur leurs rapports réciproques.

Les trois conduits dont nous voulons parler sont, en procédant du plus superficiel au plus profond, le canal de Sténon, la veine glosso-faciale et l'artère du même nom. Tous les trois sont situés sur les côtés de la région et très-exactement appliqués contre les fibres du muscle ptérygoïdien interne. Ils arrivent à se toucher dans la scissure maxillaire et sont d'autant plus distants les uns des autres qu'on se rapproche davantage du bord postérieur du maxillaire.

Le canal de Sténon, le plus rapproché du bord, traverse l'espace en suivant une direction à peu près rectiligne; il forme la corde d'un segment de cercle dont le bord convexe du maxillaire représente l'arc, segment dont la flèche serait de deux à trois centimètres environ.

La veine, qui vient ensuite, est éloignée du canal de Sténon de deux centimètres environ en arrière; elle reçoit vers le milieu de son parcours inter-maxillaire la veine sublinguale, gros vaisseau d'un volume à peu près égal au sien et dont la position doit être bien connue. Elle vient de la langue, traverse le muscle mylo-hyoïdien et passe au milieu de l'amas ganglionnaire pour arriver à la veine principale.

Quant à l'artère, elle provient de la carotide interne, et émerge par conséquent des parties profondes; elle ne se montre que dans la moitié inférieure de la région, et se dirige très-obliquement en bas pour atteindre la scissure maxillaire en avant des deux autres conduits. A la distance d'un travers de main en arrière de la scissure, il n'est plus guère de danger de l'atteindre.

Une couche musculaire succède à la couche si compliquée que nous venons de décrire; elle est formée par la terminaison hyoïdienne des muscles sterno-hyoïdien et omoplat-hyoïdien. Loin d'être complète, elle occupe seulement la partie médiane, en laissant de chaque côté d'elle un espace qui est, ainsi que nous l'avons déjà dit, occupé par du tissu conjonctif au milieu duquel se trouvent les chapelets de ganglions.

Lorsqu'on a enlevé les muscles omoplat et sterno-hyoïdiens, on découvre le prolongement antérieur de l'hyoïde, son corps et ses cornes; plus en arrière, la face inférieure du larynx sur laquelle on reconnaît le corps du thyroïde, la membrane crico-thyroïdienne, le cricoïde, le premier cerceau de la trachée et les glandes thyroïdes recouvertes en partie par le petit muscle sterno-thyroïdien. De plus, de chaque côté du larynx on rencontre la moitié inférieure des glandes sous-maxillaires avec les vaisseaux et les nerfs qui les accompagnent à leur bord supérieur.

L'appareil hyoïdien sera décrit à l'article bouche, le larynx sera compris dans la région de la gorge, nous n'avons donc pas à nous en occuper ici, mais il nous reste à signaler les muscles qui, recouvrant la face interne des branches du maxillaire, forment les parois latérales de la cavité inter-maxillaire. Nous voulons parler des ptérygoïdiens internes, très-forts muscles que leur analogie avec le muscle masséter a fait nommer masséters internes. Ces muscles sont croisés à leur face interne par le digastrique dont la première partie s'arrête sur le bord postérieur du maxillaire, tandis que la deuxième va s'insérer par des fibres aponévrotiques très-fortes sur la partie droite de ce bord, jusqu'auprès de la symphyse du menton; le tendon qui réunit les deux ventres de ce muscle, coupe à peu près à angle droit la direction des fibres du ptérygoïdien interne et passe dans l'anneau du grand kérato-hyoïdien.

Vaisseaux et nerfs. — Nous avons déjà fait connaître la position des deux vaisseaux glosso-faciaux et du canal de Sténon, les principaux conduits de cette région. Nous citerons encore le canal de Warthon, qui longe le bord supérieur de la glande sous-maxillaire et les quelques vaisseaux innominés qui se rendent à cette glande.

Quant aux *nerfs*, situés bien assez profondément pour être généralement soustraits aux causes vulnérantes extérieures, ce sont les nerfs hypo-glosse et glosso-pharyngien, appliqués comme les vaisseaux sur le muscle ptérygoïdien interne, en dedans des branches de l'hyoïde, le nerf lingual et le mylo-hyoïdien compris entre la face externe du masséter interne et la branche du maxillaire.

De l'étude minutieuse de cette région, découlent des indications chirurgicales parfaitement précises. Nous attirerons l'attention sur les points principaux; les organes musculaires, nerveux et les canaux d'excrétion des glandes salivaires parotide et sous-maxillaire, se trouvent tous situés symétriquement sur les parois latérales de l'espace, et pour la plupart appliqués contre le muscle masséter interne, soit à sa face interne. Il y a une seule exception très-importante à cette règle générale, c'est la présence de la veine sublinguale dans la moitié antérieure de la région sous-hyoïdienne, et au milieu du paquet de ganglions transversaux.

Une deuxième observation non moins importante résulte de l'étude des ganglions et du milieu dans lequel on les rencontre. Ces ganglions, en effet, accompagnent les canaux de la région, ce qui serait une circonstance très-défavorable si l'on devait agir sur eux à l'état sain ; mais, chaque fois qu'un abcès se développe dans l'espace inter-maxillaire, cet abcès tend à éloigner la peau des parties profondes, tandis que les vaisseaux et conduits ne peuvent quitter leur position : il est donc facile de comprendre d'après cela que la ponction faite le plus loin possible de la paroi et la plus rapprochée du milieu de l'auge sera toujours complétement inoffensive dans la moitié postérieure.

Il n'en est pas de même si l'on a à agir sur la moitié antérieure ; là, en effet, se rencontrent les deux veines sublinguales ; mais ces veines, de même que les vaisseaux latéraux, sont fixes, tandis que l'abcès ou la tumeur, ne pouvant se développer par en haut, s'agrandira aux dépens des deux couches extensibles situées au-dessous de lui, je veux parler du peaucier et de la peau ; il s'éloignera donc d'autant plus de cette veine qu'il sera plus volumineux, et il ne pourra non plus arriver d'accidents, si le bistouri est parfaitement limité.

On voit donc par là que, malgré sa complication et la fréquence des tumeurs qui s'y rencontrent, l'espace inter-maxillaire est un des points du corps où il est le plus facile d'éviter des accidents graves.

Nous ne parlons pas de la possibilité d'atteindre le larynx par cette voie, c'est un accident qui n'arrivera certainement jamais si l'on a soin de donner à la portion pénétrante de l'instrument une longueur mesurée. Mais si l'on devait avoir à faire l'extirpation des gangl.ons, les difficultés seraient bien plus grandes, car nous avons dit que ces organes se trouvent rapprochés des vaisseaux. Cependant comme l'ablation n'a de raison d'être qu'autant que les ganglions sont devenus volumineux, on évitera des accidents graves en ayant soin de les disséquer exactement un à un, le tranchant du bistouri étant toujours tourné du côté du ganglion.

b. — RÉGION SUBLINGUALE.

La région *sublinguale* est beaucoup plus simple que celle que nous venons d'examiner, elle s'étend de la scissure maxillaire jusqu'à la symphyse du menton. Les deux premières couches, peau et tissu conjonctif sous-cutané, sont les mêmes que dans la précédente région. Le peaucier présente seulement quelques rares fibres musculaires, à peine, suffisantes pour séparer les deux couches de tissu conjonctif entre lesquelles il se trouve, de sorte qu'on pourrait parfaitement décrire une simple couche conjonctive, formée de tissu lâche et abondant. On rencontre encore quelques ganglions dans cette couche, mais ils sont très-peu nombreux en avant de la scissure.

De chaque côté, intimement appliqués sur l'os maxillaire, nous trouvons le ventre inférieur du digastrique et surtout l'aponévrose terminale qui attache ses fibres au bord inférieur de l'os.

Dans le plan médian et sur les côtés : 1° Le muscle mylo-hyoïdien qui remplit le rôle d'une sangle destinée à supporter la langue, attaché sur l'hyoïde en arrière et de chaque côté sur la ligne myléenne ; ses fibres sont transversales et se réunissent sur un raphé fibreux médian.

Au-dessus se trouvent les deux muscles similaires génio hyoïdiens, muscles allongés et fusiformes, dont les fibres affectent la direction de l'axe de la région.

Enfin, sur les côtés, entre les muscles propres de la langue et le mylo-hyoïdien, la glande sublinguale, aplatie d'un côté à l'autre, tranchante sur toute sa circonférence, qui laisse échapper de son bord supérieur une vingtaine de petits canaux excréteurs, désignés sous le nom de canaux de Rivinus, dont les tubercules d'excrétion sont situés en séries longitudinales, de chaque côté de la langue, dans le fond du canal lingual. A sa face interne passe le canal de Warthon.

Les *artères* sont fournies par la sublinguale; dans chaque muscle mylo-hyoïdien, le sang est apporté par un vaisseau assez volumineux, qui est situé dans son milieu et laisse échapper des branches transversales dont la direction est la même que celle des fibres du muscle. Une *veine* satellite accompagne cette artère et s'ouvre dans la sublinguale.

Le *nerf* spécial au mylo-hyoïdien est un grêle filet du maxillaire inférieur, il s'applique très-intimement contre la branche du maxillaire, et aborde le muscle à son bord postérieur pour se distribuer à sa face externe avec les divisions de la branche venue de l'artère sublinguale.

§ 2. — Région labiale inférieure.

Cette région ressemble d'une façon très-parfaite à la région latérale supérieure, aussi aurons-nous très-peu de chose à changer à ce que nous avons dit (voy. page 132). Les deux téguments renferment entre eux la portion inférieure du muscle orbiculaire. C'est sur les côtés de ce muscle que viennent se perdre les tendons du muscle maxillo-labial. Signalons aussi dans la lèvre inférieure des tentacules plus nombreux qu'à la supérieure.

On trouve en arrière de la lèvre inférieure un renflement particulier qui a été appelé *houppe du menton*. La région mentonnière du cheval ne mérite pas, à proprement parler, d'être séparée de la région labiale. Comme sur celle-ci, on trouve une peau épaisse, très-intimement adhérente au tissu musculaire qui en forme la base. Les fibres de ce tissu affectent des directions différentes, la plupart sont transversales, d'autres verticales; celles-ci s'attachent sur la face inférieure du corps du maxillaire et représentent les mitoyens postérieurs, dont les fibres passent à travers celles du muscle transversal.

Les *vaisseaux* sont les divisions des artères et des veines coronaires qui viennent s'anastomoser avec l'artère sortie du trou mentonnier. Les *nerfs*, très-nombreux, font de la houppe du menton une des régions les plus sensibles de l'économie ; ils sont formés par le trijumeau et sortent du conduit dentaire inférieur par le trou mentonnier, pour se distribuer par gros faisceaux dans toutes les parties de cette région.

Comme à la lèvre supérieure, on applique assez fréquemment, à la houppe du menton, des appareils constricteurs pour produire la douleur dérivative de celle que les opérations doivent causer.

§ 3. — De la bouche.

Le mot de bouche a plusieurs significations dans les arts et dans les sciences naturelles. Au point de vue de l'esthétique pure, il peut servir à désigner seulement l'ouverture extérieure circonscrite par les lèvres. Plus généralement, on donne ce nom à l'ensemble de la cavité qui forme la première partie des voies digestives, et qui renferme la langue. Enfin une signification qui intéresse tous ceux qui s'occupent de chevaux, c'est celle qu'emploie l'art de l'équitation et qui sert à désigner les différents degrés de sensibilité de certaines de ses parties, sensibilité que le cavalier exploite avec le mors pour diriger sa monture.

Pour nous, le mot de bouche comprend, comme en anatomie descriptive, l'ensemble de la cavité buccale avec ses parois et les organes qu'elle renferme. Il nous paraît donc nécessaire, après avoir décrit la cavité, d'en étudier les différentes parties de l'intérieur vers l'extérieur, car c'est vraiment de cette façon que procède le chirurgien, lorsque son intervention est réclamée par les affections assez fréquentes de cette région.

Dans le squelette, la bouche est circonscrite supérieurement par les os petits et grands sus-maxillaires et les palatins ; latéralement par les branches du maxillaire ; inférieurement les muscles mylo-hyoïdien et génio-hyoïdien forment une soupente sur laquelle s'appuie la langue, soupente complétée en arrière par le corps de l'hyoïde et les muscles qui viennent s'y attacher, c'est-à-dire les sous-scapulo-hyoïdiens et les sterno-hyoïdiens.

La bouche est donc allongée dans le sens de la tête : son grand diamètre s'étend de l'ouverture antérieure à l'isthme du gosier, son diamètre transversal de l'une à l'autre joue, et le vertical du palais au fond du canal lingual. Les arcades dentaires circonscrivent un espace médian occupé par le palais et le canal lingual avec la langue, et limitent en dedans un autre espace périphérique dont la paroi extérieure est formée par les joues et les lèvres.

Lorsque la bouche est fermée, le vide est très-peu considérable à son intérieur, la langue remplissant presque complétement l'espace limité par les arcades dentaires et les joues et les lèvres venant elles-mêmes s'appuyer sur ces arcades ; mais lorsqu'elle est ouverte, il se forme un vide angulaire dont le sommet correspondant à la base de l'épiglotte, et d'autant plus considérable que la bouche est plus largement ouverte.

Dans toute son étendue, la bouche est tapissée par une muqueuse résistante qui acquiert même, dans certains points, une épaisseur et une force considérables. Elle prend différents noms répondant à ceux des organes qu'elle revêt ; la partie qui enveloppe la base des dents, a reçu celui de gencives. La muqueuse buccale se continue sur le bord libre des lèvres avec la peau, avec la muqueuse pharyngienne par l'isthme et jusque dans l'intérieur des glandes salivaires par l'intermédiaire de leurs canaux excréteurs. Tous les points qui doivent se trouver en contact avec les aliments sont recouverts par un épithélium épais, souvent corné, d'une très-grande rudesse : tel est celui des joues, du palais et surtout de la face supérieure de la langue ; dans les parties que les aliments ne touchent que d'une façon accidentelle, comme les côtés et le frein de la langue, celle-ci possède au contraire une très-fine muqueuse et un épithélium peu résistant, quoique toujours stratifié.

La muqueuse de la bouche comprend dans son épaisseur des glandules en grappe qui versent leur fluide, connu sous le nom de salive, à l'intérieur de l'organe ; on les rencontre sur la partie qui recouvre les lèvres, les joues, les faces latérales et la base de la langue, et le voile du palais. De plus la muqueuse de la partie supérieure de la langue possède un grand nombre de papilles que l'on a divisées, d'après leur forme, en papilles *filiformes*, *fungiformes* et *caliciformes*, renfermant pour la plupart des terminaisons nerveuses particulières qui en font des organes de la gustation.

La bouche présente à étudier : l'ouverture antérieure et quatre parois : une supérieure, la *voûte palatine ;* deux latérales, les *joues ;* une inférieure, le *canal lingual* mal circonscrit en arrière où il est rempli par la *langue ;* et une postérieure formée par le *voile du palais.*

a. — RÉGION SUPÉRIEURE OU DU PALAIS.

Le palais ou la voûte palatine est compris entre l'arcade dentaire supérieure et le bord antérieur du voile ; il présente à considérer :

1° La muqueuse ;
2° Une couche vasculaire ;
3° Le squelette de la région ;
4° Des vaisseaux et des nerfs.

1° La *muqueuse* très-épaisse, est partagée en deux parties symétriques par un sillon longitudinal médian, duquel partent dix-huit à vingt sillons transversaux plus rapprochés les uns des autres dans la partie postérieure que dans l'antérieure. Ces sillons laissent entre eux des saillies formées par la réunion de deux plans inclinés, celui qui regarde en avant étant beaucoup plus oblique que le postérieur, d'où il résulte que les substances alimentaires glissent très-facilement vers le fond de la bouche et y sont retenues par le plan postérieur presque perpendiculaire.

2° La *couche vasculaire* n'est autre chose que le réseau admirable des veines palatines, réseau tellement serré qu'il n'admet qu'une très-petite quantité de tissu conjonctif intermédiaire. Dans la partie antérieure, les veines qui forment le réseau sont d'un calibre plus petit qu'en arrière ; les plus petites qui sont les plus superficielles, s'enfoncent dans les saillies de la muqueuse, de sorte qu'on peut voir dans cette couche une répétition des sillons, mais moins accusés cependant que dans cette dernière membrane ; les veinules, dans la partie antérieure, sont superposées les unes aux autres, au nombre de six à huit ;

en arrière, elles sont plus volumineuses et ne forment plus qu'une couche double ou même simple. L'existence d'un réseau veineux aussi développé explique très-bien l'abondance des hémorrhagies dans les cas de plaies du palais et la difficulté de l'hémostase lorsque la saignée a été pratiquée sur cette région.

3° Le *squelette* est formé par les petits et les grands sus-maxillaires en avant, et par les os palatins en arrière. La couche osseuse n'est interrompue qu'à la partie antérieure, vis-à-vis des fentes incisives.

4° Les *artères palatines* sont des vaisseaux volumineux qui passent dans le trou palatin, suivent la scissure palatine et s'avancent à la rencontre l'une de l'autre pour s'anastomoser à plein canal sur la ligne médiane, au niveau du troisième sillon de la muqueuse. Le tronc unique qui résulte de cette anastomose traverse le trou incisif pour aller s'épuiser dans la lèvre supérieure, après s'être anastomosé avec les coronaires supérieures.

La position des artères palatines au niveau du troisième sillon est importante à connaître, car on doit pratiquer la saignée au palais en arrière de ce sillon pour éviter de blesser des artères aussi volumineuses ; et si l'on fait usage, pour cette opération, d'un bistouri, il faut que son tranchant soit tourné vers le fond de la bouche, pour éviter que, par une *échappée*, l'arcade des artères ne se trouve atteinte.

Les *veines* qui forment le réseau admirable du deuxième plan, se réunissent en arrière dans des troncs assez volumineux qui passent dans la scissure staphyline et vont déboucher dans la veine buccale.

Les *nerfs* palatins sont satellites des artères, ils forment une sorte de réseau autour de celles-ci et s'épuisent dans les vaisseaux et le tégument. Ils proviennent de la cinquième paire.

Différences. — Le palais des ruminants offre une grande étendue ; il est tout à fait lisse en arrière. Cette disposition bien différente de celle du cheval correspond à la nécessité dans laquelle se trouvent les ruminants de ramener leurs aliments à la bouche. Les arêtes transversales dans cette partie eussent gêné l'arrivée du bol de réjection. Les sillons au nombre de quinze à seize, sont droits et non recourbés, ils s'arrêtent au niveau du milieu de la troisième dent molaire, les saillies sont finement dentelées à leur sommet : tout à fait à la partie antérieure du palais, près du bourrelet qui remplace les dents incisives supérieures, on remarque une sorte de T médian, aux extrémités des branches duquel viennent s'ouvrir les orifices du canal de Jacobson. Le réseau vasculaire du palais du bœuf est également très-développé, mais beaucoup moins étendu que celui du cheval, il existe seulement dans la partie médiane de l'organe.

Le palais du *porc* présente de vingt à vingt-deux sillons transversaux à bords lisses ; on ne trouve plus que sept à neuf sillons chez les *carnassiers*. L'organe de Jacobson existe aussi chez le porc et les carnassiers.

b. — RÉGIONS LATÉRALES OU DES JOUES.

Nous en avons parlé dans la description des faces latérales de la tête.

Ce qui a rapport à la muqueuse a été dit dans le paragraphe de la bouche en général, nous n'y reviendrons donc pas ici. Mais nous devons signaler quelques différences chez les autres animaux. Les joues du *bœuf* sont hérissées de papilles coniques extrêmement développées; ces papilles, très-nombreuses et serrées l'une contre l'autre en avant, sont plus espacées mais aussi beaucoup plus développées en arrière, elles atteignent jusqu'à un centimètre de longueur et leur sommet se dirige en arrière.

C. — RÉGION POSTÉRIEURE OU STAPHYLINE.

Le voile du palais fait suite en arrière à la voûte palatine; il est obliquement dirigé en arrière et en bas. En raison de sa forme et de ses grandes dimensions, il isole, de la façon la plus complète chez les solipèdes, la bouche de l'arrière-bouche. Cette séparation est même tellement prononcée qu'il est presque impossible à ces animaux de respirer par la bouche et qu'ils seraient infailliblement asphyxiés par l'obstruction des cavités nasales. Cette disposition empêche aussi le retour des corps, tant solides que gazeux, du pharynx vers la bouche; aussi dans les cas de vomissement, qui sont du reste assez rares, voit-on les aliments être rejetés par les cavités nasales.

Le voile du palais a la forme d'un quadrilatère allongé, présentant deux faces tapissées par les muqueuses de la bouche et du pharynx, deux bords latéraux insérés sur la limite des faces latérales des deux cavités qu'il sépare, un bord antérieur attaché sur l'arcade palatine et en continuité directe avec le palais, et enfin un bord inférieur libre, de forme concave, qui embrasse étroitement la base de la langue, tout à fait en avant de l'épiglotte, et qui concourt à former l'isthme du gosier.

Lorsque les aliments passent de la bouche dans le pharynx, ils soulèvent ce bord libre et s'en enveloppent complétement, de sorte qu'à aucun moment il n'y a communication ouverte entre les deux cavités. Le voile du palais remplit exactement le rôle d'une soupape.

Le bord libre du voile est maintenu aux angles par quatre replis muqueux; deux postérieurs qui se contournent autour du larynx, ce sont les piliers postérieurs, et deux antérieurs qui se voient sur les côtés de la base de la langue et forment les piliers antérieurs.

Nous reconnaissons dans le voile du palais : 1° une muqueuse antérieure, continuation de la muqueuse de la bouche, criblée d'orifices glandulaires; 2° une véritable couche glanduleuse, épaisse à sa partie inférieure et surtout dans les piliers antérieurs; 3° une membrane fibreuse très-forte, attachée sur l'arcade palatine et se prolongeant en arrière par le muscle pharyngo-staphylin, qui occupe la moitié postérieure de la couche. Citons encore le muscle palato-staphylin, mince bandelette longitudinale, dont l'usage est de relever le bord libre, et l'expansion tendineuse du péristaphylin externe qui se confond avec la membrane fibreuse épanouie à la face postérieure du pharyngo-staphylin. 4° La muqueuse de la face postérieure dont nous parlerons à propos du pharynx, et 5° enfin les vaisseaux et les nerfs. Les premiers sont représentés par l'artère pharyngienne et la staphyline, les seconds viennent du maxillaire supérieur et de la cinquième paire par le ganglion de Meckel.

Différences. — Les *ruminants* possèdent un voile moins développé, qui peut se soulever facilement pour la régurgitation des aliments dans l'acte de la rumination.

Le *porc* et les *carnassiers* surtout ont un voile du palais très-court et mobile qui leur permet de respirer par la bouche.

d. — RÉGION INFÉRIEURE OU LINGUALE.

Cette région se trouve comprise entre les deux branches du maxillaire inférieur, et sur l'espèce de sangle formée par les muscles mylo-hyoïdiens doublés, sur la ligne médiane, des génio-hyoïdiens. En arrière, elle s'étend jusqu'à la face antérieure du larynx.

On désigne, en anatomie descriptive, sous le nom de canal lingual, tout cet espace qui est pour ainsi dire en totalité rempli par la langue. Le canal lingual, chez l'animal vivant, se réduit à l'espèce de gouttière située en arrière des incisives inférieures, au-dessus du corps du maxillaire, gouttière qui se bifurque pour constituer deux sillons s'étendant de chaque côté de la langue, entre elle et les arcades molaires inférieures, jusqu'au voile du palais. Dans l'état ordinaire même, la muqueuse des faces latérales de la langue étant appliquée immédiatement sur les gencives des molaires, et son extrémité libre s'appuyant sur la gouttière antérieure, le canal lingual est entièrement comblé par l'organe qu'il est chargé de loger. Nous signalerons dans cet espace des orifices glanduleux d'une grande importance : 1° celui de la glande maxillaire appelé vulgairement *barbillon*, qui se trouve percé au sommet d'un tubercule flottant en avant et un peu sur le côté du frein antérieur de la langue ; 2° deux séries linéaires de tubercules situées de chaque côté de la langue, orifices des canaux de Rivinus, tubes excréteurs de la glande sublinguale. On peut les apercevoir après avoir ouvert la bouche et attiré la langue, au dehors par l'espace interdentaire.

De la langue. — La langue superposée au canal lingual qu'elle remplit en entier, est formée d'une partie fixe et d'une partie flottante.

La première a la forme d'un prisme dont deux angles sont libres et symétriques, le troisième est adhérent et sert à attacher la langue dans le fond du canal ; c'est par ce dernier que pénètrent dans l'organe les muscles qui la composent, ainsi que les veines et les nerfs. La partie libre, aplatie et élargie en spatule, peut se projeter hors de la bouche dans la préhension des aliments. La facilité avec laquelle on peut l'attirer au dehors, ainsi qu'une partie de la portion fixe, par une certaine traction, permet de l'examiner facilement et de pratiquer, comme sur un organe extérieur, les opérations que son état réclame. On attire souvent aussi la langue en dehors de la bouche, lorsqu'on veut pratiquer une opération dans quelque partie de cette cavité, sur les dents ou sur les joues notamment. Si la traction est excessive, le frein se déchire; il peut arriver aussi, si l'on confie le soin de tenir la langue à un aide non intelligent des choses, qu'il la mette entre les molaires et que l'animal la hache lui-même en rapprochant les mâchoires.

La base de la langue est fixée à l'hyoïde qui donne attache à la plupart de ses muscles.

Nous avons à envisager dans la langue :

1° La membrane muqueuse ;

2° Les muscles ;

3° Une charpente fibro-cartilagineuse ;

4° Des vaisseaux et des nerfs.

1° La *membrane muqueuse* revêt toutes les parties libres de la langue et se continue avec celle du canal lingual. Elle a des caractères particuliers de structure, suivant les points envisagés. Elle est forte, recouverte d'une couche épithéliale cornée d'une grande épaisseur dans toute l'étendue de la face supérieure; dans toute cette partie aussi, elle adhère très-intimement aux tissus sous-jacents et présente une foule d'élevures et de dépressions connues sous le nom de papilles, organes dont nous avons déjà parlé et qui servent à l'exercice de la sensibilité générale et de la sensibilité gustative. Vers la base de la langue, deux papilles caliciformes très-développées ont reçu le nom de *trous borgnes de Morgagni.*

Sur les côtés de la langue et à la face inférieure de la partie libre, la muqueuse est fine et séparée des muscles par un tissu conjonctif assez développé pour rendre sa dissection facile, ce n'est qu'à proximité du bord antérieur qu'elle devient adhérente comme à la face supérieure.

La muqueuse des faces latérales se réunit en avant de la partie fixe et forme là un repli assez fort, attaché sur le corps du maxillaire, et qui semble destiné à maintenir la partie libre, d'où le nom de *frein de la langue* qui lui a été donné. On l'appelle aussi pilier antérieur par opposition aux piliers postérieurs que nous avons rattachés à la description du voile du palais.

Dans tous ses points, mais surtout sur les faces latérales, la langue montre les orifices de glandules salivaires logées dans l'épaisseur du derme. Un aphorisme très-ancien dit que la langue est le miroir de l'estomac; non-seulement dans les affections de l'estomac, mais encore dans toutes les inflammations, on consulte l'état de la muqueuse linguale ; elle peut-être sèche, chaude, pâteuse, chargée, sédimenteuse, fuligineuse, etc.

2° Les *muscles de la langue* sont divisés en extrinsèques et en intrinsèques.

On est dans l'habitude de décrire, sous le nom de muscles intrinsèques de la langue, une couche charnue placée au-dessous de la muqueuse de la face supérieure. Sur une coupe examinée au microscope on voit les fibres qui la composent affecter toutes les directions. D'après M. Chauveau, toutes ces fibres ne seraient que le prolongement des muscles que nous allons maintenant examiner sous le nom de muscles extrinsèques.

Ceux-ci sont chargés de produire les mouvements si variés dont la langue est le siége.

On trouve d'abord, sur les côtés, une longue bandelette qui va du corps de l'hyoïde à la partie libre dans laquelle elle se perd ; ce muscle, qui a pour mission de retirer la langue au fond de la bouche, a reçu le nom de *stylo-glosse* ou *kérato-glosse.*, Le basio-glosse, qui se trouve situé sur un deuxième plan, est aplati, large et formé de fibres dont les inférieures sont plus longues que les supérieures ; il est attaché en arrière sur le corps de l'hyoïde. La direction de ses fibres indique qu'il doit retirer la langue au fond du canal.

Le génio-glosse, situé en dedans du précédent, a une structure et des usages complexes ; ses fibres prennent naissance sur un tendon qui s'attache sur la surface génienne du maxillaire inférieur ; de là elles rayonnent en arrière en coupant à angle droit celles du basio-glosse ; d'autres sont perpendiculaires à l'axe de la langue ; enfin les antérieures se dirigent en avant. On peut voir par là que les premières attirent la partie fixe de l'organe à l'extérieur, les moyennes la pressent contre l'os maxillaire inférieur, tandis que les antérieures ramènent la partie fixe dans l'intérieur de la bouche. Si toutes ces fibres agissent en même temps, la langue doit diminuer de longueur pour augmenter son diamètre transversal.

Les deux muscles génio-glosses sont immédiatement appliqués l'un contre l'autre. Dans la partie postérieure seulement, ils sont séparés, ainsi que le basio-glosse, par une masse cunéiforme de tissu adipeux.

3° Le *fibro-cartilage* de la langue est réduit à un petit cordon cylindrique, décrit pour la première fois par Brühl, et situé sur la ligne médiane au-dessous de la muqueuse ; cette sorte de charpente fibreuse a de 6 à 8 centimètres de longueur ; on ne la rencontre que chez les solipèdes.

La langue possède également un support osseux représenté par l'appendice antérieur de l'hyoïde sur lequel viennent s'attacher la plupart des muscles extrinsèques.

La langue remplit un rôle très-important dans la digestion : c'est elle qui, grâce à ses organes tactiles spéciaux, indique à l'animal la saveur des aliments ; il est rare qu'elle le mette en défaut lorsque l'animal choisit librement les substances dont il doit se nourrir ; elle est le moyen dont les grands herbivores se servent pour atteindre leur nourriture et l'attirer sous les meules dentaires, ou la faire passer directement dans le pharynx si elle est assez divisée. Pendant le repas, elle est aussi chargée de ramener les aliments sous les molaires s'ils s'en écartent dans les mouvements qu'exige la trituration. Enfin elle peut servir à moduler la voix.

Elle a donc un rôle fort complexe et important à remplir ; aussi les animaux qui sont privés d'une partie de cet organe souffrent-ils d'un défaut de nutrition, ou même peuvent mourir d'inanition si la partie retranchée est suffisante pour annuler complétement ses fonctions.

MM. Philippeau et Vulpian ont cependant pu paralyser complétement la langue par la section du nerf hypoglosse, sans que l'animal en mourût, mais il maigrissait visiblement et demandait une nourriture spéciale ; de plus, dans le cas de paralysie complète, la langue s'égare entre les arcades dentaires et ne tarde pas à se couvrir de plaies qui lui sont faites par les pointes dont les molaires sont recouvertes. La section accidentelle de la langue est commune à observer par suite de l'imprévoyance avec laquelle on attache les chevaux, alors que la longe est encore fixée dans la bouche : c'est toujours un accident grave. M. Bouley m'a dit avoir vu des chevaux intelligents suppléer à l'insuffisance du fonctionnement de la langue coupée, en élevant la tête pour faire tomber dans le fond de la bouche, par la déclivité, l'avoine qu'ils ne peuvent plus faire *monter* sous les molaires par l'action de leur langue.

4° *Vaisseaux et nerfs de la langue.* — Les *artères* linguales et sublinguales vont porter le sang à la langue. Elles proviennent toutes deux de la glosso-faciale. La première s'en détache à la hauteur de la corne de l'hyoïde, puis elle se loge entre les muscles basio-glosse et génio-glosse, et vient s'anastomoser par une fine arcade avec celle du côté opposé, à un centimètre environ du bord libre antérieur. Elle est très-flexueuse dans son trajet et donne, sur son parcours, une foule de rameaux dont quelques-uns s'abouchent avec ceux de l'artère opposée. L'artère sublinguale ne fournit que quelques fines divisions au côté de la partie antérieure de la langue et surtout au génio-glosse.

Les *veines* sont volumineuses et au nombre de trois : deux vont se rendre dans la maxillaire externe, et la troisième, qui accompagne le nerf lingual, dans la maxillaire interne. Les deux premières sont des affluents de la veine sublinguale, mais souvent elles se jettent isolément dans la veine glosso-faciale ; on les voit ramper sous la muqueuse de la face latérale de la langue, où leur couleur bleue décèle leur position, et traverser le muscle mylo-hyoïdien pour se réunir au vaisseau principal de la face, au niveau des ganglions lymphatiques de l'auge.

Les *nerfs* de la langue proviennent de trois paires encéphaliques. La cinquième paire fournit le lingual ou petit hypo-glosse qui, placé d'abord superficiellement à la base de la langue, vient accomplir la dernière partie de son trajet, avec l'artère, entre le basio-glosse et le génio-glosse.

La neuvième paire, ou le glosso-pharyngien, donne des filets au tiers postérieur. Ces deux nerfs donnent à l'organe la sensibilité générale et gustative, le premier dans les deux tiers antérieurs et le deuxième dans le tiers postérieur.

La motricité est apportée aux muscles de la langue par le grand hypo-glosse, lequel fait le même trajet que son homonyme et que l'artère linguale.

Différences. — La langue du *bœuf* se distingue par un volume considérable, qui est d'ailleurs en rapport avec la capacité de la cavité buccale et le développement de tout l'appareil digestif. Tout en effet, chez le bœuf, ainsi d'ailleurs que chez les autres ruminants, semble être disposé en vue des fonctions digestives, qui priment tout l'organisme chez cet animal ; la complexité de ces fonctions exige qu'il y consacre une bonne partie de la durée de sa vie. Aussi n'est-il point étonnant de rencontrer une disposition organique tout à fait spéciale ; c'est ainsi que nous trouverons un pharynx très-large, un œsophage dilatable, des estomacs multiples, d'une capacité immense, et un intestin d'une longueur extraordinaire. Ajoutons à cela que les actes de la digestion sont pour ainsi dire doubles et que la rumination triple au moins la durée de la mastication. Mais revenons aux caractères particuliers de la langue : sa muqueuse, très-forte, se trouve hérissée, dans sa partie libre, de papilles coniques, petites, mais très-dures, comme cornées et dirigées en arrière, lesquelles sont ainsi faites pour aider à la préhension des aliments. En arrière, la langue est recouverte de petites papilles en forme de pyramides triangulaires, moins serrées que les antérieures, mais tout aussi rudes ; on en remarque, de chaque côté, sept ou huit qui sont caliciformes et volumineuses, ce sont de véritables trous borgnes de Morgagni. La langue du bœuf est très-protractile, l'animal peut la porter facilement jusque dans ses naseaux.

La langue du *porc*, petite, triangulaire, pointue, est peu mobile ; celle du *chien*, douce et lisse, l'est au contraire beaucoup.

§ 4. — Du pharynx ou arrière-bouche.

Le pharynx est situé en arrière de la bouche et des cavités nasales. L'épaisseur des tissus latéraux et sa position entre les branches du maxillaire font qu'on ne peut pénétrer à son intérieur qu'en traversant la cavité buccale ou les cavités nasales. Chez le cheval, le développement du voile du palais empêche qu'on ne puisse voir sa cavité, même lorsque la bouche est aussi grandement ouverte que possible. C'est une région difficilement accessible et sur laquelle le chirurgien a peu de moyens d'action.

On peut étudier le pharynx en faisant une coupe antéro-postérieure de la tête, ce qui a pour effet de le diviser en deux parties symétriques. Si on veut l'examiner à l'extérieur, il est nécessaire de pratiquer une section transversale, passant en arrière des deux arcades orbitaires et dirigée vers l'angle postérieur de la mâchoire. Cette section, qui enlève toute la cavité cérébrale, moins le diverticule des lobes olfactifs, montre que le pharynx est situé en avant et au-dessous de cette cavité.

Cette même section permet de constater que le pharynx affecte la forme d'un cylindre allongé, oblique en bas et en arrière, et séparé des organes avoisinants par un tissu conjonctif très-lâche et lamelleux, ce qui doit permettre très-facilement sa dilatation. Celle-ci doit cependant se faire plus aisément dans le sens de l'axe de la tête, car la présence des deux branches de l'hyoïde, entre lesquelles l'organe se trouve situé, limite naturellement la dilatation transversale. Le tissu conjonctif dont le pharynx est entouré peut être le siége d'abcès survenant après l'inflammation de l'organe.

Le pharynx est en rapport en arrière et en dehors avec les poches gutturales.

Les constricteurs supérieur, moyen et inférieur forment les parois postérieures et latérales du pharynx ; c'est le voile du palais qui lui forme une paroi antérieure complète à cause de son grand développement.

A l'intérieur, le pharynx se trouve recouvert d'une muqueuse jaunâtre, épaisse, lâche sur la face postérieure du voile du palais, où elle présente de nombreux replis longitudinaux ; plus adhérente et plus lisse sur les parois latérales ou postérieure qui répondent aux constricteurs.

Sept ouvertures viennent déboucher dans le pharynx : en haut les deux ouvertures gutturales des cavités nasales ; en regard d'elles et sur les parois latérales, deux fentes allongées et recouvertes par une lame cartilagineuse continuée en arrière par une sorte de cornet : ce sont les ouvertures pharyngiennes des trompes d'Eustache qui font communiquer le pharynx avec les poches gutturales et l'oreille moyenne ; en bas et en avant, l'isthme du gosier, qui donne accès dans la bouche ; en arrière de l'isthme, l'ouverture du larynx, circonscrite par l'épiglotte qui se montre renversée sur la face postérieure du voile, les aryténoïdes en arrière et les cordes vocales supérieures, qui réunissent ces organes. En dehors des cordes vocales, on rencontre deux replis parallèles à ces dernières ; le premier rattache, comme une sangle, la face antérieure de l'épiglotte à la face postérieure des aryténoïdes, c'est le repli aryténo-épiglottique ; le second, plus externe, n'est autre chose que le pilier postérieur du voile du palais. Entre les deux replis muqueux existe une gouttière qui conduit directement dans la troisième ouverture inférieure, c'est-à-dire dans l'orifice supérieur de l'œsophage.

De ces ouvertures, celles qui servent au passage de l'air restent toujours largement ouvertes, à l'exception pourtant de l'ouverture du larynx qui est en partie fermée pendant la déglutition ; l'isthme du gosier et l'orifice supérieur de l'œsophage ne s'ouvrent que lors du passage des aliments, et se referment derrière ceux-ci aussitôt qu'ils sont déglutis.

Les *vaisseaux* du pharynx, peu importants, lui viennent d'une artère particulière, l'artère pharyngienne, des branches de l'artère thyroïdienne et de la staphyline.

Les *nerfs* sont fournis par le glosso-pharyngien, le pneumogastrique, le spinal et le grand sympathique.

A cause de sa constitution extérieurement membraneuse, le pharynx peut éprouver des changements de forme considérables, en rapport surtout avec les phénomènes de la déglutition.

Différences. — Le pharynx des ruminants est très-vaste et plus allongé que chez le cheval. La muqueuse est percillée de trous volumineux qui donnent accès dans l'intérieur à des glandes volumineuses, situées en dehors d'elle, les constricteurs, moyens et inférieurs, sont moins distincts que chez le cheval et leur bord interne se touche. Le pharynx du *mouton* montre sur sa face postérieure un repli qui semble continuer en arrière la muqueuse de la cloison médiane du nez.

CHAPITRE IV

DE LA TÊTE EN GÉNÉRAL

En décrivant les diverses régions dont l'ensemble constitue la tête, nous n'avons fait qu'effleurer un point très-important de son étude, celle de son squelette : certaines considérations générales applicables à cette partie du corps auraient difficilement trouvé place dans une étude détaillée de chacune de ses régions. Nous devons donc revenir sur la tête d'une façon générale et dire quelques mots des os qui la composent, des dents dont les mâchoires sont garnies et des cavités dont elle est creusée.

Les os qui constituent la tête revêtent la forme générale qu'elle affecte sur l'animal vivant, c'est-à-dire celle d'une pyramide quadrangulaire, creusée de cavités plus ou moins profondes et hérissée de saillies irrégulières. Les cavités et les fosses servent au passage de l'air ou des aliments et logent des parties molles ou des organes très-importants; les saillies donnent un plus grand développement à la tête, tout en ménageant sa légèreté, ou bien écartent les insertions musculaires pour leur fournir un bras de levier plus puissant. Tout dans la tête semble avoir été construit de manière à donner une grande légèreté en même temps que beaucoup de force pour permettre soit aux fonctions des organes des sens de s'accomplir librement, soit pour donner au cerveau une enveloppe solide qui le mette à l'abri des circonstances extérieures qui pourraient lui être nuisibles.

La division de la tête en portion crânienne et portion faciale, que nous avons négligée jusqu'à présent, nous avons dit plus haut pourquoi, doit nous arrêter un instant.

Le crâne occupe, chez les animaux, une place relativement minime par rapport à la face; néanmoins, son étude acquiert une grande importance lorsqu'on se place au point de vue de la détermination des races. Chez des animaux de la même espèce, le cerveau peut être plus ou moins développé, il en résulte que les dimensions du crâne seront dans un rapport différent avec celles de la face, et qu'elles donneront une forme spéciale à la tête. Indépendamment de cette forme d'ensemble, il peut arriver aussi que le cerveau, qui est toujours plus long que large, possède des diamètres supéro-inférieur et transversal dont les rapports soient différents; le crâne lui-même se trouvera large dans le cas où le diamètre transversal du cerveau sera dans un rapport plus grand avec le supéro-inférieur; il sera comme comprimé dans le cas contraire.

Or, comme les dimensions transversales des autres parties de la tête suivent le développement du crâne, on aura dans chacun des cas extrêmes une forme spéciale pour cette partie du corps.

Appliquant aux animaux domestiques les mensurations que Blumenbach et Retzius ont été les premiers à faire sur l'homme, mensurations qui ont acquis une si grande exactitude dans ces dernières années, grâce surtout aux importants travaux de MM. Broca et Pruner-Bey, M. Sanson a imaginé toute une classification nouvelle de nos animaux fondée sur les formes de la tête. Il donne aux formes crâniennes les mêmes noms que les anthropologistes que nous venons de nommer ont appliqués aux races humaines. En un mot nous avons, depuis M. Sanson, des animaux *brachycéphales* et des animaux *dolichocéphales*. Voici comment ce zootechnicien mesure le crâne des chevaux.

« Extérieurement, les limites de la cavité cérébrale sont assez exactement indiquées, chez les animaux d'espèce équine, en haut à l'aide d'une ligne passant en arrière des conduits auditifs et par le sommet de l'angle des crêtes pariétales, en bas à l'aide d'une autre ligne joignant les extrémités des crêtes frontales, et de chaque côté par des lignes perpendiculaires aux premières et tangentes aux points les plus saillants des pariétaux.

« Il en est de même à peu de chose près chez les autres espèces : mais, en raison de l'étendue prédominante du frontal et des sinus frontaux chez les espèces bovines, on a très-approximativement les limites du crâne en prenant en bas le point culminant de l'arcade orbitaire, en haut la tangente au segment inférieur de la base des chevilles osseuses, et sur les côtés les points saillants des sillons frontaux.

« La cavité se trouve aussi comprise dans un parallélogramme rectangle, permettant de mesurer exactement les deux diamètres de l'ellipsoïde. Dans les conditions naturelles ces deux diamètres ne sont jamais égaux.

« Lorsque le transversal l'emporte en étendue sur le longitudinal, le le crâne est dit *brachycéphale* (ou crâne court); quand c'est au contraire le diamètre longitudinal qui l'emporte, le crâne est appelé *doli-chocéphale* (ou crâne allongé). Ce sont les deux types crâniens ou crâniologiques.

« Les rapports divers, dans chaque sens, entre les deux dimensions, donnent l'*indice céphalique*, la transversale étant ramenée à 100. Ainsi l'indice plus grand que 100 appartient au type dolichocéphale ; le plus petit au type brachycéphale. Ces rapports impriment les nuances de la *brachycéphalie* et de la dolichocéphalie : chacune de ces nuances typiques correspondant à une conformation particulière de la région de la face (1). »

Les lignes que nous venons de citer, extraites de la nouvelle édition du livre de M. Sanson, représentent donc exactement l'idée qu'il se fait des types dolichocéphale et brachycéphale. Il est regrettable que M. Sanson, en empruntant les données et les noms de l'anthropologie ; ne les applique pas exactement à nos animaux ; cela peut donner matière à confusion. Ainsi, lorsqu'il parle de l'*indice céphalique*, nom dont M. Broca est le parrain, pourquoi dit-il que l'indice plus petit que 100 appartient au type brachycéphale ? C'est déformer systématiquement l'idée de M. Broca, et M. Sanson sait fort bien que jamais l'indice céphalique n'est plus petit que 100 chez l'homme ; les individus les plus brachycéphales ont toujours le crâne plus long que large, mais en changeant ainsi la signification du mot indice céphalique, M. Sanson est-il bien sûr d'être dans le vrai pour le cheval au moins ? Est-il bien sûr qu'il y ait des chevaux chez lesquels le diamètre transversal du crâne l'emporte sur le longitudinal ? Nous donnons plus loin des moyennes de dimensions prises sur un certain nombre d'animaux, directement dans l'intérieur de la boîte crânienne, et nous devons dire que, quelles que soient les races de chevaux sur lesquelles nous ayons pris ces mensurations, le diamètre longitudinal l'a toujours emporté sur le transversal. Il ne nous semble donc pas que, pour qu'un animal soit brachycéphale, il faille que le diamètre transversal l'emporte sur le longitudinal, comme le dit M. Sanson, mais chez cet animal, comme pour l'homme, il suffit que le rapport entre les deux diamètres atteigne une certaine valeur. Cette valeur est encore à déterminer.

Revenons maintenant aux caractères anatomiques de la tête.

Nous ne nous occuperons pas plus longtemps de la portion crânienne, les os qui la composent devant être passés en revue dans le paragraphe des enveloppes osseuses de l'encéphale, où ils trouveront leur place tout naturellement.

§ 1. — De la face.

Les os de la face sont nombreux, mais, au point de vue chirurgical,

(1) André Sanson, *Traité de Zootechnie ou Économie du bétail.* 2ᵉ édition, tome I, pages 40 et 41. Paris, 1874.

on pourrait envisager la face comme n'étant formée que de deux os, l'un supérieur, remplissant, ainsi que le dit Bordeu, le rôle d'une enclume sur laquelle viendrait frapper un marteau représenté par la mâchoire inférieure.

a. — DE LA MACHOIRE SUPÉRIEURE.

Tous les os qui constituent la *mâchoire supérieure* sont unis entre eux d'une façon tellement intime qu'ils finissent, à l'âge adulte, par ne plus former qu'une seule masse, dans laquelle la force est répartie en raison directe des efforts que chaque point a à supporter.

Lorsqu'on envisage la disposition de l'arcade dentaire supérieure par rapport aux masses osseuses dans lesquelles elle est implantée, on voit, en effet, que les parties les moins appuyées sont celles qui doivent supporter le moins d'efforts; ainsi les incisives, dont le rôle se borne à couper ou à pincer les aliments, situées tout à fait à l'extrémité des bras du levier représenté par les mâchoires, s'implantent sur des os relativement minces et fragiles, portant pour ainsi dire à faux sur l'orifice antérieur des cavités nasales, tandis que les molaires reposent sur des masses osseuses solides, et d'autant plus fortes qu'elles sont plus postérieures, c'est-à-dire qu'elles ont des pressions plus considérables à supporter, l'action des muscles masticateurs se faisant d'autant mieux sentir que les meules dentaires sont plus rapprochées de ces muscles.

Chez le cheval, la résultante des forces développées par les muscles masticateurs, le masséter entre autres, passe en arrière de la dernière molaire, mais très-près de cette dent, ce qui fait que ce muscle agit toujours par un levier inter-puissant ou du troisième genre, ce sont toujours les molaires de la partie moyenne de l'arcade qui sont les plus fortes ; les premières, en effet, sont déjà loin de la ligne de la résultante, et la postérieure est plus petite ; elle repose en outre sur une partie du maxillaire très-délicate et qui ne pourrait supporter des pressions aussi considérables que les troisième, quatrième et cinquième par exemple, dont le point d'appui est renforcé par la crête maxillaire. Une disposition à peu près semblable se rencontre chez le bœuf. Mais, chez le chien, les dents les plus fortes sont situées tout à fait en arrière, et l'on voit ces animaux, lorsqu'ils doivent broyer des substances dures, les faire passer jusque sur les dents les plus profondes, dont la disposition est même tout à fait spéciale; nous verrons en effet, un peu plus loin, que les dernières molaires du chien sont tuberculeuses, propres à casser, à broyer, tandis que les autres sont hérissées de pointes et ne peuvent servir qu'à perforer ou à déchirer.

Mais les os de la face ne sont pas seulement assemblés en vue de la mastication. Tout en étant apposés de la façon la plus favorable pour cet acte, ils sont arrangés de telle sorte qu'ils peuvent également protéger des cavités dans lesquelles se trouvent logés des organes importants.

C'est ainsi qu'on voit l'appareil oculaire placé dans une loge spéciale, protégé par une apophyse très-forte, en forme de voûte venant s'arc-bouter contre une sorte de colonne formée par l'apophyse montante du zygomatique, qui s'appuie elle-même sur le temporal, auquel l'os maxillaire inférieur sert de pilier. Les coups portés sur l'orbite ont une tendance à glisser, en vertu de la forme convexe de l'apophyse orbitaire, et tout le monde sait que la voûte est la forme architecturale qui peut supporter les pressions les plus considérables. L'os cependant peut faire défaut chez certaines espèces, chez le chien et le porc notamment; mais ici, la voûte est remplacée par un cordon fibreux extrêmement résistant, qui peut défier des chocs énormes sans se rompre, en vertu de sa consistance et de son élasticité.

Les cavités nasales sont également protégées par des os très-forts et quelquefois élastiques, comme l'extrémité des sus-nasaux. Partout ailleurs, au contraire, les parois sont assez minces, mais elles sont recouvertes par des muscles d'une certaine épaisseur ou bien les cavités qu'elles enceignent n'ont pas une importance aussi grande que celles que nous venons de passer en revue. Les sinus qui peuvent être ouverts sans qu'il en résulte un danger pour l'animal, ne sont protégés que par des parois presque papyracées. Tout dans la face se trouve donc disposé pour unir la force à la légèreté.

b. — DE LA MACHOIRE INFÉRIEURE.

Elle est formée par un seul os, le *maxillaire inférieur*, qui constitue l'unique partie mobile de la face. Formé par deux portions symétriques réunies sur la ligne médiane, le maxillaire offre à l'étude un *corps* et *deux branches*. Le corps, élargi en forme de spatule, présente une courbe parabolique sur laquelle se remarquent les alvéoles des dents incisives; la face supérieure tapissée par la muqueuse buccale est légèrement excavée et fortement rétrécie au point d'union du corps avec les branches; sur la face inférieure, convexe dans tous les sens, on remarque, chez le cheval, la trace de la soudure des deux parties de l'os. Chez le bœuf et les autres ruminants, la soudure des deux branches du maxillaire ne se fait jamais, mais il arrive souvent que sur une tête macérée les deux branches restent unies l'une à l'autre par engrènement réciproque des deux surfaces latérales. Sur les parties latérales du corps, et à un ou deux centimètres en avant de la première molaire, on remarque le trou mentonnier, qui est l'orifice inférieur du conduit maxillo-dentaire, dans lequel passent le nerf et l'artère dentaires inférieurs.

Les branches du maxillaire s'écartent l'une de l'autre en forme de V à ouverture supérieure, puis elles se portent en avant en se recourbant et viennent se terminer par une longue apophyse et un condyle que nous avons suffisamment décrits en parlant de l'articulation temporo-maxillaire. L'écartement des branches n'est jamais suffisant pour permettre aux dents qu'elles portent de correspondre exactement avec les molaires supérieures, qui débordent toujours en dehors d'une quantité considérable. Le bord antérieur des branches est creusé de six trous profonds qui servent à loger les dents molaires ; le postérieur, d'abord à peu près droit, se recourbe brusquement et assez régulièrement. Au point où a lieu cette courbure, l'épaisseur des branches est beaucoup plus considérable que partout ailleurs, ce qui a valu à cette partie le nom de bord refoulé. Le maxillaire inférieur est un os presque entièrement compacte; la substance spongieuse n'existe guère que dans le condyle et dans quelques points du bord antérieur ou alvéolaire. Il est parcouru, dans une grande partie de son étendue, par le canal dentaire ou maxillo-dentaire, dont l'orifice supérieur se voit en dedans des branches, au niveau de la dernière dent molaire et à trois centimètres et demi environ en arrière de cette dent. Ce canal, qui loge une petite artère et un nerf dentaire volumineux, passe au-dessous des dents molaires et vient s'ouvrir inférieurement par le trou mentonnier.

Les formes et la consistance des maxillaires varient dans une assez large mesure avec l'âge des sujets, et les diverses conformations qu'on y remarque tiennent surtout à l'évolution et à l'usure des dents. C'est ainsi que, chez les sujets jeunes et adultes, le corps est beaucoup plus épais que chez les animaux âgés ; il en est de même du bord postérieur dans la partie qui correspond aux molaires. Au fur et à mesure de leur usure, les molaires se rapprochent du bord alvéolaire, et le bord opposé qui leur devait sa largeur devient plus mince par le retrait des deux lames de l'os.

§ 2. — **Des dents.**

Les dents présentent les variations les plus grandes dans les diverses espèces de nos animaux domestiques. Leur forme et leur disposition dans l'arcade dentaire sont en rapport avec le *régime* propre à chaque animal. Or on peut diviser les animaux en trois catégories sous le rapport du régime : ils se nourrissent exclusivement de matières végétales, ou de matières animales, ou bien leur alimentation peut être mixte, c'est-à-dire composée de substances animales et végétales ; de là trois types principaux de système dentaire et trois dénominations particulières appliquées aux animaux qui les possèdent : *herbivores* , *carnivores* ou *omnivores*. L'homme s'est assujetti des représentants de chacun de ces types, et si le chien et le chat se sont soumis à un régime mixte, ils n'en ont pas moins conservé intactes les formes du système dentaire caractéristique du type zoologique auquel ils appartiennent.

Parmi les animaux herbivores et dans les deux carnivores domestiques, on rencontre même des différences spécifiques assez grandes pour qu'il soit facile, au premier abord pour quiconque s'est exercé, de dire à quelle espèce appartient une dent. C'est ainsi que le cheval, le bœuf, les petits ruminants, le lapin, qui tous sont herbivores, ont des dentitions différentes ; que le chien et le chat eux-mêmes n'ont pas la même forme de système dentaire. Le porc, parmi les animaux domestiques, est le seul représentant des omnivores.

Mais les dents ne présentent pas le même aspect pendant toute la durée de la vie de l'animal. Au moment de la naissance, elles manquent tout à fait ou sont en nombre peu considérable ; elles se montrent ensuite à des époques à peu près fixes et qui ont été déterminées. Ces premières dents elles-mêmes n'ont, pour la plupart, qu'une durée éphémère ; elles tombent à un certain moment pour être remplacées par d'autres qui doivent persister pendant toute la durée de la vie, de là deux périodes bien distinctes dans la dentition. On a appelé *dents de lait* ou *dents caduques* celles qui se montrent les premières après la naissance, et qui doivent être remplacées par d'autres, que l'on a désignées par l'épithète de *dents remplaçantes*. Quelques dents ne sont pas soumises au remplacement, on les nomme *dents persistantes*. Enfin, pour les espèces herbivores, les mutations du système dentaire ne s'arrêtent pas là : sous l'influence des frottements dus à la mastication, les dents s'usent et poussent à mesure ; or comme la forme et la direction de leur partie profonde n'est pas la même que celle de la partie libre, il en résulte des changements continuels dans leur aspect, et souvent dans la disposition d'ensemble de l'arcade. Toutes ces particularités ont été étudiées avec beaucoup de soin pour la plupart de nos espèces domestiques ; elles sont très-importantes, car elles fournissent des données, en général suffisamment exactes, pour la connaissance de l'âge.

Par ce simple aperçu on voit que, à côté de la question de caractéristique zoologique, et de celle qui a rapport au régime, il s'en présente une autre qui, pour être en partie spéculative, n'en a pas moins une grande importance. On comprend également qu'une étude complète du système dentaire faite à ce triple point de vue ferait à elle seule la matière d'un ouvrage et ne saurait rentrer dans notre cadre. On trouvera d'ailleurs tous les renseignements sur ce sujet dans les livres spéciaux. Nous nous en tiendrons donc ici aux données applicables à la chirurgie.

Les dents possèdent, chez tous les animaux, des caractères généraux qu'il importe de rappeler avant de passer à leur étude spéciale.

Implantées dans les maxillaires, les dents se disposent à la suite les unes des autres de manière à constituer à chaque mâchoire une arcade parabolique ouverte en arrière. Les dents de chaque mâchoire se mettent en rapport de façons fort diverses chez les animaux. On trouve, chez nos mammifères domestiques, trois catégories de dents : les unes situées en avant et destinées surtout à couper sont appelées *incisives ;* d'autres situées tout à fait en arrière de l'arcade dentaire sont appelées *molaires*, nom qui indique suffisamment qu'elles doivent broyer. Entre les incisives et les molaires, existe un espace plus ou moins large appelé espace *inter-dentaire* où l'on rencontre une autre dent de forme spéciale, surtout caractérisée chez certaines espèces, et qui a reçu le nom de *canine*, quoiqu'elle ne se présente pas toujours à son maximum de développement chez les chiens. L'existence des canines, qui ont pour usage de déchirer, n'est pas constante chez les herbivores.

Envisagée isolément, chaque dent peut se diviser en deux parties : l'une qui est située au-dessus de la gencive et fait saillie dans l'intérieur de la bouche, c'est la *partie libre ;* l'autre qui est implantée dans une cavité du maxillaire, appelée *alvéole*, a reçu le nom de *racine*. La ligne horizontale qui sépare l'une de l'autre ces deux parties a été nommée *collet*. Il n'est pas inutile de dire ici que le collet n'existe pas à l'état de partie distincte dans la plupart des dents des herbivores, puisque la racine doit à un certain moment devenir partie libre, mais chez les carnivores et chez le bœuf pour les incisives, le collet est indiqué par un léger rétrécissement.

La racine de la dent est percée à son centre d'une ou de plusieurs cavités, par lesquelles pénètre l'organe nourricier désigné sous le nom de *bulbe* ou de *pulpe dentaire*. Le bulbe renferme des *vaisseaux* et des *nerfs*, qui doivent apporter à la dent la nutrition et la sensibilité.

Au point de vue de leur structure, il entre dans les dents trois substances appelées *ivoire*, *émail* et *cément*.

L'*ivoire* ou *dentine*, qui forme la base de la dent, entoure de toutes parts la cavité qui renferme le bulbe dentaire; c'est une substance d'un blanc jaunâtre, de consistance plus dure que l'os, creusée de canalicules qui partent de la cavité du bulbe et rayonnent dans toutes les directions; sa composition chimique la rapproche des os.

L'*émail* enveloppe surtout la partie libre, sur laquelle il forme une couche continue, il s'étend même sur la racine dans les dents des herbivores; souvent il se montre dans l'intérieur et forme, soit des culs-de-sac, soit des replis caractéristiques qui semblent jetés au milieu de l'ivoire pour diminuer son usure et rendre plus irrégulière la urface de frottement. On rencontre la première disposition dans les incisives du cheval; la seconde se voit dans les dents molaires de ce même animal et chez tous les ruminants. L'émail, d'un blanc brillant, est formé de petits prismes, accolés les uns aux autres, et implantés par une de leurs extrémités sur l'ivoire; il est beaucoup plus dur que cette dernière substance.

Le *cément* recouvre seulement la racine des dents chez les carnassiers ; mais on le rencontre également dans l'épaisseur de la partie libre de la dent chez les herbivores. Sa couleur est d'un gris plus ou moins foncé, souvent absolument noire, et sa texture celle d'un tissu osseux moins les canaux de Havers.

Chaque dent est recouverte dans la racine par le *périoste alvéolo-dentaire*, qui ne diffère pas du périoste ordinaire, et qui concourt, avec le bulbe, à la nutrition de la dent et à la consolidation, par une sorte de cal, des fractures qui peuvent se produire sur ces organes.

Développement des dents. — Chez tous les animaux les dents se développent dans l'intérieur d'un sac clos nommé *sac* ou *follicule dentaire*, creusé dans l'épaisseur de l'os maxillaire. La cavité du sac est tapissée par une membrane fibreuse très-dense, doublée intérieurement d'une autre couche cellulo-vasculaire. D'après plusieurs auteurs, cette dernière couche ne serait autre chose qu'une sorte d'invagination de la muqueuse buccale. Au fond du sac on aperçoit plusieurs papilles, formant renflement, qui remplissent presque à elles seules la cavité du sac, et formeront plus tard la pulpe dentaire ; c'est à leur surface que va se former l'ivoire. En regard de ce point, c'est-à-dire dans la partie la plus superficielle du sac, on trouve un amas de cellules reliées à celles de la gencive par une traînée cellulaire ; on donne à ces cellules qui doivent sécréter l'émail, le nom d'*organe* ou de *germe* de l'*émail*. Au fur et à mesure que l'ivoire sera sécrété inférieurement, en poussant devant lui l'émail déjà formé, il s'en coifferacomme d'une sorte de chapeau.

Quant au cément, il est produit par la portion du follicule qui devra former plus tard le périoste alvéolo-dentaire.

Les diverses couches que nous venons d'examiner augmentent peu à peu de volume et de consistance, et bientôt la partie supérieure de la dent perce la gencive et apparaît à l'extérieur. La dent est complète, mais l'épaisseur de la lame d'ivoire qui recouvre la pulpe n'est pas à beaucoup près aussi grande qu'elle le sera plus tard ; le bulbe dentaire, en effet, sécrète constamment de nouvelles couches d'ivoire qui sont disposées à la face interne des premières et sont conséquemment placées au centre de la dent. La couleur des dernières couches est plus jaunâtre que celle des premières, ainsi qu'on peut très-bien le voir sur la coupe d'une dent quelle qu'elle soit.

Nous avons déjà dit que les premières dents apparues chez le jeune animal étaient destinées à disparaître dans un espace de temps très-court, pour être remplacées par d'autres qui dureront toute la vie. L'époque à laquelle se fait le remplacement des dents est variable suivant les animaux ; mais dans les follicules dentaires de l'embryon, on peut déjà voir, chez toutes les dents qui doivent être remplacées, un second follicule annexé au premier ; dans ce deuxième follicule se développera la dent permanente qui poussera ensuite la première par la base et ne tardera pas à prendre sa place.

Des dents des solipèdes. — On rencontre chez les solipèdes adultes trente-six à quarante dents. Chaque mâchoire présente six incisives, douze molaires, et chez les mâles seulement deux canines ; les femelles peuvent cependant présenter des canines, mais lorsqu'elles existent, elles sont toujours rudimentaires. Il existe également, chez beaucoup de sujets, une très-petite dent située en avant de la première molaire. Ces dents s'observent plus souvent à la mâchoire supérieure qu'à l'inférieure, et quelques auteurs d'histoire naturelle les comprennent même dans la formule dentaire qui s'écrirait ainsi : $i\ \frac{3}{3}\ c\ \frac{1}{1}\ m\ \frac{7}{6}$. Cette formule indiquée par M. Gervais est fautive dans beaucoup de cas, soit parce que la molaire supplémentaire manque, soit parce qu'elle peut se rencontrer également à la mâchoire inférieure.

. Dans la première dentition sont comprises les trois avant-molaires, les incisives et les crochets ou canines. Les trois dernières molaires sont toujours des dents persistantes.

1° *Incisives*. Leur forme n'est pas la même chez l'animal jeune et chez l'adulte.

Les incisives de l'adulte ont la forme de pyramides incurvées sur elles-mêmes de manière à présenter leur convexité en dehors. La partie supérieure, celle qui apparaît la première, est aplatie d'avant en arrière ; dans le milieu de leur longueur, les incisives deviennent triangulaires, enfin l'extrémité inférieure est aplatie d'un côté à l'autre. Ces diverses formes se montrent sur la surface ou table dentaire au fur et à mesure de leur rasement : elles servent à reconnaître l'âge de l'animal ; la face antérieure présente souvent un sillon longitudinal assez profond ; la postérieure est régulièrement arrondie. L'extrémité supérieure de la dent montre des formes bien différentes suivant l'âge· Dans la dent vierge, la surface de frottement n'existe pas, on y trouve un relief continu, plus élevé en avant qu'en arrière, limitant une cavité assez profonde dans laquelle se prolonge l'émail externe, cette cavité ou cul-de-sac se dirige vers le bord postérieur de l'incisive ; elle est remplie en grande partie par du cément. En extérieur, on appelle cette cavité *cornet dentaire extérieur*. Lorsque la dent a usé, les bords ne tardent pas à se niveler, l'émail qui les formait en entier est détruit et il ne reste bientôt plus que la portion rentrée de cette substance qui limite une tache noire et se trouve séparée de l'émail externe par une couche d'ivoire. L'épaisseur de cette dernière couche est plus grande en avant qu'en arrière, le cornet se rétrécit de plus en plus en se rapprochant du bord postérieur ; il est bientôt réduit à un point ovalaire qui finit lui-même par disparaître pour laisser complétement la place à l'ivoire.

La racine de l'incisive est percée d'un trou unique qui loge la pulpe dentaire ; ce trou se prolonge assez haut et s'insinue même entre le cornet dentaire et la face antérieure de la dent. Par les progrès de l'âge, la cavité de la pulpe se remplit d'ivoire jaune que l'on distingue très-bien sur la coupe d'une dent à partir d'un certain âge, et que l'on appelle *étoile dentaire*.

Le cément existe dans le cornet dentaire et sur les parties enchâssées de la dent; il persiste rarement sur la partie libre qui est soumise au frottement des lèvres ou de la langue; on ne l'y rencontre guère que dans les anfractuosités et les légers plis où il se montre sous un aspect noir mat.

Les dents caduques ont à peu près les mêmes caractères de structure que les dents de remplacement : le cornet dentaire existe, mais il est peu profond ; la racine est nettement séparée de la partie libre par un rétrécissement prononcé, de plus, ces dents ne poussent pas constamment ; aussitôt qu'elles ont commencé à s'user, leur croissance est arrêtée. Elles sont ensuite chassées de leur alvéole par les dents de remplacement qui poussent en arrière d'elles et quelquefois même de telle sorte que leur racine peut être pincée entre l'alvéole et le bord antérieur de la dent nouvelle. Dans ce cas elles persistent plus ou moins longtemps après l'évolution de celles-ci et on peut être obligé de les arracher.

2° *Canines*. Nous avons déjà dit que ces dents n'existent avec un certain volume que chez les mâles, les femelles n'en possèdent pas ou n'en ont que de rudimentaires. Il existe une canine pour chaque espace interdentaire, mais elle est beaucoup plus rapprochée des incisives que des molaires, et cette particularité est plus marquée, dans la mâchoire inférieure que dans la supérieure. Les canines ou *crochets*, qui sont les dents les plus simples chez les équidés, se composent d'une partie libre légèrement deviée en dehors, présentant une surface externe à peu près régulièrement arrondie, et une surface interne, divisée en trois reliefs, dont un médian beaucoup plus volumineux que les deux latéraux.

La racine, incurvée sur elle-même, est creusée d'une cavité qui renferme le bulbe dentaire.

Chez l'animal jeune, le crochet est recouvert partout d'une couche d'émail ; mais à mesure que l'animal vieillit, les dents canines se trouvant en contact avec le mors de la bride, il en résulte une usure irrégulière, qui met l'ivoire à nu: la langue peut aussi les user; enfin on rencontre des dents qui même à un âge très-avancé sont encore parfaitement intactes.

Les dents canines de jeune sujet sont très-petites et comme avortées ; elles tombent de trois à quatre ans et sont alors remplacées par de vrais crochets possédant les caractères que nous venons de décrire.

3° *Molaires*. On trouve, avons-nous dit, vingt-quatre molaires, douze à chaque mâchoire ; nous ne tiendrons pas compte des petites molaires supplémentaires que l'on rencontre chez quelques individus, car elles sont de peu d'importance et disparaissent le plus souvent avec les dents de lait.

Envisagée isolément, chaque molaire a la forme d'un parallélipipède rectangle, très-légèrement incurvé dans sa longueur. Les molaires antérieures et postérieures de chaque côté et de chaque mâchoire n'ont que trois angles, ce qui leur donne une forme prismatique. Disons aussi que, les molaires supérieures étant beaucoup plus larges que les inférieures, leur surface libre se rapproche de la forme carrée.

La face externe montre deux colonnes osseuses qui règnent le long du grand axe de l'organe ; l'une se trouve sur le bord antérieur, l'autre vers le milieu de la dent. Ces deux colonnes sont séparées l'une de l'autre, et la postérieure de la colonne antérieure de la dent qui la suit, par des gorges profondes assez régulièrement sculptées en forme de demi-canal.

Sur la face interne se voit un relief plus ou moins obtus et d'autant plus large que la dent est plus postérieure, relief qui correspond à un repli interne de l'émail, toujours plus rapproché de la face antérieure que de la postérieure. Les faces antérieure et postérieure sont intimement appliquées contre les mêmes faces des autres dents ; elles sont lisses et le frottement qu'elles exécutent contre leurs voisines a pour résultat d'user la lame d'émail qui borde les faces. Dans les molaires antérieures et postérieures, un bord plus ou moins tranchant remplace la face excentrique.

Les molaires affectent dans leur implantation une direction légèrement radiée ; les molaires antérieures et postérieures sont dirigées vers le centre de l'arcade et les moyennes affectent une direction perpendiculaire. En vertu de cette disposition, le plan qui passerait par la base des alvéoles aurait une longueur plus grande d'environ 3 à 4 centimètres, que celui qui passerait par la table. Cette différence est due à ce que chaque alvéole est séparée de ses voisines par une lame osseuse en forme de coin, dont le sommet n'arrive pas jusqu'au niveau du bord de l'os maxillaire. Il résulte de cette disposition que, dans la partie libre, les dents se touchent constamment par leurs faces correspondantes, et que leur union est d'autant plus intime qu'elles sont plus longues. Dans les vieux chevaux, chez lesquels la croissance des dents n'est pas en rapport avec leur usure, la partie libre est peu proéminente et un certain écartement se remarque entre chacune d'elles.

Il entre, dans la structure des dents molaires, les trois substances dont nous avons parlé à propos des dents en général ; mais leur arrangement diffère considérablement de celui que nous avons observé dans les incisives, et, de plus, il n'est pas tout à fait le même dans les molaires supérieures et dans les inférieures.

Chaque molaire est enveloppée par un ruban d'émail, doublé luimême, en certains endroits, par le cément ; on trouve en outre, dans l'intérieur de chaque dent, des espèces d'îlots bordés par l'émail, renfermant du cément dans leur intérieur, et séparés du ruban externe par l'ivoire. En général, le cément tend à combler le sillon et les plis extérieurs de l'émail ; on en trouve une quantité notable dans les deux demi-canaux de la face externe de chaque dent, et une couche épaisse de plus de deux millimètres sur toute l'étendue de la face interne ; les îlots, ainsi que nous venons de le dire, en sont remplis, et il s'ensuit que le cément entre pour une très-large part, près de moitié, dans la composition d'une molaire. Quant à l'ivoire, on le rencontre seulement dans l'intervalle compris entre le ruban externe et les replis internes de l'émail. Comme pour les autres dents, l'ivoire entoure la cavité intérieure très-diverticulée. Sécrété par la pulpe dentaire, il se trouve d'autant plus abondant que l'animal est plus âgé. Chez les sujets jeunes et dans une dent qui n'a pas encore usé on trouve très-peu d'ivoire, aussi, si on la fait macérer, elle montre une sorte de creux intérieur dans lequel se voient les colonnes émailleuses parfaitement disséquées et isolées.

Dans la dent supérieure, la disposition de l'émail figure, pour ainsi dire, un B majuscule dont la boucle antérieure présente un prolongement en forme d'anse, et dont les traits, au lieu d'être pleins, sont représentés par un double ruban qui en limite les contours; l'ivoire occupe les pleins et les déliés et se trouve ainsi limité par l'émail ; le cément remplit les boucles et nivelle en partie les sillons extérieurs.

Dans les molaires inférieures la lame d'émail est partout continue avec elle-même, mais elle forme aussi des replis internes assez compliqués.

Mais les dents présentent aussi des particularités importantes au point de vue de leur arrangement dans les arcades, et doivent être considérées dans la mâchoire supérieure et dans l'inférieure.

A la mâchoire supérieure, les molaires sont implantées sur deux lignes très-légèrement courbes, dont la convexité est beaucoup plus apparente en dehors, ce qui tient à ce que les molaires moyennes sont les plus larges. La ligne qui les limite en dedans est sensiblement droite ; de plus, l'écartement des deux arcades est plus considérable en arrière qu'en avant. Mesurée sur des têtes ayant appartenu à des sujets adultes, et de taille à peu près semblable, la distance entre les molaires est à très-peu de chose près la même. La largeur apparente du chanfrein, qui diffère suivant les races, n'influe pour ainsi dire pas sur cet écartement. Voici des moyennes que l'on peut appliquer aux sujets de taille ordinaire :

Distance entre les deux molaires antérieures.......... 6 centimètres.
Distance entre les troisièmes molaires................ 7   —
Distance entre les sixièmes molaires................. 8   —   1/2.

Chez les animaux vieux, lorsque les dents ont considérablement usé, ces mesures augmentent d'un demi-centimètre environ : ce qui résulte de l'obliquité en dedans de la direction de ces dents.

Les molaires examinées à la mâchoire inférieure se montrent arrangées en séries rectilignes, beaucoup plus écartées en arrière qu'en avant.

Lorsque les molaires supérieures présentent entre elles les distances qui viennent d'être indiquées, voici celles qu'on observe pour les inférieures :

Distance entre les deux molaires antérieures.........	4 cent.	50.
Distance entre les troisièmes molaires...............	5	
Distance entre les sixièmes molaires.................	7	50.

Comme on le voit par ces mensurations, les arcades molaires supérieures ne se correspondent pas exactement lorsqu'elles sont rapprochées.

Indépendamment de ces différences, nous noterons également que la surface libre représente un plan incliné, oblique en dehors pour les molaires inférieures et inversement disposé pour les supérieures ; la surface antéro-postérieure décrit une courbe concave dans les dents inférieures et convexe dans les supérieures ; enfin, elle présente, de plus, des dentelures légères, inverses pour chaque mâchoire et qui s'engrènent mutuellement, comme les dents d'une roue, dans les mouvements de mastication.

Toutes les particularités que nous venons d'indiquer sont en rapport avec le régime exclusivement herbivore du cheval. Les dents sont admirablement disposées pour broyer, et, suivant l'expression si juste de Cuvier, « elles représentent des meules de moulin qui se *repiquent* d'elles-mêmes. »

En raison du défaut de coïncidence des deux mâchoires, le cheval, ainsi que la plupart des herbivores, ne peut mâcher que sur un seul côté à la fois, et, lorsqu'il veut le faire, il doit commencer par un mouvement de diduction. Quand la mastication s'effectue d'un côté, les arcades du côté opposé sont toujours très-éloignées l'une de l'autre, non-seulement en distance latérale, mais aussi en hauteur. En effet, au début du mouvement de mastication, les deux plans inclinés se correspondent par leur partie la plus élevée, et ce n'est qu'au moment où ils ont entièrement achevé leur glissement l'un sur l'autre que les molaires du côté opposé arrivent à se toucher. Enfin, dans ces mouvements de diduction, les mâchoires décrivent autour de l'articulation temporale un arc de cercle d'autant plus étendu qu'elles sont plus antérieures ; aussi, nous avons vu que, relativement, les molaires postérieures de la mâchoire inférieure sont beaucoup plus écartées que les antérieures, ce qui permet aux deux mâchoires de se correspondre constamment par toute leur surface, pendant la durée d'un mouvement de mastication.

Vaisseaux et nerfs des dents. — Les vaisseaux et les nerfs arrivent aux dents par le bulbe dentaire ; il y a, pour chacun de ces organes, une petite artériole qui se divise à l'intérieur de la papille, et les capillaires reconstituent une veinule, dont le trajet intra-bulbaire est inverse de celui de l'artère. C'est l'artère dentaire supérieure qui fournit le sang aux molaires, aux canines et aux incisives de la mâchoire supérieure, et, pour arriver à cette destination, le vaisseau suit un trajet intra-osseux, au-dessus des racines. Les dents inférieures sont desservies par l'artère dentaire inférieure, qui passe dans le conduit maxillo-dentaire, et se continue au delà du trou mentonnier par un petit canal spécial situé au-dessous des racines du crochet et des dents incisives.

La veine dentaire supérieure se jette dans l'alvéolaire, et l'inférieure dans la maxillaire interne.

Les *nerfs* sont fournis, pour les dents supérieures, par la branche maxillaire supérieure du trijumeau et, pour les inférieures, par le nerf maxillaire inférieur qui est une autre division de ce nerf. Le trajet des nerfs dentaires est absolument semblable à celui des vaisseaux.

Différences. *Dents des ruminants.* — Les dents du *bœuf*, du *mouton* et de la *chèvre*, sont au nombre de trente-deux, réparties ainsi qu'il suit : huit incisives à la mâchoire inférieure seulement, et vingt-quatre molaires, six à chaque arcade. On rencontre assez souvent, chez le bœuf, une septième molaire, et, lorsqu'elle existe, elle est toujours plus développée que chez le cheval. Le *dromadaire* ne possède que six incisives à la mâchoire inférieure, mais on lui trouve deux canines à chaque mâchoire, ce qui porte le nombre de ses dents à trente-quatre. Une disposition semblable existe chez le *lama* (1).

Incisives. — Les incisives manquent à la mâchoire supérieure des ruminants, elles y sont remplacées par un bourrelet cartilagineux, très-résistant, recouvert par la muqueuse buccale. Au nombre de huit à la mâchoire inférieure, ces dents se disposent, suivant l'expression heureuse de M. Lecoq, en *clavier;* et, pour rendre l'analogie avec un véritable clavier plus complet encore, les dents incisives jouissent d'une certaine mobilité qu'il faut se garder de prendre pour un état maladif, elles cèdent donc sous la pression du doigt comme elles le font lorsqu'elles s'appuient contre le bourrelet supérieur.

Le *collet* des incisives du bœuf est très-marqué ; il divise la dent en deux parties bien distinctes : la partie libre est élargie et aplatie de dessus en dessous, la face supérieure est presque plane, on y remarque seulement un relief conique ; l'inférieure ou l'externe est convexe et parfaitement blanche. Le bord antérieur est mince et tranchant. Quant aux bords latéraux, l'interne est légèrement convexe suivant sa longueur ; l'externe est à peu près droit

La racine de la dent est arrondie régulièrement et présente une ouverture unique logeant le bulbe.

Dans les dents vierges, la partie libre est enveloppée par une couche continue d'émail ; l'usure se montre d'abord aux environs du bord antérieur, et gagne peu à peu toute la face supérieure, pendant que le bord antérieur présente une arête vive ; la forme de la table dentaire se modifie bientôt et apparaît sous la forme triangulaire, puis arrondie, jusqu'à ce qu'enfin dans la

---

(1) C'est par une fausse analogie, entre le bœuf, la chèvre et le mouton, et le dromadaire, ou quelques espèces de ruminants sauvages, que M. Gervais dans ses *Éléments de Zoologie*, p. 85, a cru pouvoir indiquer, pour nos principaux ruminants domestiques, la formule dentaire suivante $i\ \frac{0}{3}\ c\ \frac{0}{1}\ m\ \frac{6}{6}$. Le *coin* étant ici considéré comme une canine. Il est bien évident, pour tous ceux qui ont voulu examiner la dentition du bœuf ou du mouton, que ces animaux ont quatre incisives et pas de canines.

vieillesse il ne reste pour ainsi dire plus que la racine. Les dents laissent entre elles un écartement qui va en augmentant en même temps que l'usure.

Les dents incisives de la chèvre et du mouton sont moins aplaties que celles du bœuf, elles sont aussi plus relevées par leur partie libre ; la racine est entourée par une couche de cément très-noir.

Molaires. — Les considérations dans lesquelles nous sommes entrés à propos des molaires du cheval sont presque toutes applicables à celles des ruminants ; c'est en effet, à très-peu de chose près, la même disposition et la même forme dans les dents et dans l'ensemble ; le mécanisme de la mastication est tout à fait le même. Mentionnons néanmoins quelques différences. Les molaires vont en augmentant de largeur et d'épaisseur de la première à la dernière. Dans les trois dernières, l'émail affecte dans ses replis une forme qui est celle d'un B parfaitement dessiné, mais, dans les trois premières, il n'existe qu'un seul îlot de substance cémenteuse limité par l'émail ; aussi la disposition de cette dernière substance est tout à fait celle d'un D. La même chose se remarque dans les molaires inférieures.

La distance entre les arcades d'une même mâchoire est la même à la partie antérieure qu'à la partie postérieure. Les dents sont donc disposées sur deux séries parallèles. Mais la différence dans l'écartement des molaires de chaque mâchoire est plus considérable encore que chez le cheval ; c'est ainsi que l'arcade inférieure rentrerait complétement, chez le bœuf, dans l'intervalle situé entre les dents de l'arcade supérieure. Les distances entre chaque arcade sont : entre les molaires supérieures 8 centimètres et demi, entre les inférieures 5 centimètres et demi. Cette disproportion est moins marquée chez les petits ruminants. Enfin les dentelures transversales engrenantes de chaque arcade sont beaucoup plus prononcées chez les ruminants que chez les solipèdes.

Dents des carnassiers. — Nous devons les examiner successivement chez nos deux carnassiers domestiques, le chien et le chat.

Dans les espèces sauvages du genre *Canis*, telles que le renard et le loup, et dans la plupart des chiens domestiques, le nombre des dents est de quarante-deux, divisées en douze incisives, quatre canines et vingt-six molaires ; — formule dentaire : $i.\frac{3}{3}\ c.\frac{1}{1}\ m.\frac{6}{7}$. —. Mais sous l'influence de la domestication, certaines races de chiens ont été considérablement détournées du type primitif : la face s'est agrandie chez les lévriers, ou bien s'est rétrécie comme dans le bull ; il en est résulté, pour n'envisager que ces deux types extrêmes, que les mâchoires ont offert un espace plus ou moins développé pour l'implantation des dents, et que celles-ci se sont accrues en nombre chez certains lévriers ou bien ont disparu en partie chez les bulls. On comprend facilement que cette variation ne peut porter que sur les molaires, la largeur des maxillaires restant sensiblement la même à la partie antérieure. Nous possédons, dans la collection de l'École de Lyon, des têtes de lévriers qui ont sept molaires supérieures et neuf molaires inférieures, ce qui porte le chiffre des dents à *quarante-huit.* En revanche, il s'y rencontre également des têtes de bulls, qui n'ont que cinq molaires supérieures et six inférieures, ce qui réduit le nombre à trente-huit. Chez certains animaux de cette dernière race, chez lesquels la face conservait encore une certaine longueur, le nombre des dents est ordinaire, mais les molaires à deux racines y sont tout à fait tournées en travers; enfin chez ceux qui se rapprochent davantage encore de la forme que nous appellerons normale, les dents sont obliques et rappellent ainsi la dentition du phoque. Dans les races à museau allongé, au contraire, on voit les dents s'espacer jusqu'à ce qu'enfin un intervalle trop considérable se fasse jour entre les canines et les premières dents molaires, ou bien entre la dernière et l'apophyse coronoïde et nécessite l'addition d'une dent. C'est en effet par une avant-molaire que commence l'augmentation du nombre des dents, une arrière-molaire tuberculeuse s'ajoute ensuite s'il y a lieu. C'est aussi dans cet ordre que les dents disparaissent chez les animaux à face rapetissée.

Incisives. — Les incisives du chien sont au nombre de douze, six à chaque mâchoire. Les dents de la mâchoire supérieure sont plus fortes que celles de l'inférieure, et, contrairement à ce qu'on remarque chez les herbivores, ce sont les coins de l'une et l'autre mâchoire qui sont les plus volumineux, les mitoyennes viennent ensuite et enfin les pinces.

Chaque incisive présente une partie libre, dont la forme rappelle assez bien celle des *fleurs de lis* des armoiries, recouverte dans ces points par une belle couche d'émail. Dans les dents qui n'ont point encore usé, la racine, comprimée d'un côté à l'autre, est recouverte par un cément jaunâtre et présente, dans son intérieur, la cavité du bulbe qui se prolonge jusque dans la partie libre, mais cette cavité se comble très-vite.

La forme des incisives caduques est la même que celles de l'adulte, seulement les dents sont plus fines, plus aiguës, et plus serrées les unes contre les autres.

Canines. — Les canines sont pour les carnassiers des armes offensives très-redoutables, aussi présentent-elles une force considérable ; la partie libre, en forme de cône recourbé en dehors et un peu en arrière, possède une extrémité ou sommet assez mousse chez les chiens, mais beaucoup plus aiguë dans les espèces du genre *felis* ; les canines supérieures sont généralement plus longues, mais moins épaisses à la base que les inférieures, elles laissent entre elles et les coins un espace dans lequel se logent ces dernières, lorsque la bouche est fermée. La face externe de la partie libre est parfaitement lisse, l'interne présente deux sillons latéraux qui vont se rejoindre à la pointe de la dent. La racine, une fois et demi au moins plus longue que la partie libre et beaucoup plus volumineuse, assure aux canines une implantation très-solide dans un alvéol profond.

Molaires. — Chez la plupart des chiens les molaires sont au nombre de douze à la mâchoire supérieure et de quatorze à l'inférieure et chaque molaire a sa forme propre qui permet de la distinguer très-facilement de ses voisines. A la mâchoire supérieure on trouve une avant-molaire pourvue d'une seule racine, puis deux autres avant-molaires présentant deux racines et terminées par des pointes. La quatrième dent ou première avant-molaire, très-forte et pourvue de deux pointes, possède trois racines ; on la nomme *dent carnassière*. Enfin on rencontre, en arrière de celle-ci, deux dents appelées *tuberculeuses*, dont la première, très-forte, possède trois racines, et n'est tuberculeuse que dans sa moitié interne, qui est fortement rentrée. La dernière peut être plus ou moins développée et avoir deux ou seulement une racine. A la mâchoire inférieure, on trouve quatre avant-molaires dont la force augmente d'avant en arrière, la première ne possédant qu'une racine, les trois autres en ayant deux. La cinquième dent ou première arrière-molaire, de beaucoup la plus forte de toutes, répond à la dent carnassière ; les deux dernières arrière-molaires sont tuberculeuses ; l'avant-dernière, la plus forte, a deux racines, tandis que la dernière n'en offre qu'une.

La forme des arcades supérieure et inférieure est très-différente. Les séries des molaires supérieures s'écartent fortement d'avant en arrière jusqu'au niveau de la carnassière, puis elles se rapprochent à la partie tout à fait postérieure. Les arcades inférieures décrivent également de légères courbes à convexité externe.

Lorsque la bouche est fermée, l'arcade inférieure rentre complétement dans la supérieure, à l'exception des tuberculeuses postérieures, qui sont en opposition directe dans les deux mâchoires ; et comme les mâchoires du chien n'exécutent que deux mouvements, l'écartement et le rapprochement, il en résulte que les dents ne peuvent que percer et couper les substances animales ; elles percent par leur pointes, et coupent par leur frottement l'une contre l'autre. On pourrait comparer l'action des molaires inférieures et supérieures à celle de deux lames de ciseaux qui glissent l'une contre l'autre. Les tuberculeuses postérieures ont une table presque plane qui leur permet de retenir des substances dures pour les écraser, et cela parce qu'elles correspondent exactement.

Chez le *chat*, on ne rencontre que quatorze molaires, dont huit à la mâchoire supérieure, et six à l'inférieure ; elles sont toutes munies de pointes et augmentent de force de la première à la dernière. Les pointes des molaires du chat sont beaucoup plus aiguës et plus délicates que celles du chien ; ainsi, lorsque les chats ont un os à ronger, il est rare qu'ils cherchent à le broyer ; ils enlèvent les dernières parcelles de chair avec leur langue couverte de papilles cornées.

Dents du porc. — Au nombre de quarante-quatre, elles sont divisées en douze incisives, quatre canines et vingt-huit molaires.

Les *incisives* de la mâchoire supérieure affectent des formes très-différentes ; les pinces et les mitoyennes montrent, sur leur table, une cavité qui rappelle celle des incisives du cheval ; les pinces sont très-volumineuses et recourbées l'une vers l'autre de façon à occuper à elles seules toute la partie antérieure de l'arcade dentaire ; les mitoyennes, beaucoup moins volumineuses, sont reportées en arrière ; quant aux coins, tout à fait rudimentaires, ils ne peuvent servir à couper les aliments. A la mâchoire inférieure, les incisives rappellent, par leur forme, les mêmes dents des rongeurs ; comme à la supérieure, la force des dents diminue des pinces aux coins, la direction générale des incisives inférieures est presque parallèle à celle du plancher de la cavité buccale.

Les *canines* du porc sont remarquables par leur force et leur direction centrifuge ; chez les animaux vieux, elles prennent le nom de *défenses* et sont beaucoup plus développées dans le mâle que dans la femelle ; elles sortent de la bouche et se recourbent en arrière, celles de la mâchoire supérieure sont rendues plus solides par une sorte de pilier osseux qui entoure leur racine.

Quant aux *molaires*, au nombre de quatorze à chaque mâchoire, elles possèdent des caractères intermédiaires entre celles des carnivores et des herbivores, et ressemblent beaucoup à celles de l'homme. Leurs dimensions son d'autant plus grandes qu'elles sont plus postérieures. Leur surface est hérissée de petits mamelons coniques et cannelés recouverts d'émail ; elles usent sous l'influence des frottements et arrivent à présenter une surface à peu près lisse.

Les arcades molaires supérieures et inférieures se correspondent à peu près exactement ; l'arcade molaire supérieure est toutefois un peu plus large.

Dents du lapin. — Cet animal, ainsi que tous les rongeurs, ne possède à chaque mâchoire que deux incisives (1), recourbées les unes vers les autres, et sont taillées en biseau aux dépens de la face interne de façon à former de véritables *pinces coupantes*.

Les *canines* n'existent pas. Les molaires, au nombre de douze à la mâchoire supérieure et de dix à l'inférieure, ont une forme tabulaire analogue à celle des dents du mouton.

CHAPITRE V

DE L'ENCÉPHALE ET DE SES ENVELOPPES

L'encéphale, renfermé dans la cavité crânienne, est protégé par des enveloppes osseuses et membraneuses que nous allons étudier avant de l'examiner lui-même.

§ 1. — Enveloppe osseuse de l'encéphale.

Examinée sur un squelette, cette enveloppe a la forme d'un ovoïde dont le grand axe forme avec celui de la tête un angle très-aigu, ouvert en avant et en bas. Cela tient à ce que la partie supérieure fuit légèrement en arrière.

L'ovoïde présente une longueur d'environ 10 à 11 centimètres, ses faces latérales et supérieures sont libres ; son extrémité postérieure est munie en haut d'un appendice allongé transversalement et recourbé en arrière, qui est la protubérance occipitale; l'extrémité antérieure se trouve comme perdue dans le frontal, sous la lame externe duquel elle semble rentrer.

La boîte osseuse du crâne est constituée par les pariétaux, qui dessinent à sa surface externe leurs crêtes convergentes en arrière, et forment la face supérieure et une bonne partie des faces latérales ; par les temporaux qui complètent ces dernières faces, et dans lesquels on distingue la portion écailleuse et la portion tubéreuse, et enfin par le sphénoïde qui en forme la face inférieure, très-anfractueuse, percée de trous qui donnent passage à des artères et à des nerfs, mais qui est peu importante à notre point de vue. L'extrémité antérieure est

---

(1) On trouve cependant en arrière des deux incisives supérieures deux autres petites dents supplémentaires, chez le lapin et le lièvre, c'est même une caractéristique du genre *Lepus*.

formée par l'ethmoïde et le frontal ; la postérieure par l'occipital, dans lequel est creusé le trou rachidien ou occipital qui fait communiquer la cavité rachidienne avec la cavité encéphalique.

L'épaisseur des parois du crâne varie beaucoup suivant le point que l'on envisage ; elle est très-forte au niveau du rocher et aussi dans toute la partie qui correspond à l'occipital et principalement à la protubérance. Les portions de paroi formées par le pariétal, à l'exception de celle qui correspond à la protubérance pariétale interne, ont une épaisseur de 6 à 8 millimètres sur la ligne médiane dans l'intervalle compris entre les crêtes ; mais en dehors de celles-ci, c'est-à-dire dans toute la portion recouverte par le crotaphite et qui correspond aussi à la portion écailleuse du temporal, l'os devient tellement mince qu'il est translucide. Cette minceur est plus grande encore au niveau des ailes du sphénoïde, c'est-à-dire en arrière et au-dessus de la gaîne oculaire ; c'est assurément en ce point que la boîte crânienne possède le moins de force. Dans le frontal, ainsi que dans le corps du sphénoïde, les lames s'écartent et circonscrivent des espaces que nous avons déjà étudiés sous le nom de sinus ; la lame interne, toujours très-mince, est séparée de l'externe par toute la largeur de ces sinus.

Il résulte de cet examen que partout où la boîte osseuse crânienne est directement en contact avec la peau, ce qui n'a lieu que pour l'espace compris entre les crêtes pariétales, elle a une épaisseur relative considérable, et que partout au contraire où l'os est mince, elle se trouve protégée par des portions molles d'une assez grande épaisseur ; c'est ce que l'on constate au niveau des crotaphites, et au-dessous de la gaîne oculaire où la présence de l'orbite et l'éloignement de l'arcade zygomatique qui semble placée au dehors comme un fort avancé, diminuent considérablement les chances de fracture de ses parois.

En opposition avec ses faces latérales, la partie médiane, qui n'est recouverte que par la peau, acquiert déjà une épaisseur considérable et, de plus, elle est formée en voûte fuyant légèrement en arrière, ce qui augmente sa solidité et force les coups portés à cet endroit à glisser sur la protubérance occipitale, laquelle peut défier des chocs considérables. La partie qui est la plus exposée, c'est-à-dire l'extrémité antérieure correspondant au milieu du frontal, se trouve protégée par les sinus dont cet os est creusé. La présence de ces cavités, profondes de 3 centimètres, et séparées l'une de l'autre par une lame osseuse assez forte et toujours imperforée, qui semble destinée à soutenir comme un pilier la lame externe de l'os du front, assure donc aussi de ce côté la sécurité des centres nerveux.

Au point de vue de la structure, tous les os qui forment la paroi du crâne offrent des caractères communs. Il entre dans leur composition deux lames de tissu compacte, entre lesquelles se trouve logée une plus ou moins grande quantité de substance spongieuse. On désigne ces lames sous le nom de *tables*, qu'on distingue en interne et externe ; la substance intermédiaire est appelée *diploé*. Partout où l'os est transparent, la substance spongieuse est peu considérable, elle manque même dans beaucoup d'endroits et les deux tables ne forment alors qu'une seule lame compacte ; mais dans certains points, comme la base de la protubérance pariétale interne, comme l'occipital et principalement sa protubérance, le diploé est très-épais et formé au centre par des aréoles tellement larges que, dans ce dernier endroit surtout, elles peuvent avoir jusqu'à 5 ou 6 millimètres de diamètre. Il existe une seule exception à cette règle, c'est celle qui est formée par le rocher où la substance spongieuse manque complétement.

L'enveloppe osseuse du crâne circonscrit la cavité crânienne qui peut se diviser en deux parties, l'une antérieure correspondant aux os frontal, ethmoïde, sphénoïde, pariétaux et portion écailleuse du temporal, l'autre postérieure formée par le rocher et l'occipital.

La limite de ces deux cavités est indiquée dans le squelette sur les côtés par un rebord saillant formé par les angles adjacents des deux portions du temporal, en haut par la saillie très-développée appelée protubérance pariétale interne. En bas, il n'y a pas de limite bien nette.

Cette division en deux loges est beaucoup plus accusée sur les pièces fraîches : ainsi que nous le verrons plus loin en parlant des enveloppes membraneuses, la cavité antérieure sert à loger le cerveau proprement dit, ainsi que les corps striés, les pédoncules cérébraux et les couches optiques ; dans la postérieure on trouve le cervelet, la protubérance et le bulbe.

La première a la forme assez régulière d'un ovoïde légèrement aplati de dessus en dessous. Ses formes extérieures se dessinent seules sur une tête osseuse vue de face ; son grand diamètre s'étend de la base de la protubérance pariétale interne au côté de l'apophyse crista-galli : il est d'environ 115 millimètres ; sa largeur mesurée d'un temporal à l'autre est de 90 à 95 millimètres et sa troisième dimension du pariétal au corps du sphénoïde est de 75 millimètres. Le diamètre antéro-postérieur surpasse donc le diamètre latéral de 2 centimètres environ.

La cavité antérieure est partagée en deux parties symétriques qui logent chacune un lobe cérébral par une crête sur laquelle viennent s'attacher certaines parties de la dure-mère. Cette crête, qui règne aux deux extrémités et sur la voûte, est formée par l'apophyse crista-galli et l'arête antérieure de la protubérance pariétale réunies par la saillie qui indique le point de soudure des deux moitiés du pariétal, saillie qui est à la vérité peu apparente en beaucoup de cas. Chaque loge présente un diverticule antérieur profond limité en avant par la lame criblée de l'ethmoïde, et servant à loger le lobe olfactif.

La loge postérieure est beaucoup moins spacieuse ; son diamètre

transversal, qui n'est plus que de 6 centimètres environ, s'étend d'un rocher à l'autre ; de la base de la protubérance pariétale à la face interne de l'apophyse basilaire, elle mesure 60 à 63 millimètres. Il est difficile d'indiquer une mesure exacte pour la dimension antéro-postérieure.

On y remarque en dehors l'orifice du conduit auditif interne, creusé dans le rocher ; en avant et en dedans de ce dernier, l'ouverture du trou déchiré, bouché en grande partie à l'état frais par du cartilage ; tout à fait à l'angle postéro-inférieur de la cavité, le trou occipital qui fait communiquer la cavité cérébelleuse avec la cavité rachidienne ; on trouve sur le côté de cette dernière portion, le trou condylien, large ouverture par laquelle le nerf hypoglosse sort de la cavité crânienne.

Différences. — Chez tous les animaux, les mêmes os entrent dans la composition des parois du crâne, seulement la mesure dans laquelle chacun d'eux concourt à les former varie.

Chez le *bœuf*, le frontal forme la plus grande partie de la face antérieure, cependant celle qui correspond au pariétal est plus considérable que ne le laisseraient supposer les limites extérieures de cet os ; c'est même le pariétal qui forme la plus grande partie de la base osseuse du chignon.

Envisagées d'une façon générale, les parois du crâne ne sont, dans aucune autre espèce, aussi fortes que chez le bœuf. Dans toute la partie antérieure, les parois sont très-épaisses et les deux lames écartées l'une de l'autre par des sinus nombreux. Il n'entre dans la composition de cette partie que de la substance compacte ; cette disposition donne à la tête des animaux de l'espèce bovine une solidité qui lui permet de supporter des chocs énormes. Chacun sait avec quelle force ces animaux s'attaquent par le front et quels coups résultent de la collision de pareilles masses lancées à toute vitesse, et cependant les fractures du crâne sont très-rares dans l'espèce bovine ; cette rareté tient à la force des parois du crâne, à la grande surface du front qui diminue la pression supportée par chaque partie, en multipliant les points de contact. Si la massue du boucher parvient à fracturer les parois du crâne, c'est surtout parce qu'elle agit avec une très-grande force sur un point très-limité. Les parois osseuses qui correspondent à la face temporale sont minces, mais hors de toute atteinte.

Chez les autres ruminants, l'épaisseur des parois du crâne varie considérablement suivant que ces animaux possèdent ou non des cornes ; dans tous les cas, le crâne se trouve reporté en arrière de ces appendices et très-bien protégé par eux ; lorsque les cornes manquent, la présence des sinus frontaux et la forme fuyante du haut de la tête permet encore à ces animaux d'user dans une certaine mesure de leur moyen d'attaque ou de défense.

Le cerveau du *porc* est protégé par des sinus très-larges existant dans le frontal, et surtout dans la protubérance occipitale.

Quant aux parois du crâne chez le *chien*, elles sont partout très-minces, excepté dans la partie qui correspond à la crête pariétale ; mais si l'os est peu résistant, les crotaphites qui le recouvrent sont épais et forment aux parties latérales de la boîte crânienne, une protection suffisante.

§ 2. — **Enveloppes membraneuses.**

Elles sont au nombre de trois : la *dure-mère*, l'*arachnoïde* et la *pie-mère*. On les désigne souvent sous le nom générique de *méninges*, et elles prennent alors le nom de méninges externe, moyenne et interne, suivant leur profondeur.

a. La *dure-mère*, la plus superficielle des trois membranes, tapisse toute l'étendue de la face interne de la boîte crânienne, et se continue en arrière, au niveau du trou occipital, avec la dure-mère rachidienne. Dans la boîte du crâne, elle adhère plus ou moins aux os, mais elle est toujours distincte du périoste interne ; elle est très-vasculaire, à l'encontre des autres membranes du tissu conjonctif, et les vaisseaux dont elle est parcourue sont assez volumineux pour marquer leur empreinte qui apparaît en demi-gouttière ramifiée, à la façon des divisions des nervures principales d'une feuille digitinerviée, à la face interne des os du crâne.

Les points où l'adhérence entre les parois du crâne et la dure-mère est la plus prononcée sont : la partie médiane de la voûte, tout le long de la suture des deux parties du pariétal, sur l'apophyse crista-galli, le corps du sphénoïde, l'apophyse basilaire, dans toute la cavité cérébelleuse et sur la protubérance pariétale interne. Elle est moins forte sur les côtés de la voûte, où il est facile de séparer l'une de l'autre ces deux parties.

La dure-mère présente à l'intérieur du crâne des replis ou prolongements très-importants dont nous allons examiner les principaux.

1° La *faux du cerveau*, qui doit son nom à la forme qu'elle affecte et qui sépare l'un de l'autre les deux lobes, répond par un bord adhérent à l'apophyse crista-galli, à la suture médiane du frontal et du pariétal, et à l'arête antérieure de la protubérance qui la réunit, par son extrémité postérieure, à la tente du cervelet ; toute l'étendue de ce repli est creusée d'un canal veineux de forme triangulaire appelé le sinus médian. Son bord libre, tellement mince qu'il est percillé d'une foule de petits trous, comme une dentelle, s'enfonce dans la scissure interlobaire et s'avance jusque sur le corps calleux auquel elle adhère assez pour diviser le compartiment cérébral en deux cavités distinctes, l'une droite et l'autre gauche.

L'examen de la faux du cerveau indique qu'il n'est pas indifférent, dans le cas d'épanchements, de trépaner sur l'un ou l'autre côté, puisque ces deux côtés ne communiquent pas entre eux. On ne devra pas non plus trépaner sur la ligne médiane, d'abord à cause de la largeur du repli falciforme à sa base, largeur qui demanderait une couronne très-large pour permettre d'arriver à l'un ou l'autre hémisphère, ensuite parce qu'on s'exposerait à léser le sinus médian, dont les hémorrhagies, toujours considérables, seraient très-difficiles à arrêter.

2° La *tente du cervelet*, qui sépare la cavité crânienne de la cavité cérébelleuse. Les deux lames qui la forment s'étendent de chaque côté de la protubérance pariétale interne, sur les arêtes latérales de laquelle elles sont attachées, ainsi que sur les arêtes temporo-pariétales. Le bord adhérent est large et creusé de sinus transversaux; le bord libre s'avance jusque sur les pédoncules cérébraux et entoure complétement la moelle allongée.

3° Enfin un troisième repli, qui ne nous présente rien de particulier à examiner, entoure la glande pituitaire; il a reçu le nom de *repli pituitaire* ou *sus-sphénoïdal*.

Il est facile de se rendre compte du rôle de ces replis membraneux qui séparent ainsi les unes des autres toutes les parties de l'encéphale. On voit immédiatement qu'ils sont destinés à isoler ces masses pulpeuses et molles qui se fussent infailliblement blessées et meurtries dans les chocs ou les mouvements brusques, si elles n'eussent été séparées les unes des autres et renfermées dans des loges étroites.

Indépendamment de ces replis que nous venons d'examiner, la dure-mère fournit aux nerfs crâniens, à leur passage, le périnèvre qui les enveloppe jusqu'à leur terminaison.

b. L'*arachnoïde* remplit par rapport aux centres nerveux le rôle d'une séreuse : elle est formée de deux feuillets. Le premier ou *feuillet pariétal* est soudé avec la dure-mère et ne présente rien de particulier à considérer. Le *feuillet viscéral* s'étend sur toutes les parties des centres, mais ne se prolonge pas dans toutes leurs anfractuosités. Lorsqu'il passe d'une circonvolution sur l'autre, il franchit la scissure qui les sépare en formant un pont sous lequel circule le fluide céphalo-rachidien. Dans certains points même, il est tellement écarté de la substance cérébrale, qu'il se trouve de véritables réservoirs entre lui et la pie-mère ; c'est à ces espaces larges et remplis du liquide sous-arachnoïdien que Magendie a donné le nom de *confluent*. Il en a décrit trois : l'un est *antérieur* et se trouve situé en avant du chiasma des nerfs optiques ; un deuxième ou *inférieur* au niveau des pédoncules cérébraux est limité en avant par la tige pituitaire et en arrière par le bord antérieur de la protubérance, c'est le plus spacieux ; le troisième ou *postérieur* est situé en arrière du cervelet, au-dessus du bulbe. C'est par ce troisième confluent que le quatrième ventricule et, par suite, tous les ventricules cérébraux communiquent avec la cavité sous-arachnoïdienne. L'ouverture qui les met en rapport se trouve au niveau du *calamus scriptorius ;* signalée par Magendie, Renault en a contesté l'existence, chez le cheval, et M. Lavocat ne l'aurait pas rencontrée chez les autres animaux domestiques.

c. La *pie-mère*, qui n'est autre chose que l'enveloppe propre des centres nerveux, recouvre toutes leurs parties, s'enfonce dans toutes leurs dépressions, et envoie de sa face interne des prolongements qui séparent les uns des autres les éléments nerveux. La pie-mère est une membrane très-vasculaire qui laisse voir avec la plus grande facilité ses vaisseaux gorgés de sang dans les autopsies de maladies nerveuses, surtout à forme dynamique.

Ce que nous avons dit de la boîte osseuse du crâne et des enveloppes membraneuses qui la complètent nous dispense de revenir sur la forme de la cavité crânienne. Aussi allons-nous passer immédiatement à la description ou plutôt à l'énumération des organes contenus dans la cavité encéphalique.

§ 3. — De l'encéphale.

C'est un renflement nerveux formé de trois parties, deux lobes cérébraux symétriques, le cervelet et l'isthme : toutes ont une consistance faible, se désagrégent ou se déchirent sous l'influence d'une action très-modérée. La substance cérébrale remplit à peu près exactement la cavité tapissée par la dure-mère, ce qui rend impossible l'accumulation du liquide céphalo-rachidien, en dehors des points qui répondent aux confluents et au fond des sillons.

Les *lobes cérébraux* parfaitement distincts l'un de l'autre, quand on les examine par leur face supérieure, sont séparés par la scissure interlobaire, dans laquelle s'avance la faux du cerveau. Au fond de la scissure, les deux lobes sont réunis par une commissure que l'on appelle le corps calleux. Chaque lobe cérébral est creusé d'une cavité allongée appelée ventricule latéral, qui communique avec celle du côté opposé par une ouverture médiane appelée trou de Monro, creusée en avant du trigone cérébral.

Les faces supérieure et latérales des lobes, convexes et répondant au pariétal et au frontal, présentent à leur surface une grande quantité de replis, appelés *circonvolutions cérébrales*, qui semblent avoir pour usage d'augmenter la surface extérieure de l'organe, tout en lui conservant un certain volume. Les circonvolutions, recouvertes d'une substance grise, offrent une disposition assez irrégulière lorsqu'on les envisage dans deux espèces différentes, mais se trouvent disposées de la même manière pour les sujets d'une même espèce. Chaque lobe cérébral est muni, à sa partie antérieure, d'un prolongement conique, qui s'avance dans le diverticule antérieur de la cavité, au-dessous du sinus frontal correspondant, jusqu'à la lame criblée de l'ethmoïde : c'est le lobule olfactif, qui donne naissance aux nerfs olfactifs, lesquels traversent les trous de la lame criblée et se distribuent aux parois des cavités nasales. Le lobe olfactif est creusé d'une cavité qui communique avec le ventricule latéral correspondant.

La face inférieure des hémisphères nous présente, en arrière, le lobule mastoïde ou cérébral, limité en avant par la scissure de Sylvius, dont la direction est transversale, et qui le sépare du noyau extra-ventriculaire du corps strié, bordé lui-même par les deux racines du lobule olfactif.

Le *cervelet* est logé dans la cavité cérébelleuse, en arrière des lobes cérébraux, dont il est séparé par la protubérance pariétale interne et la tente du cervelet. Comme tous les organes médians, le cervelet est symétrique et présente sur son milieu le lobe moyen, séparé des lobes latéraux par un sillon qui le fait paraître en relief et lui donne la forme d'un ver à soie, surtout à ses extrémités, qui ont reçu pour cela le nom d'éminences vermiculaires, et sont distinguées en antérieure et postérieure. Ces éminences concourent à former le plafond du quatrième ventricule. Les lobes latéraux, sillonnés en tous sens, rattachent le cervelet à l'isthme par l'intermédiaire des pédoncules cérébelleux.

L'*isthme*, qui établit la communication entre le cervelet et les lobes cérébraux, est la continuation de la moelle épinière, aussi l'appelle-t-on *moelle allongée*. L'isthme est caché sur sa face supérieure par le cervelet et les hémisphères, on n'aperçoit en arrière que la portion la plus inférieure du bulbe.

A la face inférieure on trouve, d'arrière en avant, la continuation du sillon antérieur de la moelle; sur les côtés les pyramides et les olives; un faisceau de fibres transversales, le pont de Varole; les pédoncules cérébraux sur lesquels est appliquée la glande pituitaire, en avant de cette dernière le chiasma des nerfs optiques. De la face inférieure et des côtés de l'isthme, on voit s'échapper les nerfs crâniens dont l'étude, très-complexe et très-importante, au point de vue physiologique, nous entraînerait loin du cadre que nous nous sommes tracé; ils sortent du crâne par des ouvertures situées sur les côtés du plancher de la cavité crânienne. La profondeur à laquelle ils se trouvent situés les rend tout à fait inaccessibles au chirurgien.

C'est au cerveau proprement dit que sont réservées les fonctions les plus élevées de l'animalité : les sentiments, l'intelligence résident dans cette partie des centres nerveux. Le cervelet et l'isthme paraissent surtout en rapport avec les fonctions vitales, aussi une lésion de ce dernier organe se manifeste-t-elle par des troubles plus ou moins considérables de la sensibilité. Une blessure, en apparence inoffensive, peut entraîner rapidement la mort. Au contraire, il arrive qu'une partie ou même la totalité d'un lobe cérébral soit détruit sans qu'on s'en aperçoive par d'autres symptômes qu'une diminution de l'intelligence, et encore ce caractère manque-t-il souvent. Il suffit que la lésion marche lentement pour que ses effets passent inaperçus: l'hémisphère restant supplée en quelque sorte celui du côté opposé. Il n'en est plus de même si la blessure est faite d'un seul coup, expérimentalement, par exemple. Les désordres sont alors tellement graves que l'animal est inutilisable, surtout par perte de la conscience. Flourens, et après lui un grand nombre d'expérimentateurs, ont exercé leur sagacité sur les fonctions si multiples des centres nerveux. Ils sont arrivés à des résultats dont les conclusions générales sont admises par tout le monde, mais il existe encore beaucoup de points à élucider sur les questions de détail, qui sont le sujet de controverses et souvent de théories tout à fait opposées, appuyées presque toutes sur des faits.

Ces opinions contradictoires n'ont rien qui puisse étonner lorsqu'on songe que des lésions très-profondes n'amènent point de troubles immédiats, tandis qu'une simple piqûre, à peine appréciable, peut entraîner la mort dans un laps de temps très-court, et souvent ces résultats restent inexpliqués par l'autopsie. Il est donc facile de comprendre le désaccord des physiologistes en maintes occasions.

Les parois crâniennes et l'organe qu'elles renferment possèdent des vaisseaux nombreux que nous allons très-succinctement passer en revue.

Les *artères* proviennent de l'occipitale, de la carotide interne et mêm de la carotide externe.

Quelques ramuscules méningés viennent de l'occipitale par l'intermédiaire de la vertébrale et de la mastoïdienne, mais la branche principale de cette artère est la cérébro-spinale. Celle-ci donne le tronc basilaire, qui s'anastomose avec son congénère du côté opposé; un autre rameau de la même artère se porte en arrière et s'anastomose comme l'antérieur pour constituer l'artère spinale médiane.

Le *tronc basilaire*, situé au-dessous du bulbe rachidien, se termine en s'anastomosant avec les cérébrales; il donne sur son trajet les cérébelleuses antérieures et les cérébelleuses postérieures, dont le nom indique la destination et la position.

L'artère *carotide interne* est tout entière destinée au renflement antérieur des centres nerveux. L'une des divisions terminales de la carotide primitive, elle aborde le crâne par le trou déchiré, décrit deux courbures successives à la face supérieure du sphénoïde, plongeant en ce point dans le sang du sinus caverneux. Les deux carotides internes communiquent entre elles par deux anastomoses transversales. La carotide traverse ensuite la dure-mère et pénètre dans le crâne, marche d'arrière en avant sur les côtés de la glande pituitaire et se termine par trois branches qui sont: les artères cérébrale postérieure, cérébrale moyenne et cérébrale antérieure.

La première se porte en arrière pour s'anastomoser avec celle du côté opposé, les rameaux qu'elle émet se distribuent à l'isthme et à l'extrémité postérieure des lobes cérébraux. L'artère moyenne se loge dans la scissure de Sylvius et se distribue à la partie moyenne de l'organe. L'antérieure s'engage dans la scissure interlobaire, se réunit d'abord à celle du côté opposé, pour se diviser bientôt en deux branches, qui communiquent par une large anastomose avec la branche méningienne de l'artère ophthalmique, venue de la maxillaire interne par le trou orbitaire; un grand nombre de divisions de l'artère ophthalmique se perdent dans la dure-mère.

Les *veines* suivent un trajet analogue à celui des artères dans la substance cérébrale et à la surface du cerveau, mais elles s'en éloignent bientôt pour se jeter dans des réservoirs particuliers très-vastes, dont nous avons déjà parlé sous le nom de sinus. Les sinus principaux sont les sinus de la faux du cerveau ou sinus médian, les deux sinus caverneux ou sinus sphénoïdaux, le sinus transverse, logé dans la tente du cervelet. Citons encore un groupe de grosses veines situées autour du trou occipital, et qui doivent à leur position et à leur volume d'avoir été appelées sinus occipito-atloïdien.

Les vaisseaux capillaires ou quasi-capillaires de la substance cérébrale ont des caractères particuliers qui peuvent être observés, même à l'œil nu. Ils sont entourés par une sorte de gaîne conjonctive qui les isole du tissu nerveux, en laissant un espace assez considérable entre elle et la paroi externe des vaisseaux. C'est à cet espace qu'on a donné le nom de gaîne lymphatique.

La sensibilité et le pouvoir moteur des diverses parties de l'encéphale sont très-différents.

SECTION DEUXIÈME

DU TRONC

Le tronc peut se diviser en quatre sous-sections très-naturelles qui sont le *cou*, le *thorax* ou *poitrine*, l'*abdomen* et le *bassin*. Chacune de ces divisions a pour base une portion plus ou moins étendue de la colonne vertébrale; or comme la colonne vertébrale est une dans son ensemble et donne lieu à des considérations générales qui ne pourraient être faites dans une étude morcelée, nous allons en donner une description générale à laquelle nous rattacherons l'étude de la moelle épinière et de ses enveloppes. Cette manière de procéder aura en outre l'avantage de rapprocher de l'encéphale la description des autres parties des centres nerveux.

A. — DU RACHIS EN GÉNÉRAL.

Le rachis, formé par la réunion d'un certain nombre d'os courts, appelés vertèbres, est la partie du corps de l'animal qui se dessine la première chez l'embryon, et les vertèbres dont il est formé doivent être considérées comme les pièces fondamentales du système osseux ; elles introduisent, dans la classification du règne animal, une distinc-

tion de la plus haute importance : celle des *animaux vertébrés*. Il serait
même possible d'après certains auteurs de considérer tous les autres
os de l'économie, sans en excepter ceux des membres, comme
des dépendances des vertèbres ; sans vouloir entrer dans aucune des
considérations qui militent en faveur de la théorie vertébrale du **sque**-
lette, nous dirons cependant que la tête elle-même doit être considérée
comme formée par quatre vertèbres, dont la composition a été donnée
par M. Lavocat (1).

Nous devrions peut-être, dans l'étude du rachis, faire rentrer celle
des masses musculaires qui l'entourent, car elles présentent dans
les diverses sections une très-grande analogie, sinon au point de vue
de leur volume, au moins sous celui de leurs attaches. Mais nous pensons que cette étude, en raison des considérations pathologiques auxquelles elle pourra donner lieu, sera mieux placée dans l'examen de
chaque section. Nous parlerons seulement ici : 1° *de la colonne vertébrale ;*
2° *de la cavité rachidienne et de la moelle.*

§ 1. — De la colonne vertébrale.

La colonne vertébrale est une tige solide, mais flexible, étendue
de la tête à l'extrémité de la queue, dans une direction horizontale,
au-dessus des cavités splanchniques qu'elle semble supporter. Elle
est composée d'un nombre variable, suivant les espèces, d'anneaux
osseux appelés vertèbres, réunis très-solidement les uns aux autres par
des ligaments qui laissent à l'ensemble une certaine mobilité, laquelle
cependant n'est jamais assez grande pour modifier sensiblement la largeur du canal qui résulte de l'union des vertèbres, d'où il s'ensuit que
les compressions ne sont pas possibles par le fait des mouvements
normaux.

La colonne vertébrale présente plusieurs courbures qui modifient, dans
une certaine mesure, sa direction horizontale : la section antérieure
ou *cervicale* est inclinée à 45° environ et se porte en haut. Elle montre
même deux inflexions qui tendent à lui donner vaguement la forme
d'un S. Les sections *dorsale* et *lombaire ,* à peu près droites dans la
majorité des cas, peuvent être légèrement incurvées dans l'un ou l'autre
sens, suivant les espèces ou même suivant les individus ; la section *sa-*
crée, maintenue fixe entre les coxaux, est horizontale, et la *coccygienne*
libre et très-flexible tend à prendre une direction verticale. Les courbures peuvent être modifiées, dans une large mesure, aux deux extrémités de la colonne : c'est en effet dans ces points que l'on rencontre
la plus grande mobilité : les régions intermédiaires arrangées en forme
de poutre soutenue par des piliers et ayant surtout à supporter des
pressions et à transmettre des efforts sont beaucoup mieux fixées.

(1) Lavocat, *Nouvelles études sur le système vertébral,* 1860.

Si l'on fait abstraction des apophyses épineuses, on peut voir que l'*épaisseur* de la colonne vertébrale diminue de la partie antérieure vers la partie postérieure avec quelques variantes néanmoins. Très-grande dans la partie moyenne de la région cervicale, elle diminue jusqu'à la région lombaire ; elle augmente ensuite dans cette dernière pour diminuer dans les régions sacrée et coccygienne.

On peut considérer quatre faces à la colonne vertébrale :

La *face supérieure* est la plus importante pour le chirurgien, car c'est la plus facilement accessible dans toute son étendue : elle présente dans son milieu la série des apophyses épineuses qui, toujours très-petites et cachées par les muscles dans la région cervicale, deviennent longues et saillantes dans la partie antérieure de la région dorsale, diminuent de longueur pour se maintenir à peu près égales dans la portion postérieure ainsi que dans les régions lombaire et sacrée. Le sommet de ces apophyses, recouvert par le ligament surépineux dorso-lombaire, peut être caché par les masses musculaires latérales dans les animaux dits à *dos* et à *reins doubles*, mais le plus souvent il se dessine en une saillie plus ou moins prononcée, suivant l'état d'embonpoint et le développement des muscles, et présente de légères saillies qui indiquent le sommet de chaque apophyse. En dehors et de chaque côté de la ligne médiane, se trouvent deux lignes saillantes formées par la série des apophyses transverses et recouvertes par les muscles de la région spinale.

La *face inférieure* est constituée, dans la région cervicale, par le corps et les apophyses transverses, et dans les autres régions par le corps des vertèbres seulement.

Les *faces latérales* montrent les apophyses transverses et les trous de conjugaison, auxquels il faut ajouter, pour la région dorsale, la tête des côtes. A la région lombaire, les apophyses transverses sont extrêmement développées, et la ligne qui les limite en dehors est très-facilement sentie au-dessous de la peau, en dehors du bord externe de l'ilio-spinal, au-dessus du flanc. Dans le sacrum, les faces latérales s'articulent avec les coxaux.

Chaque vertèbre s'unit avec celle qui la précède et avec celle qui la suit par deux modes d'articulation : l'un qui unit les parties supérieures spinales : c'est une double arthrodie siégeant sur les apophyses articulaires, l'autre qui appartient aux amphiarthroses et résulte des rapports établis entre les corps des vertèbres.

Les corps des vertèbres sont réunis par un *fibro-cartilage*, disposé en forme de disque, à face antérieure convexe et à face postérieure concave. Ce disque est décomposable en couches concentriques, très-serrées à la circonférence, beaucoup plus lâches au centre, où elles disparaissent même souvent d'une façon complète pour être remplacées par une sorte de pulpe semi-cartilagineuse. Les fibres qui forment le ligament, très-courtes, légèrement obliques, se croisent en X pour aller s'attacher sur les surfaces articulaires. On rencontre également, à la face supérieure du corps des vertèbres, un long ligament rubané qui s'étend de l'atlas au coccyx, sur le plancher de la cavité rachidienne, et auquel on a donné le nom de *ligament vertébral commun supérieur*. Enfin un autre cordon fibreux, appelé *ligament vertébral commun inférieur*, réunit les vertèbres par la face inférieure du corps.

La partie spinale ou annulaire de la vertèbre est réunie non moins solidement à celle de ses voisines par plusieurs ligaments. C'est d'abord un ligament *commun sur-épineux*, fibreux dans sa partie postérieure qui recouvre le sommet des apophyses épineuses des régions dorsale et lombaire et qui change de nature à la région cervicale, devient élastique et prend alors le nom de ligament cervical ; puis un ligament très-fort, dit *interépineux*, formé de deux lamelles parallèles, allant du bord postérieur d'une apophyse au bord antérieur de celle qui la suit ; il se prolonge même entre les lames vertébrales, où il prend le nom de ligament interannulaire ; enfin les apophyses articulaires sont réunies par des capsules périphériques, attachées sur leur pourtour, et doublées par une petite synoviale.

Comme on le voit, les pièces solides de la colonne vertébrale sont unies par un appareil ligamenteux très-compliqué et bien propre à assurer la solidité qui est telle, qu'il est plus commun de voir les fractures des vertèbres que leur luxation. Celles-ci ne sont cependant pas inconnues. M. Goubaux a pu en réunir plusieurs exemples (1). Il résulte des observations de ce professeur que, dans ces cas, on constate une mobilité inaccoutumée de la région, et l'examen direct des fibro-cartilages fait reconnaître que l'adhérence entre les deux surfaces articulaires ne se fait plus que par la périphérie, c'est-à-dire par cette partie du disque dont les fibres sont croisées en sautoir. Dans les autres points, la tête et la cavité sont dans les mêmes rapports que la tête de l'humérus et la cavité glénoïde du scapulum par exemple. On ne trouve, autour des surfaces articulaires, aucun gonflement, aucune altération quelconque, ni aucune végétation osseuse ou ostéophyte.

M. Goubaux fait également observer que, dans ce cas, le plancher de la cavité rachidienne offre, à l'endroit de la rupture, une déviation angulaire dont le sommet correspond au fibro-cartilage rupturé. La moelle épinière suit naturellement le changement de direction de la cavité rachidienne, et elle peut être tiraillée à des degrés divers. Si la déviation est très-accusée, la moelle peut même être comprimée, ce qui donne lieu à des paralysies, des irrégularités de la marche, etc.

La *mobilité* de la colonne vertébrale est très-variable suivant les régions.

(1) A. Goubaux, *Des déviations de la colonne vertébrale chez les animaux domestiques*, in *Comptes rendus de l'Académie de médecine*, année 1863, et *De la rupture des disques et des fibro-cartilages intervertébraux*, in *Bulletin de la Société centrale de médecine vétérinaire*, séance du 11 mars 1875.

Celle de la région cervicale tient à l'absence des apophyses épineuses, au grand développement des apophyses articulaires, réunies entre elles par des ligaments élastiques, à la forme de la tête et de la cavité des vertèbres dont la courbe est extrêmement accusée. Dans les régions dorsale et lombaire, la fixité est obtenue par les apophyses épineuses et transverses, le peu de développement et une sorte de coaptation en forme de gond des apophyses articulaires. A la région sacrée, les mouvements sont complétement nuls par suite de la soudure des vertèbres les unes avec les autres.

Différences. — Le nombre des pièces du rachis est variable chez les animaux mammifères, ainsi que nous le dirons en parlant des régions. Chez le *bœuf*, la colonne vertébrale affecte une direction plus régulièrement horizontale, la région cervicale, plus courte, est moins mobile que chez le cheval, ce qui tient à la brièveté des vertèbres, et au développement, relativement plus considérable, des éminences d'insertion. Les vertèbres dorsales, moins nombreuses mais plus longues, sont surmontées d'une apophyse épineuse très-longue et fortement recourbée en arrière dans les premières. Les apophyses transverses de la région lombaire, plus larges et plus irrégulières, s'inclinent légèrement en bas, le sacrum, plus fort, montre des apophyses épineuses réunies à leur sommet par une large et forte crête continue. Les disques intervertébraux sont beaucoup plus épais que chez le cheval et le ligament surépineux dorso-lombaire est élastique dans toute son étendue.

La colonne vertébrale du *mouton* et de la *chèvre* est relativement moins forte que celle du bœuf. Les vertèbres ont plus de gracilité.

Chez le *porc*, la colonne vertébrale décrit dans son ensemble une courbe à convexité supérieure. La mobilité y est moins grande que chez tous les autres animaux domestiques. Les vertèbres cervicales, très-courtes, n'exécutent que des mouvements très-obscurs, aussi le cou est-il très-fort chez cet animal.

La colonne vertébrale du *chien* et du *chat* est généralement très-flexible ; mais, à l'encontre de celle du cheval, c'est dans les régions dorsale et lombaire qu'elle montre le plus de mobilité ; celle du chat surtout est très-remarquable sous ce rapport.

§ 2. — De la cavité rachidienne et de la moelle.

La *cavité rachidienne* est un long canal communiquant avec la cavité crânienne et se terminant en arrière au niveau du premier os coccygien par une extrémité rétrécie. Les dimensions transversales du canal, variables suivant les régions, sont d'autant plus grandes que la région a plus de mobilité. Très-large au milieu de l'atlas, où les mouvements sont très-étendus, le canal diminue subitement dans l'axis, augmente au niveau des dernières vertèbres cervicales et des premières dorsales, se rétrécit ensuite dans toute la région dorsale pour s'élargir de nouveau dans la région lombaire diminue ensuite progressivement pour disparaître vers la quatrième vertèbre coccygienne. Il est important de noter qu'au niveau des renflements dorsal et lombaire du canal, la moelle augmente de volume et émet une plus grande quantité de nerfs.

Indépendamment de l'enveloppe osseuse qui lui est fournie par les vertèbres, la moelle épinière est entourée par des membranes qui continuent en arrière celles que nous avons étudiées dans la région encéphalique et que nous avons nommées *dure-mère, arachnoïde* et *pie-mère*.

La *dure-mère* rachidienne a la forme d'une gaîne allongée, terminée en arrière par une pointe effilée. Ses dimensions étant en rapport avec celles du canal rachidien, elle offre son plus grand diamètre au niveau de l'atlas et des renflements cervico-dorsal et lombaire ; néanmoins, l'espace occupé par la dure-mère est toujours plus étroit que le canal, de telle sorte qu'il existe entre elle et les parois osseuses un espace occupé par un tissu lâche, toujours infiltré de graisse, qui remplit le rôle de coussinet mobile destiné à amortir les chocs et à préserver la moelle dans les mouvements du rachis. La face interne de la dure-mère spinale, tapissée par le feuillet externe de l'arachnoïde, donne attache aux pointes du ligament dentelé de la pie-mère. Au niveau de chaque paire nerveuse elle est traversée en deux points par les faisceaux radiculaires des nerfs, et leur forme même une membrane d'enveloppe qui se continue par le périnèvre.

L'*arachnoïde* se décompose, comme les séreuses, en deux feuillets, l'un *externe*, très-intimement uni à la face interne de la dure-mère, l'autre *interne*, séparé de la pie-mère par un espace rempli de liquide *céphalo-rachidien*. Cet espace est surtout développé en arrière, autour des nerfs de la queue de cheval. En s'accumulant autour de la moelle, le liquide rachidien tient cette partie des centres nerveux éloignée des parois osseuses, et, en vertu du principe d'Archimède, lui fait perdre une bonne partie de son poids, ce qui contribue notablemment à amortir les secousses auxquelles elle est sans cesse exposée.

Quant à la *pie-mère*, elle n'est, à proprement parler, que la membrane propre de la moelle épinière ; sa face interne, entourée de toutes parts par un réseau très-riche de vaisseaux fins, donne naissance au ligament dentelé.

La *moelle épinière* est un gros cordon blanc, formé de substance nerveuse, dont la limite antérieure peut être fixée au niveau du trou occipital, et qui se termine en arrière vers le milieu de la région sacrée par un prolongement rétréci duquel part un paquet de fibres nerveuses appelées *nerfs de la queue de cheval*.

Le diamètre transversal de la moelle est toujours plus grand que le supéro-inférieur, aussi a-t-elle une section de forme elliptique; ses dimensions sont en rapport avec l'étendue du canal rachidien et surtout avec la quantité de nerfs qu'elle fournit aux organes. Elle présente deux renflements principaux qu'on a appelés, le premier, *renflement* ou *bulbe brachial*, le second, *renflement* ou *bulbe crural* ou *lombaire*. Sur les faces inférieure et supérieure de la moelle existent des sillons médians profonds, qui semblent diviser la moelle en deux parties symétriques. Le sillon inférieur, le plus large, arrive sur la *commissure blanche;* le postérieur, très-étroit, s'étend jusque sur la *commissure* grise. On a l'habitude, en anatomie, de considérer, comme formant deux autres sillons, les lignes qui passeraient par les points d'émergence des racines supérieures et inférieures des nerfs ; de sorte qu'on peut reconnaître, dans chaque moitié de la moelle, trois parties ou *faisceaux :* l'un *inférieur,* un autre *supérieur,* et le troisième *intermédiaire* ou *latéral.*

Les racines nerveuses, après leur origine à la moelle, se dirigent transversalement et abordent le trou de conjugaison situé en face du lieu où elles prennent naissance. Cette règle est absolue pour les régions cervicale, dorsale et les deux ou trois premiers espaces lombaires. Mais dans la partie postérieure de cette dernière région et dans la portion sacrée, on voit les racines suivre un certain trajet entre la dure-mère et les parois osseuses, avant de sortir du canal rachidien. En d'autres termes, ces nerfs prennent leur origine à la moelle un peu plus haut que ne le laisserait supposer leur point d'émergence externe de la colonne vertébrale ; il résulte de cette disposition que dans le cas de paralysie du train postérieur commençant dans une position déterminée, la lésion de la moelle existe un peu plus haut que l'origine apparente du nerf. Cette donnée, qui acquiert une grande importance en chirurgie humaine, à cause du long trajet que parcourent les racines dans le canal rachidien chez l'homme, et de la facilité avec laquelle on parvient à circonscrire les points paralysés, en a beaucoup moins en chirurgie vétérinaire, où les racines sont peu obliques et surtout à cause de la difficulté que l'on éprouve pour agir efficacement sur un point limité de la moelle.

B. — DU COU.

Le cou, appelé plus souvent *encolure* chez les grands animaux, a pour base les vertèbres cervicales; c'est le segment du tronc intermédiaire au thorax et à la tête, qu'il supporte à son extrémité antérieure. Le thorax n'est pas apparent à son union avec le cou : l'épaule et le bras le cachent dans toute sa partie antérieure ; aussi dirons-nous que l'encolure est limitée en arrière par le bord antérieur de l'épaule, oblique d'arrière en avant et de haut en bas.

L'examen des formes d'ensemble de l'encolure est très-important au point de vue de l'extérieur, et le plus ou moins de longueur ou d'épaisseur de cette région implique le plus ou moins d'aptitude de l'animal pour un service ou pour un autre. Nous ne nous arrêterons pas à ces détails qui sortent de notre cadre ; mais nous croyons cependant devoir mentionner la très-grande mobilité de l'encolure, car elle doit être utilisée dans certaines opérations pour incliner la tête dans un sens ou dans l'autre, ce qui a pour effet d'augmenter la longueur de la partie opposée à celle vers laquelle on porte la tête et de donner un espace plus grand au chirurgien. L'inclinaison permet également de faire saillir certains organes qui, au contraire, restent cachés ou très-peu apparents du côté de la flexion.

L'examen anatomique de l'encolure nous force de la diviser en deux grandes sections également divisibles elles-mêmes ; la première comprend toutes les couches musculaires situées en arrière et sur le côté des vertèbres cervicales et ces vertèbres elles-mêmes ; l'autre moins étendue, mais beaucoup plus intéressante par les organes divers et importants qu'on y rencontre, comprend toute la portion située en avant des vertèbres cervicales.

CHAPITRE PREMIER

PARTIE SUPÉRIEURE DU COU

On peut se représenter la portion supérieure du cou comme une pyramide triangulaire dont le sommet tronqué s'unirait à la tête en arrière des oreilles ; la base serait formée par un plan oblique qui passerait en avant des épaules ; quant aux faces, l'une d'elles serait représentée par la face antérieure des vertèbres cervicales et les bords correspondants des mastoïdo-huméraux, les deux autres, réunies par le bord supérieur de la crinière, comprendraient les faces latérales recouvertes par la peau.

§ 1. — Région cervicale supérieure proprement dite.

La région cervicale supérieure montre une saillie longitudinale très-large et convexe, occupant toute sa partie inféro-antérieure, et qui est formée par le mastoïdo-huméral ; cette saillie est d'autant plus accentuée que l'animal est mieux musclé ; sa longueur est telle qu'elle occupe le tiers environ de la largeur de la base et constitue à elle seule le sommet de la région, elle est surmontée en arrière par un méplat de forme triangulaire et de même direction que la région elle-même. Lorsque l'animal baisse la tête, la saillie devient plus large et plus forte et le méplat supérieur s'efface presque complétement.

1° La peau, très-peu adhérente sur la convexité de la saillie longitudinale, perd de sa mobilité en se rapprochant de la crinière. .

Immédiatement au-dessous de la peau on rencontre plusieurs plans aponévrotiques ; c'est d'abord l'aponévrose sous-cutanée peu épaisse, dont les fibres n'ont pas de direction propre et qui supporte quelques muscles et les innombrables branches du riche plexus nerveux cervical ; ce plan est mobile et se déplace facilement avec le tégument.

- 2° Au-dessous de lui se remarque une belle aponévrose nacrée, dont les fibres affectent une direction verticale très-régulière, et par conséquent oblique par rapport au grand axe du cou ; elles partent toutes du bord supérieur de l'encolure ; leur origine se fait au-dessous et au milieu du tissu particulier dont ce bord est chargé, puis elles descendent parallèlement les unes aux autres jusqu'au bord supérieur du mastoïdo-huméral ; quelques-unes passent sous ce muscle, la plupart continuent leur chemin à la surface et se perdent en arrivant à la gouttière jugulaire. Les fibres postérieures s'écartent pour former deux plans entre lesquels se trouve logé le muscle trapèze, qui appartient par conséquent à cette couche anatomique.

Le trapèze est un muscle mince occupant le méplat triangulaire situé au-dessus de la saillie formée par le mastoïdo-huméral ; ces deux muscles ne sont aucunement en rapport, l'aponévrose dont nous avons parlé les relie l'un à l'autre. Les fibres du trapèze, rares et délicates, s'attachent sur la corde du ligament cervical par l'intermédiaire de l'aponévrose ; elles offrent une direction exactement perpendiculaire à celles de cette dernière, et vont se fixer en arrière, sur la crête acromienne, par une autre aponévrose qui lui est commune avec le trapèze dorsal.

Nous devons aussi ranger dans cette deuxième couche le mastoïdo-huméral, muscle extrêmement important qui forme la saillie si bien marquée qui surplombe la gouttière jugulaire. Ce muscle appartient par son insertion inférieure au membre thoracique, dont il recouvre l'articulation scapulo-humérale, et à la tête par son insertion supérieure. La portion postérieure s'attache, de plus, sur les apophyses transverses des vertèbres cervicales. Le bord supérieur est bien marqué ; l'inférieur, qui limite supérieurement la gouttière de la jugulaire, recouvre même légèrement cette veine sur la partie inférieure de l'encolure. Le mastoïdo-huméral se détache très-bien en saillie sous la peau, surtout dans la marche ; c'est, en effet, par sa contraction qu'a lieu la projection en avant du membre antérieur ; la section de ce muscle a pour effet de faire boiter l'animal qui traîne péniblement la pointe du pied sur le sol, mais elle n'empêche pas l'appui.

3° La troisième couche appartient seulement à la base du cou : elle est formée, d'une part par la partie antérieure du releveur propre de l'épaule, épaisse et charnue en arrière, et dont la pointe, longeant la corde du ligament cervical, sur laquelle elle s'attache, arrive, en s'at-

ténuant, jusqu'au tiers supérieur de l'encolure ; et, d'autre part, par
l'angulaire de l'omoplate dont les fibres, très-courtes et fortes, se dirigent en bas pour se terminer sur les apophyses transverses des vertèbres cervicales.

4° Sous les couches précédentes, c'est-à-dire sous les muscles que
nous venons de citer et immédiatement au-dessous de l'aponévrose de
la partie supérieure de la région, on voit un muscle très-fort, très-large,
qui en occupe toute l'étendue : c'est le splénius, dont les fibres supérieures sont parallèles à la crinière ; les inférieures se dévient légèrement en bas pour aller s'attacher sur les apophyses transverses des
vertèbres cervicales, en avant de la partie inférieure de l'ilio-spinal,
dont elles semblent être la continuation.

5° Enfin les muscles complexus forment la couche la plus profonde.
La direction de leurs fibres est tout à fait parallèle au bord supérieur
de l'encolure ; mais ces fibres sont interrompues par de fortes intersections aponévrotiques qui les coupent obliquement.

Indépendamment de ces couches nous trouvons, groupés autour des
vertèbres cervicales, un certain nombre de muscles courts : les intertransversaires et les transversaires épineux, qui comblent les espaces
situés entre les larges apophyses transverses des vertèbres cervicales et
recouvrent leur face supérieure.

Au-dessus des vertèbres cervicales, dans le plan médian du cou, se
rencontre la portion lamellaire du ligament cervical, membrane élastique composée de deux lames très-intimement maintenues en contact
par un tissu conjonctif court. Chacune des lames va s'attacher par une
sorte de dentelure sur les rudiments des apophyses épineuses des vertèbres cervicales qui suivent la première.

Les lames élastiques du ligament, percillées de trous comme une
dentelle, sont constituées par de très-grosses fibres élastiques, anastomosées en réseau les unes avec les autres.

Le squelette de la région est formé par les vertèbres cervicales. Au
nombre de sept chez tous les mammifères, ces vertèbres présentent
des caractères spéciaux qui sont : une grande épaisseur du corps, une
convexité très-grande de la tête et une concavité très-prononcée pour
recevoir cette tête, un développement considérable des apophyses
transverses et articulaires, ces dernières réunies par des ligaments élastiques ; enfin les apophyses épineuses sont rudimentaires, la dernière
seulement présente une longueur de quelques centimètres. La première vertèbre cervicale, qui a reçu le nom d'*atlas*, diffère des autres
par la minceur de son corps et le grand développement de ses apophyses transverses. La tête est remplacée par deux cavités articulaires
diarthrodiales qui reçoivent les condyles de l'occipital ; les surfaces articulaires des apophyses postérieures se réunissent au corps pour
former une surface unique qui répond au pivot axoïdien. La deuxième
vertèbre, appelée *axis*, a aussi une forme spéciale qui lui est donnée par

son pivot antérieur et par le grand développement longitudinal de sa crête épineuse.

Vaisseaux et nerfs. — Les *artères* sont volumineuses ; ce sont, par ordre de profondeur : la dorsale dont la branche supérieure, presque parallèle au bord supérieur de l'encolure, est située sur la face superficielle du grand complexus, à environ un travers de main de ce bord ; la cervicale supérieure, appliquée sur la portion lamellaire du ligament cervical, sous le grand complexus. Sa direction est la même que celle de la dorsale ; mais elle est située plus bas, à peu près au milieu de la région. Enfin l'artère vertébrale se loge dans les trous vertébraux percés à la base des apophyses transverses des vertèbres ; elle s'anastomose à plein canal avec l'atloïdo-musculaire à la face externe de l'apophyse transverse de l'atlas, et c'est elle qui supplée en grande partie la carotide lorsque cette dernière est oblitérée. Les trois artères de la région communiquent les unes avec les autres par de nombreuses anastomoses transversales qui traversent les muscles.

Les *veines* satellites des artères portent les mêmes noms qu'elles, et suivent le même trajet ; elles viennent se rendre dans les veines caves antérieures.

Les *nerfs* fournis par les paires cervicales forment un beau réseau sous-cutané dont nous avons déjà parlé ; on rencontre de plus la branche supérieure du nerf spinal, qui rampe au milieu des plexus superficiels pour se rendre à la face interne du trapèze dorsal. Ce nerf important passe sous l'extrémité supérieure du mastoïdo-huméral, en contournant l'aile de l'atlas et longe ensuite le bord supérieur du muscle, pour s'en séparer vers le milieu de la région. Dans son trajet, le spinal s'anastomose avec des branches nombreuses venues des nerfs cervicaux.

Différences. — Chez la *vache* la région est moins étendue, plus franchement triangulaire, mais elle ne diffère pas, à proprement parler, comme couches musculaires et comme disposition de ce qu'on rencontre chez le cheval. Elle est beaucoup moins mobile, ce qui tient à une disposition plus imbriquée des vertèbres. La peau présente de nombreux plis très-fins et verticaux qui s'effacent lorsque l'animal baisse la tête. Chez le *taureau*, le cou, très-large et épais, montre sur les côtés et sur son bord supérieur une masse épaisse de tissu fibro-graisseux. C'est une sorte de loupe que l'on pourrait comparer à celle du bison. Les animaux castrés jeunes en sont dépourvus. Une disposition, rappelant celle de la vache, se remarque également chez les petits ruminants, mais la région est plus arrondie et moins étendue relativement. La région cervicale supérieure du *porc* présente au-dessous de la peau une couche épaisse de graisse , qui se prolonge même entre les muscles. Chez les *carnassiers*, la force du splenius, des complexus et du mastoïdo-huméral donne aussi à la région une forme arrondie ; la peau chez ces animaux est extrêmement mobile et présente une couche très-lâche de tissu conjonctif. Il suffit, lorsqu'on veut passer un séton, de former un repli de la peau et de trouer d'un seul coup les deux épaisseurs. En reprenant sa position, le tégument, ainsi traversé, donnera au séton une longueur d'autant plus grande que le repli aura été plus considérable.

§ 2. — Région de la crinière.

Elle s'étend sur tout le bord supérieur de l'encolure; limitée en avant par la nuque, en arrière par le garrot, la crinière présente à étudier extérieurement des poils longs et plus ou moins fins et nombreux suivant les races. Chez les chevaux communs, et surtout chez les entiers, les poils sont grossiers et très-nombreux; ils sont soyeux, fins et plus rares dans les races nobles et ils peuvent acquérir une grande longueur chez les chevaux orientaux.

La *peau*, très-épaisse et fixe, se continue par sa face profonde avec une quantité plus ou moins grande de tissu fibro-graisseux que l'on rencontre toujours entre elle et le ligament cervical. Ce tissu est même quelquefois tellement abondant chez les chevaux communs qu'il entraîne le bord supérieur de l'encolure qui se penche alors sur l'un ou l'autre côté. Quelle que soit la finesse de la race, on trouve toujours, au-dessous de la peau, une certaine quantité de ce tissu fibro-élastique, dans les mailles duquel sont renfermées des cellules graisseuses, et qui crie sous l'instrument tranchant.

L'organe le plus important de la région est cette portion du ligament commun sur-épineux que l'on a appelé *ligament cervical*, et qui est bien certainement l'appareil élastique le plus remarquable que l'on puisse rencontrer chez les mammifères. Il est formé de deux parties que l'on désigne en anatomie sous le nom de portion *funiculaire* et de portion *lamellaire*. Cette dernière, située profondément, appartient à la région cervicale supérieure proprement dite, tandis que la portion funiculaire, que l'on appelle encore *corde du ligament cervical* constitue la base de la région de la crinière ; elle représente un gros funicule qui s'étend directement des apophyses épineuses des deuxième, troisième et quatrième vertèbres dorsales, jusqu'à la tubérosité cervicale de l'occipital, sur laquelle il s'insère. La corde du ligament cervical est facilement séparable en deux parties que réunit un tissu conjonctif très-peu abondant.

Comme tous les organes formés de tissu élastique, le ligament cervical est doué de propriétés vitales très-peu prononcées ; aussi ne répare-t-il ses pertes de substance qu'avec la plus grande difficulté ; lorsqu'il a été divisé complétement en travers, la soudure ultérieure des deux bouts ne se fait que par des faisceaux de tissu conjonctif. Si la solution de continuité, au lieu d'avoir été faite par un instrument tranchant et d'une façon bien nette, a été causée par une véritable carie, il en résulte d'abord une plaie difficilement guérissable et que l'on pourrait rapprocher sous ce rapport des caries cartilagineuses, et de plus une perte, partielle tout au moins, des fonctions du ligament. Or ces fonctions sont très-importantes chez les grands animaux herbivores, car c'est le ligament cervical qui contribue dans une large mesure à maintenir, par ses propriétés mécaniques, la tête élevée, et qui donne à l'encolure sa position oblique. Les chevaux privés d'une partie de leur ligament cervical tiennent généralement le cou dans une position horizontale et la tête basse, ce qui est toujours d'un fâcheux aspect.

Les blessures du ligament cervical se font surtout remarquer en arrière au point de séparation de la crinière et du garrot, là où s'exercent les frottements du collier. C'est aussi à la crinière que se développe le *rouvieux*, variété de gale qui a pour effet d'épaissir la peau et de former des replis dont l'excoriation, déterminée par les frottements, peut amener le *sphacèle* de la peau et du ligament cervical.

Les *vaisseaux* et les *nerfs* de la crinière sont peu importants, comme cela arrive toujours dans les parties médianes du corps ; on n'y rencontre que les divisions extrêmes des artères cervicales supérieures et dorsales ; et, au voisinage de la nuque, les ramifications des branches rétrogrades de l'artère occipito-musculaire. Les *veinules* se jettent dans les troncs de même nom que les artères. Une circonstance à noter, c'est que le ligament cervical est très-peu vasculaire. Les vaisseaux qu'on y rencontre ne font que traverser cet organe pour se rendre au tégument.

Les *nerfs* proviennent des branches du plexus cervical et se distribuent exclusivement à la peau.

Différences. — Dans le *mulet* la crinière est peu abondante et très-courte.

Chez l'*âne* les crins font presque complétement défaut ; il est beaucoup plus rare de rencontrer chez ces animaux les altérations du bord supérieur de l'encolure si fréquentes et si graves chez le cheval.

Chez le *bœuf* la crinière n'existe pas, mais cette partie de l'encolure doit être considérée cependant comme une région distincte ; car, à part les crins, on retrouve chez le bœuf les mêmes parties que chez le cheval et dans une superposition semblable.

Le ligament cervical se trouve, dans l'espèce bovine, beaucoup plus développé que chez les solipèdes, ce qui est en rapport avec ses fonctions, la tête du bœuf ayant toujours un poids plus considérable que celle du cheval. Le ligament même présente une conformation différente fort bien décrite par M. Lecoq, dans les termes suivants : « A partir du garrot, le ligament sur-épineux cesse de recouvrir la tête des apophyses épineuses et s'étend de chaque côté en une large et forte lame prenant des points d'attache sur les côtés des apophyses, et se séparant, à partir de la première vertèbre dorsale, en deux parties : l'une supérieure, l'autre inférieure. La première gagne la tubérosité cervicale sous forme d'un gros cordon uni au cordon du côté opposé ; l'autre s'épanouit en une lame qui va s'attacher à la moitié postérieure de l'apophyse épineuse de l'axis et à celle des troisième et quatrième vertèbres. Une production de même nature, véritable auxiliaire de la partie principale, part du bord antérieur de l'apophyse épineuse de la première vertèbre dorsale, et s'attache aux apophyses épineuses des quatrième, cinquième, sixième et septième vertèbres. Le bord supérieur de cette production ligamenteuse auxiliaire est caché entre les deux lames du ligament principal. »

Chez les petites espèces de nos animaux ruminants la disposition du ligament cervical est à peu près la même que chez le bœuf, mais avec un volume beaucoup plus faible.

Chez le *porc*, le bord supérieur du cou est très-obtus et toujours chargé d'une grande quantité de graisse. Le ligament cervical proprement dit n'existe pas, ce qui s'explique parfaitement par la direction oblique en avant et en bas de l'encolure, le peu de longueur de cette région et la force des muscles cervicaux supérieurs.

Chez le *chat* et le *chien* le cou est presque cylindrique, les poils ne diffèrent pas dans le bord supérieur de ce qu'ils sont dans les autres régions, la peau y est très-mobile, le ligament cervical fait défaut.

§ 3. — Région de la nuque.

La nuque est cette partie du bord supérieur de l'encolure qui correspond à la face postérieure de l'occipital, à l'atlas et à l'axis. Dans les traités d'extérieur on considère la nuque comme faisant partie de la tête ; mais nous rapprochons cette région de celle de la crinière, car toutes les considérations dont nous avons parlé, à propos de cette dernière, lui sont applicables, ce qui nous dispensera d'y revenir. Toutefois elle montre une complication plus grande et possède, en outre, divers organes d'une grande importance chirurgicale qui justifient qu'on la considère comme une portion séparée de cette région.

Limitée en avant par la protubérance occipitale, elle s'étend en arrière de ce point à environ un travers et demi de main. Son diamètre transversal égale le longitudinal. La peau est mobile partout, même dans les points qui portent les crins. Aussi ne trouve-t-on plus au-dessous d'elle le tissu fibro-graisseux de la crinière, ou du moins il y existe en quantité moindre et diminue à mesure que l'on se rapproche de la protubérance, où il est remplacé par du tissu conjonctif ordinaire. Au-dessous de la peau et à la partie supérieure, on voit, en première couche, les muscles cervicaux auriculaires qui se reconnaissent facilement par la direction de leurs fibres obliques en avant et en dehors. Ces muscles se joignent sur la ligne médiane et recouvrent l'attache supérieure du ligament cervical.

Une deuxième couche est formée par le splénius et par l'aponévrose qui lui est commune avec le petit complexus. Les deux muscles splénius forment une légère saillie, bordant un sillon médian, large de deux centimètres environ, dans le fond duquel apparaît le ligament cervical. La troisième couche est représentée par le tendon extrêmement fort du grand complexus ; on peut ranger aussi dans ce plan musculaire le petit oblique (atloïdo-mastoïdien), dont les fibres se distinguent toujours très-bien par leur direction oblique en avant et en dedans; tandis que celles du complexus suivent à peu près la direction du grand axe du cou. Le muscle grand oblique (axoïdo-atloïdien), dont les fibres ont une direction opposée à celle du précédent, est situé en arrière du petit oblique, sur la face externe de l'atlas et de l'axis, et se trouve sur un plan plus profond que le grand complexus ; son bord interne constitue, avec le bord correspondant du petit oblique et le ligament cervical, une sorte de triangle dans lequel sont logés les muscles droits postérieurs de la tête, distingués en grand et en petit ; celui-ci, plus profond que le premier, se trouve appliqué directement sur l'articulation atloïdo-occipitale. Le ligament cervical reste seul lorsque l'on a enlevé toutes les masses musculaires ; il ne présente rien de particulier dont nous n'ayons déjà parlé dans l'étude de la crinière, si ce n'est toutefois l'existence presque constante d'une bourse séreuse située immédiatement à sa face inférieure ou antérieure, bourse séreuse qui facilite son glissement sur l'atlas. Cette bourse peut manquer ; elle n'existe pas chez les animaux jeunes et se forme par les progrès de l'âge sous l'influence des mouvements répétés de la tête, et de l'appui de la têtière du licol ; chez les jeunes sujets elle est remplacée par du tissu conjonctif assez lâche. Nous devons faire rentrer, dans la description de cette région, les deux articulations atloïdo-occipitale et axoïdo-atloïdienne.

Articulation atloïdo-occipitale. — Ainsi que l'indique son nom, cette articulation est formée par les condyles de l'occipital, entre lesquels se trouve le trou de même nom, et par les deux cavités que l'on trouve creusées sur le corps et la portion annulaire de l'atlas, cavités qui représentent la tête et les apophyses articulaires des autres vertèbres. Un seul ligament réunit les pièces de cette articulation. C'est un manchon fibreux attaché autour des surfaces qu'il est chargé de réunir. Il est beaucoup plus résistant à sa face supérieure qu'à l'inférieure et présente même, pour le renforcer, quatre faisceaux fibreux, deux qui se croisent en X à la partie médiane de sa face supérieure et deux autres situés sur les côtés et qui se portent de l'atlas à la base des apophyses styloïdes de l'occipital.

Les synoviales, au nombre de deux, correspondent chacune à un condyle ainsi qu'à la cavité glénoïde qui le reçoit.

Tous les mouvements sont possibles dans cette articulation, mais les plus marqués sont l'extension et la flexion.

Il existe entre l'atlas et l'occipital, tout à fait dans le plan médian du corps et à la face supérieure, un intervalle rempli seulement par le ligament de l'articulation. Cet intervalle peut varier dans des limites assez considérables, suivant la position de la tête : lorsque celle-ci est relevée, les condyles se portant en avant et en bas, rapprochent l'occipital du bord antéro-supérieur de l'atlas et réduisent l'espace qui sépare ces deux os ; l'écartement peut dans certain cas d'extension exagérée, n'être que de quelques millimètres. Mais si la tête est fortement abaissée, la distance inter-osseuse est aussi grande que possible et peut aller jusqu'à trois ou quatre centimètres, c'est-à-dire jusqu'à la limite de distension du ligament capsulaire. C'est dans cet intervalle que l'on pratique habituellement la section de la moelle épinière. Il est d'autant plus facile alors de pénétrer jusqu'à la moelle que l'espace est plus large, c'est-à-dire que la tête est plus abaissée ou bien fait avec le bord inférieur de l'encolure un angle plus aigu.

Articulation axoïdo-atloïdienne. — Les surfaces articulaires sont disposées pour le mouvement de rotation. On voit du côté de l'axis une apophyse dite ondontoïde présentant à sa base et de chaque côté deux facettes ondulées qui répondent à de semblables facettes de l'atlas. L'apophyse ondontoïde est fixé sur le corps de l'atlas par un ligament très-court et extrèmement fort, caché sous la moelle épinière et ses enveloppes. De même que le ligament axoïdo-atloïdien inférieur, il est inaccessible au chirurgien. Le ligament capsulaire s'étend du bord antérieur de l'axis au bord postérieur de l'atlas, tout autour des parties de l'articulation qui représentent les apophyses articulaires des autres vertèbres ; il est surmonté par deux lames élastiques longitudinales, qui sont l'analogue du ligament inter-épineux des autres vertèbres, et auxquelles on a donné le nom de ligament axoïdo-atloïdien supérieur.

L'ensemble des ligaments de l'articulation axoïdo-atloïdienne forme un des moyens d'union les plus puissants de l'économie. Le ligament atloïdien est pour ainsi dire le régulateur de cette articulation, c'en est en même temps le lien le plus fort. Sa disposition est telle que, tout en permettant à l'apophyse ondontoïde de pivoter sur le corps de l'atlas, elle ne laisse opérer aucun mouvement de latéralité et, à plus forte raison, aucune déviation dans le sens du grand axe de l'apophyse. On comprend, d'ailleurs, que si cette apophyse pouvait exécuter un mouvement capable de diminuer la largeur du canal rachidien, il en résulterait les conséquences les plus graves par suite de la compression de la moelle épinière qui aurait infailliblement lieu. La brièveté et la force du ligament sont un obstacle presque insurmontable au déplacement de l'apophyse ondontoïde et, de fait. nous n'avons vu nulle part que des luxations de cette articulation aient été observées. Si, après avoir enlevé les muscles du cou, tout en respectant les ligaments de l'articulation, on essaie de produire cette luxation, on n'arrive qu'à fracturer l'apophyse odontoïde.

Vaisseaux et nerfs. — Le sang est amené à la nuque par des artères importantes qu'il importe de ne pas atteindre dans les opérations. L'artère occipito-musculaire, la plus volumineuse, se trouve, à son origine, recouverte par le muscle grand oblique et se dirige transversalement en dedans à la surface des muscles droits postérieurs. L'atloïdo-musculaire ou rétrograde, plus éloignée de la ligne médiane, est située entre le muscle petit oblique et l'apophyse transverse de l'atlas.

Nous citerons parmi les nerfs une branche très-volumineuse envoyée par la première paire cervicale. et qui passe en travers du tendon du grand complexus, entre ce muscle et le splénius, pour aller se distribuer aux cervico-auriculaires et à la peau. D'autres branches moins importantes se voient à la surface des muscles droits postérieurs.

Différences. — La région qui, chez le bœuf, correspond à la nuque du cheval, ne se trouve pas immédiatement en arrière du sommet de la tête, on trouve une large surface quadrilatère, qui a pour base la face postérieure du frontal, le pariétal et une portion de l'occipital, et qui est seulement recouverte par la peau. Quant à la nuque proprement dite, elle forme une surface plane, large, comprise entre les deux oreilles, et dans laquelle le tégument, assez mobile, est dépourvu des poils longs qui se remarquent sur le cheval. Les couches musculaires sous-jacentes ont à très-peu de chose près la même disposition que chez ce dernier animal.

La peau de la nuque est extrêmement mobile chez le *chien*, on y passe souvent des sétons, sans qu'il en résulte aucun accident, malgré la complication de la région, mais on devra avoir soin cependant de les passer toujours entre la peau et l'aponévrose sans intéresser celle-ci.

CHAPITRE II

PARTIE INFÉRIEURE DU COU

Elle comprend, ainsi que nous l'avons dit, tout ce qui se trouve situé en avant des vertèbres cervicales et s'étend de l'auge à la région pectorale ; nous lui assignerons pour limites latérales, le bord antérieur de la saillie produite par le mastoïdo-huméral. Les deux sillons dans lesquels rampent les veines jugulaires porteront le nom de ces veines et seront étudiées comme régions distinctes. Une autre région impaire forme le bord antérieur, nous lui donnerons le nom de région trachéale.

§ 1. — Région jugulaire.

Encore appellée *gouttière de la jugulaire*, cette région a la forme d'un demi-canal assez régulier, à bords mousses, se raccordant en arrière avec la saillie du mastoïdo-huméral et se continuant en avant avec le demi-cylindre formé par la région trachéale. La gouttière s'avance en haut jusque sur la région parotidienne, sur laquelle elle se continue, pour s'arrêter au-dessous de la légère saillie produite par la base de l'oreille ; en bas, elle s'infléchit en dedans et se réunit à celle du côté opposé en limitant la région de la trachée. Les deux gouttières ainsi fusionnées, semblent se continuer chez les chevaux bien musclés par une dépression qui sépare les deux régions pectorales et dans le fond de laquelle on peut sentir, à une profondeur plus ou moins grande, le prolongement trachélien du sternum.

Le demi-canal est toujours plus accusé à la partie supérieure que dans tout autre endroit; toute la gouttière se prononce lorsque l'animal abaisse la tête, elle diminue dans le mouvement opposé ainsi que dans la flexion latérale, mais cependant sans disparaître complétement.

La peau est partout mince et mobile, et présente des poils fins et courts, elle recouvre un tissu conjonctif lâche et assez abondant, dans lequel se rencontrent les divisions des nerfs cervicaux et une branche du nerf facial, le rameau cervical, dont la direction est celle de la région elle-même.

Au-dessous du tissu conjonctif, se trouve le peaucier cervical. Ce muscle, dont les fibres pâles sont très-caractéristiques, est beaucoup plus épais à la partie inférieure de la région que partout ailleurs. Il peut, en effet, atteindre deux centimètres d'épaisseur près de son origine sternale, tandis que la partie tout à fait supérieure n'a guère que quelques millimètres.

Une couche peu épaisse de tissu conjonctif sépare le peaucier de l'organe qui donne son nom à la région, c'est-à-dire de la jugulaire, mais, sur les côtés de la veine, ce tissu devient plus abondant; il se condense pour faire au vaisseau une gaîne résistante que l'on doit inciser lorsqu'on veut mettre la veine à nu. Celle-ci s'énuclée pour ainsi dire lorsqu'un coup de bistouri a entamé sa gaîne sans toucher à ses parois; elle apparaît alors avec une couleur bleu-noirâtre, si l'on a eu le soin de faire la compression au-dessous du point attaqué. Dans le cas contraire, elle est plissée en long et peut être confondue avec les lames de tissu conjonctif qui l'entourent.

La *veine jugulaire* est séparée des organes sous-jacents, mais dans une partie de son étendue seulement, par le muscle omplat-hyoïdien, qui traverse obliquement la région pour aller s'attacher sur le corps de l'hyoïde. Quoique ce muscle soit aplati, il n'a cependant pas une épaisseur uniforme : c'est vers le point de réunion du tiers supérieur avec le tiers moyen et même un peu plus bas qu'elle est la plus grande. C'est donc en ce point que l'on devra pratiquer la saignée, car c'est là qu'on sera le moins exposé à atteindre la carotide. La carotide est aussi plus profonde et la veine plus superficielle dans la partie supérieure du cou, tandis qu'à la partie inférieure, les deux vaisseaux se rapprochent et se placent à peu près à la même profondeur. Tout à fait en avant des vertèbres, se trouvent les muscles long du cou et droit antérieur de la tête. Dans l'espace situé entre ces derniers muscles, l'omoplat hyoïdien ou le peaucier et la trachée, on rencontre la carotide, le cordon commun au pneumogastrique et au sympathique, le nerf laryngé et l'œsophage.

Ces organes sont noyés dans une atmosphère de tissu conjonctif abondant et lâche qui offre un chemin tout tracé pour les migrations du pus; il n'est pas rare, en effet de constater que les abcès profonds de la partie supérieure du cou s'étendent avec la facilité la plus grande, en suivant ce tissu conjonctif, non-seulement parce qu'il est très-lâche et très-facilement perméable, mais aussi à cause de sa position très-inclinée. Il ne faut pas oublier non plus qu'il est en continuité directe avec celui des médiastins et des plèvres. J'ai pu constater plusieurs fois, qu'après l'œsophagotomie, ou des opérations sur la carotide ou la jugulaire dans le tiers inférieur du cou, le pus s'était étendu de proche en proche jusque dans le tissu sous-pleural et avait ainsi amené des inflammations consécutives des plèvres. Non-seulement le pus, mais l'air lui-même, se répand avec la plus grande facilité dans le tissu de cette région, et cela surtout lorsque la plaie siége dans les parties inférieures. La pénétration de ce gaz dans les aréoles du tissu conjonctif est considérablement facilitée par l'inspiration, dont les effets peuvent se faire sentir à une assez grande distance en avant de la première côte. Les liquides qui s'infiltrent après l'œsophagotomie ou le sang qui s'écoule dans le tissu cellulaire après la piqûre de la carotide, sont fréquemment la cause de semblables accidents.

Revenons maintenant sur plusieurs organes importants que nous n'avons encore que signalés.

La *jugulaire* est, dans la plupart des cas, très-facile à limiter extérieurement; il suffit pour cela d'exercer une compression à la base du cou: on la voit alors se dessiner avec une netteté d'autant plus grande que l'animal a les téguments plus fins, et qu'il est moins chargé de graisse, Lorsque la veine est remplie de sang, si on lui imprime quelques mouvements de bas en haut, il se forme des ondes très-visibles qui remontent jusqu'à la base de l'oreille et qui décèlent ainsi le trajet de la veine dans tout son parcours. La veine est en rapport en haut, au-dessus du bord supérieur du muscle omoplat-hyoïdien, avec la carotide et le cordon commun des nerfs pneumogastrique et sympathique. Au-dessous du muscle, elle prend une position inférieure par rapport à ces organes. Dans la partie inférieure du cou, la veine jugulaire se rapproche de la ligne médiane en passant sur les côtés de la trachée, pour arriver à sa face inférieure. Avant de se réunir à celle du côté opposé elle reçoit la veine de l'ars.

Le cours du sang est très-rapide dans la jugulaire car, en raison de la position du vaisseau, la pesanteur exerce son influence sur ce liquide pour le porter vers le cœur. De plus, à chaque mouvement inspiratoire, la tendance au vide qui se produit dans la cavité thoracique vient encore ajouter une sorte d'effet de pompe aspirante. Cette double action est extrêmement facilitée par ce fait que les parois du confluent sont attachées à la face interne des côtes et ne peuvent s'appliquer l'une contre l'autre. Il y a donc là une ouverture toujours béante, qui est admirablement disposée pour transmettre l'aspiration produite par le relâchement des fibres de l'oreillette et par l'inspiration. Cela explique aussi la grande facilité avec laquelle l'air peut s'introduire par les ouvertures de cette veine.

Malgré la capacité du conduit, le sang qui se trouve dans la jugulaire est donc toujours en mouvement rapide et en quantité assez petite. Aussi ne voit-on pas la veine dans l'état ordinaire : la compression déterminée par le collier, la main ou une corde la fait bientôt apparaître.

La *carotide primitive*, qui naît du tronc céphalique, branche importante de l'artère axillaire droite, se trouve, à son origine, comprise entre la veine cave et la face inférieure de la trachée ; elle monte sur le côté du conduit aérien en s'avançant vers sa face supérieure qu'elle ne tarde pas à atteindre vers le quart inférieur, se place ensuite un peu en arrière, au-dessous de l'omoplat-hyoïdien et arrive jusqu'au niveau du larynx où elle se divise pour former l'occipitale, la carotide externe et la carotide intern e.

Le cordon du pneumogastrique et du sympathique l'accompagne dans tout son parcours, en restant intimement accolé à sa face supérieure ; le nerf récurrent, au contraire, est placé en avant du vaisseau et à une certaine distance dans la partie inférieure du cou ; les muscles long du cou et droit antérieur de la tête, à la partie supérieure et en arrière, l'omoplat-hyoïdien dans la partie moyenne et en dehors, le scalène, dans la partie inférieure et en dehors, sont aussi en rapport avec la carotide. L'artère gauche se met de plus en rapport avec l'œsophage au niveau de la déviation de ce dernier.

La position des cordons nerveux est suffisamment indiquée par leurs rapports avec la carotide. Quant à l'*œsophage*, il se trouve compris entre la face postérieure de la trachée et la face antérieure des muscles qui recouvrent en avant les vertèbres cervicales. En arrivant vers le milieu du cou, il commence à se dévier à gauche de telle sorte qu'à l'entrée de la poitrine, il se trouve situé sur le côté de la trachée, entre ce conduit et le muscle scalène. Dans sa partie supérieure il est longé de chaque côté par les nerfs et les vaisseaux que nous venons d'étudier ; au niveau de sa déviation, il est seulement en rapport avec ceux du côté gauche.

Il entre dans la structure de l'œsophage deux membranes dont la première externe est charnue, formée de deux plans de fibres rouges, les unes circulaires, les autres longitudinales, ces dernières superficielles. La deuxième membrane est une muqueuse qui, dans l'état ordinaire, présente de nombreux plis longitudinaux qui disparaissent par l'élargissement du canal, au moment du passage des aliments. Les deux membranes œsophagiennes peuvent glisser l'une sur l'autre avec la plus grande facilité. C'est dire que le tissu conjonctif qui les réunit est très-lâche et assez abondant.

nous ne saurions dire si ces adhérences se sont faites sous l'influence
de plaies existant primitivement dans le conduit ou si les frottements
des deux points opposés de la muqueuse l'un contre l'autre ont déterminé ces plaies et par suite la soudure. L'aplatissement de la trachée
est toujours un accident grave en ce qu'il diminue la faculté respiratoire des animaux.

La trachée entretient avec les organes voisins des rapports importants à connaître. Entourée par un tissu conjonctif assez lâche qui la
met en rapport médiat avec les muscles qui l'environnent, la trachée
se trouve, de plus, longée par les vaisseaux, les nerfs de la région jugulaire et par l'œsophage. Ce dernier est appliqué sur sa face postérieure
et se place ensuite sur son côté gauche à la base du cou, il commence
sa déviation à partir du milieu de la région. Les carotides et les nerfs
pneumo-gastriques et sympathiques longent les bords postérieurs de
l'organe et convergent, à la base du cou, vers sa face antérieure qu'elles
atteignent au niveau de la première côte. Le laryngé inférieur suit un
trajet à peu près identique à celui de la carotide, mais il est situé en
avant de ce vaisseau surtout à la partie inférieure du cou.

La région trachéale reçoit le sang d'*artères* peu volumineuses venues,
pour la partie inférieure, de l'artère thoracique externe et de la branche
inférieure de l'artère cervicale inférieure ou trachélo-musculaire; pour
ses parties moyenne et supérieure les vaisseaux artériels émanent des
carotides ; on les trouve toujours plus volumineux sur les côtés de la
région que dans la partie médiane. Les *veines* se rendent à la jugulaire.
Les *nerfs* proviennent, pour la peau, de branches émanées du plexus
cervical ainsi que du long rameau facial. Les muscles sterno-maxillaires
reçoivent la sensibilité et le mouvement d'un gros rameau venu de la
branche externe du spinal, rameau qui pénètre dans ce muscle par sa
face interne et à son extrémité supérieure. Quant à la trachée elle-
même elle reçoit ses nerfs du laryngé inférieur (récurrent).

Différences. — Les quelques différences que présente la région trachéale
chez les différents animaux domestiques tiennent surtout à la présence de
téguments et de couches musculaires plus ou moins épaisses et aux dimensions de la trachée. Les organes importants de la région restent à peu près
les mêmes chez tous.

Chez le *bœuf* la peau semble trop large pour le cou, elle forme au-dessous
de la trachée un repli plus ou moins prononcé suivant les races, que l'on fait
disparaître avec la plus grande facilité par une simple traction, ce qui donne
une mobilité extrême au tégument, et qu'on a désigné sous le nom de fanon.
L'épaisseur des couches musculaires est également plus grande chez le
bœuf, la trachée est plus petite et elle est moins facilement saisie entre les
doigts. On remarque également que chez presque tous les animaux, il existe
en avant de la trachée un plexus veineux, à mailles assez serrées, qui peut
donner lieu à un écoulement sanguin assez considérable. Ce plexus, qui est
généralement moins prononcé chez les solipèdes, doit autant que possible
être respecté dans la trachéotomie.

b. — RÉGION GUTTURALE.

Cette région à laquelle on pourrait aussi donner le nom de *laryn-gienne*, en raison de l'organe le plus important qu'on y rencontre, comprend la partie que l'on désigne en extérieur sous le nom de *gorge*, et qui a pour base les anneaux les plus élevés de la trachée ainsi que le larynx. Sa situation varie suivant la position de la tête. Lorsque celle-ci est étendue, la région gutturale se détache nettement sous la forme d'un demi-cylindre ; elle rentre dans l'auge, dans les mouvements exagérés de flexion et ne forme pour ainsi dire plus, à ce moment, que la partie postérieure ou supérieure de l'espace inter-maxillaire.

La peau qui recouvre la gorge est mince, très-mobile, recouverte de poils mous et assez longs. Elle présente dans la flexion de la tête de nombreux plis transversaux qui s'effacent par l'extension.

Au-dessous de la peau, le tissu conjonctif est très-abondant, les fibres du peaucier cervico-facial sont comme noyées dans ce tissu. Après en avoir débarrassé la région, on met à nu les fibres des muscles sous-scapulo-hyoïdiens, qui s'étalent et se rejoignent en ce point sur la ligne médiane. Au-dessous de ces muscles, on retrouve les minces faisceaux des muscles sterno-hyoïdiens et sterno-thyroïdiens, ces derniers ont pris une position latérale.

Enfin les cartilages du larynx et les anneaux supérieurs de la trachée sont situés plus profondément, on reconnaît, en procédant d'arrière en avant, le bord antérieur de l'anneau du cricoïde, la membrane crico-thyroïdienne, allongée en forme de triangle à sommet antérieur et le corps du thyroïde.

Au point de vue de la structure, la partie supérieure de la trachée ne présente rien de particulier à dire dont nous n'ayons déjà parlé dans la description de cet organe, mais nous devons rapidement énumérer les diverses parties qui entrent dans la composition du larynx. Ce dernier est formé de pièces cartilagineuses réunies par des membranes. On y rencontre, indépendemment de celles que nous venons de nommer, l'épiglotte située en avant et les deux aryténoïdes, assis sur le cartilage cricoïde en face de l'épiglotte.

Ces différents cartilages sont unis entre eux par des articulations diarthrodiales au nombre de quatre : une pour chaque branche du thyroïde et une pour chaque aryténoïde. Les membranes crico-thyroïdienne et crico-trachéale réunissent, d'autre part, le corps du thyroïde avec l'anneau cricoïdien et ce dernier avec le premier cerceau de la trachée.

Les pièces du larynx sont réunies par des muscles nombreux dont le nom indique suffisamment la position. C'est le muscle hyo-thyroïdien situé sur les côtés de la membrane du même nom et du cartilage thyroïde, dont l'usage est de porter le larynx en avant et en haut en faisant entrer l'appareil dans les branches de l'hyoïde ; l'hyo-épiglottique attaché en avant de l'épiglotte qu'il concourt à ramener dans sa position lorsqu'un mouvement de déglutition a porté ce cartilage en arrière ; le crico-thyroïdien, qui rapproche par sa contraction les deux cartilages dont il porte les noms ; le crico-aryténoïdien postérieur, qui dilate l'entrée du larynx en écartant l'un de l'autre les aryténoïdes et en les faisant basculer sur le cricoïde ; le crico-aryténoïdien latéral, antagoniste du muscle précédent ; le thyro-aryténoïdien, composé de deux faisceaux, muscle caché sous la branche du thyroïde et dont l'usage est de resserrer le larynx ; enfin l'aryténoïdien, qui rapproche les deux cartilages aryténoïdes.

Les aryténoïdes sont unis au corps du thyroïde par deux bandelettes élastiques très-importantes qui font saillie en dedans du larynx et qu'on appelle *cordes vocales*. Ces organes comprennent entre eux un espace triangulaire, à sommet antérieur. désigné sous le nom de *glotte*. Toute la portion de l'intérieur du larynx situé au-dessus des cordes vocales est appelée *portion sus-glottique*, la partie qui est située au-dessous reçoit le nom de *portion sous-glottique*, enfin les aryténoïdes s'unissent aux parties latérales de l'épiglotte par deux replis que l'on a appelés quelquefois, mais à tort, *cordes vocales supérieures*. Ces prolongements circonscrivent en haut les *ventricules du larynx*, diverticules en forme de poches, situés sur les côtés de l'organe et prolongés entre les deux faisceaux du muscle thyro-aryténoïdien.

La membrane muqueuse tapisse toute la face interne du larynx ; elle continue la muqueuse pharyngienne, qui se replie autour des organes saillants, c'est-à-dire l'épiglotte, les aryténoïdes, pour pénétrer ensuite dans le larynx et de là dans la trachée. Cette muqueuse est recouverte par un épithélium à cils vibratils dans presque tous ses points, excepté à la surface de l'épiglotte et des cordes vocales, où l'épithélium est simplement stratifié.

La muqueuse du larynx est une des plus sensibles de l'économie. Il suffit du moindre attouchement pour déterminer immédiatement, par action réflexe, des efforts de toux dont le but est de débarrasser le larynx des matières qui l'ont irrité. Chacun sait que lorsque des particules alimentaires ont pénétré dans le larynx, il s'ensuit une toux violente qui dure jusqu'à ce que les substances qui ont déterminé l'irritation soient expulsées. Il n'est même pas besoin de porter directement l'action sur la muqueuse laryngienne pour provoquer la toux, il suffit de la simple compression du larynx ou des premiers cerceaux de la trachée faite à travers la peau. C'est un moyen qui est fréquemment employé par le vétérinaire pour se rendre compte de l'état des diverses parties de l'appareil respiratoire.

Sur les côtés des derniers anneaux cartilagineux de la trachée, nous rencontrons aussi le corps thyroïde, sous la forme d'une petite masse de couleur brunâtre. Cette glande, toujours d'un petit volume sur le cheval, peut s'hypertrophier chez certains animaux et surtout chez le chien. Elle donne lieu à une tumeur qu'on a désignée sous le nom de *goître*.

Les *artères* qui apportent le sang à la région, viennent de la carotide primitive. Ce sont des branches assez volumineuses, au nombre de deux, l'artère thyro-laryngienne et la thyroïdienne accessoire. La première se divise bientôt en deux branches, une laryngienne et une thyroïdienne. L'artère laryngienne qui pénètre dans l'organe en passant entre le bord postérieur du thyroïde et le cricoïde, est destinée aux muscles et à la muqueuse. Le volume de l'artère thyroïdienne est hors de rapport avec la petitesse de l'organe auquel elle se distribue. Les branches se prolongent jusque dans les muscles et les téguments. Les *veines* sont satellites des artères et portent le même nom qu'elles.

Quant aux *nerfs*, ils viennent pour la peau et les muscles, du plexus cervical. Le larynx possède une innervation assez complexe. Deux nerfs importants, le laryngé supérieur et l'inférieur se distribuent à ses muscles ou à sa muqueuse. Tous les deux viennent du pneumogastrique, mais ils sont fournis par ce nerf à des hauteurs bien différentes. Le laryngé supérieur est sensitif; il se distribue à la muqueuse de l'entrée de la glotte et envoie même une branche très-forte au laryngé inférieur (anastomose de Galien). Le laryngé inférieur ou récurrent naît du pneumogastrique dans l'intérieur de la cavité thoracique et remonte le long de la trachée pour venir se distribuer au larynx; c'est le nerf moteur, il anime tous les muscles de l'appareil moins un, le crico-thyroïdien, dont la contraction est mise en jeu par le laryngé externe.

C. — RÉGION SUS-STERNALE.

La région sternale qui constitue, avons-nous dit, cette partie de la région trachéale située immédiatement en avant de la première côte, peut se limiter inférieurement par le prolongement antérieur du sternum, et de chaque côté par la pointe de l'épaule.

La peau mince et mobile, couverte de poils fins, ne présente rien de particulier; elle est doublée d'un tissu conjonctif serré et peu abondant qui supporte de nombreux rameaux nerveux du plexus brachial.

La première couche musculaire est formée par le peaucier. En ce point le muscle acquiert une certaine épaisseur; il se distinguera facilement du mastoïdo-huméral par la couleur pâle de ses fibres et leur direction convergente vers la pointe du sternum.

Lorsqu'on a enlevé le peaucier, on trouve un tissu conjonctif abondant, souvent infiltré de graisse, qui relie les organes suivants : sur la ligne médiane les deux faisceaux presque confondus des sterno-maxillaires, en dehors le bord antérieur du mastoïdo-huméral et, dans l'intervalle compris entre ces muscles, un espace rempli par les ganglions pré-pectoraux, rangés en deux séries rapprochées sur la ligne médiane et qui partent de l'attache sternale des sterno-maxillaires, puis montent en s'écartant et en prenant une position plus profonde de chaque côté de ces muscles pour arriver ainsi jusqu'à la face inférieure de la jugulaire. Au nombre de vingt à vingt-cinq de chaque côté, ces ganglions ont un volume qui varie de celui d'une lentille à celui d'une noisette.

En arrière des sterno-maxillaires nous indiquerons la présence d'un cordon musculaire formé par la réunion des sterno-hyoïdien et thyroïdien. Lorsque ces organes ont été enlevés, on se trouve en présence d'un espace triangulaire à sommet inférieur rempli par du tissu conjonctif extrêmement lâche que le doigt déchire avec la plus grande facilité, ce qui permet alors de voir, dans les deux angles supérieurs, les deux jugulaires convergeant l'une vers l'autre et, dans l'espace compris entre elles, un paquet formé de trois ou quatre ganglions volumineux, immédiatement appliqués sur la trachée. Les jugulaires et les ganglions cachent la face inférieure de la trachée. Entre ces deux sortes d'organes, on trouve les deux artères carotides primitives, les nerfs laryngés inférieurs et les œsophagiens récurrents : du côté gauche se voit l'œsophage, contre lequel se trouvent appliqués, en bas, la jugulaire et la carotide, en dehors, le cordon commun au sympathique et au pneumogastrique. Enfin la trachée est située tout à fait profondément. Sur les côtés elle est en rapport avec les muscles scalènes.

Citons encore dans cette région les organes suivants : les artères et les veines axillaires, qui s'appliquent sur le bord antérieur de la première côte, le canal thoracique qui vient s'ouvrir dans la jugulaire gauche au même niveau, l'artère et la veine thoraciques inférieures à leur origine et enfin l'artère cervicale inférieure et la veine de même nom.

Dans l'espace situé entre les deux scalènes, on voit sortir l'énorme faisceau des nerfs du plexus brachial qui contournent la première côte pour aller en masse se porter jusqu'à la face interne du membre.

Différences. — Chez tous les animaux autres que les solipèdes, la région sus-sternale est moins profonde, ce qui tient au moindre développement des muscles pectoraux. Les organes qui entrent dans sa composition étant également moins serrés les uns contre les autres, leur dissection en sera rendue plus facile. En outre, le membre antérieur étant plus mobile, pourra être reporté plus fortement en arrière, ce qui permettra de découvrir plus complétement l'un ou l'autre côté. Les *ruminants* et les *carnassiers* présentent ces diverses dispositions au plus haut degré.

C. — DE LA POITRINE.

La poitrine est cette vaste cavité qui renferme les poumons, le cœur, les gros vaisseaux, la partie inférieure de l'œsophage. Les limites extérieures de la poitrine sont indiquées par les côtes, qui cependant ne répondent pas exactement à la cavité pectorale. En effet, le diaphragme, qui sépare l'une de l'autre les deux grande cavités splanchniques, s'attache sur la face interne des côtes et laisse en arrière les cartilages costaux, qui font aussi partie des parois de la cavité abdominale et que nous décrirons plus tard sous le nom d'*hypochondres*. Il faut donc restreindre les limites de la cavité thoracique en arrière, à une ligne qui partirait de l'extrémité de la dernière côte et qui viendrait jusqu'au sternum, en laissant en arrière tout l'espace occupé par les cartilages costaux, c'est-à-dire une bande large d'environ huit à dix centimètres. Supérieurement les limites de la cavité sont marquées par la région dite dorsale du squelette qui se divise sur l'animal en deux sections bien distinctes, le garrot en avant, le dos en arrière. Le sternum recouvert par les muscles pectoraux forme la paroi inférieure de la cavité.

On doit séparer des parois du thorax l'épaule et le bras qui recouvrent une grande étendue de la région costale; ces parties seront comprises plus tard dans la description des régions du membre antérieur.

Nous décrirons successivement en deux chapitres les parois de la poitrine et la cavité qu'elles limitent.

CHAPITRE PREMIER

DES PAROIS THORACIQUES.

Les parois thoraciques se divisent naturellement en supérieure, latérales, inférieure et postérieure : l'antérieure, que nous omettons, est formée par les organes situés dans l'espace compris entre les deux premières côtes et dont nous avons parlé dans la région sus-sternale.

Nous étudierons, dans la paroi supérieure, la *région du garrot* et celle *du dos*; les parois latérales seront décrites sous le nom de *région costale*; l'inférieure sous celui de *région sternale*, et la postérieure sous la dénomination de **région** *diaphragmatique*.

§ 1. — Région du Garrot.

L'une des plus importantes par la fréquence des altérations qu'on y rencontre ainsi que par le nombre des couches anatomiques, cette région, située entre l'encolure et le dos, a pour base les apophyses épineuses des 8 ou 9 premières vertèbres dorsales, et correspond par conséquent au sommet de l'épaule dont le bord supérieur la limite par côté.

Le garrot, partie la plus élevée de la portion fixe du tronc, représente une saillie aplatie d'un côté à l'autre, une sorte d'arête, qui s'abaisse en arrière vers la région dorsale et se continue en avant sans ligne de démarcation bien tranchée avec l'encolure. Les faces latérales de cette saillie offrent une surface légèrement convexe, due aux fibres du trapèze ; le bord supérieur, généralement mince dans les chevaux fins, se continue par une courbe brève avec les faces latérales ; sur une coupe transversale le garrot apparaît comme un coin à sommet supérieur, dont les apophyses épineuses des vertèbres occupent la ligne médiane.

La peau du garrot, épaisse et peu mobile au sommet, peut, sur les côtés, exécuter quelques déplacements, elle présente très-souvent des cicatrices qui, suivant leur gravité, ont détruit les bulbes pileux et mis la peau à nu ou bien ont seulement changé la couleur des poils. Le *tissu conjonctif* sous-cutané offre d'assez grandes variations comme épaisseur, suivant les races ; sa composition a beaucoup d'analogie avec celui du bord supérieur de l'encolure, aussi est il fortement mélangé de fibres élastiques et souvent infiltré de graisse ; très-souvent aussi il est le siége d'une bourse séreuse irrégulière, anfractueuse, munie de nombreuses brides plus ou moins élastiques, et renfermant une certaine quantité de liquide. C'est à l'inflammation de cette bourse séreuse que l'on doit un bon nombre des accidents de la région. Sur les faces latérales, le tissu conjonctif se continue sous la forme d'une lame élastique qui remplit le rôle d'aponévrose de contention du trapèze.

Le muscle que nous venons de nommer forme la troisième couche latérale, il est plus ou moins épais suivant la hauteur du garrot et s'insère sous les lames du ligament élastique cervical : quant à ce dernier ligament, que nous pouvons comprendre dans cette couche anatomique, il est formé des deux parties de la corde cervicale qui, arrivées à ce point, s'aplatissent légèrement pour se placer sur le côté du sommet des apophyses épineuses. Cette position latérale permet de constater, lorsque la peau et le *fascia superficialis* ont été enlevés, le sommet des apophyses recouvert d'une sorte de fibro-cartillage, formant une série de saillies très-légères entre les deux parties du ligament dans le fond de la dépression longitudinale qu'elles limitent par côté.

Au dessou sdu muscle trapèze le rhomboïde forme la deuxième couche musculaire ; il est à remarquer que ses fibres, perpendiculaires dans la partie médiane de la région, deviennent obliques antérieurement ; car elles convergent toutes vers la face interne du cartilage de prolongement du scapulum. Ce dernier organe n'appartient que par son extrémité tout à fait supérieure à la région ; il dépasse très-peu en hauteur le niveau du plan supérieur des vertèbres, non compris l'apophyse épineuse.

Un plan aponévrotique très-fort sépare la couche musculaire dont nous venons de parler de la branche supérieure de l'ilio-spinal ; cette aponévrose appartient au petit dentelé antérieur ; elle se continue en avant avec les fibres du splénius et du grand complexus qui prennent sur elles leurs insertions fixes.

La branche supérieure et antérieure de l'ilio-spinal constituée par les faisceaux internes ou épineux de ce muscle forme la dernière couche musculaire complète.

Nous signalerons encore les faisceaux musculo-tendineux du transversaire épineux du dos et des lombes, qui ne dépassent pas le milieu de la hauteur des apophyses épineuses.

Squelette de la région. — La description déjà faite de la colonne vertébrale nous dispense de parler des vertèbres. Nous dirons quelques mots de leurs apophyses épineuses seulement : celles-ci occupent le plan médian du garrot ; aplaties d'un côté à l'autre, elles sont beaucoup moins fortes, vu leur longueur et leurs dimensions en largeur et en épaisseur, que celles de la région dorsale. Nous avons rencontré sur des animaux de dissection, les quatrième cinquième et sixième apophyses des vertèbres dorsales, fracturées chez des animaux qui pendant la vie n'avaient pas paru en souffrir ; mais il est incontestable que si l'attention eût été attirée de ce côté on eut constaté de la douleur.

Ces fractures peuvent se consolider, témoin les cals assez volumineux et soudés entre eux que l'on rencontre quelquefois. Il ne faut pas oublier non plus que l'extrémité supérieure est fortement élargie et presque exclusivement formée de tissu spongieux, tissu éminemment favorable au développement de la carie, aussi n'est-il pas rare de la constater dans les cas de plaie du garrot, lorsque le ligament a été atteint. Nous avons déjà dit combien la vitalité du tissu élastique est peu considérable, et combien les affections des organes qu'il forme sont rebelles aux agents thérapeutiques ; la présence d'un foyer purulent dans le voisinage des parties osseuses entraîne bientôt l'altération du périoste et la mortification du tissu osseux.

Ajoutons que le garrot, par sa position, conserve forcément le pus qui s'est formé dans cette région, ce qui vient encore augmenter les difficultés de la guérison.

Enfin l'inclinaison des plans musculaires et aponévrotiques dirige constamment les produits de l'inflammation vers les parties profondes, et il n'est pas rare, dans les cas de plaies du garrot, de voir le pus arriver jusque sur les vertèbres et les côtes en suivant les interstices des couches anatomiques. Dans ce cas alors la science du chirurgien est à peu près impuissante à amener une guérison qui permette de conserver l'animal.

Les *vaisseaux* artériels, assez peu importants, sont constitués par les divisions de l'artère dorsale et les rameaux supérieurs des intercostales. Les veines accompagnent les artères, et il est essentiel de savoir que le sang circule dans ces derniers vaisseaux avec une grande rapidité, vu leur position presque verticale ; dans les opérations qui se pratiquent sur cette partie on doit donc craindre l'entrée de l'air dans les veines.

Les *nerfs* proviennent des branches ascendantes des premières paires dorsales ; mais on y rencontre de plus la branche supérieure du spinal, qui arrive à la face interne du trapèze renforcée par des emprunts faits à toutes les paires cervicales. Le spinal va se perdre dans le trapèze dorsal.

Différences. — Le garrot est moins distinct chez les autres animaux que chez les solipèdes ; il est également moins important de le bien connaître en raison de la plus grande rareté des accidents qui peuvent y avoir leur siége. Chez les *ruminants* et les *carnassiers*, le bord supérieur du scapulum arrive au niveau du sommet des vertèbres dorsales et quelquefois même le dépasse, de sorte qu'il existe une sorte de demi-canal correspondant à la ligne médiane. La présence d'un os ou d'un cartilage sur les côtés du garrot complique d'autant sa structure et rend plus graves encore les altérations dont il peut être le siége.

§ 2. — **Région dorsale.**

Le dos qui a pour base les dix dernières vertèbres dorsales, fait suite au garrot et se trouve limité en arrière par la région lombaire et sur les côtés par les régions costales.

Les formes extérieures sont variables suivant les races : dans quelques-unes le dos présente un développement assez considérable des muscles spinaux, pour que le sommet des apophyses corresponde à un sillon médian ; les animaux qui montrent cette conformation spéciale sont dits à *dos double* et appartiennent aux races communes. Chez les races nobles, un développement plus considérable des apophyses épineuses les montre au contraire en saillie ; les côtés de la région se voit alors sous la forme de deux plans inclinés en dehors dont l'obliquité est d'autant moins prononcée que les animaux ont plus d'embonpoint.

La peau est épaisse et peu mobile. Le tissu conjonctif sous-cutané peu abondant, se montre cependant très-apte à s'infiltrer de graisse.

L'aponévrose du grand dorsal apparaît aussitôt qu'on a enlevé la peau et le tissu conjonctif : très-épaisse et très-forte, cette aponévrose, recouverte en avant par les fibres les plus postérieures du trapèze et sur les côtés par les fibres les plus élevées du peaucier, recouvre à son tour une petite portion de celles du petit dentelé antérieur correspondant aux deux ou trois dentelures postérieures, ainsi que toute celle du dentelé postérieur qui se confond avec elle avant d'atteindre les vertèbres.

L'ilio-spinal vient ensuite : ce muscle, à section prismatique, occupe tout l'espace angulaire formé par la face supérieure du plan costal et le côté des apophyses épineuses ; il adhère peu à l'aponévrose du grand dorsal et des dentelés dont il est facile de le séparer avec les doigts, mais il affecte des rapports très-intimes avec les parties osseuses situées sous sa face profonde et prend sur elles de nombreuses insertions ; aussi doit-on le considérer plutôt comme une réunion de nombreux muscles courts, que comme un véritable muscle long. En vertu de la faible adhérence du muscle avec le plan aponévrotique qui le recouvre, les abcès situés au-dessous de ce dernier ont une grande tendance à s'étendre en décollant les deux plans, et la résistance de l'aponévrose oppose un obstacle presque insurmontable à l'apparition naturelle du pus au dehors. Une ouverture pratiquée sur le côté de la région dorsale devra donc toujours être faite dans ce cas.

Les muscles tout à fait profonds sont : les sus-costaux, les intercostaux et le transversaire épineux du dos et des lombes.

Le ligament sus-épineux dorsal, entièrement formé, chez les solipèdes, de tissu fibreux, est très-fort et offre une grande résistance à l'action destructive du pus, sa vitalité est beaucoup plus grande que celle du tissu élastique de la partie correspondante du garrot ; le pus a également une moindre tendance à s'infiltrer à travers les muscles, que dans cette dernière région. Il en résulte, si l'on considère également le peu de complication du dos, que les abcès de cette partie du corps sont beaucoup moins graves qu'à quelques décimètres en avant ; aussi les voit-on se guérir avec assez de facilité par le repos et quelques soins, lorsqu'il n'y a pas eu de nécrose des vertèbres.

Les *artères*, les *veines* et les *nerfs* sont fournis par les rameaux supérieurs des branches intercostales ; ils présentent toujours un volume peu considérable et se trouvent situés en regard des espaces intercostaux ou interépineux.

Différences. — Elles sont peu importantes. Signalons cependant chez les *ruminants* la présence d'un ligament sus-épineux dorso-lombaire élastique.

§ 3. — **Région costale**.

Cette région, qui comprend toute l'étendue de la paroi latérale de la cage thoracique, s'étend, d'avant en arrière, de l'encolure aux hypochondres, du garrot et du dos à la région pectorale. Elle se trouve tout naturellement divisée en deux grandes sections : l'une, qui répond à la face interne du membre antérieur, se trouve cachée par l'épaule et le bras ; l'autre comprend toute la partie de la région située en arrière des muscles olécraniens. Nous commencerons par la description de cette dernière, qui est la plus importante.

La peau offre une mobilité et une épaisseur moyennes. Le tissu conjonctif sous-cutané est très-peu abondant et très-serré, ce qui tient à ce que le muscle peaucier, qui occupe toute l'étendue de la région, contracte des adhérences très-intimes avec la peau.

Ce muscle, qui forme en réalité la deuxième couche anatomique, a une épaisseur qui ne dépasse guère un centimètre, toutes ses fibres sont dirigées à peu près horizontalement d'arrière en avant, elles prennent leur insertion directement sur le derme, auquel elles adhèrent intimement, et sur le fascia superficiel.

Au-dessous du peaucier se trouve une couche abondante de tissu conjonctif lâche ; c'est par son intermédiaire que se font les déplacements de la peau de la région, c'est elle aussi qui est le siége de la plupart des abcès et des épanchements qui se forment sur les côtes à la suite de contusions.

En troisième couche nous trouvons la portion charnue du grand dorsal, dont le bord postérieur se dirige vers le milieu de l'humérus. Ce muscle se prolonge, par son aponévrose, dans la région du dos. Lorsqu'on a enlevé le peaucier et le grand dorsal, les côtes n'apparaissent que dans une petite étendue qui correspond à la partie médiane des huit dernières ; inférieurement les arcs costaux sont recouverts, ainsi que les cartilages asternaux, par la longue bande charnue du muscle grand oblique de l'abdomen, doublée en dehors de l'expansion élastique qui constitue la tunique abdominale ; en haut, elles sont cachées par les digitations charnues des petits dentelés antérieur et postérieur ; le dentelé postérieur et le grand oblique, qui arrivent à se confondre en arrière, laissent entre eux un espace en forme de V à ouverture antérieure se prolongeant sous le bord postérieur du grand dorsal. A la face interne de l'épaule, le muscle grand dentelé forme l'analogue de la couche musculaire dans laquelle nous avons fait rentrer le grand oblique et les dentelés de la respiration ; nous ne parlons que pour mémoire du transversal des côtes, insigniflant à notre point de vue. Citons encore les fibres postérieures du sterno-trochinien.

Enfin, la dernière couche musculaire est formée par les intercostaux, situés entre les côtes, se prolongeant dans les intervalles limités par les cartilages et divisés en deux couches : les intercostaux externes et internes ; les premiers ont leurs fibres obliques en arrière et en bas, les seconds se dirigent en sens opposé. La présence de ces deux couches musculaires, dont les fibres se croisent à angle droit, est importante au point de vue des plaies pénétrantes. Elle fait que l'introduction d'un corps tranchant et mince dans l'intérieur de la poitrine ne produit que rarement un pneumo-thorax par entrée de l'air extérieur. En effet, lorsqu'une des couches musculaires est coupée en travers, l'autre au contraire n'a que très-peu de fibres atteintes ; car l'instrument aura pour ainsi dire passé entre les fibres. Or, la contraction qui a pour effet d'agrandir considérablement la plaie, lorsque les fibres sont coupées transversalement, fermera au contraire cette plaie par le rapprochement des fibres qui n'auront été que séparées.

Les *côtes*, sur lesquelles s'attachent ces petits muscles, sont au nombre de dix-huit ; elles s'articulent toutes en haut avec la colonne vertébrale ; en bas elles se divisent en côtes asternales ou fausses-côtes au nombre de dix, et en côtes sternales qui s'appuient directement sur le sternum.

Toutes les côtes sont pourvues d'un cartilage de prolongement épais et court ; dans les côtes sternales, ce cartilage s'articule, par une arthrodie, avec le sternum.

Dans les côtes asternales, les cartilages, arrondis, terminés en pointe à leur extrémité, s'appuient les uns sur les autres et sont réunis entre eux par de petits ligaments annulaires élastiques.

Les côtes présentent des différences assez grandes pour qu'il soit facile de les reconnaître lorsqu'elles sont séparées du corps : la première est courte et forte, presque droite ; leur longueur s'accroît de la première à la neuvième et diminue ensuite jusqu'à la dix-huitième ; cette même progression existe pour les cartilages de prolongement ; leurs courbes sont d'autant plus brèves qu'elles sont plus postérieures ; c'est la dix-huitième qui présente la plus petite. Enfin elles s'élargissent, dans leur partie moyenne, de la première à la sixième, et se rétrécissent jusqu'à la dernière.

Quant à la part qu'elles prennent dans l'acte de la respiration, elle est d'autant plus marquée qu'elles sont plus postérieures, les antérieures, cachées sous l'épaule, sont peu mobiles, et surtout la première ; on pourrait même dire que celle-ci ne l'est pas. Les côtes sont toutes plus ou moins aplaties d'un côté à l'autre ; elles sont formées par deux lames de tissu compacte renfermant du tissu spongieux ; celui-ci est surtout développé au point d'union avec le cartilage. Quant à ce dernier, il n'est véritablement cartilagineux que chez les jeunes sujets : déjà chez l'adulte il subit une transformation osseuse à larges alvéoles renfermant de la moelle qui s'accroît avec l'âge et, dans la vieillesse, il ne reste plus du cartilage qu'une mince couche superficielle ; mais cette couche subsiste toujours.

Vaisseaux et nerfs. — A part la veine sous-cutanée thoracique qui n'existe avec un certain volume que chez les solipèdes, la région costale ne présente aucun vaisseau important. Les divisions artérielles qu'on y rencontre proviennent de la sous-scapulaire, de la thoracique externe, et des artères costales qui suivent le bord postérieur de chaque côte. Quant à la veine de l'éperon, elle naît de la réunion des deux branches venant de la paroi abdominale, suit le bord supérieur du sterno-trochinien, au-dessous des fibres les plus inférieures du peaucier, et gagne la veine humérale en passant sous le membre antérieur. On y pratique assez souvent la saignée.

Les nerfs proviennent du plexus brachial ou des intercostaux ; citons deux branches importantes : la première ou sous-cutanée thoracique sert de satellite à la veine du même nom, au bord supérieur de laquelle elle se trouve accolée et qu'elle accompagne de ses divisions jusqu'au flanc ; une autre branche va se rendre au grand dorsal ; il existe une division nerveuse fort remarquable qui se rend au grand dentelé, elle est cachée sous l'épaule et se trouve appliquée très-intimement à la surface du muscle, c'est le *nerf respirateur* de Ch. Bell ; les nerfs intercostaux en nombre égal à celui des côtes donnent les branches perforantes intercostales lesquelles vont s'anastomoser avec la branche sous-cutanée thoracique à la face interne du peaucier.

§ 4. — Région sternale ou pectorale inférieure.

Cette région, qui a pour base le sternum et les cartilages des côtes sternales, est limitée latéralement par la face interne des membres thoraciques, en avant par la région sus-sternale, en arrière par la région abdominale. On voit que nous lui donnons pour étendue tout ce qu'on comprend en extérieur sous le nom d'*ars*, *inter-ars* et *passage des sangles*. Nous dirons même, à ce sujet, que nous n'avons jamais compris la nécessité d'une division aussi compliquée pour une surface aussi peu étendue et aussi naturelle. La peau, à la vérité, présente dans ce point certaines particularités qui doivent attirer l'attention, mais qu'il est cependant facile et plus commode de signaler dans une seule région. C'est ainsi qu'elle montre, au point d'union de l'avant-bras avec la région sternale, des plis, dits de locomotion, qui s'étendent d'avant en arrière et décrivent une légère courbe à concavité externe ; que dans la partie postérieure, qui s'élargit considérablement, elle devient lisse et s'applique intimement sur les muscles pectoraux profonds qui recouvrent l'extrémité postérieure du sternum ; mais, malgré toute notre bonne volonté, nous ne voyons pas pourquoi cet endroit s'appellerait plutôt passage des sangles que les parties latérales de la région costale, par exemple, qui présentent aussi un point d'appui pour ce harnais et sur lesquelles on rencontre les mêmes altérations déterminées par les mêmes causes.

Les plis de locomotion, qui se présentent au point d'union du membre avec le thorax, importants à connaître, sont souvent le siége de frottements qui peuvent amener des excoriations plus ou moins graves. Lorsque l'œdème a envahi les membres et qu'il remonte assez haut pour atteindre la région sternale, c'est un lieu de prédilection pour les altérations cutanées. Dans les cas d'abcès de la face interne des membres ou de la région préscapulaire, la partie est déformée et montre une tumeur plus ou moins volumineuse qui peut siéger au-dessous de la peau ou bien au-dessus des muscles pectoraux.

Le tissu conjonctif qui sépare la peau de la couche musculaire superficielle est toujours, à l'état sain, en quantité très-minime, aussi faut-il prendre quelques précautions pour isoler ces deux plans.

La première couche musculaire est formée par le pectoral superficiel, muscle mince, à direction transversale, qui s'arrête vers le point d'union du tiers postérieur du sternum avec le tiers moyen, et qui se porte en dehors et en bas sur la face interne du membre thoracique; la partie antérieure, beaucoup plus épaisse que la postérieure, est connue sous le nom de sterno-huméral, tandis que la postérieure reçoit le nom de sterno-aponévrotique.

Les muscles sterno-trochinien et sterno-préscapulaire forment la deuxième couche de la région sternale; le dernier a la forme d'un faisceau prismatique qui va du sternum à l'angle de l'épaule; son extrémité préscapulaire appartient au rayon supérieur du membre antérieur. Quant au premier muscle, sa forme est triangulaire et son extrémité postérieure, très-élargie, s'applique sur la face inférieure de l'appendice xiphoïde et des cartilages costaux; il recouvre la tunique abdominale et les fibres les plus postérieures du grand droit de l'abdomen; la limite de son bord supérieur est indiquée par la veine sous-cutanée thoracique.

Le sternum et les cartilages costaux qui viennent s'articuler sur lui, forment le squelette de la région. On a comparé très-heureusement le bord inférieur de cette pièce ostéo-cartilagineuse à la carène d'un navire : la moitié postérieure est rectiligne et aplatie de dessus en dessous; la moitié antérieure, comprimée d'un côté à l'autre, présente un bord inférieur tranchant qui se relève en forme de proue et se termine par une extrémité libre appelée prolongement trachélien. C'est à 5 ou 6 centimètres en arrière de cette extrémité que viennent s'articuler les deux premiers cartilages costaux qui offrent cette particularité de se rejoindre dans une articulation unique, possédant une seule synoviale, mais présentant néanmoins deux petites cavités glénoïdes. Les autres cartilages possèdent chacun leur articulation propre, avec un ligament membraneux annulaire très-court à fibres dirigées dans le sens des cartilages. Quant à ceux-ci, ils sont d'autant plus longs qu'on les envisage plus postérieurement, et ils sont légèrement inclinés en avant et en bas.

L'intervalle qui sépare les cartilages est comblé par l'extrémité inférieure des muscles intercostaux externes et internes; enfin nous trouvons en dedans de ces pièces un muscle tapissé par les plèvres : c'est le triangulaire du sternum.

La structure du sternum est tout à fait particulière; il ne subit jamai entièrement la transformation osseuse; même chez les chevaux les plus vieux, on peut toujours distinguer les six noyaux osseux impairs, rangés à la suite les uns des autres, séparés par des intervalles remplis de matière cartilagineuse primitive, d'autant moins abondante, il est vrai, que l'animal est plus âgé.

Le prolongement trachélien et le bord inférieur constituant la carène sont entièrement formés par du cartilage ; il en est de même de l'appendice xiphoïde, qui s'élargit en forme de spatule et dont les bords flexibles deviennent extrêmement minces.

Vaisseaux et nerfs. — Les artères sont : la thoracique externe, qui passe dans l'épaisseur des muscles pectoraux, à proximité des côtés du sternum, au-dessous des articulations chondro-sternales, et la thoracique interne, qui suit une marche analogue entre le muscle triangulaire et les cartilages, et qui communique au niveau de chaque espace intercostal avec la première.

Les veines, volumineuses, suivent le même trajet que les artères et ont reçu les mêmes noms.

Les lymphatiques se rendent dans les ganglions prépectoraux.

Les nerfs, appelés thoraciques inférieurs ou branches des pectoraux, sont au nombre de quatre principaux ; ils viennent du brachial, directement ou par l'intermédiaire des grosses branches fournies par ce plexus, et abordent les muscles par leur face profonde.

Différences. — Les différences principales de cette région tiennent surtout à l'aspect extérieur. Les mêmes muscles concourent à la former chez toutes les espèces.

Chez le *bœuf*, un large repli de peau, extrémité inférieure du *fanon*, se détache au-dessous de la région. Le sternum est aplati de dessus en dessous et non caréné ; de plus, chose assez importante, le prolongement trachélien est uni au corps du sternum par une articulation diarthrodiale qui permet des mouvements latéraux assez étendus.

Dans les petites espèces, la région peut être beaucoup plus facilement explorée, en raison de la mobilité du membre antérieur. C'est ainsi que chez le *chien* et le *chat*, on arrive facilement, après avoir porté le membre en arrière, à sentir avec le doigt la deuxième côte.

§ 5. — Région diaphragmatique.

Le diaphragme forme, entre la cavité thoracique et la cavité abdominale, une cloison musculo-aponévrotique mobile et flexible, oblique de haut en bas, et d'arrière en avant, et fortement convexe sur sa face antérieure.

Sa portion centrale, entièrement aponévrotique, a reçu le nom de centre phrénique ; de toute sa périphérie partent des fibres musculaires qui vont s'attacher sur la face interne des côtes, près de leur cartilage de prolongement qui reste ainsi en dehors de la cavité thoracique. Les fibres de la partie supéro-postérieure, massées en deux gros faisceaux auxquels on a donné le nom de piliers, vont s'insérer sous le corps des vertèbres lombaires, par l'intermédiaire d'un fort tendon qui se confond avec le ligament vertébral commun inférieur ; les inférieures, qui correspondent à l'appendice xiphoïde, s'insèrent sur cette partie du sternum.

Cette cloison est percée de plusieurs ouvertures importantes pour le passage des organes qui se rendent de l'une à l'autre cavité. Le centre phrénique montre, un peu à droite, un large trou occupé par la veine cave postérieure ; le pilier droit est traversé par l'œsophage ; enfin tout à fait à la partie supérieure, dans le triangle formé par les deux piliers et le corps des vertèbres, se trouvent logés l'aorte postérieure et le canal thoracique. Notons également que le diaphragme est jeté comme une sangle sous les fibres charnues antérieures des psoas.

La face antérieure, recouverte par la plèvre, se trouve en rapport avec la base des lobes pulmonaires : elle est fortement convexe, surtout dans son tiers inférieur. Cette convexité que l'on peut très-bien étudier sur un cadavre frais, ce qui équivaut à l'état de l'expiration, montre que la flèche de l'arc de courbure du diaphragme est d'environ 35 centimètres dans sa partie la plus déviée ; le centre phrénique pourra donc être reporté à environ 40 ou 42 centimètres en avant du bord des cartilages costaux dans une grande expiration. La convexité diminue dans l'inspiration. Suivant M. Colin, le déplacement du centre phrénique serait égal à 7 ou 8 centimètres. Ce déplacement est limité par la masse des viscères abdominaux ainsi que par la veine cave qui unit le diaphragme au cœur.

Il résulte de cette convexité du diaphragme, qu'il se trouve appliqué dans une partie de sa bande charnue contre la paroi thoracique, au niveau des deux ou trois dernières côtes, et, plus bas, à une certaine distance des hypochondres, et qu'une plaie pénétrante faite dans ces limites peut traverser les parois costales, le diaphragme et pénétrer dans la cavité abdominale sans blesser les lobes pulmonaires. C'est une expérience que nous avons souvent faite, avec des stylets enfoncés, perpendiculairement à la paroi, dans les douzième, treizième ou quatorzième espaces intercostaux à 15 centimètres de l'hypochondre ; on arrive à traverser le diaphragme et l'estomac sans léser le poumon.

La paroi postérieure du diaphragme, concave, est tapissée par le péritoine, et se trouve en rapport avec un certain nombre d'organes que nous étudierons en parlant de la cavité abdominale.

Les *vaisseaux* du diaphragme portent le nom de ce muscle, les artères proviennent directement de l'aorte ou de l'artère mammaire interne, les veines se rendent à la veine cave.

Les *nerfs* phréniques ou diaphragmatiques sont fournis par les cinquième et sixième paires cervicales, et par un rameau du plexus brachial ; ils traversent toute l'étendue de la cavité thoracique avant d'arriver à l'organe.

On rencontre assez souvent dans les autopsies des déchirures du diaphragme qui peuvent avoir été produites avant la mort, ou au contraire être *post mortem :* il importe de bien distinguer entre ces deux genres de lésions.

Dans le cas de déchirure du diaphragme avant la mort, il peut se présenter deux cas : la déchirure a été produite brusquement et sur une large étendue, il y a alors une véritable éventration, et la mort ne tarde pas à être la suite de cette grave lésion ; mais on constate aussi des ouvertures plus petites, qui ne mettent pas la vie en danger immédiat, et qui peuvent même exister pendant très-longtemps sans symptômes apparents. Les exemples de hernies diaphragmatiques sont très-nombreux dans la science ; elles peuvent être le résultat de violences extérieures, ou de contractions énergiques des muscles expirateurs pendant l'effort ; M. Bouley a montré (1) que l'on peut diagnostiquer la présence de l'intestin dans la cavité thoracique par des symptômes qui ressemblent à ceux de la pousse, mais sont généralement beaucoup plus accentués, et par l'auscultation qui fait constater l'absence de murmure respiratoire dans les points occupés par le viscère hernié, et permet d'entendre un bruit de borborygme là où, normalement, on ne devrait pas en percevoir. A la percussion la poitrine est sonore des deux côtés. On a rencontré, à l'autopsie de chevaux morts de maladie ou même de vieillesse, une anse d'intestin qui avait pénétré dans la cavité thoracique, à travers une déchirure du diaphragme. Il n'existe qu'une seule observation de hernie à travers l'ouverture œsophagienne ; c'est celle qui est rapportée par Franconi (*Recueil de méd. vét.*, 1844), et qui est survenue chez un cheval très-vigoureux, après un violent effort de collier.

Lorsque la déchirure est arrivée après la mort, elle est habituellement le résultat d'une pression trop forte due au développement des gaz dans l'intestin, et particulièrement dans le côlon et le cœcum ; mais elle peut tenir aussi à une sorte de macération ou de digestion des parois par le suc gastrique. On rencontre alors, dans ce cas, l'estomac perforé. Les deux causes peuvent exister en même temps. Les déchirures *ante mortem* sont faciles à reconnaître aux signes suivants : bords irréguliers, déchiquetés ou frangés, rouges ou violacés, hémorrhagies et caillots sanguins. En outre une infiltration se produit pendant la vie entre les tissus, de telle sorte que les bords de la solution de continuité sont épaissis et comme boursouflés, tandis qu'ils sont réguliers et sans épaississement, pâles ou rosés, quand il s'agit d'une déchirure *post mortem.*

----

(1) H. Bouley, *Recueil de méd. vét.*, 1842, et article *Hernie* du *Nouveau Dictionnaire pratique*, t. IX, p. 282.

Différences. — Le diaphragme du *bœuf* possède des piliers charnus très-volumineux ; de plus, il s'attache plus en avant que chez le cheval : le dernier espace intercostal se trouve tout entier dans la cavité abdominale. Les hypochondres sont également plus larges.

CHAPITRE II

DE LA CAVITÉ THORACIQUE

La cavité thoracique est constituée latéralement par les côtes, en haut par la colonne vertébrale, en bas par le sternum, en arrière par le diaphragme, et en avant par les divers organes qui passent entre les deux premières côtes ; à la vérité il n'y a pas là de véritable paroi antérieure, ainsi que quelques auteurs ont voulu le dire, puisque les vaisseaux du cou, la trachée et l'œsophage sont contenus entre les deux faces du médiastin antérieur ; il y a seulement une adhérence de tous ces organes, réunis entre eux par un tissu conjonctif : aussi, lorsqu'on pratique des opérations dans le voisinage, on arrive avec une extrême facilité à pénétrer dans la cavité pleurale comme cela m'est arrivé plusieurs fois sur des chiens chez lesquels je pratiquais des fistules du canal thoracique, dans un but expérimental.

En raison de la direction inclinée du diaphragme, le diamètre antéro-postérieur de la cavité thoracique est beaucoup plus considérable à la partie supérieure qu'à l'inférieure, le diamètre transversal atteint son maximum au niveau de la neuvième côte.

Nous devons étudier dans la cage thoracique le *médiastin* renfermant le cœur, les gros vaisseaux, la trachée, l'œsophage ; les *cavités pleurales*, et le *poumon*.

§ 1ᵉʳ. — Du médiastin.

Le médiastin est constitué par les plèvres qui, après avoir tapissé les côtes et le diaphragme, se réfléchissent au-dessous du corps des vertèbres et sur le sternum, pour s'adosser l'une contre l'autre, et former ainsi, dans la cavité thoracique, deux cavités séparées par un septum médian, comprenant lui-même, entre ses deux feuillets, un certain nombre d'organes de la plus haute importance.

En anatomie descriptive, on fait deux parties du médiastin, mais les dénominations de médiastin antérieur et postérieur, n'ont plus ici de raison d'être bien évidente ; au point de vue chirurgical il y a une seule cloison qui sépare l'une de l'autre les cavités pleurales, et cette donnée n'est même applicable que chez les animaux domestiques autres que les solipèdes ; car on sait que, chez ces derniers animaux, le médiastin est persillé, dans sa partie postérieure, de telle sorte que les deux cavités communiquent l'une avec l'autre très-largement, ce qui constitue des conditions tout à fait spéciales dans les cas de pneumothorax ou d'épanchement des plèvres : il résulte, en effet, de la libre communication entre les deux cavités pleurales, que les gaz ou les liquides passent avec la plus grande facilité d'un côté dans l'autre, et qu'il n'y a, à proprement parler, au point de vue pathologique, qu'une seule cavité pleurale. On ne devra donc jamais perdre de vue cette considération dans l'étude des maladies des plèvres ou des plaies pénétrantes de la poitrine.

Le médiastin renferme entre ses deux feuillets des vaisseaux, des nerfs et des conduits spéciaux, que nous nous contenterons d'énumérer en indiquant leur position.

Dans la portion antérieure du médiastin, on trouve : la trachée, l'œsophage encore dévié à gauche, mais qui ne tarde pas à reprendre sa position au-dessus du conduit aérien ; l'aorte antérieure et ses deux branches de division, l'artère axillaire gauche et le tronc brachio-céphalique ; les vaisseaux intra-thoraciques qui partent de ces deux vaisseaux et qui montent sur les côtés de l'œsophage et de la trachée, c'est-à-dire les artères dorsales, cervicales supérieures et vertébrales ; la veine cave antérieure, le canal thoracique et la veine azygos, qui le traversent en venant de la voûte ; les nerfs pneumogastriques, diaphragmatiques, cardiaques, récurrents, une partie du thymus, des ganglions lymphatiques, et l'origine des bronches.

La portion postérieure comprend entre ses feuillets : l'aorte postérieure, l'aorte primitive, le péricarde, renfermant le cœur ; la portion postérieure de l'œsophage, des nerfs pneumogastriques et diaphragmatiques ; le canal thoracique, et la veine azygos pour la plus grande partie.

Tous ces organes sont plongés dans une atmosphère de tissu conjonctif lâche et peu abondant, le cœur excepté. Ce dernier possède en effet une poche spéciale, le péricarde, qui s'applique exactement sur lui, et se prête avec la plus grande facilité aux déplacements qu'exigent ses contractions et ses dilatations. Le péricarde est tapissé par une séreuse spéciale, dont un feuillet se replie sur le cœur. Quant au cœur lui-même, il a l'aspect d'un cône dont la base serait représentée par les oreillettes et le sommet par la pointe du ventricule gauche. Le ventricule droit forme la face antérieure et la plus grande partie de la face droite du cœur ; le ventricule gauche constitue le bord postérieur et, en partie, la face gauche. Le cœur se trouve compris entre le bord antérieur de la quatrième côte et l'intervalle situé entre la sixième et la septième. Il est par conséquent recouvert en entier par les masses musculaires olécraniennes ; aussi, dans l'auscultation, est-on obligé de faire porter le membre antérieur en avant, pour percevoir ses bruits.

Différences. — Chez tous les animaux autres que les solipèdes, le médiastin est complet et sépare la cavité thoracique en deux compartiments ; aussi peut-on voir, chez tous ces animaux, des épanchements gazeux ou liquides unilatéraux.

§ 2. — Des cavités pleurales et du poumon.

Les cavités des plèvres n'existent, dans l'état ordinaire, que virtuellement, puisque les poumons remplissent d'une façon complète tout l'espace limité par les parois thoraciques ; ce n'est qu'à l'état pathologique que des liquides ou des gaz, en venant se loger entre le feuillet pariétal et le feuillet viscéral, produisent entre les deux feuillets une séparation d'autant plus grande que les matières épanchées sont en quantité plus considérable.

Les poumons, libres dans les cavités pleurales, n'ont d'attaches que par leurs racines, par lesquelles pénètrent dans l'organe les bronches, les vaisseaux et les nerfs ; leur face externe convexe est en rapport avec la face interne des côtes par l'intermédiaire des deux feuillets séreux ; leur face interne, légèrement concave, s'applique sur le médiastin, la base répond au diaphragme et le sommet s'avance jusque derrière la première côte.

Le poumon droit présente trois lobules, le gauche n'en a que deux, dont un antérieur, séparé du reste de l'organe par une sorte d'échancrure existant au niveau du cœur.

Chez l'adulte, le tissu pulmonaire se présente avec une belle couleur rose ; sa consistance est plus grande que ne le laisserait supposer le premier examen, et malgré sa flaccidité il offre une assez grande force de résistance aux efforts de dilacération ; son poids spécifique est plus léger que celui de l'eau, il surnage toujours lorsqu'il est sain.

Étudié dans sa composition anatomique, le poumon se montre partagé en un grand nombre de petits lobules de forme polyédrique, séparés les uns des autres par des cloisons conjonctives assez épaisses. Dans chacun de ces lobules arrive une division bronchique qui se sépare en un certain nombre de branches ou bronchules, sur le trajet desquelles sont placées des vésicules, en nombre assez considérable ; chaque *vésicule pulmonaire* est donc plutôt une dépression de forme digitale placée sur le trajet de la bronche terminale qu'une véritable cavité piriforme, analogue aux culs-de-sac des glandes en grappe ; néanmoins, si l'on devait assimiler le poumon à une glande, c'est près de ce dernier type qu'il devrait être rangé. En arrivant dans le lobule, les petites bronches ou *infundibula* perdent leur texture cartilagineuse, et les vésicules pulmonaires ne sont plus formées que d'une membrane propre conjonctive, très-mince, doublée à sa face profonde d'une véritable couche de capillaires sanguins et recouverte sur sa face libre par un épithélium pavimenteux.

Dans aucun autre organe, la circulation n'est plus active ; il passe en effet dans le poumon, en un temps donné, une quantité de sang égale à celle qui parcourt, dans le même temps, tout le resle du corps. Les vaisseaux fonctionnels sont : l'artère et les veines pulmonaires ; les vaisseaux nutritifs viennent de l'artère broncho-œsophagienne, dont les divisions capillaires s'anastomosent avec celles des vaisseaux fonctionnels.

Les *lymphatiques*, également très-abondants, se distinguent en superficiels et profonds : le réseau superficiel, très-facile à injecter, se trouve situé au-dessous de la plèvre ; les lymphatiques profonds, distribués autour des lobules, se réunissent aux superficiels pour venir se jeter dans les ganglions bronchiques.

Les *nerfs* proviennent des pneumogastriques et du grand sympathique, ils suivent le trajet des bronches et des vaisseaux pour se distribuer à l'organe.

C'est dans le poumon que se passent les phénomènes de l'hématose, c'est-à-dire la transformation du sang veineux en sang artériel. C'est donc un organe de première importance, et dont l'inactivité fonctionnelle entraîne la mort, dans un laps de temps très-court, par asphyxie.

Une des propriétés les plus importantes du poumon, est son *élasticité* ou sa *rétractilité ;* c'est de sa connaissance que résultent la plupart des indications chirurgicales dans les plaies pénétrantes de la poitrine.

Rien de plus facile à démontrer que la rétractilité pulmonaire : sur le cadavre d'un animal sain, si l'on fait une ouverture entre deux côtes, on perçoit aussitôt un sifflement qui annonce la pénétration de l'air dans le thorax, et le poumon, qui remplissait toute la cavité de la plèvre, n'en occupe bientôt plus qu'une très-petite partie. Sur les solipèdes, l'ouverture d'un seul côté du thorax suffit pour amener l'affaissement des deux poumons par suite de la communication des deux cavités pleurales entre elles, par le médiastin postérieur. Chez tous les autres animaux, le poumon correspondant à la cavité pleurale ouverte s'affaisse seul.

Lorsque le poumon est affaissé, on peut le ramener à ses dimensions premières et même les lui faire dépasser, en insufflant de l'air par la trachée, et si, après cette insufflation, on laisse à l'air la liberté de s'échapper, le poumon s'affaisse de nouveau par la mise en jeu de son élasticité et même de sa contractilité; mais ne nous occupons, pour le moment, que de l'élasticité. Des phénomènes semblables se passent sur l'animal vivant, et nous dirons même qu'ils présentent des caractères plus marqués ; lorsqu'on ouvre le thorax sur un cheval vivant, le poumon s'affaisse très-vite, et l'animal ne tarde pas à mourir asphyxié.

Quelle est donc la puissance qui fait que, dans l'état normal, le poumon reste intimement appliqué contre les parois du thorax ? Ici il n'y a à invoquer aucune action musculaire, le phénomène est simplement mécanique. La surface interne du poumon ou les vésicules pulmo-

naires sont en communication directe avec l'air extérieur, et support-
tent une pression égale à celle de tous les corps plongés dans ce fluide,
c'est-à-dire d'une atmosphère. La surface extérieure, au contraire, ne
se trouve en aucun point en contact avec l'air, c'est pourquoi la pression interne tend constamment à dilater le poumon, et doit le faire
jusqu'aux limites de sa distension ou de sa force de résistance. Or, dans
les circonstances ordinaires, et même dans les plus fortes inspirations,
jamais le poumon n'arrive à cet état d'extrême expansion, et c'est pourquoi il suit tous les mouvements des parois thoraciques sans jamais
s'en écarter.

Dans l'inspiration, la cause de la dilatation du poumon est donc toujours la pression atmosphérique et les mouvements inspiratoires ne
sont que des moyens médiats. Dans l'expiration, si le poumon revient
sur lui-même, c'est en vertu de son élasticité. Cette propriété est même
tellement importante, qu'elle agit seule dans le plus grand nombre des
mouvements d'expiration ; les muscles expirateurs restent inactifs
dans les respirations ordinaires : or, que par une cause quelconque la
cavité pleurale vienne à communiquer directement avec l'air extérieur,
il s'établira un équilibre entre la pression extérieure et l'intérieure, et
le poumon, obéissant à la faculté élastique ou contractile des éléments qui entrent dans sa composition, reviendra sur lui-même, et les
mouvements respiratoires seront impuissants pour faire pénétrer la
moindre bulle d'air dans sa cavité ; nous en conclurons que le résultat
est le même : que le pneumothorax soit la conséquence d'une ouverture des bronches, d'une rupture des vésicules ou d'une plaie faite
aux parois thoraciques.

Ces conditions étant posées, voyons maintenant dans quelles circonstances elles peuvent se produire. J'ai dit dans les premières pages
de cet ouvrage, qu'il m'avait été donné d'observer un pneumothorax
mortel par suite de déchirures du poumon faites par des fragments de
côtes violemment refoulées dans la cavité thoracique (voir page 4) ;
mais il est assez rare d'observer des plaies du poumon aussi considérables, sans que le thorax soit intéressé. Dans la plupart des cas l'é-
panchement d'air dans la plèvre provient de plaies de la paroi produites par la pénétration d'instruments ou d'objets divers, et dans
ce cas la gravité de la blessure dépend surtout du volume et de la
forme du corps vulnérant. Lorsque ce dernier est mince et tranchant,
d'un petit volume, il arrive le plus souvent qu'il ne se fait pas d'épanchement gazeux, ou tout au moins qu'il est très-limité : une des raisons
est que les muscles qui recouvrent les parois du thorax ou les muscles
intercostaux, en raison de la direction différente de leurs fibres, ne peuvent être tous intéressés au même degré et que les fibres de l'un d'eux
se resserront pour affronter les lèvres de la plaie, lorsque celles de
l'autre auraient une tendance à s'écarter. Le sang épanché dans la
plaie arrêtera aussi la pénétration de l'air. Il arrive également que

les mouvements de l'animal, en provoquant des déplacements de la peau, détruisent le parallélisme des ouvertures des différentes couches. Si l'instrument a atteint en même temps le tissu pulmonaire, ce qui est le cas le plus fréquent, une petite quantité d'air a pu pénétrer dans la cavité des plèvres, mais dans un organe aussi vasculaire l'épanchement du sang ne tarde pas à se faire, et le pneumothorax reste très-limité par suite de l'occlusion des lèvres de la plaie pulmonaire.

On observe quelquefois, après ces blessures, un emphysème des parois du thorax, emphysème beaucoup plus fréquent et plus grave chez l'homme que chez nos animaux domestiques, où il reste toujours très-limité. Lorsqu'il se produit, on explique sa formation par la pénétration de l'air venant du poumon dans la plaie des parois. Sous l'influence de l'expiration le gaz est comprimé, et cherche à s'échapper par toutes les ouvertures, il peut donc prendre le chemin de la plaie, mais il est alors arrêté dans son trajet et pénètre dans les aréoles du tissu conjonctif. Néanmoins les conditions essentielles pour la production de l'emphysème ne se trouvent pas réunies à chaque moment, il faut que la plaie du poumon et celle des parois se trouvent directement en regard. Or, le mécanisme de la dilatation du poumon dans l'inspiration nous fait voir que les rapports entre cet organe et la cavité thoracique changent constamment. En faisant au thorax une fenêtre qui respecte la plèvre pariétale on aperçoit, par transparence, le poumon aller et venir librement dans la cavité ; il arrive donc que pendant un certain temps les plaies ne s'affrontent plus et que la sortie du gaz en est d'autant plus difficile. D'ailleurs les animaux blessés peuvent jusqu'à un certain point condamner à l'immobilité le côté blessé et opposer un nouvel obstacle à la pénétration de l'air dans le tissu conjonctif des parois.

Lorsque les blessures du thorax sont larges et profondes, lorsque surtout une perte de substance plus ou moins considérable s'est produite, le pneumothorax qui en résulte est toujours mortel, et, dirons-nous, très-rapidement mortel. Une circonstance cependant peut diminuer leur gravité : c'est la présence d'adhérences entre le poumon et les parois, qui empêchent le premier de s'affaisser complétement et permet encore un fonctionnement incomplet. Dans ces cas, la résonnance tympanique en certains points et la persistance du murmure respiratoire en d'autres pourront faire juger de l'étendue et de la gravité du pneumothorax.

On peut aussi remarquer quelquefois, dans les plaies des parois thoraciques, que le poumon est sorti en partie et a formé une tumeur, un véritable *pneumocèle*. La formation du pneumocèle, qui semblerait inadmissible après ce que nous avons dit de la rétractilité du poumon, s'explique par la coïncidence d'une expiration brusque avec le moment de l'accident qui a déterminé l'ouverture de la paroi thoracique. Dans ce cas, l'air soumis à une haute pression pousse le tissu pulmonaire dans la plaie, et une partie de l'organe y est ainsi retenue par compression ou par une sorte d'étranglement. Ce qui rend très-plausible l'idée d'un brusque mouvement expiratoire au moment de l'accident qui a été suivi de la hernie pulmonaire, c'est que toujours, lorsqu'un animal est surpris, même par un coup assez léger, il se produit une brusque expiration qui détermine une augmentation considérable de la pression intrapulmonaire, ainsi que j'ai pu le remarquer souvent dans les recherches que j'ai eu l'occasion de faire sur la respiration.

Différences. — Les différences que nous avons à noter ne portent que sur l'anatomie du poumon. En raison de l'isolement complet des cavités des plèvres, les poumons ne sont, chez aucun autre animal, solidaires l'un de l'autre, comme on le remarque chez les solipèdes. Le pneumothorax, lorsqu'il se produit, peut donc être unilatéral, et par conséquent beaucoup moins grave. Notons aussi que chez les *ruminants*, le lobe antérieur droit se replie en avant du cœur et s'avance à gauche, ce qui fait que le médiastin chez ces animaux se trouve dévié de ce côté. De plus le tissu pulmonaire est très-nettement divisé en lobules, par d'épaisses lames de tissu cellulaire. Ces caractères se retrouvent à un moindre degré chez le *porc*. Le poum on des *carnassiers* est très-souvent pigmenté et affecte une couleur grise ou noirâtre.

D. DE L'ABDOMEN.

L'*abdomen* est cette vaste cavité, située en arrière du thorax, renfermant les organes principaux de la digestion avec leurs glandes annexes et une partie de l'appareil génito-urinaire, limitée en avant par le diaphragme, en haut par la section lombaire de la colonne vertébrale, en bas et sur les côtés par des parois spéciales et comprenant en arrière un diverticule plus étroit, la cavité pelvienne ou le *bassin* circonscrit par les rayons supérieurs des membres postérieurs et le sacrum. En raison des organes spéciaux qui forment les parois du bassin et de ceux qu'il renferme, nous l'étudierons à part et nous assignerons à l'abdomen, pour limite postérieure, l'ouverture appelée *détroit antérieur*, formée par le bord antérieur des coxaux et le sacrum.

A l'extérieur, les côtes et les saillies des coxaux limitent d'une façon assez nette la cavité abdominale. Néanmoins, si l'on se rappelle ce que nous avons dit des attaches du diaphragme et de sa courbure, il est bien évident que l'abdomen est beaucoup plus étendu qu'il ne le paraît à l'extérieur, et qu'une bonne partie se trouve située en regard des côtes ; aussi ferons-nous rentrer les hypochondres dans la description des parois abdominales, ce qui est suffisamment justifié par la raison qu'un corps pénétrant entre les cartilages costaux arrivera dans la cavité abdominale.

La forme générale de l'abdomen varie dans des limites assez grandes suivant les individus. Chez quelques-uns, et surtout dans les races communes nourries avec des aliments grossiers, la masse intestinale, volumineuse, donne un grand développement à l'abdomen dont les parois molles se prêtent avec la plus grande facilité aux changements de volume des organes qu'elles renferment, ainsi qu'on s'en aperçoit facilement chez les femelles en état de gestation; chez d'autres, au contraire, les parois, retirées sur elles-mêmes, indiquent à peine une légère courbure du sternum au pubis; cette dernière forme, désignée en extérieur sous le nom de *ventre levreté*, indique généralement un état maladif des organes de la digestion.

Dans les différentes espèces de nos animaux domestiques, la forme du ventre varie beaucoup : on le trouve très-développé chez les ruminants et surtout chez le bœuf, le lapin est dans le même cas; les carnassiers, au contraire, se font remarquer par un abdomen de petites dimensions.

Ainsi que nous l'avons fait pour le thorax, nous envisagerons successivement en deux chapitres les parois abdominales et les organes qu'elles renferment.

CHAPITRE PREMIER

DES PAROIS ABDOMINALES

La paroi antérieure ayant déjà été décrite sous le nom de *région diaphragmatique*, il nous reste à parler de la paroi supérieure ou *région lombaire* et des parties molles qui ferment l'abdomen par côté et en bas, que nous décrirons sous le nom de *paroi inférieure* et de *parois latérales;* nous appellerons la partie qui correspond aux cartilages costaux, *région de l'hypochondre*, et celle qui se trouve immédiatement en arrière *région du flanc*.

§ 1. — Paroi supérieure ou région lombaire.

La région lombaire, désignée en extérieur sous le nom de *rein*, fait suite à la région dorsale ; ses limites latérales nettement indiquées par le bord externe des apophyses transverses, qui surplombent légèrement le flanc, lui donnent une largeur plus grande qu'à la région dorsale, néanmoins elle se trouve essentiellement composée par les mêmes couches. Comme le dos, le rein peut être double, c'est-à-dire que les muscles spinaux peuvent faire saillie de chaque côté de la ligne médiane et limiter une sorte de sillon dont le fond correspond au sommet des apophyses épineuses des vertèbres lombaires.

La peau qui recouvre la région lombaire est fixe et assez épaisse. Au-dessous d'elle, on trouve un tissu conjonctif peu abondant, mais qui néanmoins se charge de graisse avec assez de facilité. Lorsque le pannicule adipeux fait défaut, on reconnaît, après l'enlèvement de la peau, l'aponévrose du grand dorsal, doublée à la partie antérieure de celle du petit dentelé postérieur. Ces lames aponévrotiques sont séparées de la première couche musculaire par un tissu conjonctif assez abondant.

Celle-ci, très-épaisse, de section prismatique, remplit en entier l'angle formé par les apophyses transverses et les apophyses épineuses des vertèbres ; elle est constituée par l'ilio-spinal dans sa portion appelée masse commune, doublée en arrière par la pointe antérieure du grand fessier ; l'aponévrose nacrée de l'ilio-spinal se prolonge jusqu'au bord antérieur de l'ilium en passant sous le prolongement du muscle principal de la croupe.

On trouve encore, appliqués contre les apophyses épineuses, les faisceaux lombaires du transversaire épineux du dos et des lombes et, dans l'intervalle des apophyses transverses, les fibres des intertransversaires.

Après avoir enlevé toutes ces couches, on se trouve en présence des vertèbres lombaires, qui ne présentent à considérer dans leur portion épineuse rien dont nous n'ayons déjà parlé à propos des dernières dorsales ; mais leurs apophyses transverses sont tout à fait caractéristiques. Leur grand développement leur a fait donner le nom de *costiformes ;* aplaties de dessus en dessous, elles s'étendent horizontalement en travers jusqu'à une distance de 12 à 14 centimètres du corps de la vertèbre, les premières sont légèrement incurvées en arrière et les postérieures en avant. Disons encore que la cinquième s'articule en arrière avec la sixième et celle-ci avec la première vertèbre sacrée par de véritables arthrodies, pourvues d'un ligament périphérique et d'une synoviale.

Au-dessous des vertèbres, la paroi supérieure de l'abdomen présente encore deux couches musculaires profondes ; la première formée par un muscle mince, divisé en faisceaux, qui a été appelé carré des lombes ; la seconde, beaucoup plus importante, constituée par les deux muscles grand et petit psoas, ce dernier situé en dedans du premier. Les psoas sont eux-mêmes recouverts par une aponévrose, très-forte en arrière, mais beaucoup plus mince en avant, appelée *fascia iliaca* ou aponévrose lombo-iliaque, qui forme le véritable plafond de la cavité abdominale.

Les *vaisseaux* de la paroi supérieure sont les artères et les veines lombaires, qui s'espacent d'une manière régulière entre chaque apophyse transverse ; on leur distingue une branche supérieure ou lombo-spinale pour les muscles, les téguments de la partie supérieure de la région et la moelle épinière, et beaucoup plus considérable que l'inférieure qui dessert le psoas.

Les *nerfs* lombaires suivent un trajet analogue à celui des vaisseaux et se divisent, comme les artères, en deux branches, l'une supérieure, l'autre inférieure.

Différences. — A part les dimensions plus ou moins grandes de cette région chez les divers animaux et la direction des apophyses transverses, on ne trouve rien de bien particulier à signaler.

§ 2. — Paroi inférieure de l'abdomen.

Très-naturelle au point de vue chirurgical, la paroi inférieure de l'abdomen, qui répond à toute l'étendue du grand droit, s'étend de l'appendice xiphoïde du sternum au pubis et. s'avance sur les côtés jusqu'à une ligne qui passerait un peu au-dessous de l'extrémité inférieure de la première côte et viendrait rejoindre le pubis en passant en dedans des anneaux inguinaux. Cette délimitation fait voir que cette paroi est beaucoup plus large dans son milieu qu'à chacune de ses extrémités.

La peau de la région possède une extrême mobilité, excepté au niveau de la cicatrice ombilicale, où elle adhère à une sorte de pédicule qui se sent très-bien au-dessous d'elle ; les poils qui la recouvrent, fins et longs, deviennent rares et courts en approchant du pubis. En avant de cet os se voient, chez le mâle, le fourreau, les bourses et les mamelles chez la femelle ; nous en ferons une description particulière.

La couche de tissu conjonctif sous-cutané offre une certaine importance ; quoique assez peu développée dans les circonstances ordinaires, elle est susceptible d'acquérir une grande épaisseur lorsqu'elle est infiltrée de sérosité, et rien n'est plus fréquent que de constater, sur les parois abdominales, des œdèmes considérables à la suite de plaies ou de contusions des parois latérales ou même supérieures de l'abdomen ; l'anasarque en détermine presque toujours ; on en trouve également dans l'ascite. Ce tissu conjonctif s'infiltre aussi facilement de graisse.

La troisième couche est formée par la tunique abdominale, vaste expansion de tissu fibreux jaune, épaisse en avant du pubis, et dont la force diminue au fur et à mesure qu'on se rapproche des parties latérales ; ses fibres se dirigent d'avant en arrière. La tunique remplit le rôle d'une sangle élastique dont les dimensions sont d'autant plus grandes que le poids qu'elle a à supporter est plus considérable ; c'est un obstacle mécanique qui agit par sa propriété rétractile pour conserver aux parois abdominales un développement en rapport avec celui des organes qu'elles sont chargées de maintenir. La tunique abdominale est très-intimement unie à l'aponévrose du grand oblique.

Cette dernière s'unit à celle du muscle petit oblique, ce qui nous engage à en faire une seule couche ; à la rigueur même, vu les adhérences que ce plan contracte avec la tunique abdominale, on pourrait comprendre ces trois lames fibreuses dans une même description, si elles n'étaient formées de tissus différents. Les fibres des muscles obliques n'ont cependant pas une même direction, celles de l'oblique superficiel se dirigeant d'avant en arrière et de dehors en dedans, tandis que les fibres du petit oblique ont une direction tout à fait opposée. Jusque sur les limites latérales de la région qui nous occupe, les deux plans restent séparés, mais à partir du bord externe du grand droit, on voit les fibres se mêler, se natter pour ainsi dire, et ne plus former qu'un seul plan d'une résistance extrême. En arrivant sur la ligne médiane, les fibres aponévrotiques se croisent avec celles des muscles du côté opposé, ce qui fait que l'épaisseur de l'aponévrose en est au moins doublée. On a donné au cordon qui en résulte le nom de *ligne blanche*.

Au-dessous de l'aponévrose des obliques, on voit les muscles grands droits qui occupent toute l'étendue de la région ; leurs fibres, dirigées dans le sens antéro-postérieur, sont attachées en avant sur l'appendice postérieur du sternum et les cartilages costaux, et se terminent en arrière par un tendon qui passe entre les deux anneaux inguinaux pour aller s'attacher au bord antérieur du pubis. Ces fibres sont, de distance en distance, interrompues par de beaux tendons nacrés disposés les uns à côté des autres de manière à simuler des bandes aponévrotiques festonnées, disposition qui rend ces muscles polygastriques ; les tendons s'attachent pour la plupart aux fibres profondes de l'aponévrose des obliques.

Les muscles droits sont aussi doublés intérieurement par une autre aponévrose qui appartient au muscle transverse, et qui est beaucoup plus forte en avant qu'en arrière, où elle dégénère en tissu conjonctif ; il résulte de cette disposition que les droits sont enveloppés dans une véritable gaîne que l'on pourrait comparer aux aponévroses d'enveloppe des muscles des membres et qui est bien faite pour assurer l'énergie de leurs contractions.

Entre le muscle transverse et le péritoine, on trouve une couche de tissu conjonctif à laquelle on a donné le nom de *fascia transversalis,* près de l'arcade crurale, au point où elle s'épaissit et devient lamineuse. Il s'accumule souvent, dans ce tissu conjonctif sous-péritonéal, une assez grande quantité de graisse, surtout aux environs de la ligne blanche, ce qui donne aux parois abdominales une plus grande épaisseur en ce point. La présence de cette graisse donne au feuillet péritonéal une grande mobilité.

De l'ombilic. — L'ombilic est une région fort limitée qui se traduit quelquefois à l'œil par un léger relief siégeant sur la partie moyenne de la ligne blanche, et qui donne au toucher la sensation d'une cicatrice arrondie, reliée aux organes sous-jacents par une sorte de cordon. Lorsqu'on a enlevé la peau et le *fascia superficialis,* on se

trouve en présence d'une ouverture très-petite, irrégulièrement arrondie, complétement bouchée par du tissu conjonctif dans lequel se
remarquent de petits pelotons de graisse qui viennent souvent faire
hernie sous la peau ou à l'orifice interne. Ce dernier, généralement peu
apparent, est réuni au péritoine par un tissu conjonctif plus court, et
laisse échapper un mince cordon, enveloppé dans un repli du péritoine, qui va aboutir au cul-de-sac antérieur de la vessie et qui est la
trace de l'ouraque. Il est rare que l'on rencontre chez l'adulte rien qui
ressemble aux vestiges des artères ombilicales ; mais, chez le fœtus, ces
vaisseaux, enveloppés par la membrane amniotique, traversent l'anneau
et vont se rattacher au système vasculaire général. On peut les retrouver
chez l'animal né depuis peu, dans un état plus ou moins parfait, souvent même, au moment de la naissance, les artères ombilicales sont
encore très-perméables et peuvent être la cause d'hémorrhagies graves,
si l'on ne prend le soin d'appliquer une ligature sur le cordon. Ce dernier
ne tarde pas à se détacher en masse et se rompt toujours au même endroit, au niveau du point où la peau se réfléchit sur lui ; par suite
d'un travail ultérieur, la peau se soude ensuite avec le tissu conjonctif
du cordon et forme une cicatrice qui devient de jour en jour plus petite et plus dense.

Assez souvent au moment de la naissance, l'ouverture aponévrotique
qui livre passage au cordon ombilical, trop large pour ce dernier,
laisse passer en même temps une anse d'intestin, qui arrive jusque
sous la peau et produit une tumeur plus ou moins volumineuse ; dans
quelques cas même, la peau non adhérente au cordon laisse échapper
au dehors l'anse intestinale ; on remédie dans les premiers temps
de la vie assez facilement à cet inconvénient, par des soins appropriés. On cherche, après avoir réduit la hernie, à produire une union
des parois aponévrotiques et de la peau, et on y arrive le plus souvent.
Mais lorsque la tumeur est ancienne et que les bords nets et déjà cicatrisés de l'ouverture se prêtent mal à une réunion, il arrive souvent que
la hernie ne peut être contenue.

Les vaisseaux de la paroi abdominale inférieure sont peu volumineux ; les *artères* sont : 1° l'abdominale antérieure, branche de la thoracique interne, qui passe sous l'appendice xiphoïde et se place sur la
face supérieure du grand droit ; 2° l'abdominale postérieure, fournie
par l'artère prépubienne, située à son origine, en dedans du collet
de la gaîne vaginale, qui se place entre le petit oblique et le transverse,
et longe ensuite le bord externe du grand droit ; 3° la sous-cutanée
abdominale, qui vient également de l'artère prépubienne, mais par
la honteuse externe, et se place entre la peau et la tunique abdominale ; l'extrémité terminale de cette artère, s'infléchit en avant de
l'ombilic et forme là une anastomose par inosculation d'un très-petit
volume.

On trouve des *veines* satellites de ces artères, mais il faut signaler de plus la racine inférieure de la sous-cutanée thoracique, dont le trajet est très-bien indiqué par le bord supérieur du pectoral profond, et qu'on peut faire apparaître par une compression en arrière de l'épaule.

Les *lymphatiques* viennent se rendre dans les ganglions axillaires et inguinaux.

Les *nerfs* sont fournis par les dernières paires dorsales, par les intercostaux, et par les paires lombaires.

Au point où ces différents organes traversent les aponévroses de la région, les fibres s'écartent et forment une ouverture ordinairement losangique.

Différences. — Elles consistent principalement dans le plus ou moins de force de la tunique abdominale : celle-ci, ainsi que nous l'avons déjà dit, étant destinée à faire équilibre à la pesanteur qui tend à faire tomber les organes renfermés dans la cavité abdominale, est d'autant plus développée que la masse des organes digestifs est plus considérable. Plus forte encore chez les grands ruminants que chez le cheval, elle disparaît presque dans les carnassiers. Signalons encore chez les animaux ruminants la présence, autour de l'ombilic et sous la peau, de muscles protracteurs et rétracteurs du fourreau chez le mâle, muscles dont les vestiges existent également chez la femelle, et enfin, chez cette dernière, l'existence d'une veine volumineuse, sous-cutanée abdominale, dont le volume est en rapport avec l'activité de la sécrétion lactée, et qui rampe sous la peau pour rentrer ensuite dans la cavité thoracique à côté de l'appendice xiphoïde par une ouverture appelée *porte* ou *fontaine du lait* par les éleveurs. Tous les mammifères domestiques autres que les solipèdes et les ruminants, portent en outre des mamelles situées en couche plus ou moins continue au-dessous de la peau de la paroi abdominale et jusque sur la région pectorale. Très-peu apparentes dans l'état ordinaire, ces glandes augmentent considérablement l'épaisseur des parois abdominales pendant la période de lactation. Étudiées isolément, elles ne diffèrent pas, comme constitution, de celles des autres animaux (1).

§ 3. — Paroi latérale de l'abdomen.

Très-vaste, la paroi latérale de l'abdomen est limitée en avant par la région costale, en bas par le bord externe du grand droit, en haut par les apophyses transverses des vertèbres lombaires, en arrière par le bord externe de l'ilium et le pubis ; elle comprend les cartilages costaux, ainsi que nous l'avons déjà dit. Sa grande étendue nous engage à la diviser en trois régions que nous appellerons, *région de l'hypochondre*, *région du flanc* et *région inguinale ;* nous étudierons en même temps le *fourreau* et la *région scrotale* qui lui sont annexés, ainsi que les *mamelles*.

(1) Voyez *Mamelles.*

a. — RÉGION DE L'HYPOCHONDRE.

L'hypochondre, qui a pour base les arcs cartilagineux des côtes asternales, forme une région allongée, convexe, qui s'étend obliquement de la dernière côte au sternum entre la région costale et le flanc.

La peau ne présente rien de particulier à considérer. Au-dessous d'elle il n'existe qu'un tissu conjonctif très-peu abondant qui l'unit d'une façon intime avec le peaucier; les fibres de ce dernier sont en ce point dirigées d'avant en arrière. Sous le peaucier, se trouve une couche de tissu conjonctif assez épaisse qui permet les déplacements du tégument. Comme pour la région costale, lorsqu'on fait mouvoir la peau en cet endroit, on entraîne en même temps le muscle qui lui est propre.

La tunique abdominale se prolonge sur la région en une belle lame de couleur jaune qui recouvre les fibres charnues du muscle grand oblique. Celles-ci, obliquement dirigées en arrière et en bas, présentent des dentelures antérieures en nombre égal à celui des côtes sur lesquelles elles s'attachent. Elles recouvrent inférieurement les fibres les plus antérieures du droit de l'abdomen ; supérieurement elles s'appliquent immédiatement sur les cartilages costaux et les muscles qui les réunissent.

Les cartilages costaux, en forme de baguettes allongées à pointe dirigée en avant et en bas, s'accolent en arrière les uns des autres et sont réunis par de petits ligaments élastiques et par les prolongements des muscles intercostaux externes et internes; leur mobilité est très-grande, et ils peuvent subir, dans leurs rapports les uns avec les autres, des changements assez considérables sans qu'il en résulte des désordres notables. Les contusions de la paroi thoracique en ce point sont rarement suivies de fractures des cartilages, la côte se rompant plutôt sur sa convexité.

Au-dessous des cartilages, on rencontre les dentelures de la portion charnue du transverse de l'abdomen, entre-croisées avec celles du diaphragme, dont la bande charnue périphérique appartient aussi en partie à cette région. Enfin une couche celluleuse assez abondante sépare ces organes du péritoine.

Comme on le voit, la région de l'hypochondre est assez compliquée. Les vaisseaux qu'on y rencontre, peu volumineux, donnent rarement lieu à des hémorrhagies considérables ; les artères sont formées par les intercostales qui viennent se réunir à l'artère asternale qui rampe en dedans du cercle cartilagineux et donne une artère pour chaque espace. Les nerfs proviennent également des intercostaux.

Différences. — Chez le *bœuf,* le diaphragme s'attachant sur l'avant-dernière côte, le dernier espace intercostal doit également être compris dans cette région.

b. — RÉGION DU FLANC.

Le *flanc*, compris entre la dernière côte et le bord antérieur de l'ilium, borné en haut par la région lombaire, en bas par la région abdominale inférieure, présente des formes extérieures assez différentes suivant les animaux et leur état d'embonpoint. Très-creux à sa partie supérieure chez les sujets maigres et à jeun, sa dépression est à peine marquée chez les animaux gras. Le *creux du flanc* est borné en bas par une saillie oblique, la *corde du flanc*, plus prononcée en arrière qu'en avant, où elle se perd insensiblement. A partir de la corde, le flanc se porte en bas et en dedans, d'une façon beaucoup plus prononcée qu'il ne le paraît au premier abord, car le pli du grasset, par sa direction verticale, semble le continuer inférieurement.

La peau, mince et mobile, se trouve rattachée aux organes sous-jacents par un tissu conjonctif très-abondant, entremêlé de fortes fibres élastiques ; dans la partie antéro-inférieure de la couche sous-cutanée, on remarque la pointe postérieure du peaucier qui vient se perdre en avant du grasset. Il est à remarquer qu'une lame fibreuse assez solide, sorte d'aponévrose de contention, recouvre les fibres du muscle grand oblique.

Celui-ci appartient à la région du flanc par une partie de sa portion charnue et de son aponévrose ; la portion charnue forme une bande correspondant au creux du flanc et à son bord antérieur ; les fibres sont dirigées en arrière et en bas, l'aponévrose fait partie de la corde et se prolonge au-dessous d'elle.

Sous le grand oblique, on trouve la portion charnue du muscle petit oblique dont les fibres, recouvertes d'une resplendissante aponévrose, ont une direction tout à fait opposée à celle du premier muscle et sont par conséquent obliques en avant et en bas. Les deux obliques sont séparés l'un de l'autre par un fascia assez lâche.

En troisième couche musculeuse se rencontre le transverse : ses fibres charnues, qui existent seulement dans le creux du flanc, sont continuées dans le reste de la région par l'aponévrose.

Enfin il existe dans les *parois du flanc* une couche aponévrotique très-peu abondante qui unit le transverse au péritoine d'une manière assez lâche pour qu'il soit toujours facile de séparer ces deux plans.

Envisagées dans leur ensemble, les parois du flanc sont très-bien organisées pour protéger les organes sous-jacents, en vertu de la direction différente des trois plans musculaires qui les forment et de leur épaisseur.

Les *artères* sont toutes d'un petit volume, elles proviennent de la branche inférieure des lombaires, ou de la circonflexe iliaque ; les *veines* se rendent aux vaisseaux de même nom. Il en est de même des *nerfs* qui proviennent des paires lombaires.

Différences. — Le flanc est beaucoup plus large et plus prononcé chez les *ruminants* que chez les solipèdes, ce qui tient à la longueur plus considérable de la région lombaire, chez ces animaux; il est également plus creux à gauche qu'à droite; enfin il se remplit complétement dans le cas de météorisme et fournit un excellent signe pour le diagnostic. Disons encore que les parois sont plus épaisses; le petit oblique et l'aponévrose du transverse notamment sont plus forts que chez les solipèdes.

C. — RÉGION INGUINALE.

Cette petite mais très-importante région est située en avant du pubis, en dehors de ce que nous avons appelé la paroi inférieure de l'abdomen, à laquelle nous avons assigné pour limites celles du grand droit. A la réalité, la région inguinale fait partie de la paroi inférieure, mais nous l'avons réunie à la paroi latérale pour maintenir autant que possible l'homogénéité dans nos régions.

La région inguinale est, sur l'animal vivant, cachée en partie par le *fourreau* ou les *testicules*, ou par les *glandes mammaires*, suivant le sexe; ces organes, situés dans la région, seront décrits après elle.

La tunique abdominale ayant été mise à nu par l'ablation des parties qui recouvrent la région inguinale, on remarque, de chaque côté de la ligne médiane, à quelques centimètres en avant du pubis et du col de l'ilium, une ouverture longue de 7 à 8 centimètres, étroite, obliquement dirigée en arrière, en bas et en dedans : c'est le *canal inguinal*, dont la paroi postérieure est formée par l'*arcade crurale*. Autour de ces deux parties les parois abdominales possèdent des caractères spéciaux d'une grande importance : la tunique abdominale, extrêmement forte et épaisse, laisse voir des plis longitudinaux ou légèrement radiés ; elle est très-intimement unie à l'aponévrose du grand oblique. La portion charnue du petit oblique descend en ce point jusque sur le tendon prépubien ; l'aponévrose du transverse, qui fait presque complétement défaut, est transformée en un tissu conjonctif qui ne conserve plus qu'une forme vaguement lamellaire : aussi, lorsqu'on examine les parois abdominales par leur face interne, aperçoit-on très-nettement les fibres du petit oblique à travers le péritoine et l'aponévrose du transverse.

Mais les changements les plus intéressants sont subis par l'aponévrose du grand oblique : arrivée en avant de la cuisse, cette aponévrose se dédouble ; l'un des feuillets, qui descend sur la face interne de la cuisse et enveloppe les muscles de cette région, a reçu le nom d'*aponévrose crurale interne :* sa description rentre dans celle de la région crurale ; l'autre, beaucoup plus important, rentre dans la cavité abdominale et forme l'*arcade crurale*.

L'*arcade crurale*, encore appelée *ligament de Fallope* ou *ligament de*

Poupart, nom qu'elle mérite bien réellement en raison de ses attaches, est un large ruban attaché d'un côté sur l'angle externe de l'ilium, de l'autre sur le bord antérieur du pubis ; sa face antérieure est divisée en deux parties, l'une interne, qui forme la paroi postérieure du canal inguinal, l'autre externe, qui donne attache à une partie des fibres du petit oblique ; la face postérieure, concave, embrasse les muscles rotuliens, le long adducteur de la jambe, le pectiné, et les vaisseaux cruraux au point où ils sortent de la cavité abdominale, d'où le nom d'*arcade* qui a été donné à ce ligament ; son bord supérieur, très-consistant en dehors, où il s'attache sur l'aponévrose lombo-iliaque, devient plus mince à sa partie interne et moyenne, et se prolonge à la surface du muscle long adducteur de la jambe et du *fascia iliaca* avec lequel il ne tarde pas à se confondre. Le bord inférieur adhère à celui de l'aponévrose du grand oblique ou se continue avec l'aponévrose fémorale.

Le *canal inguinal*, par lequel sortent le cordon testiculaire et l'artère honteuse chez le mâle, ou les vaisseaux mammaires de la femelle, est un conduit d'une longueur de 7 à 10 centimètres environ, auquel nous pouvons reconnaître un *orifice inférieur*, un *supérieur* et une partie intermédiaire.

L'*orifice inférieur* ou *anneau inguinal inférieur*, percé dans les fibres de l'aponévrose du grand oblique, et dont la direction a déjà été donnée, présente deux bords ou *piliers*, l'un antérieur, l'autre postérieur, formés par des fibres courbées en arc, et deux *commissures* dont l'interne, formée par le tendon prépubien commun aux muscles abdominaux, est de beaucoup la plus forte.

L'orifice *supérieur, anneau inguinal supérieur*, très-petit chez la femelle, embrasse étroitement les vaisseaux mammaires, chez le mâle ; l'ouverture, plus considérable, tout en étant cependant moins grande que l'inférieure, est parfaitement limitée, et se présente sous la forme d'une fente allongée, à bords nettement définis, sur lesquels se prolonge le péritoine, pour aller former le revêtement séreux de la tunique vaginale.

Le *canal* inguinal proprement dit affecte la forme d'un conoïde à base inférieure, aplati d'avant en arrière, dont la paroi antérieure est formée par les fibres les plus internes du petit oblique, et la postérieure par le feuillet aponévrotique que nous avons appelé arcade crurale.

De la disposition anatomique du canal inguinal, nous pouvons tirer des inductions pathologiques importantes au point de vue de la formation des hernies. L'étroitesse du canal et la disposition du péritoine qui se replie autour des vaisseaux mammaires, sans pénétrer dans l'intérieur du canal, fait écarter immédiatement l'idée de leur possibilité sans déchirure préalable chez la jument. Mais chez le cheval, l'ouverture beaucoup plus considérable, la présence du repli péritonéal qui constitue une sorte de guide pour la pénétration d'une anse d'intestin, rendent ces cas pathologiques assez fréquents. Néanmoins, il est de toute nécessité, pour qu'une hernie se produise, qu'il y ait dilatation de l'anneau supérieur, et dans ce cas, toutes les parties du canal ne concourent pas à son extension dans la même mesure. La présence de l'arcade crurale en arrière et du tendon prépubien en dedans rendent impossible ou tout au moins extrêmement difficile un élargissement de ces deux côtés. C'est donc aux dépens de la commissure externe ou du bord antérieur qu'il peut se faire. Ici, en effet, nous avons des parties molles facilement déprimables, car les fibres du muscle petit oblique et l'aponévrose du grand oblique sont loin d'offrir en dehors la résistance du tendon commun des muscles abdominaux.

Le canal inguinal livre passage au cordon testiculaire, chez le mâle ; l'importance de cet organe et ses rapports avec le testicule nous engagent à le signaler seulement ici pour y revenir plus loin avec détails.

Vaisseaux et nerfs. — Les *artères* de la région sont : l'artère prépubienne et ses divisions, l'*abdominale postérieure*, la *honteuse externe*, la *sous-cutanée abdominale* et la *circonflexe iliaque*. L'artère prépubienne naît de l'iliaque externe, au niveau du bord antérieur du pubis, elle traverse ensuite l'anneau crural pour se placer sur la face antérieure de l'arcade crurale, près de l'anneau inguinal supérieur ; là elle se partage en deux branches qui sont appelées *abdominale postérieure* et *honteuse externe*. L'abdominale postérieure passe en dedans de l'anneau supérieur, entre ses bords et la tunique vaginale en croisant la direction du cordon spermatique, et se place entre le petit oblique et le grand droit pour pénétrer ensuite dans ce dernier muscle. La position de cette artère est très-importante à connaître, si l'on ne veut la blesser dans les débridements qu'exige l'opération de la hernie étranglée. L'*artère honteuse externe* descend sur la paroi postérieure du canal inguinal, sur l'arcade crurale, franchit l'anneau inférieur et se partage en deux branches, l'une qui appartient à la verge, la dorsale antérieure, l'autre, appelée *sous-cutanée abdominale*, qui se dirige en avant, à la face superficielle de la tunique abdominale, en longeant l'insertion du ligament suspenseur du fourreau. L'artère *circonflexe iliaque* donne, par sa branche postérieure, un certain nombre de petits rameaux peu importants, qui s'anastomosent avec ceux de l'abdominale postérieure.

Les *veines* ont un trajet à peu près identique à celui des artères.

Les *lymphatiques* se rendent aux ganglions inguinaux et iliaques.

Les *nerfs*, peu importants, proviennent des paires lombaires.

d. — DU FOURREAU.

Le fourreau, formé par un repli de la peau de la région abdominale, est disposé en forme de cavité logeant la partie libre de la verge lorsque celle-ci est à l'état de flaccidité. Pendant l'érection, le fourreau disparaît et la portion de peau qui le forme sert à recouvrir l'organe considérablement grossi, qui semble ainsi prendre naissance à la région pubienne. C'est l'analogue du prépuce de l'homme.

La peau du fourreau, très-mince, fine et onctueuse, ne possède de poils que sur sa face externe et encore y sont-ils fins et rares ; on rencontre souvent vers le bord libre et de chaque côté, surtout chez l'âne et le mulet, des rudiments de mamelons. En se repliant dans la cavité, la peau devient extrêmement fine ; presque toujours elle se présente marbrée de taches noires et blanches, et renferme, dans son épaisseur, une grande quantité de glandes sébacées sécrétant une humeur onctueuse abondante d'odeur spéciale, forte et pénétrante, qui peut, en s'accumulant, se durcir et causer un prurit violent ; dans certains cas même, la quantité en est assez considérable pour comprimer fortement la verge et donner lieu à des excoriations, qui ont une grande tendance à s'agrandir lorsqu'on n'y remédie pas par des soins de propreté.

Entre les deux feuillets de la peau du fourreau, on ne rencontre qu'une lame aponévrotique épaisse, décomposable en plusieurs feuillets, dont quelques-uns proviennent directement du dartos, et sont par conséquent élastiques, et même contractiles. C'est à ces feuillets aponévrotiques qui se prolongent de chaque côté sur la tunique abdominale, et semblent s'y attacher, qu'on a donné assez improprement le nom de *ligaments suspenseurs du fourreau.*

La seule *artère* importante qu'on rencontre de chaque côté du fourreau a déjà été citée plusieurs fois : c'est la sous-cutanée abdominale.

Les *lymphatiques* se rendent aux mêmes ganglions que ceux de la région précédente, et les nerfs proviennent de la même source.

Différences. — Le fourreau du *bœuf*, étroit et peu saillant, s'avance beaucoup plus loin que chez le cheval, et porte à son entrée un bouquet de poils longs et roides. Il est mû par quatre muscles spéciaux dont nous avons déjà dit quelques mots. Deux de ces muscles tirent le fourreau en arrière et découvrent la verge ; on les appelle *rétracteurs* ou *postérieurs* en raison de leur position. Les deux autres sont opposés aux précédents comme action et comme position ; on les appelle *protracteurs* ou *antérieurs*. Très-développés chez l'animal entier, nous avons déjà signalé leur existence rudimentaire chez la vache.

Chez le *chien*, le fourreau ressemble beaucoup à celui du taureau : comme lui, il est étroit et long, et présente des muscles moteurs : la partie du tégument repliée en dedans est mince et de belle couleur rose.

Le fourreau du *porc*, étroit et plus allongé encore que chez les ruminants, présente près de l'ouverture antérieure une poche formée par un repli de la peau, qui s'ouvre dans la cavité du fourreau et sécrète un liquide onctueux, d'odeur spéciale et très-désagréable, qui se mêle à l'urine.

Le fourreau des *rongeurs* est reporté, comme celui du chat, en arrière, dans la région périnéale. Les poils qui le recouvrent sont longs et fins ; il est pourvu d'un muscle rétracteur.

e. — RÉGION SCROTALE OU DES BOURSES.

La région scrotale, parfaitement délimitée, située dans la région inguinale, a la forme d'un sac divisé en deux parties par un raphé qui prolonge celui de la région périnéale. Dans la plupart des cas, les deux moitiés du scrotum ne sont pas situées au même niveau ; c'est presque toujours le côté gauche qui descend le plus bas, disposition qui a évidemment pour but d'éviter la compression des testicules l'un par l'autre dans le brusque rapprochement des cuisses.

La forme du scrotum varie dans une mesure assez considérable suivant l'âge, les races, et même les moments de la journée, ou l'état du sujet. Chez les poulains, chez lesquels les testicules sont encore engagés dans le canal inguinal, les bourses sont peu accusées, ratatinées, et forment une saillie molle. Dans les races de chevaux fins, et surtout chez les chevaux orientaux, les testicules, très-volumineux, donnent à la région une grande extension et le scrotum apparaît très-nettement avec son aspect biloculaire. Enfin le froid, en provoquant la contraction des fibres musculaires du dartos, retire les bourses sur la région inguinale, tandis que la chaleur les laisse très-pendantes, et dessine alors à la région supérieure une sorte de rétrécissement ou de collet. Notons en passant que ce dernier état doit disposer aux varices du cordon.

On rencontre assez fréquemment des bourses qui ne renferment qu'un seul testicule, et on a donné aux animaux qui présentent cette particularité le nom de *monorchides*. Cette dénomination, qui laisserait supposer qu'il n'existe qu'un testicule, est presque toujours fautive ; le deuxième étant resté dans la cavité abdominale ou engagé dans le canal, la véritable monorchidie est un fait extrêmement rare, ainsi qu'on peut s'en assurer chez les animaux auxquels on a enlevé le testicule apparent, et qui conservent tous les défauts et les appétits des entiers. Quant aux cas où l'on a dit avoir constaté trois testicules, ils mériteraient d'être étudiés de nouveau, car on a pu prendre pour un troisième organe une tumeur ou un kyste séreux.

Lorsqu'on procède à la dissection des bourses, on rencontre successivement cinq couches distinctes formant les parois de deux cavités dans lesquelles sont logés les organes essentiels, c'est-à-dire les testicules, et superposées dans l'ordre suivant :

1° La peau ;

2° Le dartos ;

3° Une couche aponévrotique ;

4° Le crémaster ;

5° La tunique fibreuse doublée de la tunique vaginale.

1° La peau, appelée *scrotum*, extrêmement mince et recouverte de poils fins et courts, présente, sur la ligne médiane la continuation du raphé qui doit servir de guide lorsqu'on veut pénétrer dans l'un ou l'autre des sacs dartoïques. Au toucher, la peau du scrotum semble très-mobile, mais ce n'est là qu'une illusion, car elle adhère d'une façon extrêmement intime à la deuxième couche ou au dartos ; ce qui fait que cette dernière membrane est toujours entraînée dans les déplacements de la peau. Le siége du mouvement n'est donc pas directement au-dessous de la peau, mais bien dans la couche cellulaire qui sépare le dartos de la tunique fibreuse et du crémaster.

L'extensibilité des deux couches ainsi réunies est assez grande pour permettre à des tumeurs ou à des collections séreuses très-considérables de se développer dans les bourses ; mais, dans ce cas, la peau du fourreau, celle du ventre, des cuisses et du périnée est entraînée de proche en proche, et sert à l'extension ; aussi, lorsque la tumeur est extraite, une partie du tégument reprend sa place ; nous disons une partie, car si la tumeur a été considérable, il reste toujours un excédant de l'enveloppe tégumentaire qui devra être excisé, si l'on ne veut voir les bords de la plaie se replier en dedans sous l'influence de la rétractilité propre au derme et de la contraction des fibres dartoïques, et nuire ainsi à la cicatrisation. C'est peut-être à un phénomène pathologique de cette nature que l'on doit de voir se former, dans quelques cas, la tumeur du cordon appelée *champignon*, qui apparaît surtout lorsque la cicatrisation de la plaie des bourses n'est pas assez rapide.

2° Le *dartos*, dont nous venons de faire en partie l'histoire avec celle du scrotum, devrait peut-être, au point de vue chirurgical, former une seule couche avec le tégument, car il est uni d'une façon tellement intime à la peau, qu'il devient très-difficile, même dans les dissections les plus minutieuses, de séparer ces deux membranes. Le dartos est constitué par un mélange de fibres musculaires de la vie organique et de fibres élastiques, dirigées en sens différents, ce qui lui donne l'aspect d'un réseau ; il est formé de deux poches, qui répondent chacune à un canal inguinal, et s'adossent sur la ligne médiane pour former une double cloison dont les lames, en s'écartant supérieurement, donnent passage à la verge. Les bords de chaque poche se perdent, en s'amincissant graduellement, dans le fourreau, sur les parois du ventre, la face interne des cuisses, le périnée et la verge.

Nous avons déjà dit que le dartos se contracte sous l'influence du froid, et retire les bourses vers la région inguinale en produisant cet état chiffonné si caractéristique que l'on observe surtout le matin.

3° La *tunique fibro-cellulaire* sous-jacente au dartos, assez épaisse et très-lamelleuse, se décompose facilement en feuillets dont le nombre ne peut être fixé et dépend de l'habileté de la dissection. Au pourtour de l'anneau inguinal inférieur, le tissu dont elle est formée se continue avec l'aponévrose du grand oblique. En arrière et en bas, vers le point qui correspond à la queue de l'épididyme, le tissu se condense et s'attache si fortement à la tunique fibreuse qui double en dehors la tunique vaginale, qu'il est nécessaire, pour l'en séparer, d'exercer une forte traction, ainsi qu'on peut s'en assurer dans l'opération de la castration dite à testicules couverts.

4° Le *crémaster* ou *tunique érythroïde* est habituellement décrit comme une membrane d'enveloppe du testicule. C'est une bandelette musculaire d'un rouge vif, attachée en haut à la surface interne du *fascia iliaca* et qui descend dans le canal inguinal appliqué au côté externe de la tunique fibreuse ; il vient s'épanouir inférieurement sur son cul-de-sac où il se termine par de petits tendons qui s'attachent sur cette dernière membrane. En raison de sa forme, le crémaster mérite donc très-peu la dénomination d'enveloppe : aussi est-ce tout simplement pour nous conformer à l'usage général que nous lui conservons ce titre, le côté externe de la tunique fibreuse seulement étant en partie protégé par ce muscle. Lorsque le crémaster se contracte, il détermine l'ascension du testicule vers la région inguinale ; sa construction diffère de celle du dartos en ce qu'elle détermine des mouvements brusques et généralement de peu de durée. Néanmoins pendant la castration il peut opposer une certaine résistance assez soutenue aux efforts de l'opérateur.

5° La *tunique fibreuse* propre, l'enveloppe la plus complète du testicule, se continue par son extrémité supérieure avec le *fascia transversalis;* rétrécie dans sa partie moyenne, qui enveloppe le cordon testiculaire, elle s'élargit à sa partie inférieure, et prend un aspect piriforme pour envelopper le testicule sur lequel elle se moule exactement. A son extrémité supérieure elle communique librement avec la cavité abdominale, et se trouve tapissée, à son intérieur, par un diverticule du péritoine que l'on nomme *tunique vaginale* et qui enveloppe le testicule et le cordon de la même manière que le péritoine enveloppe les organes de la cavité abdominale, c'est-à-dire qu'on peut lui reconnaître un feuillet pariétal et un feuillet viscéral. Le feuillet pariétal tapisse toute l'étendue de la gaîne fibreuse ; arrivé à son bord postérieur, il se replie pour envelopper le cordon testiculaire et le testicule, et forme ainsi un frein séreux allongé comme la partie rétrécie de la tunique fibreuse elle-même ; le frein s'arrête au niveau de la queue de l'épididyme, ce qui fait que le testicule proprement dit est libre dans la partie piriforme de la gaîne. La présence du frein séreux explique pourquoi, dans l'hydrocèle, le testicule se trouve toujours situé à la partie postérieure de la tumeur; car le liquide, dilatant l'enveloppe, repousse toutes les membranes, et le cordon suit la paroi postérieure à laquelle il se trouve attaché. Il sera facile de comprendre la formation de la tunique vaginale après la description du développement du testicule que nous donnons plus loin.

Il est très-important, dans le débridement des hernies étranglées, de connaître exactement la disposition, dans l'intérieur du canal inguinal, de la tunique fibreuse doublée de la gaîne péritonéale qu'on appelle quelquefois en vétérinaire, par un singulier pléonasme, *gaîne vaginale*. Voici la description qu'en donne M. Bouley (1) : « La gaîne vaginale rappelle assez bien la disposition d'une cornue dont le tube serait rétréci à la limite de son tiers supérieur, au lieu d'avoir une forme régulièrement cylindrique. Ainsi configuré, le goulot de la gaîne vaginale a quelque analogie de forme avec le sablier des anciens. Au point de vue du rôle du *sac herniaire*, que la gaîne vaginale remplit forcément lorsque l'intestin s'y est engagé, la disposition que nous venons de rappeler a une importance considérable, car elle est la condition de l'étranglement qui complique d'une manière presque fatale les hernies récentes du cheval. C'est en effet au niveau de cette partie rétrécie du goulot de la gaîne, qui constitue, dans le cas de hernie, le *collet du sac*, que s'opère la constriction du viscère hernié, et non à l'orifice supérieur du canal inguinal, comme le professait Girard..... la constriction n'a lieu que par un point exclusif de la gaîne, c'est-à-dire par son collet, et c'est exclusivement sur ce point rétréci, sur ce collet, que doit être pratiquée l'incision qui débride l'organe étranglé. »

Du testicule et du cordon testiculaire. — Le testicule est un organe de forme ovalaire, généralement d'un volume un peu plus considérable à gauche qu'à droite, aplati d'un côté à l'autre, et dont l'axe principal est légèrement incliné en arrière, en bas et en dedans. Il est libre au fond de la gaîne vaginale, mais ne peut cependant éprouver que de très-petits déplacements, en raison de l'étroitesse de l'espace qui le renferme et de la présence du cordon qui le rattache, par l'intermédiaire du frein péritonéal, au bord postérieur de la gaîne. C'est son bord supérieur qui reçoit les vaisseaux et les nerfs, et qui suit le canal déférent. Le testicule est enveloppé par une tunique albuginée extrêmement forte, dans l'épaisseur de laquelle on voit ramper les magnifiques réseaux vasculaires de l'organe. En avant et vers le bord supérieur, la tunique externe présente un épaississement dans lequel passent les canaux séminifères et auquel on a donné le nom de *corps d'Highmore*. De sa face interne la tunique albuginée envoie des prolongements qui forment, à l'intérieur de l'organe, des loges dans lesquelles sont renfermés les canalicules séminifères. Quant à ces derniers, ils sont groupés, par deux ou trois, en lobules d'où émergent les canaux droits qui traversent le corps d'Highmore pour aller former l'épididyme.

Malgré la grande densité de son enveloppe, le testicule donne, sous la pression, la sensation d'un corps assez mou, comme fluctuant, état qu'il est très-important de connaître, car on pourrait croire, dans certains cas, qu'il renferme de la sérosité ou du pus. Lorsqu'il est enflammé, le testicule prend une consistance plus grande, et comme la tunique propre est par sa nature peu extensible, il en résulte une compression considérable des nerfs de l'organe, qui donne lieu aux atroces douleurs que

(1) *Nouveau Dictionnaire pratique*, t. IX, p. 201.

l'on constate chez l'homme et que l'animal manifeste si bien par la fièvre, la difficulté de la marche et l'attention extrême qu'il met à éviter tous les mouvements brusques qui pourraient amener une compression par les cuisses.

En sortant du testicule, les canalicules droits se réunissent pour constituer une vingtaine de canaux dits *efférents* qui s'anastomosent eux-mêmes après avoir décrit un certain nombre de flexuosités, formant, par leur ensemble, une sorte de corps vermiforme, couché sur le bord supérieur du testicule et auquel on a donné le nom d'*épididyme*. On aperçoit très-bien, à travers la membrane d'enveloppe de l'épididyme, les circonvolutions décrites par les canaux efférents.

Envisagé dans son ensemble, l'*épididyme* présente à considérer une tête, tournée en avant, par où pénètrent les canalicules ; une partie moyenne, rétrécie, aplatie d'un côté à l'autre, rattachée au testicule par un ligament séreux ; et une queue ou partie postérieure, d'où s'échappe un canal unique que nous allons examiner sous le nom de *canal déférent*. La queue de l'épididyme, mieux détachée que la tête, forme cette espèce de petit sphéroïde qui est comme surajouté à l'extrémité postérieure du testicule et dont les formes se dessinent même à travers toutes les enveloppes.

Le *canal déférent* se détache de la queue de l'épididyme et se porte en haut et un peu en avant vers l'anneau inguinal ; il est enveloppé dans un repli particulier de la séreuse du cordon et s'élève à 2 ou 3 centimètres en arrière des vaisseaux spermatiques. On le reconnaît facilement, au toucher, à sa consistance plus dure que celle des vaisseaux et à son volume qui est à peu près celui d'une plume à écrire.

Quant aux autres organes qui constituent le cordon, ce sont des artères et des veines, qu'on trouve réunies en un paquet assez volumineux occupant le bord antérieur, et s'étendant jusqu'au bord supérieur du testicule. L'artère grande testiculaire émerge de l'aorte dans la cavité abdominale et descend directement vers l'anneau inguinal supérieur. Arrivée sur le testicule, elle le contourne sur sa grande courbure en partant de son bord postérieur. On voit s'échapper, de chaque côté du rameau principal, des divisions flexueuses du plus bel effet. La petite testiculaire n'arrive pas jusqu'au testicule ; elle se distribue aux parties constituantes du cordon.

Les veines du testicule se réunissent en deux ou trois troncs assez volumineux, formant en avant du canal déférent un plexus très-compliqué, presque toujours variqueux chez les animaux âgés, et qui finit par constituer, à la partie supérieure du canal, un tronc unique qui va se jeter dans la veine cave postérieure.

Les lymphatiques du cordon sont nombreux et volumineux, souvent variqueux comme les veines. Ils se déversent dans les ganglions souslombaires.

Les nerfs proviennent du sympathique par les plexus pelviens.

Indépendamment des vaisseaux spermatiques et du canal déférent, on rencontre, entre les deux lames de la séreuse du cordon testiculaire, un véritable muscle assez volumineux, formé de fibres de la vie organique, qui prennent naissance au niveau de la partie supérieure du canal et descendent jusque sur le testicule ou l'épididyme où elles se terminent. Ce muscle, décrit pour la première fois par M. Bouley (1), serait d'après lui l'agent de la contraction forte et soutenue qui maintient souvent, dans la castration à testicules découverts, le testicule contre l'anneau inguinal inférieur. Il est bien certain que ce muscle doit avoir une certaine force de contraction, car il possède un volume assez considérable ; mais quoique les enveloppes soient, dans ce genre d'opération, complétement incisées, le crémaster peut cependant encore agir sur le testicule par l'intermédiaire du frein séreux du cordon, ainsi que je m'en suis assuré.

La région scrotale, indépendamment des vaisseaux propres du testicule et du cordon, reçoit des branches de l'artère honteuse externe : ce sont de fins ramuscules dont la section ne détermine jamais d'hémorrhagies dont on ait à se préoccuper. Il en est de même des veines, qui cependant sont plus volumineuses.

Les *lymphatiques* se rendent aux ganglions inguinaux.

Les *nerfs*, au nombre de trois, proviennent de la troisième paire lombaire et méritent une mention particulière : l'un, désigné sous le nom du *nerf inguinal interne*, se place au côté interne du canal inguinal, les deux autres, *nerfs inguinaux externes*, au côté externe, ainsi que l'indique leur nom. Tous trois situés sous le péritoine, abandonnent quelques filets aux muscles abdominaux et au crémaster et vont se ramifier dans les enveloppes testiculaires ainsi que dans la peau de la région inguinale et le fourreau.

Développement. — Il suffira, pour comprendre de quelle manière se forment les enveloppes testiculaires, de décrire la marche du testicule de la cavité abdominale dans le sac scrotal. C'est en effet pendant cette migration que se constituent en réalité le cordon, la tunique fibreuse, la tunique vaginale, et dirons-nous le canal inguinal lui-même, car avant cette époque ce dernier n'est guère qu'une fente peu apparente. Le scrotum et le dartos seuls existent, mais avec un développement peu considérable, avant la descente du testicule.

Le testicule du fœtus très-jeune flotte librement dans la cavité abdominale, suspendu à un repli séreux qui deviendra plus tard le frein du cordon. Les vaisseaux et les nerfs sont également épars. Mais, à cette époque, on remarque que le testicule présente à son bord postérieur une adhérence avec un funicule gros et court, qui, d'après quelques auteurs, serait de nature musculaire et prolongerait le crémaster, faisant saillie dans la cavité abdominale et attaché, d'autre part, sur le

(1) *Recueil de Médecine vétérinaire*, 1853.

bord antérieur du pubis ou dans le sac scrotal. En raison des usages qu'on lui attribue, on a donné à cette production le nom de *gubernaculum testis ;* par ses contractions ou par son raccourcissement, le *gubernaculum* attire le testicule vers l'anneau inguinal, et en même temps se dépouille de la portion de péritoine qui recouvrait son extrémité proéminente interne ; cette partie de séreuse servira à former la tunique vaginale. Avant la naissance, on remarque déjà qu'au niveau de l'anneau inguinal, il se présente une dépression dans laquelle le testicule se trouve engagé. Chez certaines espèces, tout le travail de la descente du testicule dans les bourses est effectué au moment de l'accouchement, mais, chez les solipèdes, le testicule reste engagé dans le trajet inguinal près de dix mois encore après la naissance. Il est facile maintenant de se rendre compte de la manière dont se forment les différentes parties des enveloppes. Le péritoine qui recouvre le cordon et le testicule est le même que celui qui les enveloppait déjà dans la cavité abdominale. La lame pariétale ou tunique vaginale provient d'une partie de la lame pariétale de l'abdomen qui a glissé de proche en proche, et aussi de celle qui recouvrait le *gubernaculum*. La tunique fibreuse provient du *fascia transversalis* refoulé par la marche du testicule dans le canal inguinal; quant au crémaster, qui était déjà formé, mais faisait partie des parois abdominales, et que quelques auteurs font même venir d'un faisceau du petit oblique, il suit dans sa marche le fascia transversalis sur lequel il se trouve appliqué. La couche aponévrotique sous-jacente au dartos dépend de l'aponévrose du grand oblique et du fascia superficialis. C'est lorsque la descente est complète que se forment les poches dartoïques et que s'agrandit le scrotum.

Différences. — C'est seulement chez les solipèdes et les ruminants que les testicules sont situés dans la région inguinale. Chez les carnivores et le porc on les trouve reportés à la région périnéale, au-dessous de l'anus, et leur forme varie dans une assez large mesure suivant les espèces. Mais à part la position et la forme, la superposition des couches et l'arrangement des parties constituantes du cordon sont sensiblement les mêmes chez tous.

Chez les *ruminants*, la masse représentée par le scrotum et les testicules est volumineuse, pendante entre les cuisses et de forme ovoïde, avec un collet supérieur bien marqué ; le scrotum est rougeâtre, les testicules plus allongés, comme la masse elle-même ; l'épididyme possède une tête large recouvrant une partie du bord antérieur du testicule, la partie moyenne est très-rétrécie et la queue, libre, s'infléchit en dedans et en haut pour se continuer par un canal déférent d'un diamètre plus fin que celui du cheval.

Les testicules du *chien* et du *chat* sont arrondis et situés au-dessous de l'anus, ils deviennent rarement pendants chez le chien. Mais, en général, de même que chez le porc, les bourses sont peu détachées des parties voisines.

La tunique vaginale, chez le *lapin*, est couchée sous le pubis, et le fond est situé sous l'ischion, le crémaster enveloppe complétement la tunique fi-

breuse. Les testicules, allongés et relativement très-volumineux, ne descendent que très-tard dans les bourses.

f. — RÉGION MAMMAIRE.

Les mamelles, spéciales à la femelle et chargées de sécréter le lait,
sont deux glandes en grappe composées, situées dans la région inguinale, au même point que les testicules du mâle. Rudimentaires avant
l'âge adulte, les mamelles se développent pendant les derniers mois de
la première gestation, conservent un volume considérable pendant
la lactation, et diminuent ensuite pour s'accroître périodiquement
chaque fois que la conception a eu lieu.

A l'extérieur, chaque mamelle représente une masse hémisphérique,
comprimée sur sa face interne par celle du côté opposé, présentant
vers son milieu un prolongement appelé *mamelon* ou *trayon*, qui est
percé à son extrémité de plusieurs orifices communiquant avec les
sinus galactophores, et d'où s'échappe le lait par la succion ou la
compression.

La peau qui recouvre les mamelles, noire, mince et très-douce au
toucher, présentant des poils rares et fins, glisse avec la plus grande
facilité sur une couche conjonctive et élastique sous-jacente.

Celle-ci, épaisse et formée de plusieurs lames, sert à rattacher les
mamelles aux parois du ventre et du périnée et en même temps à les
isoler l'une de l'autre; en effet, elle se prolonge sur la ligne médiane
entre les deux lobes, et va s'attacher sur la tunique abdominale et dans
l'entre-deux des cuisses; de sa face interne elle envoie dans l'intérieur des glandes des prolongements qui servent à isoler les lobules qui
les constituent.

Au-dessous de la tunique fibro-élastique et dans les aréoles que forment ses prolongements internes, se rencontre le tissu glandulaire,
analogue à celui des glandes salivaires. Il présente des grains ou *acini*,
réunis sur les *canaux lactifères* de manière à former des sortes de grap-
pes. Les canaux se rassemblent entre eux, et finissent par constituer
des conduits principaux, volumineux, qui viennent s'ouvrir dans les
sinus galactophores. Ces derniers, dans lesquels s'accumule le lait sécrété, sont généralement au nombre de deux pour chaque mamelle,
mais on peut en trouver un plus grand nombre; ils communiquent le
plus souvent les uns avec les autres, et sont prolongés dans le mamelon par des *canaux excréteurs* indépendants dont les orifices, très-
étroits, sont comme percés à l'emporte-pièce sur le sommet du mamelon. Les canaux excréteurs, les sinus, les canaux lactifères et les
vésicules aciniennes sont tapissés par une membrane muqueuse très-
fine.

Entre les parties sécrétantes de la glande et dans l'intérieur de la lame aponévrotique qui isole les acini, on rencontre souvent des pelotons adipeux ou même de la graisse en couche continue.

Les *artères* des mamelles proviennent d'une branche postérieure ou *mammaire* de la honteuse externe après son trajet dans le canal inguinal.

Les *veines* sont volumineuses et nombreuses.

Les *nerfs* proviennent de la troisième paire lombaire par les nerfs inguinaux.

Les inflammations qui se développent dans les différents tissus qui composent la mamelle, peuvent se diviser en trois catégories : 1° les inflammations superficielles ou sous-cutanées, qui siégent dans le tissu fibro-élastique ; 2° les inflammations profondes ou sous-mammaires, et 3° les inflammations parenchymateuses. Les deux premiers modes ressemblent aux inflammations qui se remarquent dans le tissu conjonctif des autres parties du corps. Quant aux inflammations parenchymateuses, elles sont très-fréquentes dans la période de la lactation, surtout chez la vache, et on leur donne généralement le nom de *mammite*. Généralement la mammite n'attaque qu'un des lobules, mais elle peut se propager, par continuité de tissu, aux voisins, et il se développe une série d'abcès dont le siége varie et se trouve dans chacun des lobes mammaires ; aussi est-il nécessaire de chercher à circonscrire autant que possible l'inflammation aussitôt qu'elle a été reconnue : or il importe de savoir que, quoi qu'on fasse, cette inflammation arrivera presque inévitablement à la suppuration. L'abcès pourra s'ouvrir sur la muqueuse ou se frayer un chemin par la peau. Si les moyens abortifs n'ont pas réussi, plusieurs chirurgiens donnent le conseil d'ouvrir d'un coup de bistouri, au niveau de la tumeur, l'abcès déjà formé, ou s'il ne l'est pas encore, de hâter ainsi la guérison par un débridement. Il n'est pas rare de constater, après l'inflammation d'un lobe mammaire, son atrophie, et par suite la disparition de ses fonctions.

Différences. — Rien n'est plus variable que la position, la forme et le volume des mamelles chez les différentes espèces ; la *vache* possède quatre mamelles et quatre mamelons. Souvent même on rencontre deux autres mamelles supplémentaires, qui le plus souvent ne sécrètent pas de lait, il existe seulement un sinus galactophore à la base de chaque mamelon ; ceux-ci, plus longs et plus gros, sont percés d'un seul canal excréteur.

La *brebis* et la *chèvre* n'ont, comme la jument, que deux mamelles avec deux mamelons ; le *pis* est très-volumineux chez les *chèvres* et pend souvent très-bas.

Chez la *truie*, la *chienne* la *lapine*, les mamelles, ainsi que nous avons déjà eu l'occasion de le dire, sont rangées en deux séries latérales qui occupent non-seulement la région inguinale, mais encore toute l'étendue de la paroi abdominale et s'avancent même jusque sur la région pectorale ; leur nombre varie suivant les espèces. La truie peut en avoir sept paires, ordinairement elle n'en porte que six. La chienne possède cinq mamelles de chaque côté, et la chatte quatre. Chez tous ces animaux, le mamelon présente de six à huit orifices, et ce sont toujours les glandes postérieures qui sont les plus développées.

Il résulte de cette disposition particulière que les mamelles reçoivent du sang des artères abdominales antérieures et thoracique, et que cette dernière peut alors porter le nom de mammaire.

Les mamelles de la chienne sont fréquemment le siége d'une tumeur sarcomateuse, que l'on peut enlever avec assez de facilité, mais qui a l'inconvénient de se reproduire et souvent de se généraliser.

CHAPITRE II

DE LA CAVITÉ ABDOMINALE.

Envisagée d'une façon générale, la cavité abdominale se montre sous la forme d'un ovoïde presque régulier, dont le grand axe est obliquement dirigé de haut en bas et d'arrière en avant, de telle sorte que la grande extrémité correspond à l'entrée du bassin, tandis que la petite vient s'appuyer sur l'appendice xiphoïde du sternum. En raison de la grande convexité du diaphragme, dont les bords se raccordent trèsbien avec la courbe des parois abdominales inférieures et latérales, la cavité abdominale est beaucoup plus spacieuse qu'elle ne le paraît à l'extérieur. La flèche de courbure du diaphragme, variable du reste dans les mouvements respiratoires, n'est pas moindre de 35 à 40 centimètres sur des chevaux de taille moyenne.

Les parois de la cavité abdominale sont symétriques ; aussi nous a-t-il suffi d'une seule description pour faire connaître les deux côtés. Mais il n'en est plus ainsi des organes qu'elle renferme, nous pouvons même dire qu'aucun de ces organes, à l'exception des reins, n'a son analogue du côté opposé ; aussi le côté droit et le gauche exigent-ils des descriptions spéciales ; de plus, la fixité des organes abdominaux n'est obtenue que par des liens lâches et mobiles, ce qui change constamment leurs rapports ; le volume n'est pas moins sujet à variations, et dépend du moment de la journée, de l'intervalle de temps qui sépare le moment de l'examen de celui du repos, de l'état de gestation, etc. Il résulte de toutes ces considérations que la description des organes de la cavité abdominale ne peut être faite avec une précision rigoureuse et que si les rapports que nous donnerons ici se rencontrent le plus souvent sur le cadavre, des conditions nombreuses peuvent les faire varier sur le vivant.

Nous commencerons l'étude de la cavité abdominale en donnant une idée succincte de la position des organes par rapport aux parois abdominales, en un mot, en faisant l'*anatomie des plans*, afin de permettre au chirurgien de juger de l'étendue et de la gravité des lésions déterminées par un corps qui aurait pénétré dans l'abdomen ; nous étudierons ensuite le *péritoine* et ses *dépendances ;* puis nous reviendrons avec quelques détails sur les *organes digestifs* et leurs *annexes.*

§ 1er. — Anatomie des plans.

Nous suivrons pour l'étudier l'ordre que nous avons adopté pour décrire les parois.

1° *Région diaphragmatique.* — En arrière du diaphragme on rencontre le foie, situé surtout en haut dans la portion droite, et s'avançant à gauche dans la partie inférieure ; sur la face antérieure de ce viscère se voit le sillon formé par la veine cave postérieure ; la veine porte et l'appareil des canaux biliaires rampent sur sa face postérieure ; l'œsophage traverse le diaphragme et s'ouvre dans l'estomac qui occupe en arrière du foie la région centrale du diaphragme. Dans la partie dite sus-sternale de la région diaphragmatique se trouve la deuxième courbure du côlon replié, située un peu au-dessus et à gauche de la première ; le duodenum, placé à droite et au-dessus de l'estomac, appartient aussi, par son origine, à cette partie de l'abdomen.

2° *Région lombaire.* — Les organes de cette région sont placés en dedans ou en dehors du péritoine ; citons, dans cette dernière position, les reins et les uretères. Les reins, situés au-dessous des apophyses transverses des vertèbres lombaires et du psoas, s'avancent jusqu'à la dernière côte, le droit même est recouvert par l'avant-dernière. Protégés par des tissus d'une grande épaisseur, les reins ne sont pas accessibles au chirurgien, excepté par leur bord externe sur lequel on pourrait à la rigueur parvenir, mais en passant en dehors des apophyses costiformes des vertèbres lombaires par le flanc. Les uretères sont aussi situés au-dessus du péritoine et marchent en arrière jusqu'à la vessie. En avant des reins, on rencontre le pancréas, traversé par la veine porte ; sur la ligne médiane, deux vaisseaux volumineux : à gauche, l'aorte abdominale avec ses branches principales, le tronc cœliaque en avant, les artères grande et petite mésentériques, les rénales ; à droite, la veine cave. L'aorte passe entre les deux piliers du diaphragme.

Les viscères abdominaux situés en dedans du péritoine, sont : à droite et en avant, la crosse du cæcum fixée à la région sous-lombaire, au-dessous du rein droit, par une surface non recouverte par la séreuse ; et le duodenum qui la contourne en dehors, pour se porter ensuite en travers et à gauche ; sur la ligne médiane, la quatrième portion du côlon replié et l'origine du côlon flottant qui lui fait suite.

3° *Paroi inférieure.* — Toute l'étendue de la paroi inférieure de l'abdomen qui correspond, ainsi que nous l'avons dit, à la largeur des muscles grands droits, est occupée par le côlon replié et par l'extrémité flottante du cœcum. Sur la ligne médiane et un peu à droite, la première portion du côlon replié, qui se porte en avant, décrit la courbure sternale et se continue par la deuxième portion, laquelle se prolonge jusqu'à l'entrée du bassin ; la troisième portion est logée dans le flanc gauche. Entre la première et la deuxième portion du côlon, on voit flotter la pointe du cœcum, libre dans une étendue de 25 à 30 centimètres et pouvant, par conséquent, se dévier en avant ou en arrière. Souvent aussi, dans le même intervalle, on trouve une ou plusieurs anses d'intestin grêle.

4° *Paroi latérale de l'abdomen.* — Nous l'avons divisée en trois sous-régions appelées l'*hypochondre*, le *flanc* et la *région inguinale.*

Dans la région de l'*hypochondre* droit sont situés : le lobe droit du foie avec le lobule de Spigel, ainsi qu'une bonne partie du lobe moyen, et la quatrième partie du côlon replié, située en avant de la portion moyenne du cœcum. Dans l'*hypochondre* gauche, on trouve la rate et la partie antérieure des deuxième et troisième portions du côlon replié.

Le flanc droit recouvre la majeure partie du cœcum et quelques circonvolutions du côlon flottant et de l'intestin grêle. Dans le gauche se trouvent la deuxième et la troisième partie du côlon replié ; ce n'est que tout à fait en haut, dans le creux, qu'on trouve les circonvolutions de l'intestin grêle et du côlon flottant.

Au niveau des deux régions inguinales se rencontre la courbure pelvienne du côlon, ainsi que quelques anses d'intestin grêle. Quand la vessie est très-remplie, elle s'avance sur la paroi abdominale inférieure et occupe en partie les régions inguinales.

Différences. — C'est chez les *ruminants* que l'on trouve les différences les plus grandes dans l'anatomie des plans de la cavité abdominale. L'énorme développement des estomacs, qui remplissent à eux seuls plus des quatre cinquièmes de la cavité abdominale, change d'une façon considérable les rapports des organes avec les parois.

C'est ainsi que toute la paroi abdominale, tout l'hypochondre, le flanc gauche et une bonne partie de la région diaphragmatique sont occupés par les estomacs et surtout par le plus grand, le *rumen*. Le *réseau* est logé dans l'hypochondre gauche, le *feuillet* dans la partie centrale diaphramatique, et la *caillette* occupe l'hypochondre droit. Le rumen touche à la paroi sous-lombaire gauche et au rein du même côté, il s'avance en arrière jusqu'à l'entrée du bassin. Toute ponction, ouverture, ou blessure pratiquée dans le flanc gauche, arrivera nécessairement sur lui. Aussi voit-on chaque jour les individus les moins habiles pratiquer la ponction du rumen sur des moutons ou sur des bœufs.

L'hypochondre gauche renferme également la rate, attachée par un court repli à la panse. Dans le droit, on rencontre le foie et une partie de la masse intestinale. Le flanc droit, toujours plus creux que le gauche, répond aussi à l'intestin et surtout aux circonvolutions intestinales ; de même, c'est de ce côté que se porte l'utérus pendant la gestation ; aussi devient-il assez facile de percevoir le fœtus à travers les organes, lorsqu'il a acquis un certain développement.

Chez les *carnassiers*, l'estomac, volumineux, descend jusque sur la paroi inférieure, surtout après le repas, et souvent même jusque vers l'ombilic. Dans toute la partie postérieure se rencontrent le côlon transverse et l'intestin grêle. Le flanc droit est occupé par le côlon ascendant, le gauche par le côlon descendant. Le foie est limité à la région diaphragmatique droite.

La disposition des organes abdominaux du *porc* se rapproche beaucoup de celle des carnassiers. Citons cependant un cœcum plus volumineux logé entre deux lames péritonéales et placé dans le flanc droit.

Chez le *lapin* l'estomac est presque limité à la région diaphragmatique ; le gros intestin qui présente un cœcum presque semblable à celui du cheval, est logé dans le flanc droit ; à la paroi abdominale inférieure correspond également un côlon très-volumineux et bosselé.

§ 2. — Du péritoine.

Le péritoine est la membrane séreuse qui tapisse l'abdomen, le diverticule du bassin, et se replie sur les organes abdominaux, soit pour les envelopper d'une façon à peu près complète, soit pour les recouvrir par une de leurs faces seulement ; cette dernière disposition se fait remarquer surtout pour les organes appliqués contre la région lombaire, tandis que l'intestin, l'estomac, la rate, ne sont dépourvus d'enveloppe péritonéale que dans le point très-limité où les deux feuillets se mettent en rapport l'un avec l'autre, après avoir recouvert les faces de l'organe.

Le péritoine se divise en deux feuillets : pariétal et viscéral. Le feuillet pariétal est appliqué contre les parois abdominales dans toute son étendue ; on peut reconnaître dans sa structure une membrane fibreuse recouverte d'un épithélium ; presque partout, ce feuillet se trouve doublé d'une couche de tissu conjonctif assez épaisse qui explique très-bien sa grande facilité de locomotion, et permet de comprendre comment, dans des hernies très-volumineuses, on trouve une couche séreuse constituant les parois du sac herniaire ; c'est surtout sur les parois abdominales inférieures que cette laxité du tissu conjonctif sous-séreux est portée à son maximum. A la vérité, toutes les hernies ne sont pas enveloppées par le péritoine, et M. Bouley fait très-justement observer, que souvent, dans celles qui sont volumineuses et qui se forment subitement, le péritoine, insuffisamment élastique, peut se rupturer et se rupture très-souvent ; mais les mouvements des intestins lissent et condensent pour ainsi dire le tissu conjonctif, lui donnent une consistance suffisante pour lui faire prendre l'aspect de la membrane, et il se forme ensuite un épithélium, de telle sorte qu'au bout de peu de temps, le nouveau péritoine est raccordé à l'ancien et lui ressemble absolument.

La laxité du péritoine et la facilité avec laquelle on peut l'isoler doivent être mises à profit dans les opérations qui se pratiquent au voisinage de la cavité. Chaque fois que l'on aura à agir dans un point très-rapproché de la cavité abdominale, il sera bon d'éloigner le péritoine avec le doigt, en le décollant ; on doit, autant que possible, éviter la formation des plaies du péritoine, car elles peuvent être très-rapidement mortelles, et si dans quelques cas, et sans qu'on puisse le plus souvent savoir pourquoi, elles paraissent être d'une grande innocuité, on ne doit pas compter sur un résultat favorable constant, rien n'étant aussi variable que la façon dont ces plaies se comportent dans leurs terminaisons. En général, la pénétration de l'air, du pus ou d'autres corps étrangers dans la cavité péritonéale est toujours une circonstance défavorable, et qui entraîne la mort le plus souvent. Néanmoins il existe, indépendamment des susceptibilités individuelles, de grandes différences suivant les espèces, et parmi celles que les vétérinaires sont appelés à soigner, il n'en est pas certainement qui résiste mieux que le chien aux plaies du péritoine. J'ai eu l'occasion de faire très-souvent des fistules de l'estomac ou de l'intestin sur ces animaux, et sur plus de quinze opérations, un seul est mort de péritonite aiguë. Dans une circonstance où j'avais enlevé la rate et où une certaine quantité de sang s'était forcément épanché dans la cavité abdominale, je réunis les lèvres de la plaie par plusieurs points de suture en y comprenant le pédicule qui soutenait le viscère enlevé et dont j'avais lié les vaisseaux en masse; quelques jours après, l'animal enleva les points de suture avec ses dents et fit ainsi une large plaie par laquelle on pouvait facilement passer deux doigts, et qui faisait communiquer librement le péritoine avec l'extérieur. Pendant un mois environ que cette plaie mit à se fermer, l'air entra et sortit à chaque mouvement respiratoire, en produisant un bruit de souffle assez fort, et malgré cela le chien conserva sa gaieté et ne manifesta aucun symptôme grave ; un mois après que la plaie fut fermée, il mourut dans une chloroformisation et je trouvai, à l'autopsie, dans la cavité du péritoine, près d'un litre de pus provenant de l'ancienne plaie.

Le péritoine forme, dit-on, une cavité sans ouverture excepté chez les femelles, où il en existe une au niveau du pavillon de la trompe ; mais, de fait, il n'y a pas de vide réel, puisque les viscères abdominaux et les parois se touchent dans tous les points. Il résulte de cette disposition qu'il est extrêmement difficile qu'une plaie intéresse le péritoine sans léser les organes intérieurs. Si, dans certains cas, une arme a pu pénétrer dans la cavité abdominale sans causer de symptômes trop inquiétants, il ne faudrait cependant pas en conclure que les organes n'ont pas été blessés. Les plaies des viscères abdominaux n'amènent pas toujours des épanchements dans la séreuse, et il suffit souvent, ainsi qu'on peut très-bien s'en rendre compte dans la ponction du gros intestin, que l'instrument soit ténu pour que les plaies qui en résultent passent presque inaperçues, la pression des parois abdominales et des fibres musculaires des organes lésés empêchant la sortie des matières fécales. Travers (1) a pu plonger à plus d'un pied de profondeur une petite épée dans les flancs d'une jument; lorsqu'on abattit l'animal cinq heures après, on trouva l'intestin grêle, le cœcum et le mésentère blessés en plusieurs endroits; les plaies étaient d'une couleur noire, leurs bords en contact, mais non adhérents, et quoique la jument eût mangé abondamment avant l'expérience, on ne trouva aucun épanchement de chyme ou de matières fécales. D'après cette expérience, et une autre à peu près semblable, Travers conclut que l'épanchement n'est pas une conséquence nécessaire des plaies pénétrantes de l'abdomen.

Le péritoine viscéral enveloppe ou recouvre les organes de la cavité abdominale et forme un certain nombre de replis qu'on a appelés *mésentère, méso-côlon, méso-cœcum*, etc. Tous ces replis, qui servent en même temps de moyens d'attache pour les viscères qu'ils enveloppent, offrent une grande importance au point de vue de la fixité des organes, en ce sens que de leur longueur dépend la facilité avec laquelle ces organes pourront se déplacer. Le méso-cœcum, par exemple, rend le déplacement du cœcum solidaire de celui de la première partie du côlon replié; le méso-côlon réunit les deux parties de l'anse côlique; le mésentère, plus long et plus lâche, n'oppose qu'un obstacle bien faible aux mouvements des circonvolutions intestinales qui peuvent se retrouver, pour ainsi dire, dans toutes les parties de la cavité; aussi est-ce l'une des causes qui font que cet intestin, beaucoup plus mobile qu'aucune autre partie du tube digestif, constitue le plus souvent les hernies.

Un des replis les plus remarquables du péritoine est celui qu'il forme autour de l'estomac et auquel on a donné le nom d'*épiploon gastro-côlique*, ou de *grand épiploon*. On voit les deux lames qui viennent de former le ligament hépato-gastrique s'écarter au niveau de la petite courbure de l'estomac, tapisser ses faces et se réunir sur la grande courbure, s'adosser et former ensuite un grand repli, persillé de trous. Par l'une de ses extrémités, le cul-de-sac gauche de l'estomac est attaché à la paroi sous-lombaire, l'autre se prolonge sur le duodenum; par son bord postérieur, il va s'attacher sur la terminaison du côlon replié; de cette manière, le grand épiploon forme une sorte de cavité secondaire dans la grande cavité péritonéale et l'ouverture qui les fait communiquer l'une avec l'autre, dite *hiatus de Winslow*, est comprise entre la veine porte, la veine cave postérieure, l'extrémité antérieure du pancréas et la petite courbure de l'estomac.

Citons encore, parmi les plus importants des replis du péritoine, les ligaments du foie, distingués en *ligaments du lobe moyen, du lobe*

---

(1) B. Travers, *An inquiry into the process of Nature in repairing injuries of the intestines.* London, 1812.

gauche et *du lobe droit;* le *ligament cardiaque,* qui enveloppe la terminaison de l'œsophage ; le *ligament hépato-gastrique,* qui fixe l'estomac dans la scissure postérieure du foie ; l'*épiploon gastro-splénique,* partie du grand épiploon, qui suspend la rate à l'estomac ; les *ligaments de la vessie,* divisés en *moyen* et *latéraux,* et enfin les *ligaments larges* et *ronds* chez la femelle.

Différences. — Le feuillet pariétal du péritoine se comporte à peu près de la même façon chez tous les animaux. On ne trouve des différences bien importantes que pour le grand épiploon. Chez les *ruminants,* il se détache du milieu de la face inférieure de la panse, enveloppe toute la partie droite de ce viscère, et se continue en haut avec le mésentère. Chez les *carnassiers,* l'épiploon descend au-dessous de la masse intestinale jusqu'au bassin et se replie ensuite sur lui-même pour se déployer sur le côlon. La grande étendue de l'épiploon chez tous ces animaux fait qu'on en rencontre souvent de grands lambeaux sortant par les plaies pénétrantes ou formant en partie les tumeurs herniaires.

§ 3. — Des organes digestifs.

La portion abdominale des organes digestifs comprend l'*estomac,* l'*intestin grêle,* le *gros intestin* divisé en *cœcum, côlon replié* et *côlon flottant,* et les glandes annexes, le *foie* et le *pancréas.* La *rate,* dont les fonctions sont plutôt en rapport avec la circulation, se trouve aussi renfermée dans la cavité abdominale.

L'*estomac* est situé dans la région diaphragmatique, beaucoup plus à droite qu'à gauche ; sa capacité moyenne est d'environ 10 litres chez le cheval, mais sur l'animal vivant, ses dimensions varient dans une très-large mesure. Plissé et revenu sur lui-même, dans l'état de vacuité, il peut devenir beaucoup plus volumineux que nous ne l'avons dit, lorsqu'il est fortement distendu par les aliments ; mais quel que soit son état de distension, il n'arrive jamais à toucher la paroi abdominale, la présence de la courbure sternale du côlon l'en empêchant. Sa face antérieure est en rapport à droite avec le foie, à gauche avec le diaphragme, la face postérieure avec la courbure diaphragmatique du côlon ; lorsque le viscère est distendu, la grande courbure s'allonge et glisse entre les deux lames de l'épiploon : il est alors assez difficile d'indiquer exactement ses rapports, le cul-de-sac gauche s'avançant dans l'hypochondre correspondant et même jusqu'au voisinage du flanc.

La face interne de l'estomac montre une muqueuse d'aspect bien différent, suivant qu'on l'étudie à droite ou à gauche. A gauche, elle présente une consistance et une couleur à peu près semblables à celles de l'œsophage ; aussi, dans cette partie du viscère, ne participe-t-elle en rien aux sécrétions et aux fonctions gastriques proprement dites ; du côté droit, au contraire, la muqueuse affecte une couleur rouge brunâtre, et devient très-vasculaire et folliculeuse : c'est la véritable muqueuse stomacale, telle qu'on la rencontre chez tous les animaux, et notamment chez les carnassiers.

Deux ouvertures donnent accès dans l'estomac : l'une est une porte d'entrée pour les aliments, c'est l'orifice œsophagien ; l'autre est leur porte de sortie, c'est le pylore, qui commence le tube intestinal ; elles doivent nous arrêter un instant. La disposition de l'ouverture œsophagienne ou *cardia* a donné lieu à de nombreuses discussions. Nous ne rappellerons pas toutes les idées qui ont été émises à ce sujet, car elles s'écartent, pour la plupart, plus ou moins de la vérité. Chacun de leurs auteurs, partant d'une idée préconçue, voulait y trouver un fait expliquant la difficulté du vomissement chez les solipèdes. La vraie disposition est que l'œsophage s'insère sur la petite courbure perpendiculairement à la paroi stomacale ; l'impossibilité dans laquelle les chevaux sont de vomir tient à une cause qui a été parfaitement mise en lumière par M. Lecoq, à savoir, que, dans l'état normal, l'ouverture cardiaque, étant réduite à rien, supporte, dans la nausée, une pression qui est en raison de son étendue et par conséquent nulle par le fait de l'occlusion complète.

La tonicité des fortes fibres qui terminent l'œsophage suffit et au delà pour maintenir cette ouverture toujours fermée, quelle que soit la pression. Cela est si vrai, que lorsque, pour une cause ou pour une autre, les fibres de la cravate cardiaque viennent à se relâcher, le vomissement s'effectue avec assez de facilité. On ne compte plus aujourd'hui les cas de vomissement chez le cheval, et toujours, lorsque l'autopsie a été faite après le vomissement, l'ouverture œsophagienne a été reconnue très-dilatée. Voyons maintenant dans quelles conditions peut se faire cette dilatation. On a dit très-souvent que le vomissement était un symptôme de rupture de l'estomac. De ce que le plus souvent les chevaux qui ont vomi présentent une rupture stomacale, il ne faut cependant pas en inférer qu'elle existe toujours. En effet, plusieurs chevaux ont pu, après avoir vomi, dans le cours d'une indigestion, se rétablir et vivre ensuite en très-bonne santé, ce qui prouve péremptoirement l'absence de rupture (1). Le cas de M. Félizet, dans lequel un cheval qui avait vomi plusieurs fois, fut tué après un accident et présenta à l'autopsie une dilatation du cardia, « béant au point de permettre la très-libre introduction de l'index sans aucun frottement, » dit l'auteur, et sans déchirure, nous semble juger complétement ces deux propositions : qu'il faut pour qu'un cheval puisse vomir que le cardia soit préalablement dilaté ; et que les chevaux qui vomissent n'ont pas forcément l'estomac déchiré. Mais ce dernier accident se présente très-souvent ; il y a donc lieu de se demander, comment se produit la dila-

(1) Voyez notamment l'article *Indigestion*, par M. H. Bouley, du *Nouveau Dictionnaire*, et les mémoires de MM. Félizet et Dubois, *Recueil de Médecine vétérinaire*, mars 1875.

tation du cardia, quelle est la cause de la rupture et de la grande fréquence du vomissement dans ce cas : c'est à ces deux questions que
répond un mémoire de M. Lavocat, publié dans le *Recueil* (numéro de
mai 1875). Pour cet auteur, ce sont les fibres musculaires de l'estomac
qui déterminent peu à peu, par leurs contractions réitérées, la distension du cardia, dont elles procèdent, ainsi que l'épuisement musculaire qui, frappant ces fibres, les rend inertes et incapables de résister
plus longtemps. Dans une note jointe au même mémoire, M. Arloing
indique comment il est possible que le vomissement ait lieu même après
la rupture de l'estomac : les matières alimentaires répandues dans
l'abdomen n'en sont pas moins pressées par les deux agents principaux du vomissement, le diaphragme et les muscles abdominaux, et
l'effet de la contraction de ces organes sera de faire fuir les substances
liquides ou semi-fluides par l'ouverture qu'elles trouveront béante.
Or, si l'on suppose le cardia dilaté, il n'y a pas de raison pour qu'elles ne
prennent ce chemin plutôt qu'un autre, car la pression se trouve
moins élevée dans la cavité thoracique et par suite dans l'œsophage
que dans un point quelconque de la cavité abdominale. Quant à la
rupture de l'estomac, elle doit être attribuée à la pression énorme qu'il
supporte pendant l'effort qui suit la nausée, et à la distension considérable qu'il présente toujours dans les cas d'indigestion avec sur-
charge alimentaire, et qui a pour effet d'amincir considérablement ses
parois, et par suite de les rendre moins résistantes.

L'ouverture pylorique, percée au fond du sac droit, est entourée par
un sphincter très-fort, qui peut se resserrer au point de boucher complétement la lumière du canal.

Les *artères* de l'estomac viennent du tronc cœliaque par les gastriques antérieure et postérieure. Les *veines* se rendent à la veine porte, les
nerfs proviennent du pneumogastrique et du sympathique, par l'intermédiaire du plexus solaire.

L'*intestin* grêle fait suite à l'estomac et se divise en trois parties, le
duodenum, le *jejunum* et l'*ileum*.

Le *duodenum* est la portion la plus fixe de l'intestin, on pourrait
presque dire de tout le tube digestif; il est maintenu par un court
lien séreux à la paroi sous-lombaire et en dehors de la crosse du
cœcum qu'il contourne à droite, après quoi il traverse la cavité abdominale pour se porter à gauche et se continuer par le *jejunum*.
Sa position doit être bien connue; car on pourrait, si l'on faisait la
ponction du cœcum trop haut, le traverser avant d'arriver dans ce dernier réservoir.

On donne le nom de *jejunum* à toute cette portion de l'intestin
grêle qui flotte dans le flanc gauche et même dans le droit, en arrière
du cœcum; sa longueur est d'environ 20 mètres; il est soutenu par
une lame séreuse, qui commence autour de l'artère grande mésentérique, d'autant plus large qu'elle est plus rapprochée de la termi-

naison de l'intestin. En raison de son petit volume et du grand développement du mésentère, l'intestin grêle se déplace avec la plus grande facilité; aussi forme-t-il la grande majorité des hernies : lorsque celles-ci sont inguinales ou situées sur la paroi abdominale inférieure, on peut dire presque à coup sûr qu'elles sont formées par la dernière portion de l'intestin, et cela en raison des dimensions du mésentère qui le soutient et qui lui permet d'arriver jusqu'à une assez grande distance de son point d'attache. Girard a cependant décrit une hernie inguinale formée par la courbure pelvienne du gros côlon. On en a constaté aussi quelques-unes par le côlon flottant.

L'*iléon* est la dernière partie de l'intestin grêle; il se termine dans la concavité de la crosse du cœcum, au-dessous de l'origine du côlon. L'iléon se distingne à première vue des autres parties de l'intestin grêle par l'épaisseur de ses parois et sa rigidité.

Si maintenant nous examinons l'intestin au point de vue de sa structure, nous lui reconnaîtrons trois tuniques : l'une externe, formée par le péritoine, très-mince et très-adhérente à la tunique musculeuse; celle-ci est formée de deux plans de fibres, les unes longitudinales, superficielles, les autres profondes, circulaires, ces dernières les plus fortes. C'est à leur présence que l'intestin doit ses contractions péristaltiques et antipéristaltiques, si visibles sur un animal récemment tué. Il n'est pas douteux qu'il ne faille attribuer à la grande force de la tunique musculeuse de l'intestin l'innocuité dont jouissent certaines plaies peu étendues : les contractions de la membrane charnue, en rapprochant les lèvres de la plaie, empêchent la sortie des matières alimentaires, et limitent ainsi l'inflammation du péritoine. La tunique muqueuse, recouverte de papilles et de villosités qui donnent au toucher la sensation du velours, adhère à la tunique musculeuse par un tissu conjonctif lâche qui lui permet de glisser sur elle avec facilité. Les plaques de Peyer, qui se remarquent surtout dans la dernière portion de l'intestin grêle, sont le siége d'ulcérations particulières qui caractérisent la fièvre typhoïde.

Le sang arrive à l'intestin grêle par la grande mésentérique, le duodenum reçoit une artère venant du tronc cœliaque. Il n'y a d'important à noter dans ces artères que la disposition anastomotique qui facilite la circulation dans toutes les positions des anses intestinales. C'est par la petite courbure que ces artères arrivent à l'organe ; sur la grande courbure, elles sont réduites à des canaux très-ténus. Les *veines* se réunissent pour former la grande mésaraïque. Les *lymphatiques*, appelés *chylifères*, vont aux ganglions mésentériques. Les *nerfs* dépendent du grand sympathique et proviennent du plexus solaire.

Le *cœcum* occupe le côté droit de l'abdomen, par sa partie supérieure ; la partie moyenne se rapproche de la ligne médiane et il arrive communément de rencontrer son extrémité flottante près de l'appendice xiphoïde et même dans l'hypochondre gauche. En anatomie descriptive, on reconnaît au cœcum une crosse ou extrémité supérieure, une partie moyenne et une pointe ou extrémité inférieure.

La crosse du cœcum est attachée par un tissu conjonctif assez lâche à la région sous-lombaire : du côté droit, elle touche en haut à la face inférieure du rein droit et au pancréas ; en dehors, au flanc droit et au duodenum ; en dedans, elle est en rapport avec la quatrième portion du côlon replié. En se repliant de la paroi sous-lombaire sur le cœcum, le péritoine n'en recouvre pas l'extrémité supérieure ; de même une certaine partie de la face interne est directement en rapport avec la terminaison du côlon replié, et la portion de la séreuse qui passe directement de l'un sur l'autre viscère a reçu le nom de *méso-cœcum*. La crosse ou l'arc du cœcum est la portion de cet organe qui offre le plus d'importance au point de vue chirurgical, car on y pratique assez souvent des ponctions ayant pour but de faire évacuer les gaz qui s'y accumulent dans certaines formes d'indigestions. Le lieu d'élection et le manuel de cette opération devant être décrits dans la seconde partie de cet ouvrage, nous nous contenterons de dire que le cœcum doit toujours être ponctionné assez bas pour que l'instrument pénètre dans la portion qui est recouverte par le péritoine ; plus haut, il y aurait à craindre les blessures du rein ou celles du duodenum, et ces accidents seraient bien autrement redoutables que celui de la double perforation du péritoine.

La partie supérieure de la portion moyenne de l'organe également accessible au chirurgien, répond au cercle cartilagineux des côtes ; mais plus bas le cœcum, ainsi que nous l'avons dit, se porte vers la région médiane de la cavité abdominale et se trouve séparé de l'hypochondre par la première portion du gros côlon. Quant à l'extrémité inférieure, elle se voit entre la première et la deuxième portion de ce même intestin et peut se déplacer assez facilement en raison de l'absence des liens séreux qui unissent les autres parties du viscère. Disons qu'il arrive assez communément de trouver dans le cul-de-sac de la pointe une certaine quantité de graviers formés, pour la plupart, de grains de quartz dont le volume excède rarement celui d'un haricot.

Dans toute son étendue le cœcum se montre bosselé extérieurement, et présente dans la portion moyenne quatre bandes charnues longitudinales destinées à raccourcir l'organe en plissant ses parois et produisant des sillons transversaux et des bosselures. A l'intérieur les sillons s'accusent en relief et forment des replis dont l'usage est incontestablement de donner une plus grande surface d'absorption sous un volume déterminé.

On ne rencontre généralement dans le cœcum que des matières presque liquides et des gaz.

L'intérieur du cœcum montre encore, dans la concavité de la crosse, deux ouvertures, dont l'une, la supérieure, donne accès dans le côlon replié et l'inférieure dans l'intestin grêle; cette dernière est entourée par une valvule appelée iléo-cœcale ou de Bauhin, qui permet bien l'entrée du chyme dans le cœcum, mais qui doit opposer une grande résistance à son retour dans le conduit d'où il vient.

Le *côlon* est un immense réservoir dont la capacité peut atteindre cent litres et qui se divise en deux parties bien distinctes, l'une appelée *côlon replié*, l'autre *côlon flottant*.

Le premier part de la crosse du cœcum, où il présente d'abord un diamètre à peine plus grand que celui de l'iléon, se renfle presque immédiatement, atteint une largeur au moins aussi considérable que celle du cœcum et se porte vers la région sternale de l'abdomen ; pour atteindre cette position, le côlon gagne la paroi abdominale inférieure sur laquelle il se place et cela en vertu de son poids et de la densité des matières qu'il contient; dans cette espèce de renversement, le côlon se place en dehors et à droite de la portion moyenne du cœcum. A partir de la région sternale ou épigastrique, commence la deuxième portion, qui se replie à gauche et en haut, et arrive, toujours appliquée sur la paroi abdominale, jusqu'au pubis droit. Là, le côlon se replie de nouveau à gauche en formant la courbure pelvienne à laquelle fait suite la troisième portion. Jusqu'au pubis le côlon avait à peu près conservé le diamètre que nous avons constaté dans la première partie, mais à partir de la courbure pelvienne il se rétrécit considérablement, et la troisième portion, qui se reporte en avant et à gauche de la deuxième, présente un volume beaucoup plus petit que cette dernière. Au niveau de l'hypochondre gauche, le côlon se replie de nouveau, mais se porte cette fois à droite, au-dessus de la courbure sternale et de la première portion, et forme ainsi la courbure diaphragmatique située à gauche et en arrière de l'estomac ; enfin la quatrième portion, qui vient après cette dernière courbure, occupe l'hypochondre droit pour se porter ensuite dans le plan médian et à gauche de la crosse du cœcum, où elle se termine en se continuant par le côlon flottant. C'est dans cette quatrième portion que le côlon atteint sa plus grande dimension ; il se rétrécit à sa terminaison.

La description du trajet du côlon, que nous venons de donner, diffère un peu de celle que l'on trouve dans les livres classiques, pour la première et la quatrième partie, et de celle que l'on obtient, en remettant les organes en place après les avoir vidés et insufflés, sans avoir brisé leurs liens. Cela tient à ce que le côlon, ne renfermant guère que des aliments compactes, tend à prendre une position très-déclive ; dans le mouvement que la première et la quatrième portion exécutent, elles se placent à droite du cœcum, la première touchant la paroi abdominale inférieure et la quatrième se plaçant au-dessus de la première, dans l'hypochondre droit ; il résulte de cette version, que la partie moyenne du cœcum se trouve reportée vers la ligne médiane du corps, et qu'elle exécute un léger mouvement de torsion qui a pour effet de porter la pointe du côté gauche et quelquefois même en arrière. Nous l'avons déjà dit, nous avons toujours rencontré cette pointe entre la première et la deuxième portion, à gauche de la ligne blanche.

Le *méso-côlon* réunit entre elles la première et la quatrième portion du côlon, ainsi que la deuxième et la troisième, et rend ces portions solidaires les unes des autres.

De même que sur le cœcum, nous trouvons sur le côlon des bandes charnues longitudinales et des sillons transversaux limitant des bosselures ; quatre bandes existent sur la première et la deuxième portion ; une seulement, occupant la convexité, se voit sur la courbure pelvienne et la troisième portion ; trois sur la quatrième, deux seulement se prolongent sur le côlon flottant.

Quant à ce dernier, c'est un tube bosselé d'une longueur de 3 à 4 mètres, dont le mode de fixité et la disposition générale rappellent l'intestin grêle ; il est néanmoins plus volumineux. Ses circonvolutions occupent le flanc gauche et le droit en arrière du cœcum, il se termine en arrière par le rectum. En raison du développement de la portion de mésentère qui le soutient et de son diamètre relativement petit, le côlon flottant peut produire des tumeurs herniaires ; mais il est facile à distinguer de l'intestin grêle par la présence de ses deux bandes charnues et par son diamètre.

La structure des différentes parties du gros intestin du cheval ne diffère pas, à part l'existence des bandes charnues, de celle que nous avons indiquée pour l'intestin grêle. Sur les points où ces conduits sont directement appliqués l'un contre l'autre, ou contre les parois, comme cela arrive pour la crosse du cœcum seulement, le péritoine manque. La membrane charnue est généralement forte, formée de fibres circulaires, et de rares fibres longitudinales. La muqueuse est très-forte et se distingue de celle de l'intestin par l'absence des plaques de Peyer.

Les *artères* proviennent, pour le cœcum, les quatre portions du côlon replié et l'origine du côlon flottant, de la grande mésentérique ; pour le reste du côlon flottant et le rectum, de la petite mésentérique. Toutes les *veines* se rendent à la veine porte ; les lymphatiques, aux ganglions mésentériques, après avoir traversé les paquets de ganglions que l'on rencontre le long des bandes charnues du cœcum ou du côlon. Les *nerfs* sont fournis par le plexus solaire.

Le *foie*, la plus volumineuse de toutes les glandes de l'économie, est situé à droite de la région diaphragmatique de l'abdomen, où il affecte une direction oblique de haut en bas et de droite à gauche ; il dépasse même très-souvent, en haut de l'hypochondre droit, les cercles cartilagineux des fausses côtes et s'avance ainsi jusque dans la région du flanc. Comme tous les organes situés dans cette région, le foie se reporte sensiblement en arrière dans les mouvements d'inspiration.

La face antérieure du foie convexe, appuyée contre le diaphragme, se fait remarquer par une scissure assez profonde qui loge la veine cave postérieure. Cette face regarde aussi le côté droit, et se trouve séparée de l'hypochondre par le diaphragme et le bord aminci du poumon. La face postérieure, tournée en arrière et en dedans, présente également un sillon dans lequel pénètre la veine porte, et d'où sortent les canaux biliaires. La circonférence est amincie et découpée par des échancrures dont la position n'a rien de bien fixe, mais qui permettent cependant de diviser l'organe en trois lobes : un supérieur ou droit, un moyen et un inférieur ou gauche. Généralement le moyen en volume, le lobe droit porte en arrière et tout à fait en haut un petit lobule relié par un frein séreux au rein droit, et qu'on nomme *lobule de Spigel.*

Les gros troncs vasculaires qui pénètrent dans le foie sont, pour cet organe, de puissants moyens de fixité; de plus, on lui reconnaît quatre ligaments particuliers: l'un antérieur, qui va du centre phrénique à la face antérieure; les trois autres sont spéciaux à chaque lobe; celui du lobe droit va de la paroi sous-lombaire au bord supérieur du lobe ; le ligament du lobe moyen est un repli falciforme qui provient de la paroi abdominale inférieure et du milieu du diaphragme; il est remarquable en ce qu'il porte, sur son bord libre, le vestige de la veine ombilicale du fœtus ; enfin, celui du lobe gauche provient du centre aponévrotique du diaphragme et s'insère sur le bord supérieur du lobe.

Le tissu propre du foie se distingue par une couleur brun rougeâtre tout à fait caractéristique et une densité assez considérable qui n'exclut pas une grande friabilité. Cette friabilité est due à ce qu'on rencontre dans son intérieur une très-petite quantité de tissu conjonctif, et à ce que la substance propre de ses lobules est presque entièrement formée de cellules; aussi les déchirures du foie par contre-coup sont-elles assez fréquentes. Il arrive même assez souvent qu'un coup violent porté dans l'hypochondre droit détermine des désordres dans le foie sans que les parois extérieures de la cavité aient été rupturées. Le foie est enveloppé par une mince membrane, peu adhérente au tissu, qu'on a appelée *capsule de Glisson,* recouverte elle-même, dans toutes les parties qui ne touchent pas au diaphragme, par la séreuse de l'abdomen.

Le canal excréteur du foie, appelé *canal cholédoque,* est extrêmement simple chez les solipèdes, chez lesquels l'on ne rencontre pas de vésicule biliaire. Après être sorti de la scissure postérieure, le canal monte entre les deux lames de l'épiploon et aborde le duodenum, à 15 centimètres environ du pylore, au même point que le principal canal pancréatique; à leur entrée dans l'intestin les deux canaux sont entourés par le repli vasculaire qu'on a nommé *ampoule de Vater.*

Le *foie* est un organe très-vasculaire : le sang qui lui arrive vient de deux sources : de l'*artère hépatique,* et de la *veine porte,* tronc formé par les veines qui reviennent de toutes les parties du tube digestif, du pancréas et de la rate. Quant aux vaisseaux efférents, ils forment les veines sus-hépatiques, qui se rendent à la veine cave à son passage dans la scissure antérieure.

Le foie sécrète la bile versée dans l'intestin du cheval d'une façon continue : il est également chargé, ainsi que l'a démontré M. Cl. Bernard, de produire du sucre.

Le *pancréas*, situé sous la région lombaire, au-dessus du péritoine, a une forme assez irrégulière et variable suivant les individus; à notre point de vue, le pancréas n'est intéressant que par les rapports qu'il entretient avec la veine porte, qui le traverse de part en part, et avec les autres organes de la cavité, comme la terminaison du côlon et la crosse du cœcum.

Quant à la *rate*, elle est située dans l'hypochondre gauche; suspendue par un ligament épiploïque à l'extrémité gauche de l'estomac, elle est appliquée contre la portion charnue du diaphragme; mais ses rapports varient en même temps que les dimensions de l'estomac, qui peut la refouler en arrière ou l'attirer en avant.

On ignore les usages de la rate. Les animaux auxquels elle a été enlevée ne paraissent pas en souffrir; néanmoins elle reçoit une quantité de sang considérable, malgré son petit volume.

Différences. — Chez la plupart des animaux elles sont considérables et tiennent au mode particulier de l'alimentation.

L'estomac des *ruminants* se trouve partagé en quatre compartiments qui ont reçu les noms de *rumen*, *réseau*, *feuillet* et *caillette*. Les trois premiers sont de simples réservoirs et doivent être considérés, au point de vue physiologique, comme des renflements situés sur le trajet de l'œsophage ; l'estomac proprement dit de ces animaux est la caillette.

Le *rumen* ou la *panse* offre une capacité qui peut dépasser 200 litres ; c'est un immense sac allongé d'avant en arrière et déprimé de dessus en dessous. Il est divisé en deux compartiments, l'un droit et l'autre gauche : celui-ci, plus volumineux que le premier, reçoit en avant l'insertion en infundibulum de l'œsophage ; le droit est enveloppé en partie par l'épiploon. La face supérieure du rumen est en rapport avec les intestins, l'inférieure repose sur la paroi abdominale ; le bord gauche touche la paroi sous-lombaire et occupe tout le flanc, le droit répond à la partie inférieure de l'hypochondre et du flanc droits, ainsi qu'aux circonvolutions intestinales; l'extrémité antérieure, bornée par le réseau et le feuillet, s'avance jusqu'au diaphragme, la postérieure est en rapport avec les organes de la cavité pelvienne.

Le rumen présente dans sa structure les mêmes éléments que l'estomac du cheval, on y reconnaît une séreuse, une membrane charnue très-épaisse, renforcée encore par des piliers musculaires. Quant à la muqueuse, elle est recouverte d'un épithélium stratifié à couches nombreuses et présente des papilles dures, cornées et très-volumineuses.

Le *réseau*, appelé aussi *bonnet*, est le plus petit des quatre compartiments gastriques; placé entre le diaphragme et le cul-de-sac antérieur gauche du rumen, il communique avec ce dernier viscère par une ouverture large, très-incomplétement fermée par une valvule. C'est dans le réseau que s'accumulent les liquides en excès ; sa muqueuse présente une très-belle disposition qui rappelle les alvéoles des gâteaux de cire des abeilles. La *gouttière œsophagienne*, qui continue l'œsophage, est comme creusée dans la petite courbure du bonnet ; on voit qu'elle est formée par deux lèvres épaisses qui commencent dans le rumen et se terminent dans le feuillet. La gouttière conduit les aliments dans le feuillet après la deuxième mastication.

Le *feuillet* est encore connu sous le nom de *psautier* ou *mille-feuillet*. D'un volume plus considérable que le réseau, ce diverticule présente, à son intérieur, la disposition extrêmement curieuse d'être partagé dans le sens de sa longueur par des lames d'inégales dimensions, dont un bord est adhérent à la grande circonférence de l'organe ou sur ses faces, tandis que l'autre, qui est libre, regarde la petite courbure : ces lames, parsemées de petits nodules cornés, possèdent dans leur structure des fibres musculaires lisses. Entre chacune des grandes lames on en trouve plusieurs séries dont les dimensions sont de plus en plus petites et finissent par ne plus former que des séries d'élevures. La présence des grains cornés sur les faces des lames rend très-plausible l'idée qu'elles sont chargées d'atténuer encore par leurs mouvements les aliments qui ont déjà subi deux mastications.

Quant à la *caillette*, à part sa forme, elle ne présente rien de bien particulier à considérer, si ce n'est la disposition des valvules conniventes que l'on rencontre sur sa muqueuse. C'est le véritable estomac des ruminants, celui dans lequel s'effectuent les phénomènes de la digestion gastrique.

L'*intestin grêle* des ruminants flotte à l'extrémité d'une lame mésentérique, dont le bord externe est plissé en festons semblables à ceux d'une collerette renaissance non empesée. Son diamètre est moins considérable que celui du cheval, mais en revanche l'intestin est beaucoup plus long. La brièveté de la lame du mésentère qui le supporte ne lui permet pas de grands déplacements. On rencontre à son intérieur de fort belles plaques de Peyer, souvent ulcérées par cette maladie redoutable si commune chez le bœuf, nous avons nommé la tuberculose. Dans la peste bovine, elles peuvent l'être également.

Le cœcum, à peu près cylindrique, ne présente ni bourrelets, ni bandes longitudinales ; l'extrémité du cul-de-sac, arrondie, flotte librement dans la cavité abdominale et se dirige en arrière. L'extrémité opposée, non recourbée en crosse, se continue directement avec le *côlon* ; ce dernier, soutenu entre les lames du mésentère, décrit un certain nombre de circonvolutions ellipsoïdes, ou tours de spires concentriques entre lesquelles viennent se placer d'autres tours excentriques ; le dernier tour est très-rapproché de la ligne d'insertion de l'intestin grêle. Il ne peut y avoir de distinction en côlon replié et côlon flottant.

Le *foie* des ruminants ne présente plus la division en trois lobes ; mais ce qu'il y a de plus particulièrement intéressant dans l'appareil biliaire de ces animaux, ainsi d'ailleurs que chez toutes les espèces domestiques autres que les solipèdes, c'est la présence d'une *vésicule* destinée à recueillir, dans l'intervalle des digestions, la bile sécrétée. L'appareil d'excrétion se compose donc d'un *canal hépatique*, qui va du foie à un autre canal branché sur lui et qu'on appelle *canal cystique*, aboutissant dans la vésicule. La portion de canal qui s'étend du canal cystique au duodenum a reçu le nom de *cholédoque*. La *vésicule biliaire* est une poche assez volumineuse dont les parois transparentes laissent voir la couleur foncée du liquide qu'elle renferme; souvent elle présente à son intérieur des calculs qui peuvent être colorés de façons différentes suivant la nature de la substance qui a procédé à leur formation.

Notons encore que dans le foie des bêtes ovines surtout on rencontre très-souvent des parasites, appelés *douves* ou mieux *distomes*, dont la **présence** peut déterminer des accidents plus ou moins graves et dont un des premiers effets est de provoquer l'épaississement considérable des canaux biliaires qui se détachent sur le fond sombre du foie comme une arborisation jaunâtre.

Les différences que présentent les organes abdominaux des autres animaux domestiques, sont beaucoup moins importantes et ne donnent lieu qu'à un petit nombre de considérations dont nous avons déjà indiqué les plus importantes, c'est-à-dire les rapports, dans le paragraphe des plans anatomiques. Disons que chez ces animaux l'œsophage présente, à son insertion sur l'estomac, une dilatation en infundibulum et que ce viscère est relativement très-volumineux chez les carnassiers, ce qui tient chez eux à la nature des aliments, dont la digestion s'effectue pour la plus grande partie dans l'estomac. En revanche l'intestin est moins long et plus étroit. Il y a donc une corrélation très-remarquable entre les deux parties du tube digestif chez tous les animaux.

Le foie des carnassiers, très-volumineux, est partagé en cinq lobes; c'est le lobe moyen qui porte la vésicule biliaire.

E. — DU BASSIN.

Le bassin, partie la plus postérieure du tronc, est constitué par une ceinture osseuse non interrompue, formée du sacrum et d'une partie du coccyx en haut, des os iliaques sur les côtés et en bas. En n'examinant que le squelette, le bassin se trouve parfaitement limité par les os que nous venons de nommer ; mais il n'en est plus de même lorsqu'on envisage les parties molles qui le recouvrent, et ses limites extérieures sont en réalité assez difficiles à fixer ; car, latéralement et en bas, le bassin se trouve caché par les masses musculaires de la fesse et de la cuisse qui appartiennent évidemment au membre postérieur ; aussi la séparation du bassin et du membre abdominal est-elle un peu artificielle. Nous suivrons néanmoins, en faisant quelques réserves, la marche que nous avons adoptée jusqu'alors, et nous décrirons successivement : 1° les *parois du bassin ;* 2° sa *cavité.*

CHAPITRE PREMIER

DES PAROIS DU BASSIN.

Il serait peut-être plus exact d'employer la désignation de *parties extérieures du bassin,* que celle que nous venons d'écrire ; en effet, les organes que nous nous proposons de ranger dans ce chapitre, n'en forment pas, à part les *régions sacrée, coccygienne* et le *squelette,* à proprement parler les parois : c'est ainsi que l'*anus,* la *vulve,* la région *périnéale* et l'*urèthre* ne sont que des parties extérieures d'appareils que nous aurons à envisager spécialement en parlant des organes contenus dans la cavité du bassin. Si donc nous avons cru devoir grouper ainsi ces différentes régions, c'est surtout d'après cette considération que le chirurgien devra agir sur elles de l'extérieur vers l'intérieur, tandis que pour les parties des appareils de la défécation et génito-urinaires qui sont renfermées dans la cavité, il devra procéder en sens inverse.

§ 1er. — **Région sacrée.**

La région sacrée, qui a pour base les cinq vertèbres dont la réunion constitue l'os sacrum, est peu étendue à l'extérieur, car les régions de la croupe la recouvrent de chaque côté ; elle affecte la forme d'un coin enclavé entre les deux régions fessières, dont la base n'est autre chose que le plafond de la cavité du bassin.

Chez les chevaux à croupe *double*, la région sacrée répond au fond du sillon ; chez l'âne, le mulet et les chevaux d origine orientale, elle est au contraire proéminente, et l'on peut même y distinguer les saillies produites par le sommet des apophyses épineuses des vertèbres. La peau de la région, très-épaisse, fixe, recouvre un tissu conjonctif peu abondant, qui la sépare d'une forte lame aponévrotique, laquelle prend des attaches très-fortes sur le sommet des apophyses.

Les muscles qui se rencontrent dans cette région sont peu importants : ce sont les derniers faisceaux du transversaire épineux, et l'origine des muscles coccygiens latéraux, logés dans la gouttière sacrée.

L'os sacrum présente à étudier une face supérieure, divisée en deux parties par les apophyses qui forment les parois internes des gouttières dans le fond desquelles s'ouvrent quatre trous dits sus-sacrés, par où passent les vaisseaux et les nerfs sacrés supérieurs ; la face inférieure est lisse, recouverte par le péritoine ; elle présente quatre autres trous sous-sacrés, correspondant à ceux que nous venons de nommer ; les bords latéraux montrent, en avant, les surfaces dites auriculaires qui répondent à de semblables facettes des iliums ; de très-forts et courts ligaments assurent une coaptation tellement grande entre ces deux os, que malgré la pression et les chocs souvent énormes que doit supporter cette articulation dans les allures rapides, les efforts de tirage, les sauts, ou le cabrer, on connaît à peine ses luxations. Une synoviale existe pour l'articulation sacro-iliaque, ce qui indique qu'il peut se produire de légers mouvements, mais on comprend sans peine qu'ils doivent être extrèmement limités.

Les *artères sacrées latérales*, en passant au-dessous des trous sacrés, donnent des branches qui traversent les trous pour venir se distribuer aux muscles de la gouttière, après avoir abandonné des rameaux à la moelle. Les *veines* suivent un trajet inverse. Les *nerfs* traversent également ces conduits pour aller, les inférieurs, concourir à la formation du plexus lombo-sacré, ou se distribuer aux organes du bassin ; les supérieurs, aux muscles transversaires et coccygiens latéraux.

Différences. — La région sacrée du bœuf est relativement plus étendue en longueur ; le sacrum présente un bord supérieur continu qui réunit les apophyses et le transforme en une masse presque compacte.

§ 2. — Région coccygienne.

Quoique cette région n'appartienne pas en entier au bassin, nous la ferons cependant rentrer dans son étude, pour ne pas compliquer inutilement les divisions.

Par sa partie antérieure, la région coccygienne ressemble beaucoup, à part une moins grande fixité, à la région sacrée; la partie postérieure,. très-mobile, peut être portée dans toutes les directions ; elle est, de plus, recouverte d'une grande quantité de poils constituant les crins de la queue.

La peau est extrêmement épaisse et très-adhérente dans toutes les parties recouvertes de crins ; en avant, cette adhérence est moindre, il existe même, sur les côtés, une assez grande quantité de tissu conjonctif qui la sépare des muscles demi-membraneux et ischio-coccygiens.

Au-dessous de la peau, on trouve une aponévrose forte, très-adhérente au plan qu'elle réunit, formée de belles fibres nacrées et divisée en loges qui séparent les groupes musculaires dont il nous reste à parler. Ceux-ci sont pairs et divisés en sacro-coccygiens supérieurs, moyens ou latéraux, et inférieurs ; ils se ressemblent tous et sont formés de courts faisceaux qui prennent insertion sur le sacrum ou sur les vertèbres caudales, pour se terminer en arrière par un court tendon, deux ou trois vertèbres plus loin. Suivant qu'ils agissent seuls ou associés, ils portent la queue dans toutes les directions. Citons encore un muscle d'une certaine importance chirurgicale, car il est assez souvent l'objet d'une opération dite de *la queue à l'anglaise*, c'est l'ischio-coccygien, qui prend son insertion fixe à la face interne du ligament ischiatique, et se porte en haut et en arrière pour s'attacher sur le côté des premiers os sacrés. On peut le faire saillir sous la peau en relevant fortement la queue.

Les vertèbres caudales sont au nombre de quinze à dix-huit et dégénèrent graduellement de la première à la dernière. Les premières présentent encore un trou rachidien complet, qui se trouve bientôt réduit à une gouttière, laquelle disparaît elle-même dans les derniers; de plus, la cavité du corps s'efface et les deux surfaces convexes sont réunies par un ligament intervertébral épais.

Les *artères* coccygiennes sont au nombre de trois : deux latérales et une médiane ; elles viennent des sous-sacrées; les deux premières se placent sous les muscles abaisseurs contre les vertèbres, la troisième est située à la face inférieure des vertèbres sur la ligne médiane. Ces artères, peu volumineuses, peuvent néanmoins être la source d'hémorrhagies mortelles dans l'opération de la section de la queue, si l'on néglige de les obturer complétement par le cautère, ou bien un peu plus tard, lorsque l'eschare vient à tomber. L'abondance de l'hémorrhagie tient surtout à la rectitude de l'artère et à la direction inclinée de la queue.

Différences. — Chez tous les animaux domestiques à l'exception de la chèvre et du lapin, la queue est plus volumineuse et plus longue relativement que chez le cheval, les poils qui la recouvrent sont plus ou moins longs suivant les espèces ou les races.

§ 3. — **Région anale.**

L'anus, orifice postérieur du tube digestif, fait une saillie arrondie très-accusée chez les sujets jeunes et chez les adultes, mais qui diminue à mesure que l'âge arrive ; chez les animaux vieux il paraît sous la forme d'un segment sphéroïdal, ombiliqué à son centre et entouré d'un profond sillon circulaire.

La peau de l'anus, fine, habituellement noire, dépourvue de poils et lubrifiée par une quantité considérable de glandes sébacées, montre de petits plis convergeant vers le centre, qui disparaissent par l'agrandissement de l'ouverture dans le moment du passage des matières fécales.

Le tissu conjonctif sous-cutané est si peu abondant, qu'il semble que le derme touche immédiatement le muscle sphincter externe.

Celui-ci est constitué par des fibres musculaires, peu nombreuses et pâles chez les sujets vieux et maigres, fortes et très-colorées chez les jeunes, formant un cercle autour de l'ouverture anale ; le plus grand nombre décrivent le tour complet, quelques-unes s'égarent, soit dans la région du périnée, soit vers la base de la queue : nous citerons particulièrement un fort faisceau postérieur qui va s'attacher sur le muscle ischio-coccygien. La tonicité seule du sphincter de l'anus suffit pour fermer complétement l'ouverture anale. Le relâchement, qui s'effectue lors du passage des excréments, a lieu par diminution de la tonicité musculaire.

La contraction s'exerce à la fin de l'expulsion et volontairement. Les contractions réflexes sont très-fortes lorsqu'on tente d'introduire un corps quelconque dans l'intérieur de l'anus et du rectum.

Au-dessous du sphincter, on trouve en arrière et sur les côtés seulement, les fibres terminales du rétracteur de l'anus et, dans toute la circonférence, le deuxième sphincter de l'anus, formé par des fibres blanches de la vie organique ; ce muscle n'est que la continuation des fibres circulaires du rectum.

La muqueuse, plissée longitudinalement, très-épaisse dans sa partie antérieure, le devient davantage encore postérieurement, où elle finit par prendre les caractères de la peau. Dans certains cas de paralysie du sphincter, la muqueuse, entraînée au dehors dans les efforts d'expulsion, finit par ne plus revenir dans sa position normale et peut rester ainsi apparente au dehors, dans l'intervalle des selles, sous l'aspect d'un bourrelet rosé ; souvent même l'orifice ne se referme plus complétement, et le rectum communique avec l'extérieur : il résulte de cette disposition que l'air entre et sort à chaque mouvement de la marche ou de la respiration en produisant un bruit particulier.

Les *artères* sont peu importantes ; ce sont les ramifications terminales de la petite mésentérique et de la honteuse interne. Les *veines*, dites hémorrhoïdales, plus volumineuses et plus nombreuses, rampent au-dessous de la peau ; elles peuvent donner lieu à des hémorrhagies très-abondantes.

Le *nerf* hémorrhoïdal (cinquième paire sacrée) innerve les muscles de l'anus.

§ 4. — Région périnéale.

Elle doit être étudiée chez le mâle et chez la femelle.

a. — RÉGION PÉRINÉALE CHEZ LE MALE.

Très-étendue chez le mâle, la région périnéale occupe la partie médiane du corps et s'étend de l'anus à la région des bourses. Elle est limitée en haut et de chaque côté par la pointe des ischions et, dans sa partie inférieure, par les muscles du plat de la cuisse.

La peau du périnée, très-mince et très-fine, est dépourvue de poils tout à fait en dessous de l'anus ; dans l'entre-deux des cuisses les poils existent, mais ils sont fins et courts. Il est à remarquer que la ligne médiane est très-bien dessinée à la partie supérieure par une sorte de sillon très-fin. Dans les autres parties, les poils, en s'écartant, rendent visible cette ligne médiane.

Au-dessous de la peau, on rencontre des feuillets aponévrotiques qu'il est facile de multiplier par la dissection, mais qui peuvent se ranger en deux couches. La première, la plus superficielle, de nature fibro-élastique, n'est que la continuation du dartos ; elle recouvre la région périnéale, s'amincit au fur et à mesure qu'elle s'approche de l'anus et finit par se perdre à proximité du sphincter. Ses fibres les plus supérieures donnent attache à un faisceau musculaire tout à fait sous-cutané, qui descend du sphincter anal pour venir se perdre à 5 ou 6 centimètres au-dessous de cet orifice. Le deuxième plan aponévrotique. que l'on appelle encore aponévrose profonde, est formé par du tissu fibreux blanc tout à fait inextensible. Très-adhérent au précédent par sa face externe, il recouvre, en se fixant sur eux, les muscles accélérateurs et ischio-caverneux, ainsi que les ligaments suspenseurs et rétracteurs de la verge. Il s'insinue entre l'ischio-caverneux et le demi-membraneux pour aller s'attacher en haut sur la tubérosité ischiatique et se perdre inférieurement en s'épuisant dans l'entre-deux des cuisses ; quelques-unes de ses fibres entourent directement la portion fixe de la verge et vont rejoindre l'aponévrose commune aux muscles du plat de la cuisse.

Les ligaments suspenseurs et rétracteurs de la verge forment, dans la région périnéale supérieure, c'est-à-dire à partir de l'anus jusqu'à l'arcade ischiale, une expansion assez large pour constituer une véritable couche anatomique. Dans le reste du périnée, ils ont une largeur d'un centimètre environ et occupent exactement la ligne médiane de la région, en recouvrant le muscle accélérateur; ils sont formés par des muscles blancs.

Enfin on rencontre dans toute l'étendue du périnée la portion fixe de la verge, qui demande une description spéciale.

Du pénis. — Le *pénis* ou la *verge* s'étend de l'arcade ischiale jusqu'au fourreau en passant au-dessus des bourses; il résulte de l'accolement du *corps caverneux* et du *canal de l'urèthre*. On divise généralement le pénis en deux parties : l'une, qui s'étend de l'ischium aux bourses, prend le nom de *portion fixe;* l'autre, qui représente la moitié antérieure environ, reçoit celui de *portion libre*, et se trouve logée dans le fourreau.

La *portion fixe* de la verge occupe toute l'étendue du périnée ; elle est située au-dessous des plans aponévrotiques que nous venons d'étudier et se présente sous la forme d'un cordon volumineux, comprimé d'un côté à l'autre, présentant en avant le corps caverneux et en arrière le canal de l'urèthre enveloppé de son tissu érectile et de son muscle accélérateur recouvert lui-même par les cordons suspenseurs.

La *portion libre* est séparée de la première par un renflement circulaire dû à la présence sous la peau d'une certaine quantité de tissu élastique ou contractile. Son extrémité, appelée *tête de la verge* ou *gland*, est renflée circulairement et limitée en arrière par un rebord saillant appelé *couronne* du gland, et formé par l'expansion terminale du tissu érectile de l'urèthre ; ce rebord, échancré par en bas, présente sur sa face antérieure et au centre une petite saillie qui a pour base l'extrémité antérieure du corps caverneux ; au-dessous du prolongement du canal de l'urèthre ou *tube uréthral*, entouré par une dépression circulaire, se trouve la *fossette du gland*, qui présente à son fond et sous le tube uréthral, une cavité à deux compartiments latéraux dite *sinus uréthral*. Quelques mots maintenant sur les deux parties qui forment le pénis, c'est-à-dire le canal de l'urèthre et le corps caverneux.

1° Le canal de l'urèthre commence à la vessie, s'applique sur l'ischium, le contourne en arrière pour se placer entre les deux branches du corps caverneux et ensuite dans la scissure postérieure, et vient se terminer à l'extrémité libre de la verge par le tube uréthral. Toute la portion située au-dessus de l'arcade ischiale prend le nom de *portion membraneuse* du canal; celle qui est située au-dessous est appelée *portion spongieuse.*

a. La *portion membraneuse*, d'une longueur de 12 à 15 centimètres environ, très-rétrécie à son origine, c'est-à-dire près du col de la vessie, s'agrandit au niveau de la prostate et forme là le *cul-de-sac du bulbe* ou le *ventricule*, et diminue ensuite de diamètre jusqu'à l'arcade ischiale ; on remarque sur la face interne du canal, près du col et sur sa paroi supérieure, les orifices d'excrétion de la prostate rangés en deux lignes parallèles, limitant entre elles une petite saillie allongée, appelée *crête uréthrale* ou *veru montanum;* un peu plus en arrière, se voient les orifices d'excrétion des glandes de Cowper. La membrane muqueuse de la portion membraneuse est très-délicate et se déchire avec la plus grande facilité, circonstance qu'on ne doit jamais oublier dans l'exploration de la vessie, lorsqu'on fait pénétrer les instruments dans ce réservoir. Cette muqueuse se trouve doublée dans la partie qui s'étend en arrière de la prostate par le muscle de Wilson, formé de fibres transversales jetées au-dessus et au-dessous du canal, et se réunissant sur les côtés pour s'attacher, par des fibres aponévrotiques, sur les parois latérales du bassin; les glandes de Cowper elles-mêmes sont recouvertes par les fibres les plus postérieures du muscle qui ne tardent pas à se confondre avec celles de l'accélérateur.

Les glandes situées sur le trajet de la portion membraneuse du canal de l'urèthre sont la *prostate* et les *glandes de Cowper*. La première, placée tout à fait à l'origine du canal, en travers du col sur lequel elle se moule, est divisée en deux lobes latéraux par un étranglement et recouvre la terminaison des canaux déférents. C'est une glande en grappe, dont les canaux excréteurs s'ouvrent de la façon que nous avons dite plus haut. Quant aux *glandes de Cowper*, ou petites prostates, situées plus en arrière, entre le muscle de Wilson et la muqueuse du canal, elles présentent la même organisation que la prostate.

La portion intrapelvienne du canal et ses glandes sont en rapport en haut avec le rectum, en bas avec le muscle obturateur interne, et répondent par côté aux muscles et aux ligaments qui closent la cavité pelvienne.

b. La *portion spongieuse* du canal affecte dans tout son parcours une largeur à peu près uniforme, mais moins grande que celle de la portion membraneuse; ce n'est que tout à fait en arrière du tube uréthral que l'on trouve une légère dilatation appelée *fosse naviculaire*. La surface libre de la muqueuse est lisse dans toute son étendue; quant à l'externe, elle est entourée par une *enveloppe érectile* particulière, doublée elle-même d'un muscle important, l'*accélérateur* ou *bulbo-caverneux*.

L'*enveloppe érectile* commence près de l'arcade ischiale, en arrière des glandes de Cowper, par une portion renflée, désignée sous le nom de bulbe de l'urèthre; elle enveloppe de toutes parts la muqueuse et se termine en avant par un autre renflement très-développé, formant la base du gland ou la *tête de la verge*. Comme tous les tissus érectiles, elle est formée d'aréoles communiquant entre elles, et remplies par le sang au moment de l'érection.

Quant au muscle *bulbo-caverneux*, ce n'est pour ainsi dire que la continuation des fibres du muscle de Wilson, qui entoure la portion membraneuse. Ses fibres sont circulaires, elles enveloppent le canal, doublé de son tissu érectile, jusqu'au gland : elles partent, en arrière, d'un raphé médian caché par les ligaments suspenseurs, et contournent le canal de chaque côté, mais n'arrivent cependant pas à se rencontrer sur la face supérieure, de sorte que cette couche est forcément incomplète en avant et en haut.

2° Le *corps caverneux*, qui forme la plus grande partie de la verge, s'étend de l'arcade ischiale, sur laquelle il prend insertion par deux *racines*, jusqu'à l'extrémité de la verge. C'est une longue tige érectile déprimée d'un côté à l'autre, convexe sur son bord antérieur ou supérieur, appelé aussi bord dorsal, et creusée sur le bord opposé d'une gouttière dans laquelle est logée la portion spongieuse de l'urèthre. Les deux racines du corps caverneux s'écartent l'une de l'autre en arrière et viennent s'attacher sur la face inférieure des ischiums, où elles sont recouvertes par deux muscles épais, très-forts, appelés ischio-caverneux; l'extrémité antérieure se termine en pointe mousse, plongée dans le tissu érectile de l'urèthre.

Indépendamment de son attache sur l'arcade ischiale, le corps caverneux se trouve fixé par deux ligaments suspenseurs, qui proviennent de la symphyse pubienne et qui descendent, entre les muscles du plat de la cuisse, pour se terminer sur le bord dorsal, au point correspondant, c'est-à-dire à une petite distance du point de réunion des deux racines.

Le corps caverneux est formé par une enveloppe extérieure de tissu fibreux blanc, extrêmement épaisse et forte, mais néanmoins élastique ; de sa face profonde, cette enveloppe laisse échapper des trabécules qui forment des cloisons à l'intérieur de l'organe. Une de ces cloisons, placée en forme de septum médian, incomplet en avant, divise toute la partie postérieure en deux loges.

Vaisseaux et nerfs. — Les *artères* du périnée diffèrent de celles du pénis proprement dit. Les téguments reçoivent le sang de l'artère ischiatique et de quelques rameaux de l'artère honteuse interne.

Quant au pénis, ses artères viennent de plusieurs sources : l'artère *honteuse interne* est un vaisseau volumineux qui s'accole à la prostate, aux glandes de Cowper, et s'infléchit par en bas, en contournant l'arcade ischiale, pour se jeter dans le bulbe de l'urèthre, après avoir donné plusieurs rameaux à la prostate et à la portion membraneuse du canal. Souvent aussi l'artère honteuse externe fournit la *caverneuse*, qui contourne alors l'arcade ischiale et se jette dans la racine du corps caverneux. Le plus souvent l'artère caverneuse provient de l'obturatrice, et aborde alors le corps caverneux en rampant sous la face inférieure de l'ischium. La caverneuse fournit aussi l'artère *dorsale postérieure de la verge*, qui se divise en deux branches : l'une postérieure, qui remonte le long du canal, l'autre antérieure, placée dans une petite rainure du bord dorsal et qui va à la rencontre de la branche postérieure de l'artère dorsale antérieure fournie par la honteuse externe à sa sortie du canal inguinal. Lorsque les artères ont pénétré dans l'intérieur des corps érectiles, elles affectent une disposition tout à fait particulière ; ces vaisseaux, qui possèdent des parois musculaires très-épaisses, se divisent en bouquets de branches, qui se terminent dans les aréoles, soit en cul-de-sac, soit le plus souvent en émettant de petits rameaux contournés en tire-bouchon, bien étudiés par Rouget et Müller et qu'on a appelés *artères hélicines*.

Les *veines* qui proviennent directement des capillaires, ou font suite aux aréoles, composent des réseaux volumineux situés sur le bord dorsal.

Les *nerfs* proviennent des honteuses internes. Le nerf pénien suit le trajet de l'artère caverneuse, quand celle-ci vient de la honteuse interne.

Différences. — Les différences portent surtout sur le pénis. Chez le *taureau*, la verge, très-longue et mince, est entourée, dans le périnée, par une gaîne aponévrotique complète ; elle décrit au niveau du pubis deux courbures successives, auxquelles on a donné le nom d'S *pénienne*. C'est au niveau de la deuxième courbure ou courbure supérieure que la verge reçoit l'insertion des ligaments suspenseurs : la partie libre, fortement effilée, est recouverte d'une muqueuse rose, fine et très-papillaire. On ne rencontre à l'extrémité de la verge aucune des particularités que nous avons décrites chez le cheval. La portion membraneuse est plus épaisse que chez le cheval, elle présente du tissu érectile, le muscle accélérateur s'arrête au-dessous de l'ischium. Les glandes de Cowper n'existent pas et la prostate est peu volumineuse ; de plus, la gouttière qui loge le canal de l'urèthre est transformée en un canal complet par une lame provenant de l'enveloppe fibreuse du corps caverneux qui est peu développé et présente inférieurement un cordon longitudinal fibreux.

Le pénis du *porc* ressemble beaucoup à celui des ruminants, comme forme générale. Au moment de l'érection il est comme contourné en tire-bouchon à son extrémité libre.

Chez le *chien*, le pénis est long et se termine en pointe obtuse : la moitié postérieure a pour base le corps caverneux ; l'antérieure possède un os allongé, conoïde, à gouttière inférieure recevant le canal de l'urèthre ; le sommet de l'os s'engage dans la pointe du pénis ; la base est unie au corps caverneux, dont l'enveloppe fibreuse se confond avec le périoste. De plus, la portion libre possède deux renflements érectiles : l'un antérieur analogue à la tête du pénis du cheval, est formé par le tissu érectile de l'urèthre ; l'autre, postérieur, commence à la limite des deux portions de la verge, au point où le fourreau se replie sur cet organe ; au moment de la copulation, ce dernier renflement devient d'un volume énorme, et c'est lui qui est la cause de la prolongation de l'acte sexuel ; la verge ne peut s'échapper de la vulve que lorsqu'il est redevenu mou ; il est à remarquer que le tissu érectile qui en forme la base n'a pas de communication avec celui du canal ni avec celui du corps caverneux ; il ne s'érige que lorsque le pénis a déjà pénétré dans la vulve, sans quoi l'introduction ne serait pas possible. On pourrait donc dire que le chien a, dans chaque coït, deux érections, l'une qui est nécessaire pour l'intromission du pénis, l'autre qui arrive après celle-ci et qui maintient le pénis dans sa position pendant un temps suffisant pour que l'éjaculation se fasse, et même au delà de ce temps.

Le pénis du *chat*, court et dirigé en arrière dans l'état ordinaire, se relève et se porte en avant pendant l'érection. La partie libre, conique, possède un os pénien rudimentaire entouré d'une couche érectile ; elle est recouverte d'une muqueuse hérissée de papilles dures dirigées en arrière et érectiles.

Chez le *lapin* le pénis est dirigé en arrière.

b. — RÉGION PÉRINÉALE CHEZ LA FEMELLE.

Elle est limitée en avant par les mamelles. La présence de l'ouverture vulvaire la divise en deux parties que nous pouvons appeler *périnéale supérieure* et *périnéale inférieure*.

La *région supérieure* offre à peine quelques centimètres d'étendue ; ses couches ne présentent rien de bien particulier à signaler, car elles sont formées par des parties dont nous avons eu déjà l'occasion de parler à propos de l'anus, ou que nous décrirons dans la région vulvaire.

Quant à la *région périnéale inférieure*, elle est très-développée en longueur, puisqu'elle s'étend de la vulve aux mamelles. Elle est peu large et ne présente pour ainsi dire qu'une ligne complétement cachée lorsque les cuisses sont rapprochées.

La peau, mince et mobile, est à peine couverte de poils très-fins ; lorsqu'on l'a enlevée, on reconnaît les mêmes couches membraneuses que chez le mâle ; l'enveloppe fibro-élastique des mamelles, qui peut se comparer au dartos, est décomposable en une série de lamelles dont le nombre varie suivant la finesse de la dissection. Ces lames donnent beaucoup de mobilité à la peau du périnée et recouvrent une ou deux veines énormes, qui prennent naissance dans le corps érectile du clitoris et sont de tout point analogues aux veines qui accompagnent le bord dorsal de la verge dans cette même région.

§ 5. — De la vulve.

La vulve forme un conduit, long d'environ 12 centimètres, comprimé latéralement de façon que ses parois arrivent à se toucher, limité en avant par le vagin et dont l'orifice postérieur apparaît dans la région périnéale, sous forme d'une fente allongée, bordée de chaque côté par les lèvres réunies elles-mêmes par les commissures.

Les lèvres de la vulve, tranchantes à leur bord libre, sont longées de chaque côté par un repli cutané, en forme de bourrelet, qui occupe la place des grandes lèvres chez la femme, mais qui ne peut en être considéré comme l'analogue, car ces dernières représentent les rudiments du scrotum de l'homme. La commissure supérieure, très-aiguë, n'est éloignée que de 4 centimètres environ de l'ouverture de l'anus ; l'inférieure, plus arrondie, cache le clitoris qui apparaît à l'intérieur, après que l'on a écarté très-faiblement les lèvres. Un peu au-dessus du clitoris, les lèvres fournissent un repli interne qui l'enveloppe et lui forme un véritable *prépuce* ou capuchon.

Examinée à l'intérieur, la vulve montre, en avant de la partie supérieure du prépuce, douze à quinze orifices glandulaires, ordinairement rangés en deux séries parallèles de chaque côté de la ligne médiane; plus loin, la paroi inférieure du conduit s'élargit et ou remarque le méat urinaire, qui donne accès dans l'intérieur du canal de l'urèthre. Le méat est lui-même surmonté d'un repli orbiculaire, désigné sous le nom de *valvule du méat*, situé sur la limite de la vulve et du vagin, dont l'orifice est beaucoup plus étroit que le canal vulvaire, et c'est à ce point que l'on rencontre aussi quelquefois l'*hymen*, membrane circulaire, plus ou moins développée et le plus souvent réduite à quelques replis muqueux.

La peau extérieure, extrêmement mince, douce et constamment lubrifiée par les produits d'excrétion d'un grand nombre de glandes sébacées, est presque toujours de couleur noire ou marbrée de taches blanches, et pourvue de poils rares et extrêmement fins. Elle est très-extensible et semble augmenter d'étendue quelque temps avant le part. Au-dessous d'elle, et lui adhérant très-intimement, on trouve une aponévrose très-serrée, d'une épaisseur de plusieurs millimètres, presque homogène, renfermant une grande quantité de fibres élastiques, et parsemée de glandes sébacées. Cette aponévrose se montre avec les mêmes caractères dans la région périnéale supérieure, et elle se continue en devenant fibreuse et lamellaire avec les enveloppes des muscles cruraux postérieurs.

Lorsqu'on a enlevé la couche aponévrotique, on met à nu le muscle constricteur postérieur de la vulve, formé de belles fibres d'un rouge pâle, ayant la signification d'un sphincter; supérieurement, ces fibres se confondent avec celles du sphincter de l'anus; les plus profondes s'attachent aux ligaments suspenseurs, et, par leur intermédiaire, à la face inférieure du sacrum; inférieurement, elles se réunissent sous la commissure; les unes s'attachent sur la base du clitoris, ce sont les plus nombreuses et les plus antérieures; les autres, superficielles, descendent dans la région périnéale et se perdent dans l'aponévrose sous-cutanée. Le constricteur antérieur est analogue au muscle de Wilson du mâle, il présente, tout à fait en avant, un faisceau beaucoup plus fort que sa partie postérieure, qui, en se continuant sur le canal de l'urèthre, forme le sphincter de la vessie.

Sous le constricteur postérieur, et à une distance de 3 centimètres environ du bord libre des lèvres, on rencontre dans les parois du vagin un organe de tissu érectile : c'est le *bulbe du vagin*, qui entre en érection dans le coït; il prend naissance aux environs des racines du clitoris et ses extrémités arrondies montent jusqu'à proximité de la paroi supérieure.

Les muscles et le bulbe du vagin sont réunis au tégument interne par un tissu conjonctif, abondant et très-peu serré, qui permet des glissements considérables de la muqueuse.

Quant à celle-ci, elle offre une couleur rosée qui devient d'un rouge vif au moment des chaleurs; elle présente à étudier une grande quantité de follicules muqueux renfermés dans son intérieur.

Le *clitoris*, situé entre les replis formés par le dédoublement inférieur des lèvres, représente le corps caverneux du mâle et se trouve, comme lui, formé par un tissu érectile attaché sur les ischions par deux racines recouvertes d'un rudiment de muscle ischio-caverneux; on rencontre même les ligaments suspenseurs du clitoris semblables à ceux du corps caverneux.

L'orifice vulvaire du canal de l'urèthre, situé à environ 12 ou 14 centimètres de la commissure inférieure de la vulve, est légèrement disposé en infundibulum et laisse facilement passer le doigt; il peut donc admettre des sondes d'un très-fort calibre dans les cas de cathétérisme de la vessie. Le méat urinaire est surmonté d'une large valvule muqueuse présentant un bord adhérent et un bord libre; le premier se continue avec la paroi du vagin et forme une sorte de plafond au-dessus du méat; le second recouvre cet orifice et se trouve dirigé en arrière; la valvule arrête facilement les instruments introduits dans la vulve lorsqu'on les maintient appliqués sur la paroi inférieure et les dirige ainsi tout naturellement vers l'orifice du canal de l'urèthre.

Quant à la membrane *hymen,* sa présence est loin d'être constante; elle se montre, lorsqu'elle existe, sous la forme d'un repli circulaire obturant en partie l'entrée du vagin, attaché sur la face supérieure de la valvule et limitant très-nettement les deux cavités. Lorsqu'elle a été détruite par les approches du mâle, ses débris frangés constituent les *caroncules myrtiformes.*

Le canal de l'urèthre de la femelle, extrêmement court, est creusé dans l'épaisseur de la paroi inférieure du vagin et de la vulve, sa longueur totale ne dépasse pas 3 ou 4 centimètres, la muqueuse qui le forme et qui ne présente de particulier à étudier que des plis longitudinaux, est recouverte par le constricteur antérieur, lequel forme, dans sa partie la plus rapprochée de la vessie, un gros faisceau proéminent dont l'épaisseur est double ou triple de celle du reste du muscle, et dont les fibres latérales viennent se perdre sur les côtés du vagin.

Vaisseaux et nerfs. — Les *artères* de la vulve et des autres parties que nous venons d'examiner sont fournies par les branches terminales de l'artère honteuse interne; ces artères sont petites et hors de toute proportion avec les volumineux plexus veineux qui recouvrent les faces latérales et inférieure de la vulve et qui commencent dans les corps érectiles de cet organe.

Les *nerfs* sont fournis par le honteux interne qui vient de la quatrième paire sacrée.

CHAPITRE II

DE LA CAVITÉ PELVIENNE.

La cavité pelvienne est limitée à l'intérieur par l'enveloppe squelettique que lui forment les coxaux et le sacrum; des ligaments et des muscles achèvent de transformer ce diverticule en une cavité des plus nettes. Ces ligaments sont les ischiatiques, larges aponévroses dont le rôle est bien plutôt de clore le bassin, et d'isoler les organes qu'il renferme que de réunir ou de consolider les os sur lesquels ils s'attachent. On les voit s'insérer par leur bord supérieur sur le sacrum, par l'inférieur sur la crête sus-cotyloïdienne et le bord postérieur de l'ischium, leur bord antérieur est séparé du col de l'ilium par un espace appelé grande échancrure ischiatique où passent des vaisseaux et des nerfs de la plus haute importance; la petite échancrure ischiatique siége entre les deux attaches du bord inférieur, le postérieur est libre et dirigé en arrière. Les muscles obturateurs, en bouchant les trous de même nom, concourent à compléter en bas les parois du bassin.

Ainsi fermé sur les côtés, le bassin représente une sorte de court et large canal rétréci en arrière, ouvert largement en avant, où il communique avec la cavité abdominale. On a donné à cette ouverture le nom de *détroit antérieur*, par opposition à l'extrémité opposée, qui a reçu celui de *détroit postérieur*.

La connaissance des dimensions des deux détroits acquiert une grande importance en obstétrique; ces dimensions sont beaucoup plus considérables chez la jument que chez l'étalon.

M. Arloing (1) a déterminé avec soin des moyennes de dimensions, dans les deux sexes, que nous résumons dans les chiffres suivants :

Diamètres horizontaux :

	Cheval.	Jument.
Entre les deux crêtes iléo-pectinées..............	0^m,234	0^m,205
Entre les deux crêtes sus-cloytoïdiennes	0 ,192	0 ,164

Diamètres verticaux :

	Cheval.	Jument.
Distance entre le sacrum et le pubis........	0 ,227	0 ,203
Distance entre le sacrum et l'ischion............	0 ,175	0 ,160

La taille moyenne des animaux sur lesquels ces mensurations ont été faites est de 1^m,545, pour les juments, et de 1^m,525 pour les chevaux.

Ces différences, il est à peine besoin de le dire, sont en rapport avec le rôle de la femelle dans l'acte de la génération.

(1) S. Arloing, *Études du bassin chez le mâle et chez la femelle au double point de vue anatomique et obstétrical*, in *Journal de Médecine vétérinaire*. 1868.

On peut, jusqu'à un certain point, déduire des dimensions extérieures du bassin celles que devront avoir les détroits ; un certain nombre de mensurations ont été faites par M. Arloing, dans le travail mentionné plus haut, et par M. Saint-Cyr dans son magistral ouvrage d'Obstétrique (1). Comme elles comportent des données et des tableaux qui ont été faits dans un but spécial, nous y renverrons nos lecteurs qui pourront ainsi s'édifier complétement sur un des points les plus importants de la chirurgie vétérinaire. Nous ajouterons seulement que, d'après la moyenne d'un grand nombre de mensurations prises par M. Saint-Cyr, on peut obtenir approximativement le diamètre sacro-pubien en multipliant la taille de la jument par le nombre 0,1515 ; et le diamètre bis-iliaque en multipliant la distance qui sépare les deux angles ex·ternes des coxaux par 0,4654 s'il s'agit d'une jument de race fine, et par 0,3945 si l'on a affaire à une jument commune.

En se repliant autour des organes renfermés dans le bassin, le péritoine le divise en deux parties bien distinctes, l'une antérieure tapissée par la séreuse et qui n'est que l'arrière-fond de la cavité abdominale, l'autre postérieure, dans laquelle les organes propres du canal pelvien sont noyés dans une atmosphère de tissu conjonctif lâche, toujours infiltré d'une plus ou moins grande quantité de graisse. La division que nous venons d'établir est d'une très-grande importance au point de vue des déchirures qui peuvent se produire dans le rectum ou dans le vagin. Suivant que la déchirure se sera produite en avant ou en arrière du repli péritonéal, elle occasionnera des désordres d'une gravité bien différente. Les plaies de la partie pré-péritonéale seront de véritables plaies de la cavité abdominale et du péritoine, et donneront lieu aux mêmes considérations que les déchirures de l'intestin ; au contraire, celles qui siégeront en arrière, laisseront échapper les excréments dans le tissu conjonctif où ils agiront comme corps étranger pouvant provoquer des abcès ou la gangrène.

Nous décrirons, dans la cavité pelvienne, le *rectum*, la *vessie*, le *vagin* et l'*utérus*.

§ 1. — Du Rectum.

Le *rectum* termine l'intestin ; c'est un conduit volumineux, qui traverse, d'avant en arrière et en ligne droite, la cavité du bassin. La limite qui sépare le rectum du côlon flottant est indiquée par l'absence de bosselures et de bandes longitudinales. De plus, le rectum possédant des parois beaucoup plus épaisses et plus dilatables, peut renfermer jusqu'à trois litres de matières fécales, ce qui lui donne la signification d'un réservoir où les excréments attendent le moment de leur expulsion au dehors.

Le rectum se divise en deux parties : une située en avant du repli

(1) Saint-Cyr, *Traité d'Obstétrique vétérinaire*, Paris, 1875.

péritonéal, *partie pré-péritonéale;* l'autre, en arrière, *partie post-péri-tonéale;* la première fait suite au côlon flottant ; on y retrouve encore les traces des bandes charnues du précédent conduit, qui s'irradient pour concourir à former la membrane charnue si forte qui se remarque, en arrière, dans les parois du canal.

Le rectum pré-péritonéal est maintenu au-dessous de la paroi sous-lombaire par la partie postérieure du mésentère colique, appelée méso-rectum, frein d'autant plus court qu'il est plus postérieur. En se repliant dans l'arrière-fond de la cavité abdominale, le péritoine forme un ligament circulaire autour de l'organe. Les rapports de la portion antérieure du rectum sont, en haut, la paroi sacrée et les deux ou trois dernières vertèbres lombaires; la laxité du repli péritonéal supérieur permet quelques déplacements, toujours très-bornés cependant. Les rapports inférieurs sont, chez le mâle, l'anse pelvienne du côlon replié et la vessie, celle-ci repousse le côlon en avant au fur et à mesure qu'elle se remplit d'urine ; mais, chez la femelle, le corps de l'utérus et les ligaments larges établissent une séparation complète entre le rectum et les autres organes.

Dans sa partie postérieure, *post-péritonéale*, il est maintenu par un tissu conjonctif lâche, qui lui permet de se dilater et non de se déplacer; sa longueur est comprise entre 18 et 25 centimètres, suivant les sujets. Il répond, en haut, au sacrum; par côté, au ligament sacro-sciatique ; il recouvre chez le mâle la partie postérieure de la vessie, les canaux déférents, les vésicules séminales, l'origine du canal de l'urèthre et les glandes qui l'accompagnent, c'est-à-dire la prostate et les glandes de Cowper. Chez la femelle, il est séparé de la vessie par la partie postérieure du corps de l'utérus et par le vagin.

Le rectum est fixé dans sa position par un certain nombre de replis péritonéaux et d'organes spéciaux que l'on pourrait appeler les *ligaments du rectum.*

Le cul-de-sac péritonéal du bassin et le méso-rectum doivent être considérés comme de véritables ligaments séreux, qui ne permettent que des déplacements légers de la partie antérieure et fixent la postérieure. Celle-ci est de nouveau assujettie, en arrière, par les ligaments suspenseurs de la verge, qui prennent naissance à la partie inférieure du sacrum et descendent, sous forme de bandelettes aplaties, entre le muscle rétracteur de l'anus et la paroi du rectum, un peu en avant du sphincter de l'anus. Ces ligaments renforcent les parois rectales, en leur abandonnant quelques faisceaux, et se rejoignent à leur face inférieure en formant un anneau suspenseur très-fort, sorte de sangle qui semble surtout destinée au rectum. On pourrait d'autant mieux considérer cette partie du ligament, appelé jusqu'à présent *suspenseur de la verge,* comme appartenant exlusivement au rectum, qu'il existe chez la jument; ces cordons, tout en donnant quelques fibres aux parois latérales du vagin, n'ont cependant rien perdu des dimensions qu'ils ont sur le cheval. Les cordons suspenseurs et rétracteurs de la verge seraient donc beaucoup mieux décrits, physiologiquement parlant, si on les faisait partir seulement de la face inférieure du rectum, toute la partie située au-dessus de ce point appartenant de fait à l'extrémité postérieure du canal alimentaire, et constituant un ligament suspenseur du rectum.

Étudié de l'intérieur vers l'extérieur, le rectum présente dans sa structure, la membrane muqueuse, suite de la muqueuse intestinale, présentant des replis longitudinaux et transversaux, d'autant plus marqués qu'il est moins rempli par les matières fécales. Cette muqueuse est très-lâchement unie à la membrane charnue par un tissu conjonctif, abondant et peu solide, qui laisse très-facilement glisser l'une sur l'autre les deux couches. Quant à la membrane charnue, elle présente, comme celle de l'intestin, deux couches adhérentes. La première est circulaire, et ses faisceaux sont peu volumineux; la deuxième, l'externe, est, au contraire, très-forte et composée de gros faisceaux tournant légèrement en spirale autour de l'organe, faisceaux qui ne sont que la continuation de la couche extérieure de l'intestin, augmentée des fibres des bandes longitudinales, qui se sont répandues autour du rectum, en augmentant considérablement d'épaisseur.

Une dernière couche est formée dans la partie pré-péritonéale par la séreuse elle-même. Cette couche manque dans la portion postérieure, où l'on ne rencontre que le tissu conjonctif lâche dont nous avons déjà parlé.

Une partie des fibres charnues, provenant de la couche externe du rectum, se réunissent en deux faisceaux similaires, constituant un gros funicule médian, qui va prendre de fortes attaches sous les deux ou trois premières vertèbres coccygiennes, et qui a la signification d'un véritable et très-fort ligament, appartenant aussi bien à l'anus qu'au rectum, car il se dessine nettement au-dessous de la peau, lorsqu'on fait effort sur la queue pour la relever.

Vaisseaux et nerfs. — Les artères du rectum sont fournies par des divisions de la petite mésentérique et de la honteuse interne. Les veines, plus volumineuses, sont aussi plus nombreuses; elles ont presque toujours un aspect variqueux, et se réunissent pour concourir à la formation des veines satellites des artères, elles se déversent dans la veine iliaque interne.

Les nerfs, nombreux, proviennent du plexus hypogastrique ou pelvien, et aussi du plexus mésentérique postérieur, par le nerf de ce nom.

Différences. — On trouve chez les *Carnassiers*, près de l'anus, deux petites poches ovales, renfermant de nombreuses glandes qui sécrètent une humeur fétide versée dans le rectum.

§ 2. — **De la Vessie.**

A l'état de vacuité, la *vessie*, petite, dure et retirée tout au fond de la cavité du bassin, se dessine à peine par une légère saillie dans l'arrière-fond formé par le diverticulum péritonéal ; mais si elle est fortement gonflée par l'urine, elle peut dépasser de beaucoup la cavité du bassin ; on peut y rencontrer, dans certains cas, jusqu'à quatre ou cinq litres de liquide. Lorsqu'elle est modérément distendue, elle a la forme d'une gourde à col dirigé en arrière, et dont le fond présente la cicatrice du canal de l'ouraque. Elle répond par son cul-de-sac antérieur à la courbure pelvienne du côlon replié ; sa face inférieure repose sur le pubis, ou même peut s'infléchir en avant de cet os et arriver plus ou moins loin sur la paroi abdominale ; sa face supérieure répond aux vésicules séminales, aux renflements pelviens des canaux déférents, aux uretères et au rectum, chez le mâle. Chez la femelle, elle est seulement en rapport avec le vagin, le corps de l'utérus, les uretères et les parois latérales du bassin.

Le col de la vessie est fixé, chez le mâle, sur la paroi inférieure du bassin par un ligament particulier très-fort ; ce ligament n'existe pas chez la femelle.

L'intérieur de la vessie ne présente rien d'important à considérer, si ce n'est l'ouverture du col et celles des deux uretères placées en avant et au-dessus de lui, de façon à circonscrire un espace triangulaire, appelé *trigône vésical*.

La muqueuse offre des rides en différents sens, qui s'effacent dans l'état de plénitude.

La structure de ce réservoir est fort simple. Deux membranes entrent dans la composition de ses parois : l'interne est une muqueuse, l'externe est de nature charnue. Dans la région antérieure de la vessie, cette couche charnue est doublée en dehors par la calotte séreuse fournie par le péritoine.

La membrane musculeuse est formée de fibres circulaires obliques, qui partent du milieu du cul-de-sac, c'est-à-dire de la cicatrice de l'ouraque, et se dirigent vers le col.

Nous avons déjà dit, que la vessie du mâle est fixée sur la paroi du bassin par un ligament particulier ; celle de la femelle est maintenue par les parois du vagin. Quant à ses moyens de fixité antérieurs, ils sont formés par le repli péritonéal orbiculaire auquel s'ajoutent trois autres replis formés de deux lames séreuses accolées, partant du fond du cul-de-sac ; l'un médian s'étend jusqu'à l'ombilic, les deux autres, latéraux, s'attachent sur les côtés du bassin et portent à leur bord libre un gros cordon qui n'est autre chose que l'artère ombilicale oblitérée.

Vaisseaux et nerfs. — Ils sont fournis par la branche vésicale de l'artère vésico-prostatique ou vésico-vaginale, suivant le sexe ; les veines sont satellites des artères. Quant aux nerfs, ils proviennent du plexus pelvien, et des branches inférieures des deux premières paires sacrées.

Différences.—Chez tous les animaux autres que les solipèdes, la vessie est complétement enveloppée jusqu'à son col par le péritoine ; il en résulte que les moyens de fixité sont plus imparfaits et que l'organe peut se projeter plus librement dans la cavité abdominale. Chez les *ruminants*, la vessie, dont la parois sont très-minces, est relativement très-vaste. Celle du *porc* est presque située en entier dans la cavité abdominale ; la couche musculaire des parois de la vessie des *carnassiers* est au contraire beaucoup plus épaisse que chez le cheval.

§ 3. — Du Vagin et de l'Utérus.

Le *vagin* est le conduit intermédiaire entre l'utérus et la vulve. C'est par lui que s'opère la copulation, et il donne passage au produit de la conception arrivé à son complet développement.

La direction du vagin est en tout point parallèle à celle du rectum. Sa longueur est d'environ 18 à 20 centimètres, mesurée du museau de tanche à la valvule du méat urinaire ; son extensibilité très-grande lui permet de se prêter à l'introduction du pénis et au passage du fœtus pendant l'accouchement.

La capacité du vagin est beaucoup plus considérable à son extrémité antérieure qu'à son entrée ; celle-ci est, en effet, très-rétrécie, ainsi que nous l'avons déjà dit en traitant de la vulve. Indépendamment des causes de rétrécissement dues à la présence de l'hymen, la membrane charnue est entourée en dehors d'une sorte de cravate musculaire extrêmement forte, qu'on appelle *anneau vaginal*, et qui oppose, dans certains cas, un obstacle très-sérieux à la pénétration de la main dans l'intérieur de l'organe.

Le vagin répond, en haut au rectum, en bas à la vessie, et comme il est aplati dans l'état de vacuité, ces deux réservoirs ne sont séparés l'un de l'autre que par l'épaisseur des deux parois du conduit intermédiaire ; latéralement le vagin répond aux ligaments ischiatiques par l'intermédiaire du tissu conjonctif du bassin.

La structure du vagin est simple ; la membrane muqueuse est plissée longitudinalement ; la couche charnue qui la double en dehors est parcourue par un grand nombre de vaisseaux. L'extrémité postérieure possède, de plus, un anneau musculaire très-résistant que nous avons appelé anneau vaginal ; c'est un fort cordon d'une épaisseur de près d'un centimètre et d'une largeur de trois centimètres, formant un cercle complet autour de l'ouverture postérieure : en rapport en haut avec le rectum ; il est peu visible sur les côtés, où il se trouve recouvert par les fibres les plus profondes du constricteur antérieur de la vulve. Sur le cadavre, il est très-facile de se rendre compte de la présence de cet anneau ; en introduisant un doigt dans le vagin et en pressant les parois du conduit entre les doigts, on sent, au point où il existe, une épaisseur que ne possèdent ni les autres parties du conduit vaginal, ni la vulve elle-même.

Les *vaisseaux* et les *nerfs* viennent de la même source que ceux de la vessie et de la vulve.

L'*utérus*, ou la *matrice*, est situé pour la plus grande partie, dans l'abdomen, mais, en raison de ses connexions avec le vagin, il doit être décrit après ce conduit.

C'est un réservoir membraneux, simple à sa partie postérieure qui constitue le *corps*, bifide en avant où chacune des branches reçoit le nom de *corne*.

Le *corps de l'utérus*, cylindrique, légèrement déprimé de dessus en dessous, répond par sa face supérieure au rectum, et par ses faces latérales et inférieures aux circonvolutions intestinales ; l'extrémité postérieure, rétrécie, a été désignée sous le nom de *col*.

Les *cornes*, qui s'écartent l'une de l'autre en se portant en avant, sont recourbées de façon à présenter une concavité supérieure, leur extrémité antérieure est arrondie en cul-de-sac, et présente l'insertion de l'*oviducte*.

L'utérus est attaché à la paroi sous-lombaire par des liens membraneux, appelés *ligaments larges* ou *suspenseurs*, beaucoup plus développés en avant qu'en arrière ; chacun de ces ligaments dont la forme est triangulaire présente un bord antérieur libre qui soutient l'oviducte et l'ovaire, un bord supérieur attaché à la paroi sous-lombaire et un bord inférieur fixé dans la concavité des cornes et sur les faces latérales du corps. Le ligament large est formé de deux feuillets péritonéaux, unis entre eux par du tissu conjonctif, et qui comprennent aussi l'oviducte et l'ovaire. On retrouve également l'analogue des *ligaments ronds* de la femme dans deux lamelles étroites qui partent de chaque côté des ligaments larges, au niveau des trompes et des ovaires, et se dirigent vers l'anneau inguinal.

Les *ovaires*, compris entre les deux lames séreuses des ligaments larges, sont deux corps ovoïdes du volume d'un œuf de pigeon, situées un peu en arrière des reins au-dessous de la paroi sous-lombaire, lisses à leur surface, mais présentant presque constamment chez les femelles adultes des élevures arrondies, qui ne sont autre chose que des vésicules de Graaf plus ou moins développées. En se rupturant, ces vésicules lancent dans le pavillon de la trompe l'ovule enveloppé dans un amas de cellules appelé *cumulus proliger*. Quant aux trompes qu'on peut comparer aux canaux d'excrétion des autres glandes, elles commencent près de l'ovaire par une extrémité élargie appelée *pavillon de la trompe*, et se portent en décrivant des flexuosités jusqu'à l'extrémité des cornes utérines. Notons ici que le pavillon n'est pas en continuité

directe avec l'ovaire et qu'il s'ouvre directement dans la cavité péritonéale. C'est le seul cas qui existe de communication d'une muqueuse
avec une séreuse.

L'intérieur de l'utérus montre la muqueuse formant des replis nombreux qui disparaissent pendant la gestation; on y reconnaît trois compartiments correspondant au corps et aux cornes. La cavité du corps
communique avec le vagin par un étroit canal percé dans le col, et
appelé *cavité du col;* le canal utérin se prolonge dans le fond du vagin
et y fait une saillie assez prononcée sur laquelle on remarque de nombreux plis radiés, auxquels on donne le nom de *fleur épanouie.* La muqueuse utérine, mince, très-délicate, présente un grand nombre de
glandes en tube.

La membrane charnue, qui double la muqueuse en dehors, est formée
par des fibres circulaires et longitudinales, dont le nombre s'accroît
d'une façon considérable pendant la grossesse, car, malgré sa grande
extension à cette époque, l'épaisseur de la membrane augmente plutôt qu'elle ne diminue.

La séreuse, continuation des ligaments larges, recouvre tout l'organe
et forme même un frein triangulaire qui occupe le sommet de l'angle
formé par les deux cornes.

Le sang est apporté à l'utérus et aux ovaires par les *artères utérines*
et *utéro-ovariennes.* Les divisions de ces artères sont très-remarquables par leurs flexuosités et leurs anastomoses, les *veines* de même nom
qui ramènent le sang à la veine cave postérieure forment de très-beaux
réseaux, et sont dépourvues de valvules.

Les *lymphatiques* se rendent aux ganglions sous-lombaires. Les *nerfs*
proviennent du plexus mésentérique et du plexus pelvien.

Différences. — Le vagin des *ruminants* est plus long, l'épaisseur de ses
parois plus considérable ; on y rencontre les glandes de Bartholin. L'*utérus*
présente des différences très-remarquables ; la courbure des cornes regarde
en bas, et cependant l'attache des ligaments larges se fait dans leur concavité, il résulte de cette disposition que l'extrémité des cornes se trouve tordue sur elle-même, tandis que la base et le corps de l'utérus restent fixes ;
car ceux-ci, recevant l'insertion des ligaments sur leur face inférieure, sont
comme supportés pour une large sangle.

La muqueuse utérine est chez la vache parsemée de gros tubercules appelés
cotylédons qui se développent considérablement pendant la gestation. La membrane charnue est plus épaisse.

Chez la *truie* les ovaires tendent à prendre une forme en grappe qui rappelle
ceux des oiseaux ; les cornes de la matrice, très-longues et flexueuses, flottent
au milieu des circonvolutions intestinales avec lesquelles on peut quelquefois
les confondre chez les jeunes.

Les ovaires et l'utérus des carnassiers ressemblent à ceux de la truie, il en
est de même pour l'utérus de la lapine et en général chez les animaux multi-
pares.

SECTION TROISIÈME

DES MEMBRES

Les membres sont distingués en *antérieurs* ou thoraciques et *postérieurs* ou *abdominaux*. Si, chez les carnassiers et le porc, les membres antérieurs peuvent aider, dans quelques occasions, à la préhension des aliments, ils ne méritent cependant pas le titre d'organes préhenseurs, et l'on peut dire que, chez les animaux domestiques, les membres sont exclusivement les organes de soutien du corps et de la locomotion. Ils jouissent, pour l'exécution de cette dernière fonction, d'une grande mobilité et sont formés de rayons qui se fléchissent les uns sur les autres et déplacent constamment leurs rapports. En vertu de cette mobilité et des situations constamment différentes qu'ils occupent par rapport au monde extérieur, les membres sont plus exposés qu'aucune autre partie du corps aux atteintes des corps vulnérants. Leurs blessures sont plus graves en général que celles qui atteignent le tronc, car le mouvement empêche ou rend plus difficile leur guérison.

Il existe entre les diverses sections du membre antérieur et celle du membre postérieur, une homologie très-remarquable et qui a frappé de tous temps les observateurs. Ainsi l'épaule correspond au bassin, le bras est l'homologue de la cuisse, l'avant-bras de la jambe, etc. Ces rapports qui demandent une certaine attention pour être saisis dans les rayons supérieurs, deviennent au contraire extrêmement évidents dans les parties inférieures, et cela au point que non-seulement le vulgaire appelle du même nom le doigt antérieur et le postérieur, mais que les anatomistes eux-mêmes n'ont que de très-légères différences à signaler dans toutes les régions si compliquées qui se trouvent situées au delà du métacarpe et du métatarse : c'est pourquoi nous n'aurons à les décrire qu'une seule fois et nous les réunirons dans un chapitre spécial, qui viendra après la description des parties dissemblables des membres antérieur et postérieur.

CHAPITRE PREMIER

DU MEMBRE ANTÉRIEUR

Le membre antérieur supporte la plus grande partie du poids du corps dans la station et entame le terrain dans l'action. Il n'est rattaché au tronc que par des muscles qui font pour ainsi dire l'office des sangles, entourant le thorax. Ce mode d'attache donne à ses rayons supérieurs une mobilité d'autant plus considérable que l'animal est moins volumineux, car la force et la brièveté relative des attaches sont en raison directe du poids que le membre a à supporter. On utilise la faculté de déplacement de l'épaule et du bras, pour mettre à découvert le thorax dans certaines portions qui restent habituellement cachées, lorsqu'on veut pratiquer l'auscultation ou la percussion.

Les parties du membre antérieur que nous nous proposons d'étudier dans ce chapitre se divisent en cinq sections. L'*épaule*, le *bras*, l'*avant-bras*, le *genou* et le *canon*. L'épaule, le bras et l'avant-bras sont des sections tout à fait naturelles, auxquelles nous rattacherons certaines régions spéciales, telles que le *coude* et la *pointe de l'épaule*. Quant au genou et au canon ce sont des parties de ce que nous pourrions appeler la main, en appliquant, comme cela doit être fait rationnellement, aux animaux les dénominations des parties analogues de l'homme, ce sont donc des régions moins complètes, anatomiquement, mais de la plus grande importance au point de vue chirurgical.

§ 1. — De l'épaule.

L'*épaule*, considérée au point de vue des formes extérieures, comprend toute la partie du membre antérieur qui recouvre le thorax ; elle est limitée en avant par l'encolure, en arrière par la côte, supérieurement par le garrot, inférieurement par l'avant-bras.

Cette réunion des deux rayons du membre antérieur, qui peut être juste dans l'étude de l'extérieur, ne doit plus être admise en anatomie ; la grande étendue d'une telle région, ainsi que la diversité des organes entourant les deux os qui en forment la base, rendrait une description des couches chirurgicales très-obscure et peu naturelle. Nous devrons donc comprendre seulement dans la région de l'épaule la partie du membre antérieur qui a pour base l'omoplate.

L'épaule comprend les deux fosses scapulaires séparées par la saillie de l'épine acromienne ; nous croyons devoir y rattacher aussi la masse des muscles olécrâniens situés dans l'angle obtus formé par les os de l'épaule et du bras.

La limite antérieure de la région est nettement tracée par une dépression plus ou moins profonde dirigée obliquement du garrot à la pointe de l'épaule. La saillie formée par l'épaule sur le cou est due au bord antérieur de l'omoplate, au muscle sus-épineux et à la longue pointe ascendante du sterno-pré-scapulaire. La partie inférieure de ce bord, correspondant à l'articulation, se détache en ronde-bosse. En arrière, l'épaule se distingue à peine de la côte, car les muscles olécraniens s'amincissent considérablement à leur bord postérieur ; mais ce bord, vertical et s'étendant de l'angle postérieur de l'omoplate jusqu'à l'olécrâne, se perçoit toujours très-bien à la main lorsqu'on ne peut le limiter à l'œil. Très-souvent la limite supérieure de l'épaule, sur les chevaux fins, se dessine par une courbe en saillie légère formée par le bord supérieur du cartilage de prolongement du scapulum ; chez les animaux très-gras ou communs cette ligne est effacée. On se rappellera que, sur un cheval de taille moyenne, il y a à peu près un travers de main entre le sommet des apophyses qui constituent le garrot et le bord supérieur du cartilage.

Enfin en bas nous circonscrirons la région qui nous occupe par le bord inférieur des muscles olécraniens, qui se montre généralement sous la forme d'une saillie à convexité inférieure, surplombant la région du bras.

La peau qui recouvre l'épaule, d'épaisseur moyenne, permet de constater un certain nombre de points de repère importants ; c'est ainsi que la crête de l'épine acromienne se dessine en une légère saillie parallèle au bord antérieur de l'omoplate et, comme lui, oblique en avant et en bas ; cette saillie, qui disparaît vers le tiers supérieur, se trouve continuée jusqu'en bas par un sillon peu prononcé indiquant la limite des muscles sus et sous-épineux ; un autre sillon, parallèle au premier, se voit au niveau du bord postérieur de l'omoplate et trace la ligne de séparation des muscles grand scapulo-huméral (abducteur du bras) et gros extenseur de l'avant-bras. Ces particularités se distinguent beaucoup mieux, pendant l'action, lorsque les muscles se contractent.

Le tissu conjonctif sous-cutané est plus ou moins abondant ; il permet à la peau une locomotion assez grande.

Le muscle peaucier forme la première couche musculaire ; il n'existe pas à la partie supérieure ni à l'angle postéro-inférieur de la région ; les fibres du peaucier présentent sur l'épaule une direction verticale. Une autre couche musculaire, formée par le trapèze et le mastoïdo-huméral, recouvre toute l'étendue de la fosse sus-épineuse et la partie supérieure de la fosse sous-épineuse ; les fibres du trapèze viennent converger sur l'épine, à laquelle elles sont attachées par une très-forte aponévrose ; disons, de plus, que tout ce muscle est recouvert par une lame élastique d'autant plus épaisse qu'elle est plus supérieure et qui descend de la région du garrot en s'insinuant entre le peaucier et le muscle qui nous occupe. Le mastoïdo-huméral, qui recouvre surtout l'angle scapulo-huméral, est formé de fibres plus épaisses et de couleur foncée. Il est séparé des plans musculaires dont nous avons à parler par une couche aponévrotique assez abondante. Nous devons aussi rattacher à cette couche la portion inférieure du mastoïdo-huméral qui s'aplatit pour recouvrir la partie antérieure de la région et surtout l'articulation.

La quatrième couche est formée par plusieurs muscles parfaitement distincts et dont nous avons déjà indiqué en partie les limites. La fosse sus-épineuse est remplie en entier par le muscle sus-épineux, recouvert inférieurement par l'expansion humérale du mastoïdo-humérale. La longue pointe remontante du sterno-pré-scapulaire longe le bord antérieur du sus-épineux et se termine au niveau du quart supérieur du scapulum. Ce muscle est entouré en avant par un tissu conjonctif très-lâche et s'attache sur l'aponévrose propre du sus-épineux. En arrière de l'épine on rencontre d'abord le grand abducteur du bras, recouvrant le petit muscle de même nom, qui devient aponévrotique supérieurement ; son aponévrose ne se distingue pas, à proprement parler, de celle du sous-épineux. Ce dernier remplit toute la fosse qui lui donne son nom, il déborde même légèrement en avant et en bas l'extrémité de l'épine.

On désigne sous le nom de fosse sous-scapulaire la face interne légèrement excavée de l'omoplate qui loge le muscle sous-scapulaire. Nous ferons remarquer que ce muscle est séparé du grand dentelé, lequel appartient au thorax, par un intervalle rempli de tissu conjonctif très-lâche pour se prêter aux mouvements de l'épaule sur le thorax. Il arrive quelquefois, comme nous avons pu l'observer, que ce tissu conjonctif est le siége d'abcès qui, n'éprouvant aucune difficulté pour se développer, deviennent très-considérables, écartent le membre et viennent, dans certains cas, former une tumeur soit en avant, soit en arrière de l'épaule. Il est préférable, vu la disposition des organes, d'ouvrir ces abcès à la partie postérieure, où une large incision peut être pratiquée sans crainte d'accidents graves. La main introduite entre le membre et le thorax peut être promenée dans un large espace vertical, et il semble que l'épaule soit entièrement décollée du tronc ; mais le tissu conjonctif refoulé par l'abcès se répare bien vite et la région ne tarde pas à recouvrer son intégrité.

La *région des muscles olécraniens* ou extenseurs de l'avant-bras, que nous avons séparée des autres parties de l'épaule pour en faire une sous-région spéciale, est extrêmement simple : ces muscles forment au-dessous du peaucier une couche qui peut atteindre 10 centimètres d'épaisseur dans le sommet de l'angle scapulo-huméral ; ils s'amincissent un peu à leur bord postérieur, qui se détache en relief sur le thorax, et vient s'insérer à l'olécrâne. Disons encore, qu'au-dessous du grand scapulo-olécranien, on rencontre le mince muscle long extenseur de l'avant-bras, séparé du premier et du thorax par un tissu conjonctif abondant. C'est aussi dans cette région que se trouve l'extrémité inférieure des muscles grand dorsal et grand rond, qui viennent se réunir par un tendon commun à la tubérosité interne du corps de l'humérus.

Squelette. — L'omoplate forme seul le squelette de la région. Il est partout enveloppé de muscles très-épais qui le préservent de la violence des chocs et rendent ses fractures très-rares. Inférieurement il s'articule avec l'humérus par une cavité glénoïde beaucoup moins grande que la tête qu'elle est destinée à recevoir. Très-mince au niveau du fond des fosses sus et sous-épineuses, l'omoplate devient plus épais sur ses bords, à ses angles, surtout à l'inférieur, et au niveau de l'épine.

Vaisseaux et nerfs. — Les *artères*, situées à la face interne du membre, proviennent du tronc brachial et sont au nombre de deux : l'artère sus-scapulaire ou scapulaire supérieure comprise dans l'interstice qui sépare le sous-scapulaire et le sus-épineux, et l'artère sous-scapulaire, beaucoup plus volumineuse, qui prend naissance au point où le tronc brachial change de nom et prend celui d'artère humérale ; l'artère sous-scapulaire se loge entre le sous-scapulaire et l'adducteur du bras, et donne dans son parcours : une artère pour le grand dorsal, la circonflexe postérieure de l'épaule, qui appartient à la région suivante, et de nombreux rameaux musculaires.

Les *veines* suivent le trajet des artères et reçoivent les mêmes noms.

Les *lymphatiques* se rendent aux ganglions sous-scapulaires.

Les *nerfs* proviennent du plexus brachial. Un certain nombre d'entre eux ne font que traverser le tissu conjonctif de la face interne du membre pour se rendre aux parties auxquelles ils sont destinés, tels sont : la branche de l'angulaire et du rhomboïde, la branche du grand dentelé ou thoracique supérieure, la branche du grand dorsal, la branche sous-cutanée thoracique, le nerf axillaire ou circonflexe, le nerf de l'adducteur ou du grand rond. D'autres branches sont spécialement destinées aux muscles de la région, ce sont : les branches du sous-scapulaire, le nerf sus-scapulaire ; ce dernier, après avoir traversé l'interstice qui existe entre le sterno pré-scapulaire et le sus-épineux, gagne la face externe et passe en travers de l'épine acromienne au-dessous du peaucier pour aller se perdre dans le sous-épineux.

Différences. — A part les formes extérieures, le grand développement en hauteur de l'épaule chez les ruminants et les carnassiers, dont le bord supérieur dépasse même le sommet des apophyses épineuses du garrot, on ne trouve que des différences très-légères dans la disposition des plans musculeux. Disons toutefois que l'omoplate des carnassiers ne possède pas de prolongement cartilagineux, et que la position de l'épine varie dans les différentes espèces. Chez le bœuf, elle partage la surface externe en deux régions dont l'antérieure est à la postérieure comme un est à trois ; chez les carnassiers, elle la divise en deux parties égales, l'acromion, s'arrête à trois centimètres environ au-dessus de la cavité glénoïde chez les premiers animaux et descend à son niveau chez les seconds.

§ 2 — Région de la pointe de l'épaule.

Cette région, qui représente la partie la plus avancée du membre antérieur, et qui a pour base l'articulation scapulo-humérale, mérite, en raison de son importance et de la fréquence des lésions dont elle est le siége, une description spéciale, qui nous permettra en outre d'étudier l'articulation.

A l'extérieur, la pointe de l'épaule, bien détachée en avant, se continue en arrière par une ligne de séparation bien nette entre l'épaule et le bras. Malgré l'épaisseur assez considérable des tissus qui l'entourent, on peut cependant, avec assez de facilité, reconnaître les limites des divers organes qui se groupent autour de l'articulation ou qui entrent dans sa composition. C'est ainsi qu'on percevra en dehors une saillie osseuse presque superficielle, qui est la *convexité* du trochanter qu'on appelle aussi quelquefois grand trochiter ; en avant et un peu en bas, une autre saillie, formée par la lèvre externe de la coulisse bicipitale, se continue en avant par une courbe assez régulière qui répond au tendon du biceps, les deux saillies dont nous venons de parler, séparées par un léger creux, forment avec l'empreinte deltoïdienne, située un peu plus bas et en arrière, les trois angles d'une sorte de triangle isocèle à base renversée.

La peau est partout mince et assez mobile, mais elle entraîne cependant avec facilité la première couche musculaire, formée par l'extrémité inférieure du mastoïdo-huméral, qui s'aplatit et recouvre comme d'une sorte de calotte toute la partie antérieure et externe de la région. La facilité avec laquelle se déplace cette couche fait voir que le tissu conjonctif sous-cutané est moins abondant que celui qui se trouve entre le muscle et les organes qu'il nous reste à citer.

Dans ses parties les plus profondes le tissu conjonctif devient très-nettement lamineux et forme comme une aponévrose à plusieurs couches qui descend du sus-épineux, s'étend par côté jusque sur le tendon du sous-épineux et en bas sur le coraco-radial. Sur ce muscle même l'aponévrose acquiert une grande consistance et forme une très-forte gaîne, qui a pour tenseur le sus-épineux.

En avant de l'articulation, nous trouvons le tendon extrêmement fort du coraco-radial, moulé sur sa coulisse et formé à ce niveau de fibres musculaires, de fibres tendineuses et même de fibro-cartilage à sa face profonde ; on ne doit pas oublier que le tendon glisse dans sa coulisse par le moyen d'une synoviale vésiculaire très-importante à notre point de vue, en ce sens qu'elle peut être le siége d'inflammation. Au-dessous du tendon, on rencontre toujours un coussinet graisseux qui

remplit l'intervalle situé entre le scapulum, l'humérus, et la face postérieure du tendon, au-dessus de la synoviale.

En dehors, on trouve, d'avant en arrière, la branche externe du sus-
épineux, exclusivement charnue, qui vient s'attacher sur le sommet
et en dedans du trochanter, puis le tendon du sous-épineux, qui,
après avoir glissé sur la convexité par une deuxième synoviale vésiculaire, se dirige obliquement en avant et en bas pour s'attacher sur
la crête ; enfin, en arrière de ce muscle, les deux abducteurs, situés l'un
au-dessus de l'autre, viennent s'appuyer jusque sur la capsule articulaire.

En arrière, les muscles olécraniens forment une gaîne séparée de la
face postérieure de l'articulation par un peu de tissu conjonctif. Le
scapulo-huméral grêle, qui se trouve aussi en arrière et directement
appliqué sur l'articulation, mérite à peine d'être cité. Les organes que
l'on rencontre à la face interne sont, en procédant d'avant en arrière : la
branche interne du sus-épineux, entièrement musculaire et attaché sur
le sommet du trochin, le tendon du coraco-huméral, qui glisse sur celui
du sous-scapulaire au moyen d'une synoviale assez allongée, et enfin
ce dernier muscle qui est lui-même pourvu d'une très-petite synoviale,
pour glisser sur la convexité du trochin.

Articulation scapulo-humérale. — Cette articulation présente un
grand intérêt, car elle est souvent le siége d'altérations ; mais la profondeur à laquelle elle est située dans les tissus la rend assez difficile
à explorer et les moyens d'actions dont la chirurgie dispose ne peuvent
agir sur elle que médiatement.

Du côté de l'omoplate la surface articulaire est une cavité dite
glénoïde, légèrement concave, complétée par un bourrelet fibreux,
mais néanmoins trop petite pour embrasser en entier la tête de l'humérus ; celle-ci, large et régulièrement arrondie, est bordée en avant et
de chaque côté par les éminences appelées trochiter et trochin. Un
ligament capsulaire, à peu près uniformément épais, mais renforcé en
avant par deux faisceaux qui vont s'insérer l'un sur le trochin, l'autre sur
le trochiter, réunit les deux surfaces ; ce ligament est assez lâche pour
permettre entre les deux surfaces un écartement de 2 centimètres environ. Néanmoins la solidité de l'articulation et la coaptation exacte sont
assurées par les nombreux et forts muscles qui l'entourent et par la
pression atmosphérique. La laxité du ligament est indispensable pour
laisser aux mouvements une très-grande étendue. La synoviale, simple, tapisse la face interne du ligament. Tous les mouvements sont
possibles dans cette articulation.

Vaisseaux et nerfs. — La région qui nous occupe en ce moment ne
possède en propre que des vaisseaux et des nerfs d'un petit volume
parmi lesquels nous citerons les artères, les veines et les nerfs cir-
conflexes ; mais c'est à sa face interne que viennent se placer le tronc
brachial et le plexus du même nom, ainsi que les veines axillaires, ce

qui en fait l'un des points du corps les plus dangereux à explorer avec les instruments.

§ 3. — **Région du bras.**

Cette région est assez difficile à limiter extérieurement, au moins par son bord supérieur, caché par les masses musculaires olécrâniennes. Sa face antéro-inférieure libre s'avance à la rencontre du bord antérieur de l'épaule et forme, en le rejoignant, la pointe de l'épaule dont nous venons de nous occuper ; en arrière et en bas, le bras est limité par le coude et l'avant-bras. En résumé, le bras n'occupe chez nos grands animaux qu'une partie très-limitée du membre antérieur qui a pour base la diaphyse de l'humérus, et qui se trouve peu distincte extérieurement des parties environnantes.

Le tissu conjonctif sous-cutané, lâche, peu abondant, laisse voir, immédiatement après l'ablation de la peau, la première couche musculaire.

Celle-ci, formée par l'extrémité inférieure du mastoïdo-huméral, recouvre la face externe et antérieure ; le côté interne est recouvert de la même façon par les fibres les plus antérieures du pectoral superficiel. Les deux muscles mastoïdo-huméral et sterno-huméral sont réunis par une aponévrose qui embrasse la partie antérieure de la région et vient s'attacher à la crête qui limite en avant la gouttière de torsion de l'humérus.

Les autres muscles qui entourent l'humérus ne peuvent que difficilement être rangés en couche ; nous trouvons, en dehors, l'extrémité inférieure de l'abducteur du bras (grand scapulo-huméral), qui s'arrête à l'empreinte deltoïdienne ; le moyen extenseur de l'avant-bras huméro-olécrânien (externe), dont les fibres s'attachent à la légère crête située sous la tête articulaire de l'humérus, suivent la direction de ces os et recouvrent le court fléchisseur de l'avant-bras ; celui-ci affecte une direction verticale ; son bord antérieur peut être limité par une ligne qui passerait en arrière de la tubérosité deltoïdienne ; l'extrémité inférieure du muscle passe sous le pont fibreux que le biceps envoie sur l'extenseur antérieur du métacarpe, et se porte ensuite au côté interne du membre, en dedans de l'articulation du coude ; ce muscle décrit donc les trois quarts d'un tour de spire autour de l'humérus, suit en un mot la direction de la gouttière de torsion ; il est séparé du coraco-radial par l'aponévrose du mastoïdo-huméral et du sterno-huméral.

Quant au biceps, il recouvre la face antérieure de l'humérus et se trouve maintenu par une forte aponévrose particulière, formée de fibres très-fortes ; il est, de plus, entrecoupé de très-fortes lames tendineuses, dont l'une, extrêmement résistante, s'étend de l'un à l'autre de ses tendons et empêche son relâchement au delà d'une certaine mesure.

Dans le repos, cette lame fibreuse offre un obstacle mécanique à la flexion de l'articulation scapulo-humérale. La direction générale du coraco-radial est légèrement oblique en dedans, car on sait qu'il vient se terminer à la face interne de l'extrémité supérieure du radius.

A sa face interne, l'humérus se trouve recouvert par la partie inférieure du coraco-huméral et, dans une petite portion, par l'extrémité commune aux muscles grand dorsal et grand rond, le sterno-trochinien (portion du pectoral profond), s'applique également sur la partie supérieure de cette face.

Les paquets de ganglions que nous avons appelés, dans le premier livre de cet ouvrage, ganglions brachiaux, se placent à la face interne de l'humérus, au-dessus de l'articulation du coude, près du tendon du grand rond et du grand dorsal.

Squelette. — Ainsi que nous l'avons déjà dit, le squelette est formé par la diaphyse de l'humérus. Très-volumineux et très-fort, l'humérus peut supporter des chocs énormes sans se briser. Néanmoins, on a des cas assez fréquents de fracture de cet os, qui est en effet l'un des plus exposés dans les chutes que l'animal fait sur le côté, car c'est sur lui que porte alors la plus grande partie du poids du corps. Il est à remarquer que, lorsqu'il existe une fracture simple du corps de l'humérus, ou une fêlure, sa direction est presque toujours parallèle à celle de la gouttière de torsion ; c'est qu'en réalité, l'aspect spécial de l'humérus ne tient pas seulement à sa conformation extérieure, mais bien à une véritable torsion, plus prononcée chez les animaux adultes que chez les jeunes, ainsi que l'a démontré M. Martins. Le corps de l'humérus est entièrement compacte.

Vaisseaux et nerfs. — Ces organes, situés à la face interne du bras, offrent un volume considérable et une importance extrême; c'est en effet à peu près à la hauteur de la partie antérieure du bras que l'artère et la veine axillaires sortent de la cavité thoracique et que le volumineux faisceau nerveux du plexus brachial aborde le membre antérieur. Aussi les trouvons-nous réunis en une sorte de paquet, tout à fait en arrière de l'articulation.

L'artère humérale, qui continue l'*axillaire*, descend à peu près verticalement au dedans de la région, c'est-à-dire qu'elle croise obliquement la direction de l'humérus ; placée d'abord en arrière de cet os, elle correspond ensuite à sa partie médiane par l'intermédiaire du tendon commun au grand dorsal et au grand rond, puis tend à prendre une position antérieure en arrivant à l'extrémité inférieure de la région, où elle se divise en deux branches, qui sont : les artères radiales antérieure et postérieure. Dans ce trajet, l'humérale donne plusieurs artères importantes : 1° l'artère *pré-humérale* ou *circonflexe antérieure*, qui vient se terminer dans le mastoïdo-huméral, après avoir passé entre les branches du coraco-huméral et contourné la face antérieure de l'humérus, au-dessous de la coulisse bicipitale; 2° la *colla-*

térale externe du coude, ou *humérale profonde*, très-grosse branche qui naît près du tendon du grand dorsal et se porte en arrière, dans la masse des extenseurs de l'avant-bras ; l'une de ses divisions passe sous le gros extenseur et contourne, avec le nerf radial, le fléchisseur oblique de l'avant-bras, pour arriver sous le court extenseur en avant de l'articulation du coude, où elle s'anastomose avec des divisions de la radiale antérieure ; 3° l'*artère épicondylienne* ou *cubitale* qui se porte en arrière à la surface de l'humérus, pour se placer sous le long extenseur de l'avant-bras, et descendre ensuite derrière l'épitrochlée ; nous la retrouverons dans l'avant-bras avec le nerf cubital. Cette branche donne souvent l'artère nourricière de l'humérus qui peut provenir directement de l'humérale ; 4° citons enfin l'*artère principale du biceps,* vers la partie médiane de l'humérale.

La *veine humérale*, satellite de l'artère du même nom et placée en arrière d'elle, résulte de la réunion des diverses veines de l'avant-bras ; elle reçoit les veines collatérales des artères que nous venons de citer et de plus un vaisseau très-important, la veine *sous-cutanée-thoracique* ou de l'*éperon*, qui lui arrive très-près de sa partie terminale.

Les principaux *nerfs* de la face interne du bras ne font que traverser cette région pour aller se distribuer un peu plus bas ; ce sont : en avant de l'artère, le nerf médian et le brachial antérieur ; ce dernier croise l'artère en dehors pour se placer ensuite à sa face antérieure ; en arrière le nerf cubital, le radial séparés de l'artère par la veine humérale, la branche cutanée interne du radial ; quant au radial lui-même il contourne la face postérieure du bras pour venir, avec la branche principale de l'artère humérale profonde, se placer au bord postérieur du court fléchisseur de l'avant-bras. Le nerf médian fournit ainsi une branche (nerf musculo-cutané) qui s'engage sous le biceps, et se divise en deux rameaux, l'un qui va au muscle brachial antérieur, l'autre qui passe entre ce dernier muscle et le long fléchisseur pour devenir superficiel et ramper à la face externe de l'aponévrose antibrachiale avec les veines sous-cutanées.

Différences. — La région du bras est beaucoup plus distincte et plus étendue chez les carnassiers que chez nos grands herbivores ; aussi est-elle plus facilement explorable. La face interne est à peu près complétement détachée du tronc, ce qui permet de placer chez ces animaux les appareils contentifs que nécessitent les fractures de l'humérus.

§ 4. — Région du coude.

Intermédiaire au bras et à l'avant-bras, la région du coude peut se diviser en deux parties bien distinctes, que nous réunirons dans ce paragraphe pour ne pas compliquer nos descriptions ; l'une est la région olécrânienne, l'autre l'articulation huméro-radio-cubitale.

Région olécrânienne. — Elle comprend les parties très-simples situées autour de l'extrémité supérieure du cubitus à laquelle on a donné le nom d'olécrâne. Très-facile à limiter à l'extérieur, et laissant facilement sentir l'os qui lui sert de base, on peut se rendre le compte le plus exact des diverses altérations dont les tissus peuvent être le siége. C'est ainsi que la peau présente souvent en ce point des excoriations dues à l'*éponge* du fer, d'où le nom qui a été donné à une tumeur chronique, souvent phlegmoneuse au début, formée par l'induration du tissu conjonctif sous-cutané, avec des callosités à la peau, ressemblant assez à la *tumeur sternale* du dromadaire. On ne parvient guère à guérir l'éponge qu'en cherchant à écarter les causes qui l'ont amenée, c'est-à-dire en évitant, par une disposition spéciale donnée au fer, que cette armature ne vienne frapper contre le sommet de l'olécrâne lorsque l'animal est couché. Il peut aussi devenir nécessaire d'enlever une éponge trop volumineuse ; on y parviendra en la disséquant, car le tissu dont elle est entourée est exclusivement conjonctif ; dans ce cas, après l'excision de la tumeur, on devra presque toujours retrancher une certaine quantité de peau, après quoi quelques points de suture fermeront la plaie assez facilement.

Au-dessous du tissu conjonctif sous-cutané, qui a une assez grande tendance à se charger de graisse, on rencontre une aponévrose d'épaisseur moyenne qui, après avoir recouvert l'extrémité terminale des muscles dits olécrâniens, et s'être attachée sur la face externe de l'olécrâne, se continue en bas avec l'aponévrose antibrachiale. Tous les muscles extenseurs de l'avant-bras viennent s'attacher sur l'olécrâne : trois sur le sommet, ce sont les plus volumineux, c'est-à-dire le gros, le court et le moyen extenseur ; le premier de ces trois muscles possède une petite synoviale vésiculaire ; le long extenseur prend son insertion au bord postérieur, et le petit extenseur au bord antérieur, ce dernier remplit en partie l'espace angulaire situé entre l'humérus et l'olécrâne.

Les *artères* viennent de l'artère humérale par l'épicondylienne, que l'on nomme aussi, à cause de sa position au-dessous du long extenseur, collatérale interne du coude ; le *nerf* cubital suit à peu près le même trajet que l'artère du même nom, sa branche cutanée interne est située immédiatement au-dessous de la peau de la face interne.

Articulation huméro-radio-cubitale. — Encore appelée articulation du coude, elle est formée par l'extrémité inférieure de l'humérus et l'extrémité supérieure du radius, à laquelle il faut ajouter en arrière la surface articulaire sculptée sur le bord antérieur de l'olécrâne. Trois ligaments servent à réunir ces surfaces articulaires : les deux latéraux très-forts, funiculaires, s'attachent sur les côtés de chacune des surfaces articulaires de l'humérus et du radius. Les fibres médianes du ligament latéral interne descendent au-dessous de la tubérosité bicipitale. Le

ligament antérieur, membraneux , est beaucoup plus fort en dedans
que dans sa moitié externe où il est réduit à quelques rares fibres qui
recouvrent la synoviale.

Cette dernière, très-importante, tapisse la face interne des trois ligaments, et se prolonge en arrière en formant trois culs-de-sac : l'un
qui occupe toute l'étendue de la fosse olécrânienne, les deux autres qui
descendent de chaque côté du cubitus ; l'externe tapisse l'extrémité supérieure du fléchisseur externe du métacarpe, et facilite son glissement
sur les surfaces articulaires ; l'interne remplit le même rôle par rapport au tendon commun des muscles fléchisseurs du métacarpe et du
pied.

L'articulation du coude est une charnière parfaite qui ne permet
que la flexion et l'extension.

§ 5. — De l'avant-bras.

L'avant-bras a pour base deux os : le radius et le cubitus. Nous avons
déjà, dans le paragraphe précédent, parlé de la région occupée par
l'extrémité supérieure de ces os, laquelle fait partie de l'articulation
du coude ; l'extrémité inférieure sera décrite dans la région du genou ;
il ne nous reste à parler que de la partie du membre correspondant à
la diaphyse du radius ; la région de l'avant-bras est donc moins étendue
en anatomie topographique qu'en anatomie descriptive.

L'avant-bras a la forme d'un cône tronqué, comprimé d'un côté à
l'autre, à base renversée et sur lequel se dessinent exactement les deux
masses musculaires qui forment les régions antibrachiales antérieure
et postérieure. Cette distinction, facile à faire vers le milieu de l'avant-
bras, se prononce d'autant mieux qu'on se rapproche davantage du
genou ; elle est indiquée par une dépression qui part de l'olécrâne et se
porte sur le milieu de la face externe, en décrivant une courbe à convexité antérieure et supérieure pour se diriger ensuite verticalement
jusqu'au genou ; on peut même, dans le fond de ce sillon, sentir avec
la plus grande facilité le bord externe du radius. Du côté interne la distinction est bien plus facile à faire encore, car le bord du radius est
immédiatement situé au-dessous de la peau dans toute son étendue.

Le tégument dessine admirablement, chez les chevaux bien musclés,
les particularités relatives aux muscles ainsi qu'aux tendons qui les
continuent ; fine et très-mobile à la partie supérieure, la peau devient
d'autant plus épaisse qu'on l'envisage dans un endroit plus rapproché
du genou et plus en avant ; en arrière et en dedans elle offre plus de
finesse que dans les parties externe et antérieure.

Au-dessous du fascia superficialis, dans lequel rampent les branches
cutanées des nerfs du plexus brachial, on rencontre une première aponévrose d'enveloppe générale formée à la face interne de la région par
l'aponévrose du sterno-aponévrotique (pectoral superficiel). En dehors,

le tissu lamineux dont elle est constituée fait suite aux faisceaux inférieurs du peaucier ; cette première couche aponévrotique se distingue très-bien de celle que nous allons décrire, par une grande mobilité qui lui permet de suivre à peu près tous les mouvements de la peau. L'aponévrose sous-jacente, extrêmement forte, s'insère sur le bord antérieur interne du radius et fait suite inférieurement au muscle long extenseur de l'avant-bras ; elle s'attache également sur la face externe de l'olécrâne et forme une gaîne complète à tous les muscles de l'avant-bras. En arrivant sur l'extrémité inférieure de ce dernier, l'aponévrose qui nous occupe s'épaissit considérablement pour se continuer sur le genou ; c'est elle qui fournit les gaînes superficielles inférieures des muscles fléchisseurs du métacarpe.

Au-dessous de cette enveloppe générale on en trouve deux autres partielles, non moins fortes : l'une qui entoure les muscles de la région antérieure, l'autre ceux de la région postérieure ; toutes les deux s'attachent sur les bords externe et interne du radius, après avoir maintenu comme des sangles complètes les muscles des deux régions. La présence de ces différentes aponévroses rend très-bien compte de la forme et de l'étendue de certains abcès. Lorsque ceux-ci siégeront entre la peau et la première enveloppe, ou bien entre cette gaîne et les enveloppes de région, les abcès pourront se développer sur toute la périphérie du membre ; mais encore pourra-t-on les différencier et indiquer leur position exacte, car dans le premier cas, lorsque l'abcès sera sous-cutané, la peau tendue restera adhérente aux points enflammés ; tandis que dans le second, lorsqu'il sera sous-aponévrotique, le tégument restera libre et par conséquent mobile.

Dans le cas où l'inflammation se développe dans l'une des gaînes partielles, la tumeur est limitée sur les côtés de l'avant-bras et se fait voir en avant ou en arrière suivant qu'elle siége dans la gaîne de la région antibrachiale antérieure ou postérieure.

Disons enfin que chaque muscle de la région antérieure et les trois superficiels de la région postérieure sont munis de gaînes propres qui assurent leur isolement physiologique.

Les muscles qui entourent l'avant-bras, avons-nous dit, sont divisés en deux sous-régions occupant, l'une la face antérieure, l'autre la face postérieure du radius, et concourant toutes deux à recouvrir son bord externe sur le milieu duquel elles vont se rejoindre.

La région antérieure comprend des muscles extenseurs, soit du métacarpe, soit des phalanges. Nous trouvons, en procédant de dedans en dehors, l'extenseur antérieur du métacarpe, charnu seulement à sa partie supérieure et tendineux inférieurement ; ses fibres musculaires affectent dans leur ensemble la forme d'un cône à base renversée ; son tendon occupe la partie médiane de la face antérieure. En dehors de ce muscle et affectant une forme et une direction semblables, l'extenseur antérieur des phalanges, moins développé que l'extenseur du métacarpe ; le tendon inférieur de ce muscle se trouve à l'angle antéro-externe du radius. Nous verrons plus tard que ces tendons glissent, au moyen de synoviales particulières, sur la face antérieure de l'articulation du carpe : pour le moment, contentons-nous de signaler ce fait, que ces synoviales de glissement remontent assez haut le long des tendons qu'elles entourent ; pour l'extenseur antérieur du métacarpe la limite supérieure de la synoviale est à dix ou onze centimètres au-dessus de l'interligne articulaire carpienne ; elle remonte moins haut sur le tendon du muscle voisin et s'arrête à huit centimètres environ du point que nous venons de signaler.

Sur le côté externe de l'avant-bras et de l'extenseur antérieur des phalanges se trouve un petit muscle conoïde, l'extenseur latéral des phalanges ; son tendon se voit très-bien sur les animaux maigres au moment où il va pénétrer dans la gaîne que lui fournit le carpe ; cette gaîne ne remonte pas sur l'avant-bras, elle s'arrête au niveau de l'articulation.

Pour compléter l'énumération des muscles de la région, citons encore l'extenseur oblique du métacarpe, situé en couche profonde au-dessous des deux muscles principaux de la face antérieure ; sa partie charnue est attachée sur le bord externe de l'os ; son tendon, recouvert par l'extenseur antérieur des phalanges, traverse obliquement la partie inférieure de la région.

Les muscles de la face postérieure sont tous fléchisseurs et disposés en deux couches. Ceux de la couche superficielle, au nombre de trois, agissent sur le métacarpe ; les deux profonds sont fléchisseurs des phalanges.

Les trois fléchisseurs du métacarpe forment, en se joignant par leurs bords, une gaîne complète aux deux muscles profonds ; ils sont distingués, eu égard à leur position, en externe, oblique et interne ; l'externe se met en rapport avec l'extenseur latéral des phalanges par l'intermédiaire de la lame fibreuse très-forte qui attache les aponévroses de l'avant-bras sur le bord externe du radius ; il se dirige, en même temps que l'oblique, vers l'os sus-carpien sur lequel ces deux muscles s'insèrent par un tendon aplati et extrêmement fort. L'interne est le plus petit des trois ; il arrive jusque sur la tête du métacarpien latéral interne sur lequel il s'attache.

Les corps charnus des deux muscles fléchisseurs des phalanges forment, par leur ensemble, une sorte de prisme à bord postérieur décomposable en plusieurs faisceaux intimement accolés, presque confondus, et fortement tendineux, s'attachant en haut sur l'épitrochlée, l'épicondyle et le bord postérieur du cubitus ; vers l'extrémité inférieure de la région, les tendons sont plus distincts, mais néanmoins ils restent toujours unis ; le tendon du fléchisseur superficiel reçoit de la partie interne de la face postérieure du radius une très-forte bride fibreuse qui se sent très-bien à la main, un peu au-dessus de la face interne du carpe. En traversant la gaîne carpienne, les deux tendons restent accolés ; celui du perforant se trouve en avant et conserve cette position jusqu'à la deuxième phalange.

Squelette de la région. — Le radius forme presque à lui seul le squelette de la région. Le cubitus, situé à sa face postérieure et du côté externe, n'est représenté que par une pointe légèrement prismatique qui se termine vers le tiers inférieur du radius avec lequel elle fait corps. L'os principal de l'avant-bras est aplati d'avant en arrière et légèrement convexe en avant dans le sens de la longueur. Sa face antérieure, son bord externe et sa face postérieure sont entièrement recouverts par les muscles qui nous ont occupé jusqu'à présent. Le bord interne seul est dépourvu d'enveloppe musculaire et se met en rapport avec la peau par l'intermédiaire des aponévroses ; il n'est en rapport qu'avec la veine sous-cutanée médiane, qui croise légèrement son grand axe, ainsi que nous le dirons plus loin.

Vaisseaux. — Les *artères* sont : l'artère collatérale interne du coude ou cubitale, qui descend au-dessous de l'aponévrose antibrachiale postérieure, en suivant exactement le bord adhérent des muscles fléchisseurs externe et oblique du métacarpe ; on devra remarquer que cette artère, assez peu importante, est accompagnée par le nerf cubital et la veine de même nom ; le tendon olécrânien du muscle perforant sera un guide très-certain pour la recherche de ces trois organes, car il les accompagne jusqu'au-dessus du carpe.

Les deux divisions de l'humérale, la radiale antérieure et la radiale postérieure, appartiennent à l'avant-bras. La *radiale antérieure* est la plus petite des deux branches ; elle est destinée aux muscles de la face antérieure, dans lesquels elle s'épuise presque complétement ; un très-mince filet seul descend sous le tendon de l'extenseur antérieur des phalanges, en compagnie du nerf radial, jusqu'au-dessous du genou, où il finit par se perdre. La *radiale postérieure* continue exactement l'humérale ; elle suit la direction du ligament latéral interne de l'articulation du coude et se place alors sous le fléchisseur interne du métacarpe, qu'elle accompagne jusqu'au genou ; arrivée là, elle fournit le tronc commun des interosseuses métacarpiennes et l'artère colla térale du canon. Au niveau de l'arcade radio-cubitale, elle donne l'interosseuse de l'avant-bras, qui passe en arrière du radius, en croisant directement son grand axe au-dessous du perforant, et qui, après avoir traversé l'arcade radio-cubitale, se place dans l'angle formé par la face postérieure du radius et le bord externe du cubitus ; les divisions inférieures de l'interosseuse communiquent sur le carpe avec les ramifications terminales de la radiale antérieure.

Nous avons déjà parlé de la veine cubitale ; la veine radiale antérieure suit le même trajet que l'artère du même nom ; quant aux veines radiales postérieures profondes, elles accompagnent l'artère postérieure en formant autour d'elle un véritable plexus. L'artère interosseuse possède aussi une veine satellite. Continuation des méta- carpiennes, ces veines forment l'humérale en se réunissant à la partie supérieure de l'avant-bras.

Il nous reste maintenant à parler de deux vaisseaux veineux plus importants, car on y pratique quelquefois la saignée. 1° La veine *sous-cutanée médiane* ou *interne* qui fait suite à la métacarpienne interne, part de la face postérieure et interne du carpe et rampe à la surface des aponévroses, sur le bord interne du radius, qu'elle croise obliquement de bas en haut et d'arrière en avant, pour venir se terminer en avant et en dedans de l'extrémité supérieure de l'os par deux branches, l'une antérieure, la *veine céphalique*, l'autre postérieure, la *basilique*, qui traverse le sterno-aponévrotique pour se jeter dans l'humérale.

2° La veine *sous-cutanée* radiale ou antérieure, moins importante, naît de la région du genou et monte sur la face antérieure de l'avant-bras, pour venir se terminer à la veine céphalique, rarement à la sous-cutanée médiane.

Les *nerfs* sont importants et suivent généralement le trajet des vaisseaux ; nous citerons le nerf radial, qui pénètre sous les extenseurs du métacarpe et des phalanges, et qui accompagne l'artère radiale antérieure jusqu'au niveau de l'extenseur oblique. Ce nerf s'épuise dans les muscles de la face antérieure de l'avant-bras et la peau. Le nerf cubital, dont nous avons déjà indiqué le trajet en commun avec l'artère et la veine du même nom, donne des rameaux à la peau de la face postérieure de l'avant-bras et concourt aussi par une branche à la formation du nerf plantaire externe.

L'artère radiale postérieure possède aussi son nerf satellite, le *cubito-plantaire* ou *médian*, le plus volumineux des nerfs de la région, qui se trouve situé en arrière de l'artère postérieure de l'avant-bras, au-dessous du muscle fléchisseur interne du métacarpe. Arrivé vers le tiers inférieur de la région, le médian se divise en deux branches, qui formeront les nerfs plantaires externe et interne. C'est par l'intermédiaire de la branche musculo-cutanée que le nerf médian innerve la peau de la face antérieure de l'avant-bras ; la branche qui est destinée à cet usage se partage en deux filets principaux, qui rampent à la face interne de la peau en accompagnant les deux veines sous-cutanées de l'avant-bras. Il donne aussi des filets au fléchisseur interne du métacarpe et aux fléchisseurs des phalanges.

Différences. — On rencontre, chez les animaux domestiques autres que les solipèdes, des différences qui tiennent au nombre des doigts complets de la main ; plus ce nombre est considérable, plus grand doit être le nombre des muscles chargés de les mouvoir.

Les *ruminants* qui possèdent deux doigts complets ont déjà un muscle de plus que le cheval. L'extenseur antérieur des phalanges se divise en deux portions parallèles, l'une interne, qui forme l'extenseur commun des doigts, l'autre externe, appelé extenseur propre du doigt interne ; l'extenseur latéral des phalanges du cheval devient l'extenseur propre du doigt externe.

Le *porc* rappelle le bœuf par la division de l'extenseur antérieur du métacarpe ; le faisceau externe ou extenseur commun des doigts se divise même facilement en plusieurs faisceaux secondaires ; le perforé est formé de deux corps charnus.

Chez les *carnassiers*, l'extenseur antérieur est formé d'un seul faisceau musculaire, mais son tendon se quadrifurque inférieurement ; on constate de plus un certain nombre de muscles qui n'existent pas chez les autres animaux et que nous nous contenterons d'énumérer ; ce sont : un extenseur propre du pouce et de l'index ; le long supinateur, le court supinateur, le rond pronateur et le carré pronateur.

On trouve chez les carnassiers deux artères interosseuses, l'une antérieure qui descend sur la face antérieure du carpe, l'autre postérieure qui formera l'arcade palmaire profonde.

§ 6. — **Du genou.**

Le genou correspond au poignet de l'homme et non à son genou ; mais nous croyons devoir néanmoins conserver cette expression, tout impropre qu'elle est, parce qu'elle est consacrée par l'habitude et comprise de tout le monde. Cette région, qui a pour base les os du carpe, avec l'extrémité inférieure du radius et la tête des métacarpiens, est située entre l'avant-bras et le canon.

Vu de face, le genou est un peu plus large que l'avant-bras ; il diminue de largeur de haut en bas, pour se rétrécir ensuite brusquement en se continuant avec le métacarpe. Sur une section transversale, cette région apparaîtrait avec une forme prismatique assez nettement dessinée ; aussi pouvons-nous lui reconnaître extérieurement trois faces et trois bords.

La face antérieure, quadrilatère, convexe d'un côté à l'autre, laisse facilement reconnaître, par l'exploration, l'extrémité inférieure du radius, sur laquelle on distingue les coulisses verticales qui servent au glissement des extenseurs antérieurs du métacarpe et des phalanges, coulisses séparées par des arêtes minces. A deux centimètres environ au-dessous de la ligne horizontale qui indique la limite supérieure de la région, on perçoit une légère dépression formée par la réunion de l'extrémité inférieure du métacarpe et des os de la première rangée. Lorsque le membre est fléchi, cette dépression se transforme en une fosse assez profonde. La flexion permet également de sentir un autre intervalle, parallèle et distant de deux centimètres environ, qui sépare les os de la première rangée de ceux de la seconde. Quant à ces derniers, ils font pour ainsi dire corps avec l'extrémité supérieure du métacarpe. On reconnaît leur limite inférieure à ce qu'ils surplombent un peu le canon. La face externe est légèrement convexe dans ses deux sens ; on y reconnaîtra facilement la partie qui correspond à l'os sus-carpien ; l'interne est plane ou légèrement concave ; elle répond directement à la grande gaîne carpienne. Le bord externe montre en haut la saillie latérale externe de l'extrémité inférieure du radius, assez nettement séparée en deux parties par une coulisse verticale dans laquelle passe le tendon de l'extenseur latéral des phalanges ; il se termine inférieurement par une autre saillie formée par le métacarpien rudimentaire correspondant. Le bord interne, mieux dessiné, permet de sentir, de haut en bas : la tubérosité interne de l'extrémité inférieure du radius ; en bas, la tête du métacarpien rudimentaire interne, et entre les deux, sur une ligne un peu reportée en arrière, une saillie obtuse qui répond au quatrième os de la rangée supérieure, c'est-à-dire au scaphoïde. Quant au bord postérieur, il est formé par le tendon des fléchisseurs externe et oblique du métacarpe et par le bord postérieur de l'os sus-carpien, dont la partie inférieure se reporte obliquement en avant et en bas, pour se continuer avec le tendon.

Nous décrirons successivement dans cette région importante :

1° La peau,

2° Le tissu conjonctif,

3° L'aponévrose d'enveloppe générale,

4° Les tendons et les gaînes qui entourent l'articulation,

5° Les ligaments,

6° Le squelette de l'articulation,

7° Les vaisseaux et les nerfs.

1° La *peau*, épaisse et forte, mobile surtout en avant, où elle présente sa plus grande épaisseur, montre en arrière des plis de locomotion horizontaux. Chez les chevaux dont l'articulation est parfaitement nette, toutes les particularités dont nous venons de parler se dessinent admirablement et peuvent être très-bien vues sans qu'il soit nécessaire d'y porter la main.

2° Le *tissu conjonctif sous-cutané*, plus abondant en avant qu'en arrière et sur les côtés, est en rapport avec les déplacements que la peau peut exécuter dans les diverses parties.

3° Le *troisième plan* est formé par des fibres aponévrotiques très-fortes et très-épaisses, qui sont le prolongement de l'aponévrose antibrachiale, laquelle acquiert sur le genou une épaisseur qu'elle n'avait jamais eue. A la partie antérieure, les fibres ont une direction transversale ; sur les parties latérales et postérieures, elles sont transversales ou obliques ; elles forment en arrière une lame épaisse de un à trois millimètres. Cette aponévrose constitue la paroi externe des nombreuses gaînes tendineuses que l'on rencontre tout autour du genou.

La *quatrième couche* n'est pas continue ; elle est formée en avant par le tendon de l'extenseur antérieur du métacarpe, celui de l'extenseur antérieur des phalanges et une partie de l'extenseur oblique du méta-

carpe ; sur le côté interne, par ce dernier tendon ; sur le côté externe
par le tendon de l'extenseur latéral des phalanges et la branche antérieure du fléchisseur externe du métacarpe. En arrière, cette couche
comprend les organes tendineux, vasculaires et nerveux qui passent à
proximité ou dans la gaîne carpienne, et qui sont, en procédant de dehors en dedans et des parties superficielles aux parties profondes : 1° la
veine métacarpienne externe, qui se trouve immédiatement en dedans
de l'os sus-carpien ; 2° la veine métacarpienne interne qui monte directement en arrière du bord interne ; la métacarpienne externe forme
un peu plus haut la radiale postérieure ; au niveau du carpe, elle envoie à l'interne une forte branche qui rejoint celle-ci un peu au-dessous de l'articulation et forme avec elle la sous-cutanée médiane ;
3° le tronc commun des interosseuses métacarpiennes qui est accolé
au bord postérieur de la métacarpienne interne; 4° profondément au-
dessous de la métacarpienne interne, le tendon du fléchisseur interne
du métacarpe ; 5° l'artère digitale, continuation de la radiale postérieure, qui passe dans la grande gaîne carpienne avec le nerf plantaire
interne et les tendons des muscles fléchisseurs superficiel et profond
des phalanges ; 6° le nerf plantaire externe qui suit la face profonde de
la veine métacarpienne externe.

Signalons maintenant les diverses gaînes tendineuses que l'on rencontre autour du carpe. Elles sont au nombre de sept. Trois sont situées
en avant : celle de l'extenseur antérieur des phalanges en dehors, au
milieu celle de l'extenseur antérieur du métacarpe (on pourra les suivre sur le genou en se rappelant que leurs limites sont indiquées par
des saillies verticales de l'extrémité inférieure du radius) et en dedans,
la coulisse fort oblique de l'extenseur oblique du métacarpe ; celle-ci
se remarque aussi sur la face interne qu'elle coupe obliquement.
Deux sont situées en dehors : celle de l'extenseur latéral des phalanges qui traverse le ligament latéral externe de l'articulation, et la
gaîne oblique en avant et en bas de la branche antérieure du fléchisseur externe du métacarpe. Les deux dernières sont situées en arrière ;
c'est d'abord la grande gaîne carpienne qui renferme les deux tendons
des fléchisseurs des phalanges, l'artère radiale postérieure et le nerf
plantaire interne ; en dernière ligne nous citerons une autre petite
gaîne située en dedans de la précédente et qui sert au glissement du
tendon du fléchisseur interne du métacarpe. La grande gaîne remonte
en haut entre le radius et les muscles fléchisseurs du métacarpe. Lorsqu'elle est distendue par une quantité anormale de synovie, elle ne
peut apparaître au-dessus du carpe que de chaque côté de celui-ci et
immédiatement au-dessus de lui, entre l'os et les bords des muscles
fléchisseurs externe et interne. Le cul-de-sac inférieur descend à trois
ou quatre centimètres au-dessous du carpe. Dans les cas de synovite, il
forme une tumeur en arrière de l'extrémité supérieure du métacarpien
principal.

5° Les quatre principaux *ligaments* sont divisés en latéraux, antérieur et postérieur. Les ligaments latéraux, funicules très-gros et forts, vont des côtés de l'extrémité inférieure du radius à la tête des métacarpiens latéraux, et abandonnent des faisceaux aux os des deux rangées ; l'interne est plus fort et plus large que l'externe ; ce dernier est traversé par le tendon de l'extenseur latéral des phalanges. Ses fibres sont de deux ordres et légèrement croisées en X ; ces deux ligaments se confondent en avant et en arrière avec les ligaments antérieur et postérieur. Ceux-ci sont des ligaments membraniformes ; ils s'attachent sur les bords des extrémités opposées du radius et des os du métacarpe, et sur les ligaments latéraux. L'antérieur, très-ample, plissé lorsque le membre est étendu, se tend dans la flexion. Le postérieur est, au contraire, plissé dans la flexion et tendu dans l'extension ; il nivelle les anfractuosités du squelette et forme les parois profondes des gaînes qui entourent l'articulation.

6° Le *squelette* est formé par l'extrémité inférieure du radius, l'extrémité supérieure des métacarpiens entre lesquelles se trouvent interposées les deux rangées des os du carpe. L'extrémité inférieure du radius est allongée transversalement, elle présente en avant les coulisses dont il a déjà été question : l'externe et la médiane sont très-larges et correspondent aux tendons des muscles extenseurs des phalanges et du métacarpe ; l'interne, petite et oblique en dedans, loge la portion tendineuse de l'extenseur oblique du métacarpe. Sur les côtés on voit les deux tubérosités latérales ; l'externe est divisée en deux parties par la coulisse du tendon de l'extenseur latéral des phalanges. La face postérieure possède, au-dessus des condyles articulaires, une crête très-saillante, qui donne attache au ligament postérieur. La première rangée des os du carpe est formée par quatre os, qui sont, en procédant de dehors en dedans : l'os sus-carpien ou pisiforme, placé sur le côté externe et comme surajouté aux deux rangées, le pyramidal, le semi-lunaire et le scaphoïde. Dans la rangée inférieure, l'os crochu qui répond au pyramidal et au semi-lunaire, le grand os qui répond au semi-lunaire et au scaphoïde, et enfin le trapèze qui répond au scaphoïde.

Le métacarpe est formé par trois os, le métacarpien externe répond à l'os crochu par une seule facette. On en trouve deux sur le métacarpien médian ou principal, qui correspond à l'os crochu et au grand os, enfin le métacarpien interne répond par deux facettes au grand os et au trapèze.

Un certain nombre de ligaments réunissent les os des rangées entre eux, ainsi qu'avec les os de l'avant-bras et du métacarpe. Les ligaments extérieurs ou superficiels vont d'un os à son voisin dans la rangée ou bien au point correspondant du métacarpe. Les interosseux ou profonds sont cachés par les os qu'ils réunissent ; ces petits ligaments sont peu importants au point de vue chirurgical.

Les synoviales sont au nombre de trois : l'une située entre l'os de l'a-

vant-bras et les os de la première rangée, une deuxième entre les os
des deux rangées, et la troisième entre les os de la rangée inférieure et
ceux du métacarpe. Cette dernière communique avec la seconde entre
les deux premiers os de la rangée inférieure. Toute ces synoviales possèdent des prolongements qui s'insinuent entre les os des rangées pour
faciliter leur glissement les uns sur les autres ; ces culs-de-sac descendent jusque sur les ligaments interosseux. L'articulation de l'os sus-
carpien et du deuxième os de la rangée supérieure a quelquefois une
synoviale propre.

Vaisseaux et nerfs. — En parlant des organes situés en arrière du
carpe, nous avons énuméré les vaisseaux et les nerfs principaux et indiqué leur position. Les vaisseaux propres à l'articulation viennent des
troncs vasculaires que nous avons étudiés dans la partie postérieure et
sont en général peu volumineux. Nous signalerons une branche artérielle venue de la collatérale du canon, anastomosée avec la terminaison de l'artère épicondylienne, et formant ainsi l'arcade sus-carpienne
ou palmaire superficielle ; une division importante de cette arcade descend en dedans de l'os crochu jusqu'à l'extrémité supérieure du métacarpe. Les nerfs superficiels dans la région viennent, les antérieurs, de
la branche cutanée du cubital, les postérieurs, du brachial cutané interne et du nerf musculo-cutané du médian.

L'articulation carpienne est le siége de deux mouvements étendus,
la flexion et l'extension, et de quelques mouvements accessoires : l'abduction et l'adduction, qui ne sont possibles que lorsque l'articulation
est fléchie. Disons immédiatement que la deuxième rangée, unie très-
intimement au métacarpe, ne prend qu'une part très-minime dans le
mouvement.

C'est surtout entre le radius et la première rangée et entre les deux
rangées que les déplacements s'exécutent. Dans la flexion, le radius
roule d'arrière en avant sur la première rangée dont les os exécutent
un mouvement de bascule sur ceux de la deuxième rangée et ouvrent
ainsi un angle en avant ; il en est de même, mais d'une façon incom-
parablement moins prononcée pour les os de la deuxième rangée sur
le métacarpe. Des os de la rangée supérieure, le deuxième se porte en
haut dans ce mouvement.

Différences. — Elles portent surtout sur le nombre des os du carpe, et
celui des gaînes que l'on rencontre pour les nombreux tendons qui passent
autour de la région.

Les ruminants ne possèdent que six os, dont deux seulement à la rangée
inférieure, le grand os et le trapézoïde sont réunis ; le chien n'a que sept os
dont trois à la rangée supérieure, mais chez le porc et le chat on trouve huit os
carpiens, comme chez l'homme.

Chez le porc, le deuxième os de la rangée supérieure répond au cubitus ;
quant à ceux de la rangée inférieure, le premier répond aux deux métacarpiens externes, le deuxième au grand métacarpien interne, le troisième à

l'os précédent et au petit métacarpien interne; le quatrième os ne répond à aucun os du métacarpe.

Chez les carnassiers, l'os sus-carpien s'articule avec le cubitus; le pyramidal occupe toute l'étendue du bord externe et s'articule aussi avec le métacarpien externe; les os de la rangée inférieure affectent les mêmes rapports que ceux du porc, de plus le quatrième s'articule avec le métacarpien du pouce.

§ 7. Du métacarpe ou canon antérieur.

Cette région, située au-dessous de la précédente, et limitée en bas par le boulet, offre l'aspect d'un cylindre aplati latéralement et légèrement renflé à ses deux extrémités, un peu plus à la supérieure qu'à l'inférieure. Elle correspond aux régions qu'on désigne en extérieur sous les noms de *canon* et *tendon*.

La peau est mobile quoique épaisse, recouverte de poils plus longs et plus fins en arrière qu'en avant; chez les chevaux nobles dont les membres sont nets, on voit très-bien les organes sous-jacents.

La couche aponévrotique sous-cutanée, plus ou moins épaisse suivant la finesse du membre, peut se décomposer en plusieurs lames dont l'épaisseur est plus considérable en avant, où elles séparent seules la peau de l'os et des tendons, qu'en arrière où elles sont simplement appliquées sur l'aponévrose propre aux tendons des fléchisseurs. Cette dernière est la continuation de l'aponévrose à fibres transversales et entre-croisées que nous avons trouvée autour du genou; elle est très-complète en haut de la région où elle est formée de belles fibres nacrées, attachées très-fortement sur les métacarpiens latéraux et dont la direction est oblique de haut en bas et de dedans en dehors; vers le milieu du métacarpe, ces fibres deviennent moins épaisses et dégénèrent en tissu conjonctif en arrivant près du boulet. Il est essentiel de savoir que cette aponévrose forme une gaîne qui contient, en haut surtout, les vaisseaux et les nerfs de la région.

On ne rencontre autour du canon que les tendons des fléchisseurs et des extenseurs du doigt.

En avant se trouve le tendon de l'extenseur antérieur des phalanges qui, d'abord un peu externe, tend à gagner la ligne médiane; il est longé en dehors par celui de l'extenseur latéral auquel il envoie une branche assez considérable.

En arrière le tendon du fléchisseur superficiel recouvre celui du fléchisseur profond. Les deux organes forment une corde volumineuse qui se détache très-bien sur le vivant; le perforant reçoit une bride extrêmement forte, qui lui vient du ligament postérieur du carpe, et qui le rejoint au milieu du métacarpe. Quoique assez intimement unis l'un à l'autre, ces deux tendons peuvent cependant être distingués l'un de l'autre quand on explore la région avec les doigts. Sur une section transversale des deux cordes tendineuses, le fléchisseur superficiel a la forme d'un croissant, tandis que la coupe du fléchisseur profond représente un ovale régulier. Tout à fait en couche profonde, on rencontre le ligament suspenseur du boulet, qui s'attache sur les os de la rangée inférieure du carpe et sur la face postérieure du métacarpien principal ; cette bride très-forte, aplatie, descend entre es deux métacarpiens latéraux et se divise, au niveau du quart inférieur du métacarpe, en deux branches qui vont aux grands sésamoïdes et de là au tendon de l'extenseur antérieur des phalanges.

Signalons encore, pour être complet, quatre petits muscles rudimentaires sans importance, les deux lombricaux et les deux interosseux métacarpiens.

Vaisseaux et nerfs. — Une artère importante et très-volumineuse, l'*artère collatérale du canon*, continuation de la radiale postérieure, longe du côté interne le tendon du perforant ; arrivée au-dessus du boulet, elle prend une position profonde entre les branches du ligament suspenseur, reçoit les interosseuses métacarpiennes et se divise en deux branches : les artères digitales ; dans ce trajet, elle donne de très-nombreuses divisions tendineuses et cutanées.

Une branche, que nous avons déjà nommée *tronc commun des interosseuses métacarpiennes*, va se loger, en passant en dedans des tendons, entre le ligament suspenseur du boulet et la bride de renforcement du perforant ; là, elle s'anastomose avec une artère venue de l'arcade sus-carpienne pour former l'*arcade palmaire profonde* ou *sous-carpienne ;* cette arcade donne naissance à quatre branches, les interosseuses métacarpiennes, dont deux, les postérieures ou palmaires, descendent le long des os rudimentaires du métacarpe, de chaque côté du ligament suspenseur du boulet, et vont s'anastomoser avec la collatérale du canon ; les deux autres, antérieures ou dorsales, contournent la tête des deux os latéraux du métacarpe et se placent en dehors d'eux dans l'angle de réunion qu'ils forment avec l'os principal.

Deux *veines* volumineuses, les collatérales du canon, distinguées en externe et interne, continuent, de chaque côté et en avant des tendons, les veines digitales ; l'externe est longée en arrière par le nerf plantaire externe, l'interne est séparée du nerf par l'artère collatérale. Les deux veines communiquent entre elles, en arrière des deux branches du ligament suspenseur du boulet, par une anastomose très-volumineuse qui donne naissance aux *interosseuses métacarpiennes ;* celles-ci, situées entre la face antérieure du ligament suspenseur du boulet et le métacarpien rudimentaire, correspondent aux artères du même nom, et se terminent de chaque côté au-dessous du carpe dans les collatérales.

Les *nerfs plantaires*, distingués en externe et interne, longent les côtés du tendon du perforant ; l'externe est accolé au bord postérieur de la veine métacarpienne externe ; l'interne est séparé de la veine par l'artère collatérale du canon. Ce dernier envoie à celui du côté opposé une branche qui part du milieu du métacarpe, et contourne obliquement la surface des tendons, pour se réunir au nerf plantaire externe.

Une branche très-forte est fournie par le plantaire externe pour les muscles lombricaux et interosseux.

Différences. — La présence de doigts multiples entraîne, chez nos animaux domestiques, de grandes différences dans la conformation du métacarpe.

A l'extérieur, chez les *ruminants*, ces différences sont peu accusées, car cette région a pour base un os principal comme chez le cheval; néanmoins on rencontre déjà trois tendons au lieu de deux sur la face antérieure : le médian qui appartient à l'extenseur commun des doigts, se divise en deux branches en approchant de l'articulation métacarpo-phalangienne, de chaque côté se trouvent les tendons des extenseurs propres, interne ou externe. A la face postérieure, même disposition, c'est-à-dire que les tendons des fléchisseurs se séparent en deux branches, se rendent à chaque doigt et se comportent, chacun, comme le tendon unique du cheval. Le ligament suspenseur du boulet se divise en huit branches, un peu au-dessus de l'articulation.

L'os métacarpien principal est formé de la soudure de deux os à peu près égaux en dimension, ainsi que le montre son extrémité inférieure et les sillons antérieur et postérieur qui sont creusés sur ses faces ; il porte en arrière et en dehors un petit os rudimentaire, discoïdal ou légèrement allongé, trace d'un troisième métacarpien.

Le métacarpe du *porc* a pour base quatre os : deux principaux situés en avant et deux postérieurs plus petits; à chacun de ces métacarpiens complets répondent des tendons, des vaisseaux et des nerfs, dont la disposition rappelle la conformation du métacarpe du cheval. Les métacarpiens s'articulent entre eux, à leur extrémité supérieure, par des facettes latérales; le ligament suspenseur du boulet est remplacé par des muscles palmaires.

Les vaisseaux sont plus nombreux que chez le cheval; les artères radiale et interosseuse postérieures, en arrivant sur le métacarpe, s'anastomosent pour former les arcades palmaires superficielle et profonde, qui fournissent les interosseuses métacarpiennes, situées de chaque côté, le long des os métacarpiens en avant et en arrière de la main.

Chez les *carnassiers*, on rencontre cinq doigts, dont un, le pouce, est peu développé, les quatre autres se trouvent presque sur le même plan. La disposition des tendons, des muscles, des vaisseaux est à peu près la même que chez le porc.

Nous allons passer immédiatement à l'étude des membres postérieurs, le boulet, le paturon et le pied seront étudiées dans les membres antérieurs et postérieurs en même temps, en raison de leur similitude.

CHAPITRE II

DU MEMBRE POSTÉRIEUR.

Le membre postérieur, qui supporte une part moins grande du poids du corps que l'antérieur, est destiné surtout à pousser le corps en avant pendant les allures ; aussi est-il très-solidement relié au tronc par son rayon supérieur, par la hanche qui, en s'unissant à celle du côté opposé, circonscrit le bassin. Si, par sa face interne, l'os de la hanche forme les parois d'un diverticule des cavités splanchniques, il appartient par sa face externe au membre postérieur : aussi nous le comprendrons dans la description de celui-ci.

Nous reconnaîtrons au membre postérieur cinq sections principales, la *hanche*, la *cuisse*, la *jambe*, le *jarret*, le *canon postérieur ;* toutefois il y a lieu de faire une étude à part de la région du *grasset* dont l'importance n'est pas moins grande que celle des régions précédemment nommées.

§ 1. — De la hanche.

La *hanche,* qui répond à l'épaule, comprend les parties musculaires situées autour du coxal, et cet os lui-même. Comme on le voit, cette dénomination générale embrasse les parties qu'on désigne en extérieur, sous le nom de *croupe*, de *hanche* et une partie de la *fesse.* Ces distinctions, bonnes en extérieur parce qu'elles sont comprises de tout le monde, s'allieraient mal ici avec une description de plans musculaires ; la hanche est d'ailleurs une région extrêmement simple et qui, pour cette raison, ne mérite pas d'être ainsi fractionnée. Nous y ferons rentrer l'étude de l'articulation coxo-fémorale.

La forme de la région qui nous occupe varie dans des limites assez grandes chez les diverses races de chevaux, mais elle est assez connue de tout le monde pour qu'il ne soit pas nécessaire de nous y arrêter. Disons néanmoins que l'épaisseur des tissus qui recouvrent le coxal doit être prise en considération dans le diagnostic des plaies produites par des instruments tranchants ou piquants.

La peau de la région, assez épaisse, est très-adhérente à l'aponévrose commune aux muscles de la croupe et de la région ischio-tibiale postérieure ; un tissu conjonctif court, de couleur jaunâtre, renfermant souvent de la graisse, ne permet que des déplacements extrêmement limités de la peau ; aussi la voit-on se plisser en travers dans les contractions musculaires. L'adhérence de ces couches est aussi la cause des insuccès fréquents qui suivent les tentatives de réunion du tégument à la suite des blessures larges et profondes dont cette région est souvent le siége : l'inflammation, en augmentant le volume des tissus, entraîne la peau, les points de suture ne tardent pas à la couper et la plaie béante laisse apercevoir les muscles.

Ceux-ci ne forment, pour ainsi dire, qu'une seule couche d'une très-grande épaisseur. On rencontre dans toute la moitié antérieure, qui correspond' à la fosse iliaque externe, la masse du fessier principal doublée en dehors et en arrière par le fessier superficiel. Les fibres de ces muscles (ilio-trochantériens) convergent vers le grand trochanter. Le tendon du muscle moyen s'y attache après avoir glissé sur une synoviale vésiculaire située au niveau de la portion saillante de cette partie du fémur appelée convexité du trochanter et que l'on sent très-facilement au-dessous de la peau, sur le milieu de la ligne qui limite inférieurement la région.

En arrière de la masse des muscles fessiers, on trouve la pointe supérieure du long vaste, puis celle du demi-tendineux, qui forme la base du bord postérieur de la région, et en dedans celle du demi-membraneux.

Nous devons aussi rattacher à la hanche la portion musculeuse du fascia lata (ilio-aponévrotique) située au-dessous de l'angle antéro-externe de l'ilium, au-dessus des muscles antérieurs de la cuisse. Dans l'action, cette partie musculeuse se dessine très-bien au-dessous de la peau et produit sur cette dernière des plis obliques en arrière et en bas. Ce muscle recouvre le bord externe du psoas iliaque dont la partie médiane et le bord interne sont logés dans la fosse iliaque interne.

Lorsque tous ces muscles ont été enlevés, on voit complétement à nu la fosse iliaque externe, la grande échancrure sciatique, les nerfs et les vaisseaux qui en sortent, le ligament sacro-iliaque, l'angle externe de l'ischium et le fessier profond, jeté en travers sur l'articulation coxo-fémorale.

L'ilium offre une surface légèrement concave, inclinée en dehors et en arrière, de forme triangulaire, à base tournée en avant et en haut ; il présente un angle interne relevé vers l'épine sacrée, un angle externe sur lequel se remarquent quatre tubérosités accouplées deux à deux ; les deux supérieures servent aux attaches du fessier principal, les deux inférieures donnent insertion au fascia lata ; l'angle postérieur de l'ilium forme le col et une partie de la cavité cotyloïde.

Le ligament sacro-sciatique sépare les muscles de la croupe de la cavité du bassin. C'est plutôt, ainsi que nous l'avons déjà dit, une cloison de séparation qu'un véritable ligament.

L'échancrure sciatique, située entre le bord antérieur du ligament et le bord interne de l'ilium, donne passage à l'artère fessière, qui contourne ce dernier pour se porter en haut et se diviser dans la masse des fessiers, aux nerfs grand et petit sciatiques qui s'appliquent à la surface du ligament et se portent en arrière du fémur ; dans ce trajet, ils sont compris entre le grand, le petit fessier et le long vaste ; citons encore parmi les vaisseaux de la région l'artère et la veine iliaco-fémorales, qui longent le bord externe de l'ilium, à partir du tendon du petit psoas ; la veine fessière, satellite de l'artère ; la veine et l'artère ischiatiques, branche principale de la sous-sacrée qui sort de la cavité pelvienne sous l'extrémité supérieure du long vaste.

Articulation coxo-fémorale. — Elle est formée par la cavité cotyloïde du coxal et la tête du fémur. La cavité cotyloïde, très-profonde et complétée encore par un bourrelet fibreux, présente à son fond une forte dépression qui se prolonge sur le bord interne de la cavité en formant une large échancrure, transformée en trou par le bourrelet fibro-cartilagineux. La tête du fémur est bien détachée, parfaitement arrondie, et montre aussi une fosse profonde dans laquelle viennent s'attacher les ligaments coxo-fémoral et pubio-fémoral. Le premier de ces deux liens est très-court ; le second part du tendon pré-pubien des muscles abdominaux, passe sous le pont formé par le bourrelet cotyloïdien pour venir s'attacher près de son congénère. Ce serait, d'après les auteurs, ce ligament qui rendrait impossible les coups de pied de côté dits *en vache.* Indépendamment de ces liens, on trouve un ligament périphérique membraneux, analogue à celui de l'articulation scapulo-humérale.

Les chocs nombreux auxquels est exposée constamment l'articulation coxo-fémorale amènent quelquefois des inflammations ou des fractures de l'une ou de l'autre surface. Le col du fémur est exposé aux fractures, dans les sauts, en raison de sa direction oblique et de la position légèrement excentrique de la tête. A la suite d'une fracture de la tête, celle-ci peut rester dans la cavité cotyloïde, et il se forme, à la longue, une pseudarthrose au point fracturé. M. Arloing en a décrit un bel exemple dans le *Journal de médecine vétérinaire de Lyon,* 1868. Si les ligaments interosseux se rompent au contraire, il se fait une luxation, et la fausse articulation se fait généralement en avant de la cavité cotyloïde ; dans le cas où la rupture est moins complète, la tête du fémur, appuyant principalement à la partie antérieure de la cavité, la déforme et lui fait prendre, à la longue, une forme allongée d'avant en arrière.

Il existe d'autres déformations résultant des lésions de l'articulation coxo-fémorale ; si ces lésions offrent une certaine difficulté pour être diagnostiquées à travers les couches épaisses des muscles qui entourent la jointure ; les soins sont bien plus difficiles encore à donner et restent le plus souvent inefficaces, du moins chez les grands animaux.

Différences. — La hanche affecte des formes assez différentes qui tiennent à la direction et au plus ou moins de développement des diverses parties du coxal. Chez les *ruminants,* l'os de la hanche étant plus horizontal donne à

cette partie du corps une plus grande longueur ; la partie postérieure se
prolonge bien en arrière de la naissance de la queue. Le tissu conjonctif
sous-cutané est plus abondant, les muscles diffèrent également : le fessier
superficiel et le long vaste sont réunis et ne forment qu'un seul muscle qui
glisse sur le trochanter au moyen d'une bourse synoviale très-développée, laquelle est souvent le siége d'altérations pathologiques (*goutte* des ruminants). Au niveau du grand trochanter également, le long vaste s'unit au
fascia lata par une aponévrose qui peut se rupturer chez les bêtes très-mai-
gres en face de la saillie osseuse. Celle-ci, au lieu de glisser sur la face interne de l'aponévrose, se trouve retenue fortement en arrière par le bord
antérieur du long vaste et le membre reste dans l'extension forcée. On est
quelquefois obligé d'inciser les fibres du muscle pour rendre au membre
la liberté de ses mouvements, ainsi que nous le verrons plus loin en décrivant la section de l'ischio-tibial externe.

Le *porc* offre une disposition qui rappelle celle des ruminants.

Chez les *carnassiers* le fessier superficiel est le plus volumineux des muscles
de la région.

§ 2. — De la cuisse.

La cuisse a pour base le fémur ; chez les chevaux d'un embonpoint
et d'une musculature moyenne elle est aplatie d'un côté à l'autre et
présente en dehors une surface convexe, de forme quadrilatère, plus
large en haut qu'en bas, à limites très-naturelles qui sont : en avant,
la ligne qui descend de la pointe de la hanche au grasset ; cette ligne
s'accuse très-bien dans les contractions par la tension du muscle ilio-
aponévrotique et de son aponévrose ; en arrière, le bord postérieur du
membre partant de l'angle ischial et se dirigeant obliquement en avant ;
en haut un bord obtus incliné en arrière et en bas, bord formé par l'intersection de la face antérieure avec le plan, oblique en dehors, de la
région fessière ; en bas, une ligne parallèle au bord supérieur et qui
passe au-dessus de l'articulation du grasset. La cuisse est bien moins
développée en dedans. La face interne, toujours convexe, se met en rapport à sa partie supérieure, avec celle du côté opposé, elle s'en trouve
plus ou moins écartée à l'extrémité inférieure. La verge, les testicules
ou les mamelles, suivant le sexe, cachent la partie antérieure et supérieure de cette face.

D'après les limites que nous venons de fixer à la cuisse, on voit que
nous comprenons, dans cette région, ce que l'on nomme *fesse* en extérieur ; car, en réalité, la fesse n'est que la partie postérieure de la
cuisse.

La cuisse est plus ou moins convexe à sa face antérieure ; elle présente d'abord un méplat, se raccordant avec le flanc, correspondant
à l'ilio-aponévrotique ; en dehors une large surface convexe limitée
par un sillon vertical partant de l'ischium pour aller, en suivant
une direction parallèle au bord postérieur de la région, mourir sur la
jambe ; ce sillon indique la séparation entre le long vaste et le demi-

tendineux. Enfin ce dernier muscle et le demi-membraneux se réunissent pour former le bord postérieur, convexe, à courbe brève, lequel se continue ensuite par la face interne ; celle-ci, que l'on nomme en extérieur *plat de la cuisse*, est convexe, en rapport avec celle du côté opposé. En avant du plat de la cuisse et en haut on voit se dessiner le bord antérieur du muscle, c'est en avant que se trouve un espace intermusculaire dans lequel se placent les vaisseaux fémoraux ; on voit la veine saphène se dessiner en relief sur le bord antérieur du muscle.

La peau qui entoure la cuisse varie considérablement au point de vue de l'épaisseur et de l'adhérence. Très-fine antérieurement et presque dénuée de poils à sa face interne, elle devient plus épaisse en arrière et surtout en dehors en arrivant sur le grasset ; sa mobilité est très-grande sur la face interne, très-grande également près de l'articulation et en arrière, mais sur la face externe elle diminue considérablement et aux environs du bord supérieur on remarque déjà l'adhérence intime de la région fessière.

Nous devons maintenant, pour étudier les masses musculaires qui entourent la cuisse, les diviser en trois sections.

La première située en avant sera la région antérieure, une deuxième comprendra la face externe et le bord postérieur ; une troisième la face interne.

1° Dans la *région crurale antérieure* le tissu conjonctif sous-cutané est abondant et lamelleux, surtout lorsqu'on se rapproche de l'articulation du grasset.

La première couche musculaire est formée par le muscle du fascia lata, dont la partie supérieure seule est charnue ; son aponévrose inférieure entoure la section antérieure de toutes parts et lui forme une véritable aponévrose de contention.

Au-dessous de cette aponévrose se montrent les trois muscles, que l'on a réunis sous l'appellation commune de triceps crural : en dehors, le vaste externe, en dedans le vaste interne et au milieu le droit antérieur ; immédiatement appliqués sur le fémur, qu'ils entourent en avant, en dehors et en dedans, les muscles du triceps, charnus et très-forts, s'insèrent tous les trois à la rotule ; ils étendent la jambe en même temps qu'ils fléchissent le fémur sur le coxal ; ils sont par conséquent les agents actifs du mouvement du membre en avant.

L'artère iliaco-fémorale, l'une des branches de terminaison de l'artère iliaque interne, passe entre le droit antérieur et le vasto externe ; l'artère musculaire superficielle, ou grande musculaire antérieure, occupe une position semblable du côté interne Des veines accompagnent chacun de ces vaisseaux. Le nerf fémoral antérieur, dont les paralysies sont assez fréquentes, innerve la masse du triceps.

2° La *région crurale externe et postérieure* correspond à la masse des muscles ischio-tibiaux, c'est une région très-simple, dont la limite est indiquée en avant par le bord antérieur du long vaste. A la partie su-

périeure, elle est séparée de la région antérieure par la saillie obtuse
que forme la convexité du trochanter, au-dessous de laquelle on sent
très-bien le bord tranchant de la crête sous-trochantérienne.

En arrivant au niveau du bord externe du fémur, l'aponévrose du
fascia lata se divise en deux lames : l'une profonde qui passe en avant
du long vaste, l'autre superficielle qui se répand à la surface des muscles cruraux externes et leur forme comme une aponévrose d'enveloppe. Au-dessous de ce premier feuillet on en trouve un autre, très-
adhérent aux fibres du long vaste, mais non à celles du demi-tendineux
et du demi-membraneux.

L'unique couche musculaire, constituée par les ischio-tibiaux, forme
en avant une sorte de gouttière séparée de la face postérieure du fémur
par la lame interne et antérieure de l'aponévrose du fascia lata, qui va
s'insérer au bord externe du fémur, et à sa face postérieure. Dans cette
gouttière descend le nerf grand sciatique.

Les artères sont : l'obturatrice, des branches de la grande musculaire
postérieure et l'artère fémoro-poplitée ; chacune de ces artères possède
une ou deux veines correspondantes.

3° La *région interne de la cuisse* est un peu plus compliquée que
l'externe et l'antérieure. Au-dessous de la peau, on trouve une mince
couche conjonctive générale, qui provient du feuillet inférieur de l'a-
ponévrose du grand oblique de l'abdomen; puis, en couche superficielle, les muscles court et long adducteurs de la jambe, prolongés
inférieurement par une belle et très-forte lame fibreuse, qui formera
l'aponévrose jambière. Le long adducteur est séparé de son congénère
par un espace triangulaire à sommet inférieur, très-apparent surtout
lorsqu'après avoir, sur un cheval couché, relevé le membre supérieur
on porte l'inférieur en arrière, ce qui a pour effet de faire saillir fortement le bord antérieur du court adducteur. Dans cet espace triangulaire, qui fait suite à l'anneau crural, passent l'artère et la veine fémorales, vaisseaux très-volumineux.

En dernière couche musculaire, on rencontre, en procédant d'avant
en arrière, le pectiné, le petit adducteur de la cuisse et le grand adducteur; celui-ci, bifide inférieurement, laisse, entre ses deux branches, un
espace appelé anneau du grand adducteur, dans lequel passe l'artère
et la veine fémorales.

Les vaisseaux de la face interne de la cuisse sont, en allant des parties
superficielles vers les parties profondes ; l'artère et la veine saphènes,
situées au-dessous de la peau à la surface du court adducteur, l'artère
en avant, la veine en arrière ; ces deux vaisseaux sont entourés par les
branches du nerf saphène interne et de son accessoire lorsqu'il existe.
La veine saphène se voit toujours avec la plus grande facilité, en
raison de sa position verticale, elle contient toujours une certaine
quantité de sang, mais à cause de sa communication avec la saphène

externe, il n'est pas facile de la gonfler au delà d'une certaine mesure au moment de la saignée.

Dans l'anneau crural, nous trouvons l'artère fémorale, la veine de même nom et le nerf saphène interne; l'artère est accolée au bord postérieur du long adducteur de la jambe, se dirige en arrière, pour venir passer entre les deux branches du grand adducteur de la cuisse, et se placer ensuite dans l'interstice qui sépare l'un de l'autre, à leur extrémité supérieure, les jumeaux de la jambe ; à ce point elle change de nom et prend celui d'artère poplitée. Dans ce trajet l'artère donne les branches principales que nous avons énumérées en décrivant les autres régions de la cuisse et un certain nombre d'artères innominées, trop petites pour avoir reçu des noms particuliers. Nous ne citerons donc que l'artère nourricière du fémur, et la saphène, dont nous avons déjà indiqué le trajet.

L'artère fémoro-poplitée, qui se rend aux muscles de la région tibiale postérieure, naît au-dessous de l'anneau du grand adducteur.

La veine fémorale, d'un calibre beaucoup plus considérable que celui de l'artère, est placée, dans l'anneau crural, en arrière de ce vaisseau et un peu plus profondément ; elle l'accompagne dans tout son trajet en conservant cette position et reçoit les veines satellites des artères musculaires.

Dans le triangle ou anneau crural on rencontre également un paquet de ganglions lymphatiques, appliqués sur la gaîne conjonctive des vaisseaux ; c'est à ces ganglions que l'on a donné le nom d'*inguinaux profonds ;* ils reçoivent les lymphatiques superficiels qui accompagnent la veine saphène, et qui viennent des parties inférieures du membre. Les lymphatiques profonds, qui accompagnent l'artère et la veine crurales, vont aussi se rendre à ces ganglions. Indépendamment de cet amas ganglionnaire, nous devons en citer d'autres disséminés dans les diverses régions de la cuisse, ce sont : 1° les ganglions *poplités* situés en arrière du nerf grand sciatique, au-dessus des jumeaux de la jambe entre le long vaste et le demi-tendineux, près de l'artère fémoro-poplitée, qui reçoivent les lymphatiques du jarret et de la région crurale postérieure ; 2° les ganglions *pré-cruraux* placés en dedans du bord antérieur du fascia lata et qui reçoivent les lymphatiques de la partie antérieure et interne de la cuisse. Un certain nombre de vaisseaux de la face interne de la cuisse vont également se rendre aux ganglions inguinaux superficiels situés à côté du fourreau.

Le trajet des nerfs a été suffisamment indiqué plus haut.

Différences. — Les différences, peu importantes, ne nous arrêteront pas longtemps, disons seulement que le muscle du *fascia lata* est beaucoup plus large chez tous les animaux que chez les solipèdes. L'artère fémorale traverse, chez le bœuf, le long adducteur de la jambe.

§ 3. — **Région du grasset; articulations fémoro-rotulienne et fémoro-tibiale.**

Cette région, qui occupe le sommet de l'angle saillant formé par le membre postérieur au point de réunion du fémur avec les os de la jambe, est une des plus importantes par sa complication et la fréquence des lésions dont elle est le siége ; elle est limitée en haut par la cuisse, en bas par la jambe ; sa face postérieure est cachée par les muscles jumeaux, recouverts eux-mêmes par l'extrémité inférieure des ischio-tibiaux ; l'antérieure, l'interne et l'externe qui sont presque sous-cutanées, peuvent être explorées avec assez de facilité.

Les formes extérieures de la région du grasset diffèrent suivant la position du membre ; lorsque celui-ci appuie franchement sur le sol, on constate deux reliefs superposés, et séparés par un profond sillon transversal. Le relief supérieur, de consistance molle à sa partie la plus élevée, est formé par la partie inférieure de la masse charnue du triceps ; le sillon transversal répond au bord inférieur de la rotule ; enfin le relief inférieur qui correspond à la trochlée fémorale et aux ligaments rotuliens, se prolonge inférieurement jusque sur le bord supérieur de la crête du tibia, laquelle se dessine au-dessous de la peau, sous la forme d'une légère arête à concavité externe.

Lorsque le membre est fléchi ou seulement au repos, appuyant par la pince du pied sur le sol, la rotule se reporte dans la trochlée fémorale et se dessine en très-forte saillie; sa face supérieure occupe alors le sommet de l'angle très-saillant, formé par les deux rayons.

La face externe laisse sentir avec assez de netteté la face correspondante du condyle externe du fémur et, au-dessous de lui, l'interligne de l'articulation fémoro-tibiale masquée en partie par le ligament funiculaire. L'interne permet de constater le bord interne du tibia, et un léger relief qui semble le continuer en haut et qui n'est autre chose que le ligament latéral interne de la même articulation, lequel s'arrête sur le condyle interne.

La peau est partout très-mobile ; lorsque le membre est à l'appui, elle forme des plis transversaux plus ou moins nombreux qui s'effacent dans la flexion.

La couche aponévrotique sous-cutanée, épaisse et lamelleuse, se continue par côté avec la lame superficielle qui recouvre les muscles ischio-tibiaux. Au-dessous d'elle, une aponévrose resplendissante, très-épaisse, enveloppe toute la région, s'attache sur la face antérieure de la rotule, se continue en haut avec celle du fascia lata, en bas avec l'aponévrose jambière générale, en dehors avec celle de l'extrémité inférieure du long vaste, et dégénère en dedans en tissu lâche qui recouvre les muscles de la face interne de la cuisse, où elle est remplacée par une autre non moins forte, celle des adducteurs de la jambe.

Les organes musculaires manquent presque complétement autour des articulations : citons la masse du triceps qui s'attache sur la face supérieure de la rotule, le long vaste qui recouvre une petite partie de la face latérale de l'articulation fémoro-tibiale, et les adducteurs de la jambe en dedans, qui s'arrêtent au niveau de la partie supérieure des condyles.

En arrière, les muscles forment au contraire deux couches épaisses, l'une, superficielle, constituée par le long vaste, le demi-tendineux, le demi-membraneux ; l'autre profonde, formée par les jumeaux de la jambe, le perforé et le tendon du poplité.

Articulation fémoro-rotulienne. — Nous croyons devoir séparer l'une de l'autre les articulations fémoro-rotulienne et fémoro-tibiale ; quoique les mouvements soient solidaires dans ces deux jointures, elles forment des organes distincts, attendu que leurs synoviales sont séparées.

La rotule se trouve attachée à l'extrémité supérieure du tibia par trois ligaments funiculaires très-forts, distingués en externe, interne et moyen. Le ligament externe, le plus long et le plus fort, part du bord externe de la rotule et va s'attacher sur le sommet de la crête tibiale. L'interne, à peu près de même longueur que le précédent, se transforme, en arrivant sur la rotule, en un fibro-cartilage épais, qui se moule sur la face interne de la trochlée fémorale et sert ainsi d'appareil complémentaire pour la surface rotulienne ; le ligament moyen, vertical comme les deux autres, part de la partie moyenne de la rotule et va s'insérer dans la fossette située au milieu de la tubérosité antérieure du tibia où il glisse au moyen d'une petite synoviale.

Les trois ligaments rotuliens, le médian surtout, sont noyés au milieu d'une masse considérable de tissu adipeux, qui double en avant la capsule synoviale, et qui ne manque jamais, même chez les animaux les plus maigres. Cette couche, qui n'a jamais moins d'un centimètre et demi d'épaisseur, disparaît sur les côtés et au-dessous de l'insertion rotulienne des muscles du triceps.

Les ligaments dits rotuliens ne sont, à proprement parler, que des cordes destinées à transmettre à la jambe l'action développée par les muscles du triceps crural ; le véritable ligament fémoro-rotulien est une capsule attachée par ses bords autour de la trochlée fémorale et sur la périphérie de la surface postérieure de la rotule ou des appareils fibro-cartilagineux qui la complètent par côté. Cette capsule possède de chaque côté un faisceau de renforcement qui s'attache sur la face excentrique des deux condyles et qui joue, par rapport à l'articulation, le rôle d'un véritable ligament latéral.

Les surfaces articulaires sont, du côté du fémur : la trochlée antérieure, dont les lèvres sont allongées de haut en bas ; nous rappellerons que la lèvre interne est beaucoup plus saillante que l'externe, et du côté de la rotule, un relief médian bordé de deux gorges, dont l'interne est rendue presque hemi-cylindrique par la substance fibro-cartilagineuse du ligament rotulien interne.

La synoviale de l'articulation fémoro-rotulienne s'étend en haut jusque sous la masse des muscles du triceps, et il arrive assez fréquemment qu'elle communique avec l'une ou l'autre des synoviales de l'articulation fémoro-tibiale.

Les seuls mouvements que puisse exécuter la rotule sur la trochlée fémorale sont des glissements de haut en bas ou de bas en haut.

Les luxations de la rotule sont assez fréquentes, et se font en dehors ; les luxations en dedans sont empêchées par l'élévation de la lèvre interne de la trochlée, et surtout par la direction de la résultante des forces des muscles de la région crurale antérieure qui passe toujours en dehors de la partie médiane de la trochlée et sollicite la rotule à glisser de ce côté. Celle-ci est retenue par sa capsule et aussi par le faisceau fibreux qui double la capsule synoviale ; mais, lorsqu'un épanchement a allongé ce ligament ou bien lorsqu'un effort brusque l'a rompu, la luxation se fait avec la plus grande facilité, et la rotule se trouve alors située en dehors et au-dessus de la trochlée. Cet accident place le membre dans l'extension forcée, et ne permet aucun mouvement de flexion. La réduction de la rotule est assez facile à faire, malheureusement la luxation se reproduit avec la plus grande facilité, en raison de la direction de la force musculaire qui agit sur elle.

Il est à remarquer que chez les jeunes chevaux, dans la période de convalescence des maladies graves, pneumonies, fièvres typhoïdes, entérites, etc., ces luxations de la rotule s'opèrent pour ainsi dire spontanément, à l'écurie même. On pourrait peut-être attribuer cet accident au défaut de tonicité des tissus, à la suite des altérations qu'ils ont subi et pendant la période morbide.

Articulation fémoro-tibiale. — Elle est formée par les condyles du fémur et la surface articulaire supérieure du tibia, mais comme ces deux surfaces sont convexes l'une et l'autre, on rencontre, pour assurer la coaptation, des fibro-cartilages complémentaires ou ménisques bi-concaves épais en dehors, minces à leur partie concentrique qui vient s'appuyer sur l'épine du tibia ; le ménisque interne s'attache en avant et en arrière de l'épine tibiale, l'externe se comporte à peu près de même, mais il possède, de plus, en arrière, un cordon qui va s'attacher dans l'échancrure inter-condylienne du fémur, en dehors du condyle interne et remplit par conséquent, outre son rôle spécial, celui d'un véritable ligament.

Quant aux ligaments spéciaux à l'articulation, ils sont au nombre de cinq : 1° les deux ligaments latéraux, cordons rubanés qui vont du côté excentrique des condyles à la partie correspondante des deux faces du tibia, l'externe s'attache aussi sur la tête du péroné. A leur partie supérieure les ligaments s'insèrent un peu en arrière de l'axe des condyles, ce qui fait qu'ils se relâchent dans la flexion et ne sont tendus que dans l'extension. 2° Le ligament postérieur ou membraneux formé, supérieurement de deux lames dont la superficielle, traversée par les vaisseaux fémoro-poplités, embrasse les condyles du fémur, et s'attache même au ligament croisé postérieur. 3° Les ligaments interosseux ou *ligaments croisés* au nombre de deux, se trouvent logés dans l'échancrure intercondylienne ; l'antérieur, oblique de haut en bas et d'avant en arrière, se fixe en haut en dedans du condyle externe et en bas dans la rainure du sommet de l'épine ; le postérieur, plus long et oblique en sens opposé, s'insère, en arrière, sur la facette tibiale interne et va de là se rendre dans le fond de l'échancrure intercondylienne.

L'articulation est encore affermie en avant par le tendon, extrêmement fort, commun au fléchisseur du métatarse et à l'extenseur antérieur des phalanges, en arrière par celui du poplité.

On rencontre pour cette articulation deux synoviales, une pour chaque condyle, la face du tibia et le ménisque correspondant. Ces deux synoviales sont adossées l'une à l'autre sur la ligne médiane, et comprennent entre elles les deux ligaments croisés.

L'articulation fémoro-tibiale est une charnière imparfaite, qui permet la flexion et l'extension, et en outre quelques mouvements de rotation.

Dans la flexion, la surface articulaire du tibia s'éloigne du fémur et forme avec elle un angle assez largement ouvert en avant, les condyles du fémur entraînent les ménisques, qui se portent en avant, et la rotule en descendant le long de la trochlée vient se placer en avant des condyles ; dans ce temps les ligaments latéraux de l'articulation fémorotibiale se relâchent. Dans l'extension, au contraire, ces ligaments se tendent fortement, la rotule va se replacer à la partie supérieure de la trochlée en se cachant sous les muscles cruraux, et les ménisques se reportent en arrière. Dans les quelques mouvements de rotation que peut exécuter l'articulation, les ménisques sont entraînés en sens inverse l'un de l'autre ou, si l'on veut, se placent en diagonale.

Différences. — Chez les petits animaux, ces articulations sont beaucoup moins compliquées. On ne trouve chez les carnassiers, les petits ruminants et le porc, qu'un seul ligament rotulien ; la synoviale est unique pour les deux articulations ; de plus, chez les carnassiers, on rencontre dans l'épaisseur du ligament membraneux postérieur un petit os sésamoïde situé en regard de chaque condyle et donnant attache au bi-fémoro-calcanéen.

§ 4. — De la jambe.

La jambe a pour base la diaphyse du tibia et le péroné, os tout à fait rudimentaire chez les solipèdes, qui disparaît presque chez les ruminants et mérite à peine une mention ; elle est bornée en haut par le grasset et la cuisse, en bas par la région du jarret. L'extrémité inférieure des muscles ischio-tibiaux, qui doit être comprise dans la description anatomique de la jambe, donne à la partie supérieure, en se superposant aux muscles gastro-cnémiens, une largeur considérable, ce qui fait que la forme extérieure de la jambe est celle d'un tronc de cône à base supérieure, fortement comprimé d'un côté à l'autre.

La face antérieure de la jambe présente un relief plus ou moins accusé, produit par le corps charnu de l'extenseur antérieur des phalanges ; la face postérieure a pour base le long vaste, le demi-tendineux et, plus bas, la corde du jarret, formée par les tendons du jumeau et du perforé auquel vient se joindre une très-forte aponévrose ; la face externe, convexe dans ses deux tiers antérieurs, dessine un creux en avant de la corde ; l'interne, plane, laisse sentir dans toute son étendue la face interne du tibia sur laquelle se dessine la veine saphène interne.

La peau de la jambe, épaisse et assez mobile, ne peut subir de grands déplacements en raison de son peu de développement.

Le tissu conjonctif sous-cutané, rare et court, unit la peau aux fortes aponévroses de la région. Celles-ci forment des couches superposées. La plus superficielle, ou aponévrose jambière d'enveloppe générale, qui provient des muscles du plat de la cuisse, du fascia lata, du long vaste et du demi-tendineux, s'attache à la face interne de l'os ainsi qu'à sa crête, puis elle se porte en arrière autour du tendon d'Achille, en donnant naissance à une lanière extrêmement épaisse et forte, située en avant de la corde du jarret ; après avoir contracté une adhérence intime avec le tendon du perforé, elle envoie une forte bride à celui du jumeau, puis, en arrivant près du jarret, elle s'unit aux bords du tendon du fléchisseur et va s'attacher de chaque côté du calcanéum, complétant ainsi la gaîne d'enveloppe du tendon du jumeau. Au-dessous de cette curieuse enveloppe fibreuse, on en rencontre, en avant, une autre qui enveloppe les muscles de la région antérieure et envoie de sa face profonde des divisions qui séparent chacun des muscles antérieurs ; les postérieurs possèdent également une aponévrose propre.

A la face antérieure de la jambe, nous rencontrons, en allant de dehors en dedans : l'extenseur latéral des phalanges, l'extenseur antérieur, dont le corps charnu forme la saillie de la face antérieure, et le fléchisseur du métatarse, celui-ci doit nous arrêter un instant :

Situé sous l'extenseur antérieur des phalanges, le fléchisseur du métatarse (tibio prémétatarsien) se compose de deux portions, l'une charnue, l'autre tendineuse, non pas situées bout à bout, mais placées l'une en avant de l'autre. La portion charnue, immédiatement appliquée sur le tibia, n'offre rien de bien particulier à considérer, sinon la disposition de son tendon inférieur qui passe dans un anneau formé par la portion tendineuse et se comporte avec elle comme le perforant par rapport au perforé. La portion tendineuse est plus intéressante, car elle donne assez fréquemment lieu à des accidents chirurgicaux, très-bien étudiés par M. H. Bouley dans l'article *Jambe* du *Nouveau Dictionnaire* auquel nous empruntons la plupart des détails pathologiques, dans lesquels nous allons entrer.

La portion tendineuse du fléchisseur, située entre l'extenseur antérieur et la portion charnue, commence sur l'extrémité inférieure du fémur, entre la trochlée et le condyle externe, passe dans la coulisse antéro-externe du tibia dans laquelle elle glisse au moyen d'une synoviale qui communique avec celle de l'articulation, descend jusque sur la face antérieure du jarret, où elle se perfore pour laisser passer le tendon de la portion charnue et s'insère par deux branches, l'une qui va s'attacher au cuboïde, l'autre qui descend verticalement jusque sur la face antérieure du métatarsien principal.

Cette corde, tout à fait inextensible, rend les mouvements de flexion du métatarse solidaires de ceux de la cuisse. Chaque fois, en effet, que le fémur se fléchit, le point d'insertion supérieur de la corde se relève, il doit en être de même de l'extrémité inférieure, en vertu de l'inextensibilité propre aux cordes tendineuses ; il est alors nécessaire que le métatarsien principal suive le mouvement qui est déterminé par les fléchisseurs du fémur, et se fléchisse à son tour sur le tarse. Ce qui rend les mouvements de ces deux os, absolument synchrones.

Les organes actifs de la flexion du métatarse sont donc les fléchisseurs de la cuisse. La portion charnue du fléchisseur du métatarse n'agit pas d'une façon bien énergique dans les mouvements ordinaires. On s'en rend très-bien compte dans les cas de rupture de cette corde tendineuse, cas qui équivalent à une démonstration expérimentale.

Il arrive assez fréquemment que cette corde se rompt, soit dans les efforts violents qui ont pour but de débarrasser l'un des membres postérieurs, comme ceux que fait l'animal pour dégager son membre retenu à la barre postérieure d'un *travail* par exemple, soit dans tout autre cas analogue se produisant même sur les deux membres en même temps ; immédiatement apparaissent les symptômes caractéristiques de cet accident. Lorsque le membre est à l'appui, rien d'apparent, l'animal repose franchement sur le membre, et celui-ci n'a rien perdu de sa solidité. Mais aussitôt que le membre se fléchit, on voit le canon osciller d'avant en arrière, absolument comme s'il y avait une fracture du tibia ; la corde du jarret, n'étant plus soutenue par son antagoniste, devient flasque. Mais, dès que le membre est de nouveau posé à terre, il reprend toute sa fermeté, et il semble que l'accident ait complétement disparu.

La corde du fléchisseur du métatarse récupère généralement ses propriétés en six semaines ou deux mois par réunion des bouts divisés au dépens d'un tissu fibreux de nouvelle formation. Le repos est pour ainsi dire le seul traitement à employer.

La région jambière postérieure est formée à la partie supérieure par trois couches de muscles, à l'inférieure par deux couches seulement. L'extrémité inférieure des muscles long vaste, demi-tendineux et demi-menbraneux constitue le plan superficiel de la partie supérieure. Au-dessous d'eux se rencontrent les jumeaux de la jambe et le perforé, dont l'insertion supérieure remonte jusqu'au quart inférieur du fémur ; formés d'un corps charnu à leur extrémité fixe, ces muscles se continuent par le tendon volumineux appelé corde du jarret. La couche musculaire profonde comprend en haut le poplité (fémoro-tibial oblique), en bas le fléchisseur profond des phalanges (perforant) et entre ces deux muscles le corps charnu du fléchisseur oblique des phalanges.

Le *squelette* de la région est formé par deux os, le tibia et le péroné ; ce dernier, rudimentaire, réduit à un stylet osseux dont l'extrémité supérieure s'applique sur la face externe du tibia, mérite seulement d'être nommé. Le tibia est l'un des os les plus forts de l'économie ; prismatique à sa partie supérieure, il s'aplatit légèrement d'avant en arrière à son extrémité inférieure ; sa face interne, plus large en haut qu'en bas, est sous-cutanée dans toute son étendue ; son bord antérieur (crête du tibia) est également libre dans toute sa longueur ; le bord externe, caché en haut par la masse des muscles antérieurs et postérieurs qui se rejoignent sur la ligne médiane, devient superficiel à sa partie inférieure, ce qui expose davantage les animaux aux fractures lorsque les coups sont portés sur cette région : mais la partie la plus vulnérable du tibia est bien certainement sa face interne, qui se trouve heureusement protégée par sa position.

Vaisseaux et nerfs. — Les *artères* principales de la jambe sont les tibiales, distinguées en antérieure et postérieure : la première, volumineuse, traverse l'arcade formée par le tibia et le péroné au côté externe de l'extrémité supérieure de la région, se place ensuite sur la face antérieure du tibia sous le fléchisseur du métatarse et se continue au niveau du jarret par l'artère pédieuse ; elle émet une artériole qui descend le long du péroné sous l'extenseur latéral des phalanges (artère péronière). La deuxième, située profondément, sous les muscles poplité et fléchisseur profond des phalanges, devient superficielle vers le creux du jarret, dans lequel elle se place sous l'aponévrose jambière à la face interne du membre ; au niveau du sommet du calcanéum, elle décrit une courbure en S et s'accole au grand nerf sciatique après s'être anastomosée avec une branche qui accompagne la face antérieure de la corde du jarret, et qui provient de la poplitée.

Les *veines* se distinguent en superficielles et profondes : ces dernières, qui accompagnent les artères tibiales antérieure et postérieure, portent le même nom qu'elles ; ce sont des vaisseaux volumineux, le plus souvent doubles. Les veines superficielles sont, à la face interne : les racines antérieure et postérieure de la saphène interne, la première située directement sur la face interne du tibia ; à la face externe, la veine saphène externe qui monte le long de la corde du jarret.

Les *lymphatiques* se rendent aux ganglions poplités ou aux ganglions inguinaux profonds.

Le *nerf* tibial antérieur se rend aux muscles de la face antérieure, il passe à la face superficielle du jumeau externe et se place sous l'extenseur antérieur des phalanges, vers le quart supérieur du tibia. Le nerf le plus volumineux de la région, est le grand sciatique, qui se trouve logé en avant de la corde du jarret, à la face interne du membre, sous l'aponévrose jambière. Dans une position analogue, au côté externe, on rencontre le nerf saphène externe et en avant de lui, dans une position plus rapprochée du bord antérieur de la jambe que du postérieur, les branches musculo-cutanées. A la face interne se rencontrent également les divisions des nerfs saphènes, qui donnent une grande quantité de rameaux sous-cutanés.

Différences. — On ne rencontre que chez les solipèdes la disposition tendineuse que nous avons étudiée dans le fléchisseur du métatarse. Chez les *ruminants*, on trouve un long péronier latéral, situé en dehors, un muscle tibial antérieur, qui représente la portion charnue du fléchisseur de métatarse, tandis que la portion tendineuse est remplacée par un corps charnu ; un extenseur commun des doigts ; un extenseur propre du doigt interne et un extenseur du doigt externe.

Chez le *porc*, l'extenseur commun des doigts possède quatre tendons, un pour chaque doigt ; il en est de même chez les carnassiers.

<h2 style="text-align:center">§ 5. — Du jarret.</h2>

Le jarret, situé entre la jambe et le métatarse, a pour base les os du tarse, l'extrémité inférieure du tibia et l'extrémité supérieure des os du métatarse.

Formes extérieures. — L'une des articulations les plus fortes et les plus importantes de l'économie, le jarret, vu sur une coupe horizontale qui passerait par les deux malléoles, affecte la forme d'un prisme à base dirigée en avant, moins développé à la partie inférieure qu'à la supérieure ; il présente à considérer trois faces, réunies par autant de bords. La face antérieure, quadrilatère, légèrement rétrécie à sa partie inférieure est limitée en haut par les deux malléoles, ou tubérosités latérales et inférieures du tibia ; de ces deux tubérosités, l'interne forme le point le plus saillant de ce côté de l'articulation ; elle est plus avancée et mieux détachée que l'externe, qui est reportée sur la face latérale. Sur son milieu, la face antérieure présente une saillie verticale très-accusée surtout à 3 ou 4 centimètres au-dessous de la ligne qui réunit les malléoles. Cette saillie est formée par les deux tendons du fléchisseur du métatarse. La lèvre interne de la charnière astragalienne recouverte du tendon du fléchisseur occupe le point culminant de la saillie. En dehors de celle-ci le doigt perçoit une autre saillie osseuse arrondie, qui n'est autre chose que la lèvre externe de la trochlée ; enfin entre la malléole interne et la saillie médiane, le doigt s'enfonce profondément dans une sorte de cavité remplie par la synoviale de l'articulation principale du tarse. Lorsque cette synoviale est le siége d'hydarthrose, c'est en ce point qu'apparaît la tumeur molle qui en est le résultat.

La face externe est limitée en haut et en arrière par le sommet du calcanéum formant la pointe du jarret. La ligne qui réunit le sommet du calcanéum à la malléole externe est oblique en avant et en bas. Très-rétrécie à sa partie inférieure, la face externe est convexe dans sa moitié antérieure, légèrement concave ou plane dans sa partie postéro-supérieure, qui correspond au calcanéum. En avant du calcanéum, entre cet os, le bord externe du tibia et la corde du jarret se trouve une portion évidée qui a sensiblement les mêmes limites et la même forme des deux côtés du membre. La netteté de cette partie est fort importante à considérer; la face profonde de la peau d'un côté n'est séparée de celle du côté opposé que par un tissu conjonctif très-peu développé. Les deux éminences latérales de la face antérieure, malléole externe et lèvre externe de la trochlée astragalienne, limitent en avant la portion convexe de la face externe; en arrière de ces deux saillies et en regard d'elles, on en trouve deux autres qui formeraient les quatre angles d'un quadrilatère, large de deux travers de doigt par en haut, et de quatre environ par en bas. La tubérosité supérieure est formée par la portion postérieure de la malléole externe, séparée de l'antérieure par une coulisse; l'inférieure, par le renflement de l'extrémité inférieure du calcanéum. C'est immédiatement au-dessous de cette saillie que se trouve l'articulation de la première avec la deuxième rangée. Plus bas on trouve une autre saillie qui limite l'articulation inférieurement : elle est formée par la tête du métatarsien latéral externe; assez prononcée, elle semble reliée à la précédente par un relief oblique en avant et en haut.

La face interne, de même forme que l'externe, à peu près plane dans toute son étendue, présente, en avant du bord postérieur et parallèlement à lui, une dépression dans laquelle le doigt reconnaît au palper les limites de la grande gaîne tarsienne. Il arrive très-fréquemment que celle-ci est le siége d'hydarthrose, et, dans ce cas, la fluctuation au point que nous venons d'indiquer et les bosses molles que l'on trouve dans le creux du jarret, soit du côté interne seulement, soit des deux côtés si la maladie est très-avancée, indiquent les limites de la synoviale malade. A la partie inférieure une saillie assez forte est formée par la tête du métacarpien rudimentaire interne.

Nous ne reviendrons pas sur les bords antérieurs et postérieurs, dont nous avons déjà parlé dans la description de la face antérieure; quant au bord postérieur, épais et arrondi, il s'évide légèrement dans sa partie moyenne; on peut sentir dans toute son étendue le tendon du fléchisseur superficiel des phalanges, fortement tendu lorsque le membre est appuyé sur le sol.

Couches anatomiques. — La peau du jarret, épaisse, à poils ras, dessine correctement, chez les sujets bien conformés, toutes les saillies osseuses et ligamenteuses sous-jacentes, et s'enfonce dans toutes les dépressions.

On rencontre au-dessous de la peau plusieurs plans aponévrotiques qui sont : 1° une forte lame unie au tégument par des fibres conjonctives courtes, ce qui fait qu'elle est entraînée dans les déplacements que l'on fait subir à la peau ; 2° un deuxième feuillet décomposable en plusieurs lames, dans l'épaisseur duquel se rencontrent les vaisseaux et les nerfs superficiels, c'est-à-dire les racines de la veine saphène, les branches du nerf du même nom, celles du musculo-cutané ; on peut considérer ce plan comme faisant suite à l'aponévrose jambière d'enveloppe générale ; 3° les aponévroses jambières antérieure et postérieure, qui, en se prolongeant à la surface du jarret, forment des plans fibreux resplendissants, attachés sur les saillies osseuses, et recouvrant, d'une façon très-exacte, les tendons ou leurs gaînes synoviales ; l'antérieure prend une attache très-forte sur la tubérosité externe et inférieure du tibia, et envoie de ce point des fibres nacrées qui vont, en s'irradiant, renforcer la couche située à la face antérieure et s'attacher sur le bord supérieur de la bride de contention des tendons des **extenseurs des phalanges** ; l'aponévrose postérieure s'unit à la paroi interne de la grande gaîne tarsienne ainsi qu'au ligament latéral interne.

Au-dessous de ces différents plans se trouvent les tendons qui franchissent l'articulation, ou prennent des insertions sur ses diverses parties ; la plupart sont enveloppés par des gaînes synoviales. En avant, on rencontre, en procédant de dehors en dedans : 1° le tendon de l'extenseur latéral des phalanges, qui passe dans la coulisse externe de l'extrémité inférieure du tibia, puis sur le côté du tarse, où il se trouve maintenu dans une gaîne très-longue et très-forte ; 2° le tendon de l'extenseur antérieur, situé exactement en regard de la gorge médiane de la trochlée astragalienne, maintenu dans le pli du jarret par une courte bride spéciale, pourvu d'une synoviale plus courte mais plus large que celle du précédent, et qui passe avec lui sous la bride transversale située à l'extrémité supérieure du métacarpe ; 3° les tendons des deux parties du fléchisseur du métatarse situées l'une au-devant de l'autre, et maintenues sur le tibia, en même temps que l'extenseur principal des phalanges, par une bride transversale : le plus superficiel appartient à la corde tendineuse ; après avoir reçu une forte bride fibreuse du bord interne du tibia, il forme un anneau dans lequel passe le tendon de la portion charnue. Quatre branches prolongent, au-dessous de l'anneau, les deux extrémités tendineuses du muscle ; deux appartiennent à la portion superficielle et vont, l'une à la face antérieure du métacarpien principal, l'autre au cuboïde. Les deux branches de la portion profonde se rendent au métatarsien principal et au second cunéiforme. Trois synoviales sont annexées à ces tendons, l'une tapisse l'anneau de la corde et le tendon qu'il enveloppe; les deux autres sont affectées aux branches excentriques.

Les tendons situés en arrière de l'articulation sont : 1° celui du fléchisseur superficiel ou perforé, qui passe sur le sommet du calcanéum en se moulant sur le tendon des jumeaux et la face postérieure de l'os. Lorsque ce tendon, qui recouvre ces parties comme d'une calotte, est déployé, il n'a pas moins de 6 à 7 centimètres de largeur ; il est tapissé sur toute sa face antérieure par une très-belle membrane synoviale qui remonte au-dessus de la pointe du jarret à une distance de 8 à 10 centimètres, et descend au-dessous dans une étendue un peu moindre. Une autre capsule synoviale tapisse la face antérieure du tendon des jumeaux, le sommet du calcanéum et descend même sur sa face antérieure. Nous avons vu plusieurs fois ces deux synoviales communiquer entre elles, de telle sorte que le tendon des jumeaux était entouré tout à fait à sa terminaison par une synoviale vaginale ; 2° les tendons des fléchisseurs profond et oblique des phalanges ; le grêle funicule du fléchisseur oblique passe dans une gaîne profonde et très-longue située sous le ligament calcanéo-métartarsien et vient rejoindre le tendon du fléchisseur profond au-dessous du tarse, dans l'intérieur même de la grande gaîne tarsienne. Cette dernière enveloppe complétement le tendon du perforant sur une longueur d'environ 22 centimètres, son extrémité supérieure arrive à peu près au niveau de l'extrémité supérieure du calcanéum, l'inférieure s'arrête à 5 centimètres au-dessous de l'interligne articulaire tarso-métatarsienne.

Articulations du jarret. — Au point de vue de la mécanique des mouvements, l'articulation du tibia et des os du tarse, qui forme la plus parfaite de toutes les charnières de l'économie, peut être considérée comme une jointure simple, formée par la réception des gorges et du relief médian du tibia, obliques en dehors et en avant, dans le double relief et la gorge médiane dirigés dans le même sens, qui se remarque sur la face antéro-supérieure de l'astragale; néanmoins, comme les os du tarse, les ligaments qui les réunissent et les synoviales qui les lubrifient peuvent donner lieu à des considérations pathologiques d'importance assez grande, nous en dirons quelques mots avant d'étudier l'articulation tibio-tarsienne.

La première rangée des os du tarse est formée par le *calcanéum* et l'*astragale :* ce dernier os présente, sur sa face postérieure, qui est légèrement tournée en dehors, quatre facettes planes répondant à des facettes semblables de la face antérieure articulaire de l'extrémité inférieure du calcanéum. Le *calcanéum* est remarquable par la longue apophyse verticale, qui s'élève au-dessus de l'articulation, et sur le sommet de laquelle vient s'attacher le tendon des jumeaux et la lame fibreuse qui le renforce. Le tendon du perforé glisse sur le tendon du calcanéum comme sur une poulie de réflexion. En arrière et en dedans nous devons citer la partie interne du calcanéum, qui sert également de poulie de renvoi au tendon du perforant et concourt à former la paroi antérieure de la grande gaîne tarsienne. Outre les ligaments généraux de l'articulation, les deux os de la première rangée sont réunis par quatre ligaments dits *astragalo-calcanéens :* l'un *supérieur*, tapissé par la synoviale de l'articulation tibio-tarsienne, situé à l'extrémité supérieure de la poulie astragalienne ; deux *latéraux*, formés de minces faisceaux allant des côtés d'un os au côté correspondant de l'autre ; le quatrième *interosseux*, occupant une partie de l'espace situé entre les deux os en contact.

Les os de la seconde rangée au nombre de quatre sont ainsi disposés : en dehors, un os unique, allongé dans le sens antéro-postérieur, le *cuboïde*, s'articulant avec les deux os superposés et presque semblables de la face interne et antérieure, c'est-à-dire le *scaphoïde* et le grand *cunéiforme*. qui présentent chacun sur leur bord externe deux facettes, une antérieure, l'autre postérieure, en tout quatre facettes répondant au cuboïde. Le scaphoïde et le grand cunéiforme, concaves sur leur face supérieure, légèrement convexes sur l'inférieure, ont une épaisseur à peu près semblable et mesurent ensemble l'épaisseur du cuboïde ; en dedans et en arrière ils s'articulent avec les cunéiformes, supérieurement le scaphoïde répond à l'astragale, inférieurement le grand cunéiforme s'appuie sur le métatarsien principal. Le petit cunéiforme, souvent partagé en deux, répond au métatarsien rudimentaire interne.

Six ligaments réunissent ces différents os. Nous nous contenterons de les énumérer, leurs noms indiquant suffisamment leur position, ce sont : les ligaments antérieurs appelés *cuboïdo-scaphoïdien* et *cuboïdo-cunéen*, deux autres ligaments interosseux de même nom ; un interosseux *scaphoïdo-cunéen*, puis un interosseux dit *inter-cunéen*.

La rangée supérieure et l'inférieure sont réunies par quatre ligaments, qui appartiennent aussi à la seconde rangée et au métatarse, ce sont : le *calcanéo-métatarsien*, l'*astragalo-métatarsien*, le *tarso-métatarsien postérieur*, et un ligament *interosseux* attaché sur les quatre pièces. Outre ces ligaments, la dernière rangée est fixée sur le métatarse par un lien interosseux très-fort qui se divise en trois faisceaux se rendant à chacun des os de la deuxième rangée.

Les ligaments de l'articulation *tibio-tarsienne*, ou généraux, sont au nombre de quatre : deux membraneux, l'un antérieur, l'autre postérieur ; deux latéraux divisés en plusieurs faisceaux ; le ligament antérieur, membraniforme, plus fort en dehors qu'en dedans, est attaché en haut sur le tibia, descend au-dessous de la poulie astragalienne et s'attache sur l'astragale, le scaphoïde, le grand cunéiforme et le ligament astragalo-métatarsien ; il se tend dans l'extension et se relâche dans la flexion ; le ligament postérieur, très-fort, relâché dans l'extension, forme toujours un repli bien accusé au niveau de l'extrémité inférieure du tibia : dans son centre il présente un épaississement cartilagineux qui double en avant la grande gaîne tarsienne; ses deux faces sont tapissées par deux synoviales, l'une antérieure, qui appartient à l'articulation tibio-tarsienne, l'autre postérieure ou de la gaîne.

Le ligament latéral externe se divise en deux faisceaux. L'un de ces faisceaux part de la lèvre antérieure de la malléole externe et va à l'astragale, l'autre partant de la lèvre postérieure, se rend au calcanéum et se prolonge jusqu'au métatarse par le ligament calcanéo-cuboïdo-métatarsien ; le ligament funiculaire interne présente trois faisceaux qui partent en commun de la malléole interne et vont à l'astragale, au calcanéum, aux os de la deuxième rangée et aux métatarsiens interne et principal.

Quatre synoviales lubrifient les articulations du jarret. La plus importante est celle qui tapisse les ligaments de l'articulation tibio-tarsienne sur leur face interne ; en outre elle donne un cul-de-sac pour l'articulation des deux os de la première rangée. Lorsqu'elle se dilate, elle forme une tumeur en avant et en dedans, au point que nous avons déjà indiqué ; en arrière elle peut ainsi faire hernie dans le creux du jarret et occuper une partie de l'espace qui est souvent rempli par la dilatation de la grande gaîne tarsienne. La deuxième synoviale se trouve située entre le scaphoïde et le grand cunéiforme. La troisième, qui communique souvent avec la capsule tibio-tarsienne, est située entre les os des deux rangées ; elle descend de plus entre le cuboïde et de scaphoïde. Enfin on trouve une synoviale pour l'articulation des os du tarse avec ceux du métatarse.

Les mouvements qui s'exécutent entre les différentes pièces osseuses du tarse sont tellement obscurs qu'on peut les considérer comme nuls ; les liens solides qui les réunissent ne permettent que de très-légers glissements qui leur donnent une plus grande force de résistance aux chocs, mais ne doivent pas être considérés comme de véritables ligaments articulaires. C'est dans l'articulation tibio-astragalienne que s'exécutent les deux mouvements d'extension et de flexion qui sont les seuls que cette articulation puisse effectuer ; notons ici que, dans la flexion du canon sur la jambe, l'extrémité inférieure se porte en dehors en raison de l'obliquité dans ce sens des surfaces articulaires.

Vaisseaux et nerfs. — Les *artères* proviennent des tibiales. A la face antérieure, l'artère *pédieuse*, placée sur le milieu de l'articulation, qu'elle franchit de haut en bas, se dévie en dehors, passe sous la branche cuboïdienne du fléchisseur du métatarse, puis, arrivée au niveau de la deuxième rangée, se divise en deux branches, l'une, la pédieuse perforante, qui passe dans le conduit cuboïdo-cunéo-scaphoïdien et va se réunir en arrière à l'anastomose des deux artères plantaires ; l'autre, la pédieuse métatarsienne, plus volumineuse, qui descend et se loge dans l'angle de réunion antérieur formé par le métatarsien externe et le principal. Les deux divisions de la tibiale postérieure sont deux petits vaisseaux qui prennent le nom de plantaires et s'appliquent sur la face externe de la coulisse tarsienne, en longeant les bords du tendon du perforant; à l'extrémité supérieure du canon, elles s'anastomosent entre elles et avec la pédieuse perforante en formant une arcade profonde située à la superficie de l'origine du ligament suspenseur du boulet où elles donnent naissance aux interosseuses plantaires.

Les *veines,* plus volumineuses que les artères, sont la continuation des trois métatarsiennes. L'une antérieure, suite de la métatarsienne interne, se place sur la face antérieure du tarse dans un point très-rapproché du bord interne, et exactement à l'endroit où se fait quelquefois la dilatation de la principale synoviale du jarret. On ne devra pas confondre les varices dont cette veine est quelquefois atteinte avec les hydarthroses du jarret. Cette veine forme la racine antérieure de la saphène interne. La racine postérieure, continuation de la métatarsienne externe, passe en dehors de la gaîne tarsienne, et se prolonge dans le creux du jarret le long du tendon perforant, en compagnie du nerf fémoro-poplité. Quant à la troisième veine, suite de la métatarsienne profonde, elle communique avec la précédente, au-dessous du tarse, par une très-grosse branche; puis elle traverse le conduit cuboïdocunéo-scaphoïdien avec l'artère pédieuse perforante, et arrive à la face antérieure du jarret, où elle forme une des deux racines de la tibiale antérieure.

Les *nerfs* superficiels sont, en avant, les ramifications du musculocutané et une branche du tibial antérieur qui accompagne l'artère pédieuse. En arrière, nous trouvons le grand fémoro-poplité, situé en avant et au côté interne de la corde du jarret. Ce nerf, le plus important de la région, passe en arrière de la gaîne tarsienne et se divise, au niveau du milieu de cette gaîne, en deux branches, les nerfs plantaires, qui se séparent l'un de l'autre à l'extrémité supérieure du métatarse. Dans une position identique, au côté externe du membre, on rencontre le nerf saphène externe.

Différences. — Les différences principales qui se font remarquer dans le jarret des ruminants portent sur la disposition des vaisseaux de la région. Disons cependant que le cuboïde est réuni au scaphoïde et que les surfaces articulaires du tibia et de l'astragale, moins évidemment disposées en poulies, se dirigent directement en avant. Quant aux vaisseaux, nous rencontrons en avant la pédieuse métatarsienne flanquée de deux veines, dont l'externe très-volumineuse communique, par une large anastomose oblique en arrière et en haut, très-visible à la face extérieure du jarret, avec la métatarsienne externe, qui passe elle-même au côté externe du calcanéum, pour se placer ensuite en avant du tendon des jumeaux. Une autre veine interne superficielle suit un trajet identique au côté interne du calcanéum, et communique en avant de cet os avec l'externe, par une anastomose d'où partent les deux veines saphènes.

§ 6. — Région du métatarse ou canon postérieur.

La description déjà faite du canon antérieur nous permettra d'abréger considérablement celle du canon du membre postérieur. Nous n'avons en effet à signaler que quelques différences, dans les dimensions, dans l'épaisseur et dans la disposition du système vasculaire.

Plus long et plus épais que le canon antérieur, l'os qui forme la base du métatarse n'est aplati d'avant en arrière qu'à son extrémité inférieure ; l'extrémité supérieure est, au contraire, à peu près cylindrique, les métatarsiens rudimentaires sont aussi plus volumineux et plus détachés qu'au membre antérieur.

L'artère collatérale du canon, appelée pédieuse métatarsienne, descend sur la face antérieure du tarse pour se loger dans l'angle plan que forment, en se réunissant l'un à l'autre, le métatarsien principal et le métatarsien rudimentaire externe. Vers le tiers inférieur de la région, elle passe entre les deux os pour se porter sur la face postérieure ; arrivée au-dessus du boulet, elle se comporte comme la collatérale antérieure.

Les trois veines métatarsiennes superficielles accompagnent, en dehors et en dedans, les tendons des fléchisseurs et les nerfs plantaires ; l'interne se dévie en avant et se place sur la face antérieure du tarse ; c'est la racine antérieure de la saphène interne.

Différences. — Elles sont de même ordre que celles que nous avons signalées dans le métacarpe. Disons néanmoins que, sur la face antérieure du canon du bœuf, on trouve une artère importante, la pédieuse métatarsienne, qui se loge dans la scissure antérieure de l'os ; elle est accompagnée de deux veines volumineuses et d'un nerf important, le musculo-cutané, qui se divise en dernier lieu en quatre branches principales allant aux côtés de chacun des doigts.

En arrière, on rencontre deux veines métatarsiennes, situées sur la face postérieure du canon, entre ces os et le ligament postérieur du boulet, la veine plantaire interne, superficielle, très-volumineuse, accompagne le nerf plantaire interne au côté correspondant des tendons des fléchisseurs.

CHAPITRE III

DE LA RÉGION PHALANGIENNE OU DU DOIGT DANS LES MEMBRES ANTÉRIEURS ET POSTÉRIEURS.

A partir du métacarpe ou du métatarse, avons-nous dit plus haut, on ne rencontre plus que de très-légères différences dans les extrémités, aussi nous suffira-t-il d'une description unique pour faire connaître la région digitée dans les quatre membres.

La région digitée est à coup sûr la plus importante de toute l'économie chez le cheval, «pas de pied, pas de cheval » disaient les anciens hippiatres : cet aphorisme, que M. H. Bouley a pris pour épigraphe de son beau *Traité de l'organisation du pied du cheval*, résume en six mots l'importance extrême que la région digitée, et surtout la partie de cette région qui correspond à la troisième phalange, acquiert au point de vue vétérinaire, importance très-bien mise en lumière par la citation suivante que nous empruntons à l'introduction de l'ouvrage que nous venons de nommer.

« Quel est, en effet, l'usage exclusif du cheval dans le groupe des animaux que l'homme a soumis à son empire ? Celui d'un moteur. Comme ces merveilleuses machines que l'industrie humaine a créées, pour ainsi dire à son imitation, et auxquelles il a servi de mesure, cet animal est employé exclusivement à engendrer le mouvement et à le communiquer aux masses inertes avec lesquelles on le met en rapport.

« Or, le cheval ne peut fonctionner comme moteur et produire la plus grande somme possible d'effets utiles qu'à la condition de la parfaite solidité de ses colonnes de soutien et de la force des adhérences de ses pieds sur le sol. Car c'est vers le pied que convergent, et c'est à lui qu'aboutissent toutes les actions des ressorts locomoteurs ; c'est lui qui sert de point d'appui aux leviers que ces ressorts mettent en mouvement ; et, en dernier résultat, c'est de la solidité de cet appui que dépendent, et la sûreté de la station, et la stabilité de l'équilibre de la machine animale, et aussi l'énergie de la propulsion qui détermine son déplacement.

« Pas de pied, pas de cheval donc. Cette vérité trouve tous les jours sa triste confirmation dans la ruine prématurée de bon nombre d'animaux réduits à l'impuissance de rendre leurs services, parce qu'ils pèchent par les pieds.

« Toutes les qualités d'un cheval sont, en effet, considérablement amoindries, et peuvent même être entièrement annulées, par la mauvaise conformation ou les altérations accidentelles de ces organes essentiels ; et, quelle que soit la supériorité de son origine, si parfaite que se présente sa constitution d'ensemble, si régulier l'agencement de ses parties, si bonne la trempe de ses ressorts : l'animal n'en demeure pas moins incapable de suffire aux services auxquels il était apte par sa race et par sa conformation, lorsque ses pieds, altérés dans leurs formes ou rendus douloureux par des maladies profondes, ne fournissent plus à la machine qu'un point d'appui incertain ou hésité.

« La région du pied a donc une importance principale dans l'ordonnance générale du mécanisme locomoteur, elle le tient tout entier sous sa dépendance comme la base l'édifice, comme le point d'appui le levier ; la régularité de sa structure, l'intégrité de sa fonction, sont les

conditions essentielles, absolues de l'utilisation complète du cheval
aux usages de la domesticité. »

Qu'il nous soit permis d'ajouter après la page éloquente que nous venons de transcrire, qu'il n'est pas possible de pratiquer une opération,
si bénigne qu'elle paraisse au premier abord, dans la région du pied,
sans posséder à fond l'anatomie de cet organe. Il se produit très-souvent, en effet, dans le cours d'une intervention chirurgicale, des complications, forcément imprévues dans la description réglée d'un manuel
opératoire général, et qui ne peuvent être vaincues que par l'initiative
du chirurgien : initiative dont les indications sont données par les connaissances anatomiques.

Cela est si vrai, qu'on ne voit que très-rarement un empirique s'a-
venturer dans les opérations délicates que réclame si souvent le pied
du cheval, opérations que le vétérinaire instruit mène presque toujours
à bonne fin et qui suffisent souvent pour asseoir sa réputation, ce qui
le récompense largement des efforts qu'il a pu faire pour perfection-
ner son talent d'opérateur par l'étude approfondie de l'anatomie et de
la physiologie.

Nous avons divisé ce chapitre en trois paragraphes ayant pour titre :
1° le boulet ; 2° le paturon ; 3° le pied proprement dit, ou région on-
guéale.

Tout en restant fidèle à notre manière de décrire, c'est-à-dire en
procédant des parties superficielles vers les parties profondes, nous em-
prunterons un certain nombre de nos données à l'étude si parfaite que
M. H. Bouley a donnée de ces régions, nous y ajouterons également
une partie des magnifiques figures de l'atlas qui est joint à son *Traité*,
figures que nous avons complétées par une autre, dessinée d'après nature, des rapports des tissus podophylleux et kéraphylleux.

§ 1. — Région du boulet.

Les parties du corps du cheval qui ont reçu en extérieur le nom de
boulet correspondent aux articulations métacarpo- et métatarso-pha-
langiennes, et ce nom leur a été donné en raison des formes arrondies
qu'elles présentent et qui dessinent un relief sphéroïdal sur les parties
qui les avoisinent. Ce relief est formé en avant par une courbe légère :
sur les côtés la courbe se prononce davantage et les lignes qui la
limitent vont, en arrière, à la rencontre l'une de l'autre se rejoindre
par une autre courbe plus brève. La face postérieure forme une ligne
droite avec le tendon.

Si l'on fait une coupe horizontale au niveau du boulet, on aura sur la
section une forme ovalaire très-régulière et très-prononcée, à grosse extrémité dirigée en avant. Il résulte de cette disposition que le plus grand
diamètre du boulet est antéro-postérieur, mais le rapport qui existe

entre les deux diamètres de la région n'est pas toujours le même :
chez les chevaux dont le tendon est bien dessiné, très-écarté du canon
et chez lesquels par conséquent les sésamoïdes volumineux sont éloignés de la surface articulaire, la différence qui existe entre les deux
diamètres devient plus considérable, mais cette différence n'est cependant pas absolue, car un grand diamètre antéro-postérieur correspond
généralement à une dimension transversale très-grande également,
c'est-à-dire à une plus grande surface articulaire, ce qui tend à conserver les rapports des deux dimensions. Il est inutile de répéter ici que la
grande largeur du boulet est une des beautés principales de l'animal.

1. La *peau* du boulet varie considérablement en épaisseur suivant les
sujets. Chez les animaux appartenant aux races distinguées, elle est fine,
couverte de poils très-fins et courts, ce qui permet de voir toutes les
saillies des tendons et des os. Dans les races communes, la peau
acquiert une assez grande épaisseur et se couvre de poils très-longs, qui
en masquent la forme. Dans les unes et les autres races, lorsque le
boulet n'a été le siége d'aucune altération, la peau est très-mobile. A la
partie inférieure de la face postérieure on remarque que le boulet est
pourvu d'un petit organe corné, toujours enveloppé de poils longs plus
ou moins nombreux ; c'est l'*ergot* ou le *fanon*, rudiment d'un doigt
avorté, l'importance de ce petit organe est grande au point de vue de
l'anatomie philosophique, mais il mérite à peine d'être signalé ici. Il
est cependant à remarquer qu'au-dessous de la peau, la position de
l'ergot est indiquée par une petite masse de tissu lamineux et élastique, située un peu au-dessous du point d'inflexion des tendons fléchisseurs, ce qui fait que la face postérieure du boulet se continue
inférieurement avec sa forme droite, dans une petite étendue, après
que les tendons sur lesquels elle se moule l'ont déjà abandonné.

2. Le *tissu conjonctif* sous-cutané offre une certaine épaisseur, et
doit être décomposé en trois couches : l'une superficielle, aréolaire,
assez lâche, qui se prête à quelques mouvements ; une deuxième plus
compacte, épaisse surtout sur les côtés de la région, au niveau des
vaisseaux et des nerfs digités, qui sont plongés dans son épaisseur ;
enfin une troisième, profonde, aréolaire comme la première, mais plus
mince encore. Les mouvements de la peau peuvent se passer dans la
première et la troisième couche. Dans les déplacements peu considérables la mobilité de la couche superficielle est seule en jeu ; si, au contraire, on tire fortement sur la peau, la troisième couche se prête à ce
tiraillement et il en résulte que la deuxième couche, celle qui renferme
les vaisseaux, se trouve déplacée ; on peut ainsi faire aller et venir l'artère, la veine et le nerf, qu'on sent alors parfaitement rouler sous le
doigt.

Le tissu de l'ergot doit être rattaché aux couches conjonctives ; il est
plus ou moins abondant suivant la finesse des sujets et se trouve formé
par un tissu fibro-graisseux, maintenu entre deux lames conjonctives.

3. Au-dessous de la couche aponévrotique se voient des *tendons* et des *brides tendineuses* destinées à mouvoir le doigt ou à affermir les tendons et les surfaces articulaires, ce sont, en procédant d'avant en arrière :

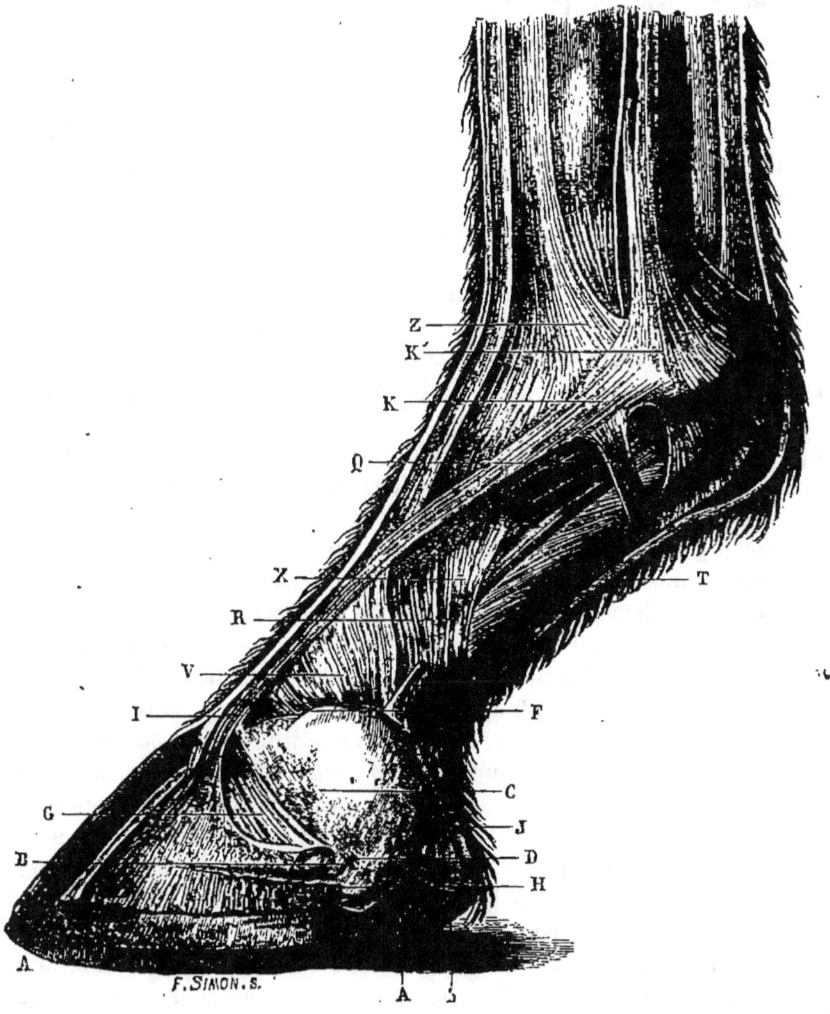

Fig. 1. — *Appareil articulaire de la région digitale* (membre antérieur) (1).

A A, coupe latérale de la boîte cornée.

B, apophyse basilaire.

b, extrémité postérieure du cartilage dans l'intérieur de l'angle d'inflexion du sabot.

C, face externe du cartilage.

D, ouvertures vasculaires à la surface du cartilage.

F, bord supérieur du cartilage.

G, ligament latéral antérieur.

H, apophyse rétrossale.

I, tendon de l'extenseur principal des phalanges à son insertion sur l'éminence pyramidale.

J, bord postérieur du cartilage.

K, brides latérales qui unissent le tendon de l'extenseur des phalanges aux branches du ligament suspenseur du boulet en K'.

Q, portion de la gaîne fibreuse d'enveloppe des tendons fléchisseurs des phalanges.

R, brides latérales de la gaîne de renforcement du tendon perforant.

T, tendon perforant.

V, gaîne de renforcement du tendon perforant.

X, insertion à la première phalange des brides latérales de la gaîne de renforcement.

Z, insertion à la première phalange de l'extenseur latéral des phalanges.

(1) Empruntée au *Traité de l'organisation du pied du cheval*, par M. H. Bouley.

1° les tendons des deux extenseurs du doigt, aplatis et atteignant ensemble une largeur de 3 centimètres environ ; la direction de ces tendons est verticale. Ils sont intimement unis par côté au ligament antérieur de l'articulation par un tissu court. qui donne naissance à une forte lame aponévrotique, laquelle se porte obliquement en haut et en dehors pour s'attacher sur le bord du métacarpien principal. Le tendon de l'extenseur latéral, situé en dehors, s'arrête sur la capsule de l'articulation et sur l'extrémité supérieure de la première phalange (Z, fig. 1). 2° Une forte bride oblique en avant et en bas provenant du ligament supérieur du boulet, et allant rejoindre le tendon antérieur dans la région du paturon ; 3° une seconde bride horizontale qui va de la face externe des sésamoïdes au tendon du perforé ; 4° enfin, le volumineux faisceau qui résulte de l'ensemble des tendons des fléchisseurs des phalanges. Le tendon du perforé enveloppe, comme on le sait, celui du perforant dans un anneau complet, ce qui fait que ce dernier est situé au milieu des fibres du premier dans lequel il glisse au moyen d'une coulisse tapissée par une synoviale ; le perforé est maintenu par une gaîne fibreuse d'enveloppe dont on voit un des faisceaux supérieurs en Q. Deux synoviales très-importantes facilitent le glissement des tendons de l'extenseur et des fléchisseurs. La première située entre la face antérieure du ligament membraneux de l'articulation et la face adjacente du tendon extenseur est vésiculaire, souvent divisée en deux par un repli. A l'état normal son diamètre vertical est d'environ 3 centimètres et le transversal de 1 centimètre et demi. Elle est spéciale au tendon extenseur antérieur des phalanges, l'extenseur latéral n'en possède jamais. L'accumulation du liquide dans son intérieur constitue l'*hygroma* du boulet.

La seconde synoviale, commune aux tendons fléchisseurs, a reçu le nom de *grande gaîne sésamoïdienne ;* c'est une des plus importantes de l'économie, et quoiqu'elle n'appartienne pas uniquement à la région du boulet, mais bien aussi au paturon, nous la décrirons cependant ici.

La grande gaîne sésamoïdienne ou métacarpo-phalangienne a une longueur d'environ 20 centimètres ; son extrémité supérieure remonte un peu au-dessus du niveau des boutons des métacarpiens latéraux, l'inférieure descend jusqu'à la partie médiane de la deuxième phalange. Nous pouvons lui considérer une face antérieure ou profonde, une postérieure ou superficielle et deux extrémités.

La face postérieure est absolument lisse, elle est moins étendue que l'antérieure, car elle s'arrête inférieurement au niveau de l'interligne articulaire des deux premières phalanges. L'antérieure, très-irrégulière, anfructueuse, est formée par la face correspondante de l'anneau du perforé, la coulisse sésamoïdienne, la face postérieure des ligaments sésamoïdiens inférieurs, celle du fibro-cartilage de l'extrémité inférieure de la première phalange et de la deuxième. Au-dessous de la coulisse sésamoïdienne, la face antérieure cesse d'être lisse, elle présente des diverticules latéraux incomplétement séparés par des brides aponévrotiques percées de larges trous, et dont quelques-unes vien-

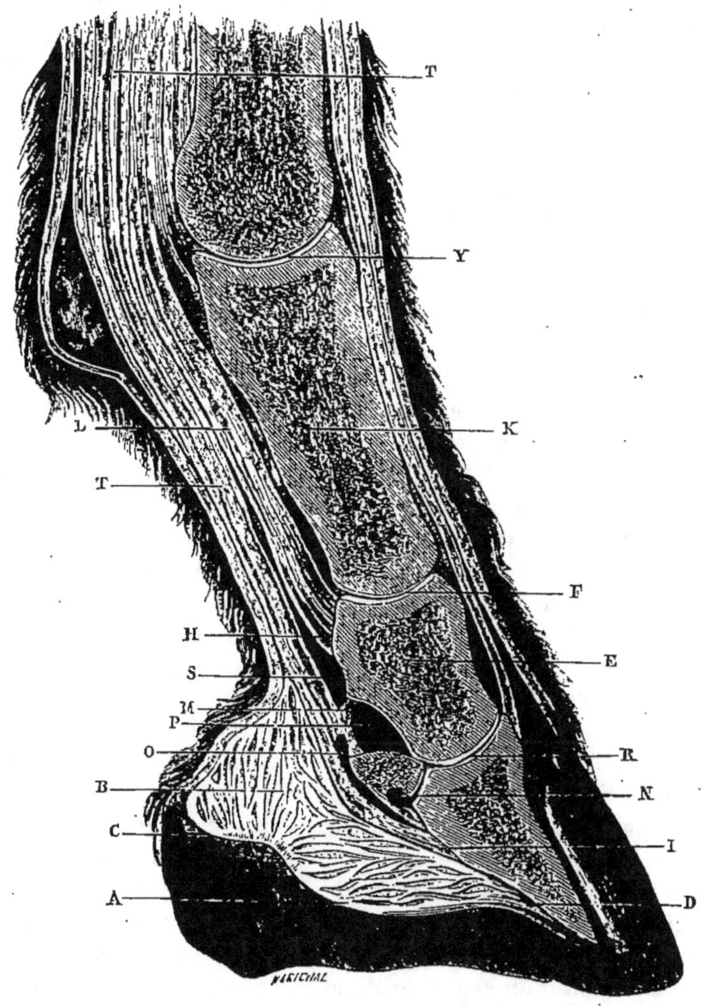

Fig. 2. — *Coupe longitudinale de la région digitée, dans son plan médian.*

A, B, coussinet plantaire.
C, membrane fibreuse d'enveloppe du coussinet plantaire.
D, limite antérieure du coussinet.
E, deuxième phalange.
F, articulation de la première avec la deuxième phalange.
H, insertion du perforé aux parties latérales de l'os coronaire.
I, insertion de l'aponévrose plantaire à la crête semi-lunaire.
K, première phalange.
L, coupe du tendon perforé.

M, ligament transverse de tissu fibreux jaune qui unit la face antérieure du perforant à la face postérieure de l'os coronaire et sépare le cul-de-sac inférieur de la grande gaine sésamoïdienne de celui de la gaine synoviale de la deuxième articulation phalangienne P.
N, diverticule de la gaine de l'articulation du pied, entre le petit sésamoïde et la troisième phalange.
O, petite gaine sésamoïdienne.
T, tendon perforant.
Y, articulation métacarpo-phalangienne.

nent s'attacher sur la face antérieure du perforant. Ces brides soutiennent des vaisseaux d'un certain volume. A partir de l'articulation

inter-phalangienne la synoviale redevient absolument lisse. L'extrémité inférieure de la synoviale est constituée par le cul-de-sac antérieur qui s'avance jusqu'au milieu de la deuxième phalange et s'adosse à la bride qui réunit le tendon à la face postérieure de la deuxième phalange, et qui indique également la limite de la synoviale de l'articulation du pied. Or, comme cette bride est oblique en arrière et en bas, il s'ensuit que les deux extrémités des synoviales se chevauchent, la grande gaîne restant en arrière. Le perforé ne formant pas un anneau complet, les parois de la gaîne sont complétées par une expansion membraniforme très-adhérente au tendon, sur sa face postérieure, et venant s'attacher de chaque côté sur les bords des os phalangiens (voy. fig. 1 et 3) où elle est renforcée par trois brides fibreuses très-fortes.

L'extrémité supérieure de la gaîne grande sésamoïdienne forme deux culs-de-sac très-bien séparés l'un de l'autre et profonds d'environ 5 à 6 centimètres, comprenant toute la partie de la gaîne située au-dessus de la ligne médiane de la coulisse sésamoïdienne. Le diverticule postérieur est creusé entre la face antérieure du perforant et la face postérieure de l'anneau du perforé ; l'antérieur est situé en avant de ce dernier tendon, et s'appuie contre la face postérieure du ligament suspenseur du boulet. Tout à fait à leur extrémité supérieure les deux culs-de-sac ne sont séparés que par l'adossement des replis de la synoviale qui les tapisse, ce qui tient à ce que l'anneau du perforé ne remonte pas jusqu'à leurs sommets.

Articulation métacarpo-phalangienne. — Les surfaces articulaires sont : du côté du canon, deux condyles latéraux, séparés par une arête médiane ; du côté de la première phalange, deux cavités glénoïdes séparées par une gorge médiane. Cette dernière surface est en outre complétée en arrière par les grands sésamoïdes et le fibro-cartilage qui les réunit, et auquel on a donné le nom de ligament intersésamoïdien. Les sésamoïdiens possèdent en outre trois autres ligaments qui assurent leur union avec la première phalange, tout en leur permettant certains mouvements de bascule sur ce dernier os. Ces ligaments sont distingués en superficiel, moyen et profond : le premier est une bandelette aplatie, qui, située en arrière de la première phalange qu'elle suit dans toute sa longueur, prend naissance dans le fibro-cartilage inférieur et va se confondre supérieurement avec le ligament intersésamoïdien ; le moyen est triangulaire, ses fibres vont des parties latérales, et même, par un mince faisceau, de la partie moyenne de l'appareil sésamoïdien, jusqu'au fibro-cartilage inférieur vers lequel elles convergent. Le ligament profond, formé de deux petites bandelettes croisées en sautoir, va de la base du sésamoïde à l'extrémité supérieure de la première phalange.

Deux ligaments sésamoïdiens latéraux relient en outre les côtés des os complémentaires avec les bords de la phalange ; ils limitent ainsi le déplacement en arrière.

Ainsi formées, les deux surfaces articulaires sont réunies par des ligaments très-forts, au nombre de quatre, un antérieur, un postérieur et deux latéraux : ces deux derniers, semblables entre eux, comprennent deux faisceaux superposés, le faisceau profond, attaché dans l'excavation latérale de l'extrémité inférieure du métacarpien, est intimement uni au superficiel qui va prendre son attache plus haut jusque sous le bouton du métacarpien rudimentaire. Tous les deux se confondent inférieurement et viennent s'attacher sur l'extrémité supérieure de la première phalange, en entremêlant leurs fibres avec celles du sésamoïdien latéral.

Le ligament antérieur capsulaire, très-fort et résistant, s'attache autour des surfaces articulaires qu'il maintient en contact et se confond par côté avec les ligaments latéraux ; sa face antérieure, intimement unie au tendon de l'extenseur latéral, se trouve séparée de celui de l'extenseur antérieur par une synoviale vésiculaire que nous avons déjà étudiée.

Quant au ligament postérieur, qui est appelé *suspenseur du boulet*, son origine se fait beaucoup plus haut que ne semblerait l'indiquer sa terminaison ; il prend naissance en arrière du carpe et du métacarpe, ou du tarse et du métatarse, pour descendre le long de cette dernière région. Avant d'arriver sur les sésamoïdes, ce ligament se bifurque et chacune de ses branches, après s'être attachée sur le sommet des sésamoïdes, fournit ensuite les deux brides de renforcement du tendon de l'extenseur antérieur.

La synoviale tapisse les ligaments et se prolonge en arrière et en haut pour former un cul-de-sac assez étendu, situé entre le ligament suspenseur du boulet et la face postérieure du canon. L'inflammation de cette synoviale ou l'hyperhémie résultant de l'activité et de la continuité d'action de la fonction produisent les molettes articulaires qu'on distinguera facilement, d'après leur position, des molettes tendineuses qui ont leur siége dans la grande gaîne sésamoïdienne. Les molettes articulaires sont situées très-près de l'os, en avant du ligament suspenseur du boulet, au-dessus de l'articulation, jamais au-dessous. Les molettes tendineuses ont leur siége en arrière du ligament suspenseur, autour des tendons ; elles s'étendent plus haut que les articulaires et toujours elles donnent lieu à un renflement sensible aux doigts, au-dessous de l'articulation, dans la région phalangienne.

Vaisseaux et nerfs. — Les *vaisseaux artériels* situés dans la région du boulet font suite à l'artère collatérale du canon qui, en arrivant à la face postérieure du canon, au niveau de la bifurcation du ligament suspenseur du boulet, se divise en deux branches d'égal volume : les *collatérales du doigt* ou *artères digitales* (D, fig. 3, A, fig. 11). Ces artères, placées entre le tendon du fléchisseur profond des phalanges et le ligament suspenseur du boulet, au-dessus du cul-de-sac supérieur de la grande gaîne sésamoïdienne, qu'elles comprennent entre elles, s'écartent l'une de l'autre, et viennent prendre une position superficielle de chaque côté de l'articulation, sur le bord des tendons fléchisseurs, au-dessous du fascia fibreux qui fait suite à la tunique propre du coussinet plantaire ; l'artère interne et l'externe affectent une direction et des rapports exactement semblables au moment où elles deviennent superficielles : nous devons néanmoins dire que leur origine est un

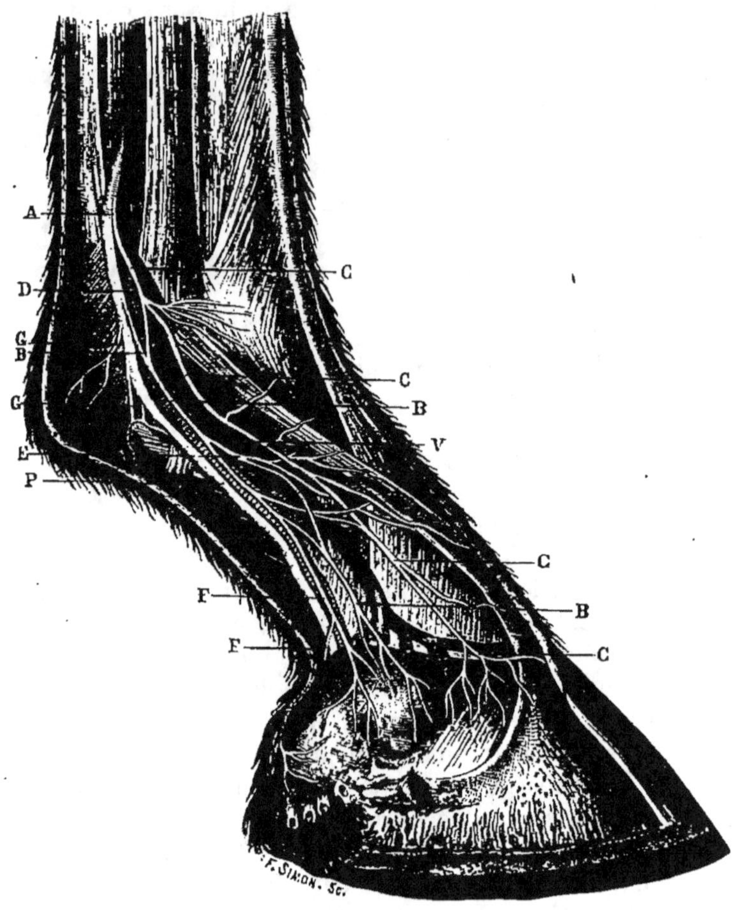

Fig. 3. — *Artères, veines et nerfs de la région digitée.*

P, nerf plantaire.
A, point d'émergence du nerf plantaire au-dessus des sésamoïdes.
B, B, B, branche cartilagineuse.
C, C, C, branche cutanée.
D, artère digitale, à la face postérieure de laquelle le nerf est accolé.

E, E, divisions anastomotiques entre la branche cartilagineuse et la branche cutanée.
F, F, division destinée aux bulbes cartilagineux ; rameaux bulbeux.
G, branches transverses en arrière de l'articulation métacarpo-phalangienne.
V, veine digitale.

peu différente dans le membre antérieur et le postérieur. Dans le membre antérieur, l'artère interne continue presque en ligne directe la collatérale du canon, tandis que l'externe décrit à son origine une courbe prononcée pour contourner supérieurement le cul-de-sac de la gaîne sésamoïdienne. Au membre postérieur, la division de la collatérale du canon se fait sur la ligne médiane du membre, et les deux vaisseaux artériels du doigt sont absolument identiques comme origine et comme trajet. Dans ce trajet, les artères digitales émettent des rameaux antérieurs et postérieurs, qui se divisent plusieurs fois et dont les dernières ramifications se rejoignent et s'anastomosent sur les faces antérieure et postérieure et ont notamment une petite artériole qui naît au milieu de l'extrémité supérieure de la première phalange et se rend au tissu de l'ergot (B et G, fig. 5).

Les *veines digitales* (V, fig. 3, F, fig. 13), parallèles aux artères, sont situées un peu en avant d'elles ; elles s'accolent à l'artère au moment de pénétrer entre les tendons fléchisseurs et le suspenseur du boulet, et se réunissent en arrière par une arcade qui laisse échapper les trois veines du canon.

En arrivant sur le boulet, les *nerfs plantaires* (A, P, fig. 3) s'accolent au bord postérieur de l'artère digitale ; au niveau de cette articulation ils donnent plusieurs branches, l'une antérieure, *cutanée* (C, C, fig. 3), qui naît au milieu de l'extrémité supérieure des grands sésamoïdes, croise très-obliquement la direction de l'artère, s'accole à la face postérieure de la veine pour passer bientôt à sa face antérieure. Une autre branche (B, fig. 3), appelée *cartilagineuse* par M. H. Bouley, se détache du nerf plantaire au niveau de la première phalange et se porte en avant de la veine digitale, qu'elle accompagne jusqu'au cartilage complémentaire.

Les *lymphatiques* du boulet se rendent aux mêmes ganglions que ceux du canon et du jarret.

Différences. —Chez les ruminants l'articulation métacarpo- et métatarsophalangienne est double, et chacune des parties ressemble beaucoup à l'articulation simple du cheval. Sur la face antérieure de chaque articulation se trouve une des branches de l'extenseur commun et sur le côté excentrique celui de l'extenseur propre, en arrière le perforé et le perforant se comportent comme chez le cheval. Les ligaments sésamoïdiens se réduisent à celui que nous avons appelé profond chez le cheval ; on trouve, entre les deux premières phalanges, un ligament interdigité supérieur, dont les fibres croisées en sautoir vont d'une phalange à l'autre ; le ligament suspenseur du boulet se divise inférieurement en huit branches, deux vont à chaque division du tendon du perforé et concourent à former l'anneau de ce tendon, quatre se rendent au sommet de chaque sésamoïde et les deux qui vont aux sésamoïdes excentriques laissent échapper une branche qui se rend au tendon de l'extenseur propre du doigt, enfin les deux derniers rameaux passent dans l'échancrure de l'os du canon, et se séparent en arrivant à la face antérieure pour aller se joindre au tendon de l'extenseur propre de chaque doigt.

Les artères du boulet du bœuf diffèrent suivant qu'on les étudie au membre antérieur ou au membre postérieur. Au membre antérieur on rencontre une collatérale du canon qui se comporte comme chez le cheval, mais qui fournit, au niveau du bord supérieur du boulet, trois digitales, une médiane beaucoup plus forte que les latérales qui vont se placer sur les côtés excentriques des doigts. Chacune de ces artères est accompagnée par une veine digitale volumineuse située à sa face antérieure, et par un nerf plantaire qui croise les vaisseaux d'avant en arrière ; l'artère digitale médiane est flanquée de deux veines énormes. Au membre postérieur on rencontre l'artère principale, c'est-à-dire la métatarsienne à la face antérieure du boulet, sur le milieu duquel elle descend avec la veine de même nom. En arrière, on trouve trois petites artères digitales, trois veines et trois faisceaux nerveux disposés comme au membre antérieur, mais d'un volume bien différent ; les artères, surtout la digitale externe, sont très-petites. Les veines collatérales externes sont seules volumineuses, l'autre est au contraire très-petite.

§ 2. — **Du paturon.**

Le paturon (voy. pour les ligaments et les tendons, les fig. 1, 2 et 4) a pour base la première phalange, une partie de la deuxième et la première articulation interphalangienne ; il est limité en haut par le boulet, en bas par le pied. La région à laquelle on donne en extérieur le nom de *couronne*, doit être comprise en partie dans celle du paturon et dans celle du pied, car elle n'a pas de caractéristique anatomique.

Le paturon affecte une direction oblique en avant et en bas, de 45° environ ; sa largeur augmente à sa partie inférieure de façon à lui donner une forme légèrement conique, cachée en partie, chez les chevaux de race commune, par l'abondance et la longueur des poils.

La peau acquiert une grande épaisseur sur le paturon, épaisseur qui n'est cependant pas partout la même ; c'est à la face postérieure et dans toute la partie qui avoisine le sabot qu'elle offre le plus de force. Très-intimement adhérente aux tissus sous-jacents, elle ne peut éprouver que des déplacements très-légers.

La couche conjonctive sous-cutanée, plus épaisse en arrière et sur les côtés qu'en avant, forme plutôt une gangue qu'une véritable aponévrose ; élastique et molle, elle est difficile à entamer avec l'instrument tranchant. Pour étudier plus fructueusement cette région, nous envisagerons successivement la partie antérieure et la postérieure.

A la face antérieure et au-dessous de l'aponévrose, on ne rencontre qu'un tendon large et épais, appliqué immédiatement sur les os, dont il est séparé seulement par des vaisseaux et leur gaîne conjonctive : c'est le tendon de l'extenseur antérieur des phalanges. Rétréci au niveau du bord inférieur du boulet, il s'élargit à mesure qu'il s'avance vers la limite inférieure de la région. Il reçoit au milieu de la première phalange, de chaque côté, les brides de renforcement du tendon suspenseur du boulet, qui croisent en écharpe la direction de la première phalange ; en revanche, le tendon laisse échapper, à peu près au même point, deux faisceaux qui se dirigent sur les côtés, en passant sous ceux du

ligament suspenseur et en les croisant en X ; ces faisceaux vont s'attacher sur les extrémités du cartilage glénoïdien qui complète en arrière

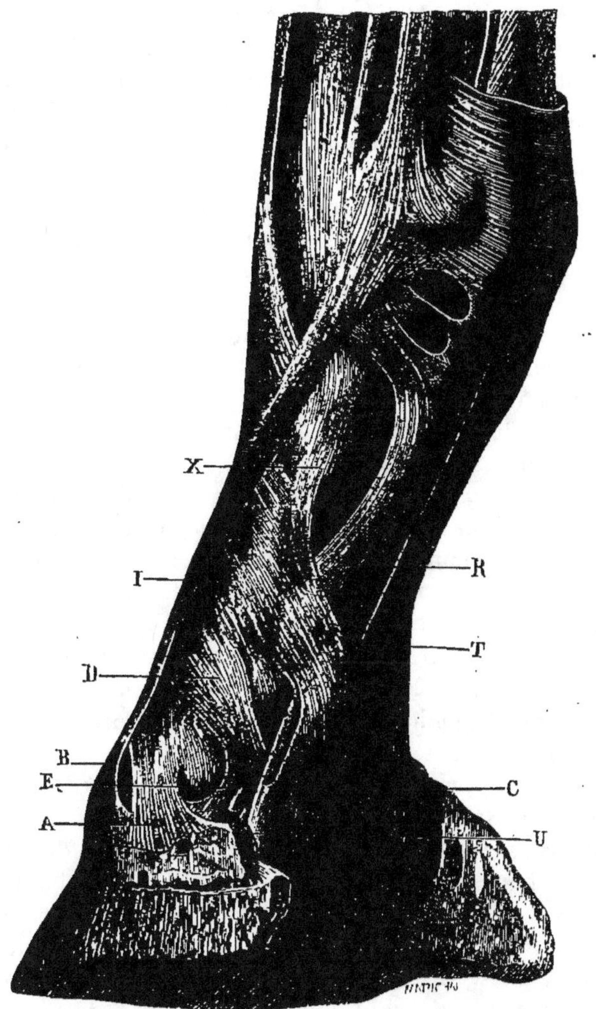

Fig. 4. — *Ligaments et tendons de la région digitale, vus de trois quarts.*

A, ligament latéral antérieur de l'articulation du pied.
B, tendon extenseur des phalanges.
C, face interne du fibro-cartilage latéral.
D, ligament latéral postérieur ou sésamoïdien.
E, branche divergente en dehors du ligament latéral postérieur, allant s'attacher en dedans de l'apophyse basilaire et se confondre avec le ligament latéral antérieur.
I, brides latérales de la gaine de renforcement du

perforant, suivant une direction parallèle aux deux ligaments du pied et allant s'attacher aux parties latérales de la première phalange.
R, branches du perforé.
U, insertion en dedans de l'apophyse rétrossale de l'aponévrose du perforant doublée de sa gaine de renforcement.
X, insertion supérieure des brides latérales de la gaine de renforcement.

la deuxième phalange, et constituent ses brides supérieures. En passant en avant de l'articulation interphalangienne, le tendon remplit

le rôle d'un ligament capsulaire antérieur et s'attache par conséquent sur les bords des os qui la forment.

En étudiant la face postérieure (fig. 4), on reconnaît au-dessous du tissu conjonctif sous-cutané, une large expansion qui en occupe toute l'étendue; cette membrane fibreuse, appelée par M. H. Bouley *tunique propre du coussinet plantaire*, se prolonge en haut jusqu'au boulet, et se confond avec le tissu de l'ergot; elle est bordée de chaque côté par une bandelette résistante, située en dehors du faisceau vasculo-nerveux que l'on trouve sur chaque face latérale, dont elle croise obliquement la direction; cet ourlet est un point de repère indiqué dans la section du nerf plantaire, qui se trouve accolé à son bord antérieur, vers le milieu de la région, et qui s'en éloigne à sa partie supérieure.

On trouve, au-dessous de cette lame fibreuse, une mince couche d'un fascia cellulaire qui la sépare de la gaîne de renforcement du tendon perforant; celle-ci, intimement unie en arrière au tendon du fléchisseur superficiel, se rattache en outre à la première phalange par deux brides latérales obliques en avant.

Au-dessous de la gaîne de renforcement, se voient les tendons du perforé et du perforant : le premier, superficiel, se divise au niveau du milieu de la première phalange en deux branches très-fortes, qui s'écartent l'une de l'autre et vont s'attacher à chaque extrémité du cartilage dit glénoïdien. Le tendon du perforant glisse au-dessous de celui du perforé dans la gaîne grande sésamoïdienne que nous avons décrite dans la région du boulet. Enfin on rencontre en couches tout à fait profondes, directement appliqués sur la face postérieure de la deuxième phalange, les ligaments sésamoïdiens inférieurs.

Articulation de la première avec la deuxième phalange (fig. 2, 4 et 9). — Les surfaces articulaires sont, du côté de la première phalange, deux condyles latéraux séparés par une gorge médiane; du côté de la deuxième phalange, deux cavités glénoïdales et un relief antéro-postérieur; de plus, cette dernière surface est complétée en arrière par un fibro-cartilage dit glénoïdien, qui agit aussi comme une poulie de renvoi sur laquelle glisse le tendon du perforant. Ce fibro-cartilage remplit en même temps le rôle d'un ligament, car son bord supérieur s'attache sur l'extrémité inférieure de la première phalange par six brides, deux supérieures qui vont aux faces latérales du premier phalangien et au tendon de l'extenseur antérieur; deux moyennes et deux inférieures, qui se rendent aussi à la première phalange. Ce cartilage est lubrifié en avant par la capsule de l'articulation, en arrière par celle de la gaîne grande sésamoïdienne. Nous avons déjà dit que le tendon de l'extenseur antérieur remplissait le rôle d'un ligament membraneux; quant aux ligaments latéraux, ils partent des côtés de la première phalange, se dirigent en arrière, s'attachent sur les bords latéraux de la deuxième phalange et vont enfin se terminer sur le petit sésamoïde, pour constituer les ligaments latéraux postérieurs de l'articulation du pied.

La synoviale est simple, elle tapisse les ligaments, le tendon et re-

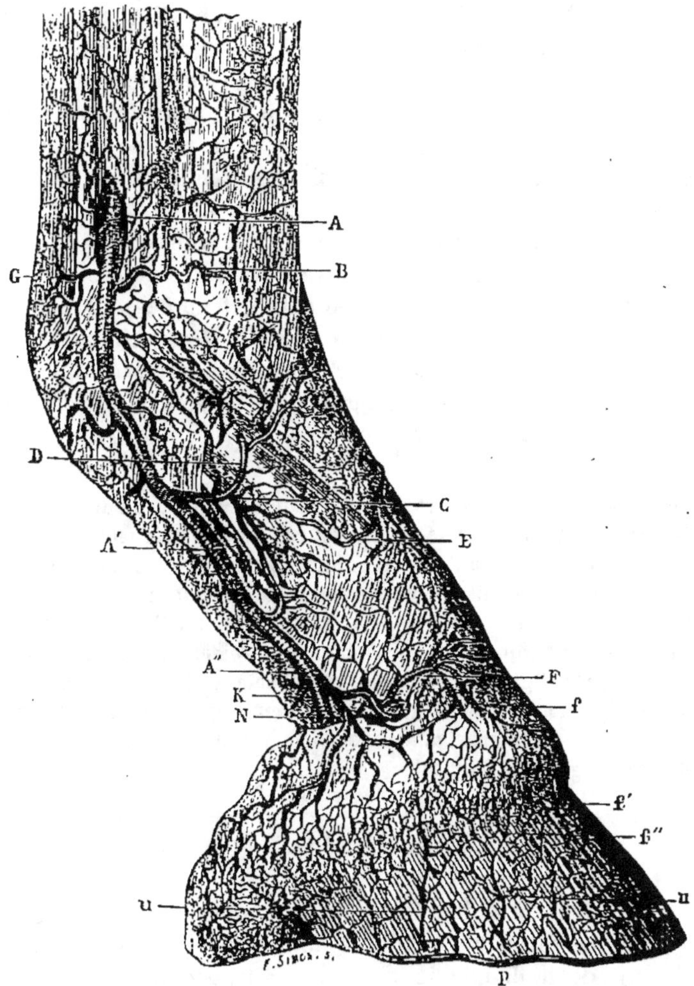

Fig. 5. — *Vaisseaux artériels superficiels de la région digitale.*

A, A', A", artère digitale depuis son point d'émergence au-dessus des grands sésamoïdes jusqu'au point où elle disparaît sous la plaque des cartilages en N.
B, rameaux transverses antérieurs de l'articulation métacarpo-phalangienne.
C, artère perpendiculaire.
D, rameau ascendant de l'artère perpendiculaire.
E, rameau descendant de l'artère perpendiculaire.
F, rameau transverse qui forme avec le correspondant le cercle coronaire superficiel.

f, ramuscules ascendants dans le bourrelet du cercle coronaire superficiel.
f', ramuscules ascendants du tissu podophylleux.
G, rameaux transverses postérieurs de l'articulation métacarpo-phalangienne.
K, artère du coussinet plantaire.
P, artère circonflexe.
U, U, divisions terminales ascendantes de l'artère digitale ; elles sortent des porosités de la troisième phalange pour se ramifier dans le tissu podophylleux.

monte un peu en arrière, sur la troisième phalange, en avant du fibro-cartilage.

Vaisseaux et nerfs (fig. 3, 5, 11, 12, 13 et 14). — Les artères et la veine digitales sont situées entre la peau et la membrane qui forme la tunique propre du coussinet plantaire ; elles sont accompagnées par les branches des nerfs plantaires ; leur disposition est la suivante : en avant, la branche cutanée du nerf, puis la veine digitale, souvent double jusqu'au milieu de la région ; puis la branche nerveuse, dite cartilagineuse, qui envoie à la branche cutanée des filets nombreux qui croisent la veine ; enfin l'artère, et, à son bord postérieur, le nerf plantaire qui lui est intimement accolé et la recouvre souvent en dehors. En outre, on rencontre des divisions vasculaires secondaires, parmi lesquelles nous citerons : vers le milieu de la première phalange, l'artère perpendiculaire de Percival, qui donne des rameaux antérieurs et postérieurs anastomosés les uns avec les autres, en avant et en arrière, et formant ainsi un cercle complet au-dessous des tendons qui recouvrent les faces de l'organe ; à différentes hauteurs, des artérioles, cutanées, articulaires ou tendineuses, formant un réseau très-riche, ainsi que le montre la figure 5. Les veines, affectent un trajet analogue à ceux des artérioles.

Différences. — Chacune des régions phalangiennes du bœuf représente assez exactement la région unique du cheval : le tendon extenseur propre du doigt représente l'extenseur antérieur comme forme et comme disposition, l'extenseur commun se traduit par un cordon situé au côté interne de chaque doigt. On trouve, entre les deux premières phalanges, un ligament unissant dit *interdigité supérieur*, formé de fibres courbes croisées en sautoir. Au niveau de l'espace interdigité se trouve au membre antérieur, une veine volumineuse ; en arrière l'artère pédieuse métatarsienne passe dans l'intervalle situé entre les deux premières phalanges. Les veines ont été suffisamment indiquées dans la région du boulet.

§ 3. — Du pied.

La région du pied, chez le cheval, comprend toutes les parties des extrémités recouvertes par l'ongle ou le *sabot ;* elle a pour base la moitié inférieure de la deuxième phalange, la troisième phalange avec l'appareil fibro-cartilagineux qui complète cet os sur les côtés et le petit sésamoïde. Ces trois os sont réunis par une articulation très-importante, la deuxième articulation interphalangienne ou articulation du pied ; des ligaments et des tendons faisant également fonction de ligaments entourent ces os, qui sont encore recouverts par un prolongement du derme ; des vaisseaux et des nerfs complètent ces différentes parties et viennent leur apporter la nutrition et la sensibilité. Le sabot ou l'ongle forme à toutes ces parties une enveloppe qui les protége contre les atteintes des corps extérieurs.

Nous allons décrire ces différents organes en procédant dans un ordre inverse à celui de leur énumération, c'est-à-dire en allant des parties superficielles vers les parties profondes.

a. — DE LA BOITE CORNÉE OU SABOT.

Vu dans son ensemble, le sabot reproduit à peu près la forme extérieure de la troisième phalange, c'est-à-dire celle d'un corps légèrement conique, obliquement tronqué d'avant en arrière et de haut en bas, de telle sorte que la section oblique aurait légèrement empiété sur la base.

Fermé sur toute sa circonférence par un bord très-élevé en avant, très-bas en arrière, à son fond par un plancher légèrement convexe, le sabot est largement ouvert en haut et sa cavité interne répète à peu près exactement sa forme extérieure; les pièces dont il est composé, très-fortement unies l'une à l'autre, peuvent cependant être séparées avec assez de facilité. Une macération suffisamment prolongée permet de reconnaître, dans la boîte cornée, trois parties bien distinctes comme forme et, dirons-nous, comme arrangement des éléments qui en forment la structure. Ces parties sont : la *paroi*, la *sole* et la *fourchette*, prolongée par le *périople*.

1° **Paroi.** — La *paroi* ou *muraille* forme toute la portion du sabot visible lorsque le pied repose sur le sol; en outre, elle se prolonge par deux pointes qui se replient d'arrière en avant et convergent vers le centre de la surface plantaire en se plaçant comme deux cloisons entre la fourchette et la sole, avec le bord interne de laquelle elles ne tardent pas à se confondre vers le milieu ou le tiers antérieur de la longueur de ce bord.

L'aspect de la bande de corne de la paroi est exactement, si on la suppose déployée, celle d'un croissant. Si l'on prend, par exemple, la visière d'un casque, et que l'on recourbe cette visière sur elle-même de façon que son bord convexe appuie par tous ses points sur un plan, et que ses deux pointes, repliées à angles aigus, à une petite distance des extrémités, se dirigent vers le centre de la portion d'espace circonscrite, on aura une idée fort exacte de la disposition de la paroi.

En vertu de la plus grande longueur du bord convexe, lorsqu'on le fait appuyer par tous ses points sur un plan, la figure prend une forme légèrement conique, ce qui existe normalement pour le sabot du cheval; il n'est pas jusqu'aux pointes rentrantes qui, en se relevant légèrement au-dessus du plan sur lequel appuie le bord convexe, comme elles le font dans le pied pour se mettre au niveau de la sole, ne viennent compléter cette figure déjà fort approchée de la muraille.

La largeur de la paroi, comme celle du croissant, diminue de la partie moyenne ou antérieure vers ses extrémités; l'inclinaison oblique, très-forte en avant, diminue considérablement sur les côtés, devient bientôt nulle et se prononce même en sens opposé, aux points de réflexion des extrémités rentrantes, où elle est parallèle à celle de la partie antérieure ou médiane ; ce qui justifie, en partie, le choix qu'avait fait Bracy-Clark d'un cylindre coupé obliquement et reposant sur sa surface de section, pour représenter le pied du cheval.

L'épaisseur de la muraille n'est pas partout la même. C'est en avant qu'elle présente la plus grande force ; sur les côtés, elle s'amincit peu à peu jusqu'à son angle d'inflexion postérieur, où elle s'épaissit, pour devenir enfin plus mince que partout ailleurs, dans les parties réfléchies.

La corne conserve la même épaisseur dans tous les points de sa hauteur, elle est par conséquent aussi forte au niveau de son bord supérieur qu'à l'inférieur, ce qui indique bien que sa sécrétion se fait pour la plus grande partie par le bourrelet ; l'épaisseur plus considérable qui devrait résulter de la formation de cellules à la surface du derme disparaît par l'usure que subit la face externe sous l'influence des corps étrangers, et cela de telle sorte que, lorsque sur des pieds bien conformés il y a une légère différence, elle se trouve souvent à l'avantage de la partie supérieure ; on démontre l'usure de la face externe par la direction des tubes de la paroi, qui deviennent de plus en plus superficiels, et dont les plus rapprochés de la face externe finissent par se perdre avant d'arriver au bord inférieur. En général, les parties correspondantes latérales sont plus fortes en dehors qu'en dedans du sabot ; il en est de même de l'extrémité réfléchie externe.

Au point de vue de la dureté, la corne présente, comme l'épiderme, des différences très-importantes ; sa consistance augmente des parties profondes aux parties superficielles : les couches profondes sont molles, faciles à couper, les couches moyennes déjà plus consistantes et les externes deviennent très-dures. M. H. Bouley a formulé à ce propos cette loi très-juste. « En règle générale, la corne est d'autant plus souple et molle qu'elle est plus voisine des parties vives, d'autant plus dure et résistante qu'elle en est plus éloignée. » En vertu de cette loi, le bord inférieur est toujours plus résistant que le supérieur.

Quant à la *couleur externe*, elle dépend de l'état de pigmentation de la peau du membre au niveau du bourrelet : blanche lorsque l'animal a une robe blanche ou bien présente des *balzanes*, elle devient d'un gris plus ou moins foncé lorsque la peau est pigmentée. Les couches profondes sont toujours blanches.

On a donné différents noms aux diverses parties de la paroi : l'antérieure, qui correspond au milieu du croissant, a reçu celui de *pince* ; de chaque côté et symétriquement par rapport à la pince, se trouvent les *mamelles*, larges de 3 à 4 centimètres ; les régions latérales, les plus étendues, prennent le nom de *quartiers* ; aux points où la paroi se réfléchit, c'est-à-dire tout à fait en arrière, se trouvent les *talons;* les angles d'inflexion eux-mêmes sont appelés *arcs-boutants;* cette expression est considérée comme synonyme de talon ; quant aux parties réfléchies et appliquées contre le bord interne de la sole, elles prennent le nom de *barres.*

La *face externe* de la paroi, parfaitement rectiligne du bord supérieur à l'inférieur, est comme recouverte d'un vernis formé d'une mince couche cornée, sécrétée par un petit renflement superposé au bourrelet principal et appelé *bourrelet périoplique ;* on appelle par suite *périople* cette couche cornée qui recouvre la surface externe du sabot. La couche superficielle laisse apercevoir au-dessous d'elle de légères stries longitudinales, parallèles, et des sillons transversaux à peine marqués sur la corne à l'état physiologique, mais qui s'accentuent davantage dans certaines maladies du pied, notamment après la fourbure, et prennent alors le nom de *cercles.*

La *face interne* recouvre la face externe du derme qui enveloppe l'extrémité, et entretient avec lui des rapports identiques à ceux que la couche de Malpighi de l'épiderme entretient avec le derme dans les autres parties du corps; néanmoins son aspect est particulier; on y remarque une quantité considérable de lames ou plis longitudinaux, allant du bord supérieur au bord inférieur, s'engrenant avec des plis semblablement disposés du derme, mais non identiques dans leur structure, car ces derniers ont la signification de papilles composées; l'ensemble des plis qui appartiennent à la paroi a reçu le nom de *tissu kéraphylleux;* les lames du derme portent le nom de *tissu podophylleux.* Ce mot de *tissu*, assez impropre dans le cas présent, car il pourrait laisser supposer que ces parties ont une structure spéciale, ne doit s'entendre que de l'agencement particulier des cellules du tissu corné avec les fibres du derme.

La face interne est moins étendue que l'externe; le bord supérieur étant taillé en biseau interne; les lames du tissu kéraphylleux occupent toute son étendue; longues en avant, elles décroissent sur les côtés et arrivent, sur les barres, à n'avoir plus que quelques millimètres de longueur; leur largeur est à peu près la même dans tous les points; celles de la partie antérieure sont néanmoins un peu plus larges, et aussi plus espacées. Si on les examine sur leur longueur, on peut voir également qu'elles sont plus saillantes vers le bord plantaire qu'à leur extrémité supérieure, près du bord coronaire.

Outre ses rapports avec le tissu dermique qui recouvre la dernière phalange, la paroi est aussi en continuité directe sur toute l'étendue de son bord inférieur, avec la circonférence de la sole, avec laquelle ses lames s'engrènent comme elles le font plus haut avec le derme.

Le *bord supérieur* de la paroi est creusé en dedans d'une gorge qui répond au bourrelet et qui présente en creux les reliefs de cette partie du tégument. En raison de sa forme oblique en dedans, on a donné au bord supérieur le nom de *biseau ;* à cause de ses usages qui sont de recevoir et de loger la *cutidure,* Bracy-Clark l'appelle aussi *cavité cutigérale.* Large en avant, la cavité cutigérale présente des dimensions moindres sur les côtés, s'élargit au niveau des arcs-boutants, pour se rétrécir de nouveau sur les barres et se perdre avant d'avoir atteint leur extrémité. Entre la limite inférieure de la cavité cutigérale et le sommet des lames kéraphylleuses, on remarque une zone unie, large de 2 millimètres environ, limitée supérieurement par le bord aminci du périople.

Dans toute son étendue, la surface cutigérale est criblée d'une innombrable quantité de petites ouvertures, d'autant plus profondes qu'elles s'approchent davantage des lames kéraphylleuses, ouvertures destinées à loger les papilles du bourrelet, larges à l'entrée, mais se rétrécissant graduellement pour se terminer par une pointe très-fine.

Le *bord inférieur* de la paroi, plan-uni, reposant sur le sol, se trouve habituellement au niveau de la face inférieure de la sole. Assez souvent, lorsque les animaux ont marché sur un sol dur sans que ce bord ait été protégé par le fer, il présente des filaments semblables à ceux d'un très-court pinceau ; cet aspect, remarqué depuis longtemps, avait fait croire autrefois que la corne était composée de poils agglutinés.

En se réfléchissant en dedans, les extrémités de la paroi constituent, au point d'inflexion, les *arcs-boutants,* désignés en extérieur sous le nom de *talons.* La disposition de la lame cornée n'offre rien de bien particulier en ce point, sinon sa direction légèrement oblique en avant et en bas ; le talon forme généralement une courbe brève, sur laquelle vient s'appuyer la fourchette. Quant aux *barres,* leur inclinaison se fait de telle sorte qu'elles sont plus rapprochées par leur bord supérieur que par l'inférieur ; elles sont en rapport par leur face interne et supérieure avec la sole, par leur face externe et inférieure avec la fourchette, dont elles limitent par côté les *lacunes latérales.* Les barres ne viennent pas se rejoindre à l'extrémité de la fourchette comme le croyait Bracy-Clark ; elles s'arrêtent vers le tiers antérieur du bord interne de la sole, en se confondant avec cette dernière partie et avec la fourchette.

2º **Sole.** — La sole est une plaque cornée épaisse, comprise entre le bord plantaire de la paroi et ses prolongements réfléchis. Considérée isolément, la sole a la forme d'une lame circulaire, légèrement comprimée sur ses parties latérales, à laquelle on aurait enlevé un secteur, comprenant un cinquième environ de la circonférence et dont la pointe se prolongerait un peu au delà du centre.

L'épaisseur de la sole est plus grande dans les parties qui avoisinent son bord externe que dans son milieu. Dans les pieds qui ont usé régulièrement, l'épaisseur de la sole est à peu près la même, dans ses points les plus forts, que celle de la paroi ; mais sous l'influence d'un défaut d'usure, elle peut acquérir des dimensions beaucoup plus considérables. La consistance de la sole est soumise à la même règle que nous avons énoncée plus haut : les points les plus rapprochés des parties vives sont les plus souples. Quant à sa coloration, elle est la même que celle de la paroi, mais généralement la teinte noire est moins foncée.

On étudie dans la sole une *face supérieure*, une *inférieure*, un *bord interne* et un *bord externe*.

La *face supérieure*, qui forme le plancher de la boîte cornée, est bombée au centre, et, après s'être inclinée dans tous les sens, se relève un peu sur les bords ; elle présente une multitude de petits orifices analogues à ceux de la cavité cutigérale, et logeant, comme ces derniers, des prolongements villeux qui viennent du tissu velouté.

La *face inférieure*, excavée ou creusée en forme de voûte, est à très-peu près parallèle à la face supérieure ; cette face présente, lorsqu'elle n'a pas été *parée* par l'instrument du maréchal, des lames superficielles qui s'exfolient et lui donnent un aspect rugueux, ou écailleux. Le *bord externe* ou circulaire s'engrène avec la partie inférieure de la face interne de la paroi, et contracte avec cette dernière une adhérence très-intime ; l'*interne,* formé par deux parties droites qui se réunissent à angle aigu vers le centre, correspond en arrière aux barres, dans le tiers antérieur aux côtés de la pointe de la fourchette.

3º **Fourchette.** — Située dans l'échancrure de la sole et entre les barres, la fourchette représente une sorte de coin ou de pyramide à base postérieure, à sommet dirigé en avant, moins épaisse que la sole, amincie encore sur ses bords, formée d'une corne plus molle que celle de toutes les autres parties du sabot et dont la couleur, d'un gris plus ou moins foncé sur les chevaux blancs, est d'un beau noir luisant chez les animaux à robe foncée.

On reconnaît à la fourchette une *face supérieure*, une *inférieure*, deux *faces latérales*, une *base* et un *sommet*.

La *face supérieure* ou interne, correspondant au corps pyramidal, présente en avant une cavité de même forme que la face elle-même, bifurquée en arrière et comprenant entre ses deux branches un relief triangulaire appelé, par M. H. Bouley, *arête de la fourchette*, dont le bord arrondi est d'autant plus large qu'il se rapproche davantage de la base. Dans toute son étendue, cette face est creusée de trous comme la face correspondante de la sole. La *face inférieure*, un peu plus large que la supérieure, en raison de la direction oblique des barres, présente en relief les creux de la face supérieure et, réciproquement, montre un creux au point correspondant à la saillie, creux désigné sous le nom de *lacune médiane de la fourchette* limité par les *branches*. Entre les branches et les barres, on trouve deux excavations qui vont se réunir en avant du *coussinet* et forment les *lacunes latérales*. Les *faces latérales* symétriques, planes, et obliquement dirigées en bas et en dehors, intimement unies aux barres et à la sole, forment le bord interne des lacunes latérales par leur partie libre inférieure. La *base* de la fourchette montre les extrémités postérieures des branches, unies aux arcs-boutants, et forme les *glômes* en se repliant en dehors de chaque côté, pour se continuer avec le périople ; entre les barres se voit l'extrémité de la lacune médiane. Le *sommet* est limité en avant par le point de réunion des lames latérales, et s'unit à la sole.

4° **Périople.** — Le *périople* ou *bande coronaire* reste attaché à la fourchette par les glômes après une macération prolongée ; il fait donc partie du même système, ou si l'on veut, il n'en est qu'une dépendance ; on le voit décrire un tour complet au niveau du bord supérieur de la paroi, dont sa consistance molle, sa couleur brun jaunâtre le distinguent facilement. Envisagé ainsi que nous venons de le faire, le périople serait donc une sorte de ruban existant seulement au bord supérieur de la paroi. C'est bien ainsi qu'il se présente en effet sur les sabots macérés, mais il ne faut pas oublier que ces sabots ont subi l'action de la rape du maréchal. Si l'on voulait avoir une idée très-exacte du périople, on devrait l'étudier sur des pieds non parés, qui le montreraient sous l'aspect d'une couche mince, répandue comme un véritable vernis sur toute la surface externe du sabot.

La *face externe* de la bande périoplique est striée finiment et légèrement onduleuse ; l'*interne* se modèle sur la corne de la paroi : le *bord supérieur* remonte un peu plus haut que celui de la paroi, il correspond à la *gouttière cutigérale secondaire* de la peau du bourrelet ; l'*inférieur* mince et irrégulier, se prolonge plus ou moins bas, suivant les frottements auxquels a été soumise la face externe de la paroi.

b. — DU DERME QUI RECOUVRE LA TROISIÈME PHALANGE OU APPAREIL KÉRATOGÈNE.

En arrivant au-dessus du sabot, le derme de la région digitale revêt un aspect spécial ; il forme d'abord, autour de l'origine de l'ongle, un renflement circulaire appelé *bourrelet*, se continue au-dessous de la paroi, en recouvrant le tendon de l'extenseur antérieur des phalanges, toute la face externe de la troisième phalange, la moitié inférieure de la surface externe des fibro-cartilages qui la complètent en haut et en arrière, et prend en ces différents points le nom de *tissu feuilleté ;* puis enfin il se prolonge sur le coussinet plantaire et la face inférieure de la troisième phalange où il est désigné sous l'épithète de *tissu velouté.* La part que prennent à la sécrétion de la corne les diverses parties du derme, part qui est loin d'être égale pour toutes, lui a fait donner le nom de *membrane kératogène.* Nous allons décrire ces différentes parties en commençant par le bourrelet.

1° **Bourrelet.** — Le *bourrelet* ou *cutidure* (fig. 6), souvent décrit comme un organe simple, a été divisé en deux parties distinctes par

M. H. Bouley en raison des deux renflements hémi-cylindriques qu'il présente et qui sont disposés circulairement l'un au-dessus de l'autre. Celui qui occupe la position supérieure, et qui est destiné à sécréter le périople est appelé *bourrelet périoplique*; on donne au second le nom de *bourrelet principal*.

a. Le *bourrelet périoplique*, situé au-dessus du bourrelet principal, auquel il est parallèle, affecte la forme d'un léger renflement convexe, en

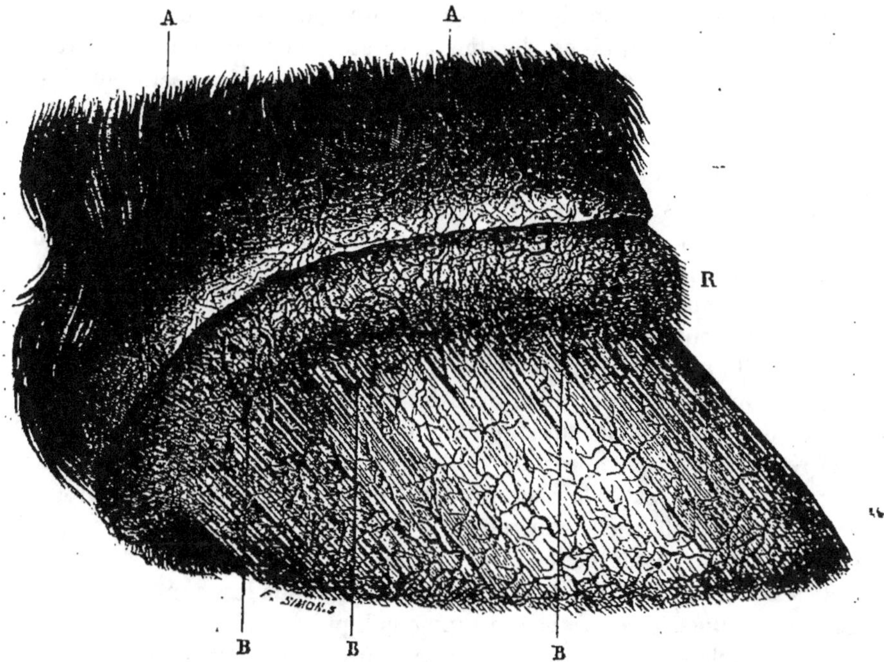

Fig. 6. — *Téguments et vaisseaux à la surface de la troisième phalange.*

A, A, vaisseaux artériels de la peau. — B, B, vaisseaux artériels du bourrelet. — R, villosités du bourrelet.

s'étendant en arrière et de chaque côté jusqu'au niveau des bulbes cartilagineux. Continu à sa partie supérieure avec la peau, il est séparé du bourrelet principal par un sillon assez profond, large à sa partie antérieure ou médiane, rétréci sur les côtés et élargi de nouveau près des bulbes cartilagineux.

Sur toute sa surface, le bourrelet périoplique est hérissé de papilles qui se plongent dans les trous infundibuliformes de la partie cornée qu'il sécrète.

b. Encore appelé *cutidure* ou *matrice de l'ongle*, le *bourrelet principal* forme, ainsi que le dit M. H. Bouley, une sorte de corniche arrondie disposée obliquement d'avant en arrière et de haut en bas, depuis le sommet de l'éminence pyramidale qui constitue son point le plus élevé, jusqu'aux bulbes cartilagineux, au-dessous desquels il se réfléchit à angle aigu de dehors en dedans et de haut en bas, pour se prolonger en ligne droite et aller s'effacer dans le fond des lacunes qui bordent de chaque côté, à la face inférieure du doigt, le relief saillant du coussinet plantaire.

Le bourrelet reflète une couleur habituellement noirâtre qui masque en partie la couleur rouge des nombreux vaisseaux qui se rencontrent dans son épaisseur : couleur que l'on peut constater sur les animaux à corne blanche ou dans les points qui correspondent à des balzanes.

Comme la corne qu'il est destiné à sécréter, le bourrelet, plus large en avant et au niveau des arcs-boutants, diminue d'épaisseur sur les côtés, c'est-à-dire dans les points qui correspondent aux quartiers ; sa surface est remarquable par la grande quantité de papilles qu'elle présente ; ces papilles, plus développées sur le bord inférieur du bourrelet qu'au bord supérieur, sont coniques, comme les cavités de la corne qui doivent les recevoir ; leur longueur varie de 1 ou 2 millimètres à 5 ou 6. La meilleure manière de les mettre en évidence est de plonger dans l'eau claire une partie de l'organe, dépouillée avec précaution de son revêtement corné. Le bord supérieur du bourrelet, taillé à arête vive et saillante, est séparé du bourrelet périoplique par le sillon périoplique ; l'inférieur se continue avec le tissu feuilleté. La ligne de séparation des deux parties du tégument est indiquée par une zone blanchâtre, appelée *zone coronaire inférieure*. Les parties réfléchies du bourrelet destinées à la sécrétion des portions de parois que nous avons appelées barres, montrent une épaisseur et une inclinaison qui sont en rapport avec celles de ces dernières parties.

2° **Tissu feuilleté** (fig. 6). — Désigné aussi sous les noms de *chair cannelée*, *feuillets de chair* par les anciens hippiatres, de *tissu lamelleux* par les Anglais, expressions inusitées aujourd'hui, le *tissu feuilleté* (Bourgelat) est aussi très-souvent désigné sous le nom de *tissu podophylleux* que lui a donné Bracy-Clark par opposition à celui de kéraphylleux, réservé à la partie de la corne qui lui est contiguë. Ces dernières expressions ne doivent être adoptées aujourd'hui que comme donnant une idée de la forme extérieure propre à la partie du tégument que nous décrivons en ce moment ; sa composition ne diffère pas de celle des autres parties du derme cutané, les feuillets n'étant autre chose que d'énormes papilles composées.

Ces feuillets, parallèles entre eux, s'étendent de la zone coronaire au bord inférieur de la troisième phalange, s'effacent à ce point et sont remplacés, à la face inférieure, par les villosités du tissu qui forme la base de la sole.

Chaque papille offre sur une coupe transversale l'aspect d'un prisme à base tenant au derme, à bord libre tranchant et d'aspect simple à l'œil nu, mais il n'est pas besoin d'un très-fort grossissement — ainsi que le montre la figure 7 grossie 20 fois — pour se convaincre que le bord tranchant est très-souvent bifurqué ou même plus complétement divisé. Sur les faces latérales des papilles en feuillets, on en rencontre d'autres, beaucoup plus petites, qui s'agencent sur la papille principale comme les folioles des fougères sur l'axe qui les supporte ; il est même très-facile de voir, avec des grossissements plus forts, que, de la surface de ces divisions papillaires, des fibres très-fines du tissu conjonctif qui forme la base de leur structure, se détachent et se prolongent entre les

Fig. 7. — *Coupe de l'emboîtement réciproque des papilles du tissu feuilleté et des lames de la corne du pied du cheval.*

A,A,A, papilles du derme plantaire (tissu feuilleté) avec les papilles secondaires s'engrenant avec la corne.

B, derme à la surface de la troisième phalange.

C, C, vaisseaux du derme et des prolongements papillaires.

D, prolongements du tissu corné : la portion centrale est de la corne parfaite ; les prolongements E, E, représentés plus foncés sont analogues à la couche de Malpighi ; les cellules se colorent très-facilement par le carmin.

F, corne blanche.

cellules molles de la corne qui les recouvre immédiatement et qui a la signification des cellules du corps muqueux de Malpighi. Cet enchevêtrement du derme et des cellules, signalé pour d'autres parties du corps, est ici très-visible et a pour but, on n'en saurait douter, de rendre plus forte l'adhérence entre les cellules et le derme qui les sécrète, de même que les feuillets multiplient, par leur disposition, les points de contact du derme avec son revêtement et assurent ainsi la force adhésive et l'activité formatrice des cellules de la corne.

La longueur des feuillets est proportionnée à la hauteur de la surface sur laquelle on les rencontre ; leur largeur est plus considérable, en avant et aux points de réflexion que partout ailleurs. Lorsqu'on fait des coupes de cette membrane, on remarque souvent qu'entre deux papilles très-développées, il s'en trouve une beaucoup plus petite, à largeur variable, s'approchant plus ou moins du bord libre de ses voisines. Si nous examinons maintenant cette largeur à partir de l'extrémité supérieure, nous verrons que, d'abord très-peu développées en ce point, elles augmentent de haut en bas, atteignent bientôt une largeur d'environ 3 à 4 millimètres et la conservent jusqu'à l'extrémité inférieure. En ce dernier point, les feuillets se continuent par des houppes de papilles secondaires analogues à celles du bourrelet ou de la sole.

D'après M. H. Bouley, le nombre des feuillets varie de 550 à 600, et leur étendue, en les supposant déployés et étalés sur un plan, serait six à sept fois plus considérable que celle de la superficie extérieure du cylindre du doigt.

Le derme de la face antérieure de la troisième phalange offre une épaisseur qui est au moins de 4 à 5 millimètres ; sa vascularité, très-grande, est en rapport avec l'épaisseur des parties qu'elle doit nourrir.

3° **Tissu velouté.** — Le *tissu velouté, sole de chair* des anciens anatomistes, s'étend sur toute la surface plantaire de la troisième phalange et de l'appareil fibro-cartilagineux appelé *coussinet plantaire*, dont il dessine toutes les particularités en s'adaptant exactement sur leur surface.

Le nom de tissu velouté lui a été donné en raison de l'aspect et de la sensation particulière au toucher que lui donne le gazon touffu des papilles dont il est revêtu. Sa couleur grise habituelle lui est donnée par des granulations pigmentaires qui masquent les vaisseaux.

Les papilles du tissu velouté, très-longues sur la périphérie de la région, diminuent de longueur au fur et à mesure qu'on se rapproche des parties centrales. Elles sont plus petites sur le corps pyramidal que partout ailleurs.

Quant à leur structure, ces papilles ne peuvent être considérées comme des organes simples, car elles montrent sur leur circonférence de très-petits prolongements qui les rapprochent des papilles composées. Leur forme générale est la même qu'au bourrelet, c'est-à-dire celle d'un cône très-effilé.

Rapports entre le derme et son revêtement corné (fig. 7). — L'idée la plus simple et en même temps la plus féconde en applications physiologiques et pathologiques, que l'on puisse se faire du derme phalangien et de son revêtement corné, c'est de l'assimiler aux autres parties de la peau, mais d'une peau dépourvue de poils ; car si les anciens auteurs qui se sont occupés de la corne des animaux ongulés ont cru pouvoir comparer celle-ci à des poils agglutinés, le microscope a démontré, depuis longtemps déjà, que la corne n'est qu'un épithélium présentant une épaisseur extraordinaire et un arrangement spécial. On rencontre donc, dans l'appareil corné et dans le derme sous-jacent, toutes les parties qui constituent le tégument externe : dans le derme, feutrage des faisceaux de tissu conjonctif, réseaux vasculaires et nerveux, papilles dermiques ; dans la corne, des cellules épithéliales seulement, molles, polyédriques et vivantes dans les parties profondes, où elles prolifèrent et se comportent envers les réactifs comme celles du réseau de Malpighi ; aplaties, desséchées, dures et agglutinées dans les parties superficielles, comme elles le sont dans la couche cornée de l'épiderme ; comme dans l'épiderme aussi, le mode d'origine, d'existence et de destruction est le même. Les cellules formées dans les couches profondes deviendront par la suite cellules superficielles et seront éliminées par les frottements, par l'instrument du maréchal ou par des lamelles aplaties qui représentent d'énormes pellicules. A l'épaisseur près, il n'y a donc rien dans la peau du sabot qu'on ne rencontre dans les autres parties du corps. Quant aux lames si particulières qu'on a désignées sous le nom de tissu podophylleux, elles ne sont qu'une disposition, qu'un artifice mécanique destiné à donner à l'épiderme ou à la corne une plus grande force d'adhérence, en lui présentant une plus grande surface d'implantation ; elles représentent de volumineuses papilles composées, d'une disposition très-remarquable, mais d'une structure analogue à celles de toutes les autres papilles. Le derme qui recouvre la troisième phalange présente cependant ceci de particulier que son réseau vasculaire est extrêmement développé ; nulle autre partie de l'économie, à part peut-être quelques glandes, ne reçoit une aussi grande quantité de sang pour un pareil volume ; nul ne montre un réseau vasculaire aussi large et plus compliqué.

Ces dispositions spéciales sont en rapport avec la quantité énorme de cellules qui doit être formée pour constituer une couche aussi considérable de tissu épithélial et la maintenir dans des proportions suffisantes pour le rôle physiologique auquel elle est destinée.

C. — DU COUSSINET PLANTAIRE.

Le *coussinet plantaire* fait partie de l'appareil fibro-cartilagineux complémentaire de l'os du pied et doit, en anatomie descriptive, être réuni aux fibro-cartilages latéraux, avec lesquels il est en continuité directe. Nous l'en séparons cependant ici, en raison de sa position superficielle et nous décrirons l'appareil cartilagineux latéral quand nous parlerons de la troisième phalange en particulier.

Envisagé dans son ensemble, le coussinet plantaire a la forme d'un coin enclavé entre les fibro-cartilages latéraux, le tendon du perforant et la partie du tissu velouté sur laquelle il repose. Nous lui considérerons une *face supérieure*, une *face inférieure*, deux *bords latéraux*, une *base* et un *sommet*.

La *face supérieure*, appelée encore *antéro-supérieure* en raison de sa direction oblique en bas et en avant, concave d'arrière en avant, moulée sur l'expansion du perforant ou aponévrose plantaire, est séparée de ce tendon par une lame fibreuse dont nous avons déjà parlé en décrivant la région du paturon ; cette lame fibreuse, *tunique propre du coussinet plantaire*, se continue par sa face externe et inférieure avec les cloisons fibro-élastiques de la trame du coussinet, et joue par rapport à celui-ci le rôle d'une membrane d'enveloppe propre. Sa face profonde adhère à la gaîne de renforcement du tendon perforant.

La face *inférieure* ou *inféro-postérieure*, convexe dans sa longueur, recouverte par le derme plantaire, montre dans son milieu le *corps py-*

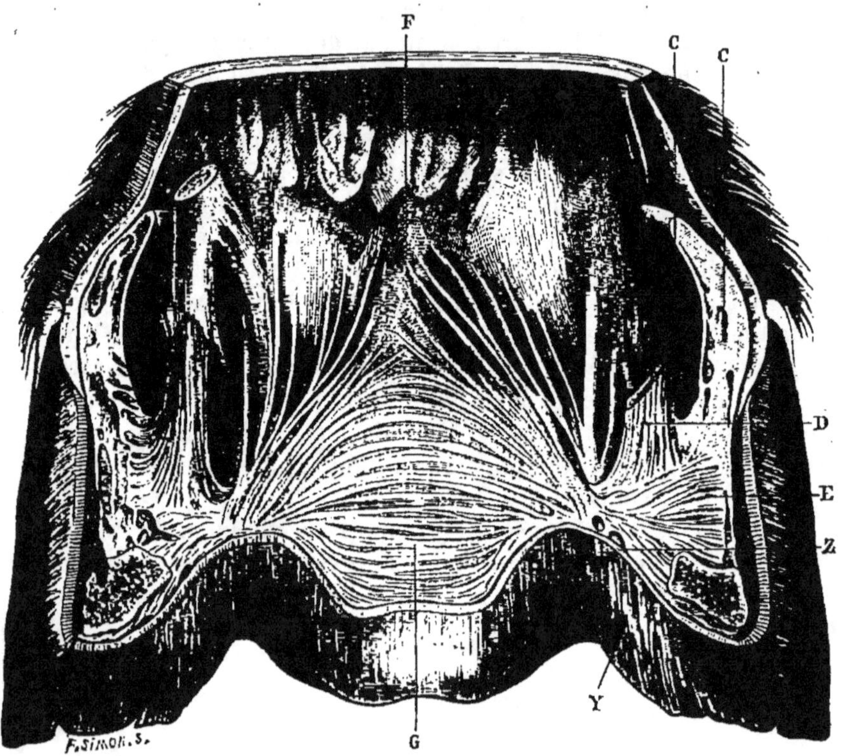

Fig. 8. — *Coupe transversale de la partie postérieure du pied, en arrière des phalanges, à travers les deux fibro-cartilages.*

B, bulbes du coussinet plantaire.
C, face interne des fibro-cartilages.
C', hauteur du sabot.
D, tronçon de la bride latérale de la gaîne de renforcement du perforant (cette coupe est plus complète de l'autre côté, la coupe étant un peu oblique).
E, point de jonction du bord inférieur des carti-

lages avec la substance du coussinet plantaire.
F, dépression longitudinale de la face antérieure du coussinet plantaire.
G, couches stratifiées du coussinet plantaire dans le corps pyramidal.
Z, surface supérieure des barres.
Y, épaisseur et direction des barres.

ramidal, formé de deux reliefs arrondis qui proviennent des bulbes car- tilagineux, reliefs séparés par une cavité médiane en forme de triangle appelée *lacune médiane du coussinet plantaire*, en avant de laquelle viennent se réunir les reliefs latéraux pour constituer le *renflement pyramidal*.

Les *bords latéraux* ou *faces latérales* du coussinet sont en contact et même en continuité avec la face interne des cartilages latéraux ; larges en arrière, ces bords viennent se terminer par une pointe antérieure qui se confond avec le sommet du coussinet. Leur continuité avec les fibro-cartilages se fait par des brides fibreuses et par des colonnes fibro-cartilagineuses qui vont de l'un à l'autre organe, et même par une véritable continuité de texture vers la partie inférieure des bords.

La *base* de l'appareil, tournée en haut et en arrière, recouverte par la peau, montre dans son milieu une dépression qui est la continuité de celle de la face inférieure et deux renflements latéraux appelés *bulbes renflés du coussinet plantaire*, continus en dedans avec les saillies postérieures du corps pyramidal. Comme l'antérieure, la face postérieure est enveloppée par une expansion cellulo-fibreuse, continue en dedans avec les cloisons, en arrière avec les bords postérieurs des cartilages, et en avant avec la tunique propre antérieure.

Le *sommet* a la forme d'un bord tranchant convexe qui s'avance à une petite distance au delà de la crête semi-lunaire de l'os du pied, et qui fait continuité avec les fibres superficielles du tendon perforant.

Le coussinet plantaire a une structure spéciale, qui diffère considérablement de celle des fibro-cartilages latéraux. Sa masse est divisée en loges par des lames fibreuses qui semblent partir de la base et qui vont au bord antérieur ou à la face inférieure ; ces lames, très-serrées en arrière, sont coupées par d'autres lames transversales, et l'intervalle compris entre les cloisons est rempli d'un tissu jaunâtre qui crie sous l'instrument et se trouve formé d'un tissu élastique mélangé de fibres connectives et même de quelques cellules adipeuses, au milieu desquelles se ramifient de nombreux vaisseaux et des nerfs volumineux. La présence de ces derniers organes différencie complétement le coussinet plantaire des fibro-cartilages.

d. — DES TENDONS EXTENSEUR ANTÉRIEUR ET FLÉCHISSEUR PROFOND DES PHALANGES.

Ces tendons (fig. 1, 2, 4) pourraient être considérés comme des ligaments appartenant à l'articulation du pied, l'antérieur ou tendon de l'*extenseur principal* des phalanges, épais et fort, adhère intimement à la face antérieure de la dernière phalange, descend, en s'élargissant considérablement, au-devant de l'espace inter-articulaire, s'unit à la capsule synoviale de l'articulation, puis il vient prendre une forte insertion sur toute l'étendue de la ligne convexe qui borde l'éminence pyramidale de l'os du pied. Les côtés du tendon s'unissent intimement sur les bords avec les ligaments latéraux antérieurs. Enfin les fibro-cartilages latéraux de l'os du pied envoient à sa surface une forte lame qui contribue à réunir en un tout compacte le tissu fibreux de la face antérieure.

Le tendon du *fléchisseur profond*, situé à l'opposé du premier, s'échappe de l'anneau du perforé et commence à s'élargir pour prendre bientôt la forme étalée qui lui a valu le nom d'*aponévrose plantaire*. En passant en arrière de la seconde phalange, ce tendon s'attache sur la face postérieure de cet os par un ligament de tissu fibreux jaune qui sert aussi à séparer la grande gaîne sésamoïdienne du cul-de-sac supérieur de l'articulation du pied; une forte lame, partie de ce ligament, descend jusque sur le bord supérieur et postérieur du petit sésamoïde et sépare la gaîne petite sésamoïdienne de la synoviale de l'articulation; le tendon glisse ensuite par l'intermédiaire de la gaîne sésamoïdienne sur la face postéro-inférieure du sésamoïde comme sur une poulie de renvoi et vient enfin s'attacher à la crête semi-lunaire de l'os du pied. Dans cette partie, la gaîne de renforcement du perforant est intimement appliquée sur le tendon et fait corps avec lui.

La *petite gaîne sésamoïdienne* (O, fig. 2) facilite le glissement du tendon du perforant sur la face postérieure du petit sésamoïde; elle appartient donc à ce tendon et doit être décrite avec lui. C'est une synoviale vésiculaire, très-aplatie, assez étendue, dont le bord supérieur remonte jusqu'au niveau de l'extrémité inférieure de la grande gaîne, tandis que l'inférieur s'avance jusqu'à l'insertion du perforant à la crête semi-lunaire; la gaîne tapisse, en se réfléchissant, la face inférieure du ligament qui unit la troisième

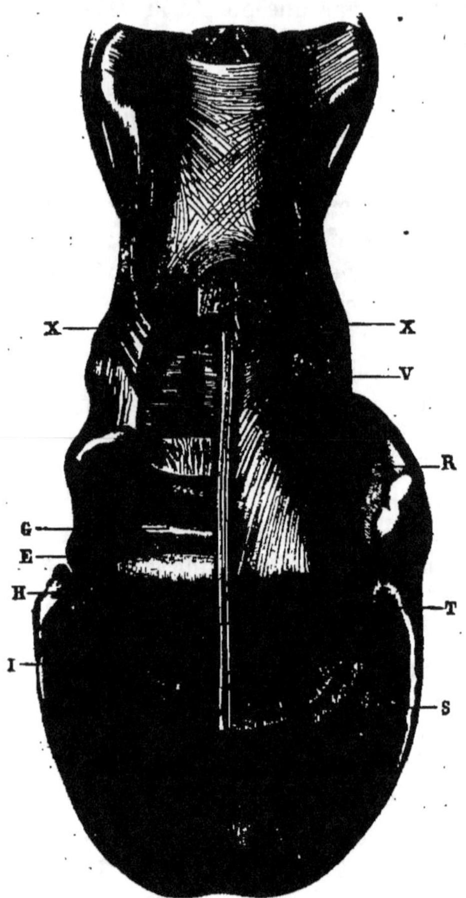

Fig. 9. — *Face postérieure de la région digitale.*

E, insertion du ligament postérieur à l'extrémité du sésamoïde.
G, bourrelet complémentaire du petit sésamoïde.
H, branche divergente en dehors du ligament latéral postérieur.
I, ligament impair unissant le bord antérieur inférieur du petit sésamoïde à l'os du pied, en arrière de la crête semi-lunaire.
N, bord latéral du tendon perforant en dedans du cartilage.
S, insertion de l'aponévrose plantaire à la crête semi-lunaire.
T, face inférieure de l'aponévrose plantaire.
V, gaîne de renforcement de l'aponévrose plantaire.
X, brides latérales de la gaîne de renforcement de l'aponévrose plantaire.

phalange au petit sésamoïde, ce dernier os et la bride qui part du bord supérieur du sésamoïde pour aller au perforant; cette bride sépare la petite gaîne sésamoïdienne de la synoviale de la première articulation interphalangienne et non du cul-de-sac inférieur de la grande gaîne sésamoïdienne, comme on l'a dit, cette dernière (S, fig. 2) s'arrêtant au niveau du ligament jaune (M, fig. 2), situé un peu plus haut, qui rattache le tendon perforant à la face postérieure de la deuxième phalange.

e. — DES OS QUI CONSTITUENT LE SQUELETTE DE LA RÉGION DU PIED ET DE L'ARTICULATION QUI LES RÉUNIT.

Trois os constituent le squelette de la région du pied ; l'un de ces os, la troisième phalange est en outre complétée par des fibro-cartilages d'une très-grande importance, que nous décrirons comme annexes de la pièce même qui les supporte.

1° Deuxième phalange. — Encore appelée *phalangine*, la deuxième phalange n'appartient à la région du pied que par sa moitié inférieure : c'est un os court, aplati d'avant en arrière, présentant une face antérieure marquée de quelques empreintes sur lesquelles s'attache le tendon de l'extenseur antérieur ; une face postérieure lubrifiée en grande partie par la synoviale de l'articulation ; deux bords latéraux garnis d'empreintes ligamentaires ; une face supérieure décrite dans la région du paturon ; et une face inférieure, occupée par deux condyles séparés par une gorge médiane, concave c'un côté à l'autre, mais convexe d'avant en arrière. La deuxième phalange, enveloppée par une couche épaisse de substance compacte, renferme un noyau d'une substance spongieuse très-serrée ; elle se développe par deux noyaux d'ossification, dont un pour l'extrémité supérieure ; ces noyaux se soudent de très-bonne heure, de quinze à dix-huit mois (1).

2° Troisième phalange et fibro-cartilages complémentaires. — La *troisième phalange* ou *phalangette*, appelée encore *phalange unguéale*, termine le doigt et supporte l'ongle dont elle répète à peu près la forme ; elle représente donc un cône très-court tronqué d'avant en arrière et de haut en bas, auquel on peut considérer trois faces, trois bords et deux angles latéraux.

La *face antérieure,* convexe d'un côté à l'autre, oblique de haut en bas et d'avant en arrière, se montre criblée de trous de différents

(1) Dans le chapitre consacré au *tissu osseux,* nous avons écrit (page 45) d'après M. Samson que « la soudure des épiphyses indique le commencement de l'âge adulte ; qu'elle coïncide exactement avec l'éruption des dernières dents permanentes. » Des observations nombreuses faites depuis cette époque nous ont montré qu'il n'en est pas ainsi et que cette donnée ne se vérifie chez aucun animal, domestique ou sauvage. Dans certaines espèces l'éruption complète des dents permanentes est faite avant qu'aucune épiphyse ne soit soudée, chez d'autres, la soudure commence longtemps avant l'éruption des premières dents et n'est pas encore parfaite après. La loi qu'avait posée M. Samson, n'est donc appuyée sur aucune observation rigoureuse.

calibres qui donnent passage à des vaisseaux artériels ou veineux ; une *scissure* dite *pré-plantaire*, parallèle au bord inférieur, laisse passer une artère volumineuse : le nom d'*éminence patilobe* a été donné, par Bracy-Clark, à la portion d'os située entre le bord inférieur et la scissure. La *face supérieure* est articulaire et s'adapte à l'extrémité inférieure de la deuxième phalange. On y remarque deux cavités glénoïdales séparées par un relief antéro-postérieur. La *face inférieure* qui répond à la sole, est légèrement excavée en forme de voûte, et se trouve divisée en deux régions par la *crête semi-lunaire*, sur laquelle vient s'attacher le tendon du perforant ; toute la partie située entre cette crête et le bord péri-plantaire est criblée de trous très-fins, qui donnent passage à une partie des vaisseaux de la surface plantaire. La partie circonscrite par la crête semi-lunaire montre, parallèlement aux extrémités postérieures de la crête, deux scissures dites *plantaires*, aboutissant aux *trous plantaires*, symétriquement placés au-dessous du tendon, trous qui sont les orifices d'un canal intérieur contourné en forme de demi-cercle plus ou moins régulier et appelé sinus *semi-lunaire*.

Les *bords* sont distingués en *supérieur*, *inférieur* et *postérieur*. Le *bord supérieur* présente, dans son milieu, une saillie très-développée, l'*éminence pyramidale*, dont le plan antérieur fait partie de la face externe de l'os, et dont le postérieur concourt à former la surface articulaire ; les bords de l'éminence sont creusés d'une scissure dans laquelle viennent s'attacher les fibres du tendon de l'extenseur antérieur ; de chaque côté de l'éminence se montre une facette, nettement taillée aux dépens de la face antérieure de l'os, et dans laquelle vient s'attacher le ligament latéral antérieur de l'articulation. A partir de ce point jusqu'à son extrémité postérieure, le *bord supérieur* donne insertion aux fibro-cartilages complémentaires. Le *bord inférieur* sépare la face antérieure de l'inférieure ; il est mince, tranchant et percé de trous vasculaires très-larges qui interrompent irrégulièrement son arête. Le *bord postérieur*, très-légèrement concave, montre une facette diarthrodiale étroite qui s'oppose à une autre facette du petit sésamoïde.

Les *extrémités* des angles latéraux du troisième phalangien sont dirigées en arrière et donnent attache aux fibro-cartilages. Une échancrure profonde, origine de la scissure pré-plantaire, les divise en deux branches, courtes et fortes, qui ont été nommées : la supérieure, *apophyse basilaire* ; l'inférieure, *apophyse rétrossale* ; chez les animaux âgés ces deux apophyses se soudent presque constamment et transforment l'échancrure en un trou.

La *structure* de la troisième phalange est importante à connaître pour le chirurgien. On rencontre tout autour de l'os un revêtement compacte interrompu par les innombrables canaux qui pénètrent dans son intérieur, et auxquels le tissu compacte fournit une sorte de gaîne très-résistante. Le plus considérable des trous osseux de l'intérieur de l'os, est le *sinus semi-lunaire*, duquel partent des canaux rayonnés dont les principaux vont aboutir aux *foramens* du bord inférieur (S, V, fig. 11). La substance spongieuse n'existe que dans un petit noyau central.

Fibro-cartilages complémentaires. — Les fibro-cartilages qui complètent la troisième phalange (C, fig. 1, 4, 8 et 10), sont des plaques scutiformes, situées sur les côtés et en arrière de la troisième phalange, unies par leur face interne au coussinet plantaire et auxquels nous pouvons reconnaître deux faces et quatre bords.

La *face externe*, irrégulièrement convexe, surplombe légèrement celle de l'os du pied, et se montre creusée d'ouvertures vasculaires prolongées par des scissures. L'*interne*, concave, recouvre les côtés de l'articulation du pied ; en arrière, elle s'unit d'une façon très-intime avec le bord latéral du coussinet plantaire. Les faces du fibro-cartilage sont recouvertes par de magnifiques plexus veineux qui forment de véritables couches vasculaires continues.

Le *bord supérieur*, convexe ou rectiligne, aminci, est séparé du postérieur par un angle obtus limité très-souvent en avant par une scissure dans laquelle passent l'artère et la veine digitales ; il donne attache en dedans au ligament sésamoïdien latéral postérieur. Le *bord inférieur*, attaché en avant sur les apophyses rétrossale et basilaire, sur la face externe de l'os jusqu'à la scissure pré-plantaire et même l'éminence patilobe, se réfléchit en dedans pour se continuer avec la couche inférieure du coussinet plantaire. Le *bord postérieur*, convexe, dirigé obliquement en arrière et en bas, s'épaissit à sa partie inférieure et va à la rencontre des bulbes du coussinet plantaire avec lesquels il s'unit pour former les *bulbes cartilagineux ;* il forme la base du talon. Le *bord antérieur*, dirigé dans le même sens, s'amincit et s'unit très-intimement au ligament latéral antérieur de l'articulation, de telle sorte qu'on ne peut les séparer que par un artifice ; de ce bord part une expansion fibreuse qui va s'unir à celle du côté opposé en passant à la surface externe du tendon.

Les fibro-cartilages montrent, dans leur structure, un mélange de cellules cartilagineuses et de fibres conjonctives : ces dernières lui donnent une consistance telle qu'il est possible de les replier de façon à les doubler sur une face sans les rompre. Lorsque la pression cesse d'agir, ils reprennent exactement leur forme première.

On constate quelques différences dans la disposition des cartilages aux membres antérieurs et postérieurs. Dans les premiers, ils sont plus épais, partant plus forts, plus développés, et dépassent le bord supérieur du sabot dans une plus grande étendue.

3° **Petit sésamoïde.** — Encore appelé *os naviculaire*, le petit sésamoïde est, ainsi que l'indique ce dernier nom, allongé transversalement et situé contre le bord postérieur de la troisième phalange. Sa partie médiane est renflée, et ses extrémités amincies ; il montre une *face supérieure*, sur laquelle se prolongent les surfaces glénoïdales de

la troisième phalange, une *face inférieure*, recouverte de cartilage et
tapissée par la synoviale de la petite gaîne sésamoïdienne; un *bord antérieur* creusé d'une rainure dans laquelle s'insère le ligament interosseux qui l'unit au bord postérieur de la troisième phalange ; un bord
postérieur sur lequel s'attache le bourrelet complémentaire. Les deux
extrémités donnent aussi insertion aux ligaments latéraux postérieurs
de l'articulation du pied.

Ligaments de l'articulation du pied. — Outre le tendon du muscle
extenseur antérieur des phalanges qui remplit, par rapport à l'articulation, le rôle d'un ligament capsulaire antérieur, et le tendon du fléchisseur profond qui assure en arrière la coaptation des surfaces articulaires, nous trouvons quatre ligaments latéraux : deux antérieurs et
deux postérieurs.

Le *ligament latéral antérieur* est un faisceau large et fort, attaché en
haut sur la face antérieure de la deuxième phalange, en bas au bord
supérieur de la troisième, dans la fossette creusée entre l'éminence
pyramidale et l'apophyse basilaire. Ses fibres superficielles se prolongent même à la surface de la phalange pour arriver jusqu'au bord supérieur de la scissure pré-plantaire; les postérieures se contournent en
arrière et vont se terminer aux extrémités du petit sésamoïde. La face
externe de ce ligament fait pour ainsi dire corps avec le bord inférieur
du fibro-cartilage; son bord externe est, ainsi que nous l'avons dit, très-
intimement soudé avec le bord antérieur du cartilage ; sa face interne,
tapissée par la synoviale de l'articulation, lui est très-adhérente, enfin
le bord interne se confond avec le bord latéral du tendon de l'extenseur.

Le *ligament latéral postérieur*, situé en arrière de l'antérieur, affecte
la même direction oblique en arrière et en bas; il n'est que la continuation du ligament latéral de la première articulation interphalangienne,
qui s'est prolongé plus bas jusqu'à l'extrémité du petit sésamoïde et
même à la face interne des plaques cartilagineuses ; le faisceau qui
prend insertion sur l'extrémité du sésamoïde se contourne en arrière
et vient se réunir à celui du côté opposé, en s'attachant sur le bord postérieur de l'os, pour former le *bourrelet complémentaire*, lequel est réuni
au tendon du fléchisseur profond des phalanges par une lame fibreuse
qui sépare la synoviale de l'articulation du pied de la petite gaîne sésamoïdienne.

Enfin le petit sésamoïde est lui-même attaché au bord postérieur de
la troisième phalange par un court et large ligament interosseux,
qui fait continuité avec la face inférieure et va s'attacher au-dessous
du bord postérieur de la troisième phalange. Ce ligament, tapissé à sa
face supérieure par la synoviale de l'articulation, forme une partie de
la paroi antérieure de la petite gaîne sésamoïdienne. La *synoviale* de
l'articulation du pied tapisse la face interne du ligament que nous venons de décrire et forme en outre deux culs-de-sac importants, l'un
qui se prolonge en arrière de la deuxième phalange et vient s'adosser

jusque sur le ligament élastique qui unit le perforant à la face postérieure de la deuxième phalange, ligament qui le sépare du cul-de-sac inférieur de la grande gaîne sésamoïdienne; l'autre qui se prolonge entre le petit sésamoïde et le bord postérieur de la troisième phalange, et vient s'appuyer jusque sur le ligament interosseux. Dans tous les points de son étendue, la synoviale est entourée par des ligaments ou des tendons très-forts, excepté toutefois dans le petit espace qui s'étend entre les bords adjacents des ligaments latéraux, où la synoviale est directement en contact avec le fibro-cartilage. C'est donc en ce point seulement qu'on sera exposé à l'atteindre dans les opérations qui exigent l'ablation du fibro-cartilage.

Les mouvements de l'articulation sont : la flexion et l'extension et quelque légers mouvements de latéralité. Lorsque le pied arrive sur le sol, le petit sésamoïde bascule d'avant en arrière sur son ligament interosseux et se trouve séparé de la troisième phalange par un espace angulaire ouvert vers le centre de l'articulation, espace toujours très-limité, qui se trouve bientôt effacé par la pression qu'exerce sur lui le tendon du fléchisseur profond.

f. — VAISSEAUX ET NERFS DU PIED.

1° Artères. — Les artères (fig. 10 et 11) sont fournies par les deux *digitales*, vaisseaux symétriques dans leur trajet et dans leurs branches, comme les dernières parties du pied elles-mêmes. Nous les avons examinées jusqu'au pied, il nous reste maintenant à revoir quelques branches collatérales qui se rendent au coussinet plantaire et au tendon perforant et à étudier la disposition des branches terminales. Il serait difficile d'en donner une meilleure description que celle qu'en a faite M. H. Bouley, aussi le citerons-nous ici sans rien changer.

« L'*artère du coussinet plantaire* (fig. 11 K), d'un assez gros calibre, naît à angle aigu au niveau du bord supérieur de l'os coronaire; elle descend, accompagnée d'un cordon nerveux destiné aux mêmes régions qu'elle, par-dessus les bulbes renflés du coussinet plantaire et se divise immédiatement en deux branches principales, dont l'une, l'externe, la plus courte, contourne le bulbe cartilagineux et se disperse dans le tissu velouté qui revêt la région des talons, tandis que l'interne gagne la lacune médiane du coussinet plantaire, s'applique à la face interne de cette excavation et se prolonge, en disséminant ses ramuscules divergents dans le tissu velouté, jusqu'à la pointe du corps pyramidal, où elle forme une anastomose en arcade avec la branche correspondante de l'artère opposée.

« Entre ces deux branches principales, l'artère du coussinet plantaire envoie de nombreuses divisions dans la masse des bulbes.

« Enfin un dernier rameau postérieur important émane du tronc de la digitale, juste au niveau du rameau *transverse* antérieur.

« Ce rameau postérieur, *transverse* lui-même, passe au-dessous du tendon perforant, en longeant le bord inférieur du ligament posté-rieur de la première articulation phalangienne, et complète, en s'abou-chant avec l'artère opposée, le cercle vasculaire dont la circonférence antérieure est formée par l'anastomose des deux rameaux antérieurs, c'est-à-dire par le *cercle coronaire superficiel.*

« *Branches terminales de l'artère digitale.* — L'artère digitale, arrivée à la face interne et à la base de l'apophyse basilaire, au niveau de l'ex-trémité du petit sésamoïde, se divise en deux branches que l'on peut distinguer en *antérieure* ou *externe* et *postérieure* ou *interne.*

« 1° La *branche externe* (fig. 10), encore appelée pré-plantaire, et par

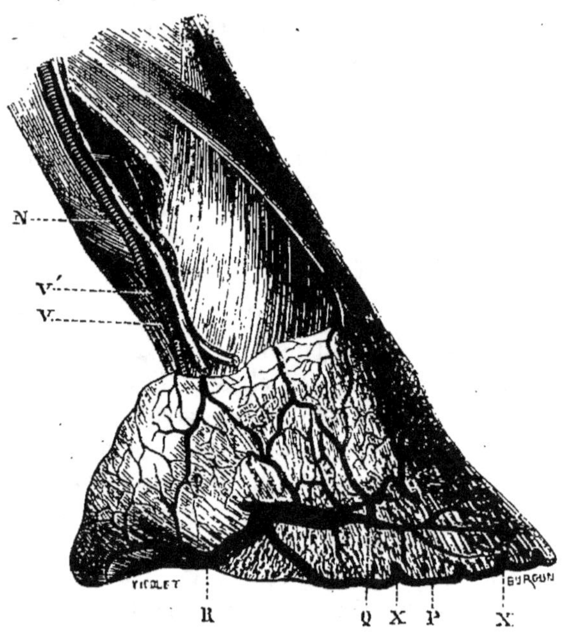

Fig. 10. — *Disposition de l'artère pré-plantaire.*

N, artère digitale.

P, artère circonflexe formée par les divisions X, émergentes des orifices vasculaires qui s'ou-vrent au-dessus du corps dentelé de l'os.

Q, artère pré-plantaire.

R, rameau rétrograde de la branche externe de la digitale.

Entre Q et R, on voit sur cette figure le troisième rameau de la branche terminale externe de la digitale, qui va concourir à la formation de l'artère circonflexe P.

les Anglais *artère des feuillets (laminal artery)*, se détache à angle pres-que droit, en arrière du tronc de la digitale, en dedans de l'apophyse basilaire. De là, elle se dirige obliquement en arrière et en bas, ac-compagnée de la branche postérieure du nerf plantaire qui quitte à ce point le tronc de l'artère mère ; arrivée, après un trajet de 1 centi-mètre environ, au niveau de l'encoche profonde dont se trouve en-taillée l'apophyse basilaire, elle s'y introduit en faisant elle-même un pli à angle aigu dans lequel elle embrasse la base de cette éminence.

« Au moment qu'elle prend cette nouvelle direction, elle laisse échapper une petite branche rétrograde qui se divise dans le tissu des talons et des branches du corps pyramidal, s'y anastomose par quelques-unes de ses divisions avec les divisions divergentes de l'artère du coussinet plantaire, puis se prolonge le long de la crête semi-lunaire, au-dessous de l'aponévrose plantaire, et va au-devant de la branche correspondante du côté opposé, avec laquelle elle forme une anastomose à grande arcade, dont les rameaux arborisés concourent à former le lacis artériel du tissu velouté.

« Une fois traversée l'encoche de l'apophyse basilaire, la branche externe de la digitale vient se diviser, sur les parties latérales de la phalange, au-dessous de la plaque du cartilage, en trois rameaux principaux : l'un *rétrograde* va disperser ses ramuscules à la surface et dans la profondeur du bulbe cartilagineux ; le deuxième se dirige, de concert avec un filet nerveux, en avant et en bas, dans une scissure oblique qui sillonne l'éminence patilobe et va s'anastomoser, après s'être ramifiée dans le tissu podophylleux, avec la grande artère *circonflexe* qui longe le bord tranchant de l'os du pied.

« Le troisième rameau constitue l'artère *pré-plantaire* proprement dite. Accompagnée de la branche postérieure du nerf plantaire, cette artère s'insinue dans la scissure pré-plantaire et en parcourt le sillon horizontal, en s'irradiant par une succession de décompositions multiples, d'une part, dans la trame du tissu feuilleté où elle forme un lacis très-anastomotique, de concert avec les ramuscules du cercle coronaire superficiel et avec ceux qui s'échappent de la profondeur de l'os du pied, à travers les innombrables foramens dont il est percé, et, d'autre part, dans le tissu du bourrelet.

« Arrivée à l'extrémité du sillon pré-plantaire, la branche terminale externe de la digitale, réduite à un très-petit calibre ou représentée par quelques divisions extrêmes, plonge dans l'intérieur de l'os par une ou plusieurs des ouvertures fixes qui se trouvent à l'extrémité de ce sillon, et va se réunir au cercle anastomotique intérieur du *sinus semi-lunaire*.

« 2° D'un diamètre plus considérable que la branche externe, la *branche interne* ou *postérieure* de la digitale est à proprement parler la continuation du tronc de l'artère mère.

« Immédiatement au-dessous du point d'émergence de la branche externe, elle se dirige obliquement, en dedans et en avant, gagne la scissure plantaire, se loge dans sa gouttière dont elle suit le contour, et plonge, à l'extrémité de cette gouttière, dans la profondeur de l'os par la voie du large foramen qui la termine.

« Avant de disparaître par cette ouverture, elle laisse échapper un rameau transversal qui rampe à la surface du ligament interosseux et forme, par sa réunion avec un rameau correspondant de l'artère opposée, une anastomose rectiligne.

« Une fois introduite dans la profondeur de l'os, elle suit la direction des canaux postérieurs du *sinus semi-lunaire*, pénètre dans ce sinus et

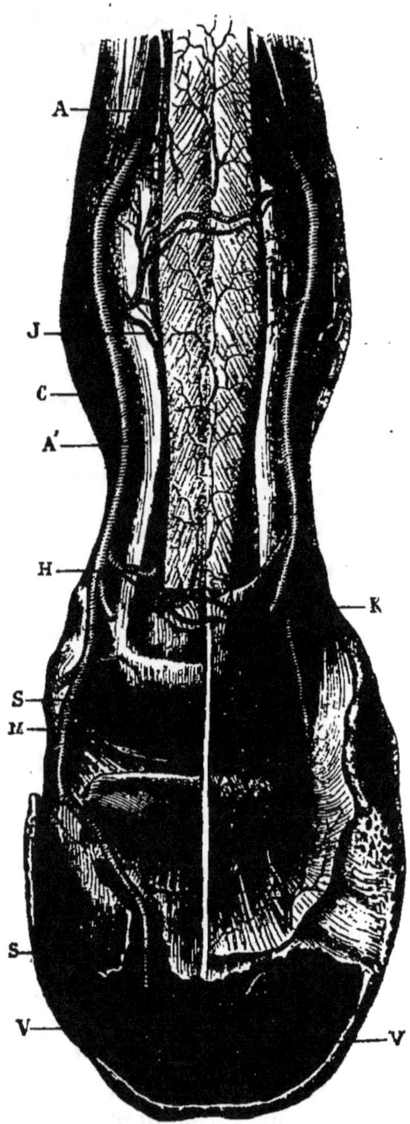

Fig. 11. — *Distribution de l'artère digitale à la face postérieure de la région digitée.*

A, A', artère digitale.

C, artère perpendiculaire, à son point d'origine.

H, l'un des rameaux échelonnés postérieurs, destiné au tendon perforant, dans lequel il se ramifie.

J, rameau échelonné profond.

K, point d'origine de l'artère du coussinet plantaire.

M, rameau transverse profond, qui complète en arrière le cercle coronaire superficiel en avant.

S, branche terminale postérieure ou artère plantaire, dans la scissure plantaire, et dans le sinus semi-lunaire, où elle forme avec sa congénère l'anastomose semi-lunaire.

V, V, divisions rayonnées de l'artère digitale, émanant de la convexité de l'anastomose semi-lunaire, et suivant la direction des canaux descendants de la troisième phalange, pour aller concourir à la formation de l'artère circonflexe sur le contour extérieur du bord dentelé de l'os.

s'infléchit de dehors en dedans dans l'intérieur de sa cavité semi-circulaire, pour aller à la rencontre de la branche correspondante de l'artère opposée, avec laquelle elle s'abouche à plein canal et forme un demi-cercle anastomotique complet, que nous appellerons *anastomose semi-lunaire*. De la convexité de l'anse formée par l'anastomose semi-lunaire, émanent deux ordres de vaisseaux secondaires.

« Les uns *ascendants*, d'un plus petit calibre, suivent la direction des canaux osseux de même nom, s'irradient dans la trame spongieuse de la troisième phalange, et viennent, comme autant de racines chevelues, s'échapper par les nombreuses ouvertures de sa face antérieure, où elles forment un réseau très-intriqué en s'anastomosant, dans la trame du tissu feuilleté, avec les divisions extrêmes de la branche antérieure de la digitale et du cercle coronaire superficiel.

« C'est à ces divisions *ascendantes* que Spooner donne le nom d'artères antérieures des feuillets (*anterior laminal arteries*).

« Les autres vaisseaux qui émanent de l'*anastomose* semi-lunaire, et que Spooner désigne sous le nom d'artères inférieures *communiquantes* (*inferior communicating arteries*), ont une disposition rayonnée comme les canaux osseux descendants dont ils suivent la direction.

« Ils naissent perpendiculairement de la circonférence antérieure de l'anastomose semi-lunaire, et s'en détachent, comme autant de rayons divergents, les uns en ligne droite, les autres en se bifurquant, et gagnent, par la voie des canaux descendants, les grandes ouvertures fixes, au nombre de douze à quatorze, orifices de ces canaux, au-dessus du bord tranchant de l'os.

« A leur sortie de la phalange, ces rameaux descendants envoient dans la trame du tissu feuilleté une multitude de ramuscules ascendants qui vont concourir à former le réseau artériel de ce tissu; puis, ils s'infléchissent vers la face inférieure de la troisième phalange, en suivant la demi-gouttière par laquelle les canaux intérieurs se continuent jusqu'à son bord tranchant; là ils s'anastomosent transversalement par une succession de petites arcades qu'ils se projettent de l'un à l'autre et forment ainsi un grand canal circonflexe qui suit le contour de la courbe parabolique du bord tranchant de l'os du pied, du côté de sa face inférieure; c'est l'artère circonflexe.

« De la circonférence interne de cette *artère circonflexe* à la formation de laquelle concourt, encore en arrière, le deuxième rameau de terminaison de la branche externe de la digitale, émanent les artères solaires au nombre de quatorze à quinze, qui convergent en s'irradiant vers le centre du cercle, dont l'artère circonflexe forme le contour extérieur.

« Ces artères convergentes se distribuent dans la trame du tissu velouté, et concourent à en former le riche réseau artériel, de concert avec les divisions extrêmes de l'artère du coussinet plantaire dont nous avons vu plus haut la disposition. »

2° Veines. — L'appareil veineux de la région digitale peut être divisé en *appareil veineux externe* et *appareil veineux interne* ou *intra-osseux.*

« 1° *De l'appareil veineux externe.* — L'appareil veineux externe de la région digitale est très-remarquable par le nombre, le développement, la distribution superficielle et la disposition réticulée des canaux qui le composent.

« On ne saurait mieux en donner une idée qu'en le comparant dans sa forme générale à un filet à mailles irrégulières, tendu et moulé sur les deux dernières phalanges et les contenant dans son réseau.

« Cette intrication réticulaire de l'appareil veineux du pied se dessine merveilleusement sur les pièces injectées après macération et desséchées ensuite.

« Pour en faciliter la description, nous y reconnaîtrons trois parties distinctes par leur situation; bien que ne formant qu'un tout continu, à savoir :

a. Le *réseau solaire ;*

b. Le *réseau podophylleux;*

c. Le *réseau coronaire.*

« a. *Du réseau solaire* (fig. 12). — Les veines du réseau solaire sont remarquables par l'égalité de leur calibre dans toute l'étendue de la surface plantaire, et par l'absence presque absolue de communications anastomotiques avec les parties profondes.

« Soutenues dans un canevas fibreux spécial (réticulum plantaire), qui remplace le périoste à la surface inférieure de la phalange et fait continuité au chorion du tissu velouté, ces veines paraissent en effet n'avoir de communication qu'avec elles-mêmes, au point qu'il est possible de détacher le réticulum plantaire de la face supérieure de la troisième phalange sans les intéresser.

« La disposition générale des canaux veineux dans l'épaisseur du réticulum qui les supporte rappelle assez bien celle des nervures secondaires dans le *limbe* de certaines feuilles asymétriques. Ils suivent dans leur parcours une ligne irrégulièrement brisée, et interceptent entre eux, en s'abouchant à des intervalles très-rapprochés, des espaces inégaux, sortes de mailles à formes polygonales irrégulières.

« Ces canaux veineux ont un double canal de décharge : l'un central (A, fig. 12), le moins considérable et le moins constant; l'autre périphérique ou circonflexe, qui répond à l'artère du même nom dont il forme la veine satellite (B.B, fig. 12).

« Le *canal central* est formé par les anastomoses simultanées d'une foule de ramifications veineuses, convergentes vers le centre du doigt; il est de forme parabolique, et embrasse dans la concavité de sa courbe la pointe du corps pyramidal, d'où il projette ses deux branches parallèlement sur les côtés de ce corps dans le fond des lacunes

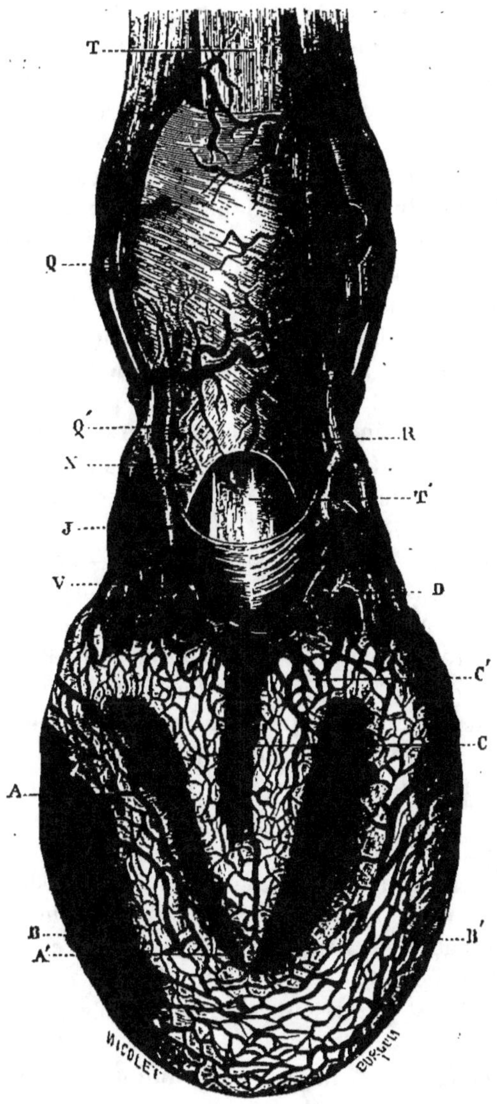

Fig. 12. — *Vaisseaux veineux de la face postérieure du doigt.*

A, A', canal central de décharge des veines du plexus solaire.

B, B, canal veineux périphérique ou veine circonflexe.

C, C' veines de décharge du plexus veineux solaire dans le plexus coronaire superficiel.

D, face postérieure du plexus veineux coronaire superficiel. Sur la limite interne de ce plexus on voit en D la grosse veine communiquante postérieure qui sert de confluent aux canaux émergents des bulbes cartilagineux, et à la partie postérieure du plexus solaire qui s'y dégorge par plusieurs veines afférentes.

J, continuation de la veine communiquante postérieure, dans laquelle se déversent les veines du plexus coronaire superficiel. Elle va se réunir en X à la veine communiquante antérieure, pour former la veine digitale Q, Q'.

R, gaine des tendons fléchisseurs, dans laquelle se ramifient des divisions veineuses transverses.

T, T', tendon perforant.

V, gaine de renforcement du tendon perforant.

latérales, jusqu'aux bulbes cartilagineux, points où il se déverse dans le plexus coronaire externe. Cette disposition n'est cependant point constante : on rencontre assez souvent des pièces où le canal central que nous venons d'indiquer est remplacé par des canaux multiples plus considérables que les veines qui forment l'ensemble du réseau, et qui leur servent de déversoirs vers le plexus coronaire superficiel.

« Le *canal veineux périphérique* ou *veine circonflexe*, d'un gros calibre, formée par les ramifications divergentes du réseau solaire et par les veines descendantes du plexus podophylleux, longe, en suivant une ligne légèrement ondulée, le limbe extérieur du tissu velouté, en dedans de l'artère circonflexe dont elle est le satellite; elle est quelquefois décomposée, dans certains points de son trajet, en plusieurs canaux plus petits qui font continuité à ses tronçons.

« Elle reçoit, dans son parcours circulaire, la décharge de toutes les veines solaires divergentes et des veines podophylleuses descendantes, et se termine, aux extrémités du croissant de la troisième phalange, en plusieurs gros rameaux qui rampent, sous la membrane podophylleuse, jusqu'à la plaque du cartilage où ils concourent à former le plexus coronaire superficiel.

« b. *Du plexus* ou *réseau veineux podophylleux.* — Les veines du réseau podophylleux présentent une disposition analogue à celle du réseau solaire; elles sont, comme ces dernières, soutenues dans les mailles d'un canevas fibreux (*reticulum processigerum* de Bracy-Clark, *réticulum sous-podophylleux*), étalé sur la face antérieure de l'os en manière de périoste, et continu au chorion du tissu feuilleté. Communiquant largement entre elles par des anastomoses multiples, elles paraissent, comme dans le réseau solaire, presque complétement isolées des parties profondes, dont on pourrait croire communément qu'elles émanent.

« Sinueuses, brisées dans leur cours, les veines podophylleuses serpentent dans le sens de la longueur des lames feuilletées qui les revêtent, très-rapprochées les unes des autres et interceptant entre elles des mailles allongées étroites. Leur confluence est telle, dans quelques points, qu'elles paraissent comme accolées par leurs parois externes.

« Le calibre de ces vaisseaux est assez uniformément égal dans toute l'étendue du réseau podophylleux, si ce n'est vers les parties postérieures où existent les canaux principaux de décharge du plexus podophylleux dans le réseau coronaire.

« Les veines podophylleuses sont en communication anastomotique, en bas, avec la veine circonflexe du réseau solaire qu'elles concourent à former, et en haut avec le plexus coronaire qui n'en est que la continuité.

« c. *Du plexus veineux coronaire.* — Le plexus veineux coronaire est disposé comme une guirlande rameuse autour de la deuxième phalange, à l'origine de la troisième, et sur la circonférence de l'appareil fibro-cartilagineux qui complète cette dernière.

« Il est supporté, comme les autres réseaux veineux du doigt, par un

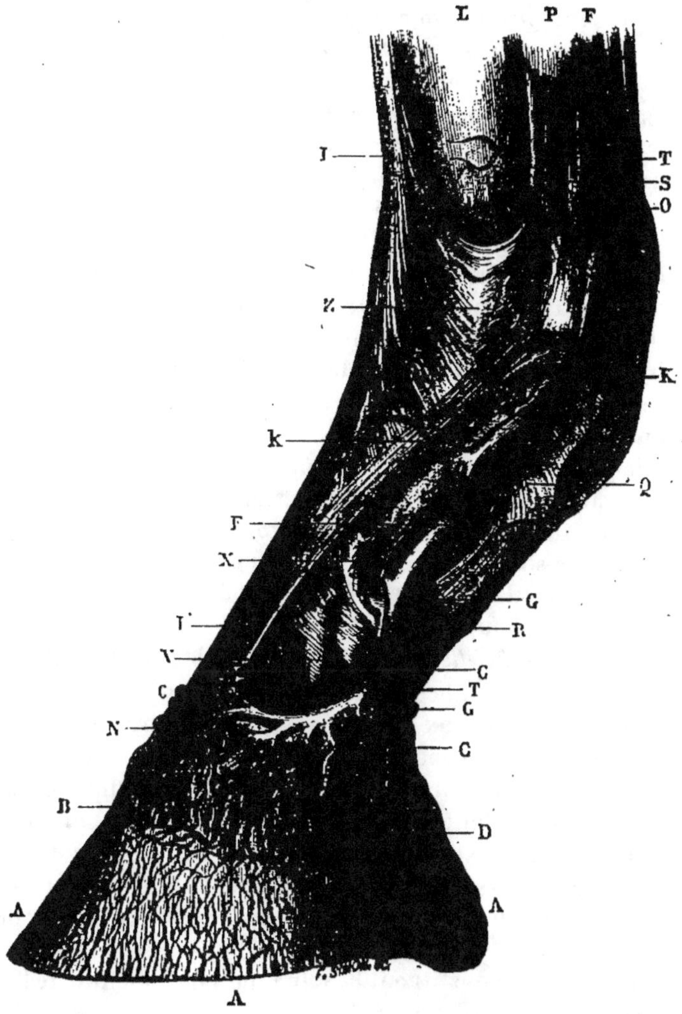

Fig. 13. — *Vaisseaux veineux des faces latérales de la région digitée; plexus cartilagineux et coronaire superficiel.*

A, A, A, plexus veineux podophylleux.
B, B, plexus veineux coronaire.
B, partie centrale du plexus veineux coronaire.
C, C, veines ascendantes du plexus veineux coronaire.

c, veine communiquante supérieure entre les deux plexus coronaires superficiels.
F, veine digitale.
G, G', racines de la veine digitale.
N, veine communiquante inférieure entre les deux plexus coronaires superficiels.

N. B. Les autres lettres de cette figure donnent l'indication de la disposition des ligaments et des tendons, déjà faite dans les planches I et IV.

canevas fibreux immédiatement sous-jacent et continu au chorion du bourrelet, et il est juxtaposé, en y adhérant, à l'épanouissement du tendon extenseur, aux plaques cartilagineuses et aux fibres renflées du coussinet plantaire.

« Ce plexus procède des réseaux podophylleux solaire et intra-osseux.

Nous y reconnaîtrons, pour la facilité de sa description, trois parties : l'une *centrale* et *antérieure*, située entre les deux plaques des cartilages, et *deux latérales*, correspondant à ces cartilages eux-mêmes.

« La *partie centrale du plexus coronaire*, immédiatement sous-jacente au bourrelet, constitue un réseau très-serré, formé par d'innombrables veines radiculaires qui s'élèvent, en serpentant, du plexus podophylleux, auquel elles font continuité, jusqu'à une grosse veine anastomotique jetée en écharpe d'un plexus cartilagineux à l'autre, et dans laquelle elles s'ouvrent par dix ou douze bouches principales.

« Ces veines de la partie centrale du plexus coronaire augmentent graduellement de calibre en diminuant de nombre, depuis le plexus podophylleux, où elles prennent leur origine, jusqu'à leur canal supérieur de décharge, qui ne paraît être lui-même que la résultante de leurs anastomoses successives.

« La plaque des cartilages sert de support par ses deux faces et par les foramens caniculés dont elle est traversée, à un massif de veines convergentes très-serrées et très-anastomotiques, que l'on peut distinguer, d'après son siége, sous le nom de *plexus cartilagineux*.

« Ce plexus cartilagineux est formé par deux couches de vaisseaux, l'une *superficielle*, l'autre *profonde*.

« La *couche superficielle* (D, C, fig. 13), étendue sur la surface externe des plaques et des bulbes cartilagineux, prend son origine, par des racines innombrables, aux veines de la partie du réseau podophylleux correspondante à la superficie qu'elle occupe. Ces racines, massées en réseau très-dense, convergent vers les parties supérieures en diminuant de nombre et en augmentant de volume, et finissent par se fondre, à l'aide d'anastomoses successives, en dix ou douze rameaux principaux, lesquels se réunissent eux-mêmes à deux branches considérables situées sur la limite supérieure du plexus. Ces branches, enfin, par leur fusion dernière au niveau de l'extrémité inférieure de la première phalange, constituent la veine digitale, satellite de l'artère du même nom (F, fig. 13).

« Considérée de bas en haut et sur un pied préalablement préparé par injection, la veine digitale, divisée en deux branches, subdivisée ellemême en rameaux et en ramuscules divergents et épanouis à la surface convexe du cartilage et du bourrelet, rappelle bien la disposition des arbres taillés en espaliers, dont les branches étalées sont fixées aux murailles sur lesquelles elles se ramifient.

« Les deux branches *périphériques* du plexus cartilagineux superficiel établissent l'une et l'autre des voies de communication avec le plexus cartilagineux opposé en contractant des anastomoses à plein canal avec les branches de ce plexus qui leur sont symétriques.

« Les voies anastomotiques antérieures sont doubles et superposées l'une à l'autre.

«La plus inférieure et la plus superficielle est constituée par cette grosse veine (N, fig. 13), jetée en écharpe d'un plexus à l'autre, dans le plan médian, à la surface externe du tendon extenseur, et qui sert de canal de décharge à une multitude considérable de ramuscules veineux émergeant de la partie antérieure du plexus podophylleux.

« Cette première veine *communiquante* réunit l'une à l'autre les branches antérieures du plexus cartilagineux.

« La seconde veine *communiquante*, située à deux centimètres au-dessus de la première et au-dessous du tendon, est jetée transversalement d'une branche antérieure du plexus à l'autre. Elle s'abouche avec l'une et l'autre de chaque côté, au point même où vient aboutir la première veine communiquante (N, fig. 13).

« Sinueux dans tout son trajet, quelquefois double, quelquefois formé de plusieurs veines confluentes, ce canal anastomotique sert de déversoir à quelques veines profondes.

« L'anastomose entre les branches périphériques postérieures du plexus cartilagineux (D, fig. 12) est constituée par une longue veine de gros calibre, irrégulièrement courbe, sinueuse ou brisée dans son parcours, mais toujours d'une longueur beaucoup plus considérable que la distance mesurée entre les deux plaques cartilagineuses entre lesquelles elle est étendue.

« Cette veine communiquante postérieure sert de confluent à des canaux émergeant des bulbes cartilagineux, et à la partie postérieure du plexus solaire qui s'y dégorge par cinq ou six veines afférentes assez développées.

« La *couche profonde du plexus cartilagineux* est formée :

« Par d'assez forts rameaux ascendants de la partie postérieure des plexus podophylleux et solaire;

« Par l'appareil veineux intérieur de la troisième phalange;

« Par les veines profondes qui proviennent de l'os de la couronne, des ligaments et des tendons qui l'entourent.

« Les *rameaux ascendants du tissu podophylleux* s'introduisent par les nombreux foramens dont est traversée la base de la plaque cartilagineuse et la coque fibreuse inférieure du coussinet plantaire, suivent les canaux qui continuent ces foramens dans l'épaisseur du cartilage, et viennent à sa face interne, de concert avec les rameaux qui procèdent du système veineux intra-osseux et ceux qui viennent des tendons et des ligaments, former un faisceau de cinq ou six grosses veines convergentes, qui se réunissent en deux fortes branches ascendantes, lesquelles s'anastomosent elles-mêmes, avant leur réunion définitive aux deux branches périphériques résultantes du plexus cartilagineux superficiel, et concourent avec elles à constituer la veine digitale.

« *2° Appareil veineux interne ou intra-osseux.* — Girard fils et Rigot ont nié que l'artère plantaire eût, dans l'intérieur de la phalange, un système veineux satellite. C'est une erreur échappée à ces deux savants anatomistes.

« La disposition de l'appareil veineux dans l'intérieur de la phalange est absolument identique avec celle de l'appareil artériel.

« Les veinules radiculaires satellites des artérioles terminales convergent, en formant des anastomoses successives, vers le sinus semi-lunaire, dans lequel elles se rendent par les canaux osseux antérieurs, ascendants et descendants, que parcourent les artères émergentes de l'anastomose semi-lunaire. Là elles se déversent dans un canal veineux demi-circulaire, satellite de cette anastomose, lequel se continue en arrière par deux veines efférentes qui suivent les canaux postérieurs du sinus semi-lunaire, sortent par les foramens plantaires, s'engagent dans la scissure de même nom, montent en dedans de l'apophyse basilaire, s'appliquent à la face interne de la plaque cartilagineuse dans une des anfractuosités dont elle est sculptée, et concourent à la formation de la couche profonde du plexus cartilagineux.

« Outre ces veines convergentes vers le plexus cartilagineux, il en est d'autres divergentes, en très-petit nombre, qui suivent le trajet des artères, et vont se rendre dans le plexus podophylleux, à travers les porosités antérieures de la phalange.

« La dissection des pièces injectées par les veines met hors de doute cette disposition de l'appareil veineux dans l'intérieur du pied.

« Mais est-ce à ce groupe de vaisseaux satellites des artères que se borne ce système veineux intérieur, ou bien n'est-il pas étendu sur une plus vaste surface, et toutes les aréoles du tissu spongieux de l'os ne peuvent-elles pas en être considérées comme une dépendance ?

« Cette manière de voir semble être appuyée par le résultat de certaines injections, où l'on voit la matière introduite par les voies veineuses remplir toutes les spongioles intérieures du tissu osseux ; mais ce n'est probablement là qu'un accident de l'opération elle-même, et il est présumable que le passage direct de l'injection veineuse dans les aréoles du tissu spongieux tient à la rupture des parois vasculaires, car si le tissu de la phalange formait une sorte de diverticulum du système veineux, comme l'admet l'opinion que nous exposons, les opérations faites sur le vif, où le tissu de l'os est profondément intéressé, devraient être suivies d'hémorrhagies par les orifices béants des aréoles, fait qui ne se produit pas.

« Il ne nous paraît donc pas qu'il y ait, à cet égard, dans la structure de la troisième phalange, dérogation au plan général sur lequel les os sont construits, et nous pensons que son système veineux intérieur est borné à l'ensemble des vaisseaux, du reste très-nombreux, qui accompagnent les divisions artérielles. »

3° **Lymphatiques.** — Ces vaisseaux sont très-nombreux et très-volumineux dans cette région : ils forment dans le derme un beau réseau, qui

l'enveloppe de la même manière que le réseau veineux, d'où se détachent
des vaisseaux plus larges, fréquemment anastomosés, qui suivent le
trajet des vaisseaux sanguins du doigt et vont se jeter dans les ganglions

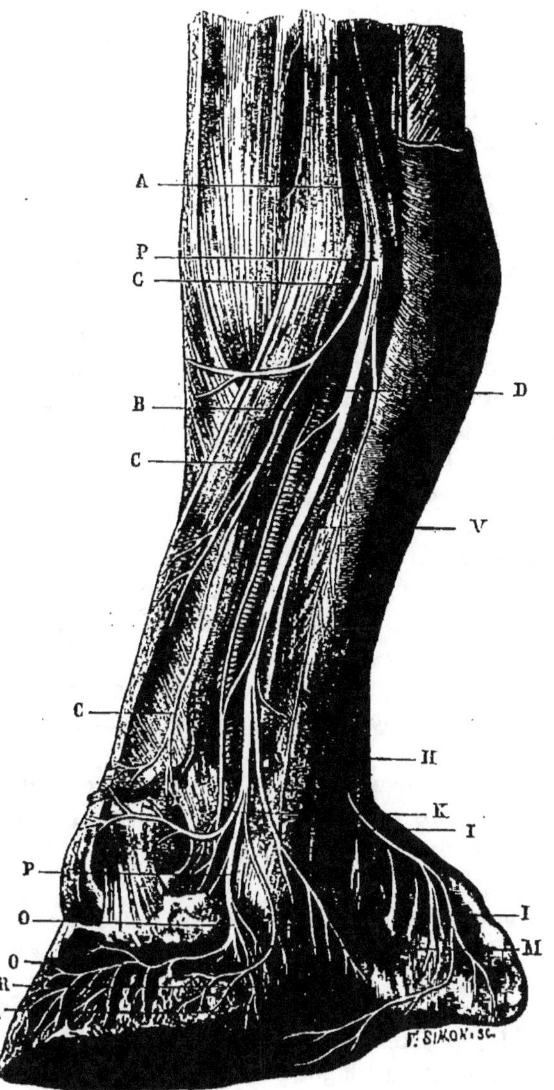

Fig. 14. — *Nerfs de la région digitale.*

P, nerf plantaire.
A, point d'émergence du nerf plantaire au-dessus
   des sésamoïdes.
B, branche cartilagineuse.
C, branche cutanée.
D, artère digitale.
H, division non constante destinée au bulbe carti-
   lagineux.
I, I, branche du coussinet plantaire.
K, branche transverse coronaire.

M, division podophylleuse.
O, nerf pré-plantaire.
Q, rameau descendant dans la scissure patilobe.
R, ramuscules artériels qui accompagnent l'artère
   digitale dans la scissure plantaire.
V, veine dont l'existence n'est pas constante, qui
   longe quelquefois le nerf plantaire en arrière
   dans tout son trajet phalangien.

de la racine du membre avec leurs analogues des régions du canon et du jarret.

4° Nerfs. — Les rameaux des nerfs plantaires qui se rendent aux diverses parties du pied, proviennent de diverses hauteurs : nous avons déjà cité, dans les régions du boulet et du paturon, deux branches principales que nous avons appelées *branche cutanée* et *branche cartilagineuse*, d'après M. H. Bouley. Quant au nerf plantaire ou *troisième branche* des anatomistes vétérinaires, il s'épuise complétement dans les organes qui constituent le pied.

La *branche cutanée* (C, C, fig. 3 et 14), ou *antérieure*, principalement destinée à la peau, fournit des divisions très-ténues au bourrelet.

La *branche cartilagineuse* (B, B, fig. 3 et 14) ou *moyenne*, fréquemment anastomosée avec la première, se place en avant de l'artère digitale qu'elle accompagne jusqu'au bord supérieur de la plaque cartilagineuse complémentaire de l'os du pied. Là elle se divise en plusieurs rameaux, qui se rendent au plexus veineux coronaire superficiel, au bourrelet et au tissu podophylleux. La branche cartilagineuse fournit aussi le *rameau bulbeux* dont le nom indique suffisamment la distribution.

Le nerf plantaire donne aussi naissance, au niveau du bord supérieur du cartilage, à une *branche transverse* (K, fig. 14) qui se porte au plexus veineux cartilagineux interne.

Quelques branches, ordinairement deux, destinées au coussinet plantaire, naissent du nerf principal à l'opposé de la branche transverse, et se rendent jusqu'au tissu velouté (I,I, fig. 14); l'une d'elles se distribue dans l'apophyse rétrossale (M, fig. 14).

Quant aux divisions terminales du nerf plantaire, elles sont très-nombreuses, et suivent, pour se rendre aux organes, le chemin tracé par les divisions artérielles. Les principales sont :

Le *pré-plantaire*, analogue de tout point à l'artère de même nom ;

Un *rameau postérieur* qui s'engage dans le tissu du derme de la face plantaire et s'épuise dans le coussinet plantaire.

g. — DÉVELOPPEMENT DES DIVERSES PARTIES DU PIED, ET MODIFICATIONS QU'IL SUBIT SUIVANT LES AGES.

Les modifications des diverses parties du pied sont incessantes : non-seulement les faces extérieures, l'épaisseur de la corne, mais aussi les parties osseuses et cartilagineuses sont dans un état de mutation continuel.

Quoique la troisième phalange ne présente qu'un seul noyau d'ossification, son développement n'est pas, même à l'âge adulte, ce qu'il sera plus tard ; les apophyses basilaires et rétrossales n'existent pas chez le fœtus et le poulain ; elles se forment plus tard par ossification d'une partie du fibro-cartilage et se montrent d'autant plus développées que l'animal est plus âgé ; il n'y a cependant pas à ce sujet de règles fixes à poser. Tel animal, arrivé à un âge avancé, et ceci se remarque surtout dans les races nobles, ne nous montrera qu'une troisième phalange modérément développée, tandis que chez d'autres, et principalement chez les chevaux de gros trait, l'ossification aura envahi une portion très-grande du fibro-cartilage, et donné une forme particulière à l'os. Non-seulement ces différences se remarquent sur des animaux différents, mais les pieds d'un même sujet, le bipède antérieur ou le postérieur, et même les parties symétriques d'un même os montrent sous ce rapport les plus grandes différences. Une chose cependant ne manque jamais, c'est l'apparition d'une profonde échancrure, séparant les deux apophyses des angles postérieurs de l'os; presque toujours même la scissure est transformée en un trou complet. En même temps que ces modifications se montrent, on trouve des bourgeons osseux ayant l'aspect de stalactites plus ou moins développées; quelquefois même l'ossification a envahi le cartilage sous la forme de noyaux volumineux qui ne se rattachent à l'os principal que par un isthme très-étroit. En même temps que ces changements dans les détails se produisent, le volume général de l'os subit des transformations ; il augmente jusqu'à l'âge adulte, puis décroît dans la vieillesse. Sous l'influence du resserrement du sabot, la troisième phalange diminue de volume, se rétrécit. La structure de l'os subit des modifications en rapport avec l'âge. Au moment de la naissance, le tissu spongieux n'est enveloppé que par une couche très-mince de substance compacte, qui se laisse facilement entamer ; les trous vasculaires sont petits et extrêmement nombreux, la crête semilunaire est à peine dessinée. A mesure que l'âge adulte approche, quelques trous vasculaires s'agrandissent, beaucoup de petits orifices disparaissent, la forme se dessine, la croûte compacte s'accentue et se tasse autour des foramens et des canaux intra-osseux. Enfin, lorsque la vieillesse arrive, la substance compacte remplace partout la substance spongieuse, la moelle des espaces aréolaires, abondante d'abord, disparaît presque en entier, et les canaux vasculaires seuls persistent. La forme de la face inférieure surtout s'accentue par la formation de l'arête vive de la crête semi-lunaire, qui donne une forte attache à l'aponévrose plantaire.

Les cartilages complémentaires de l'os du pied, le coussinet plantaire, les ligaments et les tendons subissent, sous l'influence de l'âge, toutes les modifications inhérentes à ces tissus. D'abord mous, peu consistants, très-vasculaires, ils s'affaissent, deviennent rigides, très-tenaces, perdent de leur élasticité : les cartilages s'ossifient en partie ou quelquefois même en totalité, d'où les *formes*, ces productions à moitié pathologiques seulement, qui entraînent un si grand nombre de boiteries.

Le derme qui enveloppe le doigt subit lui-même des modifications profondes; il perd de sa vascularité, de sa souplesse, de ses propriétés sécrétantes et nutritives, d'où résultent les modifications dans la structure de la corne qui sont le propre de la décrépitude.

Quant aux diverses parties qui constituent le revêtement corné, leurs mutations sont très-intéressantes. Chez le fœtus à terme, le sabot, mou, très-souple, de couleur bleuâtre ou blanche, est loin d'avoir la consistance qu'il présentera plus tard ; sa forme générale est absolument opposée à celle qu'il aura dans la suite ; il est conique, mais c'est le bord supérieur qui est le plus large ; la forme du bord inférieur est mieux dessinée en ovale, la face externe a l'aspect d'un

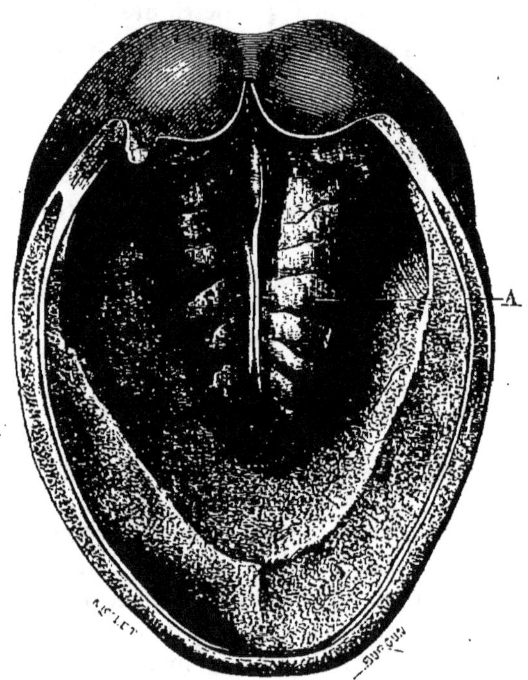

Fig. 15. — *Face inférieure du sabot du poulain (dans les premières semaines).*

A, tampon élastique du sabot fœtal réduit en lamelles divergentes par la pression du pied sur le sol.

corps fibreux, et la cavité cutigérale offre un développement considérable. Le bord inférieur n'arrive pas au niveau de la sole, et se trouve extrêmement mince.

La sole et la fourchette forment une sorte de *tampon élastique*, d'une couleur jaune clair, qui porte seul sur le sol et ne tarde pas à se diviser sous l'influence de la pression en pinceaux cornés, dont le volume diminue rapidement. Le lendemain de la naissance, la sole et la fourchette sont déjà mieux séparées l'une de l'autre, et quelques semaines après, on distingue avec facilité les limites de ces deux parties ; la fourchette néanmoins conserve encore ses bords frangés.

A l'âge d'un an environ, le sabot commence à perdre la forme conique renversée qu'il aurait eue jusque-là, le diamètre inférieur s'accroît, la hauteur des talons diminue en même temps que la pince s'allonge. Ces deux parties prennent leur inclinaison parallèle, la fourchette se dessine avec netteté, enfin, à cinq ans, le pied présente les caractères que nous avons décrits. Plus tard, la paroi se resserre, la corne devient dure et plus cassante; sa nutrition se fait mal, elle s'amincit et se déforme.

Différences. — Chez le *bœuf*, le *mouton*, la *chèvre* et le *porc*, chaque doigt est terminé par une sorte de *sabot* ayant la plus grande analogie de texture avec celui des solipèdes; il en diffère par la forme. D'une façon générale on peut dire que l'ensemble des deux doigts des didactyles représente assez bien la surface extérieure du doigt unique du cheval; la face externe des *onglons* des ruminants n'offre donc que des différences négligeables; la face concentrique ou interne de chacun de ces organes est légèrement excavée et parcourue par des sillons; il résulte de cette concavité que les onglons ne se touchent que par leur périphérie et surtout par l'extrémité antérieure légèrement recourbée en dedans. La corne de cette paroi interne est très-mince et ne supporterait que très-difficilement l'implantation des clous; aussi lorsqu'on ferre un animal de l'espèce bovine, n'en place-t-on que sur la paroi externe. L'onglon externe, plus développé que l'interne, se recourbe souvent un peu en avant de celui-ci. La face plantaire de l'onglon, peu épaisse, est légèrement déprimée, la corne qui en forme la sole est mince, facile à couper et peut se déprimer avec assez de facilité.

La cavité cutigérale est peu développée, comme le bourrelet. Les feuillets de la peau règnent sur toute la périphérie et sont plus minces et plus nombreux que chez le cheval, les papilles sont, dans tous les points, plus fines et moins longues, ce qui entraîne un développement moins grand des tubes, lesquels se remarquent, comme chez le cheval, dans tous les points de la substance cornée.

Le coussinet plantaire, allongé et taillé en forme de coin, est assez prononcé en arrière où il forme la base du talon unique de chaque doigt.

Le tendon du perforé ne présente rien de particulier à sa terminaison; celui du perforant possède une lanière fibreuse qui fait suite à l'aponévrose de la région du canon, descend sur les talons, en arrière et en dehors des doigts, tout en restant unie à l'autre doigt par une bride intermédiaire, qui s'attache sur les gaînes de renforcement des tendons fléchisseurs, et vient enfin se terminer en s'unissant à l'extenseur propre du doigt, au coussinet plantaire, au ligament interdigité inférieur et au fléchisseur profond des phalanges.

Un appareil fibreux propre aux animaux didactyles a été appelé *ligament interdigité inférieur*. Ce ligament, formé de fibres entre-croisées sur la ligne médiane, au niveau des deux phalanges terminales, dont il borne l'écartement, se divise à chaque extrémité en deux faisceaux, dont l'un, le supérieur, passe sur le perforant auquel il forme une gaîne d'assujettissement et va se fixer en dehors de l'extrémité inférieure de la première phalange; l'autre, ou l'inférieur, s'attache sur l'extrémité interne du petit sésamoïde et sur la face interne de l'os du pied. Le ligament interdigité des petits ruminants, moins compliqué, s'étend simplement en travers d'une extrémité interne d'un sésamoïde à celle de l'autre.

Les ligaments propres à l'articulation du pied ont, à très-peu de chose près, la même disposition que chez le cheval ; notons néanmoins la présence d'un ligament antérieur élastique, situé entre l'extenseur commun du doigt et le ligament latéral antérieur.

Les vaisseaux artériels du pied des ruminants, moins volumineux que ceux du cheval, ne diffèrent que très-peu, au point de vue de leur distribution. Les réseaux veineux ont la même forme et la même signification ; ils sont aussi serrés, mais on ne peut ici faire la distinction en deux plexus cartilagineux externe et interne ; un seul lacis très-fourni remplace ces deux couches vasculaires. La distribution des nerfs dans la région de la dernière phalange ne présente rien de particulier.

Chez les *carnassiers* et les rongeurs, les appendices cornés qui terminent les doigts prennent le nom de *griffes*. Ces organes, très-développés et prolongés par une pointe plus ou moins aiguë, recourbée en bas, ne servent pas à l'appui du membre sur le sol. On trouve sous la dernière phalange une sorte de coussinet fibro-graisseux, dépourvu de poils et recouvert d'une couche épidermique épaisse et forte ; de ces tubercules, l'un placé au centre, est très-développé, trois autres lui forment une sorte de couronne ; celui du pouce ne peut appuyer jusqu'à terre. Les articulations qui réunissent les phalanges sont très-simples et les moyens d'union sont surtout constitués par deux ligaments latéraux.

Les griffes du chat, très-aiguës et rétractiles, se relèvent, pendant l'appui du membre sur le sol, dans les espaces interdigités, à l'aide d'un petit ligament jaune élastique, qui va de la seconde à la troisième phalange. Les vaisseaux et les nerfs marchent parallèlement aux phalanges et forment de nombreuses anastomoses d'où se dégagent des anses qui pénètrent dans le derme sous-ongulé, ou se portent dans les papilles des coussinets, ce qui donne à ces organes une grande vitalité et une sensibilité tactile très-développée.

DEUXIÈME PARTIE

MÉDECINE OPÉRATOIRE

PRÉLIMINAIRES

On appelle *médecine opératoire* cette partie de la chirurgie qui a spécialement pour objet l'étude des opérations. — Or, on désigne sous le nom d'*opération chirurgicale* une action mécanique exercée avec la main seule ou armée d'instruments, sur les tissus de l'organisme, dans le but de guérir certaines maladies, de les prévenir ou de modifier le caractère et les formes des animaux afin de les rendre plus aptes au genre de service auquel on les destine.

D'après cette définition, on voit que le but des opérations est complexe : tantôt, en effet, on se propose, par leur emploi, d'enlever ou d'extirper un organe en dégénérescence, qui entretient la maladie : telles sont, par exemple, l'opération du javart cartilagineux, l'extirpation des tumeurs des mamelles, etc. D'autres fois, l'opération prévient le développement d'accidents graves : c'est ainsi que la trachéotomie empêche l'asphyxie, que le débridement des plaies fistuleuses fait cesser l'étranglement dont elles sont parfois le siége et prévient ainsi la gangrène. Enfin, dans quelques cas, on pratique une opération chirurgicale soit pour rendre les animaux plus maniables, soit pour faciliter leur embonpoint, soit pour les embellir d'après les caprices de la mode ou les fantaisies des propriétaires, telles sont la castration et l'amputation des oreilles.

On comprend dès lors toute l'importance des opérations ; néanmoins, comme l'a fait fort bien remarquer M. H. Bouley, « le champ de la chirurgie vétérinaire est beaucoup plus circonscrit que celui de la chirurgie de l'homme, parce que les limites de son application *utile* sont rigoureusement marquées : d'un côté par la perfection des résultats mécaniques qu'elle doit produire et de l'autre par la valeur vénale des sujets auxquels elle s'adresse (1). » Pour que les opérations chirur-

---

(1) *Dict. de méd. et de chirurg.*, par MM. H. Bouley et Reynal, t. III, p. 635.

gicales soient suivies de succès, il importe que celui qui les pratique
« soit en possession d'un ensemble de connaissances spéciales, à défaut desquelles on peut encore devenir opérateur par voie d'imitation,
dans un certain nombre de cas déterminés ; mais l'on ne saurait être
qu'un manœuvre sans initiative et sans fécondité » (H. Bouley).

L'opérateur doit être à même de reconnaître les indications d'une
opération, c'est-à-dire « apprécier exactement quand et comment il
faut agir et dans quelles limites...., il doit savoir en un mot prendre
une décision raisonnée » (H. Bouley). On conçoit que c'est par l'étude
clinique et théorique des maladies chirurgicales que le praticien acquiert la sûreté de diagnostic nécessaire pour lui inspirer les détermi-
nations qu'il doit prendre. « Mais en fait de matières chirurgicales, il
ne suffit pas de savoir saisir les indications et de reconnaître ce qu'il·y
a de mieux à faire pour les remplir. Un plan une fois conçu, on doit
pouvoir l'exécuter, et c'est ici surtout qu'il est vrai de dire qu'il y a
loin du projet à la chose. Après s'être inspiré de la science pathologique, le chirurgien doit devenir homme d'action. Pour cela, d'autres
connaissances lui sont indispensables, ce sont celles que lui fournissent
l'anatomie descriptive générale et la physiologie se prêtant un mutuel
concours » (H. Bouley).

Ces sciences indiquent au chirurgien quels sont les organes qu'il doit
ménager et quels sont ceux qu'il peut atteindre avec impunité, et
quand l'opération est terminée il lui est possible de prévoir d'après la
nature des tissus intéressés, la marche du travail de cicatrisation, sa
durée et les complications qui pourront survenir.

L'opérateur doit toujours avoir présentes à la mémoire les dispositions anatomiques des régions sur lesquelles il est appelé à agir. Si
l'opération qu'il faut pratiquer est difficile et porte sur une région
dont la complexité anatomique fait craindre des accidents, le chirurgien fera bien de se préparer à cette opération, de se faire la main,
comme le conseille M. H. Bouley, par une répétition des manœuvres
opératoires sur le cadavre ou sur un animal d'expérience.

« L'exercice pratique de la chirurgie vétérinaire, dit M. H. Bouley,
exige de la part de celui qui veut s'y livrer, une certaine vigueur corpo-
relle associée à une grande agilité pour qu'il puisse lutter avec avantage contre l'indocilité des animaux, contre-balancer leurs efforts et
éviter les atteintes qu'ils sont si prompts toujours et si habiles à diriger contre ceux qui leur infligent des tortures. En outre, il faut que
le chirurgien vétérinaire soit doué de sang-froid et de patience afin
que, maître de lui, il conserve toute sa présence d'esprit pour diriger
les manœuvres si souvent pénibles et dangereuses que nécessite la
contention des grands animaux domestiques surtout ; qu'il sache prévoir les difficultés et parer à toutes les éventualités qui peuvent surgir
avant, pendant ou après les opérations, qu'enfin il inspire de la con-
fiance à ses aides et que, prudent pour eux comme pour lui-même, il

puisse les mettre à l'abri, par les dispositions qu'il sait prendre, des dangers auxquels leur inexpérience les exposerait (1). »

Le vieil axiome d'Asclépiade *cito tutò et jucundè* résume tout le plan de conduite du chirurgien. S'il opère *rapidement*, il abrége les souffrances de l'animal ; avec *sûreté* ou *assurance*, il fait une plaie nette et évite des délabrements inutiles, avec *élégance* ou *agréablement*, les tissus divisés ou les appareils appliqués sur les parties présentent une disposition qui n'a rien de blessant pour l'œil ni de gênant pour l'animal. — Remarquons toutefois avec Hurtrel d'Arboval que le véritable triomphe du chirurgien est plutôt dans la réussite de ses opérations que dans la rapidité avec laquelle il les exécute.

Avant d'entreprendre une opération, le praticien devra en raisonner l'indication ou l'opportunité ; il ne devra pas oublier qu'une opération, si simple qu'elle soit, peut être suivie de graves accidents ; il devra se demander surtout si après l'opération l'animal pourra être utilisé avec avantage par son propriétaire, si, en un mot, l'opération doit être suivie d'un résultat économique sérieux et incontestable.

On divise les opérations en *simples* et *compliquées*, *sèches* et *sanglantes*. La piqûre, l'incision sont des opérations simples ; la trépanation, l'hyovertébrotomie sont des opérations compliquées ; le bistournage est une opération sèche, l'ablation des tumeurs à l'aide du bistouri, une opération sanglante. Il est des opérations dites *instantes* ou de *nécessité*, exemple : la trachéotomie quand il y a menace de suffocation ; il en est d'autres que l'on appelle de *convenance* ou de *fantaisie*, telles sont : l'amputation des oreilles, de la queue, la myotomie coccygienne.

Les opérations sont *régulières* ou *réglées* quand on les pratique sur des tissus sains et d'après des données établies à l'avance, *irrégulières* ou *insolites* quand on agit suivant l'exigence des cas et la nécessité de la situation ou les complications qui peuvent survenir, exemples : ablation de tumeurs, extraction de corps étrangers.

Le chirurgien peut quelquefois choisir le moment qui lui paraît le plus favorable pour pratiquer une opération, c'est ce qui constitue le *temps* d'élection. — Mais, dans d'autres circonstances, il faut opérer immédiatement, car la vie de l'animal est compromise, comme c'est le cas pour le débridement du collet de la gaîne vaginale quand il existe une hernie inguinale étranglée : le temps est alors de *nécessité* et l'opération est d'*urgence*.

Quand l'opération est pratiquée dans le point précis, indiqué par l'anatomie de la région, le lieu est dit d'*élection ;* il est de *nécessité* quand il est déterminé par l'accident ou la maladie même qui réclame l'opération.

On appelle *méthode* la manœuvre principale que l'on exécute pour effectuer une opération, et l'on donne le nom de *procédé* aux manœuvres spéciales que l'on pratique de préférence à d'autres, suivant les indi-

(1) *Dict. de méd. et de chirurg.*, art. CHIRURGIE, p. 639.

cations. Ainsi la castration peut se pratiquer par plusieurs méthodes, casseaux, torsion, bistournage, etc., comportant elles-mêmes plusieurs procédés; dans la **castration** par la méthode des casseaux, par exemple, nous trouvons le procédé à testicules *couverts* et le procédé à testicules *découverts*. — Toutefois, dans le langage ordinaire, les mots, *méthode* et *procédé*, sont souvent employés comme synonymes.

Avant d'opérer, il importe de choisir le procédé que l'on se propose de mettre en usage; ce choix repose sur les dispositions anatomiques de la région, l'étendue des lésions, les caractères des tissus, les adhérences qu'ils peuvent avoir contractées. Or, il n'est pas toujours possible de reconnaître, au préalable, les caractères anatomo-pathologiques des tissus, l'étendue des lésions; en d'autres termes, le diagnostic, porté avant d'opérer, présente souvent des points obscurs que l'opération dévoile et qui obligent le chirurgien à modifier le plan primitivement adopté, le procédé qu'il avait d'abord choisi. — En principe, dirons-nous, il faut déterminer à l'avance l'ordre suivant lequel les manœuvres opératoires se succéderont, calculer et prévoir les complications ou les accidents qui peuvent surgir, mais il est telles circonstances où l'on se voit obligé de tout modifier en se guidant sur l'inspiration du moment : c'est dans ces circonstances qu'apparaît le génie ou le talent de l'opérateur.

Quoi qu'il en soit, avant d'opérer, il faut examiner les instruments et s'assurer s'ils sont en bon état; si l'on craint que quelques-uns d'entre eux viennent à s'ébrécher ou à se casser pendant l'opération, on doit les avoir en double afin de pouvoir continuer l'opération. — Ces instruments seront placés à portée de l'opérateur, il en sera de même des objets de pansement.

Lorsque l'opération à pratiquer est de longue durée et porte sur des organes doués d'une vive sensibilité, il peut être utile d'y préparer le sujet. — Cette précaution est surtout indiquée quand on a affaire à des animaux irritables, nerveux, chez lesquels les souffrances produites par les manœuvres opératoires peuvent devenir le point de départ de phénomènes inflammatoires exagérés. — En pareil cas, il est prudent de ne donner aux animaux la veille de l'opération que la moitié ou le quart de leur ration habituelle; de leur administrer quelques laxatifs, etc. Nous ajouterons que si la région sur laquelle l'opération doit être faite est couverte de fumier, de boue ou de croûtes, on doit préalablement la nettoyer, cela va de soi.

On conçoit également que le chirurgien doit placer l'animal de telle sorte que la région sur laquelle il va porter l'instrument soit bien éclairée afin qu'il puisse opérer avec sûreté et précision; en outre, il assignera à chacun de ses aides la position qu'ils doivent occuper, le rôle qu'ils auront à remplir; enfin, l'opérateur se placera lui-même de manière à n'être point gêné dans ses mouvements et à agir avec le plus de facilité.

LIVRE PREMIER

MOYENS DE CONTENTION DES ANIMAUX DOMESTIQUES

Considérations générales. — La première condition à laquelle il faut satisfaire, dit avec raison M. H. Bouley, lorsqu'on se propose de pratiquer une opération chirurgicale sur un animal domestique, c'est de *l'assujettir*, c'est-à-dire de le contenir de telle façon qu'il ne puisse nuire ni à lui-même ni aux personnes qui doivent se trouver à sa proximité, par la violence et la spontanéité de ses mouvements (1). On conçoit en effet que, quand la douleur résultant de l'action des instruments sur les tissus surexcite l'organisme et exalte pour ainsi dire l'instinct de conservation, l'animal, inquiet, effrayé, en proie souvent à de vives souffrances, cherche à se soustraire à la main du chirurgien en se défendant au moyen de ses pieds, de ses dents, de ses cornes ou de ses griffes.

Pour pratiquer une opération avec *sécurité* pour ses aides, soi-même et son patient, il est donc nécessaire d'assujettir les animaux. Trois ordres de moyens, sont employés à cet effet : 1° les moyens simples de *douceur*, ceux que l'on peut appeler *bénins*, en raison de leur mode d'action ; 2° les moyens *dérivatifs* ou de *torture* et 3° les moyens *mécaniques de contention.*

1° *Des moyens bénins.* — *a.* Les caresses de la main sur les diverses parties du corps et principalement la nuque et le bord dorsal de l'encolure. *b.* L'influence de la *voix*, du *regard* et du *geste* de l'homme, surtout de celui qui donne habituellement ses soins à l'animal. *c.* La *privation* momentanée de l'usage de la vue à l'aide d'une couverture, d'un tablier ou d'une capote à lunettes appliqués sur la tête. L'*étourdissement* que l'on produit en faisant tourner l'animal dans un cercle étroit jusqu'à ce qu'il chancelle. C'est là un moyen pratique excellent à l'aide duquel on peut rendre abordables les chevaux les plus difficiles et les plus prompts à l'attaque (2). *e.* Enfin les agents anesthésiques dont nous parlerons plus loin. Tels sont les moyens qu'il est bon de mettre en usage dans beaucoup de cas.

2° *Des moyens dérivatifs ou de torture.* — L'usage de ces moyens est basé sur ce fait qu'une douleur vive, provoquée artificiellement, atténue celle produite par l'opération, et détermine une sorte d'intimidation

(1) H. Bouley et Reynal, *Dict. de méd. et de chirurg.*, art. ASSUJETTIR.
(2) Id., *ibid.*, p. 103.

momentanée qui paralyse les forces des sujets; de plus, les moyens de torture sont en même temps des moyens de contrainte.

3° *Des moyens mécaniques de contention.* — « Ils consistent, dit M. H. Bouley, dans l'application sur les animaux, d'appareils divers suivant les espèces, destinés à limiter leurs mouvements, à annuler leurs moyens de défense et à les maintenir dans les positions les plus favorables pour la pratique des opérations qu'ils doivent subir et l'adaptation des pansements que ces opérations réclament. Différents les uns des autres et dans leur puissance et dans leur mode d'action, les moyens d'assujettissement dont nous venons d'exposer le principe doivent être employés isolément ou successivement suivant le caractère individuel des animaux, la force dont ils sont doués et surtout la nature et la gravité des opérations qui en nécessitent l'usage. — Règle générale, on ne doit jamais s'approcher d'un animal pour l'assujettir sans avoir pressenti quel peut être son caractère par l'examen de son facies, de ses attitudes et de ses mouvements. L'expression de l'œil, l'attitude des oreilles, la pose de la tête, l'habitude générale du corps ; les mouvements des membres, des mâchoires et de la queue suivant les espèces, le timbre et les modulations de la voix dans quelques cas, donnent en général de très-bons indices. Il ne faut pas négliger les renseignements particuliers que peuvent donner les personnes chargées du soin des animaux. — Cet examen fait et ces renseignements recueillis, il est toujours prudent de n'aborder un animal, s'il appartient aux espèces qui sont susceptibles d'agression, qu'en le prévenant de la voix ou du geste; et toujours, quand on l'aborde, il faut éviter de se mettre à portée de ses atteintes en restant en dehors du champ dans lequel il meut d'habitude ses armes offensives (1). »

CHAPITRE PREMIER

MOYENS D'ASSUJETTISSEMENT DU CHEVAL DEBOUT

« Le cheval peut être dangereux pour l'opérateur et ses aides par les mouvements de totalité qu'il peut imprimer à son corps lorsqu'il est attaché à un mur ou tenu par la tête; par les actions de ses membres antérieurs et postérieurs, les mouvements latéraux de sa tête et ses morsures » (H. Bouley).

Les moyens ordinaires d'attaque et de défense sont les membres : tantôt l'animal projette violemment un membre antérieur en avant ou s'enlève subitement dans l'attitude du cabrer, tantôt il frappe avec les

(1) *Loc. cit.*, p. 164 et 165.

membres postérieurs en avant ou en arrière et cela avec une telle vigueur que, pour nous servir d'une expression de M. H. Bouley, « le sabot fait siffler l'air, de la même manière qu'un projectile lancé par la poudre. » Dans quelques cas, le membre postérieur est vivement porté en avant et dans l'abduction : c'est le *coup de pied en vache.* « Il est des chevaux, dit encore M. H. Bouley, qui conservent longtemps le souvenir des douleurs qu'on leur a fait subir et qui témoignent de leur rancune, en attaquant de prime-saut la personne qu'ils reconnaissent ou croient reconnaître, pour celle qui les a déjà fait souffrir. » Quelques chevaux se rapprochent brusquement de l'opérateur par des pas de côté et cherchent à l'acculer contre une stalle ou contre un mur, il en est même qui, à ce moment, l'attaquent du pied et de la dent. D'autres inclinent violemment la tête à droite et à gauche et peuvent ainsi atteindre mortellement l'opérateur ou les aides. Enfin quelques chevaux cherchent à mordre, mais ce moyen de défense ou d'attaque est exceptionnel.

INDICATIONS A REMPLIR POUR L'ASSUJÉTISSEMENT DU CHEVAL.
DIVERS MOYENS EMPLOYÉS.

I. — *L'animal doit être placé sur un terrain non pavé, et non glissant, recouvert, par précaution, d'une couche de paille, de fumier ou de sable, pour amortir les effets des chutes* (H. BOULEY).

II. — *Fixer la tête.* — Cette indication est importante à remplir, car, on limite de la sorte, les mouvements de déplacement du corps. — La tête peut être maintenue par un aide vigoureux ou fixée à un corps résistant comme un anneau scellé dans un mur, un poteau, un arbre, une roue de charrette, etc. — Le premier moyen est préférable au second attendu que l'opérateur peut aisément se mouvoir autour de l'animal et éviter ses atteintes, de plus l'aide chargé de tenir la tête peut l'incliner à droite ou à gauche, l'élever ou l'abaisser afin de prévenir des mouvements de latéralité du corps et d'éviter l'action du cabrer ou de la ruade.

A. — MOYENS EMPLOYÉS POUR TENIR UN CHEVAL EN MAIN.

Pour fixer en mains la tête d'un cheval, on se sert du licol d'écurie, de la bride ou du caveçon. — La bride est préférable à tous les autres harnais qu'on applique sur la tête, car il suffit d'agir sur le mors pour faire comprendre à l'animal, comme le dit M. H. Bouley « qu'on est maître de ses mouvements. » La bride à œillères est particulièrement recommandée, car elle empêche la vision en arrière et prévient ainsi les *coups de pied en vache et autres.*

Le caveçon est une espèce de licol dont la muserolle est formée par un arc de fer, portant trois anneaux où s'attachent des longes. Quand le caveçon ne porte qu'une longe, celle-ci est fixée dans l'anneau·médian; quelques secousses imprimées à cette longe, produisent sur le chanfrein, des pressions douloureuses qui maîtrisent l'animal et l'empêchent surtout de se cabrer.

Quand on emploie le licol, on forme avec la longe une anse que l'on introduit dans la bouche et que l'on fait agir sur les barres, à la manière du mors d'une bride.

Dans tous les cas, l'aide, chargé de tenir la tête, doit se placer en avant de l'animal, un peu sur le côté, pour éviter les atteintes des membres antérieurs; il saisit de très-près la longe du licol ou les rênes de la bride et les tient serrées d'une seule main placée sous le menton ou des deux, appliquées de chaque côté de la bouche, selon la force qu'il faut employer. — L'aide sera attentif à tous les mouvements de l'animal afin de les prévenir par les déplacements de l'encolure.

« Ainsi l'élévation brusque de la tête empêche la ruade, son abaissement met obstacle au cabrer; son déplacement d'un côté ou de l'autre fait l'office d'un gouvernail sur la barque et force le corps à se mouvoir en sens inverse. » (H. Bouley.)

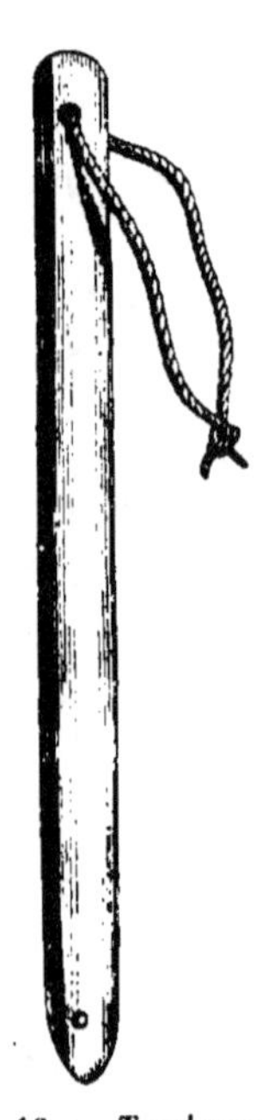

Fig. 16. — *Tord-nez.*

Les moyens que nous venons d'examiner suffisent pour maintenir un cheval sur lequel on pratique une opération de courte durée et peu douloureuse, comme une ponction superficielle, une saignée; mais, quand il s'agit d'effectuer une opération déterminant une certaine douleur, il faut employer les moyens dérivatifs ou de torture, c'est-à-dire le tord-nez, les morailles ou le mors d'Allemagne.

Tord-nez. — Cet objet consiste en une tige de bois, cylindrique (*fig.* 16), de la grosseur du bras d'un enfant et d'une longueur variable depuis 5 à 6 décimètres jusqu'à 7 et 8 décimètres environ. Cette tige est traversée à l'une de ses extrémités, par une ouverture qui donne passage à une corde de la grosseur du petit doigt, dont les extrémités sont réunies par un nœud droit. Cette corde forme ainsi une anse d'une étendue telle qu'on puisse aisément y engager la main.

Pour appliquer le tord-nez, on prend la tige de la main droite, on passe l'extrémité des doigts de la main gauche, en les tenant écartés et tendus, dans l'anse formée par la corde, puis on saisit vigoureusement le bout du nez avec ces mêmes doigts, en faisant glisser l'anse de manière à ce qu'elle embrasse le bout du nez, puis la main droite imprime à ₑtige du tord-nez, un mouvement de rotation rapide sur elle-même de telle sorte que l'anse se rétrécit et comprime les tissus. — On confie la tige du tord-nez à un aide ou bien on la fixe, au moyen d'une ficelle, à la muserolle du licol.

Quand il existe des excoriations au bout du nez, on place le tord-nez à la lèvre inférieure, parfois, on le met à l'une ou l'autre oreille. On peut facilement improviser un tord-nez à l'aide d'une anse de corde que l'on dispose autour du bout du nez, et d'un bâton que l'on fait agir comme un tourniquet.

Les *morailles* (*fig.* 17). — On désigne sous ce nom, un appareil en fer, composé de deux branches articulées en compas et dont l'une d'elles porte à son extrémité libre, un anneau ovale, tandis que l'autre offre une partie élargie, irrégulièrement triangulaire, munie sur son bord externe, d'encoches assez profondes, disposées à la manière des dents d'une crémaillère. — Ces encoches sont destinées à recevoir l'anneau qui ferme ainsi l'appareil et le maintient en situation. — Pour placer cet appareil, on prend avec la main gauche, le bout du nez qu'on serre énergiquement, puis, au moyen de la main droite, qui tient les morailles par la charnière, on les place à cheval sur le bout du nez, et, par l'action combinée des deux mains, on rapproche vivement les deux branches de l'instrument, en faisant effort comme pour fermer les deux branches du compas que représentent les morailles, et qui, quelle que soit la force déployée, ne peuvent se rapprocher au point d'être en contact, puisqu'entre elles deux se trouve enserré le bout du nez. — On engage ensuite l'anneau dans les dentelures de la crémaillère et on lui fait franchir un plus ou moins grand nombre

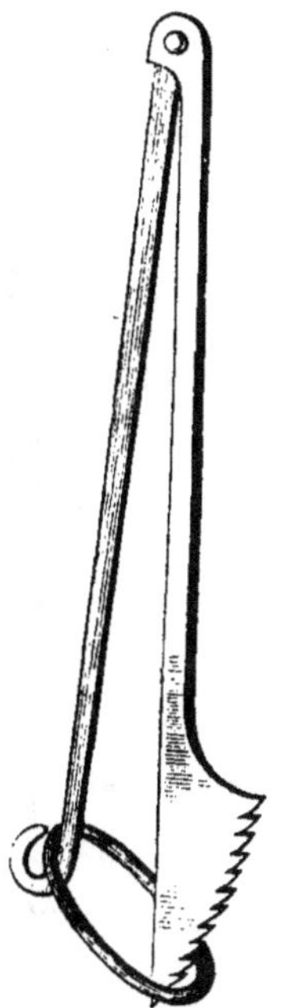

Fig. 17.— *Morailles*.

de crans, suivant la compression qu'on veut déterminer. — On comprend aisément que le mode d'action des morailles est identique à celui du tord-nez, pourtant, il est bon de dire que, la compression produite par les morailles s'exerçant sur une plus large surface que celle de la corde du tord-nez, les excoriations sont moins à redouter par leur emploi que par celui du tord-nez. — Néanmoins, ce dernier appareil étant plus simple que le précédent et pouvant être improvisé aisément, on lui donne généralement la préférence. On connaît encore des morailles en bois. — Cet instrument (*fig.* 18) se compose de deux branches munies de cannelures. — On maintient ces branches à l'aide d'une ficelle, qui remplace l'anneau et la crémaillère des morailles ordinaires.

Mors d'Allemagne. — Il se compose: 1° d'une corde de la grosseur de celle du tord-nez et d'une longueur de 1^m,20 à 1^m,30. — 2° D'un bâtonnet ayant une longueur de 3 à 4 décimètres. Pour s'en servir, on introduit la corde par son milieu, dans la bouche et on en dirige les extrémités de bas en haut, sur les parois latérales de la tête, pour venir les nouer en arrière des oreilles, sur la nuque, en laissant la corde modérément tendue. On introduit ensuite le bâtonnet entre l'une des faces latérales de la tête, indistinctement, à droite ou à gauche, et la corde (*fig.* 19); on lui communique un mouvement de rotation tel que

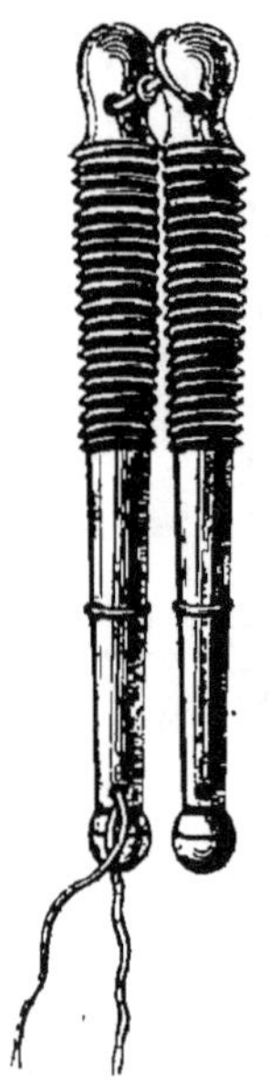

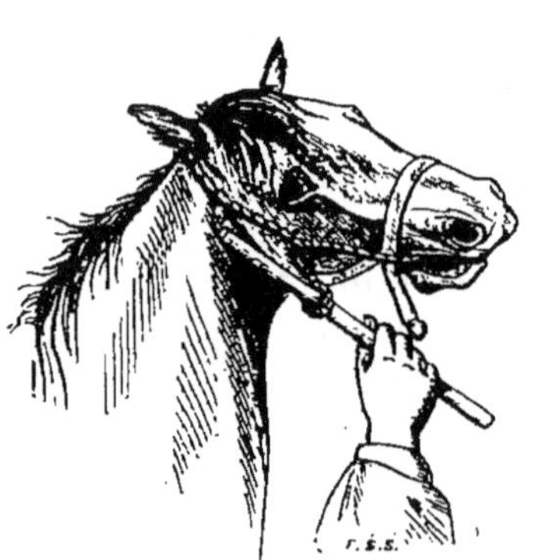

Fig. 18. — *Morailles en bois.*   Fig. 19. — *Mors d'Allemagne.*

la corde se tordant sur elle-même, sa tension augmente graduellement, d'où résultent des tiraillements douloureux qui se font sentir principalement sur les commissures des lèvres, dont le tégument peut même être entamé, surtout si l'on emploie une corde de faible diamètre. A l'aide du mors d'Allemagne, on parvient quelquefois à maîtriser des chevaux sur lesquels l'application du tord-nez était restée sans effet.

Il est certains chevaux dont on arrête subitement les mouvements violents, en suspendant momentanément la vision. On emploie à cet effet, soit une couverture qu'on fixe avec un surfaix, en posant celui-ci par son milieu sur la nuque et en croisant sous la ganache, les deux extrémités qu'on ramène sur le chanfrein où on les réunit, soit un tablier ou un appareil particulier désigné sous le nom de capote à lunettes ou simplement *capote.*

Capote. — C'est une enveloppe, formée de forte toile, taillée sur la forme de la tête du cheval (*fig.* 5, C) et qui se fixe sous l'auge à l'aide de petites courroies. Cette enveloppe, rembourrée de manière à protéger les orbites et les parties saillantes de la tête, présente supérieurement deux ouvertures qui donnent passage aux oreilles. On confectionne quelquefois la capote avec du cuir souple, alors cet appareil protége mieux la tête que la capote en toile, surtout quand on fixe l'animal dans un travail.

Lorsque le cheval qu'on veut assujétir cherche à mordre, on l'en empêche à l'aide d'une muselière fixée au licol ou à la bride, et, à dé-

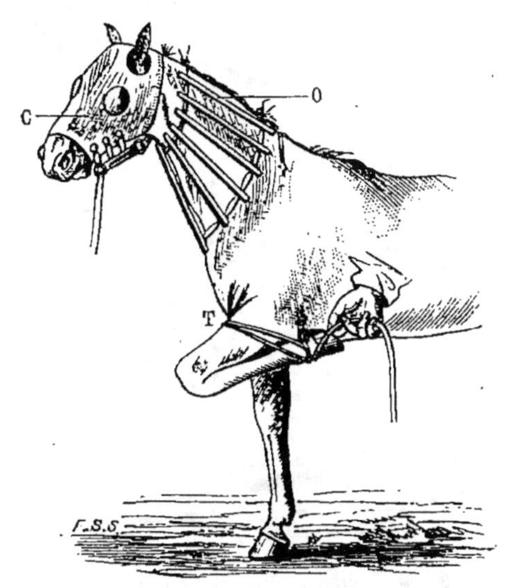

Fig. 20.

C, capote à œillères. — O, collier à chapelet. — T, trousse-pied.

faut de cet appareil, au moyen d'une corde fixée par un nœud coulant au col de la mâchoire inférieure et étroitement enroulée autour des dents. Quand on veut empêcher un cheval de porter les dents sur une plaie ou sur un appareil de pansement, on se sert du collier à chapelet ou du bâton à surfaix.

Le *collier à chapelet* (*fig.* 20, O) se compose : de dix à douze bâtons cylindriques, de 3 à 4 centimètres de diamètre et de 40 centimètres environ de longueur, percés à leurs extrémités d'un trou qui donne passage à une ficelle. Ces bâtons sont maintenus à distance les uns des autres, par de petits morceaux de bois, arrondis, de forme olivaire, traversés de part en part, d'un trou dans lequel passe une ficelle destinée à fixer l'appareil un peu en arrière de la nuque et en avant du garrot. On remplace quelquefois la ficelle terminale par une courroie en cuir, que l'on boucle sur l'encolure. La corde du collier à chapelet détermine quelquefois sur le bord supérieur de l'encolure, des plaies ou crevasses très-douloureuses. J'ai vu un fort beau cheval succomber au tétanos, survenu après la formation de ces entamures. Il faut donc avoir le soin d'interposer entre la corde ou la courroie et le bord supérieur de l'encolure, un petit coussinet d'étoupe pour prévenir des accidents.

Le bâton à surfaix (*fig.* 21) consiste en une tige de bois d'une longueur d'un mètre, trente centimètres environ, dont chaque extrémité

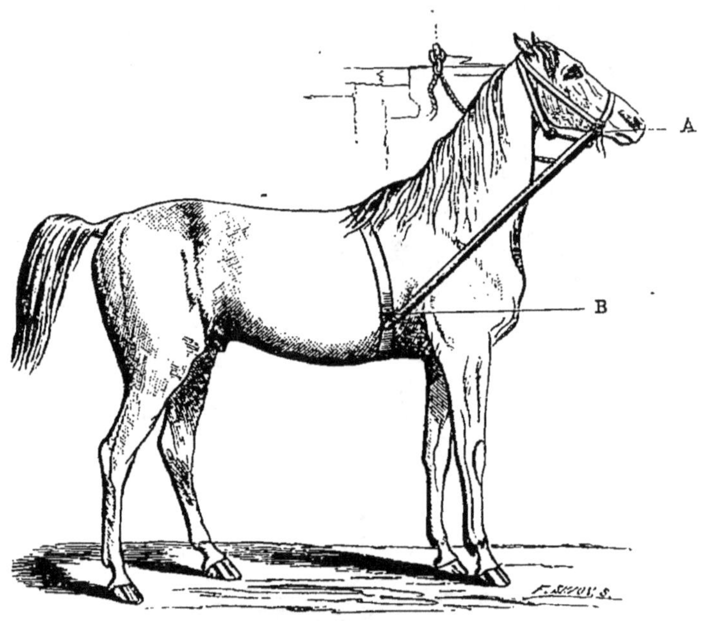

Fig. 21. — *Bâton à surfaix, appliqué.*

A, point d'attache ou la muserolle du licol. — B, point d'attache au surfaix.

est munie d'une forte ficelle. On entoure la poitrine de l'animal avec un surfaix ou avec une longe, qu'on serre et arrête solidement, puis on attache à la muserolle du licol, une des extrémités du bâton et l'autre extrémité, à la portion du surfaix qui passe sur la partie latérale de la poitrine (*fig.* 21, A). Le bâton est placé du côté droit si on opère à gauche et *vice versa*. Son effet est d'empêcher ou de borner la flexion de l'encolure.

B. — MOYENS EMPLOYÉS POUR FIXER UN CHEVAL A UN CORPS RÉSISTANT.

On emploie tantôt le licol ordinaire, tantôt le licol de force. Celui-ci est en corde ou en cuir. Le licol de *force en corde*, se compose d'une muserolle, d'une têtière et d'une longe. Ce licol a l'inconvénient de contusionner la nuque dans le cas où l'animal tirerait *au renard*. Le licol de force en cuir est formé d'une muserolle, d'une têtière, d'une sous-gorge et d'une longe, il présente en outre des boucles qui permettent de l'agrandir ou de le rétrécir à volonté. Le cuir doit être souple et résistant. Ce licol est préférable au précédent, car, par son emploi, on évite les excoriations de la nuque.

La longe du licol doit toujours être en corde et non en cuir, afin de pouvoir plus aisément la dénouer.

Cette longe est confiée à un aide ou bien fixée à un anneau scellé dans un mur ou un poteau, etc. ; il importe dans ce dernier cas, de ramener la longe dans l'anneau qui se trouve sous la muserolle du licol, après l'avoir préalablement passée dans l'anneau fixé au mur ou au poteau : la longe est ainsi doublée et présente une très-grande résistance; puis on l'arrête par un nœud coulant afin qu'on puisse promptement détacher l'animal, ce qui est indispensable quand il tire fortement *au renard*. Il ne faut jamais attacher un animal avec la longe passée dans la bouche, car s'il vient à reculer brusquement, la langue sera coupée transversalement : de même, il faut éviter de passer la longe sur le chanfrein pour prévenir des fractures du sus-maxillaire ou du sus-nasal.

Si l'on veut opérer sur les parties antérieures du corps, il est urgent, pour empêcher l'animal de se cabrer ou de frapper des pieds de devant, d'attacher la tête le plus bas possible; quand on se propose d'agir sur les parties postérieures, il faut au contraire fixer la tête aussi haut qu'on le peut. Si l'on a lieu de craindre que l'animal, en se défendant, se blesse la tête contre le mur, on entoure celle-ci d'une couverture ou bien on applique la capote ; on se sert quelquefois aussi des *lunettes*. On appelle ainsi un appareil composé de deux pièces de cuir concaves, fixées à des montants de bridon, et que l'on applique sur les yeux qu'elles recouvrent.

On ne se servira pas de la bride pour attacher un cheval, car s'il venait à tirer en arrière, il pourrait se briser la mâchoire inférieure, se couper la langue ou bien, — ce qui est plus commun—, briser les rênes et s'échapper.

III. *Limiter les mouvements des membres pour empêcher les déplacements du corps et prévenir autant que possible les attaques.* — On remplit cette indication, soit par l'emploi d'un aide qui maintient levé un membre antérieur ou postérieur, soit par l'emploi de la plate-longe ou des entravons. Ces moyens ont pour but de diminuer la base de sustentation, de rendre solidaires les actions de deux membres et d'empêcher qu'un membre à l'appui, ne puisse se lever pour l'attaque.

a. Lever un pied. — « En règle générale, dit M. H. Bouley, quand on se propose de lever le membre antérieur ou postérieur d'un cheval, on doit observer les prescriptions suivantes :

« 1° Il faut se mettre en dehors des directions dans lesquelles ces membres se meuvent le plus facilement pour l'attaque, conséquemment dans le champ de l'abduction, où leurs actions sont le plus bornées. »

« 2° On doit prendre avec l'une de ses mains, la gauche ou la droite suivant le côté du corps où l'on se trouve un point d'appui sur la partie supérieure du membre, afin d'être toujours prévenu des mouvements que l'animal veut faire et de pouvoir se maintenir à distance ou s'écarter tout à fait lorsque ces mouvements menacent de devenir agressifs ; puis, on descend sa main libre, en la glissant successivement vers les parties inférieures, et, arrivé à la région digitée, on la saisit et l'on cherche à produire la flexion des canons sur les rayons qui les dominent ; si l'animal résiste à cette première manœuvre, on cherche par une forte impulsion communiquée au haut de son corps, à déverser une plus grande partie du centre de gravité sur les membres qui doivent rester à l'appui, et à décharger d'autant celui qui doit y être soustrait. »

« 3° La flexion du canon opérée, il faut faire soi-même un demi-tour rapide de conversion, afin de pouvoir donner au membre fléchi un point d'appui sur l'une ou l'autre de ses cuisses, projetée en avant, et d'opposer la résistance de tout son corps, fortement étayé en arrière, aux efforts que l'animal peut faire pour se dégager (1). »

Pour lever un membre antérieur, il suffit, sur beaucoup de chevaux, de saisir le canon avec la main correspondant au côté, et de le fléchir sur l'avant-bras en relevant la région digitée, et, pour le maintenir levé, on peut se borner à le tenir d'une main par le bout de la pince, à l'aide du pouce appliqué sur la voûte du fer, les autres doigts appuyés sur la face antérieure de la paroi.

Pour lever un membre postérieur, on engage le bras qui correspond au côté du corps où l'on se trouve, en dedans de la jambe de l'animal ; puis, on saisit le canon, et l'on soulève le membre en se redressant.

Dans beaucoup d'ateliers de maréchalerie, les teneurs de pied sont munis d'une sorte de baudrier en cuir, terminé par une courroie que l'on enroule autour du pâturon, et dont l'extrémité est solidement tenue par une de leurs mains; cet appareil transmet sur les épaules, une grande partie du poids qu'ils devraient supporter à bras tendus, et augmente de la sorte leur force de résistance.

Pour tenir levé un membre postérieur, on fixe parfois à la base de la queue, une longe en corde ou en cuir que l'on passe sous le pâturon du membre fléchi.

b. Emploi de la plate-longe. — La *plate-longe* est une sorte de lien en corde, d'une longueur d'environ cinq mètres et demi, aplati en forme de sangle dans la moitié ou les trois quarts de sa longueur. La partie plate, large de cinq à six centimètres, porte une ganse à son extrémité. La plate-longe sert à lever et à maintenir au soutien, un membre postérieur ou un membre antérieur, afin de reporter le poids du corps sur

____

(1) H. Bouley et Reynal, *Dictionnaire de médec. et de chirurgie vétér.*, art. Assujéttir, p. 172.

le membre opposé, qui est à l'appui, et prévenir ainsi les coups de pied.

Quand on veut lever un membre postérieur, à l'aide de la plate-longe, on peut appliquer ce lien de plusieurs manières :

1° On fixe l'extrémité aplatie de la plate-longe, par un nœud coulant, autour du pâturon du membre postérieur qu'on veut lever, puis on dirige l'extrémité libre de ce cordage, entre les deux avant-bras, on la fait remonter d'avant en arrière le long de l'épaule, du côté opposé au membre qu'il faut lever, on la rabat par dessus le garrot pour la faire descendre le long des côtes jusqu'au coude du membre correspondant à celui qui est entravé ; là, on la croise avec elle-même de dedans en dehors et de dessus en dessous (*fig.* 22). Cela fait, on exerce deux efforts

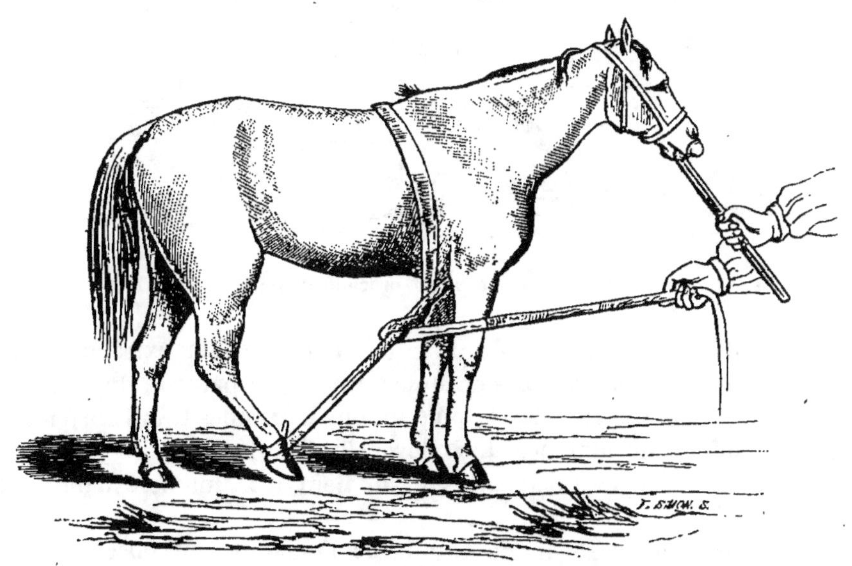

Fig. 22. — *Contention du cheval debout* (1ᵉʳ procédé d'application de la plate-longe).

combinés de traction : « l'un d'arrière en avant sur la partie ascendante de la plate-longe, qui a pour résultat de forcer le membre à s'infléchir sous le corps ; l'autre de dedans en dehors sur la partie libre du cordage, en arrière du coude, qui complète ce premier effet et produit le raccourcissement et la tension du lien au degré voulu, pour que le membre soit suspendu au-dessus du sol à une hauteur telle qu'il ne puisse plus y prendre d'appui. » (H. Bouley.)

2° On fixe la plate-longe autour de l'encolure en ayant soin de l'arrêter par un nœud fixe pour prévenir la compression de la trachée, puis on dirige son extrémité libre entre les canons postérieurs, on la fait glisser jusque dans le paturon du membre qu'on se propose de lever et on la ramène vivement en avant, en exerçant une traction suffisante pour soulever le membre et l'engager sous le tronc. — La plate-longe glisse alors dans le pli du pâturon, qui fait office de poulie de renvoi. On la fixe en la croisant avec elle-même de dehors en dedans et de dessus en dessous (*fig.* 23).

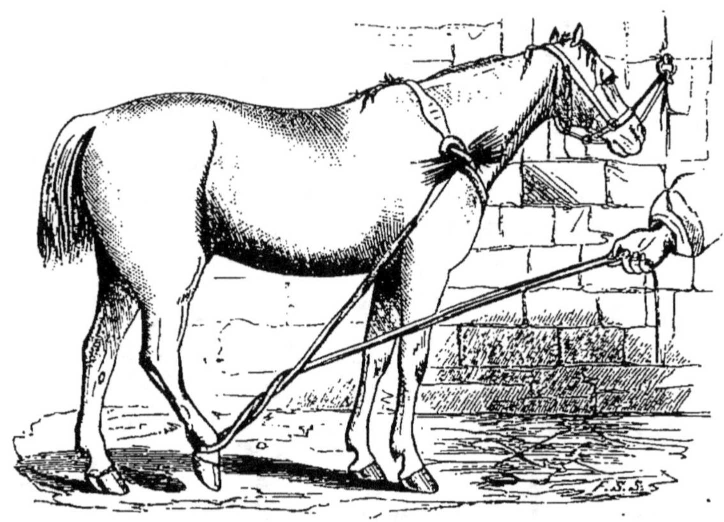

Fig. 23. — *Contention du cheval debout* (2ᵉ procédé d'application de la plate-longe).

3° La plate-longe est fixée autour de l'encolure, son extrémité libre est dirigée en arrière et va s'enrouler autour du pâturon du membre postérieur qu'il s'agit de lever, puis un ou deux aides tirent fortement sur ce cordage de manière à soulever le membre et à le porter en arrrière; un aide le saisit alors et le tient à la manière habituelle (*fig.* 24).

4° On fixe une plate-longe autour de l'encolure en observant les mêmes précautions que précédemment; « puis on la conduit le long de la colonne vertébrale jusqu'à la base de la queue autour de laquelle on l'enroule; enfin on passe son extrémité flottante dans un entravon fixé, l'anneau en arrière, autour du pâturon du membre qu'il s'agit de soulever. Tout étant ainsi disposé, un ou deux hommes, placés à distance sur le côté de l'animal, parviennent facilement, en tirant sur la plate-longe, à détacher de terre le membre entravé et à le porter en arrière (*fig.* 25). Le cheval, ainsi contenu, a peu de tendance à réagir, car tout effort qu'il fait, a pour résultat de serrer d'une manière plus étroite et plus douloureuse, l'anse de la plate-longe enroulée à la base de la queue. S'il faut donner au pied levé plus de fixité, un homme se place dans la position habituelle de l'aide-ferreur, ayant pour unique office de soutenir sur sa cuisse, le membre entravé, dont tout le poids et tous les efforts sont contrebalancés par la plate-longe maintenue tendue. » (H. BOULEY.)

Pour maintenir levé un membre antérieur tout en évitant les atteintes de l'animal, on fixe au pâturon de ce membre l'une des extrémités de

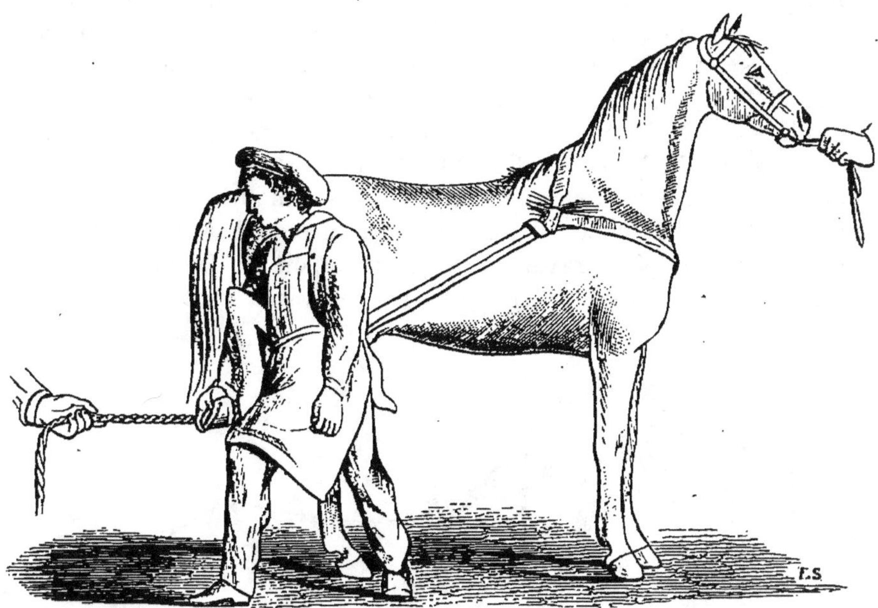

Fig. 24. — *Contention du cheval debout* (3ᵉ procédé d'application de la plate-longe).

la plate-longe et l'on jette l'extrémité opposée par-dessus le garrot, de l'autre côté de l'animal. Il suffit ensuite de tirer sur cette extrémité,

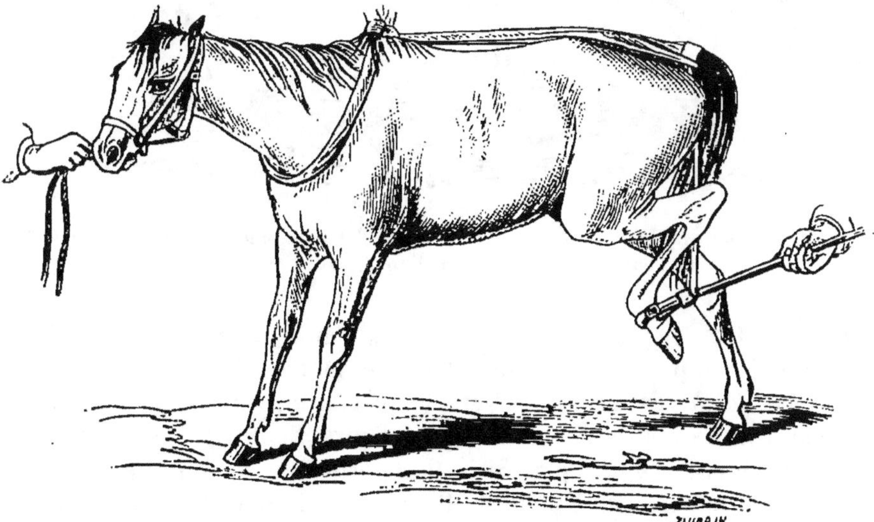

Fig. 25. — *Contention du cheval debout* (4ᵉ procédé d'application de la plate-longe).

soit de près, soit de loin, suivant que le sujet est plus ou moins dangereux, pour maintenir le canon fléchi sur l'avant-bras.

c. Emploi du trousse-pied. — Le trousse-pied est une courroie ou une petite sangle d'environ 0^m,60 de longueur, portant une boucle à une de ses extrémités et des trous à l'autre. Pour s'en servir, on lève un des pieds de devant, on fléchit le canon sur l'avant-bras et on embrasse avec ce lien, ces deux rayons au niveau du pâturon ; on boucle alors l'instrument qu'on serre au degré convenable ; le membre reste ainsi levé et fléchi. Une simple corde ou une longe peuvent faire office de trousse-pied (*fig.* 20, T). Cet appareil a le grave inconvénient de ne pouvoir être détaché instantanément, et si, par malheur, l'animal en se débattant, vient à tomber, il y a lieu de craindre qu'il se blesse au genou de la manière la plus grave. — « Il y a donc, dit M. H. Bouley, indication expresse, toutes les fois que, par nécessité absolue, on a re-

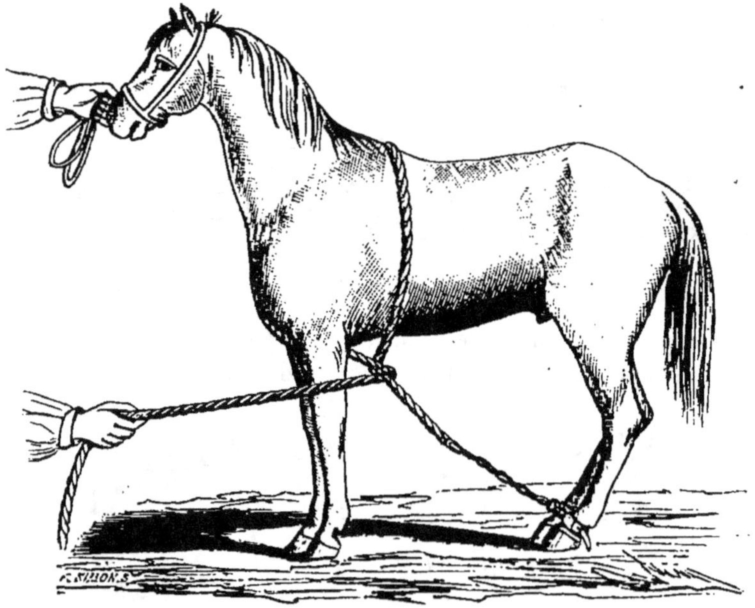

Fig. 26. — *Contention du cheval debout* (fixation des membres postérieurs au moyen de l'entravon porte-lacs et d'un entravon ordinaire).

cours au trousse-pied, de disposer sous l'animal une épaisse litière de fumier, propre à amortir les effets des chutes (1). »

d. Emploi des entravons. — Pour empêcher les ruades, on place dans le pâturon de l'un des membres postérieurs, l'entravon *porte-lacs* et à l'autre, un entravon simple. Si le lacs porte une chaîne, il suffit de le passer une fois dans la boucle de l'entravon simple et d'introduire le porte-mousqueton dans l'un des anneaux de la chaîne en ayant le soin de rapprocher l'un de l'autre, les membres postérieurs sans toutefois

(1) *Loco citato,* p. 176.

les mettre en contact, ce qui déterminerait une chute. — Quand le lacs n'est pas muni d'une chaîne, on le passe deux fois dans l'anneau de chaque entravon, et on le fixe par un nœud, dans l'anse duquel on interpose un petit botillon de paille. Quel que soit le lacs employé, on le dirige entre les deux avant-bras et on le dispose autour de la poitrine, comme la plate-longe quand il s'agit de lever un membre postérieur (*fig.* 26).

On peut encore fixer les membres postérieurs, au moyen de deux entravons et d'une bricole munie d'anneaux disposés latéralement, à droite et à gauche. Les lacs sont dirigés en avant et croisés sous le ventre, de telle sorte que celui qui est fixé à l'entravon droit, va s'attacher à l'anneau situé du côté gauche de la bricole, et celui de l'entravon gauche, à l'anneau droit. Ce moyen est principalement mis en usage pour assujétir les juments dans la monte en main.

Si les moyens d'assujétissement que nous venons de décrire, paraissent insuffisants, on peut alors avoir recours à l'emploi de machines qu'on désigne sous le nom de *travails*.

§ 2. — Des travails.

On désigne sous le nom de *travails*, des machines destinées à assujétir les grands animaux, soit pour pratiquer la ferrure, soit pour des opérations.

On connaît plusieurs sortes de travails, savoir : les *travails à poteaux*, les *travails-muraille*, et les *lits-muraille à bascule*.

A. *Travails à poteaux.* — Ils sont employés depuis un temps immémorial par les maréchaux pour ferrer les chevaux méchants. Les dispositions de ces machines ont varié beaucoup suivant le génie inventif de leurs auteurs, et il ne saurait entrer dans notre pensée de donner dans un ouvrage de la nature de celui-ci, la description détaillée des divers travails que l'on connaît : ce serait, d'une part, dépasser les limites que nous nous sommes tracées, et, d'autre part, il nous a paru qu'il était bien suffisant de décrire l'une de ces machines pour que l'on puisse, à l'occasion, la prendre pour modèle.

Considéré dans son ensemble, un travail à poteaux représente une sorte de cage quadrangulaire, formée de quatre poutres principales ou montants, solidement implantés ou scellés en terre à l'aide de fondations en maçonnerie, et assemblées entre elles à leur sommet, par des poutres transversales ou de jonction (*fig.* 27).

Les poteaux P, P', ont 15 centimètres de diamètre et une hauteur de 2^{m},35 environ ; les antérieurs sont distants l'un de l'autre de 0^{m},64 et les postérieurs, de 0^{m},84 ; ils sont en bois de chêne et leurs carres sont abattues afin d'éviter que l'animal se blesse ; leur extrémité, implantée dans le sol, est consolidée par des *jambes de force*, F, F, qui reposent elles-mêmes sur un plancher, E, E', formé par des madriers en chêne solidement assemblés les uns avec les autres. Ce plancher est muni de six anneaux solidement scellés, disposés de telle sorte que les deux antérieurs correspondent aux pieds de devant, les deux postérieurs, aux pieds de derrière, et les deux moyens occupent l'espace compris entre les premiers et les seconds.

Le travail est fermé par côté, au moyen de deux traverses en bois,

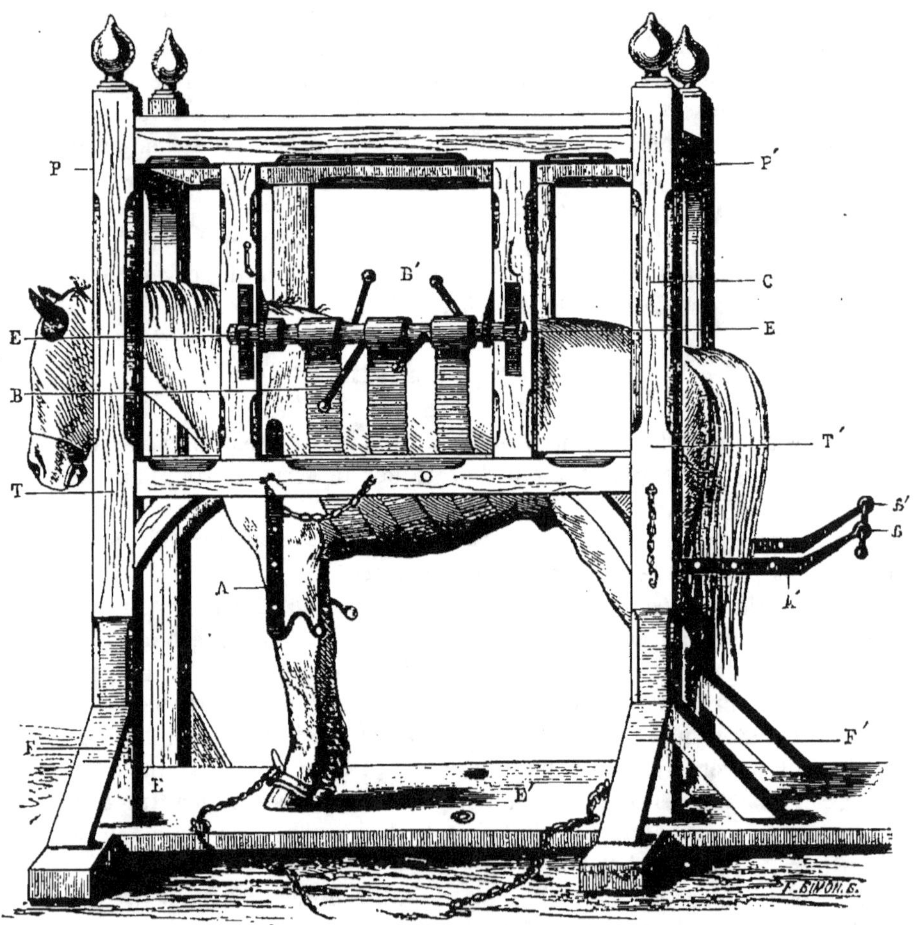

Fig. 27. — *Travail employé pour le cheval.*

T, T', d'une largeur de 0ᵐ,115 sur 0ᵐ,11 d'épaisseur, implantées dans les poteaux, P, P'; sur ces traverses sont fixées verticalement deux poutrelles qui s'assemblent également avec les poutres de jonction ou transversales. Ces poutrelles offrent une hauteur de 0ᵐ,99, une largeur de 0ᵐ,10 sur 0ᵐ,10 d'épaisseur. Sur leur face externe et à 0ᵐ,40 des traverses, se trouvent fixés deux forts treuils, en chêne, E, E', à l'aide de brides en fer, boulonnées, faisant office de *coussinets* et dans lesquelles reposent les *tourillons*. — Deux petites barres en fer, B, B′, ou *leviers*, sont passées dans des trous qui traversent chaque treuil de part en part, et dans lesquels elles peuvent aisément glisser. Chaque treuil présente à ses extrémités, une petite roue dentée, surmontée d'un cliquet, C, fixé aux poutrelles verticales, permettant d'arrêter à volonté le mouvement du treuil.

Les poteaux antérieurs présentent, à 1^m,20 au-dessus du plancher, une barre arrondie, en bois, disposée transversalement, autour de laquelle on enroule solidement deux longes du licol de force pour les fixer ensuite, soit à la barre elle-même, soit à des anneaux disposés sur les poteaux antérieurs.

Les poteaux postérieurs sont également munis, sur leur face postérieure, et à 1^m,20 de distance du plancher, d'anneaux destinés à donner passage à une chaîne ou à une forte corde qui sert à fermer le travail en arrière, et à borner ainsi les mouvements de recul auxquels l'animal peut se livrer.

Plusieurs pièces en fer s'ajoutent au travail quand il s'agit de fixer les membres pour la ferrure ou des opérations chirurgicales.

Ces pièces en fer sont représentées en A et A′. Celle qui est employée pour les membres antérieurs s'adapte dans une mortaise pratiquée sur chaque traverse, près des poutrelles qui les réunissent aux poutres de jonction, et on les fixe en situation verticale, au moyen d'une clavette que l'on introduit dans un trou pratiqué dans chaque traverse. La clavette passe également dans un trou que présente la partie aplatie de la pièce de fer, et, comme cette même partie présente plusieurs ouvertures, il s'ensuit qu'on peut fixer ladite pièce à différentes hauteurs. — Les pièces de fer qui servent à fixer les membres de derrière, s'adaptent aux poteaux postérieurs de la même manière ; toutefois il est à remarquer que chacune des pièces destinées aux membres postérieurs, présente un anneau, B, B′, dans lequel on introduit une barre de fer, fixée au moyen de clavettes, et sur laquelle on assujétit l'un ou l'autre des membres postérieurs. — Quelques praticiens font fixer d'une manière définitive, ces pièces de fer sur les traverses et sur les poteaux postérieurs au moyen de boulons.

Un appareil de sangles, semblable à celui qu'on voit dans la figure 27 ou simplement deux larges sangles fixées aux crochets des treuils, servent à soutenir ou à soulever modérément le cheval qu'on place dans le travail. — Enfin, quatre entravons, munis de lacs, complètent le système de contention ; les lacs peuvent être fixés aux entravons à l'aide de chaînes, et, dans ce cas, il faut encore quatre *porte-mousquetons ;* ou bien, ils peuvent consister en de fortes cordes que l'on fixe à des anneaux disposés sur les montants ou les traverses de la machine ; d'autres fois on les fixe aux pièces de fer, destinées à maintenir soulevés et assujétis les membres antérieurs ou postérieurs.

Telles sont, à part quelques modifications, les dispositions que présente le travail journellement employé à l'école vétérinaire de Lyon.

Comme nous l'avons dit, il existe d'autres travails, notamment le travail-muraille de Gohier, le lit-muraille à bascule de Fromage de Feugré. Ces différentes machines ne sont plus employées de nos jours, ce qui nous dispense d'en parler.

Remarquons toutefois qu'on se sert souvent pour assujétir les grands ruminants, de *travails* présentant des dispositions différentes de celles que nécessite la contention du cheval et dont nous parlerons à propos des moyens d'assujétissement des animaux de l'espèce bovine.

Hippo-lasso ou *lasso dompteur de MM. Raabe et Lunel.* — Cet appareil, que l'on peut considérer selon l'expression des inventeurs, comme la *camisole* de force des grands quadrupèdes domestiques, se compose d'une bricole et d'une avaloire, placées au niveau de la jonction des membres avec le tronc, et reliées entre elles de chaque côté, par une lanière en cuir, fixée à l'avaloire comme on le voit en L (*fig.* 28). Cette lanière passe sur une boucle à rouleau, B (*fig.* 28), fixée à chaque extrémité de la bricole, revient en arrière pour s'engager dans une boucle semblable B' (*fig.* 28), disposée à chaque bout de l'avaloire. L'extrémité de cette lanière est ensuite confiée à un aide ou

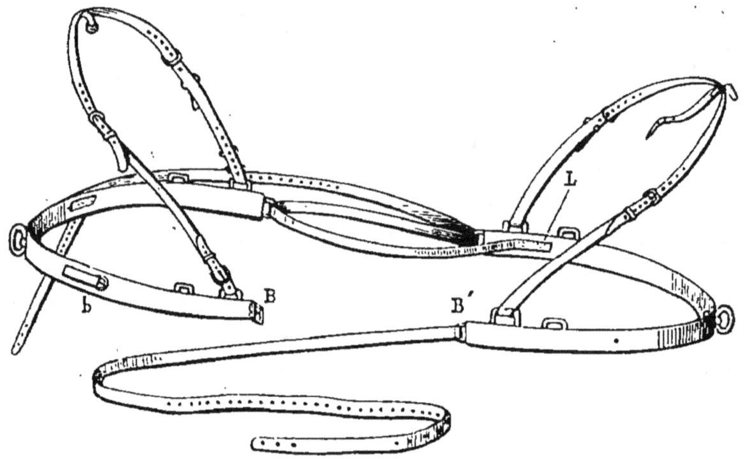

Fig. 28. — *Hippo-lasso ou lasso dompteur* de MM. Raabe et Lunel.

fixée dans une petite boucle à ardillon (b), placée sur le côté de la bricole, de telle sorte que l'on peut resserrer l'appareil au degré qui est jugé nécessaire. — Deux courroies passées au-dessus de l'animal, sur le garrot et sur les reins, suspendent le lasso.

Deux plates-longes ou deux lacs munis de ganses, pourraient à la rigueur, remplacer l'*hippo-lasso*.

Dans le plus grand nombre des cas, cet appareil se place très-facilement sur le cheval, à la manière d'un harnais ordinaire ; mais, quand on a affaire à un animal très-méchant, MM. Raabe et Lunel conseillent d'opérer dans l'écurie et de la manière suivante :

« Le cheval étant attaché haut et court après le râtelier, un homme placé du côté montoir présente la bricole ouverte en avant du poitrail ; un deuxième homme, placé du côté hors montoir, reçoit l'extrémité de cette bricole, laquelle ne touche pas encore l'animal ; ce n'est que lorsque la courroie de support de cette partie du lasso a été passée au-dessus de l'encolure et qu'elle est bouclée du côté opposé que ces hommes abandonnent la bricole, qui pend au cou du cheval. L'avaloire est alors mise aussitôt en travers, au-dessus de l'encolure et l'homme, placé du côté où la courroie de resserrement du lasso n'est pas engagée dans ses boucles de va et vient, l'y engage rapidement, en observant de la maintenir sur son plat, et il en boucle l'extrémité. — Il ne reste plus qu'à garnir l'arrière-main, ce qui serait la partie la plus dangereuse de l'opération ; mais le danger disparaît, grâce à une corde quelconque que l'on a passée à l'avance, en double, dans l'anneau fixé au centre et en arrière de l'avaloire et qu'il suffit de tirer à soi, étant à distance et derrière le cheval. Cette corde fait glisser en arrière l'avaloire, qui vient en quelque sorte coiffer l'arrière-main de l'animal. »

« Quand il est possible d'engager la tête et l'encolure du cheval sans trop de difficultés, ce n'est qu'après cette opération qu'on attache le cheval au râtelier. Dans ce cas, le lasso est présenté fermé à l'avance, et, pour embrasser la croupe, on opère comme nous venons d'indiquer (1). »

Quoi qu'il en soit, l'hippo-lasso ainsi disposé fonctionne à la manière d'une moufle, ce qui permet d'obtenir, par de légers efforts de traction exercés sur la courroie de resserrement, des effets très-considérables. — « Sous son action, dit H. Rodet, le bipède antérieur et le bipède postérieur se rapprochent peu à peu l'un de l'autre ; la base de sustentation se rétrécit graduellement, l'équilibre devient de plus en plus instable, et, si l'on continue à agir, on voit bientôt l'animal, étonné, réduit à l'impuissance, s'affaisser sur lui-même et se coucher sur le flanc pour éviter une chute devenue imminente. — Mais il n'est pas nécessaire d'aller jusque-là pour dompter l'animal le plus méchant ; car, aux premières tractions opérées sur les longes de l'appareil, ses efforts, ses moyens de défense se trouvent complétement paralysés (2). »

D'après M. H. Bouley, « l'hippo-lasso ne saurait être mieux comparé qu'à un *travail* portatif, très-léger, d'un très-petit volume, que le vétérinaire peut facilement emporter avec lui et qui deviendra, lorsqu'il sera connu, l'un de ses plus utiles auxiliaires dans l'exercice de

(1) *Hippo-lasso*, etc., broch. in-8 par MM. Raabe et Lunel. Paris, 1859, p. 20.
(2) *Journal de méd. vét. de Lyon*, année 1859, p. 470.

sa pénible et dangereuse profession. » Une fois, dit encore M. H. Bouley, que l'animal est enfermé dans l'enceinte de cet appareil, il ne peut ni frapper du devant, ni ruer en arrière, et les ruades en avant des membres postérieurs n'ont pas lieu parce que l'instabilité de l'équilibre qui résulte du rapprochement des membres, empêche l'animal de détacher l'un d'eux du sol, par la crainte d'une chute qu'il sent imminente. Dans ces conditions, les opérations debout peuvent être pratiquées très-commodément sans que l'opérateur ou ses aides courent la chance d'être frappés ; seulement, comme l'hippo-lasso, lorsqu'il n'est pas étroitement serré, permet une certaine liberté de mouvements par pas raccourcis, il faut être prévenu de la possibilité d'une chute, si ces mouvements viennent à se précipiter sous l'incitation de la souffrance, et il est prudent d'appliquer des genouillères au cheval sur lequel le lasso est jeté ou de disposer sous lui une litière (1). »

M. Lecoq, M. Rey, pensent également que l'hippo-lasso est un excellent moyen de contention à l'aide duquel on peut maîtriser les animaux les plus irritables et pratiquer sur eux dans bon nombre de cas, des opérations chirurgicales sans avoir recours à l'abatage.

L'hippo-lasso exerce sur le caractère de l'animal, une influence qui mérite d'être signalée. C'est ainsi que MM. Raabe et Hunel rapportent qu'un cheval très-irritable et qui ne voulait pas se laisser ferrer, devint très-doux et se laissa facilement lever les pieds après l'application du lasso dompteur. M. Bourgeois, vétérinaire militaire, a également constaté l'influence de cet appareil sur des chevaux « méchants, vicieux, qui se refusaient par tous les moyens, soit à la tonte des membres, soit à leur flambage ou à la marque sur le sabot (2). » M. Rey a constaté également qu'un cheval qu'on ne pouvait ferrer qu'au travail, s'est laissé ferrer facilement après l'application de l'hippo-lasso.

C'est donc là, comme le dit M. H. Bouley, une bonne, utile et très-humaine invention, et ceux qui l'ont conçue ont bien mérité de toutes les personnes que leur profession oblige à des rapports de tous les instants, avec les animaux domestiques (3). »

<hr>

CHAPITRE II

CONTENTION DU CHEVAL EN POSITION COUCHÉE

Quand l'opération qu'on se propose de pratiquer est longue, douloureuse et exige que la région sur laquelle on agit, soit immobilisée

(1) *Recueil de méd. vét.*, 1859, p. 505.
(2) *Ibidem*, p. 593.
(3) *Ibid.*, p. 500.

pour ne pas blesser des organes importants, il faut coucher l'animal et l'assujétir dans cette position. A cet effet, plusieurs méthodes sont mises en usage, toutefois, avant toute chose, on doit préparer le lit sur lequel l'animal doit être couché ou abattu. Ce lit consiste en une épaisse couche de litière, de fumier ou de paille, qu'on étend en couche d'autant plus épaisse que le sol est de sa nature plus résistant. Quand on se sert de fumier, il est prudent de l'explorer attentivement, de crainte qu'il ne recèle quelques corps durs : pavés, débris de bois, de fer, ossements, etc.

« Le lit, dit M. H. Bouley, doit mesurer dans sa longueur et sa largeur au moins une fois et demie la longueur et la hauteur de l'animal pour lequel il est destiné. L'excès de dimensions dans ces sens, comme l'excès en épaisseur, ne saurait être un défaut (1). »

A. — MÉTHODE D'ABATAGE PAR LES ENTRAVES.

1° *Procédé par les entravons ordinaires.* — Les entravons (*fig.* 29) sont

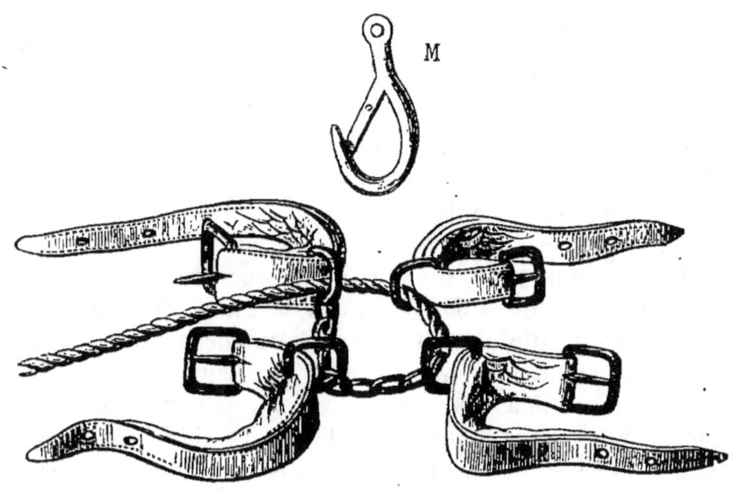

Fig. 29. — *Entravons.*

M, porte-mousqueton.

de fortes courroies en cuir souple, d'une longueur de 0^m,43 sur 0^m,05 de largeur et 0^m,04 d'épaisseur, terminées à une de leurs extrémités par une boucle dont l'ardillon ne doit dépasser le bord que de deux ou trois millimètres, afin qu'on puisse désentraver aisément ; l'autre extrémité est un peu amincie et présente plusieurs trous destinés à recevoir l'ardillon, ce qui permet d'appliquer l'appareil à des chevaux de

----

(1) *Dictionnaire de méd. et de chirurgie vétér.*, par MM. H. Bouley et Reynal, art. Assu-jétir, p. 170.

différente taille. A 0^m,14 du bord de la boucle sur lequel repose l'ardillon, se trouve très-solidement fixé un anneau en bon fer, de forme
ovalaire, et de 0^m,08 de diamètre, en y comprenant l'épaisseur de
chaque anneau, qui est d'un centimètre. Chaque entravon est bien
rembourré afin d'éviter des excoriations. Le *lacs* consiste en une forte
corde, longue de 5^m,50 à 6 mètres, fixée soit directement au moyen
d'une ganse à un entravon qu'on appelle pour cela *entravon porte-
lacs*, soit, comme l'a conseillé M. Rey, par l'intermédiaire d'une
chaîne de 0^m,40 de longueur dont la première maille est passée dans
l'anneau de l'entravon *porte-lacs* et la dernière, fixée à une corde,
longue de cinq mètres environ.

Quand on emploie le lacs, prolongé par une chaîne, il faut avoir encore à sa disposition, une sorte de *crochet* à ressort dit *porte-mousqueton*
(*fig.* 29, M) que l'on place dans l'une des mailles de la chaîne pour
maintenir les entraves réunies.

Lorsqu'on se propose de coucher un cheval, on prépare préalablement le lit comme nous l'avons indiqué, puis l'animal étant à jeûn, on
le conduit au moyen du bridon ou du licol dont la longe est passée
dans la bouche, dans l'endroit où il doit être abattu. M. H. Bouley
prescrit de faire monter le cheval sur le lit et de le placer parallèlement à sa longueur, sur l'un de ses bords, les pieds dans la litière.
« Lorsque les pieds sont maintenus sur le sol nu, en dehors du lit, dit
M. H. Bouley, ils sont exposés à glisser au moment où l'on ébranle la
masse de l'animal, et sa chute peut alors s'opérer de trop haut (1). »
D'autres auteurs se bornent à dire qu'il faut placer l'animal au bord du
lit, toutefois il nous paraît préférable de procéder comme l'indique
M. H. Bouley. On garnit la tête d'une capote à lunettes ou d'un tablier,
et l'on applique ensuite les entraves de la manière suivante: un aide
lève le membre antérieur opposé au côté sur lequel on veut coucher
l'animal, puis l'on fixe au paturon de ce membre, l'entravon *porte-lacs*,
l'anneau en arrière et la boucle en dehors, des aides appliquent successivement ou simultanément les entravons aux autres membres en
observant que les anneaux soient dirigés en avant aux membres postérieurs, et en arrière au membre antérieur qui est à l'appui, c'est-à-
dire comme pour son congénère. Cela fait, on engage l'extrémité du
lacs de dehors en dedans dans l'entravon du membre de derrière opposé au côté sur lequel l'animal doit être couché, puis de dedans en
dehors dans l'anneau de l'entravon de l'autre membre postérieur; on
le ramène ensuite en avant pour l'engager de dehors en dedans, dans
l'anneau de l'entravon placé au membre antérieur du côté où l'animal
doit être abattu, finalement, on passe le lacs de dedans en dehors, dans
l'anneau de l'entravon porte-lacs ; ainsi se trouve fermé le cercle complet du cordage qui relie entre eux les quatre membres. On jette alors

(1) *Dict.*, art. Assujétir, p. 170.

une plate-longe autour de la poitrine et l'on confie les extrémités de ce
cordage, à trois ou quatre aides placés du côté où l'animal doit être
abattu. M. H. Bouley, à l'exemple de Vatel, fait appliquer la plate-longe
autour de l'avant-bras du membre où se trouve l'entravon *porte-lacs*,
puis on la ramène par-dessus le garrot du côté opposé.

Les aides nécessaires pour la manœuvre proprement dite de l'abatage, doivent être répartis de telle sorte que celui qui est à la tête, soit le
plus vigoureux et le plus expérimenté. « Il doit se placer du côté sur
lequel l'animal va tomber, tenant d'une main soit l'oreille qui lui est
opposée, soit, si le sujet est trop haut de taille, le montant du licol,
tandis que de l'autre il saisit les rênes du bridon ou la longe du licol
ramenées par dessus la nuque de dehors en dedans, prêt, en exerçant
une vigoureuse traction sur ces liens, à tordre la tête sur l'encolure et
à décomposer ainsi la résistance des muscles qui font mouvoir ce
puissant levier. — Lorsque les chevaux sont trop vigoureux, il faut
deux hommes à la tête : l'un qui tire sur les rênes ramenées par dessus
la nuque, l'autre qui tient l'animal par l'un des montants du licol et

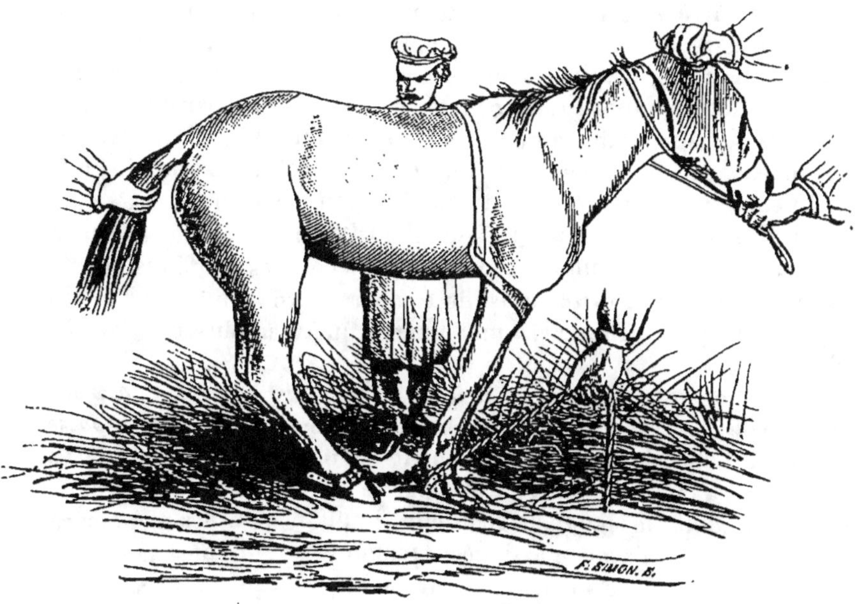

Fig. 30. — *Contention du cheval en position couchée* (attitude du cheval et disposition
des aides au moment de l'abatage).

par une oreille ; à l'opposé, un aide est placé à la queue sur laquelle il
doit exercer une traction vigoureuse pour ébranler l'arrière-main ;
enfin un ou deux aides ont pour mission de tirer sur la plate-longe de
l'avant-bras, tandis que deux autres doivent, de concert avec l'opérateur, faire agir leurs efforts sur le lacs des entravons (*fig.* 30). »
(H. BOULEY.)

Le moment est venu d'abattre l'animal, il faut alors agir avec méthode pour éviter des accidents irrémédiables. « Abattre un cheval, dit M. H. Bouley, ce n'est pas, comme beaucoup le pensent et comme un grand nombre l'exécutent, le faire tomber de son haut sur le sol, en surmontant sa force par une force qui lui est supérieure. Non ; l'abatage méthodique est moins une question de force que d'adresse : il faut savoir mettre l'animal, que l'on veut placer en position décubitale, dans de telles conditions d'instabilité d'équilibre, que lui-même soit sollicité par son instinct de conservation à fléchir ses membres et à se rapprocher du sol pour amortir les effets d'une chute qu'il sent inévitable.»

« On remplit cette indication en rétrécissant dans les plus étroites limites possibles, la base de sustentation. A cet effet, l'opérateur se place en avant de ceux de ses aides qui tiennent le lacs, et, le saisissant d'une main pendant que de l'autre il appuie sur les côtes de l'animal, il commande à l'aide qui tient la tête de lui imprimer un mouvement de recul, en agissant sur les barres ; alors et dans le moment même que l'animal obéit à ce commandement en portant en arrière les membres antérieurs, lui, opérateur, tire sur le lacs et en réduit le cercle proportionnellement à l'étendue du pas de recul que les membres de devant ont exécuté. Si la base de sustentation est encore trop grande pour que, de lui-même, l'animal cherche à se coucher, on complète ce premier résultat en faisant rapprocher mécaniquement, par un aide, les membres postérieurs des antérieurs, et en ayant soin, à mesure que ce rapprochement s'opère, de rétrécir d'autant le cercle du lacs. Lorsque, par cet artifice, on a réussi à faire converger les quatre membres sous le centre de gravité, alors l'équilibre est devenu tellement instable, que l'animal est sollicité à fléchir ses membres pour se rapprocher du sol et éviter ainsi de tomber de trop haut. Dans ce cas, il n'y a plus, pour achever la manœuvre, qu'à remplir une dernière indication :

Ébranler la masse du corps et diriger sa chute de manière à la placer dans la position décubitale la plus convenable pour le but qu'on se propose. A cet effet, l'opérateur saisit le moment où il voit que l'équilibre est devenu tout à fait instable, et alors, par la parole ou par le geste, il donne à ses aides le signal d'accomplir simultanément les manœuvres qui leur ont été d'avance assignées, manœuvres qui consistent, pour les uns, à tirer dans le même sens sur la plate-longe de l'avant-bras, sur la tête et sur la queue, afin d'ébranler la masse par en haut, tandis que les autres l'ébranlent par en bas en tirant sur le lacs, en sens opposé, et en rapprochant de plus en plus les quatre membres. De ces deux actions inverses et simultanées, la plus énergique doit être celle qui s'exerce sur la partie supérieure du corps. L'action du lacs doit avoir moins pour but d'ébranler la masse que de résister passivement aux efforts que fait l'animal pour dégager ses membres et reconquérir son équilibre.

« C'est à ces conditions que la chute s'effectue suivant toutes les règles. Que si, au contraire, on exerce sur le lacs une action trop puissante, comme cela arrive quand on emploie un grand nombre d'aides, alors les pieds sont brusquement détachés de terre et la masse du corps, entraînée par la traction supérieure, est lancée sur le sol avec une violence souvent dangereuse.

« Pour qu'un animal soit abattu convenablement, il faut ou bien qu'il s'infléchisse sur les genoux et qu'il s'étende tout doucement et *sans bruit* sur le côté, en touchant successivement la litière de l'épaule, des côtes et de la hanche, ou bien que, sa chute commençant par le derrière, on le voie s'étendre doucement de la hanche à l'épaule (1). »

Quand l'animal est abattu, il faut annuler les efforts qu'il fait pour se dégager en ordonnant à l'aide qui tient la tête, de la porter brusquement en arrière, en la saisissant d'une main par l'oreille et de l'autre par le col de la mâchoire inférieure, le pouce de cette main fortement appuyé sur les barres; en même temps, l'aide placé à la queue appuie fortement sur la croupe pour limiter ou empêcher les mouvements du train postérieur, tandis que l'opérateur et les aides tirent fortement sur le lacs pour achever de rapprocher les membres. — Alors, si l'on a employé le lacs muni d'une chaîne, l'opérateur place rapidement le porte-mousqueton dans la maille la plus rapprochée des anneaux, et les membres sont ainsi maintenus rapprochés les uns des autres. Ce moyen, on le voit, est très-expéditif, mais on se tromperait si on le croyait exempt de dangers. Ainsi nous avons vu trois fois, dans une période de dix années de pratique à la clinique de Lyon, l'une des mailles de la chaîne se briser sous les efforts violents du cheval abattu, et, une fois, l'aide chargé de tenir la tête, a été grièvement blessé par l'un des membres antérieurs. — M. H. Bouley conseille d'agir de la manière suivante : « On introduit l'extrémité d'une tige de fer, le tisonnier, par exemple, dans l'anneau de la chaîne du porte-lacs, le plus rapproché des entraves, afin de s'opposer à l'écartement des membres, puis on fait passer une seconde fois le lacs dans les anneaux des entravons pour doubler sa force de résistance, enfin on l'arrête par un nœud qui embrasse son double tour, et dans lequel on a soin d'interposer un petit botillon de paille, afin qu'il soit plus facile à délier. — Si le lacs n'est pas pourvu d'une chaîne, on le passe de nouveau et successivement dans les anneaux de tous les entravons, puis on le fixe comme précédemment par un nœud qui embrasse son double tour, et dans lequel on interpose une forte poignée de paille.

Lorsque l'on a affaire à des sujets très-irritables, prompts à l'attaque et impatients de toute contrainte, les différentes manœuvres que comporte l'abatage, ne peuvent pas s'effectuer avec la régularité que nous avons décrite. « Avec de tels sujets, dit M. H. Bouley, les règles ne

---

(1) *Dict. de méd. et de chirurgie vétér.*, art. ASSUJÉTIR, p. 181 et suiv.

changent pas, mais leur application rencontre de grandes difficultés, et le succès des manœuvres dépend surtout de la spontanéité avec laquelle l'opérateur qui les dirige, saisit l'occasion rapide où l'animal peut être ébranlé sur sa base, sans qu'il y ait danger pour lui de faire une chute de trop haut. Ce qu'il y a à craindre avec de pareils animaux, c'est que, au moment où ils se sentent entravés, ils ne fassent un saut brusque pour se jeter en avant : c'est surtout qu'ils ne s'enlèvent de toute leur hauteur sur leurs pieds de derrière, à l'instant où commencent les efforts de traction sur les cordages qui les retiennent et que des manœuvres intempestives ne les renversent dans cette attitude.

« Pour prévenir ces dangers, il faut donner au lit une grande étendue, beaucoup d'épaisseur, et faire concourir l'irritabilité même des sujets et la soudaineté de leurs mouvements aux efforts qui tendent à les renverser.

« A cet effet, le lacs étant maintenu tendu, l'opérateur applique sur les fesses de l'animal un coup de fouet ou de cravache, qui le sollicite à un mouvement brusque en avant, d'où résulte immédiatement sa chute amortie, les membres antérieurs ne pouvant se dégager et étant forcés de se fléchir soudainement par le fait de l'obstacle que les entravons opposent à leur extension. »

« L'action des aides du lacs doit être dans ce cas, toute passive ; ceux qui tiennent la plate-longe, la tête et la queue, doivent seuls faire effort pour renverser l'animal sur le côté (1). »

Quand l'animal est ainsi assujéti en position couchée, il est nécessaire dans beaucoup de cas, de dégager un membre antérieur ou postérieur et de le fixer dans diverses attitudes, soit pour découvrir la région sur laquelle on se propose d'opérer, soit pour immobiliser cette région. — Pour y parvenir, il ne faut jamais, comme le fait remarquer M. H. Bouley, « lutter contre la force musculaire du membre à déplacer, par une traction directe, mais, au contraire, décomposer cette force par un artifice très-simple.

« Soit, par exemple, le membre postérieur droit que l'on veut porter vers les parties antérieures pour mettre à nu la région inguinale, comme dans la castration. Une plate-longe est fixée autour du canon de ce membre, dirigée vers le bord dorsal de l'encolure par-dessous laquelle on la fait glisser ; ramenée en croisant le poitrail, par-dessus l'avant-bras du membre antérieur droit, puis engagée sous le jarret du membre postérieur droit qu'il s'agit de déplacer ; rabattue sur la corde calcanéenne et conduite enfin vers le garrot, où un aide s'en empare (*fig.* 31).

« Ainsi disposée, cette plate-longe va fonctionner à la manière du cordage d'une moufle ; le bord dorsal de l'encolure et la corde calcanéenne, sur lesquels elle glisse, faisant l'office de poulies qui changent

(1) *Dict. de méd. et de chirurgie vétér.*, art. Assujétir, p. 183.

la direction de la force et la décomposent. Pour opérer le déplacement du membre postérieur droit, il suffira dans ce cas de deux aides, l'un placé au poitrail, qui tirera sur la plate-longe de dessous en dessus et d'avant en arrière ; l'autre placé au garrot, qui combinera ses efforts avec ceux du premier en tirant sur cette corde d'arrière en avant. On

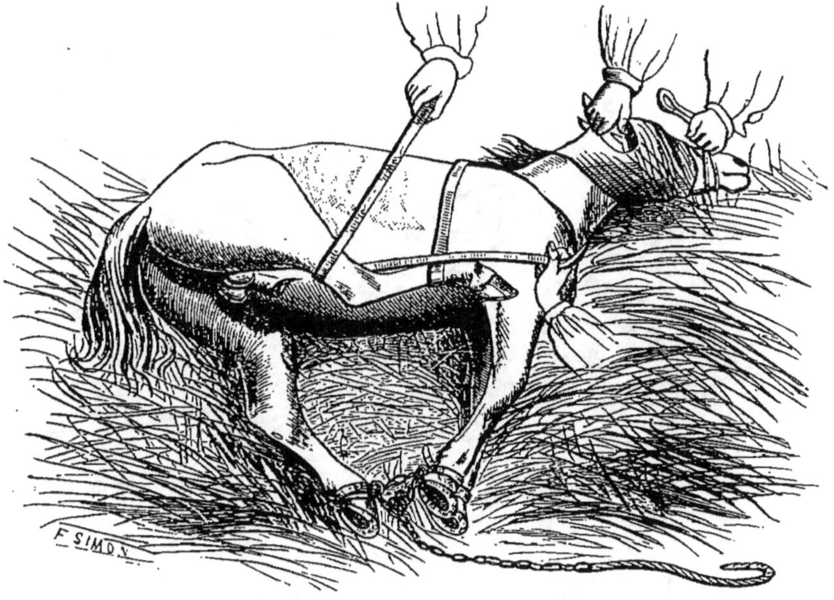

Fig. 31. — *Contention du cheval en position couchée* (manœuvre à exécuter pour amener un membre postérieur sur l'antérieur correspondant).

peut ainsi faire arriver graduellement le pied postérieur jusqu'au niveau de l'articulation scapulo-humérale (1) (*fig.* 31). »

C'est en agissant d'après ces principes, que l'on amène un membre antérieur un peu au-dessus du jarret opposé latéralement (*fig.* 32) ou en diagonale. On fixe alors les membres l'un avec l'autre par deux tours de plate-longe, croisés en X, et étroitement consolidés par un tour horizontal (*fig.* 33).

Lorsque l'opération qui a nécessité l'abatage, est terminée, il faut dégager les membres s'ils ont été préalablement assujétis avec la plate-longe, désentraver l'animal et le faire relever. — Quand un membre a été déplacé et fixé avec la plate-longe, il faut enlever successivement tous les tours que forme ce cordage, et, quand on arrive au dernier, au lieu de laisser le membre se dégager tout à coup, ce qui serait très-dangereux, on replace la plate-longe dans la position qu'on lui avait donnée tout d'abord pour opérer le déplacement, et l'on ramène gra-

(1) *Loco citato*, art. Assujétir, p. 184.

duellement le pied dans l'entravon où il était primitivement fixé.

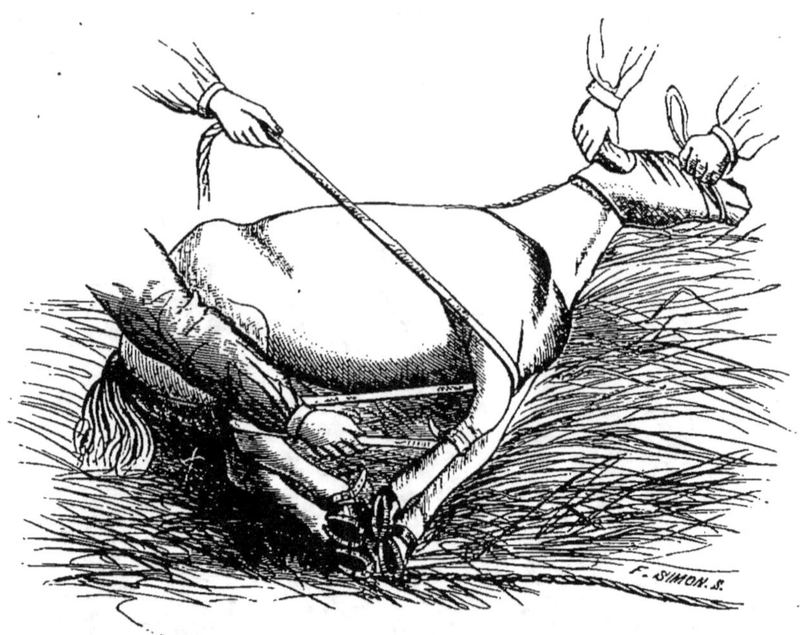

Fig. 32. — *Contention du cheval en position couchée* (manœuvre à exécuter pour fixer un membre antérieur sur le postérieur correspondant).

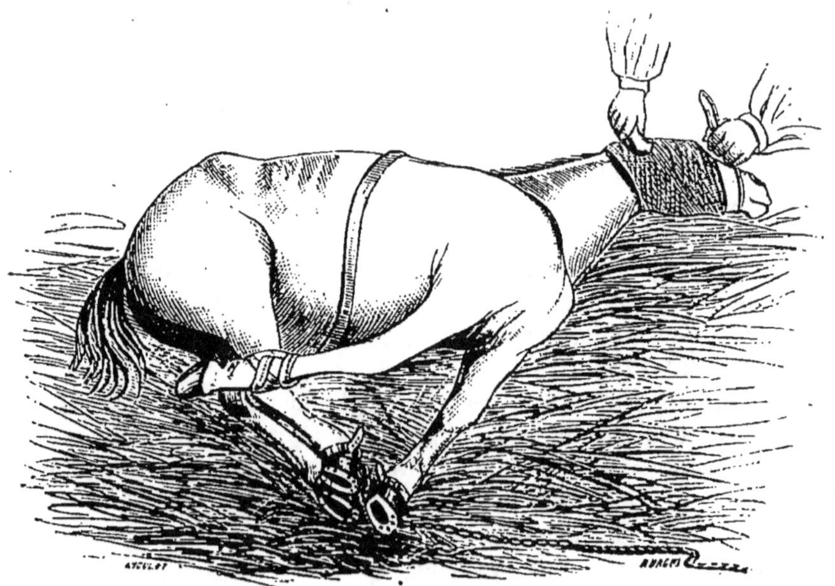

Fig. 33. — *Contention du cheval en position couchée* (membre antérieur fixé sur le postérieur correspondant).

On boucle cet entravon et l'on enlève complétement la plate-longe.

Pour *désentraver* un animal, il faut qu'un aide tire perpendiculairement sur le lacs pour soulever les quatre membres, l'opérateur placé vis-à-vis de la face plantaire des sabots, déboucle successivement, sans brusquerie et sans secousses, les entraves placées en dessous ; puis, l'aide qui tient le lacs, laisse retomber les membres tout doucement et l'on déboucle les entraves de dessus, en même temps l'aide placé à la tête, la porte en arrière et s'efface le plus possible pour éviter d'être blessé, puis il défait les courroies de la capote. Dès que les entraves sont débouclées, on tire doucement sur le lacs afin de les dégager et d'empêcher que l'animal se blesse sur les ardillons des boucles.

Quand un cheval est désentravé, on le fait relever en l'excitant par la parole ou le fouet ; en outre, l'aide placé à la tête, doit faciliter les mouvements auxquels se livre l'animal pour se relever. A cet effet, il se porte rapidement du côté opposé à celui sur lequel l'animal est couché en tirant à lui les rênes du bridon ou la longe du licol, de manière à fléchir la tête et l'encolure. — Dans quelques cas, il est utile d'étendre mécaniquement les membres antérieurs et de tirer sur la queue pour soulever l'arrière-train.

2° *Procédé par les entravons anglais.* — Pour éviter les accidents qui peuvent survenir au moment où l'on désentrave un cheval, Bracy-Clark avait modifié les entravons de la manière suivante : le lacs était terminé par une chaîne en fer d'un mètre de long environ, fixée à l'entravon porte-lacs au moyen d'un petit appareil à vis, susceptible de se défaire promptement, quand on voulait relever l'animal. « Avec ce procédé, quand on ôtait la vis, ce qui permettait de retirer la chaîne, l'animal était libre et se relevait avec les quatre entravons aux pieds ; ce qui n'était pas un petit inconvénient, à cause de la difficulté de les ôter sur l'animal debout pendant les efforts faits par celui-ci pour s'en débarrasser. » (J. GOURDON.) — Nous pensons que cet inconvénient a été

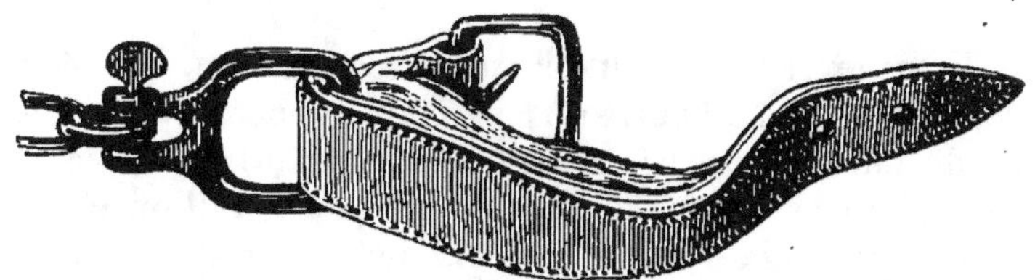

Fig. 34. — *Entravon Bracy-Clarck.*

exagéré, car M. le professeur Rey ayant eu l'idée d'employer ce système, à la clinique de l'école de Lyon, nous avons pu en apprécier la valeur pratique. La figure 34 représente l'entravon porte-lacs, muni de sa vis qu'il suffit d'enlever pour que les membres soient déliés à l'instant même. Un aide lève alors un membre antérieur pendant que les autres enlèvent les entravons. Il n'est pas à notre connaissance qu'aucun accident soit arrivé depuis que ce système est employé à Lyon. Nous ferons remarquer toutefois, qu'il est des animaux très-irritables, chez lesquels l'enlèvement des entravons peut présenter de sérieux dangers ; aussi comprenons-nous que les vétérinaires anglais (Spooner, Gloag) aient modifié les entravons de manière à ce que l'animal s'en débarrasse lui-même en se relevant.

Un entravon anglais (*fig.* 35) est formé par deux courroies d'inégale longueur que l'on voit en A ; l'une d'elles, la plus courte (*a*), est munie

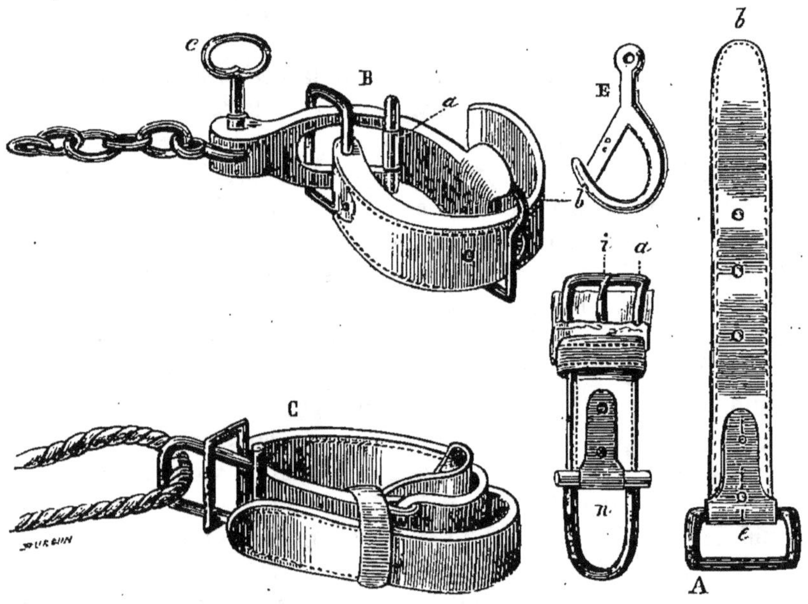

Fig. 35. — *Entravons anglais.*

A, entravon démonté. — B, entravon porte-lacs. — C, entravon dont les deux pièces sont maintenues sur le lacs.

à l'une de ses extrémités d'une boucle avec ardillon, et, à l'extrémité opposée, d'un anneau ; l'autre (*b*) porte une boucle de forme rectangulaire (*c*) destinée à donner passage à l'anneau (*n*) de la pièce, *a*, elle est en outre percée de trous destinés à recevoir l'ardillon (*i*).

L'entravon *porte-lacs* se compose, comme les autres, de deux pièces en cuir, munies d'anneaux et de boucles ; toutefois la pièce, *a*, porte un anneau pourvu d'un petit prolongement, échancré et taraudé, pour donner passage à une vis.

Quand on veut se servir de ces entravons, on introduit l'anneau de l'entravon porte-lacs dans la boucle rectangulaire de la seconde pièce, *b* ; on engage la première maille de la chaîne du lacs, dans l'échancrure de l'anneau, et on la fixe au moyen d'une vis terminée par une clef (*c*) :

la boucle et l'anneau sont ainsi maintenus et ne peuvent se séparer. On applique alors cet entravon à la manière ordinaire, sur le côté opposé à celui sur lequel l'animal doit être couché. Pour mettre les autres entravons, on a préalablement bouclé ensemble les deux pièces de cuir qui les composent, puis on les dispose autour des pâturons en introduisant l'anneau dans la boucle rectangulaire ; un aide passe le lacs dans l'anneau et les deux parties de l'entravon se trouvent ainsi réunies (*fig.* 20, C). On observera d'ailleurs les mêmes règles que pour les entravons ordinaires, c'est-à-dire que les anneaux seront dirigés en avant aux membres postérieurs, et en arrière aux membres antérieurs, les boucles en dehors pour éviter que les ardillons ne blessent les pâturons.

Le circuit formé par le lacs, présente les mêmes dispositions que quand on emploie les entravons ordinaires et l'on observe les mêmes règles pour coucher l'animal, que celles indiquées précédemment. Puis, les quatre membres étant rassemblés en un faisceau, on les maintient ainsi en introduisant le *porte-mousqueton* (*fig.* 35, E) dans la maille la plus rapprochée des entravons.

Avec le *système anglais, l'action de désentraver* l'animal est des plus simples, il suffit d'*enlever la vis*, de tirer modérément sur le lacs et les deux pièces composant chaque entravon, se trouvent ainsi détachées à l'instant et simultanément. A ce moment, il peut arriver, comme l'a observé M. Rey, que l'animal se relève brusquement, les entravons sont alors projetés au loin avec violence et peuvent de la sorte, atteindre les assistants. Pour parer à ce danger, M. Daprey a imaginé un système compliqué, peu applicable à la pratique et qu'il est toujours possible de remplacer par le moyen suivant conseillé par M. H. Bouley : On passe dans chaque entravon, une corde que l'on fixe par un nœud coulant, et, quand la goupille est dévissée, on retire les entravons les uns après les autres au moyen de la corde dont ils sont munis.

Le système anglais a l'incontestable avantage de mettre l'opérateur et ses aides à l'abri des dangers que présente l'action de désentraver ; mais, indépendamment des accidents qui peuvent résulter de la brusque disjonction des entraves, il présente l'inconvénient d'être d'un emploi difficile pour certains chevaux chatouilleux, indociles, sur lesquels il est dangereux de maintenir les anneaux engagés dans les boucles, pendant qu'on passe le lacs qui doit les maintenir rapprochés. En outre, les entravons anglais coûtent deux fois plus que les entravons ordinaires.

3° *Procédés par les entravons improvisés.* — Dans quelques cas exceptionnels, le praticien se voit dans la nécessité d'improviser des entravons.

On se sert, à cet effet de quatre bouts de corde, que l'on enroule autour des pâturons et que l'on noue en dehors, en observant de laisser à leurs anses assez de liberté pour qu'un cordage faisant l'office de lacs, puisse glisser librement entre elles et la peau.

Si l'on a à sa disposition quatre anneaux de fer, on plie en deux, un bout de corde, on en passe les deux extrémités dans l'anneau et on les ramène dans l'anse de la corde, qui forme ainsi un nœud coulant qu'on serre fortement sur l'anneau, puis, on noue autour de chaque pâturon.

A défaut d'anneaux métalliques, on fait un nœud sur chaque bout de corde, plié en deux, on a ainsi une petite anse ou boucle de corde qui remplace l'anneau des entravons ordinaires ; on attache ensuite chacun de ces liens autour des pâturons.

Quel que soit le moyen employé, le lacs est passé à la manière habituelle et fixé par un nœud dans lequel on interpose un botillon de paille.

Vatel d'abord, et M. Gourdon ensuite, ont parlé d'un moyen que M. H. Bouley a décrit de la manière suivante : « Prenez une longe, doublez-la sur elle-même ; placez dans l'anse qu'elle forme en se doublant, le pâturon d'un membre antérieur, et faites un nœud fixe ; puis écartez les deux bouts de la corde, placez entre eux le pâturon de l'autre membre et nouez-les par-dessus. De cette façon, les deux membres antérieurs se trouveront attachés l'un à l'autre par une double entrave de corde. Disposez le même appareil au bipède postérieur. Cela fait, fixez deux cordes dont la longueur dépasse celle du cheval, l'une au milieu de l'entrave antérieure et l'autre au milieu de l'entrave postérieure, et donnez-leur une direction inverse de telle façon que la première vienne sortir entre les membres postérieurs, et la seconde entre les membres antérieurs. Avec un appareil ainsi disposé, en faisant exercer des tractions opposées sur les deux cordages, on arrive à rapprocher tellement les quatre membres, que l'animal est rendu instable sur sa base trop étroite, et qu'il suffit d'un léger effort sur sa tête et sur sa queue pour le mettre bas (1). »

On conçoit que dans ces divers cas, l'action de désentraver est difficile, et que la pression des cordes peut déterminer dans le pli du pâturon quelques excoriations ou blessures, qui peuvent n'être pas sans gravité.

B. — MÉTHODES D'ABATAGE SANS L'EMPLOI DES ENTRAVONS.

On est obligé parfois, dans la pratique, d'assujétir en position couchée, certains chevaux indomptables ou irritables à l'excès, sur lesquels on ne peut appliquer les entravons ; d'autres fois, le praticien n'a pas ces appareils à sa disposition. Pour ces motifs, on a imaginé divers procédés d'abatage que nous allons examiner.

I. *Procédé Rohard.* — Pour mettre ce procédé en pratique, on se sert, soit d'un lacs de 7 à 8 mètres de longueur, muni d'une ganse, soit de deux plates-longes attachées bout à bout. Un aide se place à la tête et

____

(1) *Loco citato*, p. 185.

saisit l'oreille et les rênes du bridon à la manière ordinaire. S'il s'agit
de coucher un cheval sur le côté gauche, par exemple, l'opérateur se
place du côté droit du cheval et vis-à-vis de l'épaule ; il prend l'extrémité
du lacs opposée à la ganse et fait à 2 mètres et demi environ de cette
extrémité, un premier nœud que Rohard appelle *nœud-anneau* (*fig.* 21, A)
et immédiatement au-dessous de ce premier nœud, on en fait un second,
dit *nœud d'arrêt* (*fig.* 36 B) dans lequel le lacs est compris. « De cette
manière, dit Rohard, le nœud forme d'abord une espèce de collier. Ces

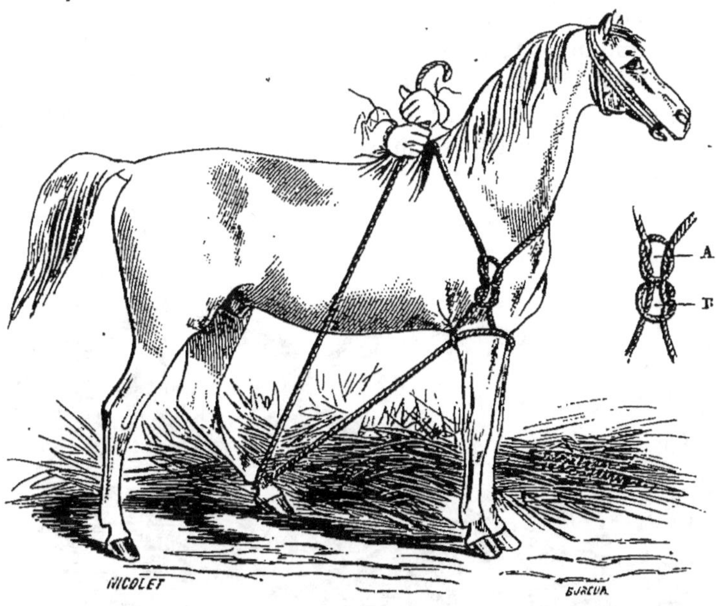

Fig. 36. — *Cheval sur le point d'être abattu*, par le procédé Rohard.

deux nœuds doivent descendre jusqu'au-dessous de la pointe de l'épaule.
Cela fait, on prend l'autre extrémité du lacs que l'on passe par derrière les avant-bras à peu près à leur tiers supérieur ; on la ramène
sur le côté externe de l'avant-bras gauche, puis en avant des avant-
bras, et enfin sur le côté externe de l'avant-bras droit, et au-dessus de
la partie du lacs primitivement passée à la partie postérieure des avant-
bras. On a soin de serrer un peu cette circonvolution, en rapprochant,
s'il est possible, les deux membres antérieurs l'un de l'autre ; puis on
jette le lacs par-dessous le ventre et du côté gauche (*fig.* 36). Tandis
que l'aide maintient cette circonvolution autour des avant-bras, l'opérateur prend avec le lacs le pâturon du membre postérieur gauche de
dehors en dedans et d'arrière en avant ; il en ramène ensuite l'extrémité sur la partie postérieure du garrot et du côté droit. Sans quitter le
lacs, il passe du côté gauche, se place un peu en arrière de l'épaule, pose
le bord cubital de ses deux avant-bras sur la partie postérieure du gar-

rot, afin de pouvoir saisir une plus grande partie du lacs. Ainsi placé,
il tire doucement sur le lacs, en même temps qu'avec son pied droit, il
frappe le pied postérieur gauche du cheval, qui ne tarde pas à le lever.

L'opérateur attire ce membre le plus possible et sans secousse, en
ayant soin de reporter les mains plus loin sur le lacs au fur et à mesure
qu'il avance, et, lorsqu'il s'aperçoit que l'animal veut se défendre, il
commande à l'aide placé à la tête d'agir, tandis que lui-même tire
promptement et avec force, en appuyant le ventre contre le cheval.
Aussitôt le cheval glisse pour ainsi dire sur le ventre de l'opérateur et
tombe sans aucun danger.....

« Le cheval une fois abattu, il s'agit de fixer les membres d'une manière définitive. On commence par le membre postérieur gauche ; on
passe la partie libre du lacs par-dessous l'autre partie, qui s'étend de
la circonvolution des avant-bras au membre postérieur gauche ; puis

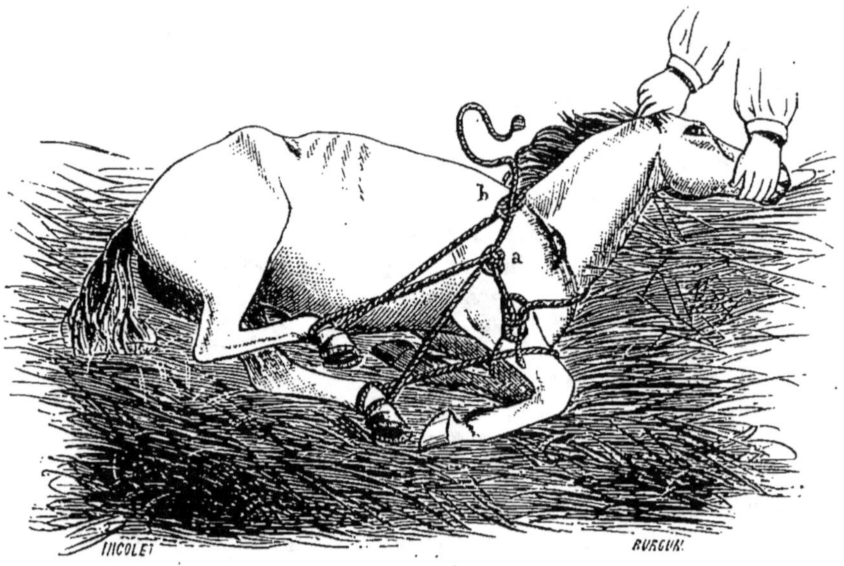

Fig. 37. — *Cheval fixé,* d'après le procédé Rohard.

on replie sur elle-même cette partie du lacs, de manière à former une
anse dans laquelle on prend le pâturon, qui se trouve enveloppé par un
nœud analogue à celui de la saignée ; on le serre en tirant le bout libre
du lacs, que l'on vient fixer au collier par un nœud semblable à celui
de la saignée (*fig.* 37, a); puis on amène l'autre membre postérieur avec
le bout du lacs, qui est encore assez long pour faire deux circonvolutions autour du pâturon et revenir jusqu'au collier où on le fixe par un
nœud simple (1) (*fig.* 37, b).

(1) *Recueil de méd. vét.,* 1831, p. 8 et suiv.

Pour faire relever le cheval, on défait le nœud d'arrêt et l'on dégage les membres du cordage qui les entoure. Mais ce temps de l'opération est difficile et dangereux, il faut, comme le dit Girard « beaucoup de précautions pour éviter des accidents ». Cet auteur faisait remarquer en outre « que si dans l'instant du renversement, l'extrémité saisie par le lacs n'a pas été assez portée en avant, le cheval peut se blesser en gigotant, décrocher même la corde du pâturon (1). » — M. Gourdon rapporte qu'un cheval d'expérience « que M. Rey cherchait à faire tomber par ce procédé se fractura le bassin (2). « Nous avons employé plusieurs fois le procédé Rohard, pour coucher des chevaux destinés aux exercices pratiques de chirurgie des élèves, et, bien que nos sujets d'expérience fussent pour la plupart peu vigoureux, nous pensons que le mode d'abatage dont il s'agit, peut rendre des services au praticien, qui s'est exercé de bonne heure aux différentes manœuvres qu'il comporte. »

II. *Autres procédés.* — Pour coucher un cheval sur le côté gauche par exemple, on peut employer le moyen suivant qui a été décrit par M. H. Bouley. « Appliquez un trousse-pied au membre antérieur gauche ; puis la tête de l'animal étant coiffée d'un bridon, placez-vous du côté où le pied est levé, prenez les rênes de la main droite et fléchissez fortement la tête sur le côté droit, jusqu'au point d'amener le menton sur le dos ; par cette manœuvre vous ferez pencher le corps tellement à gauche, que l'animal sentant son équilibre rompu se laissera aller doucement sur la litière (3). »

Si l'animal qu'il s'agit d'abattre est tellement dangereux qu'on ne puisse l'aborder pour lui appliquer les entraves, on a conseillé de le dompter en le faisant tourner rapidement et étroitement sur lui-même.

On peut encore employer d'autres moyens conseillés successivement par divers auteurs (Girard, Vatel, Gourdon, H. Bouley).

« On jette une plate-longe autour du corps du sujet ; puis on dispose sur le sol l'anse ouverte d'un nœud coulant, et l'on dirige l'animal, dont les yeux sont bandés, de manière qu'il vienne placer l'un de ses pieds antérieurs au milieu de cette anse ; cela fait, le nœud coulant est rapidement serré. Il suffit maintenant pour abattre l'animal, de faire tirer sur la plate-longe du corps, et sur la tête du côté où le membre est pris, en même temps que, par une traction exercée sur ce membre, on lui fait perdre terre. L'équilibre est bientôt rompu par ses efforts combinés et l'animal tombe. Reste ensuite à réunir les membres en faisceaux à l'aide de cordages, ou d'entraves si l'on en a à sa disposition. »

(1) Girard. *Traité du pied*, 3ᵉ édit., p. 139.
(2) *Éléments de chirurg. vét.*, t. I, p. 67.
(3) *Dict. de méd. et de chirurgie*, art. ASSUJÉTIR, p. 186.

Il est un autre moyen d'arriver au même résultat : c'est de se servir de deux plates-longes, l'une pour le bipède postérieur et l'autre pour le bipède antérieur. On place le nœud coulant de la première autour du corps, en lui laissant assez de laxité pour qu'il soit possible de le faire glisser rapidement par-dessus la croupe, jusqu'aux membres qu'il doit étreindre. Cela fait, on dispose sur le sol l'anse tout ouverte du nœud coulant de la seconde, et l'on dirige l'animal de manière à lui mettre les pieds dans le cercle qu'elle représente. Alors, à un signal donné, les deux plates-longes sont tirées simultanément et serrées autour des membres. Il ne reste plus, pour abattre l'animal, qu'à exercer des tractions sur elles en sens opposé, la plate-longe de derrière étant dirigée en avant et inversement pour celle de devant. Sous ces efforts combinés, la base de sustentation est rétrécie au minimum par le rapprochement forcé des membres de chaque bipède l'un contre l'autre et des deux bipèdes l'un vers l'autre ; et, si la manœuvre est conduite avec rapidité et entente, l'animal ne peut éviter sa chute (1) » (H. Bouley).

Enfin, on peut coucher un cheval très-facilement à l'aide du *lasso dompteur* de MM. Raabe et Lunel comme nous l'avons vu (page 432). et appliquer ensuite les entraves. Il existe d'autres procédés d'abatage particulièrement pour la castration, nous les décrirons en parlant de cette opération.

CHAPITRE III

MOYENS D'ASSUJÉTISSEMENT DES ANIMAUX DE L'ESPÈCE BOVINE

ART. 1ᵉʳ. — Contention des bêtes bovines en position debout.

C'est quand les animaux de l'espèce bovine sont maintenus dans cette position que l'on pratique sur eux, la plupart des opérations chirurgicales.

Indications à remplir. — I. *Fixer la tête.* — Nous dirons avec M. H. Bouley, que c'est la condition essentielle pour prévenir les attaques de l'animal et limiter les mouvements brusques de son corps. Divers moyens sont employés pour remplir cette indication.

1° Quand il s'agit d'examiner l'intérieur de la bouche ou de pratiquer une opération de courte durée et peu douloureuse, et que l'animal ne paraît pas méchant, on se borne au moyen suivant : un aide se place

(1) *Loco citato*, p. 188.

d'un côté de l'encolure, à gauche je suppose, il prend avec la main gauche la corne correspondante, tandis qu'avec la main droite passée entre les cornes et descendue sur le chanfrein, il saisit le mufle en introduisant le pouce dans une narine et les doigts, indicateur et médius, dans la narine opposée, en serrant plus ou moins fortement suivant la résistance du sujet.

2° Pour éviter les atteintes des cornes, on emploie quelquefois le moyen suivant : On fixe une corde autour de la base des cornes et on la dirige en arrière pour faire un premier enlacement autour des côtes, et un autre autour du flanc. La corde se fixe ensuite à la base de la queue. Ce cordage maintient de la sorte la tête du taureau élevée, et, quand il cherche à l'abaisser, la corde exerce sur la queue, une pression douloureuse qui oblige l'animal à rester tranquille.

3° Le moyen le plus sûr d'assujétir une bête bovine est de fixer la tête à un poteau ou à un arbre. Deux procédés principaux sont employés suivant les cas.

a. — On place le front de la bête contre le poteau. Une anse de corde ou un nœud coulant est disposé à la base de l'une des cornes, la droite, par exemple, que la corde contourne d'abord pour venir s'enlacer à la base de la corne gauche, passer ensuite sur la nuque pour entourer de nouveau la corne droite, s'enrouler ensuite autour du poteau. La corde revient ensuite à la base de la corne gauche et l'on fait ainsi un deuxième tour semblable au précédent.

Ces tours sont consolidés par un dernier, jeté en travers entre le poteau et la tête, puis, la corde est descendue sur le chanfrein, enlacée autour de la partie inférieure de la tête et son extrémité est confiée à un aide. C'est de cette manière que nous fixons les taureaux pour le martelage.

b. — Quand on pratique la saignée à la jugulaire, on assujétit la bête bovine par les cornes, et l'encolure est appliquée contre l'arbre ou le poteau, par le côté opposé à celui où l'on se propose d'opérer.

Supposons qu'il s'agisse de saigner à la jugulaire gauche, l'animal est amené vers le poteau de telle sorte que la base de la corne droite appuie sur celui-ci.

Une anse de corde est disposée à la naissance de la corne gauche, puis on la fait passer sur le front, pour l'enlacer une première fois à la base de la corne droite, après quoi on l'enroule autour du poteau de telle sorte que son extrémité soit ramenée en arrière sur la nuque et enlacée autour de la corne gauche. On fait alors un deuxième tour semblable au premier, et la corde est ensuite descendue sur le chanfrein, enlacée autour de l'extrémité inférieure de la tête et le bout en est confié à un aide.

4° On peut encore assujétir l'animal en le fixant au joug avec son compagnon d'attelage, ou un autre animal de son espèce.

II. *Limiter les mouvements des membres et prévenir les attaques.* — La conformation anatomique des animaux de l'espèce bovine, s'oppose à la ruade en arrière, mais ils peuvent, avec leurs membres postérieurs frapper en avant et en dehors, c'est-à-dire donner des *coups de pied en vache*. Quand l'un des membres antérieurs est levé, l'animal le porte parfois brusquement en arrière ce qui peut être dangereux. Enfin, on voit souvent des bêtes à cornes se déplacer brusquement d'un côté ou de l'autre, et parfois même elles s'affaissent.

Plusieurs moyens sont mis en usage pour éviter les atteintes des membres.

Voici les plus usuels qui ont été décrits très-succinctement, par M. H. Bouley.

« 1° Entraver ensemble les membres postérieurs avec une longe ou deux entravons associés. Le membre qui reste à l'appui, empêche alors celui que l'animal veut lever de se porter loin.

« 2° Enrouler la queue même de l'animal de dedans en dehors et d'avant en arrière (*fig.* 38), autour de la jambe du membre dont l'opé-

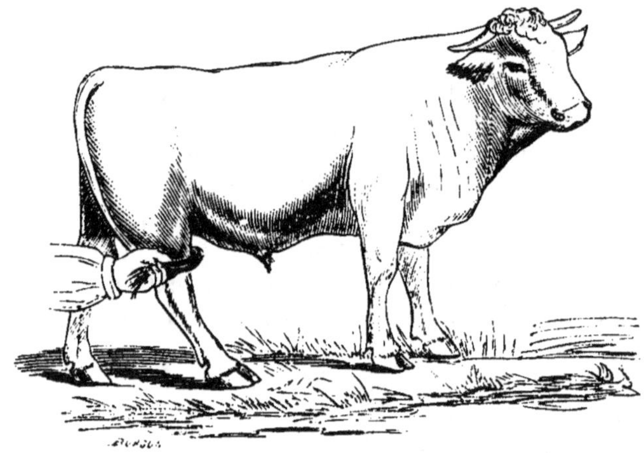

Fig. 38. — *Contention du bœuf* (manœuvre à exécuter pour éviter les *coups de pied en vache*).

rateur peut être menacé, et faire tenir solidement l'extrémité de cette queue par un aide arc-bouté par une de ses mains contre la hanche du sujet. C'est un moyen de contention très-efficace, car il agit à la fois par la résistance que la queue oppose au mouvement du membre en avant, et par la douleur que ce mouvement détermine en produisant sur l'appendice caudal, un tiraillement très-énergique.

« 3° Placer un garrot au-dessus du jarret et le serrer jusqu'à ce que la corde calcanéenne soit mise en contact avec la face postérieure du tibia. Un tord-nez peut parfaitement servir pour cet usage. Par ce moyen de coërcition douloureuse, la flexion du métatarse sur la jambe est empêchée et l'animal se trouve dans l'impossibilité de ruer en avant.

« 4° Enlever de terre à l'aide d'une plate-longe fixée autour des phalanges, le membre postérieur dont on veut prévenir les mouvements d'attaque, et le maintenir attaché soit à l'avant-bras du membre correspondant, soit aux cornes.

« 5° Disposer sous le ventre de l'animal, en avant des jarrets, une perche tenue horizontalement par deux aides. Tout mouvement en avant des membres postérieurs se trouvera empêché par cette résistance.

« 6° Mieux, se servir de cette perche comme d'un levier, à l'aide duquel on immobilisera le corps de l'animal contre un mur en même temps qu'on mettra obstacle à ses ruades en avant. A cet effet, la perche est appuyée obliquement sur le sol du côté opposé à celui où l'opérateur se trouve et placée en avant du grasset ; puis un aide la soutient par son autre extrémité sur l'une de ses épaules et s'en sert comme d'un levier du deuxième genre, pour faire résistance au déplacement latéral de l'animal et l'immobiliser contre un mur. A supposer qu'il soit nécessaire de tourner autour de l'animal, on peut improviser une sorte de travail, en se servant de deux perches, disposées en X sous son ventre, en avant de ses membres postérieurs et appuyées de chaque côté sur les épaules d'un aide. Par cet appareil de contention qu'on peut improviser partout, les déplacements latéraux de l'animal, comme ses attaques, sont également empêchés. » C'est le moyen que nous employons pour le martelage du taureau.

« 7° Immobiliser le corps de l'animal contre un mur, à l'aide d'une plate-longe fixée à un anneau en avant du poitrail et venant s'attacher à un autre anneau en arrière des fesses. On complète avantageusement ce moyen de contention déjà très-efficace, à l'aide d'une perche horizontale ou oblique qui empêche les mouvements des membres postérieurs (1). »

Contention par les boucles. — Pour maîtriser le taureau et le conduire, on applique près du mufle et sur la cloison nasale, une pince ou un anneau, présentant diverses formes.

1° *Pince* ou *mouchette*. — C'est un instrument à l'aide duquel on comprime la cloison nasale. Il en existe plusieurs modèles.

La pince la plus simple se compose comme on le voit (*fig.* 39, A) de deux branches en fer, articulées par une charnière. Ces branches présentent une double courbure en forme de fer à cheval, et se terminent par un petit renflement hémisphérique, poli. Une vis de pression les traverse et permet de les rapprocher à divers degrés, suivant que l'on désire comprimer plus ou moins fortement la cloison nasale.

____

(1) *Dict. de méd. et de chirurgie*, art. Assujétin, p. 195.

« La pince la plus commode et la plus répandue aujourd'hui (*fig.* 39, B), dit M. Reynal, se compose de deux tiges : l'une de 8 centimètres de longueur environ, porte à une de ses extrémités un trou qui donne passage à un anneau et à l'autre un demi-cercle, qui constitue la pince à proprement parler ; l'autre branche, plus courte, également terminée en demi-cercle par une de ses extrémités, est fixée par l'autre

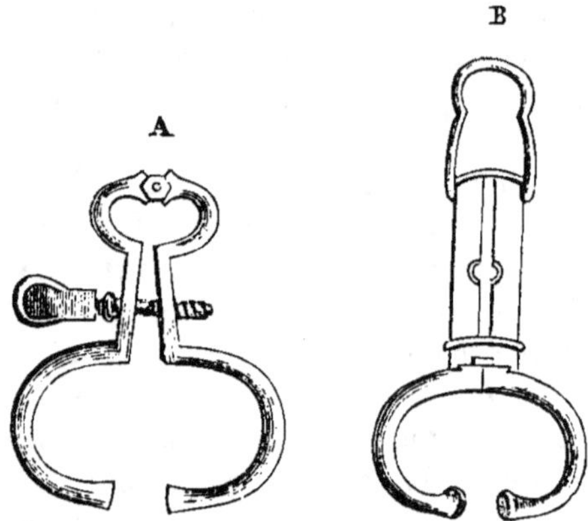

Fig. 39. — *Pinces-mouchettes.*

A, pinces-mouchettes à vis. — B, pinces-mouchettes ordinaires.

sur les parties latérales de la première tige à l'aide d'une charnière mobile dont l'écartement est traversé par une entaille avec perte de substance, pratiquée sur la branche la plus longue ; un curseur mobile rapproche les deux tiges et les maintient fixes à l'aide d'un petit ressort rivé par une extrémité au niveau de l'articulation des deux branches (1). »

Pour appliquer cette pince, un aide tient la tête relevée en saisissant d'une main, une corne, et de l'autre, le mufle, comme nous l'avons décrit précédemment (page 451), « l'opérateur tient de la main droite la mouchette ouverte, introduit d'abord dans le nez la branche fixe, puis la branche mobile ; il les maintient ensuite réunies en faisant glisser le curseur en avant de la coche du ressort » (REYNAL).

Quel que soit l'instrument employé, on adapte à l'anneau une longe ou un bâton conducteur.

2° *Anneau nasal.* — La forme de cet anneau est très-variable suivant les localités.

Quelle que soit sa forme, un anneau ou boucle se compose ordinairement de deux pièces de fer, articulées par charnière à une extrémité, et rivées sur place à l'autre extrémité au moyen d'une goupille. Cet instrument s'applique au bout du nez, et traverse de part en part, la

(1) *Dictionnaire de méd. et de chirurgie,* art. BOUCLEMENT, p. 557.

cloison nasale préalablement perforée. Bella a imaginé un anneau nasal qui présente une brisure. On passe cet appareil à travers la cloison nasale, on le rive au moyen d'une goupille et on le soutient au-dessus du mufle de l'animal, par une têtière avec son montant. M. Roland a inventé un anneau à vis, très-ingénieux et très-utile. Cet anneau est représenté par la figure 40. Il se compose de l'anneau proprement dit, A, et de la pièce, B, disposée sous forme d'anse. « La pièce, A, dit

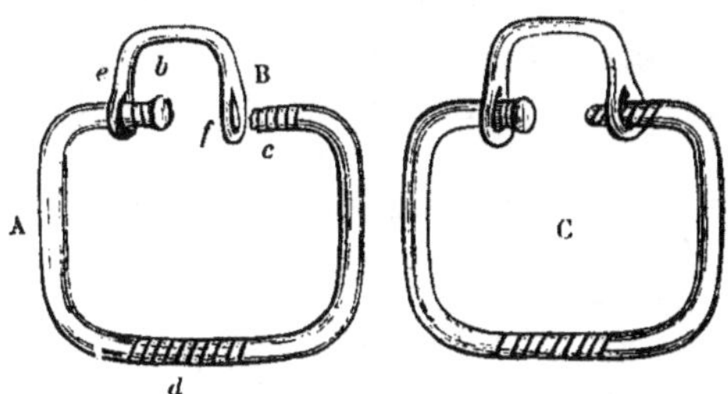

Fig. 40. — *Anneau Roland.*

M. Roland, présente une ouverture nécessaire pour passer l'anneau à travers la cloison du nez, une extrémité, *b*, munie d'une tête plate, une extrémité, *c*, qui porte un pas de vis. En *d*, il est chagriné par des rainures circulaires afin de produire une forte douleur dans le cas où le taureau serait indocile. La pièce, B, en fer à cheval, offre deux ouvertures : l'une en *e* dans laquelle coule aisément l'anneau, A, l'autre en *f*, taraudée.

« Pour placer l'anneau à vis, on le dispose comme on le voit dans la figure 40 (C). Après avoir fixé le taureau à un travail ou à un arbre, on perce la cloison nasale avec un bistouri ou un couteau, ou mieux avec un petit trocart, on passe l'anneau. On le ferme sans faire éprouver la moindre douleur à l'animal, en faisant glisser l'anse, B, de manière que l'extrémité, *c*, vienne en *b*, et que l'ouverture embrasse l'extrémité, *e*, et en vissant alors la pièce, B, sur la pièce, A. On place le frontal comme pour les autres anneaux et l'opération est terminée.

« Si on veut l'enlever, c'est très-facile ; sans fixer le taureau on met une goutte d'huile sur l'extrémité taraudée ; après avoir débouclé le frontal, on dévisse l'anse, B, et on retire l'anneau sans que l'animal se plaigne de la plus petite secousse.

En *résumé*, solidité, simplicité, prix peu élevé, facilité pour la mettre, pour l'ôter sans faire souffrir le taureau, tels sont dit M. Roland, les avantages de l'anneau nasal à vis (1). »

Beury, ancien vétérinaire à Saint-Dizier (Haute-Marne), a inventé « un anneau nasal à charnière, s'ouvrant par le milieu ; l'une des branches se termine par une pointe acérée en forme de lame de canif et se

____

(1) *Annales de l'agriculture française*, 1853 (1).

referme sur la seconde à laquelle elle reste solidement fixée au moyen d'un ressort intérieur.

« Pour placer cet anneau, on se met en face du taureau. La main gauche tenant un bouchon de liége ou un morceau de bois blanc creusé en godet à une extrémité, prend un point d'appui sur le côté droit de la partie antérieure ou fibreuse de la cloison nasale, tandis que la main droite, armée de l'anneau complétement ouvert, opère avec sa pointe un mouvement de pression du côté opposé. Aussitôt que la pointe de l'anneau a traversé la cloison, les deux mains peuvent agir de concert sur les deux branches et opérer leur rapprochement (1). »

M. Percheron a modifié l'anneau de M. Roland, en garnissant l'une

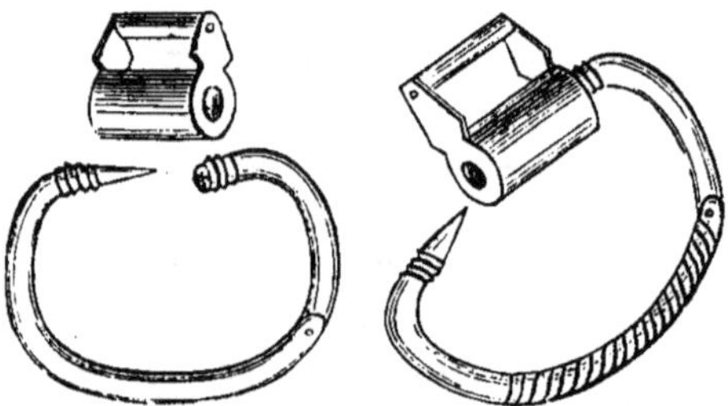

Fig. 41. — *Anneau Percheron.*

des extrémités qui s'engage dans le cylindre creux, d'une pointe acérée semblable à celles d'un trocart, ce qui dispense de l'emploi de cet instrument (*fig.* 41).

Bouclement du taureau. — Pour appliquer l'anneau nasal, il faut préalablement perforer la cloison nasale. A cet effet, on assujétit solidement le taureau en le fixant par la tête à un poteau, ou mieux dans un travail quand on a cet appareil à sa disposition. On dit même que dans quelques cas, il est nécessaire de coucher le taureau que l'on veut *boucler;* mais nous avons pratiqué autrefois cette opération sur quelques taureaux bressans, sans avoir recours à l'abatage.

Quand le taureau est assujéti, l'opérateur, placé à droite de l'animal, saisit le mufle avec le pouce et l'index de la main gauche, puis avec la main droite armée du trocart, il introduit cet instrument dans la cavité nasale droite, et par une forte secousse il traverse de part en part et d'un seul coup, la cloison nasale. On retire alors le poinçon du trocart, et, dans la canule, restée en place, on engage l'une des extrémités de l'anneau, puis on tire à soi la canule tout en poussant l'anneau qui traverse bientôt la cloison nasale, et vient sortir de l'autre côté. Il ne reste plus qu'à le fermer soit au moyen d'un rivet, d'une goupille ou

____

(1) *Journal de méd. vét. de Lyon,* 1862, p. 192.

d'une vis, suivant l'anneau employé. On place ensuite une têtière en cuir.

Lorsque l'animal est solidement maintenu, cette opération, dit M. Reynal, se fait très-rapidement ; elle ne donne lieu qu'à une faible hémorrhagie.

Pour conduire les taureaux très-méchants, on introduit une longe dans l'anneau. Parfois ce moyen est insuffisant ; il faut alors avoir recours au bâton conducteur.

Bâton conducteur. — Ce bâton est formé d'une tige en bois, de 1^m,30 à 1^m,50 de longueur, sur 10 à 12 centimètres de circon-férence, terminée à l'une de ses extrémités, par une pièce en fer, qui s'y trouve fixée à l'aide d'une douille rivée. La forme de l'armature du bâton conducteur va-rie : tantôt c'est une chaînette terminée par une tra-verse, tantôt un crochet fermé par un ressort. Or, M. Roland ayant remarqué que pour appliquer le bâ-ton ou pour le décrocher de l'anneau nasal, il était nécessaire d'approcher les animaux, ce qui peut être dangereux chez certains taureaux très-méchants, M. Ro-land, disons-nous, a eu l'ingénieuse idée d'inverser en forme d'*S* l'extrémité du crochet de l'armature (*fig.* 42), ce qui permet d'appliquer et de retirer le bâton en se plaçant à une certaine distance de l'animal.

Pour maîtriser et conduire les taureaux, M. Vigan a imaginé un appareil très-simple, qui est encore peu employé, et qui, à notre avis, mérite de l'être davan-tage.

« Comme on le voit (*fig.* 43, A), cet appareil se com-pose d'un courte hampe emmanchée dans une douille qui se prolonge en s'amincissant, et qui porte une poi-gnée à son extrémité. A 0^m,20 de la poignée, existe

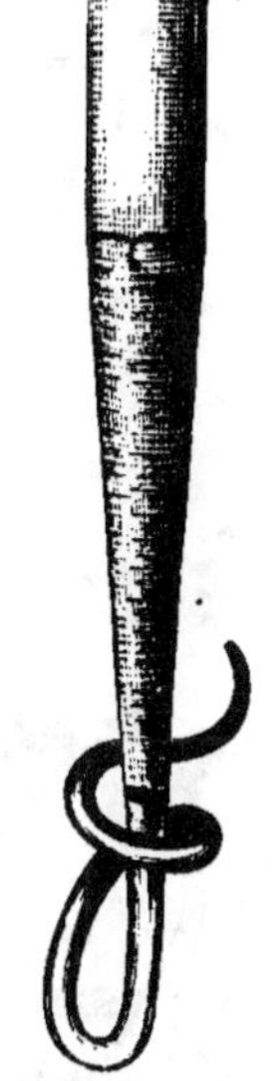

Fig. 42. — *Bâ-ton conducteur* (système Ro-land).

un crochet descendant à angle droit, fixé à queue d'aronde et brasé. La hampe joue en longueur, dans un anneau cousu sur une pièce de cuir destinée à s'attacher aux deux cornes de l'animal ; à l'extrémité opposée à la douille se trouve un arrêt en fer dans lequel passe une sangle en cuir (1). »

Quand l'animal est coiffé de cet appareil, comme on le voit dans la figure 43, B, la hampe ou bâton appuie sur le chignon et le garrot, et fait office d'un levier du second genre ou *inter-résistant.* Cet appareil possède une grande puissance, il empêche l'abaissement de la tête et permet de maîtriser et de conduire facilement les taureaux méchants.

Bouletage des cornes. — On désigne ainsi une opération qui consiste à fixer à la pointe des cornes, une petite boule de bois ou de métal. Cette

---

(1) *Journal d'agriculture pratique,* 1857, p. 66.

opération a pour but d'atténuer les accidents causés par les coups de
corne; elle est également employée dans quelques parties de la France,
notamment dans le Cher, pour éviter les excoriations que les bœufs à
l'engrais, se font avec la pointe des cornes, quand, chose commune,
ils sont affectés de démangeaisons.

Un mécanicien, M. Métayer, a fait connaître le procédé qu'il met en
usage dans le département d'Ille-et-Vilaine pour le bouletage des
cornes (1). On prend une boule en bois (cormier, buis ou tout autre
bois dur, liant et sec) de sept centimètres de diamètre, on la perce

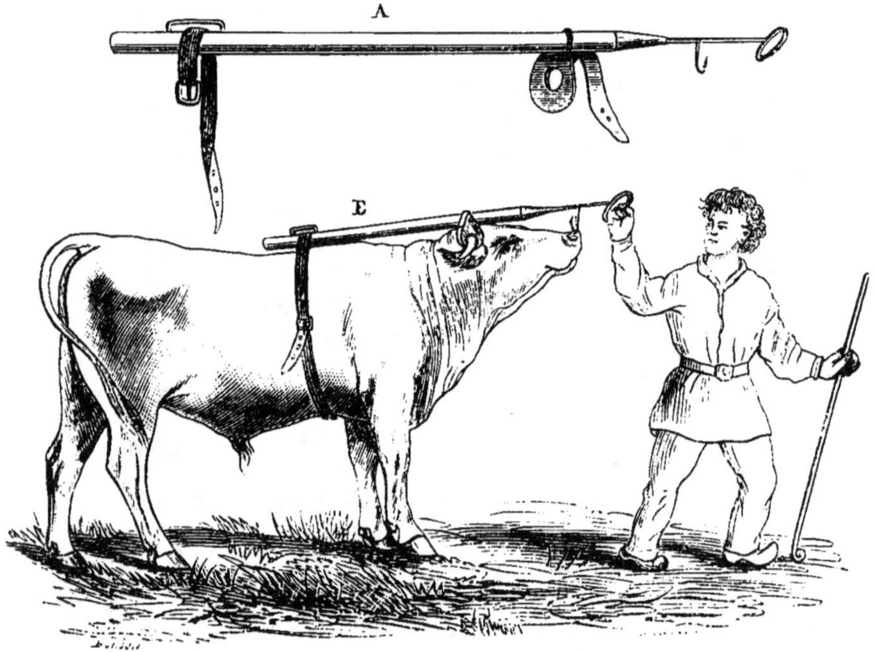

Fig. 43. — *Appareil Vigan.*

A, hampe munie d'un crochet, d'un anneau et de courroies appropriées. — B, appareil en situation.

d'un trou, creusé en cône, dans lequel on enfonce l'extrémité de la
corne en l'ajustant de telle sorte qu'elle ne vacille pas, puis, à l'aide
d'une vrille, on fait un deuxième trou dans la partie moyenne de la
boule suivant une direction transversale. Ce trou traverse à la fois la
boule et la corne. On y introduit un clou *recuit* de la grosseur de la
vrille, et l'on en rive la pointe. Par ce moyen, la boule est fixée.

On pourrait encore, comme le conseille M. H. Bouley, pratiquer
l'ouverture transversale dans la boule, avant de l'ajuster sur l'extrémité
de la corne, et la continuer sur celle-ci (2).

(1) *Recueil de méd. vét.*, 1851, p. 372.
(2) *Ibid.*, 1851, p. 376.

« En Angleterre, dit M. Gourdon, on pratique le bouletage à peu près de la même manière à l'aide de petites boules de cuivre creusées d'une cavité pour laisser pénétrer la pointe de la corne et que l'on maintient en place par une vis (1. »

Contention par les travails. — On emploie parfois pour assujétir les bêtes à cornes, soit un travail analogue à celui que nous avons décrit p. 430, en remplaçant la traverse antérieure par un joug auquel on fixe la tête, soit le travail Desaybats, trop compliqué pour trouver place dans cet ouvrage, soit, et le plus souvent, un travail spécial dont la description a été donnée par Goiffon (2).

Les pièces de bois composant ce travail, représenté par la figure 44, sont solidement implantées dans le sol et reliées les unes aux autres par des *longrines,* c'est-à-dire des traverses de charpente incrustées dans le sol au niveau du pilotage, qui achèvent ainsi l'enracinement de la machine dans le sol.

Les quatre poteaux principaux ont une hauteur totale de 1^m,68 à 1^m,72 au-dessus du sol. Ils sont rectilignes à leur partie inférieure et supérieure.

A 0^m,55 du sol, les poteaux antérieurs, et à 0^m,60, les poteaux postérieurs présentent une incurvation dont la convexité est tournée en dehors. La hauteur de cette incurvation, mesurée du point, *d*, au point, *b*, égale 0^m,73. Il est à remarquer que cette incurvation est plus prononcée pour les poteaux postérieurs, A et C, que pour les poteaux antérieurs, B et D. Cette différence d'incurvation tient à la conformation de l'animal. On sait en effet que le tronc offre moins de largeur en arrière des épaules qu'au niveau des hanches.

On observera encore que les deux poteaux, antérieur et postérieur, B et A, opposés latéralement, sont fixes, tandis que les poteaux, C et D, sont mobiles par le moyen d'une charnière disposée à la partie inférieure, comme on le voit dans la figure 44.

Chaque poteau présente vers sa partie terminale, une mortaise, plus évasée dans les poteaux mobiles que dans les poteaux fixes, afin de donner passage à des clefs, E, F, glissant à frottement doux dans ces mortaises. Quand les poteaux sont relevés et rapprochés au degré convenable, les clefs étant engagées dans les mortaises, on les maintient dans cette situation à l'aide de clavettes en fer, passées dans des trous dont chaque clef est pourvue. Ainsi se trouve fermée par en haut, l'espèce de cage que représente ce travail.

A 0^m,92 des poteaux antérieurs, se trouve un autre poteau, G, muni de chevilles à différentes hauteurs. C'est contre ce poteau qu'il faut fixer solidement la tête.

(1) *Éléments de chirurgie vét.,* t. II, p. 93.
(2) *Éléments de l'art vétérinaire. — Essai sur les appareils et les bandages,* par Cl. Bourgelat, 2e édition, p. 94.

A 0^m,81 en arrière des poteaux postérieurs, existe un dernier poteau, I, muni de chevilles et sur lequel on assujétit l'un ou l'autre des membres postérieurs, suivant le besoin.

Pour fixer un pied antérieur, on se sert d'un support en fer coudé à angle droit, formé de deux parties, l'une cylindrique, garnie d'un coussinet, sur laquelle on fixe le membre, l'autre, aplatie d'un côté à l'autre, constitue une sorte de *tenon*, muni d'un pas de vis à sa partie terminale. Pour se servir de ce support, on engage le tenon qu'il

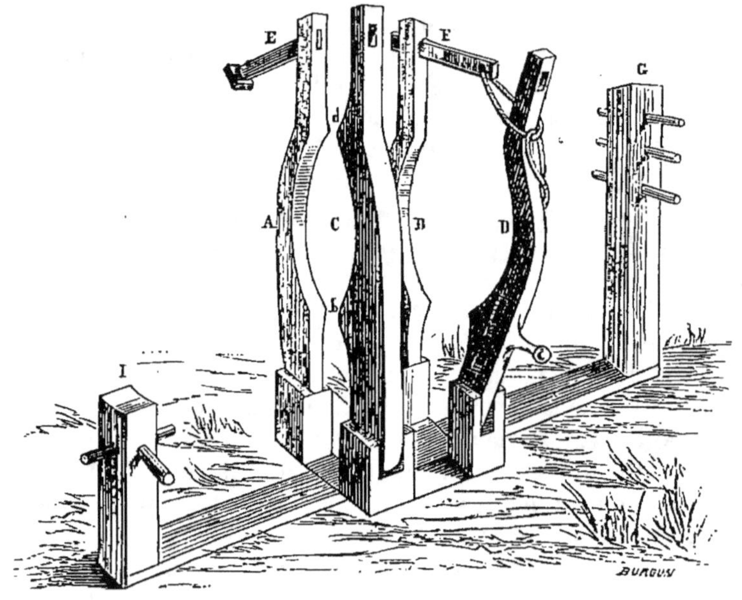

Fig. 44. — *Travail employé pour le bœuf.*

présente dans une mortaise garnie de fer, pratiquée sur les poteaux antérieurs et on le fixe au moyen d'un écrou. Comme chaque poteau antérieur est habituellement pourvu de trois mortaises pratiquées à diverses hauteurs, on conçoit que le pied peut être assujéti à une distance plus ou moins grande du sol, suivant les cas.

Pour assujétir une bête bovine dans ce travail, on commence par rabattre sur le sol les deux poteaux mobiles, puis on fixe solidement la tête de l'animal au poteau, G, en interposant préalablement un coussinet entre le front de la bête et le poteau. On relève ensuite les poteaux mobiles et on les rapproche des poteaux fixes. Le corps de l'animal est ainsi étroitement enserré. Pour empêcher les excoriations, il est bon de placer des coussinets sur les parties des poteaux qui sont en contact avec le corps de l'animal. On maintient ensuite les poteaux, rapprochés, à l'aide des clefs, E et F, comme nous l'avons vu précédemment.

ART. 2. — **Contention des bêtes bovines en position couchée.**

Il est rare que l'on ait recours à cette position pour assujétir les animaux de l'espèce bovine, car, dans le plus grand nombre des cas où l'intervention du chirurgien est jugée nécessaire, il suffit de· fixer solidement les bêtes à cornes par la tête, et de limiter les mouvements des membres par l'un des procédés de contention que nous avons indiqués précédemment, pour agir avec toute la sûreté désirable.

1° *Procédé d'abatage par les entravons*. — Quand on se propose de coucher un sujet de l'espèce bovine, on peut avoir recours au procédé d'abatage par les entravons, en se servant toutefois d'entravons plus petits et moins larges que ceux employés pour le cheval. Ces entravons se placent autour du pâturon, ce qui ne laisse pas que d'être souvent fort difficile sur les animaux dont il s'agit, aussi a-t-on recommandé de les placer au-déssus du boulet.

On procède ensuite de la même manière que pour le cheval et d'après les mêmes principes, en observant, toutefois, de donner au lit une plus grande épaisseur du côté de la tête, afin d'éviter les fractures des cornes. Quand l'animal est couché, il est quelquefois nécessaire pour s'opposer aux mouvements de l'encolure, d'appliquer sur celle-ci une longue traverse de bois, sur les extrémités de laquelle deux aides sont chargés d'exercer une pression proportionnée aux efforts que fait l'animal pour redresser sa tête.

2° *Procédés d'abatage sans les entravons*. — Le docteur allemand Rusff a employé les moyens suivants :

a. On prend une corde de 12 mètres de longueur environ, au milieu de laquelle on fait une anse qu'on fixe autour des cornes. On engage les bouts de cette corde entre les membres antérieurs et postérieurs ; puis on enroule la corde de dedans en dehors, autour de chaque pâturon, et on en ramène les bouts pour les engager dans l'anse disposée autour de la tête, qui, de la sorte, fait office de ·poulie de renvoi ; deux aides placés vers la tête saisissent les extrémités de la corde. A un signal donné par l'opérateur, ils tirent fortement. Ces tractions ont pour effet de rapprocher les ·membres les uns des autres, et d'obliger l'animal à s'affaisser ou s'accroupir d'abord sur le train postérieur, pour s'étendre finalement sur la litière. On conçoit que pour assurer la parfaite exécution de cette manœuvre, il est nécessaire que des aides se placent à la tête et à la queue sur lesquelles ils exercent de vigoureuses tractions. « Les animaux veulent-ils se défendre, quand on tire sur les lacs, ils ne tombent pour cela que plus promptement ; s'ils poussent avec la tête, ou s'ils veulent donner des coups de pied avec les membres de derrière, ou s'ils piétinent seulement, le passage et le raccourcissement de la corde ne s'en fait que plus facilement (1). »

(1) Extrait du *Repertorium der Thierheilkunde* et traduit par Fischer (*Journal de médecine vétérinaire de Lyon*, 1850, p. 275).

b. Rusff a également mis en usage un autre procédé d'abatage, dit *par enlacement.* Ce procédé a été décrit dans le traité de chirurgie vétérinaire de Gurlt et Hertwig.

On se munit d'une corde présentant une longueur de 12 à 13 mètres, à l'une des extrémités de laquelle on fait un nœud coulant. Ce nœud s'attache autour des cornes et l'on dirige la corde sur le bord dorsal de l'encolure jusqu'au tiers postérieur de cette région, où l'on fait un premier enlacement. On suit la colonne vertébrale et l'on pratique un deuxième enlacement derrière les épaules, puis un troisième enlacement au niveau du flanc, autour du ventre et l'on fait tenir le bout de la corde, en arrière, le long du sacrum. « Quand on veut coucher l'animal sur le côté gauche, il faut faire passer la corde du côté droit de l'origine de la queue (Fischer) et *vice versa;* deux aides tirent sur la corde tandis qu'un autre, placé à la tête, cherche à renverser l'animal. Les tractions exercées sur la corde resserrent les enlacements « et l'animal après quelques secondes, se couche tout doucement et tranquillement sur le côté en fléchissant ses quatre membres... Il est utile d'enduire la corde de savon ou de suif, aux endroits où elle se croise, pour diminuer le frottement (1) » (Fischer).

Par ce procédé d'abatage, c'est la compression exercée par la corde sur les régions *enlacées,* qui sollicite l'animal à se coucher. On conçoit, comme le docteur Rusff l'a fait remarquer, que, pour éviter les accidents qui peuvent résulter de *l'enlacement,* il ne faut employer ce procédé d'abatage que sur des animaux qui ont été préalablement mis à la diète pendant quelques heures.

CHAPITRE IV

MOYENS D'ASSUJÉTISSEMENT DES PETITS QUADRUPÈDES DOMESTIQUES

Art. 1er. — Contention des animaux de l'espèce ovine.

Les brebis et les moutons se laissent facilement assujétir, mais on voit parfois certains béliers se défendre vigoureusement. « Les béliers dit M. H. Bouley, ont souvent un caractère fier et agresseur, et il faut être en garde contre leurs coups, surtout lorsqu'on se trouve au milieu d'un troupeau d'animaux reproducteurs que l'orgasme génital rend plus audacieux. Dans ce cas, ce n'est pas l'animal dont on veut s'emparer pour l'assujétir qu'il faut craindre, mais bien ceux qui sont libres dans la bergerie et qui se jettent souvent tête baissée sur l'opérateur et ses aides au moment où ils s'y attendent le moins. Il y a des exemples de violentes contusions et même de fractures de jambes, produites par ces attaques inopinées (1). »

Pour assujétir un mouton, on saisit d'une main un membre postérieur et de l'autre le membre antérieur correspondant, puis on renverse l'animal sur le flanc opposé.

Quand on veut opérer sur la tête, on fait tenir le mouton par un homme assis, qui place contre son ventre le dos de l'animal et saisit les membres antérieurs, puis il assujétit l'arrière-train entre ses cuisses et ses jambes. Parfois l'opérateur maintient lui-même le mouton sans avoir recours à un aide.

Lorsqu'on veut fixer les quatre membres, on lie d'abord les membres de chaque bipède latéral, puis on les réunit par un tour de cordage dont on fixe les bouts par un nœud droit, ou mieux par une rosette.

Art. 2. — **Contention des animaux de l'espèce porcine**.

Pour assujétir un animal de l'espèce porcine, il faut d'abord s'en emparer, ce qui n'est pas toujours chose facile. La plupart des auteurs ont conseillé pour cela les moyens suivants :

1° On attache une ficelle à l'extrémité d'un bâton et l'on fait une ganse ou lacet à nœud coulant à l'extrémité de cette ficelle. On fixe sur ce nœud coulant un morceau de pain ou de viande qu'on présente à l'animal. Dès que celui-ci ouvre la gueule pour saisir cet appât, on tire sur le lacet qui entoure la mâchoire supérieure ; alors le nœud se serre d'autant plus que l'animal cherche à se dégager et en raison même des efforts qu'il fait pour échapper à cette étreinte.

2° On place quelques aliments au fond d'un tonneau, et, quand le porc s'y est engagé, on le saisit par les membres postérieurs.

3° On peut encore saisir le porc en le serrant contre la porte, — préalablement entrebâillée — de la porcherie, au moment où il cherche à y rentrer ou à en sortir.

Pour coucher un porc, deux aides sont nécessaires quand l'animal est un peu âgé ; l'un d'eux saisit une jambe un peu au-dessus du jarret, l'autre s'empare des deux oreilles en se plaçant de côté pour éviter les coups de groin. En agissant simultanément, ils font perdre terre à l'animal et le renversent ; l'aide placé à la tête appuie ensuite son genou sur le cou de la bête.

Si l'opérateur veut examiner la cavité buccale, « il profite, dit M. H. Bouley, des cris que pousse l'animal quand il est couché pour introduire entre les mâchoires, un bâton dont il se sert comme d'un levier afin de les tenir écartées, il confie l'extrémité de ce levier à un aide, ou l'appuie sous un de ses pieds, à la manière des langueyeurs et procède à l'opération qu'il doit pratiquer. Si cette opération doit

____

(1) *Dict. de méd. et de chirurg.*, art. Assujétin, p. 198.

êtreportée jusque dans le pharynx comme la cautérisation par exemple, on peut faire maintenir les mâchoires écartées par deux aides agissant en sens inverse sur des cordages passés dans chacune d'elles ; mais il est préférable de se servir d'une sorte de speculum en bois, formé par une traverse percée dans son milieu d'une large ouverture ovalaire (*fig.* 45). On place cette traverse de champ entre les deux mâchoires,

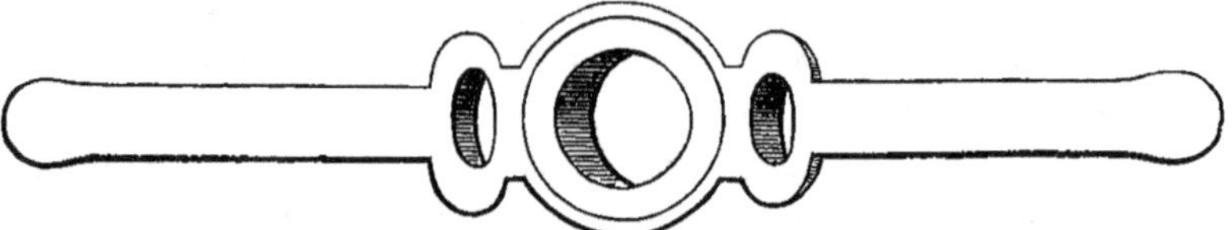

Fig. 45. — *Speculum pour le porc.*

et on les fixe l'une et l'autre dans un état complet d'immobilité à l'aide de cordages enroulés autour de toutes les deux. Ainsi bâillonné, le porc est non-seulement dans l'impossibilité de mordre, mais il est est encore très-facile à maîtriser, grâce aux points d'appui qu'offrent les deux bras de la traverse pour lui maintenir la tête, et s'opposer à tous ses mouvements (1). »

Viborg a parlé dans son ouvrage sur le porc, de l'emploi d'une sorte de tord-nez (*fig.* 46) formé d'un bâton de 40 à 50 centimètres de long,

Fig. 46. — *Tord-nez pour le porc.*

aplati à une de ses extrémités. Celle-ci est munie d'une anse de corde qu'on engage autour des mâchoires, et que l'on serre en tordant. Ce moyen est employé quand les animaux qu'on se propose d'assujétir, cherchent à mordre.

Pour empêcher le porc de *fouger*, c'est-à-dire de fouiller la terre avec le groin et de faire ainsi des dégâts plus ou moins considérables, on a recours à divers moyens.

1° *Incision du groin.* — Cette opération consiste à pratiquer sur le bourrelet du groin, une ou plusieurs incisions dans le sens transversal. On opère sur l'animal, maintenu debout. Quand il s'agit d'un porc peu âgé, un aide suffit pour l'assujétir. Il enfourche l'animal et saisit vigoureusement les oreilles. Lorsque l'animal qu'on se propose d'opé-

____

(1) *Dict. de méd. et de chirurgie*, art. ASSUJÉTIR, p. 199.

rer est âgé, trois aides sont nécessaires : l'un saisit la tête par les oreilles, l'autre s'empare des membres postérieurs au-dessus des jarrets et le troisième, profitant des cris que pousse l'animal, dispose autour de la mâchoire inférieure, une corde munie d'un nœud coulant dont il fixe les bouts sur la mâchoire supérieure.

L'incision du groin est une opération qui est rarement employée, car, dans le plus grand nombre des cas, elle n'empêche pas le porc de *fouger*, et, de plus, elle rend le bouclement beaucoup plus difficile à pratiquer et souvent inefficace.

En pratiquant l'incision du groin, il faut éviter de blesser *l'os du boutoir ou du groin*, afin de prévenir la carie qui pourrait en résulter.

2° *Ténotomie nasale avec excision des tendons releveurs du groin.* — Cette opération a été décrite par Viborg Bardonnet des Martels, MM. Gourdon, Reynal. — Elle consiste dans la section du tendon de chacun des muscles sus-maxillo-labial. — Chez le porc, ces muscles très-puissants, prennent leur origine dans la fossette de la face externe du lacrymal et se terminent sur le groin par un tendon, qui forme sous la peau un relief bien accusé, que l'on peut aisément sentir en abaissant le groin.

D'après Bardonnet des Martels, « chaque tendon glisse dans une espèce de gaîne et est éloigné de un centimètre environ de la ligne médiane, ce qui fait qu'il y a entre les deux tendons congénères, deux centimètres environ d'écartement, à deux centimètres au-dessus du bourrelet (1). »

Procédé Viborg. Faire une incision à la peau, mettre les tendons à découvert, « les traverser d'une aiguille enfilée, les tirer au moyen du fil, hors de l'ouverture de la peau et couper de chaque tendon un morceau de un centimètre 3 millimètres de longueur. L'incision se guérit d'elle-même (2). »

Procédé Bardonnet des Martels. — Sur une truie de 15 mois, fixée debout par trois aides, cet auteur a opéré de la manière suivante : « A 15 millimètres de la ligne médiane, et à 4 centimètres au-dessus du bourrelet, nous avons incisé profondément la peau sur une étendue de 25 millimètres, en suivant la direction du tendon du muscle releveur gauche. Après l'avoir découvert, nous l'avons soulevé avec une érigne et en avons retranché un morceau, long de 15 millimètres environ (3). »

M. Reynal a pratiqué par ce procédé, la ténotomie des tendons releveurs sur des cochons, et il a remarqué que cette opération n'abolissait que très-imparfaitement le mouvement du groin, il pense avec Viborg et Bardonnet « que le *bouclement proprement dit* est le moyen le plus simple, le plus sûr, le plus expéditif et le moins dangereux, pour empêcher les porcs de fouiller la terre (4). »

---

(1) *Traité des maniements*, p. 392.
(2) *Mémoires sur l'éducation, les maladies du porc*, par Erik Viborg, 1823, p. 71.
(3) *Traité des maniements*, p. 393.
(4) *Dict. de méd. et de chirurgie*, art. BOUCLEMENT, p. 566.

J'ai effectué cette opération sur un porc âgé de quatre mois, qui a été placé dans un enclos avec un animal de son espèce et de même âge, que j'ai bouclé au moyen de l'armature bretonne. Je pouvais donc juger comparativement de la valeur respective des deux méthodes. Or, le porc, qui avait subi la ténotomie nasale, a continué à fouger comme auparavant, tandis que celui qui avait été bouclé ne pouvait le faire.

3° *Bouclement.* — On appelle ainsi une opération qui consiste à fixer au centre ou sur les côtés du bourrelet du groin, un fil d'archal diversement recourbé ou une armature particulière. On se sert pour boucler le porc de divers appareils suivant les localités. Le plus simple est formé par un morceau de fil d'archal de la longueur de 4 centimètres environ et de la grosseur d'une aiguille à tricoter, présentant une maille à l'une de ses extrémités.

L'animal étant assujéti et les mâchoires rapprochées à l'aide de l'appareil de Viborg (*fig.* 46), on perce le *boutoir* au moyen d'une alène

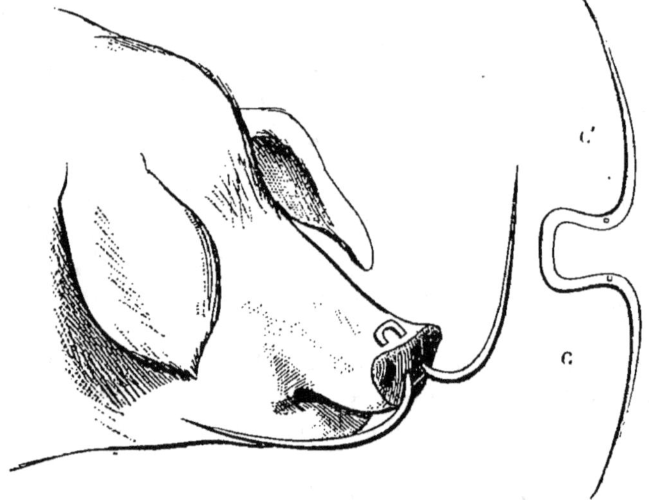

Fig. 47. — *Bouclement du porc* (système Blavette).

à un centimètre en arrière du bourrelet, suivant une direction oblique de haut en bas et d'arrière en avant. On introduit le fil métallique dans cette ouverture; puis, à l'aide d'une pince, on passe le bout du fil dans la maille où on le fixe. On forme ainsi une sorte d'anneau ou de boucle. Parfois, on place deux de ces anneaux l'un à côté de l'autre. Au lieu de se servir d'un fil métallique muni d'une anse, on se borne quelquefois à le recourber en forme d'S, après l'avoir préalablement introduit dans le boutoir. D'autres fois, on emploie un fil dont les extrémités sont pointues et disposées en forme de fer de flèche. Viborg fait remarquer que le porc « s'accoutume bientôt à la douleur produite par la boucle ; il recommence à fouger, et la boucle tombe par suite de la déchirure de la narine (1). »

Pour remédier à ces inconvénients, Blavette a proposé le moyen suivant :

On se munit d'une petite bande de fer, longue de 25 à 30 centimètres, ou d'un simple fil d'archal, aplati dans sa partie moyenne. Cette bande est contournée sur plat, et les deux branches sont repliées ensuite, de manière à former une anse au centre de la bande (*fig*. 47). Ces branches sont percées vers les courbures C, C', de deux trous en regard, l'un rond, l'autre ovale, les trous carrés formant des angles qui diminuent la solidité de la bande. On prépare en outre, une petite clavette munie d'une tête et d'une lame mince comme un clou à ferrer.

Pour appliquer cet appareil, on pratique, avec une forte alène, deux trous dans la partie moyenne du bourrelet du groin, au côté interne du naseau, et de haut en bas, en ayant bien soin de ne pas léser le boutoir. On passe dans ces deux trous, la bande de fer de telle sorte que l'anse embrasse, en arrière du groin, les deux tiers supérieurs de la largeur du nez, et on la fixe à l'aide de la clavette qu'on passe dans les trous et qu'on rive ensuite.

D'après Bardonnet des Martel, son emploie dans le Loiret, une lame à plaque trouée (*fig*. 48), pour boucler les porcs. La tige, longue de 6 à 7 centimètres et large de 4 millimè-

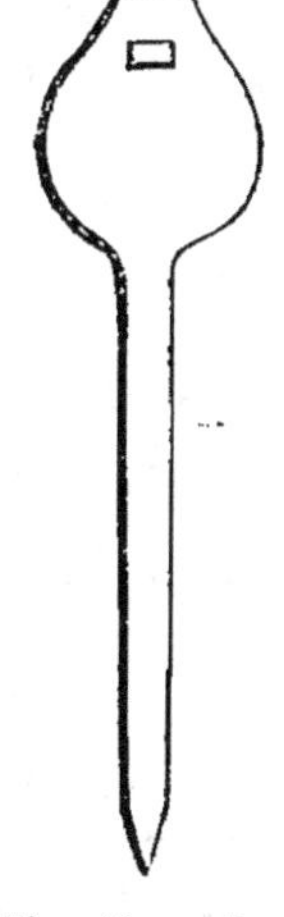

Fig. 48. — *Lame à plaque trouée pour le bouclement du porc.*

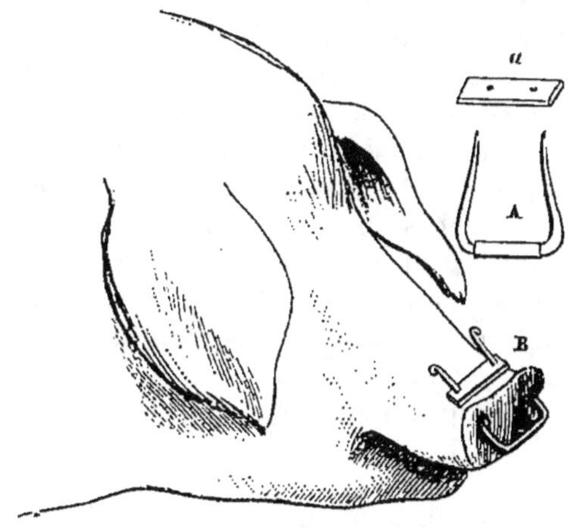

Fig. 49. — *Bouclement du porc.*

A, Armature à double lame. — a, Morceau de cuir pour consolider l'armature et prévenir la déchirure du groin. — B, Armature en situation.

tres, est aplatie, elle ressemble à la lame d'un clou à cheval. La

(1) *Mém. de la Soc. vét. du Calvados et de la Manche,* 1837.

plaque, de forme un peu triangulaire, a 15 millimètres environ de côté. « Cet appareil, dit Bardonnet des Martel, sa sur le fil d'archal comme sur la lame à double pointe en fer de lance, le mérite de déchirer moins promptement le bourrelet du groin par la raison que celui-ci se trouve protégé par la plaque trouée. » Pour appliquer cet appareil, on fait pénétrer la lame à la base du bourrelet, d'arrière en avant et de haut en bas, à la manière d'un clou, on rabat la plaque sur le groin et l'on passe la pointe de la lame dans l'ouverture que présente la plaque. En outre, on recourbe cette pointe de telle sorte qu'elle soit dirigée vers la face inférieure du groin, afin de piquer l'animal s'il cherche à *fouger*.

On emploie encore dans beaucoup de contrées, notamment en Bretagne, un appareil que Bardonnet a qualifié d'*armature à double lame* (*fig.* 49).

Cet appareil, qui représente dans son ensemble une sorte de petite fourche, se compose de deux branches ou lames métalliques d'une longueur de 5 à 6 centimètres sur 5 millimètres de largeur et un millimètre d'épaisseur, terminées en pointe et reliées l'une à l'autre par une traverse cylindrique autour de laquelle roule une sorte d'anneau ou de manchon très-mobile. Les branches sont incurvées à leur point d'union avec la traverse, afin d'embrasser exactement le contour du groin.

Pour appliquer cette armature, on enfonce les deux branches à un centimètre au-dessous du rebord ou bourrelet que présente le groin, à côté des narines, de telle sorte que l'anneau mobile corresponde au centre du boutoir et le déborde de 3 à 4 millimètres. Les branches de l'armature pénètrent donc dans le groin, suivant une direction oblique de bas en haut et d'avant en arrière, pour ressortir un peu au-dessus du bourrelet. Pour les maintenir dans cette situation, on engage dans chacune d'elles, un morceau de cuir épais (*fig.* 49, *a*) de 45 millimètres de longueur et de 15 de largeur, sur lequel on tord ou on enroule plusieurs fois les branches sur elles-mêmes au moyen d'une pince ronde. Cette armature peut être faite en fil d'archal aplati, l'anneau est formé dans ce cas, par un fil de fer ou de laiton roulé en spirales très-rapprochées. Bardonnet des Martels pense que de tous les appareils employés pour boucler le porc, cette armature est « la plus solide et la plus durable lorsqu'elle est faite en fer doux et convenablement placée. »

Art. 3. — Contention du chien et du chat.

Pour empêcher le chien de mordre, on se sert, comme on le sait d'une *muselière*. A défaut de cet appareil, on emploie une corde ou un ruban de fil que l'on noue d'abord autour de la mâchoire inférieure, puis on rabat ses deux bouts sur la mâchoire supérieure où on les fixe .

par un nœud droit à rosette. Par ce moyen, les mâchoires sont étroitement rapprochées. Mais il faut veiller à ce que le chien ne se débarrasse de ce lien avec ses pattes antérieures. Pour cela, il faut faire tenir les pattes par un ou deux aides, ou bien les fixer en les liant ensemble, comme on le fait pour le mouton.

On a affaire parfois à des chiens indociles, hargneux, dont il est difficile et dangereux de s'emparer. Dans ce cas, on emploie une longue pince en fer, sorte de tenaille, dont les mors sont recourbés et forment un collier (*fig.* 50) dans lequel on étreint le cou de l'animal sans

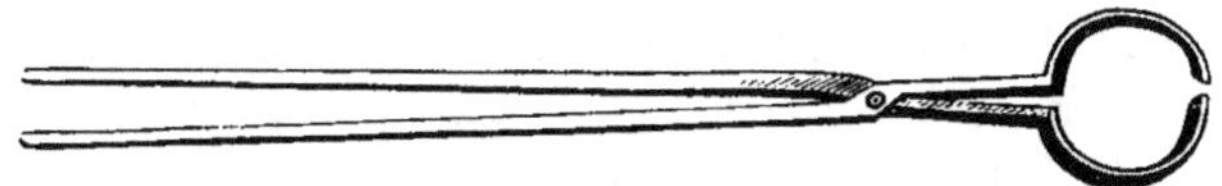

Fig. 50. — *Pince-collier pour saisir le chien.*

trop serrer, toutefois. C'est par ce moyen que nous saisissons quelquefois des chiens enragés, soit pour recueillir de la bave, soit pour injecter des médicaments dans le tissu conjonctif. « A défaut de *pince à collier*, dit M. H. Bouley, on peut faire usage, pour remplir le même office, de deux longs bâtons portant l'un et l'autre un nœud coulant. Ces nœuds étant placés et serrés autour du cou de l'animal, les bâtons servent à le maintenir à distance entre deux aides.

« De tous les animaux domestiques le chat est peut-être celui qu'il est le plus difficile d'assujétir. Doué d'une souplesse et d'une agilité extrêmes, il échappe facilement aux moyens de contention qui ont peu de prise sur son pelage soyeux et sur ses parties peu saillantes. Armé de griffes et de dents, il sait en faire usage avec une grande énergie; la douleur d'une opération réveille sa nature de tigre, et il faut être en garde contre la perfidie de ses attaques.

« Avant l'invention des anesthésiques, le meilleur moyen d'assujétissement du chat était de l'enfermer dans un sac de forte toile que l'on décousait sur le point où devait porter l'action chirurgicale. Mais, même avec ce moyen, il fallait être en garde contre les morsures ou l'action des griffes à travers les parois du sac.

« Grâce aux agents anesthésiques, la contention du chat est aujourd'hui des plus faciles. On enferme l'animal dans un panier ou dans une boîte où l'on place une éponge imprégnée d'éther ou de chloroforme. Quelques minutes suffisent pour que l'éthérisation soit complète, et l'opération peut alors se faire avec la plus grande sûreté.

« La contention des volatiles s'effectue avec la plus grande facilité. On place la tête de l'animal sous l'une de ses ailes et on l'endort en l'étourdissant par quelques mouvements rotatoires imprimés au corps de l'animal. Cela fait on laisse la tête libre pour prévenir l'asphyxie.

« Pour les oiseaux qui font usage de leur bec dans une intention agressive comme le perroquet, il faut avoir recours au chloroforme. L'anesthésie est presque instantanée »(1). (H. BOULEY.)

CHAPITRE V

DE L'EMPLOI DES ANESTHÉSIQUES

On désigne sous le nom d'*anesthésiques*, des composés qui possèdent la propriété d'abolir la motilité et la sensibilité, et de produire ainsi le sommeil. Ces composés, tirés du règne organique, sont nombreux ; les principaux sont l'éther et le chloroforme.

Indications. — Nous avons vu précédemment que le chirurgien vétérinaire doit avant toutes choses, fixer solidement les animaux sur lesquels il opère, annihiler le plus possible leurs mouvements, et les mettre enfin dans l'impossibilité de faire usage de leurs moyens d'attaque ou de défense. Or, on peut obtenir ce résultat, important au premier chef, par l'emploi des anesthésiques.

L'éthérisation a été particulièrement recommandée en chirurgie vétérinaire, par M. H. Bouley, pour pratiquer certaines opérations, notamment le débridement du collet de la gaîne vaginale dans la hernie inguinale étranglée et la réduction de l'anse herniaire ; la castration des animaux très-irritables et d'un grand prix ; les opérations de pied, telles que le javart cartilagineux et le clou de rue pénétrant. Dans ce dernier cas, il suffit que l'anesthésie soit produite au moment le plus douloureux et dans le temps le plus délicat de l'opération, c'est-à-dire l'extirpation du fibro-cartilage, la section de l'aponévrose plantaire, et lorsqu'on rugine la face postérieure du petit sésamoïde. L'éthérisation peut être également d'un très-grand secours pour la réduction des fractures et des luxations des grands animaux domestiques, ainsi que pour l'évulsion des dents.

Nous avons employé souvent l'éthérisation chez la chienne, pour l'ablation des tumeurs, la castration ; quelquefois pour la cautérisation par le fer rouge et l'opération de la cataracte.

Contre-indications. — Les maladies des voies respiratoires et les affections du cœur augmentent les dangers de l'éthérisation. On ne doit pas non plus soumettre à l'action des anesthésiques, les animaux qui viennent de prendre leur repas, car la réplétion de l'estomac favorise mécaniquement l'asphyxie.

Modes d'emploi. — C'est sous forme d'*inhalations* que l'éther et le chloroforme produisent le plus complétement, leurs effets anesthésiques.

(1) *Dictionnaire de méd. et de chirurgie vét.,* art. ASSUJÉTIR, p. 202.

Pour que l'anesthésie puisse être faite sans dangers, il faut que les vapeurs d'éther ou de chloroforme soient mélangées d'une certaine quantité d'air. « Il résulte en effet de recherches faites sur la constitution de l'air éthéré, par Lassaigne, que la tension de la vapeur d'éther peut, à certaines températures, raréfier l'air au point d'y affaiblir la proportion d'oxygène dont il ne reste plus que 13 à 14 p. 0/0, c'est-à-dire une proportion plus faible que celle de l'air expiré (1). »

On a imaginé divers appareils inhalateurs qui ne sont plus employés de nos jours. L'appareil Defays, décrit dans diverses publications, notamment le *Journal vétérinaire et agricole* de Belgique, tome VI, n'est plus employé aujourd'hui. Il en est de même de celui dont on s'est servi à l'école d'Alfort pendant quelques années (2).

M. Roux, de Toulon, a imaginé une sorte d'inhalateur sacciforme consistant en une petite vessie doublée d'une enveloppe en toile qu'on ferme à l'aide d'un lien passé dans une coulisse, et présentant sur le côté une petite ouverture disposée en entonnoir. Par cette ouverture, que l'on peut fermer et ouvrir à volonté à l'aide d'un petit bouchon, on verse l'éther ou bien on laisse pénétrer l'air dans l'appareil, suivant les cas.

Cet appareil a été quelquefois employé chez le chien; on s'est servi également, pour le cheval, d'un appareil analogue. Mais M. H. Bouley a démontré que l'on pouvait remplacer très-avantageusement, les divers appareils inhalateurs, par deux petites éponges imbibées d'éther. Ainsi préparées, ces éponges sont introduites dans l'une et l'autre narine et maintenues en place par les mains de deux aides, de telle sorte que l'air puisse pénétrer librement dans les cavités nasales. Quand les éponges paraissent desséchées, on les imbibe sur place en versant sur elles une certaine quantité de liquide anesthésique.

A défaut d'éponges, on se sert d'un plumasseau ou de boulettes d'étoupe, que l'on maintient dans les narines, en laissant toujours un libre accès à l'air.

Dès que les animaux respirent les premières vapeurs du liquide anesthésique, ils se livrent à des mouvements désordonnés, et, dans beaucoup de cas, l'anesthésie est complète au bout de 5 à 6 minutes chez le cheval. La quantité d'éther nécessaire pour obtenir ce résultat, varie de un décilitre et demi à 2 décilitres pour le cheval.

Quand on veut éthériser un chien, il faut préalablement lui lier les quatre pattes. Il suffit ensuite d'appliquer sur les narines de petites boulettes d'étoupes imprégnées d'éther, ou bien de lui plonger le museau dans l'inhalateur sacciforme dont le fond est garni d'étoupe, imbibée d'éther ou de chloroforme.

Choix du liquide. — Cette question a été l'objet de vives controverses

____

(1) *Dict. de méd. et de chirurgie vét.*, art. ANESTHÉSIE.
(2) *Recueil de méd. vét.*, 1848, p. 62.

entre les chirurgiens de l'homme. Aujourd'hui encore, les uns préfèrent l'éther, les autres, le chloroforme.

Les premiers disent que l'éther est d'un emploi facile, qu'il est toujours possible d'en graduer la dose suivant l'impressionnabilité des sujets, que si l'anesthésie se produit moins rapidement l'asphyxie est en revanche, moins à craindre que par l'emploi du chloroforme.

Les seconds, à la tête desquels il faut placer M. Sédillot, disent *que le chloroforme pur et bien administré, ne tue jamais*, que la période d'excitation, qui précède les effets anesthésiques, est moins longue avec le chloroforme qu'avec l'éther; que l'anesthésie survient plus rapidement et ne s'accompagne pas au réveil, de ces céphalées qu'on observe chez certains malades endormis par l'éther.

Emploi du chloroforme. — Guidé par les conseils de M. H. Bouley, nous avons employé le chloroforme pour effectuer certaines opérations sur le cheval. C'est ainsi que par ce moyen nous avons pratiqué l'opération du javart cartilagineux par ablation du quartier, sur des sujets très-irritables, en évitant les accidents qui peuvent survenir quand l'opérateur accomplit la manœuvre la plus délicate, c'est-à-dire l'excision de la partie antérieure du fibro-cartilage. A ce moment, si l'animal se débat, l'instrument tranchant blesse le ligament latéral antérieur ou la capsule synoviale articulaire, et, quelquefois même, ces deux organes à la fois. Or, l'observation démontre que ces lésions sont suivies d'une arthrite suppurée et de complications irrémédiables. L'anesthésie prévient tous ces accidents. Il en est encore de même quand il s'agit d'*appliquer le feu* à un cheval d'un tempérament nerveux, et qui paraît doué d'une vive sensibilité. En pareil cas, il n'est pas rare d'observer des fractures de la colonne vertébrale, par suite des mouvements violents et énergiques auxquels les animaux se livrent, quand on applique le cautère sur la peau. Grâce à l'emploi du chloroforme, on évite cet accident mortel. Enfin, nous nous sommes servi du chloroforme avec le plus grand avantage, pour appliquer les entravons à certains chevaux méchants ou chatouilleux, qui ruaient ou frappaient du pied au moindre attouchement dans le pli du pâturon.

Pour employer le chloroforme, nous nous servons d'un appareil très-simple, et qui n'est autre que la muselière en cuir que l'on applique à quelques chevaux de luxe, après leur repas, pour les empêcher de manger leur litière, et prévenir de la sorte un trop grand développement du ventre. Cette muselière, pourvue d'un fond et d'ouvertures latérales, qui permettent la libre entrée de l'air dans les narines, s'applique à demeure, au moyen de deux montants que l'on boucle sur la nuque. On dispose dans cet appareil, quelques boulettes d'étoupe que l'on imbibe de chloroforme. Dès que les premières vapeurs de ce liquide pénètrent dans l'appareil respiratoire, certains sujets s'agitent, mais la plupart restent immobiles, et ne tardent pas à présenter tous les signes de l'anesthésie. Vingt-cinq à trente grammes de chloroforme suffisent pour produire chez le cheval, — dans la plupart des cas, — une anesthésie complète, à la condition toutefois que ce liquide soit *pur* et *bien rectifié*. Dans le cas contraire, il en faut une plus grande quantité, et des accidents peuvent survenir. Par l'emploi du chloroforme, la période d'excitation qui précède l'anesthésie est de très-courte durée, elle passe même inaperçue chez certains chevaux, aussi est-il préférable d'avoir recours à cet agent anesthésique plutôt qu'à l'éther.

Pour provoquer le réveil chez les animaux, on a simplement recours à des affusions d'eau froide sur la tête.

S'il survient une *syncope* et s'il s'agit d'un petit animal, on le porte au grand air, on suspend immédiatement les inhalations anesthésiques et l'on imprime à la poitrine des mouvements de succussion, rapides et saccadés. On a conseillé de verser de l'ammoniaque étendue d'eau dans les cavités nasales, et, comme dernière ressource, la trachéotomie, pour faire la respiration artificielle au moyen d'un soufflet.

CHAPITRE VI

DES ACCIDENTS QUI PEUVENT SURVENIR PENDANT ET APRES LES MANOEUVRES DE L'ASSUJÉTISSEMENT
CHEZ LE CHEVAL

Il y a lieu de distinguer les accidents qui peuvent se montrer quand le cheval est assujéti en position couchée, et ceux qui se produisent par l'abatage de l'animal.

« Les accidents consécutifs à l'application des moyens d'assujétissement résultent, dit M. H. Bouley, de différentes causes, qui sont :

« 1° L'insuffisance des moyens contentifs employés pour limiter les mouvements des animaux ;

« 2° L'abus de la force dans l'application de ces moyens ;

« 3° Le défaut de précautions suffisantes prises, soit pour amortir le choc ou le frottement du corps des animaux contre les objets qui les entourent ou contre le sol ; soit pour prévenir les excoriations qui peuvent résulter du contact prolongé des appareils de contention sur les régions où ils sont adaptés ;

« 4° La violence et la continuité des efforts qu'ils font pour se soustraire à la contrainte qu'ils subissent, surtout lorsqu'ils sont maintenus longtemps en position forcée ;

« 5° L'énergie des mouvements auxquels ils se livrent lorsqu'ils se sentent débarrassés des liens qui les retenaient ;

« 6° L'impuissance de leurs efforts pour se relever, lorsqu'un de leurs membres est engourdi ou paralysé ;

« 7° Les obstacles mis à l'exécution de la fonction respiratoire, soit par les moyens de contention eux-mêmes, soit par l'incurie ou par l'imprévoyance des assistants de l'opérateur;

8° La mise en assujétissement des animaux immédiatement après leur repas ;

« 9° La mise en assujétissement des femelles dans une époque avancée de la gestation (1). »

DES ACCIDENTS CONSÉCUTIFS AUX MANŒUVRES DE LA CONTENTION EN POSITION DEBOUT

1° *Excoriations et déchirures de la peau.* — L'usage immodéré du tord-nez, l'insuffisance de la litière, le froissement des paturons par les entravons, la compression de la plate-longe, les chutes sur les genoux, telles sont les causes de cet accident.

Indications. — Employer le tord-nez avec ménagement. En prévision d'une chute, disposer sur le sol une épaisse litière, appliquer des genouillères à l'animal. Interposer une étoupade entre les entravons et le pli du paturon ; garnir le corps d'une couverture afin de protéger les parties saillantes.

2° *Fractures.* — Elles siégent à la tête, notamment sur le crâne et l'orbite; elles résultent des mouvements violents auxquels l'animal se livre parfois pour se détacher.

Indications. — Appliquer autour de la tête un appareil protecteur, tel que capote à lunettes en toile ou mieux en cuir, couverture pliée en plusieurs doubles, etc.

3° *Déchirures musculaires.* — Elles surviennent surtout quand l'animal est assujéti dans le travail, notamment quand l'un des membres postérieurs est fixé à la traverse de cet appareil; nous avons observé plusieurs fois, en pareil cas, une rupture de la corde tendineuse du tibio-pré-métatarsien. « On prévient cet accident assez grave, soit en suspendant l'animal à l'aide de la sangle, soit en lui faisant faire un pas de recul, de manière qu'il ne puisse tirer sur son membre attaché, en s'arc-boutant sur le sol de l'autre membre postérieur à l'appui (2). »

DES ACCIDENTS CONSÉCUTIFS AUX MANŒUVRES DE L'ASSUJÉTISSEMENT EN POSITION COUCHÉE

1° *Excoriations et déchirures de la peau.* — On prévient cet accident par les moyens que nous avons indiqués précédemment.

2° *Fractures.* — Elles se montrent principalement sur la colonne vertébrale ; elles intéressent soit les dernières vertèbres dorsales, soit les

(1) *Dict. de méd. et de chirurgie*, art. Assujétin, p. 103.
(2) *Loco citato*, art. Assujétin, p. 206.

vertèbres lombaires. On les observe quelquefois sur les membres. Ces fractures résultent dans quelques cas, de l'emploi abusif des forces destinées à opérer l'abatage de l'animal, parfois elles sont produites par des corps durs, des os, des pierres, etc., qui se trouvent dans la litière. Les os qui occupent une position superficielle, comme les côtes, l'angle externe de l'ilium, sont les plus exposés aux fractures. Parfois, le contre-coup, qui résulte d'une chute violente, détermine la fracture du col de l'ilium. Les *fêlures* ou fractures incomplètes des os des membres, s'achèvent souvent au moment de la chute de l'animal.

Mais ce sont surtout les contractions musculaires, énergiques et violentes, auxquelles se livrent les animaux, assujétis en position décubitale, qui déterminent le plus fréquemment des fractures de la colonne vertébrale ou des membres.

Il est à remarquer que ces fractures, notamment celles qui intéressent les vertèbres, présentent toujours un grand nombre de fragments ; elles sont en un mot, *comminutives* ou *esquilleuses*, et M. H. Bouley a expliqué ce fait de la manière suivante : « Lorsque le cheval est fixé les quatre membres rassemblés en faisceau par le nœud des entravons, les efforts qu'il fait pour réagir contre la douleur, ont pour effet de faire fortement arc-bouter la colonne vertébrale en contre-haut, et il est possible que, dans cette forte flexion de la colonne vertébrale, les efforts de pression supportés par chacune des vertèbres (dont le corps représente les voussoirs de l'espèce de voûte formée par la colonne) soient tels, que l'une d'elles cède sous ces pressions extrêmes et s'écrase, comme on voit l'un des voussoirs d'un pont s'écraser et céder sous une pression trop forte, lorsque la substance de ce voussoir est trop molle et n'offre pas aux pressions une suffisante résistance (1). » M. J. Gourdon partage, sous ce rapport, la manière de voir de M. H. Bouley, et il fait observer que la production de cette fracture résulte surtout de la contraction extrêmement puissante du muscle ilio-spinal et de ses congénères dont l'action se concentre en quelque sorte, sur la partie de la colonne vertébrale, qui tend à être voussée en contre-haut par le refoulement des viscères abdominaux.

« Rien de moins étonnant alors que, sous cette puissance extraordinaire la vertèbre, soit en quelque sorte triturée (2). » (J. GOURDON.)

C'est encore à la contraction musculaire qu'il faut attribuer ces fractures que l'on observe parfois, quand les animaux se relèvent.

Indications. — « Observer scrupuleusement les règles qui doivent présider aux manœuvres de l'abatage, lesquelles ont été inspirées par l'expérience des accidents que ces manœuvres peuvent entraîner. Une fois les animaux en position décubitale, amoindrir l'action des muscles fléchisseurs de la colonne vertébrale en faisant toujours maintenir la

____

(1) *Recueil de médecine vétérinaire*, 1852, p. 391.
(2) *Elém. de chirurgie vétér.*, t. I, p. 119.

tête en position redressée ; être très-expéditif dans l'exécution des opérations qui réclament une position forcée des membres ; et si ces opérations exigent du temps comme la cautérisation, diminuer le plus possible la contention ; si les sujets sont très-irritables, recourir à l'emploi des anesthésiques pour annuler leurs mouvements ; s'abstenir d'abattre les animaux dont les membres peuvent être prédisposés aux fractures par suite de contusions ; redoubler de précaution avec ceux qui sont énergiques, hauts de taille, lourds, maigres, etc. ; les aider à se relever, lorsqu'ils manquent de force ; les soutenir avec des appareils convenables lorsqu'ils sont redressés, etc., etc. (1). » (H. BOULEY.)

3° *Luxations.* — C'est un accident très-rare. M. Rey en a cité un exemple très-remarquable. Il s'agit d'un cheval qui avait été couché pour subir l'application du feu sur un engorgement tendineux d'un membre antérieur. L'opération dura trois quarts d'heure ; quand elle fut terminée, on détacha les entraves et l'animal se releva brusquement. Au même instant, M. Rey observa « une sorte de secousse près de l'épaule du membre qui avait été cautérisé. (2). » Il s'était produit une luxation en arrière de l'humérus avec fracture du cubitus.

4° *Distension des muscles, des tendons et des aponévroses.* — Les distensions musculaires sont fréquentes à la suite des manœuvres de l'abatage. On conçoit que les efforts violents auxquels les animaux se livrent pour se débarrasser des liens qui les assujétissent, ou bien les positions forcées des membres pour certaines opérations, déterminent des tiraillements, des déchirures interstitielles. Cet accident se reconnaît à une certaine raideur et parfois même à une boiterie très-forte ; les muscles, qui ont été le siége de tiraillements prolongés. sont tendus, contracturés, douloureux à la pression, tuméfiés ; parfois des abcès se forment dans l'épaisseur des masses musculaires, le pus peut fuser au loin et finalement, dans quelques cas exceptionnels, déterminer la mort de l'animal.

Symph. Bouley a observé sur une jument abattue pour la cautérisation, une déchirure des aponévroses du grand et du petit oblique de l'abdomen non loin du muscle droit (3).

M. Bouley a vu un cas de rupture du tibio-pré-métatarsien sur une jument qui avait été mise en position pour subir une opération sur un sabot postérieur (4).

Bouley jeune a communiqué à la Société centrale vétérinaire, en 1852, un cas de rupture du diaphragme, consécutive à l'abatage d'un cheval auquel, en raison de son indocilité, on avait laissé le tord-nez appliqué à la lèvre supérieure. D'après cet éminent praticien, cette circonstance

(1) *Dict. de méd. et de chirurgie*, art. ASSUJÉTIR, art. 212.

(2) *Journal de méd. vét.*, publié à l'école de Lyon, 1849, p. 108.

(3) *Bulletin de la Société centrale vétérinaire*, t. I, p. 300, et *Dict. de méd. et de chirurgie*, art. ASSUJÉTIR, p. 215.

(4) *Dict de méd. et de chirurgie*, art. ASSUJÉTIR, p. 216.

n'a pas été sans influence sur la production de la déchirure en déterminant un état d'extrême contraction du système musculaire.

5° *Paralysies*. — A la suite des fractures de la colonne vertébrale, on observe une paralysie du train postérieur et les animaux sont dans l'impossibilité de se relever.

Quand les membres sont fixés en diagonale, les rayons osseux éprouvent des compressions qui peuvent ralentir ou suspendre momentanément le cours du sang, léser les cordons nerveux et déterminer ainsi des paralysies locales.

Les phénomènes de paralysie se remarquent quand l'animal est relevé ; dès qu'il essaie de marcher, les rayons du membre qui a été fixé, se fléchissent brusquement les uns sur les autres et la locomotion est tout d'abord impossible. Mais ces phénomènes sont ordinairement de courte durée, ils disparaissent dans les premières heures qui suivent l'opération. Quelquefois, ils se prolongent pendant un ou deux jours, mais en s'affaiblissant graduellement. Par exception, ils persistent d'une manière irrémédiable.

Indications. — « Ne recourir à la position diagonale que lorsqu'elle est impérieusement commandée par les nécessités de l'opération et diminuer le plus possible la durée du temps pendant lequel cette position doit être maintenue. Si l'opération doit porter sur le pied, ce qui est le cas le plus ordinaire, avoir soin conséquemment qu'il soit si bien préparé à l'avance, par le ramollissement et l'amincissement de la corne que l'action opératoire soit réduite à ses temps les plus essentiels. Être le plus expéditif possible dans cette action et dans le pansement consécutif. Si l'animal se livre à des mouvements très-énergiques, revenir aux anesthésiques, surtout dans le cas où l'opération doit fatalement se prolonger (1). » (H. Bouley.)

6° *Ruptures des viscères*. —Gohier a observé une rupture du rectum à 8 centimètres de l'anus, sur un cheval abattu avec violence, et qui avait ingéré préalablement une grande quantité d'eau. M. Rey a vu se produire une déchirure du cœur consécutivement à l'abatage. M. Schaack a observé dans le même cas une rupture de l'artère humérale.

Ces divers accidents sont heureusement fort rares, car, dit M. H. Bouley « si nous prenons pour base de notre appréciation ce que nous avons constaté dans une pratique de vingt ans, nous devons dire que les cas de rupture intérieure sont beaucoup plus rares que les autres accidents » et nous ajouterons que depuis quatorze ans que nous exerçons la médecine vétérinaire, nous n'en avons pas observé un seul exemple.

Néanmoins, nous répéterons qu'il ne faut assujétir les grands animaux en position décubitale, que lorsqu'ils sont complétement à jeûn, et en usant des plus grandes précautions pour leur faire perdre l'équilibre.

(1) *Dict. de méd. et de chirurgie*, art. Assujétir, p. 218

7º *Asphyxie.* — « Cet accident, dit M. H. Bouley, est un de ceux qui doivent être toujours prévus et évités. Il peut être causé par l'application du tord-nez sur une trop grande étendue de la lèvre supérieure, de telle façon que l'orifice des narines est considérablement rétréci et le mouvement de leurs ailes gêné ; par l'enfouissement de la tête trop profondément dans la litière ; par la compression des narines sous les mains des aides qui tiennent la tête ; par la constriction soit de la sous-gorge du licol, soit des liens passés autour de l'encolure pour relever un membre postérieur et enfin par la compression des côtes et du ventre de l'animal sous le poids des aides et des assistants. Ce dernier accident est surtout à redouter dans les amphithéâtres de chirurgie, où les élèves pour suivre de plus près les différents temps d'une opération, ont de la tendance à s'appuyer sur les épaules, la croupe et les côtes des patients. Nous n'avons jamais été témoin d'accidents mortels produits par cette cause, mais nous savons qu'il y en a de très-rares exemples. Les indications pratiques ressortent sans commentaires de ce simple exposé (1). »

(1) *Dict. de méd. et de chirurgie*, art. ASSUJÉTIR, p. 219.

LIVRE DEUXIÈME

ÉLÉMENTS DES OPÉRATIONS

CHAPITRE PREMIER

INCISIONS — DISSECTIONS — PONCTIONS

§ 1ᵉʳ. — Des incisions.

On désigne ainsi des solutions de continuité faites par des instruments tranchants.

Les bistouris, les scalpels, les feuilles de sauge, les ciseaux, sont les instruments habituellement mis en usage.

Bistouri (*fig.* 51). — Cet instrument se compose de deux parties, la *lame* et le *manche*, qui prend aussi le nom de *châsse ;* le point de rencontre de ces deux parties s'appelle le *talon.*

Plusieurs mécanismes sont employés pour fixer la lame du bistouri sur ·son manche. Dans les bistouris ordinaires, deux châsses, réunies à leurs extrémités, soutiennent par un simple pivot la lame de

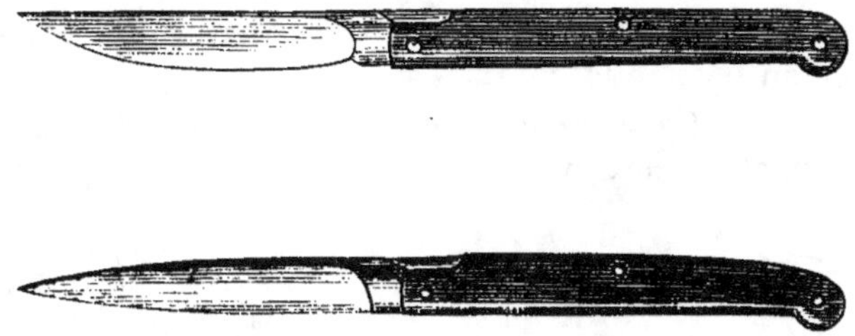

Fig. 51. — *Bistouris, droit et convexe.*

l'instrument ; celle-ci aplatie transversalement à son origine, arc-boute contre le bord postérieur du manche lorsqu'elle est ouverte et ne peut se renverser en arrière ; toutefois, la lame en se repliant sur le manche peut blesser l'opérateur. Pour obvier à cet inconvénient on a *armé* le bistouri, c'est-à-dire qu'on a appliqué un ressort, semblable à celui des couteaux de poche, au point d'union de la lame avec le manche ; en outre les châsses sont unies par leur bord dorsal au moyen d'une tige métallique, qui contribue à former une gaîne à la lame et à augmenter la solidité du manche. On arme encore le bistouri en entourant d'une mèche d'étoupes le point d'union de la lame avec le manche.

Larrey a conseillé l'emploi d'un bistouri dont la lame est fixée par un petit anneau ou une sorte de virole plate moulée sur le manche. Cette disposition, peu usitée en chirurgie humaine, ne l'est pas davantage en chirurgie vétérinaire.

Le tranchant du bistouri est droit ou convexe.

On emploie aussi en vétérinaire, le bistouri boutonné, le bistouri à lame cachée. Nous décrirons ces instruments à propos des opérations qui en réclament l'usage.

Positions du bistouri. — On en a décrit un assez grand nombre, qu'il est rationnel de réduire à cinq principales :

1re *Position.* — *Comme un couteau de table, le tranchant en bas (fig. 52).* — Le pouce et le médius appliqués à l'union du manche avec la lame, l'indicateur appuyant sur le dos et le côté externe de la lame ; l'annulaire et le petit doigt assujétissant le manche dans le creux de la main.

2e *Position.* — *Comme un couteau à découper, le tranchant en haut (fig. 53).*

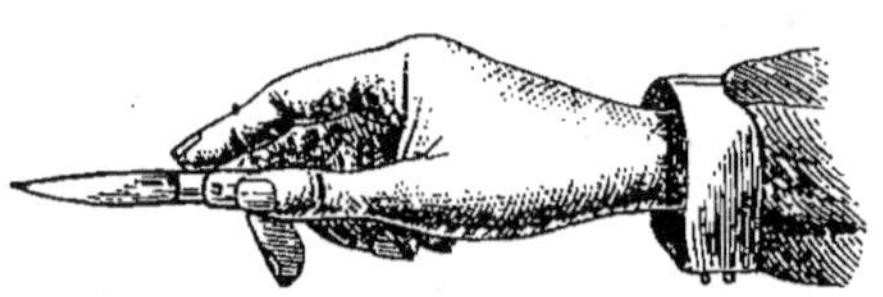

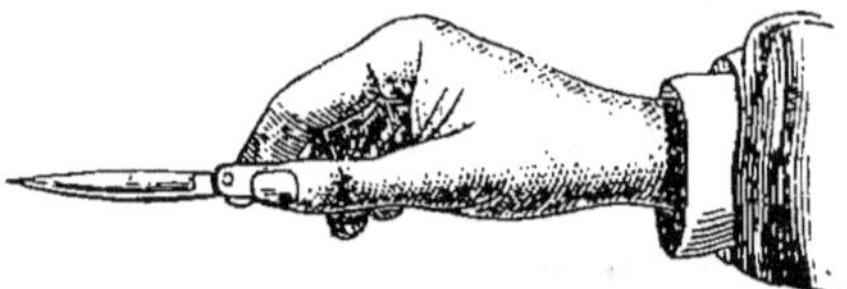

Fig. 52. — 1re *position du bistouri.*   Fig. 53. — 2e *position du bistouri.*

— Cette position n'est qu'une modification de la précédente ; la lame du bistouri, au lieu de regarder en bas, est tournée en haut, et le doigt indicateur en occupe le côté.

3e *Position.* — *Comme une plume à écrire, le tranchant en bas (fig. 54).* — Le pouce et l'index placés sur l'articulation de la lame avec le

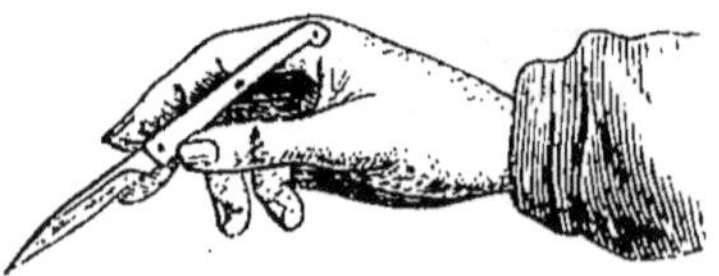

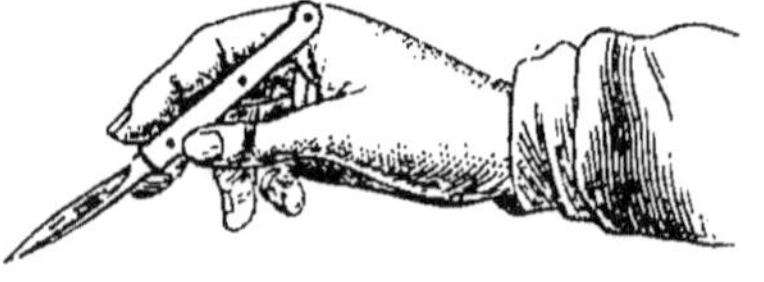

Fig. 54. — 3e *position du bistouri.*   Fig. 55. — 4e *position du bistouri.*

manche ; le médius sur le plat de la lame à une distance variable selon le besoin, le tranchant tourné vers la paume de la main. L'annulaire et le petit doigt servent à prendre un point d'appui.

4e *Position.* — *Comme une plume à écrire, le tranchant en haut (fig. 55).* — Même position que la précédente, seulement le tranchant regarde en haut.

5ᵉ *Position.* — *Comme un archet* (*fig.* 56). — Le pouce et le médius sur l'articulation du bistouri, l'indicateur sur le dos de la lame; l'annulaire et le petit doigt sur le côté externe du manche.

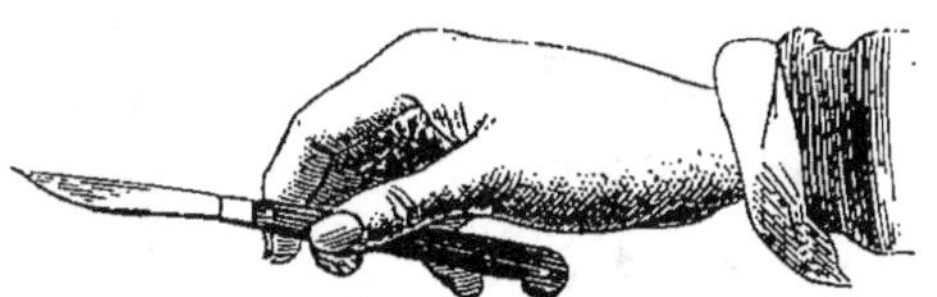

Fig. 56. — 5ᵉ *position du bistouri.*

Quelle que soit la position du bistouri, l'opérateur doit tenir cet instrument d'une main ferme et bien assurée.

2° Feuille de sauge. — On désigne sous ce nom un instrument tranchant employé en chirurgie vétérinaire exclusivement. Cet instrument se compose d'un manche en bois ou en corne, qui porte à l'une de ses extrémités une lame fixe. Cette lame, plus large que celle du bistouri, est courbée sur plat; la partie tranchante est convexe et offre diverses dispositions. Sous ce rapport, on a distingué la feuille de sauge à droite (*fig.* 57, C), la feuille de sauge à gauche (*fig.* 57, A) et la feuille de sauge double ou à deux tranchants (*fig.* 57, B).

On tient la feuille de sauge à pleine main, le manche étant solidement assujéti par les doigts dans la paume de la main droite ou de la main gauche, suivant que l'on fait usage de la feuille de sauge à droite ou de la feuille de sauge à gauche. En outre, quand on se sert de cet instrument, on prend un point d'appui sur les parties voisines, avec le pouce de la main qui tient la feuille de sauge (*fig.* 58).

Quant à la feuille de sauge double, on la tient des deux mains, en appuyant les pouces l'un sur l'autre, comme on le voit dans la *fig.* 59.

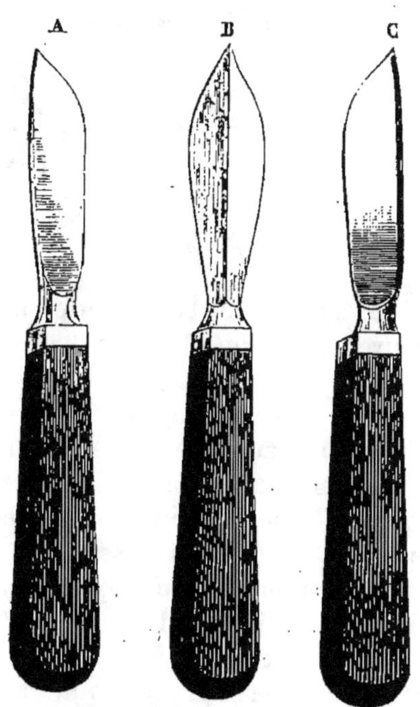

Fig. 57. — *Feuilles de sauge.*

A. Feuille de sauge à gauche.
B. Feuille de sauge double.
C. Feuille de sauge à droite.

La feuille de sauge sert principalement pour les opérations de pied; on l'emploie également pour l'ablation des tumeurs, les résections de parties dures, etc.

3º Ciseaux. — Les ciseaux sont droits ou courbes sur le plat (*fig.* 60) ou courbes sur le tranchant: ces derniers sont peu usités. La pointe

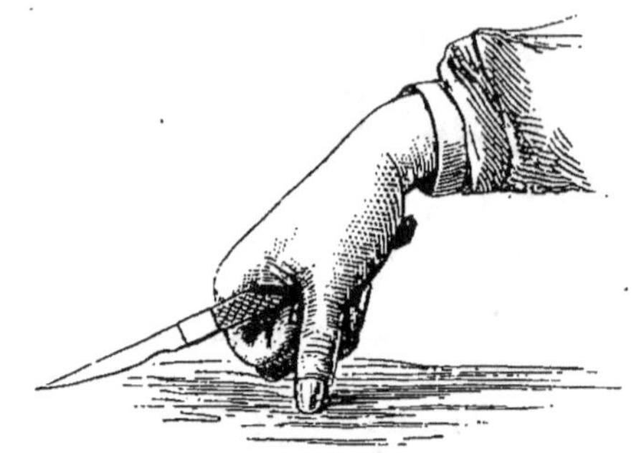

Fig. 58. — *Manière de tenir la feuille de sauge simple.*

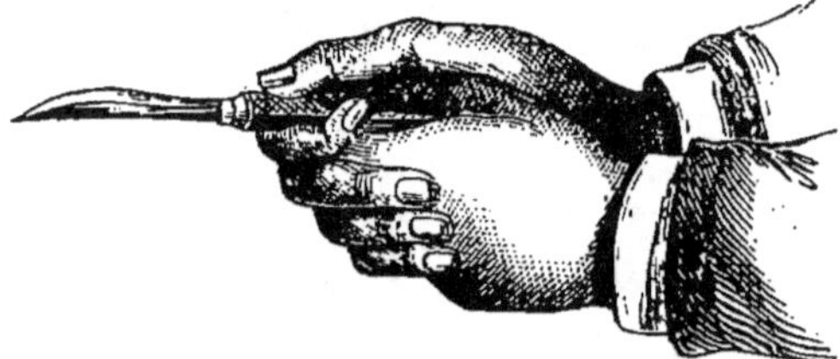

Fig. 59. — *Manière de tenir la feuille de sauge double.*

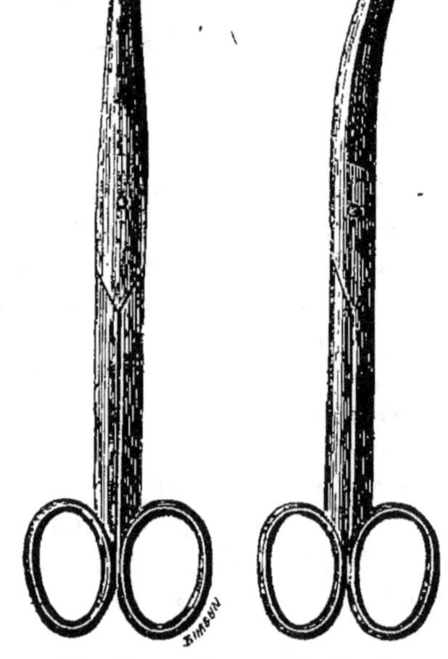

Fig. 60. — *Ciseaux, droits et courbes.*

doit être arrondie, l'articulation modérément serrée et laissant tous les mouvements bien libres, les branches parallèles quand l'instrument est fermé.

Position des ciseaux. — Le pouce est placé dans un des anneaux, l'annulaire dans le second et les autres doigts soutiennent les branches et en assurent l'action.

Mode d'action des instruments tranchants. — On a cru pendant long-temps que le bistouri agissait toujours en sciant, les ciseaux en pressant, et l'on en concluait qu'il ne fallait pas employer les ciseaux pour faire des incisions. Cette manière de voir n'est plus admise. Il est facile de s'assurer, en effet, que les incisions faites avec les ciseaux sont très-nettes et que la contusion, qui, au dire des anciens, résultait de la pression des ciseaux sur les tissus, est tout à fait chimérique.

Précautions générales. — Pour mieux faire couper les instruments, on recommandait autrefois d'en plonger la lame dans de l'huile, dans un liquide chaud ou de la repasser sur sa main pour la rendre plus glissante ou moins froide. Ces précautions peuvent être négligées, mais il importe que la lame de l'instrument dont on se sert, soit bien propre, exempte de rouille ou de toute autre tache et que le tranchant en soit bien affilé.

La partie sur laquelle on se propose de porter l'instrument tranchant doit être préalablement nettoyée, les poils coupés ou rasés, les soies ou la laine arrachées.

Règles générales. — 1° Tendre exactement la peau sur la région où va porter l'instrument tranchant.

2° Inciser les tissus en tenant le bistouri d'une main ferme et assurée ; éviter les échappées.

3° Diriger les incisions suivant le grand axe de la partie ou de la tumeur sur laquelle on opère. Inciser les tissus *parallèlement* à la direction des cordons nerveux et vasculaires, à celles des fibres musculaires, ou aux replis cutanés.

4° Donner du premier coup aux incisions, toute l'étendue et la profondeur qu'elles doivent avoir afin de diminuer la douleur.

Ces deux dernières règles souffrent quelques exceptions, les deux premières n'en admettent aucune.

Méthodes opératoires. — Les incisions se pratiquent suivant plusieurs méthodes : 1° de la peau vers les parties profondes, ou de *dehors en dedans ;* 2° des parties profondes vers la peau ou de *dedans en dehors ;* 3° par la méthode sous-cutanée ; 4° *en dédolant.*

Dans les deux premières méthodes, l'instrument peut être dirigé de cinq manières :

a. Contre soi. — Quand le bistouri est ramené du point de départ de l'incision vers l'opérateur.

b. Devant soi. — L'instrument suit une direction opposée.

c. De gauche à droite. — Le bistouri marche transversalement dirigé par la main droite.

d. De droite à gauche. — Il suit une direction opposée. On le tient de la main gauche et parfois de la droite.

e. De haut en bas. — On conçoit qu'il faut toujours se placer de manière à pouvoir inciser de gauche à droite ou de haut en bas. Ces positions sont en effet plus naturelles et permettent d'opérer plus facilement que les autres.

1° INCISIONS DE DEHORS EN DEDANS.

A. Incisions simples. — Il faut préalablement que la peau soit tendue. Pour cela on peut s'y prendre de plusieurs manières :

a. Appliquer la main à plat sur la région à inciser, le pouce et l'index écartés.

b. Appuyer le bord cubital de la main gauche en arrière, le petit doigt d'un côté et le pouce de l'autre.

c. Appliquer sur la peau, l'indicateur d'un côté, le pouce de l'autre et inciser dans l'intervalle.

d. Appuyer l'extrémité des quatre doigts placés sur la même ligne un peu au-dessous de la partie à inciser et dans le sens que doit parcourir le bistouri.

e. Tirer la peau d'un côté, tandis qu'un aide la retire de l'autre.

f. Faire écarter la peau ou les tissus par des aides, pour avoir ses deux mains libres.

1ᵉʳ *Procédé.* — Quand la peau est convenablement tendue, prendre un bistouri droit, que l'on tient en première ou en troisième position, porter perpendiculairement la pointe du bistouri sur les téguments, la faire pénétrer à la profondeur convenable, incliner ensuite le tranchant de l'instrument sous un angle de 45°, le relever de nouveau à angle droit en finissant l'incision pour éviter ces sections effleurées de la peau qu'on appelle des *queues* ou *traînées.*

2ᵉ *Procédé.* — Se servir du bistouri droit ou convexe, tenu en première, troisième ou cinquième position, suivant qu'il est nécessaire d'appuyer plus ou moins fortement sur l'instrument; porter le tranchant du bistouri perpendiculairement sur la peau, que l'on divise sans changer la direction de l'instrument.

Ce procédé est employé quand on veut diviser la peau couche par couche et avec précaution; dans ce cas, les *queues* sont inévitables, mais c'est un léger inconvénient comparativement aux avantages que présente ce mode d'opérer.

3ᵉ *Procédé.* — Faire un pli à la peau, donner un côté à tenir à un aide, garder l'autre côté entre le pouce et l'indicateur gauches; serrer fortement ce repli dans toute sa hauteur et le tendre selon sa longueur en deux sens opposés. Porter le bistouri droit tenu de la main droite en première ou cinquième position, sur ce repli; faire agir le tranchant perpendiculairement au repli, du talon à la pointe, en pressant et sciant à la fois de manière à couper la peau d'un seul coup.

B. Incisions composées. — Elles sont très-variées. — On peut les réduire aux formes suivantes : en V, en T, en croix +, en ellipse, en croissant. La manière de les pratiquer est soumise aux règles générales suivantes formulées de main de maître par Malgaigne, à qui nous les empruntons.

« *a.* Toutes les branches des incisions composées se font par le premier procédé des incisions simples. »

« *b.* Quand deux incisions doivent se toucher par un point commun, la seconde doit se terminer sur la première. Cette règle a pour but de permettre toujours de tendre la peau. »

« *c.* Il n'y a point de proportions absolues entre les branches d'une incision composée ; leur étendue varie selon les diamètres de la partie qu'on veut découvrir. »

« *d.* Quand deux incisions unies doivent être placées l'une au-dessus de l'autre, il faut, en général, commencer par l'inférieure pour éviter que le sang masque les parties. »

« *e.* On commence en général par l'incision la plus facile, parce que les autres tombant sur elles, sont plus conrtes et plus aisées à terminer. Ainsi, dans l'incision en Λ renversé, on commence par la branche droite; ainsi quand il y a une incision transversale, on commence toujours par celle-là. »

« *f.* Aucune de ces règles n'est absolue; il est même quelque cas où il est nécessaire de les enfreindre (1). »

Règles spéciales. — *Incision en* V. — Formée par deux incisions droites dont la seconde vient finir à angle aigu, à deux ou trois millimètres de l'extrémité terminale de la première incision, afin que s'il se produit une *queue*, la portion de peau comprise dans l'angle de l'incision soit toujours parfaitement divisée.

Cette incision est quelquefois formée par deux branches réunies à angle droit, c'est l'incision en L.

Incision en T. — C'est une incision transversale sur le milieu de laquelle vient tomber une incision verticale.

Incision cruciale ou en +. Pratiquer d'abord l'incision transversale; faire remonter sur sa partie moyenne, la branche inférieure de l'autre incision; procéder à la branche supérieure qui doit tomber au point de réunion des deux autres. — Si la peau est indurée de telle sorte qu'il n'y a pas à craindre qu'elle se plisse sous le tranchant du bistouri, on se borne à faire deux incisions, l'une transversale, l'autre perpendiculaire.

L'incision en X se fait de même.

Incision elliptique. — Faire comme à l'ordinaire, une première incision; commencer la seconde à trois ou quatre millimètres de l'extrémité gauche de la première, et la finir à trois ou quatre millimètres au delà de son extrémité droite, afin que la peau, dans les points d'intersection, soit complétement divisée.

Incision en croissant. — Formée par deux incisions courbes, dont l'interne décrit une courbe à plus grand rayon que l'externe, de telle sorte que ces deux incisions se rencontrent par leurs extrémités. On la pratique de la même manière que l'incision elliptique. On peut combiner ensemble plusieurs incisions composées, ainsi l'incision en étoile formée par plusieurs V réunis; l'incision quadrilatère, etc., etc.

2° INCISIONS DE DEDANS EN DEHORS.

Elles se pratiquent sans *conducteur* ou *avec conducteur*, et dans ce dernier cas, on se sert de la sonde cannelée ou du doigt. — L'une et l'autre de ces méthodes comptent, du reste, plusieurs procédés.

A. *Sans conducteurs.* — 1er *Procédé.* — Tenir le bistouri droit en quatrième position (*plume à écrire, tranchant en haut*), le plonger perpendiculairement au travers des téguments; puis l'abaisser de telle sorte

____

(1) J. F. Malgaigne, *Manuel de médecine opératoire.* 3e édit. Paris, 1839, p. 7.

que le dos de l'instrument fasse avec la peau un angle de 45°; couper ainsi sur le tranchant obliquement dirigé, la portion de peau à diviser et relever perpendiculairement la pointe du bistouri *devant soi* ou *contre soi* suivant les cas, pour terminer nettement l'incision. Appuyer, pendant l'opération, le bord cubital de la main gauche sur la peau, près de la main droite, pour augmenter la tension du tégument.

2° *Procédé*. — Faire un pli à la peau et le maintenir tendu avec l'assistance d'un aide, traverser ce pli de part en part à sa base, avec le bistouri droit tenu en deuxième position (*couteau de table, tranchant en haut*); enfoncer le bistouri jusqu'au talon et couper le pli en entier, en retirant l'instrument et faisant agir le tranchant du talon à la pointe.

3° *Procédé*.— On l'emploie quand on veut agrandir une incision déjà faite. On enfonce le bistouri à plat, en deuxième position, sous la peau aussi loin qu'on le juge nécessaire; alors on retourne le tranchant en haut; en abaissant le poignet on traverse la peau avec la pointe du bistouri et on retire l'instrument en coupant le lambeau de peau qui se trouve appliqué sur le tranchant du bistouri.

4° *Procédé*. — *Incision à lambeau*. — Soulever avec les doigts de la main gauche la portion de peau qui doit être taillée en lambeau; traverser de part en part la base de ce pli, avec le bistouri tenu en première position mais à plat, retirer le bistouri en lui imprimant des mouvements de scie, et tailler ainsi un lambeau demi-circulaire aussi long et aussi épais qu'on le désire.

B. *Avec un conducteur*.— On se sert de la sonde cannelée ou du doigt. Dans tous les cas, on conçoit que quand on emploie un conducteur pour diriger l'instrument, il faut qu'il existe préalablement une ouverture quelconque, naturelle ou artificielle.

1er *Procédé*. — Introduire la sonde cannelée sous la peau jusqu'au point où doit finir l'incision; placer la pointe du bistouri dans la cannelure de la sonde, l'instrument étant tenu en quatrième position (plume à écrire, tranchant en haut), et incliné à 45°. — Faire glisser le bistouri ainsi disposé, en incisant jusqu'au cul-de-sac terminal de la sonde; relever alors perpendiculairement l'instrument tranchant et le retirer en même temps que la sonde. Ce procédé et le suivant sont employés pour pratiquer les *débridements*.

2° *Procédé*. — Introduire la sonde, glisser le bistouri à plat, en deuxième position jusqu'au cul-de-sac; relever alors le tranchant et la pointe et achever l'incision en retirant le bistouri et le ramenant contre soi. — Cette manière d'inciser ainsi que la précédente constituent l'*action de débrider*, communément employée en chirurgie.

3° *Procédé*. — La sonde étant introduite, on la fait basculer de telle sorte que son extrémité ou *bec*, soulève les téguments et forme une saillie sur laquelle on incise la peau de dehors en dedans, jusqu'à la rencontre de la sonde. Alors on introduit la pointe du bistouri dans la cannelure de la sonde et l'on débride les tissus sur une étendue plus ou moins considérable. — C'est par ce procédé que l'on pratique une *contre-ouverture* toutes les fois que cela est jugé nécessaire pour faciliter l'écoulement du pus. — Pour éviter les tâtonnements et abréger la durée du temps opératoire qui consiste à inciser la peau de dehors en dedans, sur la saillie formée par la sonde engagée dans les tissus, MM. Legouest et Sédillot ont proposé de se servir d'une sonde cannelée terminée par une extrémité d'acier tranchante et acérée. « On commence, disent ses auteurs, par porter sous les parties dénudées la sonde cannelée à cul-de-sac ordinaire, sur elle on conduit la sonde pointue que l'on dégage du cul-de-sac de la première pour la pousser sous les téguments qu'elle traverse; on retire la première sonde et l'on conduit le bistouri sur la seconde qui l'a remplacée (1). » — Cette manière d'opérer nous paraît de nature à recevoir des applications en chirurgie vétérinaire, notamment pour le débridement de la jugulaire dans le cas de phlébite.

4° *Procédé.* — Le doigt sert de conducteur, on l'engage sous les tissus que l'on veut diviser, on fait glisser sur lui le bistouri boutonné, placé à plat jusqu'au point où l'on veut débrider, on relève le tranchant et on incise devant soi ou contre soi.

Ce procédé est employé pour le débridement du collet de la gaîne vaginale chez le cheval, dans le cas de hernie inguinale étranglée.

3° INCISIONS SOUS-CUTANÉES.

Ces incisions constituent le premier temps de quelques opérations comme la ténotomie plantaire, la ponction suivie de l'injection iodée d'après le procédé de J. Guérin. Pour les pratiquer, on divise la peau, sur une petite étendue, 4 à 5 millimètres, avec un instrument à lame très-étroite ou un trocart fin que l'on fait glisser sous le tégument suivant une direction oblique, et l'on pratique l'opération qu'on a résolu d'effectuer (ténotomie, ponction d'une gaîne synoviale, etc).

La méthode sous-cutanée présente de très-grands avantages, car on sait, par les travaux d'Ammon, de Syme, de Stass, de Bouvier, de Stromeyer, de J. Guérin, que les plaies sous-cutanées ne suppurent pas, quand elles sont convenablement pratiquées, et se cicatrisent avec une extrême facilité.

4° INCISIONS EN DÉDOLANT.

On saisit avec des pinces anatomiques ou des pinces à dents de souris, la partie que l'on se propose de diviser, puis, avec le bistouri convexe tenu en cinquième position (archet), ou bien avec la feuille de sauge tenue à pleine main, le pouce prenant un point d'appui sur les parties voisines, on incise les tissus, par un mouvement de scie. — Ce procédé est

______

(1) *Traité de médecine opératoire*, t. I, p. 118.

mis en usage dans les dissections et les opérations de pied, principalement pour l'ablation du fibro-cartilage latéral. Dans ce cas, on ne se contente pas d'inciser les tissus ou les organes, mais on les enlève par *excision*.

§ 2. — Dissections.

On appelle ainsi la division ou l'excision du tissu conjonctif afin de séparer les organes les uns des autres.

On se sert pour pratiquer les dissections du *scalpel,* qui est une sorte de bistouri à lame fixe, des pinces anatomiques ou des pinces à griffes ou à dents de souris. Les ciseaux droits sont fréquemment employés, surtout pour la dissection des cordons vasculaires et nerveux, pour enlever la graisse. Le bistouri droit, la sonde cannelée, le doigt, sont également mis en usage, soit pour inciser le tissu conjonctif, soit pour le dilacérer ou l'écarter afin d'isoler les organes.

Le bistouri droit est l'instrument employé de préférence, pour les dissections que réclament les opérations chirurgicales proprement dites, tandis que le scalpel est habituellement réservé pour les préparations anatomiques.

Nous aurons en vue dans ce paragraphe, les dissections considérées, comme l'un des temps d'une opération chirurgicale complexe, et, à l'exemple de Malgaigne, nous reconnaîtrons trois procédés.

1er *Procédé. — Dissection libre. —* Quand il s'agit de disséquer un lambeau de peau, qui n'adhère que faiblement aux tissus sous-jacents, on en saisit le bord avec des pinces ou le pouce et l'indicateur gauches, on l'écarte le plus possible, et, avec le bistouri droit ou convexe, tenu comme une plume à écrire, on divise le tissu conjonctif en promenant l'instrument tranchant d'une extrémité du lambeau à l'autre, et en parcourant l'intervalle d'un seul coup, tout en faisant agir l'instrument contre soi autant que possible.

Si l'on a à disséquer un lambeau moins large à son extrémité qu'à sa base, comme après les incisions en **T**, en **V**, en **+**, en croissant, chaque coup de bistouri doit embrasser toute la largeur du lambeau et, conséquemment, diminuer progressivement d'étendue.

Lorsque le tissu conjonctif est lâche, le doigt indicateur et des tractions modérées effectuent la manœuvre opératoire. Ce mode de dissection constitue l'*énucléation.* Il est fréquemment mis en usage pour certaines tumeurs sous-cutanées. Par son emploi, on évite l'hémorrhagie, car l'arrachement, ainsi que nous le verrons plus loin, est un moyen hémostatique.

2e *Procédé. — Dissection des lambeaux adhérents. —* Le bistouri est tenu comme précédemment, mais on agit à petits coups, en ayant soin de ne pas trop pénétrer dans les tissus et de laisser au tégument une épaisseur convenable.

3e *Procédé. — Dissection en dédolant. —* La peau étant incisée, on saisit les tissus sous-jacents avec une pince à disséquer et on en soulève de minces feuillets qu'on excise avec le bistouri droit ou convexe, tenu en archet, en imprimant à l'instrument un mouvement de scie.

§ 3. — Ponctions.

On appelle ainsi une opération qui consiste à faire pénétrer dans les tissus un instrument piquant.

La ponction constitue souvent le premier temps de l'incision avec laquelle on la confond quelquefois. La saignée est une ponction. En général, la ponction a tantôt pour but d'explorer une tumeur, tantôt de donner issue à des gaz ou des liquides; exemples : entérotomie, thoracentèse, paracentèse, etc.

On pratique la ponction avec le bistouri droit, la lancette, le trocart, le cautère conique chauffé à blanc, les aiguilles diverses à acupuncture ou clavelisation.

A. *Ponction avec le bistouri droit.* — On tient le bistouri comme une plume à écrire ou comme un couteau de table, suivant la résistance des tissus à traverser. On limite la lame du bistouri en avançant le doigt indicateur sur la lame, à une certaine distance de la pointe de l'instrument, égale à la profondeur que l'on veut atteindre. Le bistouri est enfoncé d'un seul coup, brusquement, perpendiculairement jusqu'à la profondeur voulue. On le retire ensuite perpendiculairement, à moins qu'on ne veuille agrandir l'ouverture.

B. *Ponction avec la lancette.* — La *lancette* (*fig.* 61, A. B. C.) est une sorte de petit bistouri composé d'une *lame* et d'un *manche* ou *châsse.*

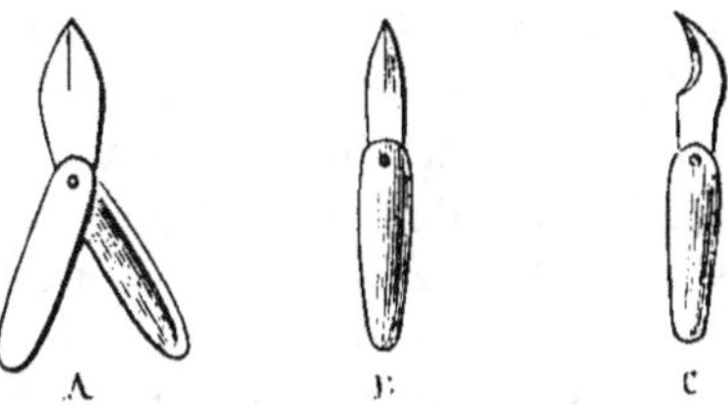

Fig. 61. — *Lancettes.*

A. Lancette à grain d'orge. — B. Lancette à grain d'avoine. — C. Lancette à abcès.

La lame est en acier trempé, elle offre deux tranchants et se termine en *pointe* aiguë ; l'extrémité opposée, non-tranchante, constitue le *talon,* elle s'unit au manche.

Il existe plusieurs sortes de lancettes suivant la forme de la lame. Ainsi on connaît la lancette à *grain d'orge* (*fig.* 61, A), à *grain d'avoine* (*fig.* 61, B), à *abcès* (*fig.* 61, C). Dans cette dernière, l'un des tranchants est concave et l'autre convexe.

Pour se servir de la lancette, on la dispose de telle sorte que la lame forme avec la châsse un angle droit; on saisit la lame entre le pouce et l'index, plus ou moins avancés sur la lame suivant la profondeur à laquelle on veut pénétrer ; les autres doigts légèrement fléchis de telle sorte qu'on prenne un point d'appui sur leurs extrémités réunies ou sur le dos des phalangettes. On enfonce la lame perpendiculairement et on la retire de même, à moins qu'on ne veuille agrandir l'ouverture, alors on la fait marcher comme le bistouri tenu en plume à écrire.

C. *Ponction avec le trocart.* — Le trocart (*fig.* 62), appelé encore *trois-quarts*, est un instrument composé de deux pièces : le *poinçon* et la *canule*, exactement ajustés.

Le *poinçon*, P, est une tige cylindrique ou aplatie en acier, terminée à l'une de ses extrémités par une pointe en forme de pyramide triangulaire d'où le nom de *trois-quarts*, ou par une lame aplatie semblable à une lancette. L'extrémité opposée est munie d'une poignée arrondie en bois.

La *canule*, C, est une sorte de gaîne ou cylindre creux, en laiton ou en maillechort, d'une moindre longueur que le poinçon de telle sorte que quand il est engaîné dans la canule, sa pointe se projette au delà de celle-ci. Assez souvent la canule du trocart porte un pavillon en forme de bec d'aiguière, pour faciliter l'écoulement du liquide et en diriger le jet; quelquefois ce pavillon est aplati.

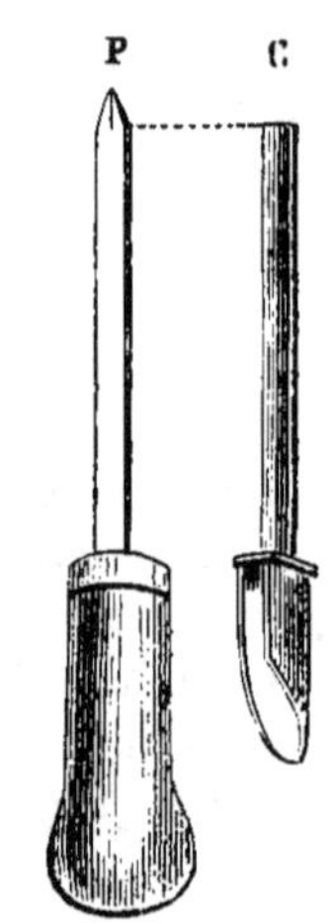

Fig. 62. — *Trocart.*
P. Poinçon. — C. Canule.

On se sert parfois du trocart dont la canule est munie d'un robinet, qui empêche la pénétration de l'air et règle la sortie du liquide.

Le calibre des trocarts varie suivant la destination de ces instruments. Ainsi on construit des trocarts de toutes dimensions, depuis le trocart explorateur aussi délié qu'une aiguille à tricoter, jusqu'au trocart de très-gros calibre, employé pour la ponction du rumen.

La forme et la longueur varient également. Habituellement, on se sert de trocarts droits, parfois de trocarts courbes ; leur longueur varie de 10 à 40 centimètres environ.

Quel que soit le trocart employé, il est important, avant de s'en servir, de s'assurer que le poinçon est bien libre dans sa canule.

Nous distinguerons deux sortes de ponctions : la ponction simple et la ponction combinée avec l'aspiration par la méthode de Dieulafoy.

1° *Ponction simple.* — Pour se servir du trocart, on le saisit de telle sorte que le manche soit assujéti dans la paume de la main par les trois derniers doigts, le pouce appliqué au point de contact du manche avec la canule, l'index appliqué sur celle-ci, le plus près possible de la pointe, qu'il limite. On enfonce perpendiculairement le trocart et quand on éprouve la sensation d'une résistance vaincue, on retire d'une main le poinçon du trocart tandis que de l'autre main, on soutient la canule. Dans quelques cas, notamment quand il s'agit de kystes multiloculaires, il est bon de diriger la canule dans divers sens et de presser sur la tumeur, pour faciliter l'écoulement du liquide. On observera encore de ne pas appuyer l'orifice de la canule contre les parois de la poche, car on empêcherait ainsi la sortie du liquide.

On retire la canule en prenant un point d'appui avec une main, au voisinage des parties où on l'a enfoncée et en exerçant de l'autre, des tractions sur l'instrument parallèlement à son axe.

2° *Méthode d'aspiration de Dieulafoy*. — Le docteur Georges Dieulafoy a imaginé un appareil aspirateur très-ingénieux, à l'aide duquel on peut sans danger, pratiquer une ponction exploratrice dans une tumeur molle, reconnaître la nature du liquide qu'elle renferme et établir ainsi les indications qu'elle comporte.

L'aspirateur de Dieulafoy (*fig.* 63) est formé par une seringue en verre d'une capacité de 150 grammes dont on peut fixer le piston au haut de sa course en lui imprimant un mouvement de rotation de gauche à droite, et cela grâce à une disposition spéciale de la tige du piston. A l'une des extrémités de la seringue sont adaptés deux ajutages pourvus de robinets, sur l'un d'eux on fixe un tube en caoutchouc destiné à le mettre en rapport avec l'aiguille aspiratrice; l'autre ajutage sert à expulser de la seringue le liquide qui y a été introduit par l'aspiration. Lorsqu'on veut se servir de cet instrument, on ferme les robinets des deux ajutages, on retire le piston jusqu'à la partie supérieure et on le fixe en lui imprimant un mouvement de rotation à gauche. Le vide est ainsi fait dans le corps de pompe. On plonge l'aiguille dans le liquide que l'on veut aspirer et on ouvre le robinet de l'ajutage auquel est fixé le tube en caoutchouc. Ce liquide arrive dans l'appareil. Pour le vider, on ouvre le robinet de l'ajutage opposé, on ferme le précédent et on abaisse le piston.

A cet appareil aspirateur s'ajoutent des aiguilles creuses destinées à traverser les tissus, et numérotées suivant leur calibre, ainsi, le n° 1 a un demi-millimètre de diamètre; le n° 2, un millimètre; le n° 3, un millimètre et demi; le n° 4, deux millimètres. On conçoit aisément que l'emploi de ces aiguilles si déliées, doit être inoffensif; effectivement, les expériences auxquelles M. Dieulafoy s'est livré sur les animaux, ont prouvé que la piqûre du cœur lui-même, avec les aiguilles aspiratrices, « était sans conséquence (1). » Au surplus, M. H. Bouley a signalé dans le *Recueil de médecine vétérinaie,* année 1875, p. 202, les services que la *Méthode d'aspiration* de M. le docteur Dieulafoy, si souvent em-

____

(1) *Recueil de médecine vétérinaire.* 1875, p. 200.

ployée chez l'homme, est appelée à rendre à la pratique vétérinaire. Ainsi par son emploi, on peut éviter des erreurs de diagnostic dont les conséquences peuvent être funestes ; exemples : hernie ventrale prise pour un abcès ; cystocèle prise pour un kyste séreux, etc. Grâce à cette

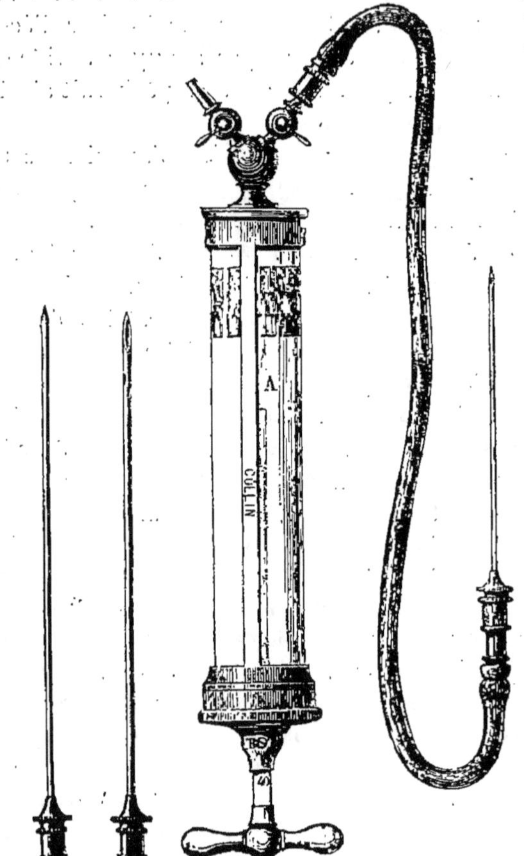

Fig. 63. — *Seringue Dieulafoy.*

méthode, la ponction des abcès parotidiens profonds dont la présence gêne la déglutition et la respiration, peut-être faite sans danger ; enfin l'aspiration des liquides ayant donné chez l'homme, les meilleurs résultats pour le traitement des hydropisies articulaires, peut-être, dirons-nous avec M. H. Bouley, préviendrait-on chez les animaux, les dangers de la suppuration synoviale, dans les arthrites ou les synovites aiguës par des ponctions aspiratrices faites à temps. — Nous verrons plus loin, en décrivant la thoracentèse et la hernie inguinale, que la méthode du docteur Dieulafoy est susceptible de recevoir d'heureuses applications.

D. *Ponction avec le cautère actuel.* — On se sert d'un cautère conique chauffé à blanc, en donnant à la partie effilée de l'instrument une longueur proportionnelle à la profondeur où l'on veut arriver. On enfonce le cautère perpendiculairement en appuyant jusqu'à ce que l'on éprouve la sensation indiquant que l'on a pénétré dans une cavité; puis on le retire suivant une direction perpendiculaire.

Ce mode de ponction, fréquemment usité en chirurgie vétérinaire pour ouvrir les abcès, les *éponges*, les *capelets*, présente plusieurs avantages sur l'emploi du bistouri. Ainsi, l'hémorrhagie est généralement évitée, l'ouverture faite par le cautère, au lieu de se cicatriser rapidement comme celle produite par le bistouri, reste béante pendant un assez long temps et le pus peut ainsi s'écouler facilement, enfin le calorique modifie favorablement la nature de l'inflammation et favorise la résolution.

CHAPITRE II

HÉMOSTASIE

On désigne sous ce nom, l'étude des moyens propres à produire l'*hémostase*, c'est-à-dire l'arrêt provisoire ou définitif du sang.

On appelle *hémorrhagie*, l'écoulement du sang.

Or, l'hémostasie a pour objet de prévenir les hémorrhagies ou de les faire cesser.

Cette partie de la chirurgie offre un grand intérêt. On conçoit en effet, que quand le sang s'écoule en abondance, il masque la couleur des tissus et rend ainsi les diverses manœuvres de l'opération fort incertaines, si même il n'oblige pas le chirurgien à suspendre l'opération commencée. En outre, une hémorrhagie prolongée affaiblit l'animal et le met souvent hors d'état de supporter les suites de l'opération.

Il faut donc que le chirurgien soit à même de prévenir une hémorrhagie avant une opération et de l'arrêter définitivement pendant ou après. En conséquence, nous distinguerons une *hémostase temporaire* et une *hémostase définitive*.

§ 1ᵉʳ. — Hémostase temporaire.

En vétérinaire on n'emploie qu'un seul moyen pour suspendre provisoirement le cours du sang, c'est la compression circulaire ou la ligature en masse, qui a été mise en usage de tout temps.

On se sert pour cela du *garrot*. On appelle ainsi un lien circulaire que l'on applique autour de la région où se trouvent les vaisseaux que l'on veut comprimer.

Chez les grands animaux domestiques, le cheval notamment, c'est autour du paturon que l'on place le garrot. Cet appareil consiste en une simple corde de la grosseur du petit doigt, que l'on noue autour du paturon de manière à laisser un intervalle suffisant pour y engager un bâtonnet, à l'aide duquel on serre la corde à volonté et au degré convenable. Un ruban de fil doublé et formant une anse dont on noue fortement les bouts sur le paturon est également employé. Mais, par ce moyen, la compression est moindre que dans le cas précédent. Tel est le garrot mis en usage par les vétérinaires pour les opérations de pied. Le lien circulaire exerçant une compression périphérique, suspend la circulation en même temps qu'il diminue dans une certaine mesure, la sensibilité de la région par suite de la pression que subissent les filets nerveux. Cet appareil compresseur peut être improvisé partout, il jouit d'une grande puissance et nous ne sachions pas que chez le cheval au moins, son emploi ait été suivi d'accidents, quand il n'a été laissé en place que le temps strictement nécessaire à l'opération. On conçoit aisément, qu'un garrot oublié dans le pli du paturon et laissé en place pendant plusieurs heures après l'opération, déterminera infailliblement la gangrène de l'extrémité et la chute du sabot. Mais cet accident est un de ceux qu'un praticien, soucieux de sa réputation, saura toujours éviter.

Brogniez avait proposé de remplacer le garrot par un instrument particulier appelé par lui, *adstricteur* (*fig.* 64). Il se compose d'un cylindre en cuivre portant à son fond, *b*, une ouverture allongée, destinée à recevoir la courroie, *a*, que l'on fait monter dans son intérieur au moyen d'une vis, *c*, terminée par un anneau et taraudée à quatre pas pour permettre à l'écrou de marcher plus vite.

Cet appareil est inusité. Il en est de même des nombreux instruments qui ont été inventés pour exercer la compression chez l'homme. Ainsi le tourniquet de J. L. Petit, le compresseur, dit de Dupuytren, les compresseurs

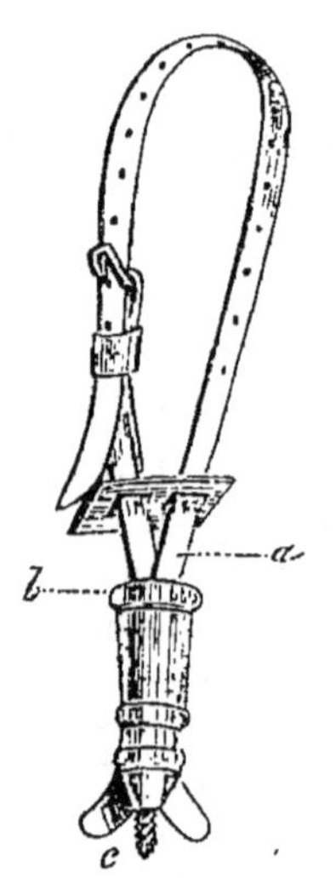

Fig. 64. — *Adstricteur de Brogniez.*

gradués de Marcelin Duval, etc., seront toujours remplacés avantageusement, en chirurgie vétérinaire, par le moyen primitif, c'est-à-dire le lien circulaire formé par une simple corde et un bâtonnet.

Méthode d'Esmarch. — Depuis quelques années, on emploie chez l'homme, une méthode de compression, introduite en chirurgie humaine par le professeur Esmarch (de Kiel). Cette méthode a pour but d'éviter au patient, une perte de sang et de permettre au chirurgien d'opérer presque à *sec* ou à *blanc*, comme si l'on agissait sur le cadavre. Pour cela, Esmarch se sert d'une bande en caoutchouc qu'on enroule autour de la partie à opérer afin de faire refluer vers les parties centrales, le sang qu'elle contenait, puis, pour empêcher l'arrivée par les artères d'une nouvelle quantité de sang, on passe par-dessus la bande, et au moment d'opérer, un tube de caoutchouc que l'on serre fortement à la manière d'un garrot.

Cette méthode d'hémostase peut être employée en chirurgie vétérinaire, pour les amputations des membres ou les ablations de tumeurs comme nous le verrons plus loin.

Compression digitale. — Quand on se propose d'exercer la compression sur une artère, afin de suspendre la circulation dans les parties où elle se distribue, on peut faire appliquer sur ce vaisseau les doigts d'un aide. La *compression digitale* s'effectue au moyen du pouce ou mieux des quatre autres doigts disposés perpendiculairement au plan osseux sur lequel l'artère repose. L'aide chargé de ce rôle important, doit suivre du regard tous les temps de l'opération et juger de l'état et des nécessités de la compression. Quand les doigts s'engourdissent, on les soutient avec ceux de l'autre main. La compression digitale a été recommandée chez l'homme par plusieurs chirurgiens, notamment par Vanzetti de Padoue pour le traitement des anévrismes.

La *compression avec la pelote ou le cachet* consiste à appuyer sur le vaisseau avec une bande roulée ou une pelote soutenue par un manche à cachet qu'un aide tient dans sa main. Nous ne parlons de ce moyen que pour mémoire, car il est à peu près abandonné chez l'homme et nullement usité en vétérinaire.

§ 2. — Hémostase définitive.

Pendant une opération, on divise des vaisseaux de divers calibres : capillaires, veines et artères. Le sang s'écoule en plus ou moins grande quantité et sa couleur varie suivant la nature des vaisseaux divisés. Ainsi les hémorrhagies artérielles sont caractérisées par un jet de sang rutilant, qui a lieu par saccades isochrones avec les battements cardiaques, tandis que, quand l'hémorrhagie résulte de la blessure d'une veine, le sang est noir et s'échappe en jet continu. Mais souvent le sang s'écoule en nappe et présente une couleur intermédiaire entre celle du sang veineux et celle du sang artériel. On devine que dans ce cas, qui est le plus fréquent, les veines et les artères ont été divisées.

Si l'hémorrhagie provient de la division des capillaires ou de vaisseaux d'un petit calibre, elle s'arrête parfois d'elle-même, sous l'influence de la rétractilité des parties divisées. Quand elle persiste, on a recours à l'emploi des moyens hémostatiques, physiques ou chimiques. Enfin, lorsqu'un vaisseau volumineux a été blessé, il faut employer divers moyens chirurgicaux d'hémostase.

A. Hémostatiques physiques. — On distingue parmi eux, les *réfrigérants* et les *absorbants*.

Réfrigérants. — L'eau fraîche, la neige, la glace pilée, les liquides très-volatils comme l'éther, le chloroforme, les mélanges frigorifiques divers peuvent être employés pour combattre les hémorrhagies. En chirurgie vétérinaire, on emploie habituellement l'eau *froide*, on en imbibe des compresses ou mieux des boulettes d'étoupe que l'on dispose sur la partie qui est le siége de l'hémorrhagie. Parfois, on emploie l'eau fraîche sous forme de *lotions*, d'*affusions*, de *douches*, etc.

Les réfrigérants produisent une certaine excitation sur les nerfs vaso-moteurs, suivie d'une contraction tonique des fibres musculaires des vaisseaux, d'où résulte l'effacement de leur calibre et l'arrêt du sang.

Absorbants. L'étoupe, la charpie, l'agaric, l'amadou, la toile d'araignée, la pondre de *lycoperdon* si vantée par Lafosse, la colophane pulvérisée, la poudre de gomme, la cendre de bois légèrement chauffée, la farine, l'éponge, telles sont lessubstances qui peuvent être employées pour arrêter les hémorrhagies capillaires. On emploie ordinairement l'étoupe. A cet effet, on bourre la plaie d'où le sang s'échappe, avec des boulettes d'étoupe, trempées dans l'eau fraîche, et l'on exerce ensuite une compression convenable. Les absorbants constituent des hémostatiques peu actifs, qui agissent d'une manière toute mécanique en divisant le liquide, en l'éparpillant en quelque sorte dans les matières spongieuses, ce qui facilite la coagulation.

B. Hémostatiques chimiques. — *Astringents.* Le perchlorure de fer, le vinaigre, l'eau alcoolisée, les solutions astringentes de sulfate de cuivre, de sulfate de fer, d'alun potassique ou ammoniacal, de tannin ; l'eau de Binelli dont la créosote est le principe actif; l'eau de Pagliari, etc., etc., possèdent à un degré plus ou moins prononcé, une action astringente ou coagulante qui les fait rechercher pour arrêter les hémorrhagies. L'eau de Pagliari est un hémostatique puissant, fréquemment employé chez l'homme. D'après MM. Legouest et Sédillot, quand on mélange une partie de sang humain récent, avec quatre parties de liqueur de Pagliari, « la liqueur se prend en masse, et devient tellement adhérente aux parois du vase que l'on peut impunément renverser ce dernier, le coagulum ne se détache pas » (1).

Cette liqueur se compose de :

Benjoin	250 grammes.
Alun potassique cristallisé	500 grammes.
Eau commune	5 litres.

« On fait bouillir le tout pendant six heures, dans un pot de terre

____

(1) *Traité de méd. op.*, Legouest et Sédillot, t. I, p. 229.

vernissé, en agitant sans cesse la masse résineuse et en remplaçant successivement l'eau évaporée par de l'eau chaude pour ne pas interrompre l'ébullition (1). » On filtre et on conserve pour l'usage.

L'alun calciné en poudre, convient également pour arrêter les hémorrhagies. L'essence de térébenthine, conseillée par Billroth et journellement employée pour les plaies du pied, pourrait aussi être employée comme hémostatique.

La plupart des astringents s'emploient à l'état liquide. On en imbibe des compresses, des boulettes d'étoupes ou des plumasseaux que l'on applique sur la plaie en comprimant au besoin.

De tous les composés hémostatiques, le perchlorure de fer est certainement le plus puissant, aussi l'emploie-t-on de préférence ; il forme avec le sang un magma noirâtre, fortement adhérent. Le sulfate de peroxyde de fer serait, d'après les recherches de M. Monsel, un excellent hémostatique. Il aurait, comme le perchlorure de fer, la propriété de coaguler le sang et de former un caillot résistant.

Caustiques. — Ces agents, mis en contact avec les tissus, s'y combinent, coagulent le sang et forment ainsi une *eschare*. Ils peuvent, tous, à des degrés divers, remplir le rôle d'*hémostatiques*. Toutefois les caustiques chimiques ou *potentiels*, sont rarement employés à ce titre, tout au plus, dans quelques cas, met-on en usage l'eau de Rabel. Par contre, la cautérisation au moyen du fer chauffé à blanc, est d'un emploi journalier en chirurgie vétérinaire. Nous indiquerons plus loin, à propos de l'application du feu, les règles applicables à ce moyen hémostatique ; nous nous bornerons à dire ici qu'il faut, pour arrêter une hémorrhagie, se servir d'un cautère chauffé à blanc et non pas au rouge sombre, comme on serait porté à le penser d'après des expériences déjà anciennes de Bouchacourt, faites sur le cadavre humain. La pratique de tous les jours nous démontre que, quand on se sert d'un cautère chauffé au rouge sombre, on ne peut arrêter une hémorrhagie un peu forte comme, par exemple, celle qui résulte de l'amputation de la queue, tandis qu'on l'arrête aisément en employant un cautère chauffé à blanc. On applique le cautère perpendiculairement sur les tissus d'où le sang s'échappe, tout en exerçant à leur surface une certaine compression dont la pratique apprend à connaître le degré. L'application du cautère incandescent doit être de courte durée, huit à dix secondes environ, car le cautère, en se refroidissant, adhère à l'eschare et quand on retire l'instrument, l'hémorrhagie se reproduit. Il est bon également d'étancher la plaie avec des étoupes sèches, avant de pratiquer la cautérisation.

C. **Hémostatiques chirurgicaux.** — Il y en a trois principaux : la *compression*, la *ligature* et la *torsion*.

A. **Compression.** — On l'exerce soit sur la partie tronquée des vais-

(1) *Loco citato*, p. 230.

seaux, soit sur leur trajet ; dès lors, on a distingué la compression, en
directe, latérale, immédiate ou médiate. Quand la compression est exercée
à distance et d'une manière indirecte, elle constitue le *tamponnement*.

a. *Compression directe.* — On la pratique dans la plaie elle-même d'où
provient l'hémorrhagie. On superpose des boulettes d'étoupes de manière à combler la plaie dont on rapproche les bords à l'aide d'une
suture plus ou moins serrée. On emploie à cet effet, soit la *suture à
points séparés*, soit la *suture entortillée* ou mieux la *suture à bourdonnets ;*
d'autres fois on se sert d'un *bandage circulaire*. L'appareil destiné à
maintenir. la compression varie suivant les régions. A l'encolure, au
garrot et dans la région inguinale, on a recours à la suture à bourdonnets, parfois à la suture entortillée ; pour les hémorrhagies qui siégent sur les membres, on emploie un bandage circulaire. Dans la plupart des cas, on combine l'emploi de la compression avec l'usage des
hémostatiques physiques ou chimiques dont nous avons parlé précédemment. Ainsi on imbibe les boulettes d'eau fraîche ou d'eau alcoolisée, d'eau de Rabel ou de perchlorure de fer, etc.

Par ce moyen, on peut arrêter des hémorrhagies pour lesquelles on
ne peut employer, eu égard à la disposition anatomique de la région,
la cautérisation au fer rouge ou la ligature. Aussi, est-il d'un emploi
fréquent en chirurgie vétérinaire. Ajoutons qu'il est facile à mettre en
pratique et n'exige pas une grande habitude. Mais il offre plusieurs inconvénients. Ainsi la laxité des tissus amène le relâchement des pièces
composant l'appareil compressif ; les points de suture coupent le tégument quand ils sont trop serrés ; parfois, quand la compression est
trop forte, la gangrène se déclare. Nous en connaissons plus d'un
exemple après les hémorrhagies de la région parotidienne, consécutives à la ponction d'abcès de cette région. Il faut donc que le degré
de constriction des points de suture soit suffisant pour arrêter l'hémorrhagie, mais non point excessif afin d'éviter la section de la peau
et surtout la gangrène.

b. *Compression latérale.* — On peut l'exercer sur le vaisseau blessé
lui-même ou bien sur les parties qui le recouvrent ; elle est donc immédiate ou médiate.

Compression latérale immédiate. — Si le vaisseau qui donne lieu à une
hémorrhagie n'est pas mis à découvert dans une étendue suffisante, il
faut préalablement débrider en deçà et au delà de la plaie, afin d'exercer la compression sur une large surface. On applique à cet effet, des
boulettes d'étoupe sèche ou mieux imprégnées d'un liquide hémostatique, et l'on rapproche les bords de la plaie comme il a été dit précédemment.

On peut pratiquer plus simplement la compression latérale en appliquant les doigts sur l'artère blessée, pendant plusieurs heures. L'opérateur se fait alors assister par plusieurs aides qui se remplacent alternativement.

Par ce moyen, on évite les accidents qui peuvent résulter d'une compression trop prononcée, c'est-à-dire la section de la peau et la gangrène. Si la compression digitale est insuffisante pour maîtriser l'hémorrhagie, on a recours alors à la compression latérale ou à la ligature dont nous parlerons plus loin. La compression latérale immédiate a été mise en usage avec succès après la piqûre de la carotide.

Compression latérale médiate. — On la pratique sur l'ouverture du vaisseau, en deçà et au delà sur les tissus qui le recouvrent. On emploie à cet effet, une étoupade sèche ou mieux imbibée d'eau fraîche, que l'on dispose sur la région et que l'on maintient à l'aide d'une bande méthodiquement enroulée. Parfois on consolide l'appareil et on augmente la compression, en interposant entre l'étoupade et la bande, des espèces d'éclisses ou d'attelles formées par de petites planchettes de bois ou de carton épais.

Ce mode de compression est particulièrement applicable aux vaisseaux superficiels, qui cheminent sur des plans résistants ou dans leur voisinage immédiat et sur lesquels on peut prendre un point d'appui.

La bande circulaire qui constitue la pièce principale de cet appareil compresseur, exerce sur les parties qu'elle entoure, une forte pression qui met obstacle et empêche même la circulation de retour, suspend l'innervation, gêne mécaniquement certaines fonctions, comme la respiration, quand l'appareil est appliqué autour de l'encolure, ce qui détermine inévitablement des stases sanguines, des engorgements gangréneux qui peuvent être rapidement mortels.

On atténue les inconvénients inhérents à ce procédé, en laissant l'appareil en place seulement pendant le temps nécessaire à la cicatrisation des blessures artérielles et qui varie comme on le comprend, suivant l'étendue de la plaie artérielle. Quand le vaisseau est peu volumineux, quelques heures suffisent; dans d'autres cas, l'appareil compressif doit être maintenu en place pendant un ou deux jours.

Il faut encore exercer la compression sur une large surface afin d'éviter les étranglements ou pincements.

Pour les membres il est recommandé de pratiquer la compression en procédant des parties périphériques vers les parties centrales, afin de diminuer l'étendue de l'engorgement consécutif à l'arrêt de la circulation veineuse.

Tamponnement. — C'est un moyen hémostatique qui consiste à introduire dans une plaie ou une cavité naturelle, une certaine quantité d'étoupes, imbibées d'un liquide hémostatique. On peut remplacer l'étoupe par des éponges, mais cette matière n'est pas usitée en chirurgie vétérinaire.

Le tamponnement est mis en usage pour combattre l'épistaxis abondante, les hémorrhagies utérines, les hémorrhagies provenant de la ponction des abcès ou d'autres tumeurs, etc.

On remplit ou mieux on bourre avec des boulettes d'étoupes ou même de simples bourdonnets, la cavité d'où procède l'hémorrhagie. Ce procédé a l'inconvénient de meurtrir les plaies, les surfaces muqueuses, mais cela ne saurait dans la plupart des cas, contr'indiquer son emploi, attendu que le tamponnement est un moyen hémostatique d'un emploi facile et d'une efficacité marquée ; aussi le met-on fort souvent en usage.

Effets de la compression. — Ce moyen hémostatique rapproche les bords de la plaie faite au vaisseau d'où procède l'hémorrhagie et facilite ainsi la cicatrisation de la blessure artérielle ou veineuse. La compression présente l'avantage de ne pas déterminer, comme la ligature, l'oblitération du canal vasculaire ; toutefois cet avantage ne peut être obtenu qu'autant que l'appareil compresseur ne reste pas en place au-delà de 36 ou 48 heures. Passé ce laps de temps, les effets de la compression sont semblables à ceux de la ligature.

Les faits publiés, en 1845, par Amussat, démontrent que les blessures artérielles ou veineuses, se cicatrisent quand on en a rapproché les bords par la compression employée suivant l'un ou l'autre des procédés indiqués précédemment. Mais, si la blessure est étendue et accomgnée de perte de substance, la compression est insuffisante et il faut avoir recours à la ligature.

B. **Ligature**. — C'est une opération qui consiste à étreindre les vaisseaux dans un lien circulaire plus ou moins fortement serré. C'est le moyen hémostatique par excellence, mais il a l'inconvénient de déterminer fatalement l'oblitération du vaisseau qui l'a subi.

De même que la compression, la ligature peut être *immédiate* ou *médiate*. Mais il faut distinguer en outre, une ligature *temporaire, d'attente*, et une ligature *permanente*. La ligature *temporaire* ne reste appliquée que pendant un temps plus ou moins court : elle n'est plus employée. La *ligature* d'attente se place sur les vaisseaux sans être serrée. La *ligature permanente* est à peu près la seule employée ; elle reste dans la plaie jusqu'au moment où elle est éliminée par la suppuration.

On se sert habituellement, pour pratiquer la ligature, d'un fil ordinaire. Parfois on emploie un fil métallique très-fin. On s'est servi chez l'homme de ligatures faites avec la peau de daim (Physick et Dorsay, Jameson, Malgaigne), afin, croyait-on, de déterminer une irritation moindre. Quoi qu'il en soit, en vétérinaire on donne généralement la préférence au fil ordinaire que l'on rencontre partout. Il faut avoir le soin de le *cirer*, afin que la ligature qu'il doit former, ne se desserre pas.

Les pinces employées pour saisir le vaisseau à lier, ont varié de forme suivant les époques. Actuellement on se sert d'une pince anatomique ordinaire ou mieux d'une sorte de *pince à coulisse*, dont les mors restent rapprochés quand l'artère a été saisie, ce qui dispense de l'emploi d'un aide. On se sert parfois du *tenaculum* (*fig.* 65). C'est une sorte de tige d'acier, effilée, terminée en pointe aiguë et recourbée en crochet. Une aiguille courbe à suture peut remplacer cet instrument.

Ligature immédiate. — C'est le moyen hémostatique le plus sûr. On l'applique principalement sur les grosses artères, lorsque l'hémorrhagie est abondante. Les vaisseaux peuvent être coupés en travers, dans toute leur épaisseur ou seulement dans une partie. Dans quelques cas, la blessure consiste en une petite incision latérale ou une simple piqûre. Nous avons vu qu'il est permis alors de compter sur la compression. Nous supposerons donc dans la description du manuel opératoire, que la ligature doit être appliquée sur un vaisseau coupé en travers.

Manuel opératoire. — *Premier procédé. Premier temps.* — *Saisir l'artère.* — Pour chercher les vaisseaux, le chirur-gien doit se rappeler leur situation anatomique, mais quand le sang coule de toutes parts, le mieux est d'étan-cher la plaie en pressant à sa surface, avec une boulette d'étoupes. On saisit ensuite avec des pinces à dissec-tion, le vaisseau que l'on se propose de lier, et on l'attire à soi par des tractions ménagées ; par ce moyen, on le dégage des tissus qui l'environnent : d'autres fois, il est nécessaire, pour isoler le vaisseau, de le disséquer dans une certaine étendue, de séparer les filets nerveux qui lui

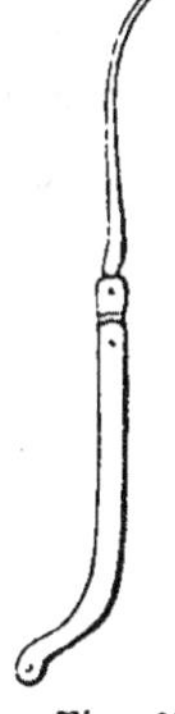

Fig. 65.
Tenaculum.

sont accolés, pour cela on se sert d'une seconde paire de pinces à l'aide de laquelle on détruit les adhérences conjonctives avec les nerfs et les vaisseaux environnants.

Deuxième temps. — *Placer la ligature.* — Quelques chirurgiens ont l'habitude de disposer sur les pinces, la ligature formant nœud. Dès que le vaisseau est saisi entre les mors de la pince, on fait glisser le fil sur lui, et l'aide n'a plus qu'à tirer sur les extrémités du lien. « La simplicité de cette manœuvre, disent MM. Legouest et Sédillot, n'est qu'apparente : l'anse de fil adhère à la plaie ; les bouts s'enroulent et l'aide serre le nœud avant que l'anse de la ligature ait dépassé la pince, qui se trouve liée, etc. (1). » Habituellement on opère de la manière suivante : L'artère étant saisie et isolée, l'aide chargé de placer la liga-ture applique le fil par son milieu sur les mors de la pince, derrière la main du chirurgien qui tient la pince afin de n'être pas gêné dans ses mouvements. L'aide fait un premier nœud simple en le commen-çant près des bouts du lien et évitant de tordre le fil. Ce premier nœud est serré jusqu'auprès de la pince ; puis au moyen du pouce de cha-que main, on fait glisser le nœud sur l'artère et l'on serre en ap-pliquant les pouces l'un contre l'autre. Il faut serrer avec une cer-taine force pour rompre la tunique interne du vaisseau ; l'habitude peut seule guider à cet égard. Si la plaie est profonde, on se sert des doigts indicateurs au lieu des pouces, pour conduire la ligature et la serrer (*fig.* 66). On fait par-dessus le premier nœud un

(1) *Loco citato*, t. I, p. 217.

deuxième nœud représenté comme on le voit (*fig.* 67), et non pas comme le nœud représenté (*fig.* 68), qui peut se desserrer. On coupe

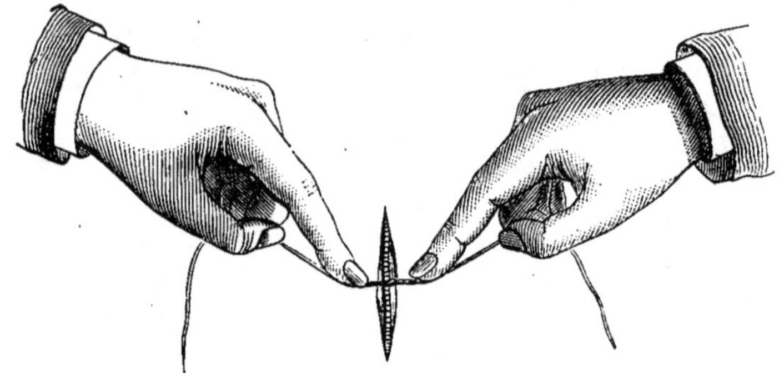

Fig. 66. — *Manuel opératoire de la ligature.*

l'un des bouts du fil près de la ligature, et on laisse à l'autre une certaine longueur pour pouvoir le diriger dans l'angle inférieur de la plaie.

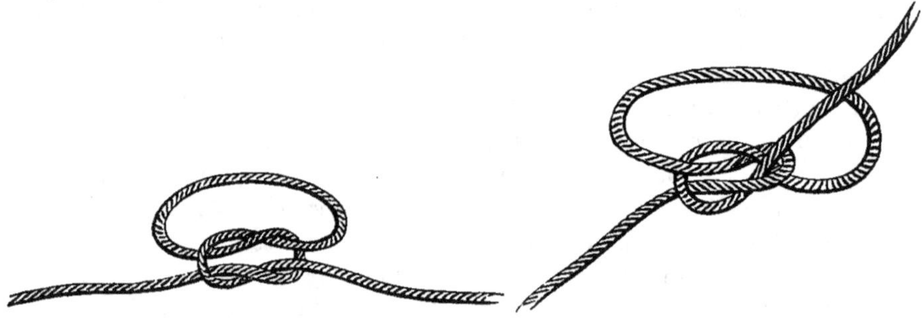

Fig. 67. — *Nœud droit.*　　　　Fig. 68. — *Nœud de travers.*

Quelquefois on coupe les deux extrémités du fil au ras de la ligature et on abandonne celle-ci dans les tissus où elle s'enkyste; toutefois, chez le cheval, cette ligature *perdue*, comme on l'appelle, peut devenir le point de départ d'un foyer purulent, car, on sait que chez cet animal la faculté pyogénique est très-développée.

Quand on se propose de laisser des ligatures dans les tissus, comme pour la castration de la chienne par exemple, on se sert alors de fils métalliques.

Quand la ligature intéresse une artère, elle doit être pratiquée parfois, non-seulement sur le bout central, mais aussi sur le bout périphérique.

Quand on la pratique sur une veine, il suffit de lier le bout périphérique à moins que la partie restante de la veine ne puisse servir de voie d'écoulement au pus, et conduire ce liquide dans un lieu·

où sa présence détermine des accidents mortels, comme c'est le cas pour la jugulaire quand il y a *phlébite hémorrhagique;* alors il faut lier le bout central.

Deuxième procédé. — Ce procédé ne diffère de celui que nous venons de décrire que par le moyen employé pour saisir l'artère. On se sert en effet, du *tenaculum*, à l'aide duquel on traverse de part en part, les parois de l'artère et on l'attire ainsi au dehors, en l'isolant des tissus environnants ; on applique ensuite la ligature comme à l'ordinaire.

Ligature médiate. — On désigne sous ce nom une opération qui consiste à lier avec le vaisseau, les tissus environnants dans une certaine épaisseur. On pratique cette opération à l'aide d'une aiguille courbe munie d'un fil ciré simple ou double. On pique cette aiguille à proximité du vaisseau qui donne lieu à l'hémorrhagie, on le contourne et on noue les extrémités du lien à la manière ordinaire.

Ce genre de ligature est souvent mis en usage pour les artères d'un petit calibre qu'on ne peut parvenir à isoler des tissus environnants. Il est à remarquer que la ligature médiate est un moyen hémostatique moins puissant que la ligature immédiate, puisque la constriction exercée par le lien sur les parois du vaisseau, est moins forte.

La ligature médiate produit une vive douleur, attendu que les filets nerveux, satellites du vaisseau sur lequel on l'applique, sont comprimés par le lien.

Effets de la ligature. — Quand on étreint une artère dans une ligature, les tuniques interne et moyenne sont divisées par le lien constricteur et se rebroussent en dessus et en dessous du lien, formant ainsi un double cul-de-sac ; quant à la membrane externe, elle résiste et arrête le sang. Dès lors, un caillot se forme, puis l'irritation produite par l'application du lien, détermine la prolifération des éléments cellulaires formant les parois du vaisseau et des adhérences ne tardent pas à s'établir entre celles-ci et le caillot.

La présence de la ligature provoque à l'extérieur du vaisseau, une inflammation éliminatrice de telle sorte qu'au bout d'un certain temps, le fil tombe et entraîne avec lui le tronçon vasculaire, situé au delà de la ligature. En même temps que ces phénomènes se produisent au dehors, le caillot adhère de plus en plus aux tuniques vasculaires, puis il devient ensuite le siége de métamorphoses régressives ; il diminue de volume et finit par disparaître.

Au fur et à mesure que la résorption du caillot s'opère, les parois du vaisseau se resserrent jusqu'à effacement complet de son calibre et se transforment en un cordon fibreux, depuis le point d'application de la ligature jusqu'à la première collatérale.

Ce travail d'oblitération peut être contrarié par une inflammation trop intense déterminant la chute prématurée de la ligature, c'est-à-dire avant que l'adhérence du caillot se soit établie, dès lors l'hémorrhagie se reproduit; ou bien, par l'application de la ligature sur un

point trop rapproché d'une collatérale. C'est ainsi que, quand la
la distance entre la ligature et la première collatérale n'est que de 4 à
5 millimètres, le caillot ne se forme pas, surtout si l'artère est de fort
calibre.

C. **Torsion.** — C'est un moyen hémostatique très-anciennement
connu, toutefois c'est Amussat qui en a fait l'étude la plus complète.
Velpeau, Thierry, Fricke de Hambourg, ont également étudié la torsion
et proposé diverses modifications dans le manuel opératoire. Amussat
avait exagéré les inconvénients de la ligature, et vanté outre mesure les
avantages de la torsion ; aussi recommandait-il ce moyen hémostatique
à l'exclusion de tous les autres, même pour les artères d'un fort calibre. Il pensait que la ligature entretenait l'irritation et augmentait
ainsi les accidents inflammatoires, comme le ferait un corps étranger,
accidentellement introduit dans les tissus, tandis que la torsion n'exigeant pas l'emploi d'un lien, ne présenterait pas les mêmes inconvénients. L'opinion d'Amussat était évidemment exagérée; l'expérience
de tous les jours le démontre. En outre, on a constaté que la torsion
était un moyen hémostatique moins puissant que la ligature et d'une
application beaucoup moins simple.

Après ces réserves nous pouvons dire que la torsion convient parfaitement pour arrêter les hémorrhagies produites par la blessure des
vaisseaux d'un petit calibre.

Procédé d'Amussat. — Les instruments employés sont quatre pinces,
dont deux ordinaires ou *anatomiques*, une pince dite à *baguettes* parce
que les mors sont formés par deux petites tiges cylindriques et une
pince à torsion, qui n'est autre chose qu'une forte pince anatomique,
dont les branches sont maintenues rapprochées au moyen d'un ressort,
ou d'un petit verrou à coulisse. Au moyen d'une pince ordinaire, on
saisit l'extrémité libre de l'artère ; avec une seconde, on isole le vaisseau
en refoulant le tissu conjonctif environnant, dans une étendue de 12
à 15 millimètres en avant ou au-dessus de la surface de la plaie. « Cela
fait, cette seconde pince est remplacée par la pince à torsion, avec laquelle on prend l'artère transversalement à son extrémité; puis cette
pince étant serrée et tenue de la main droite, de la main gauche on
prend la pince à baguettes avec laquelle on saisit transversalement le
vaisseau au niveau des chairs; on presse sur cette pince pour couper
la tunique interne et moyenne, et tandis qu'on serre les baguettes avec
une force suffisante, on imprime à la pince à torsion, un mouvement
de rotation sur son axe, dans l'étendue d'un demi-arc de cercle, comme
si on voulait enrouler l'artère autour de ses mors, et en prenant un
point d'appui sur la pince à baguettes, après quoi on ramène la pince
de telle sorte que son axe soit parallèle à l'axe de l'artère; et, en roulant l'instrument entre les doigts, on fait exécuter au vaisseau sept à
huit tours de rotation sur son axe. L'opération est finie alors, on retire
la pince à baguettes, et avec la pince à torsion on repousse dans les

chairs le bout de l'artère, à moins qu'on ait porté la torsion au point
de rompre ce tourillon et de le retirer entre les mors de la pince (1).»

Les effets de ce procédé opératoire sont faciles à comprendre. En
effet, la pression produite sur le vaisseau par les pinces à baguettes,
rompt les tuniques interne et moyenne de l'artère, comme le ferait une
ligature, et ces tuniques se replient sur elles-mêmes dans l'intérieur
du vaisseau comme un doigt de gant retourné; la torsion allonge la
tunique externe, qui s'enroule sur elle-même comme une corde en
s'effilant de plus en plus, de telle sorte que le caillot est solidement arrêté, d'une part par le refoulement des tuniques moyenne et interne,
et de l'autre, par l'espèce de capuchon que lui forme la tunique externe
tordue.

Le procédé d'Amussat est, comme on le voit, assez compliqué, aussi
a-t-on proposé de se passer de la pince à baguettes, que l'on remplacerait par le pouce et l'indicateur de la main gauche (procédés Fricke,
Velpeau). Thierry se contentait même de saisir le bout de l'artère
avec des pinces ordinaires, et de le tourner cinq ou six fois sur lui-
même. Ce procédé est celui que l'on met en usage quand il s'agit d'arrêter l'hémorrhagie produite par des artérioles divisées pendant une
opération. Mais il est insuffisant quand il s'agit d'arrêter un écoulement sanguin, produit par la blessure d'une grosse artère, auquel cas
l'emploi des pinces à baguettes peut être utile si l'on n'a pas recours
à la ligature.

Procédé de M. Tillaux. — Il est remarquable par sa simplicité et son
efficacité. Ainsi, la torsion, effectuée d'après ce procédé, peut, d'après
M. Tillaux, être employée pour les artères d'un fort calibre, telles que
la fémorale et l'humérale, du moins chez l'homme, ainsi que le prouvent un très-grand nombre de faits observés par ce chirurgien dans les
hôpitaux Saint-Antoine, Saint-Louis et Lariboisière.

Pour pratiquer la torsion des artères de quelque grosseur qu'elles
soient, M. Tillaux ne se sert que d'une seule pince (*fig.* 69), qui ressemble beaucoup à la pince à torsion ordinaire; « elle est seulement
plus forte, les mors sont plus longs et s'adaptent plus hermétiquement l'un à l'autre. A l'extrémité opposée aux mors existe une sorte
d'ailette destinée à faciliter la manœuvre en donnant aux doigts une
plus large prise. » — Voici le procédé opératoire : « L'extrémité de
l'artère étant isolée, ainsi qu'on le fait pour la ligature, dans l'étendue
d'environ 12 à 15 millimètres, on la saisit obliquement avec la pince
à torsion, puis, soutenant celle-ci de la main gauche et la maintenant
dans la même direction que l'artère, on saisit l'ailette de la main droite
et on imprime à l'artère des mouvements de torsion sur place, sans
exercer aucune traction. Les mouvements ne doivent être ni lents, ni
rapides; on en exécute un nombre suffisant pour que le bout saisi se

(1) Malgaigne, *Manuel de méd. op.*, 1839, 3ᵉ édition, p. 353.

détache et reste dans la pince... Un point capital est la manière dont il convient de saisir l'artère. Il ne faut pas la prendre parallèlement à sa direction, car la largeur de la pince devrait être alors proportionnée à celle de l'artère. En effet, pour que la torsion soit efficace, elle doit s'exercer sur toute la largeur du vaisseau. Sans cette précaution, la partie non saisie par la pince, et par conséquent non tordue, reste perméable et donne passage au sang. L'artère doit donc être saisie obliquement (1). — On voit que ce procédé opératoire est des plus simples ; en outre, d'après M. Tillaux, il présente de sérieux avantages sur la ligature. Ainsi, par son emploi, on n'a pas à craindre les hémorrhagies consécutives que l'on observe parfois au moment de la chute de la ligature ; d'un autre côté, la présence de celle-ci dans la plaie empêche la réunion par première intention. — Ajoutons que d'après les expériences de M. le docteur Magon, la torsion pratiquée d'après le procédé de M. Tillaux, donne un résultat tout aussi favorable sur les artères athéromateuses que sur les artères normales.

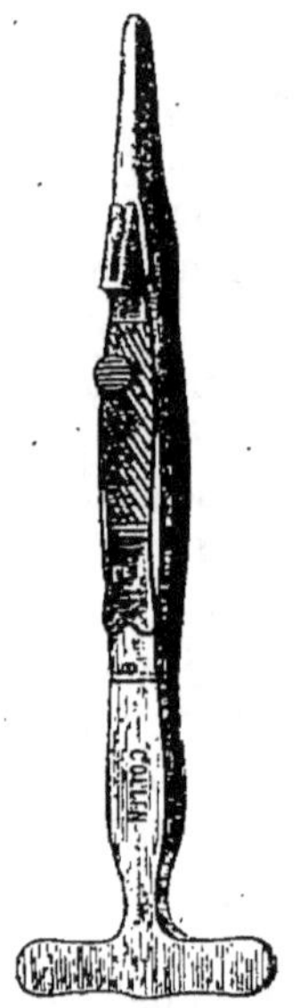

Fig. 69. — *Pince du Dr P. Tillaux pour la torsion des artères.*

Autres procédés hémostatiques chirurgicaux. — Ils sont nombreux mais d'une efficacité plus que douteuse, aussi sont-ils peu employés même chez l'homme. Nous nous bornerons donc à les mentionner.

Perplication ou enlacement. — Conseillé par le docteur allemand Stirling, ce procédé consiste à isoler l'artère à lier, puis à faire une petite boutonnière sur le côté du vaisseau dans laquelle on passe les mors d'une pince avec laquelle on saisit les parois opposées de l'artère, pour les ramener dans l'ouverture pratiquée. Inusité chez l'homme et les animaux.

Refoulement. — On applique les pinces à baguettes sur le vaisseau, puis on refoule avec une pince ordinaire, les membranes divisées, vers les capillaires.

Aplatissement. — Mis en usage par Perin à l'aide d'un petit anneau de plomb mis à cheval sur l'artère, et dont on rapproche fortement les parties latérales avec une pince.

Arrachement. — Extirpation partielle du vaisseau avec les doigts seuls ou armés d'une pince ordinaire. Nous verrons en parlant de la castration que l'arrachement est souvent mis en pratique chez les jeunes.

Mâchures. — On emploie ce procédé concurremment avec la ligature temporaire. La ligature posée, on saisit l'artère au-dessus, transversale-

____

(1) Comptes rendus de la Société de chirurgie de Paris, séance du 22 mars 1876.

ment, et on l'étreint entre la pince à baguettes, de manière à rompre les tuniques internes dans toute leur circonférence, sans offenser la tunique externe. On fait une ou plusieurs mâchures. (Procédé Amussat).

Séton. — Jameson a proposé de traverser le vaisseau avec un séton de peau de daim de 4 à 6 millimètres de largeur. Caron du Villards a proposé l'emploi d'un fil métallique.

Bouchons mécaniques. — On a proposé d'introduire dans les artères des petits cônes de cire, de sulfate de cuivre, de fer, d'alun, etc.

Acupressure. — *Acutorsion.* — *Acufilopressure.* — Conseillés par le professeur Simpson, adoptés par Pirric et Keith (1), et étudiés avec soin par Billroth, en 1868 (2), ces divers moyens hémostatiques consistent à comprimer ou à tordre les artères divisées, à l'aide d'une aiguille munie ou non d'un fil simple ou mieux d'un fil métallique. Ces procédés sont inférieurs à la ligature, et la présence des aiguilles dans les chairs donne souvent lieu à une inflammation vive, accompagnée de suppuration.

En résumé, les moyens d'obtenir l'hémostase, se réduisent à trois en chirurgie vétérinaire, que nous pouvons classer dans l'ordre suivant d'après leur valeur pratique et la fréquence de leur emploi, savoir : 1° compression, seule ou mieux combinée avec les hémostatiques physiques ou chimiques; 2° ligature immédiate ou médiate; 3° torsion.

CHAPITRE III

RÉUNION

On désigne sous ce nom, l'ensemble des moyens à l'aide desquels on obtient le rapprochement ou l'affrontement des bords d'une plaie afin d'en obtenir la cicatrisation par première intention. Ces moyens sont : la position, les emplâtres agglutinatifs et les sutures. Avant de les étudier nous parlerons du résultat qu'on se propose d'obtenir par leur emploi, c'est-à-dire la cicatrisation des plaies.

Cicatrisation des plaies. — Elle peut avoir lieu par première ou seconde intention ; dans le premier cas, les plaies ne suppurent pas, tandis que dans le second il se produit de la suppuration et un bourgeonnement charnu.

A. *Cicatrisation par première intention.* — Il est démontré aujourd'hui, par les recherches microscopiques, que la cicatrisation d'une plaie ne

(1) *Gaz. méd.* de Paris, p. 278, année 1868.
(2) *Wiener medizinische Wochensfritt* (1868).

se produit pas par « une lymphe plastique qui donne lieu à des éléments anatomiques, » ni par « une sérosité coagulable qui en réunit les bords », comme on l'a écrit à l'article *cicatrice*, dans un ouvrage très-récent. Les choses se passent autrement, ainsi qu'on peut s'en assurer par une étude attentive faite au moyen du microscope.

Une solution de continuité intéresse toujours les capillaires au moins, et donne ainsi écoulement à une plus ou moins grande quantité de sang. Puis le sang se coagule dans les capillaires, en rapport avec la solution de continuité jusqu'aux premiers capillaires collatéraux, dans lesquels la circulation continue. Les bords de la plaie sont ainsi entourés d'une sorte de réseau vasculaire, et, sous l'influence de l'irritation résultant de la division des tissus, ils donnent naissance à un tissu embryonnaire qui comble la perte de substance. Si les bords de la plaie sont mis en contact, ce tissu se *vascularise* très-promptement, par la prolifération des cellules épithéliales des capillaires, et la formation d'anses capillaires qui partent des bords de la solution de continuité, pour s'anastomoser bientôt les unes avec les autres. Alors, dans le tissu cicatriciel embryonnaire, les cellules deviennent étoilées, s'anastomosent, se transforment en un réseau de cellules plasmatiques, et la substance fondamentale, molle d'abord, devient bientôt fibrillaire et aussi résistante que les tissus anciens.

Ce mode de cicatrisation qui est de tous le plus rapide, ne peut être obtenu qu'autant que les tissus ont été divisés avec netteté et à une faible profondeur, et qu'il n'existe pas dans la plaie des parties mortifiées, qui remplissent alors le rôle de corps étrangers, et déterminent ainsi de la suppuration. En outre, chez le cheval, les plaies les plus simples suppurent, car chez cet animal la faculté pyogénique, comme l'a fait remarquer M. H. Bouley, est plus développée que chez tous les autres.

B. *Cicatrisation par seconde intention.* — Des bourgeons charnus se forment sur la plaie dont les bords ne peuvent être maintenus en contact ; ils sont bien organisés vers le sixième ou le huitième jour, et constituent ainsi une sorte de membrane bourgeonnante dont les vaisseaux s'anastomosent d'un bourgeon à l'autre, et lorsque tous les bourgeons sont bien reliés les uns aux autres par les anastomoses, la cicatrisation s'opère par la transformation du tissu embryonnaire en tissu conjonctif comme dans le cas précédent. Mais ici, la cicatrisation a lieu lentement, attendu qu'il faut de toute nécessité que les bourgeons se développent et subissent ultérieurement les transformations en tissu cicatriciel, analogue au tissu préexistant. — En outre, — et pour nous servir de l'expression consacrée — la surface de ces bourgeons charnus *sécrète* du pus. Toutes ces néoformations témoignent des métamorphoses par lesquelles passent les éléments anatomiques embryonnaires, sous l'influence de l'inflammation, avant de devenir des éléments normaux. Dès lors, on conçoit que le temps exigé pour la formation du tissu cicatriciel, ou la reconstitution des éléments normaux, est plus long que quand le tissu cicatriciel embryonnaire éprouve d'emblée les transformations en tissu cicatriciel sans passer par la période régressive intermédiaire, c'est-à-dire la formation du pus.

Etudions maintenant les moyens d'obtenir la cicatrisation des plaies.

§ 1er. — Position.

Ce moyen consiste à placer les plaies de telle sorte que leurs bords n'éprouvent aucun tiraillement afin que la cicatrisation ait lieu le plus rapidement possible. L'indocilité des animaux s'oppose dans l'immense majorité des cas, à ce que l'on puisse, en vétérinaire, jouir, comme chez l'homme, des avantages de la position. Le praticien s'efforcera dans les limites du possible, de donner aux animaux une position telle que les bords des plaies soient relâchés afin de faciliter leur rapprochement. — Envisagée de cette manière la position constitue un temps préparatoire de la réunion, qu'il convient de mettre en pratique quand on se propose de maintenir les parties rapprochées par les emplâtres agglutinatifs ou les sutures.

§ 2. — Emplâtres agglutinatifs.

Les emplâtres sont formés par un mélange à parties égales de poix noire et de poix résine auxquelles on ajoute de la térébenthine ou de l'huile d'olive, afin de rendre les matières résineuses moins cassantes. On fait fondre ces matières à une température convenable, puis on les étend sur des bandelettes de toile que l'on applique immédiatement sur les plaies, en commençant par les parties centrales de celles-ci. C'est ce que les anciens appelaient des *sutures sèches*. On emploie fréquemment les emplâtres agglutinatifs à titre de moyens de contention des fractures. Mais nous n'avons jamais eu recours à ce moyen pour la réunion des plaies chez les animaux domestiques, bien qu'il ait été recommandé par quelques auteurs, et nous pensons que les bandelettes enduites de poix, peuvent aisément être remplacées dans la pratique par les sutures qui sont d'un emploi beaucoup plus commode. Remarquons toutefois que quelques praticiens, M. Rossignol, vétérinaire à Pierre (Haute-Saône), entre autres, ont obtenu d'excellents résultats par l'emploi combiné de la suture et des bandelettes enduites de poix, disposées par-dessus la suture.

Le collodion peut également être employé pour consolider une suture, on en étend sur des bandelettes que l'on applique sur la plaie préalablement suturée. — Dans ce cas, il est bon de ménager une voie d'écoulement au pus, sans cela la stagnation prolongée de ce liquide peut déterminer de graves accidents.

Quelques auteurs, Vatel, M. Gourdon entre autres, ont donné la description des *bandages unissants* pour maintenir rapprochés les bords d'une plaie. — Ces bandages ne sont pas usités chez les animaux domestiques, attendu que leur application nécessite une compression qui, dans beaucoup de cas, nous paraît de nature à déterminer des engorgements gangréneux ; en outre, il est toujours possible et même avantageux de remplacer ces bandages unissants, qui ne laissent pas que d'être d'une application souvent fort difficile à cause de l'indocilité des animaux, par les simples pansements dont nous parlerons plus loin. Pour ces motifs, nous ne décrirons pas les bandages unissants.

§ 3. — Sutures.

On désigne sous ce nom, une opération qui consiste à mettre en contact les bords d'une plaie, au moyen d'aiguilles et de fils ou même de petites chevilles en bois ou en gomme élastique.

Les sutures, après avoir joui d'une grande vogue en médecine humaine, ont été abandonnées, puis, employées de nouveau, et, finalement, elles sont aujourd'hui très-souvent mises en usage. Toutefois, en médecine vétérinaire ce moyen de réunion n'offre pas autant d'importance que chez l'homme, attendu que chez les animaux domestiques la plupart des plaies se guérissent très-promptement sans qu'il soit nécessaire, comme on pourrait le penser *à priori*, d'avoir recours à la suture. Ainsi chez le cheval, les plus petites plaies suppurent malgré l'emploi des sutures, et la cicatrisation a lieu par seconde intention. Néanmoins, les sutures sont assez fréquemment employées chez les animaux, même sur le cheval — pour les plaies à lambeaux. — Elles facilitent la cicatrisation et accélèrent ainsi la guérison. — Du reste, en décrivant les diverses sortes de sutures nous en ferons connaître les principales indications.

Instruments et objets nécessaires. — *a. Aiguilles à suture* (*fig.* 70, A, B, C). — Ce sont de petites tiges en fer doux, quand il est nécessaire qu'elles soient flexibles, ou en acier trempé quand il faut qu'elles présentent une certaine raideur. — Ces tiges sont courbes ou droites. — On y considère la *tête* ou *talon* présentant une ouverture ellipsoïde appelée l'*œil* ou le *chas* dans laquelle on passe le fil ; le *corps* qui est cylindrique ou aplati et la *pointe*.

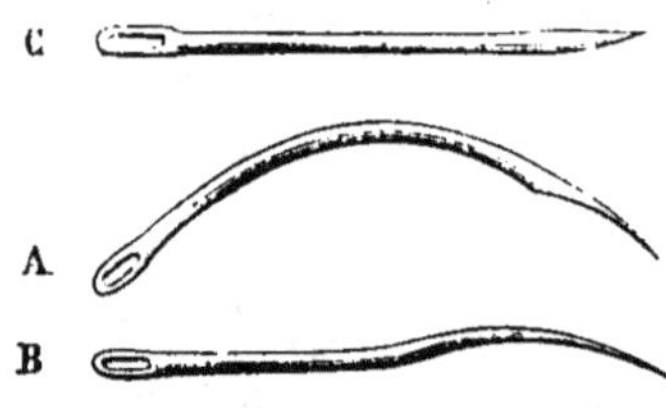

Fig. 70. — *Aiguilles à suture.*

On emploie parfois une forte aiguille à suture montée sur un manche ; c'est l'aiguille de Heister encore appelée *aiguille à pansement, aiguille à bourdonnets*, parce qu'elle est particulièrement mise en usage pour pratiquer la suture à bourdonnets. Baker-Brown a fait construire des *aiguilles tubulées*, sortes de *petits* tubes creux, portés sur un manche et coupés à leurs extrémités par un biseau tranchant et pointu. On s'en sert en chirurgie humaine pour traverser les lèvres des plaies et y porter des fils métalliques. — On pourrait les employer de la même manière en chirurgie vétérinaire.

Des épingles ordinaires dites dans le commerce, *épingles anglaises* sont souvent nécessaires pour les sutures. On les choisira de préférence à tête plate. — Pour enfoncer les épingles on peut se servir d'un instrument appelé porte-épingle dont nous donnerons la description à propos de la saignée.

On emploie pour effectuer la suture, soit un simple fil de chanvre, préalablement ciré, soit un fil doublé une fois sur lui-même, — rarement plus. — Dans quelques cas particuliers, notamment pour la suture de la vulve comme moyen contentif dans le cas de renversement du vagin, chez la vache, on a employé des lanières en cuir. Parfois, on se sert de fils métalliques très-fins.

Règles générales des sutures. — Nous devons les envisager dans les divers temps que réclame l'application des sutures.

a. Disposition des lèvres de la plaie. — 1° La plaie doit être bien lavée et débarrassée des corps étrangers ou du sang qui la recouvrent.

2° Aviver les bords de la plaie, s'ils sont flétris, noirâtres ou bien s'ils ont commencé à bourgeonner. — On avive une plaie en excisant ses bords de manière à en enlever de minces feuillets; on convertit ainsi une plaie ancienne en une plaie récente.

3° Rapprocher les bords de la plaie de telle sorte qu'ils soient en contact, et les faire maintenir dans cette situation par un aide.

b. Application des sutures. — 1° Tenir l'aiguille de la main droite comme une plume à écrire ou comme une aiguille ordinaire à coudre. — Dans le premier cas, appliquer le pouce sur la concavité de l'aiguille si l'on se sert d'une aiguille courbe, les autres doigts en opposition et appuyés solidement les uns contre les autres. Si la résistance des téguments est très-forte, coiffer le bout du doigt indicateur d'un petit capuchon d'étoupes, d'un dé à coudre. Parfois on est obligé, pour faire pénétrer l'aiguille, de la saisir avec les mors d'une pince à disséquer.

2° Traverser perpendiculairement ou à peu près, les téguments : en implantant l'aiguille obliquement on en embrasserait une portion à la fois trop mince et trop étendue.

3° Éviter de piquer les nerfs, des membranes ou des tendons.

4° Si l'on fait pénétrer l'aiguille de dehors en dedans, il faut saisir le lambeau entre le pouce et l'indicateur de la main gauche ; quand l'aiguille pénètre de dedans en dehors, on appuie avec ces deux doigts sur le tégument de chaque côté du point où l'aiguille va sortir.

5° La distance entre les points doit être telle que la plaie ne baille point dans leurs intervalles. — Les points doivent être régulièrement espacés.

6° La distance entre les bords de la plaie et les points par où sort l'aiguille varie suivant l'épaisseur des tissus : elle ne doit pas être moindre de 2 à 3 millimètres ni dépasser 1 à 2 centimètres.

7° On commence en général la suture, par la partie moyenne de la plaie, ce qui permet d'en affronter les bords plus exactement et plus régulièrement. Cette règle souffre d'assez nombreuses exceptions.

8° Faire rapprocher et maintenir en contact les bords de la plaie par un aide, jusqu'à ce que tous les fils soient serrés et noués. Ne serrer les fils que tout juste au degré nécessaire pour maintenir les bords de la plaie en contact, en observant soigneusement de n'exercer aucune traction violente sur les fils, ce qui aurait pour effet de couper les bords de la peau sur une étendue plus ou moins considérable. En règle générale, on serre les nœuds en commençant par ceux du milieu.

9° Les fils devront être serrés de telle sorte qu'ils maintiennent les bords de la plaie en contact sans les rapprocher trop, afin d'éviter l'étranglement des lambeaux et la section de la peau qui surviendrait au moment du gonflement inflammatoire : c'est une précaution capitale.

Des sutures en particulier. — 1° *Suture simple* encore appelée *suture entrecoupée* ou à *points séparés*, elle est formée de fils distincts, engagés entre les lèvres de la plaie et noués isolément (*fig.* 71).

On la pratique de plusieurs manières.

Premier procédé (Lafaye). — On enfile à une aiguille, un lien mesuré à l'avance et d'une longueur telle qu'il suffise pour faire tous les points. Les lèvres de la plaie étant rapprochées par un aide, on les traverse

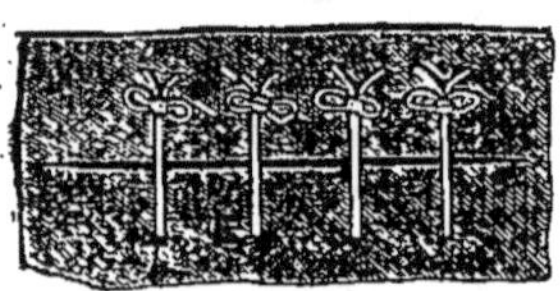

Fig. 71. — *Suture à points séparés.*

toutes deux à la fois de droite à gauche en tenant l'aiguille comme nous l'avons indiqué. Le premier point ainsi fait, on reporte l'aiguille plus loin pour en former un second et ainsi de suite en ayant le soin de laisser des anses assez grandes. Quand tous les points sont terminés, on coupe les anses par le milieu et on lie chaque point de suture séparément, en commençant par ceux du milieu, soit à deux nœuds, soit à un nœud et une rosette. C'est le procédé le plus expéditif et le plus employé.

Deuxième procédé. — « On prépare autant de liens qu'on veut faire de nœuds, on enfile chaque lien à deux aiguilles. La première aiguille, tenue comme une plume à écrire, est portée au fond de la plaie et on la fait sortir de dedans en dehors à la distance convenable. On passe de même l'autre aiguille de l'autre côté ; on retire les aiguilles et on noue les deux bouts du fil. »

« On peut ne se servir que d'une aiguille : on commence alors par traverser l'un des bords de la plaie de dehors en dedans, puis on traverse l'autre de dedans en dehors (1). » Cette suture est fréquemment

(1) Malgaigne, *Manuel de méd. op.*, 3ᵉ édition, p. 59.

employée ; elle donne de bons résultats si l'on se conforme, en la pratiquant, aux règles que nous avons exposées.

2° *Suture à bourdonnets (fig.* 72). — Cette suture est souvent mise en usage comme moyen de pansement, pour retenir les étoupes placées dans une plaie et éviter ainsi le retour d'une hémorrhagie. C'est ainsi qu'on l'emploie pour les plaies de l'encolure après le débridement de la jugulaire, dans le cas de phlébite, quand on redoute une hémorrhagie.

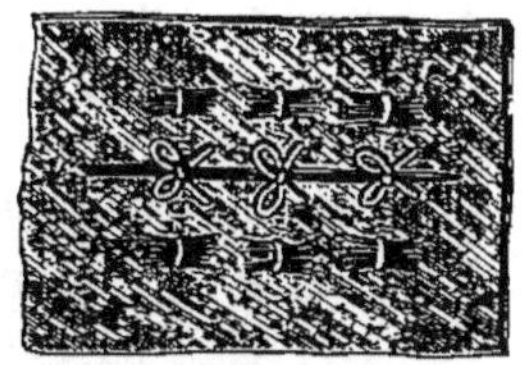

Fig. 72. — *Suture à bourdonnets.*

C'est en quelque sorte une variété de la suture entrecoupée dont nous venons de parler. On se sert, pour la pratiquer, d'une aiguille munie d'un fil double, portant un petit bourdonnet d'étoupes à son extrémité terminale. Après avoir garni la plaie qui donne lieu à l'hémorrhagie, avec une étoupade plus ou moins tassée, on saisit l'un des lambeaux de la plaie entre le pouce et l'indicateur gauches, et on le traverse de dehors en dedans avec l'aiguille, tenue comme il a été dit précédemment. On tire l'aiguille jusqu'à ce que le bourdonnet vienne s'appliquer sur le lambeau, puis on coupe le fil en lui laissant une longueur suffisante pour pouvoir faire un nœud. On répète la même manœuvre sur le lambeau opposé, et l'on fait ainsi le nombre de points jugé nécessaire. On noue ensuite chaque point de suture au centre de la plaie, de manière à exercer une certaine compression sur l'étoupade. Par ce moyen, on arrête l'hémorrhagie. C'est donc plutôt un adjuvant des procédés hémostatiques qu'un moyen de réunion.

3° *Suture enchevillée ou emplumée* (*fig.* 73). — On se sert d'un fil double dont on enfile les deux extrémités dans le chas de l'aiguille de manière à former une anse. On traverse isolément ou simultanément les deux lèvres de la plaie en ayant le soin de retirer l'aiguille de telle sorte que l'anse du fil reste en dehors de l'une des lèvres de la plaie. On fait ainsi le nombre de points nécessaires, puis on passe dans chaque anse de fil une petite cheville de bois, un tuyau de plume

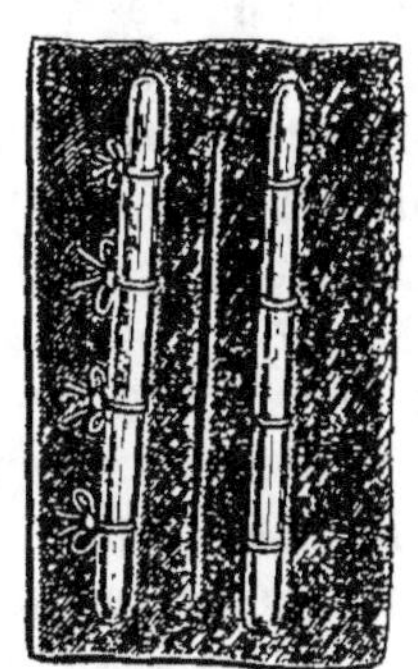

Fig. 73. — *Suture enchevillée.*

d'oie (*fig.* 73), une petite sonde en gomme élastique, un petit rouleau de diachylon. Cela fait, on dédouble les fils et on place dans leur écartement une seconde tige semblable à la première, sur laquelle on les noue les uns après les autres, en commençant par ceux du milieu, avec une force suffisante pour opérer le rapprochement des bords de la plaie.

On a conseillé chez l'homme, de recouvrir cette suture avec quelques bandelettes agglutinatives pour en assurer le succès.

Nous avons souvent employé ce moyen de réunion chez la chienne, après l'ablation des tumeurs des mamelles : il nous a donné de bons résultats.

4° *Suture entortillée* (*fig.* 74 et 75). — C'est une suture fréquemment employée pour les plaies des paupières, des narines, etc., chez le che-

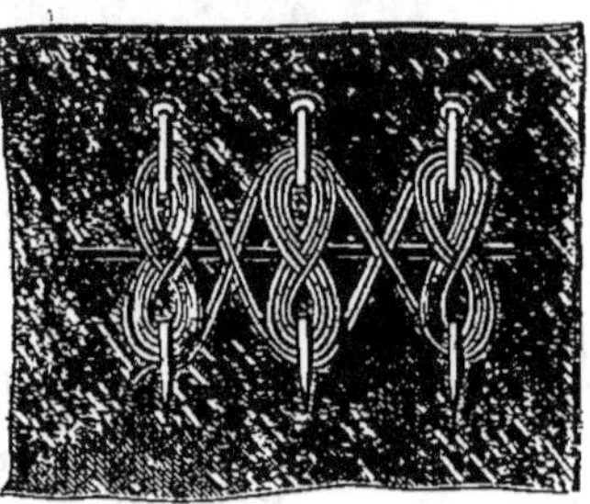

Fig. 74. — *Suture entortillée* (fil entouré en 8).

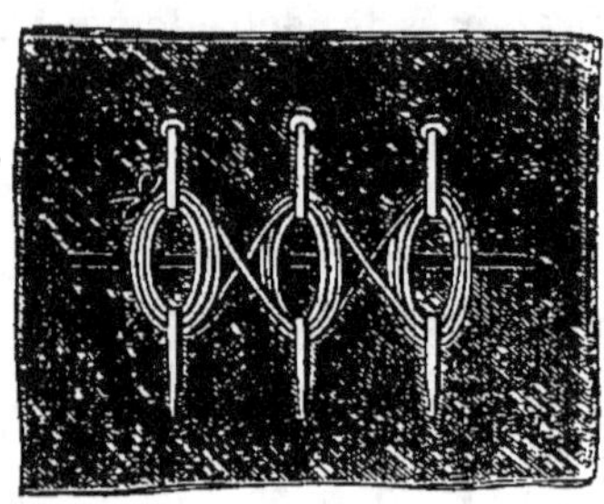

Fig. 75. — *Suture entortillée* (fil enroulé circulairement).

val et qui, bien appliquée, produit les meilleurs effets. On la pratique au moyen d'épingles à tête plate et de fils cirés. S'il s'agissait de traverser une épaisseur considérable des tissus ou si la résistance de ceuxci était trop prononcée, on se servirait de grosses épingles ou de tiges métalliques, acérées et résistantes, Autrefois on se servait chez l'homme de petites tiges d'or ou d'argent, mais la simple épingle en laiton convient parfaitement. Les lèvres de la plaie étant rapprochées, on saisit une épingle entre le pouce et le médius de la main droite et on l'enfonce dans les tissus en appuyant sur la tête de l'épingle avec l'index. On traverse d'un seul coup ou successivement les deux lèvres de la plaie comme avec l'aiguille à suture. On place autant d'épingles qu'on le juge nécessaire ; chacune d'elles doit être implantée à deux ou trois millimètres de distance du bord libre de la plaie, et les intervalles qui les séparent doivent être égaux comme pour les points de suture. Pour rapprocher les bords de la plaie on dispose autour de chaque épingle un fil croisé plusieurs fois en 8 de chiffre et reliant les épingles les unes aux autres, comme on le voit dans la figure 74 ; d'autres fois, on fait de simples tours avec le fil sans le croiser en 8 de chiffre (*fig.* 75), mais le moyen précédent est préférable. Quand on est arrivé à l'extrémité terminale de la plaie, on unit les deux bouts du fil par un double nœud ou une rosette.

Quelques praticiens passent un premier fil autour de chaque épingle, puis un second et parfois un troisième, de telle sorte que l'intervalle des épingles, au lieu d'être recouvert par un seul fil comme précédemment, en présente deux ou trois.

Nous employons indistinctement ces trois procédés ; toutefois, à notre avis, le premier est le meilleur.

« Rigal de Gaillac a proposé de remplacer les fils par un petit ruban de gomme élastique. Voici comment on procède. L'épingle traverse d'abord une lanière de caoutchouc, puis les deux lèvres de la plaie, et, lorsque celles-ci sont mises en contact et que la pointe de l'épingle fait saillie au delà de la peau, on y engage l'extrémité libre de la lanière tendue de caoutchouc, et la suture est achevée. La traction doit être très-faible par cela seul qu'elle est continue (1). » Quel que soit le procédé employé, il faut toujours couper la pointe de chaque épingle avec des cisailles.

5° *Suture à points continus ou en surjet* (*fig.* 76). — La plupart des auteurs l'ont appelée *suture du pelletier :* toutefois MM. Legouest et Sédillot ont établi une distinction que nous adoptons. Nous donnerons plus loin la description de la suture du pelletier. On pratique la suture en surjet par le même procédé que celui de Lafaye pour la suture entrecoupée, seulement au lieu de couper les anses de fil on les serre de

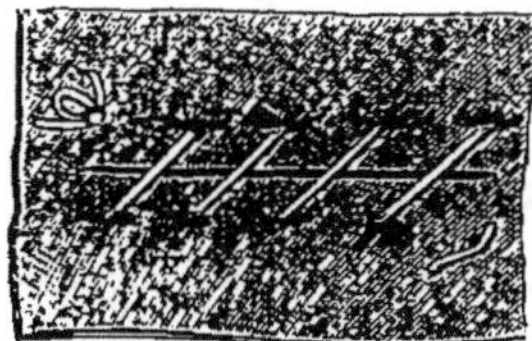

Fig. 76. — *Suture à points continus ou en surjet.*

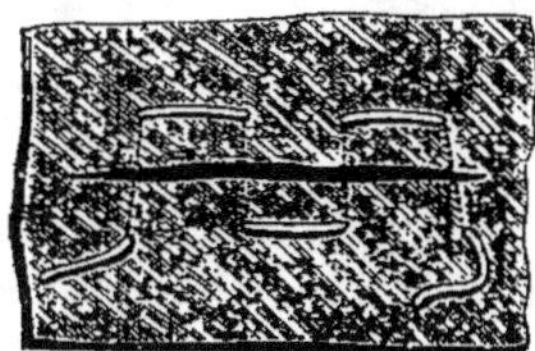

Fig. 77. — *Suture à points passés ou en zigzag.*

telle sorte que tous les points de cette suture sont solidaires les uns des autres. On arrête le fil à chaque extrémité soit à l'aide d'un petit bourdonnet ou d'un nœud à rosette.

Cette suture est assez rarement employée aujourd'hui, attendu qu'elle a l'inconvénient de froncer les bords de la plaie ; en outre, si un point vient à être coupé ou enlevé accidentellement, tous les autres se relâchent ; aussi, la remplace-t-on par la suture entrecoupée.

6° *Suture à points passés ou en zigzag* (*fig.* 77). — Dans cette suture le fil, au lieu de former une spirale comme pour la suture en surjet, décrit des zigzags en allant d'un côté à l'autre de la plaie (*fig.* 77) ; on a quelquefois employé cette suture à titre de moyen contentif après la réduction de la hernie ombilicale chez le cheval.

7° *Suture du pelletier* (*fig.* 78). — Elle se pratique à l'aide d'un fil armé d'une aiguille que l'on passe alternativement au-dessus et au-dessous de chaque côté des lèvres de la plaie. « L'affrontement est régulier et exact, mais les jets de fil restent entre les bords de la solution de continuité, ce qui est un grave inconvénient. Cette suture est particulièrement applicable aux cas où les bords de la plaie tendraient à se dépasser (2). »

(1) Legouest et Sédillot, *Méd. opératoire*, t. I, p. 145.
(2) *Loco citato*, t. I, p. 145.

8° *Suture en T* (*fig.* 79). — C'est une sorte de point à l'aide duquel on réunit les bords d'une incision en T ou d'une incision cruciale. On pratique cette suture de deux manières : 1° *avec un fil ormé d'une aiguille à chacun de ses bouts.* On enfonce chaque aiguille de dehors en dedans dans l'un des angles du T, et on les fait ressortir de dedans en

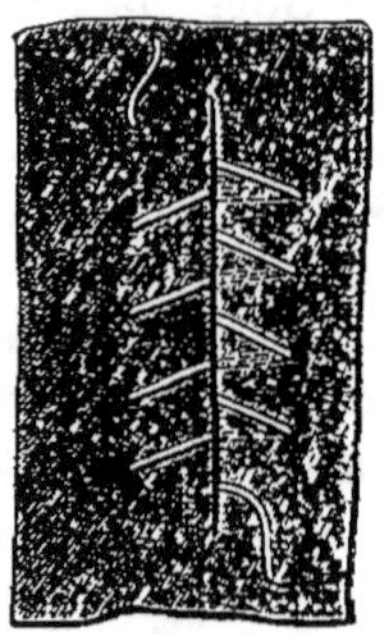

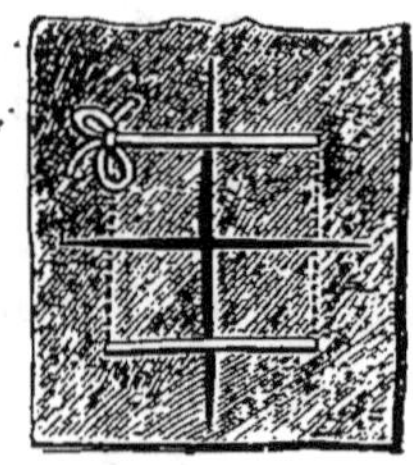

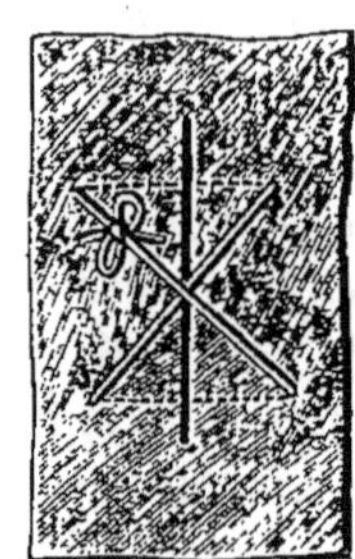

Fig. 78. — *Suture du pelletier.*   Fig. 79. — *Suture en T.*   Fig. 80. — *Suture en X.*

dehors au delà de l'incision transversale. Le fil forme ainsi une anse qui croise et serre l'incision inférieure, perpendiculaire ; les deux chefs du fil sont ensuite noués ensemble, et l'on forme de la sorte une deuxième anse. 2° *Avec une seule aiguille.* On pique l'aiguille, munie d'un fil, au-dessus de l'incision transversale, de dehors en dedans pour le faire sortir au-dessous de cette incision et à droite de l'incision perpendiculaire. On rabat le fil sur cette incision et on implante l'aiguille à gauche pour la faire sortir au-dessus de l'incision transversale en regard du point où l'on a implanté l'aiguille tout d'abord : il ne reste plus qu'à nouer les bouts du fil.

9° *Suture en X* (*fig.* 80). — C'est le point particulier à l'aide duquel on ferme la plaie du flanc chez la truie lors de la castration. On pratique cette suture à l'aide d'une aiguille courbe munie d'un fil. On traverse d'un seul coup ou successivement les deux lèvres de la plaie de dehors en dedans à l'une de ses extrémités, puis on croise la plaie avec le fil et on implante l'aiguille à l'autre extrémité de la plaie, on en traverse les bords comme précédemment et on noue les deux bouts du fil au centre de la plaie. Le fil forme ainsi à l'extérieur un X (*fig.* 80).

10° *Sutures métalliques.* — Les différentes sutures dont nous venons de parler se pratiquent généralement avec des fils de chanvre ; on a conseillé d'employer chez l'homme, des fils métalliques très-fins. MM. Legouest et Sédillot pensent que « le seul avantage des fils métalliques est de présenter plus de finesse, d'être moins irritants et de pouvoir plus longtemps rester dans l'épaisseur des tissus sans y développer d'inflammation, dans tous les cas où ils n'exercent ni pression, ni traction, ni étranglement, cas qui sont en réalité assez rares. Les fils employés dans les sutures ulcèrent et divisent également les tissus, et sous ce rapport les fils métalliques n'ont pas de supériorité bien établie sur les autres (1). » Nous avons employé quelquefois les sutures métalliques chez le chien, et nous avons remarqué que les fils coupent les lèvres de la plaie avec la plus grande rapidité, aussi, nous servons-nous, de préférence, du fil de chanvre ordinaire que l'on trouve du reste partout.

Précautions à prendre pour enlever les sutures. — Soins consécutifs. — L'époque à laquelle il convient d'enlever les points de suture varie suivant la nature des tissus sur lesquels portent la suture, leur épaisseur et l'espèce animale que l'on considère. Chez le cheval et le chien, la suppuration survient beaucoup plus rapidement que chez les ruminants et le porc sur lesquels les fils des sutures restent pendant longtemps dans les chairs sans déterminer la formation du pus. En outre, dans les régions riches en tissu conjonctif et en vaisseaux, le pus se forme, toutes choses étant égales d'ailleurs, plus promptement qu'ailleurs, aussi convient-il en pareil cas de laisser les sutures moins longtemps en place. En général, on les enlève du deuxième au quatrième jour. Si l'on observait un gonflement anormal, un étranglement des bords de la plaie par les fils, il faudrait les enlever immédiatement.

Pour enlever les sutures, il est nécessaire de prendre quelques précautions afin de ne pas détruire les adhérences qui se sont établies. Règle générale, il ne faut enlever qu'un seul point à la fois, et on commence par les points les moins essentiels. Les fils ou les épingles seront coupés très-près du côté opposé à celui où on les retire, et il faut préalablement les débarrasser des croûtes qui peuvent les recouvrir. On coupe les fils avec des ciseaux et les épingles avec des cisailles, et on les retire de gauche à droite en appuyant avec le pouce et l'indicateur gauche sur le point par où on les fait sortir. Si, dans quelques points de la plaie, les adhérences cicatricielles sont faibles ou nulles, on laisse les points de suture pendant un ou deux jours encore et on les enlève ensuite. Dans quelques cas, notamment quand on redoute la séparation des bords de la plaie, on applique par-dessus quelques bandelettes agglutinatives à la poix ou au collodion. Quand une suture a été pratiquée, de même qu'après l'avoir enlevée, il importe d'attacher les animaux de telle sorte qu'ils ne puissent porter les dents sur la partie opérée ; en outre, il est bon d'appliquer aux grands animaux soit le collier à chapelet, soit le bâton à surfaix. Il faut se rappeler que la cicatrisation des plaies est accompagnée d'un prurit, très-violent parfois, qui porte les animaux à se mordre et à arracher les sutures.

(1) Legouest et Sédillot, *Traité de méd. op.*, t. I, p. 140.

CHAPITRE IV

DES PANSEMENTS

On appelle *pansement*, dit M. J. Gourdon, « un mode de traitement local, périodiquement répété, exerçant une action continue, suivant habituellement la pratique des opérations, et consistant dans l'application méthodique à la surface des plaies, d'appareils particuliers qui complètent l'effet de l'opération et concourent à la guérison (1). » Le but que l'on se propose d'atteindre en pratiquant les pansements varie suivant les indications à remplir. Or, ces indications sont nombreuses. Tantôt, en effet, il faut préserver la plaie du contact des corps extérieurs, maintenir à sa surface des médicaments pour obtenir une cicatrisation régulière et rapide ; tantôt il faut exercer une action mécanique (dilatation ou compression) que le chirurgien doit être à même de diriger à son gré, suivant les cas.

L'étude des pansements comprend : 1° la description des *objets matériels* qui servent à les pratiquer ; 2° les *règles de leur application;* 3° leurs *effets*. Nous suivrons sous, ce rapport, l'ordre adopté par M. J. Gourdon.

§ 1. — Matériel servant à pratiquer les pansements.

Il y a lieu de distinguer les *instruments*, *matières* et *objets* de pansements.

Instruments de pansement. — On se sert habituellement des *ciseaux courbes*, de la *sonde cannelée* en guise de spatule ; parfois on emploie des *pinces anatomiques*, des *pinces à dents de souris*. On se sert encore d'autres instruments que nous allons faire connaître.

Pince à anneaux. — Elle est formée de deux branches d'égale longueur, articulées comme des ciseaux ; ces branches, plates et dentelées à l'une de leurs extrémités, portent à l'extrémité opposée un anneau qui permet de se servir de cet instrument à la manière des ciseaux. La longueur totale des pinces à anneaux est de 20 centimètres environ. On se sert de cet instrument pour enlever les esquilles, les corps étrangers ; dans quelques cas, il remplace le doigt pour enlever les matières de pansement.

Sonde à S. — Tige métallique recourbée en forme d'S, terminée en pointe mousse à ses extrémités qui sont munies parfois d'une ouverture elliptique pour passer une mèche. Parfois on garnit l'une des extrémités de la sonde, et l'on se sert alors de l'instrument comme

---

(1) *Éléments de chirurgie vétérinaire*, t. I, p. 225.

d'une sorte d'*écouvillon* pour nettoyer des trajets fistuleux. Exemple : plaie fistuleuse de la gouttière jugulaire dans le cas de phlébite, opérée par les débridements successifs. Dans ce cas, on introduit la sonde préalablement garnie d'étoupes dans le canal veineux par l'ouverture inférieure, et on la fait ressortir par l'ouverture supérieure. On enlève ainsi le pus contenu dans la portion de veine située entre les deux plaies produites par le débridement.

Porte-mèche. —C'est une tige en bois ou en métal d'une longueur proportionnée à la profondeur de la fistule ou de la cavité où il faut placer une mèche. Cette tige se termine à l'une de ses extrémités par une petite fourche à deux branches et à l'autre par une partie arrondie ou un petit disque qui en facilite le maniement. Cet instrument est employé non-seulement pour porter les mèches, mais aussi les liens quand on se propose de lier une tumeur dont le pédicule est situé profondément. Il peut donc servir soit de *porte-mèche,* soit de *porte-nœud.* A cet effet, on place la mèche ou le lien à cheval entre les branches de la fourche, on tient l'instrument de la main droite, le pouce et le médius appliqués sur le lien, l'index allongé sur la tige. et le disque terminal ou la poignée, dans la paume de la main.

Stylets. — Sonde en plomb. — Ce sont de petites tiges métalliques de la grosseur d'une aiguille à tricoter, droites ou courbes, mousses, fenêtrées ou non, avec ou sans rainure. Ces instruments sont plutôt employés pour explorer les trajets fistuleux que pour panser les plaies. Il en est de même de la *sonde en plomb.* qui n'est autre chose qu'un fil de ce métal, enroulé en spirale sur lui-même.

Seringue à injection. — Rasoir. — Ces instruments sont connus de tout le monde : il est donc inutile de les décrire.

Matières de pansement. — Étoupe. — On désigne sous ce nom les débris ou le rebut de la filasse de chanvre, qui se séparent des fils ou des brins pendant l'opération industrielle connue sous le nom de *peignage* du chanvre. L'étoupe est formée par les filaments de chanvre, qui restent sur le peigne. C'est, en médecine vétérinaire, la matière de pansement par excellence. Elle sert à protéger les plaies contre les corps extérieurs, à y maintenir une température égale. En outre, comme c'est une matière spongieuse, elle s'imbibe des liquides qui se forment à la surface des plaies, les absorbe et prévient, dans une certaine mesure, les accidents funestes qui pourraient résulter de leur stagnation prolongée. L'étoupe entretient par son contact une excitation favorable à la cicatrisation des plaies, elle favorise l'action des médicaments, etc.

L'étoupe de bonne qualité est formée par des filaments courts et fins, non entremêlés de portions tassées ou feutrées, qui en rendent l'emploi difficile ; elle est douce au toucher.

On distingue l'étoupe *brute* et l'étoupe *hachée.* Celle-ci s'obtient en coupant avec les ciseaux l'étoupe brute en brins plus ou moins courts.

On s'en sert pour les plaies des genoux, du jarret, etc., et en général dans tous les cas où les plaies sont superficielles et ne réclament pas l'emploi d'un appareil spécial.

On emploie l'étoupe sous forme de *plumasseaux*, de *boulettes*, de *bourdonnets*, de *mèches*, etc.

Plumasseaux. — Ce sont des espèces de coussinets que l'on fait en étirant parallèlement les brins d'étoupe en ayant le soin de débarrasser cette matière des nodosités ou portions feutrées, qui peuvent s'y rencontrer. On donne aux plumasseaux l'épaisseur convenable, en superposant plusieurs couches de brins d'étoupes, puis on en replie les extrémités sur une des faces. Ils peuvent être quadrangulaires ou ovales. Dans tous les cas, ils doivent présenter une égale consistance et une épaisseur suffisante pour exercer la compression au degré convenable et bien protéger la plaie. Quand les plumasseaux sont volumineux et épais, ils constituent des *gâteaux*, mieux vaut en général superposer plusieurs plumasseaux que de leur donner beaucoup d'épaisseur.

L'emploi des plumasseaux permet d'exercer une compression régulière et d'obtenir ainsi un bourgeonnement uniforme.

Boulettes. Rouleaux. — Les boulettes sont formées par une petite quantité d'étoupe que l'on roule mollement entre les mains. On leur donne le nom de *rouleaux* quand leur forme est cylindroïde. Les boulettes servent à panser les plaies, à garnir leurs anfractuosités soit pour exercer une certaine compression sur des végétations luxuriantes, soit pour arrêter une hémorrhagie.

Bourdonnets. — On appelle ainsi de petits tampons d'étoupe que l'on forme en roulant cette matière entre les doigts et serrant fortement. On les emploie fréquemment comme nœud d'arrêt pour retenir le fil des sutures. Ils servent également à dilater les trajets fistuleux et préviennent ainsi l'occlusion trop rapide, d'une plaie profonde.

Tentes. — Ce sont des espèces de gros bourdonnets, faits avec de l'étoupe dont les fils sont parallèlement disposés et fortement serrés au moyen d'un fil de chanvre dans toute leur étendue ou seulement dans une partie. On rabat les brins d'étoupes dans la portion qui n'est pas liée et la *tente* présente ainsi la forme d'une tête de clou ou d'un champignon. On emploie les *tentes* pour dilater les trajets fistuleux et faciliter l'écoulement du pus. Les anciens se servaient fréquemment de tentes très-serrées, parfois même ils employaient des éponges préparées ou des racines spongieuses, notamment la racine de gentiane qui possédait, croyait-on, des vertus cicatrisantes particulières, mais le temps et l'expérience ont fait justice de ces moyens qui, de nos jours, sont abandonnés.

Mèches. — Elles sont formées de filaments d'étoupes, disposés d'abord parallèlement, puis tordus ensemble de manière à former une sorte de cordon ou de ruban que l'on introduit dans des trajets fistuleux ou que l'on passe dans des contr'ouvertures à la manière d'un *séton*. On les fait plus ou moins longues ou épaisses suivant les cas. Les mèches sont fréquemment employées pour faciliter la sortie du pus.

Pelotes. — On appelle ainsi une masse d'étoupe enveloppée d'un morceau de toile qu'on serre avec un fil ciré de manière à en rapprocher les bouts. On confectionne quelquefois des pelotes sans enveloppes en roulant et en serrant entre les mains une certaine quantité d'étoupes, de manière à obtenir une masse ferme et résistante. Les pelotes sont employées principalement pour pratiquer le tamponnement ou exercer sur les tissus une compression plus ou moins énergique.

Charpie. — C'est une matière formée par un amas de filaments de toile. Pour faire la charpie, on choisit de préférence un morceau de toile à demi usée. On le coupe suivant la longueur que l'on veut donner aux brins de charpie, puis on tire tous les fils de la toile dans le sens de leur longueur, et, s'ils se cassent, on les reprend du côté opposé. Parfois, au lieu de défiler la toile, on la ratisse avec un instrument tranchant, on a ainsi la *charpie râpée*. Celle-ci est très-fine et très-spongieuse.

La charpie est fort peu usitée en chirurgie vétérinaire, tout au plus l'emploie-t-on chez les petits animaux. On lui donne alors les mêmes formes que celles de l'étoupe.

Succédanés de l'étoupe et de la charpie. — Les Anglais emploient, au lieu de charpie, une sorte d'étoffe tissée de telle sorte que l'une de ses faces présente un aspect tomenteux, c'est ce que l'on connaît sous le nom de *charpie anglaise*. D'après MM. Legouest et Sédillot, « ce tissu dont l'épaisseur ne dépasse guère celle du linge ordinaire ne peut servir de remplissage ni de moyen d'absorption. »

Pour suppléer à l'étoupe ou à la charpie, on a proposé d'employer le *coton*, la *laine*, l'*éponge* préparée ou *spongio-piline*, l'*amadou*, le *typha*, la *mousse*, le *foin*.

Le *coton* ou la *ouate* méritent seuls une mention particulière. Le coton particulièrement a été surtout préconisé par Anderson pour le traitement des brûlures. A défaut d'étoupe on peut s'en servir, cette matière entretient autour des plaies une douce chaleur, et permet d'exercer une compression uniforme, mais elle a l'inconvénient de se coller aux plaies et de n'absorber que faiblement les liquides produits par la plaie. La ouate sert chez l'homme pour la confection du bandage ouato-silicaté dont on a tant parlé dans ces dernières années, pour le traitement des fractures ou comme appareil de pansement après les amputations.

Nous avons employé la ouate de coton pour le pansement des plaies du pied chez le cheval. Cette matière se tasse plus facilement que l'étoupe et exige une plus grande attention de la part de l'opérateur pour que la compression soit régulière ; mais, en compensation, elle absorbe bien le pus fourni par les plaies ; de plus, son prix étant moins élevé que celui de l'étoupe, il y a avantage à l'employer.

Quant aux autres matières, elles produisent sur les plaies une telle irritation que leur emploi ne sera toujours qu'exceptionnel. On peut toutefois s'en servir en les appliquant par-dessus les étoupes, dont on emploie ainsi qu'une moindre quantité.

Les topiques que l'on applique sur les plaies sont très-variés, et leur étude est du ressort de la thérapeutique.

Objets de pansement. — *Compresses.* — Ce sont des pièces de toile ordinairement pliées en plusieurs doubles, présentant diverses formes, que l'on applique sur la plaie elle-même et le plus souvent sur l'étoupe. On dispose ensuite par-dessus les bandes ou bandages que nous ferons connaître.

En chirurgie vétérinaire, on se passe souvent de l'emploi des compresses ; on se contente d'appliquer sur les premiers plumasseaux un large plumasseau qui s'étend au delà de la plaie, et cet appareil constitue ce que l'on désigne communément sous le nom d'*étoupade.*

Quand on applique une compresse, il faut veiller à ce qu'elle ne présente aucun pli et que ses bords se correspondent exactement pour que l'épaisseur en soit partout égale.

Les compresses sont *longuettes* ou en forme de carré long, *quadrilatères, triangulaires*, selon la manière dont on les découpe. Si l'on fend vers les centres les quatre angles d'une compresse, coupée en carré, on obtient une compresse dite en *croix de Malte*. Si la division n'intéresse que deux angles, on a la *demi-croix de Malte*. En divisant en deux ou trois portions l'un des côtés d'une compresse, on forme une compresse fendue à deux ou à trois chefs. Ces compresses sont principalement usitées pour relever les chairs après les amputations.

On nomme compresses *fenêtrée, criblée, percillée*, des pièces de toile, qui présentent une multitude de petites ouvertures faites à l'emporte-pièce ou au moyen des ciseaux courbes.

Elles sont inusitées en chirurgie vétérinaire. Il en est de même de la compresse *graduée, simple* ou *pyramidale*, formée par une succession de plis dont la longueur diminue graduellement.

Bandes. — Liens plats plus ou moins étroits et d'une longueur variable servant à envelopper ou à serrer les diverses pièces d'un pansement.

On les fait ordinairement en toile, quelquefois en flanelle quand on se propose d'entretenir la chaleur dans une région, rarement en coton ou en laine, car ces tissus adhèrent fortement aux plaies et ne s'imprègnent pas des liquides fournis par la plaie. Les bandes les plus usitées en médecine vétérinaire sont formées par de simples rubans de fil d'une largeur de 1 à 3 centimètres. On distingue, dans une bande, les extrémités ou *chefs* et la partie moyenne ou le *plein.*

Pour se servir de la bande, on a le soin de l'enrouler sur elle-même en serrant convenablement pour qu'elle ne s'affaisse pas dans la main et ne vienne ainsi à manquer durant l'application du pansement.

La manière d'enrouler une bande est connue de tout le monde, il est donc inutile de la décrire. Si la bande est roulée en un seul cylindre, on la dit *roulée à un globe ou à un chef*; si l'on a roulé séparément chacun des deux chefs, on a une bande roulée à *deux globes ou à deux chefs.*

Attelles. Eclisses. Drains. — Les *attelles* sont des pièces d'appareils, employées pour la contention des luxations et des fractures. Ces pièces sont faites en carton, en bois, en fer-blanc, ou en tôle. On se sert ordinairement du carton ou du bois, car ces matières présentent tout à la fois le degré de légèreté et de solidité nécessaires ; les excoriations, les entamures de la peau, sont moins à craindre par leur emploi, aussi en fait-on un fréquent usage pour le traitement des fractures chez les petits animaux surtout. — On découpe les attelles de telle sorte que leurs contours soient semblables à ceux du membre, ou, plus généralement, de la région sur laquelle on se propose de les appliquer. — Il est bon en outre d'arrondir leurs bords et surtout leurs angles, de ne les appliquer sur une région qu'après avoir préalablement garni celle-ci d'étoupes ou d'autres matières molles.

Les *éclisses* sont de petites plaques en tôle ou en bois, propres à maintenir les matières de pansement dans la région plantaire et qui exercent en outre sur ces matières une compression plus ou moins forte, au gré de l'opérateur.

Les *drains*, inventés par M. Chassaignac, sont des tubes en caoutchouc vulcanisé d'une longueur et d'un diamètre variables suivant les dimensions de l'ouverture du foyer purulent dans lequel on les introduit. Ces tubes sont criblés de trous dans lesquels le pus s'engage. Ce liquide coule ensuite dans le tube, puis au dehors, et la stagnation du pus est ainsi évitée ; toutefois, d'après MM. Legouest et Sédillot, « les drains ne laissent pas écouler de pus par leur canal central; ils s'étranglent à leur orifice d'entrée et de sortie par la diminution et le resserrement de ces ouvertures, s'entourent de granulations et d'adhérences dans leur trajet et finissent par empêcher l'écoulement du pus et par déterminer les accidents qu'on les croyait destinés à prévenir. » — Les drains n'ont pas été employés, que nous le sachions du moins, chez les animaux. On peut les remplacer par une simple mèche d'étoupes ou un ruban de fil, engagé de part en part dans le foyer purulent.

BANDAGES.

« Les bandages, dit M. J. Gourdon, sont des appareils très-divers, propres à envelopper les parties ou à les maintenir dans une position déterminée. Ils sont appliqués seuls ou bien ils servent à contenir, à raffermir des pansements; ils remplissent enfin des indications très-multipliées (1). » A l'exemple de cet auteur, nous distinguerons

____

(1) *Éléments de chirurgie vét.*, t. I, p. 247.

trois espèces principales de bandages, savoir : 1° les bandages *roulés;* 2° les bandages *pleins*; 3° les bandages *mécaniques.*

A. *Bandage roulé.* — On le pratique avec une bande et plus particulièrement avec le ruban de fil. Il est *circulaire* quand tous les tours de bande se recouvrent exactement, *spiral* quand les tours de bande forment des doloires, *croisé* en *huit* de chiffre, *récurrent,* etc

B. *Bandages pleins.* — Ils sont formés par des pièces de toile que l'on dispose sur les diverses régions du corps. Bourgelat a fait connaître, le premier, les différents bandages que l'on peut employer chez le cheval; il en a décrit vingt-sept espèces dans son *Essai sur les appareils et les bandages.*

Pour fixer ces bandages, Bourgelat recommandait l'emploi d'une sorte de harnais, appelé *soutien*, composé d'un surfaix muni en avant d'une bricole et en arrière d'une double courroie pourvue, de distance en distance, d'anneaux qui permettent de l'allonger ou de la raccourcir et terminée par une croupière. Le surfaix et la bricole portent des anneaux auxquels on attache les liens des bandages. Ce bandage est ordinairement remplacé dans la pratique par un simple surfaix ou une bricole ordinaire.

1. *Frontal simple (fig.* 81 et 82). — Pièce de toile couvrant la plus

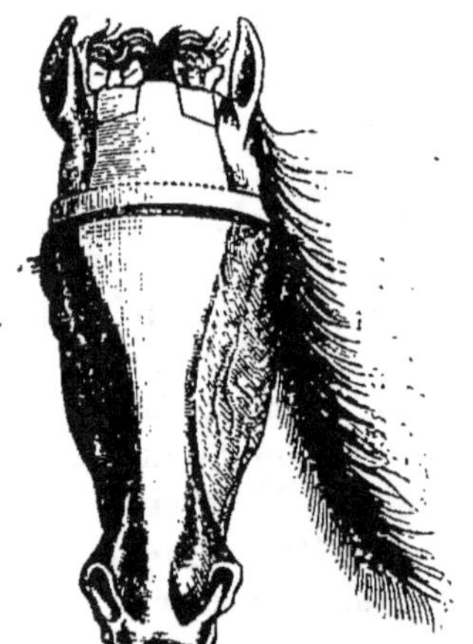 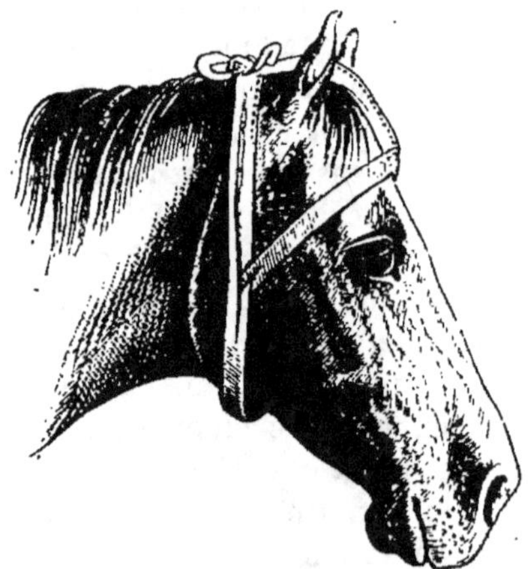

Fig. 81. — *Frontal simple* (vu de face).   Fig. 82. — *Frontal simple* (vu de côté).

grande partie du front et le sommet de la tête, portant un repli pour loger le toupet et se fixant au moyen de quatre liens d'une longueur convenable. — Les deux liens inférieurs présentent chacun, à 16 centimètres environ de leur point d'émergence, une échancrure ovalaire ou ganse dans laquelle passent les liens supérieurs. Puis, tous les liens se croisent en X sous la ganache et remontent à droite et à gauche sur les faces latérales de la tête jusque sur la nuque où on les noue.

2. *Frontal composé (fig.* 83 et 84). — Pièce de toile ayant la forme

d'un losange, appliquée sur le sommet de la tête, le front et une partie
du chanfrein, munie de six liens distingués en supérieurs, moyens
et inférieurs. — Les moyens partent de la partie la plus large du

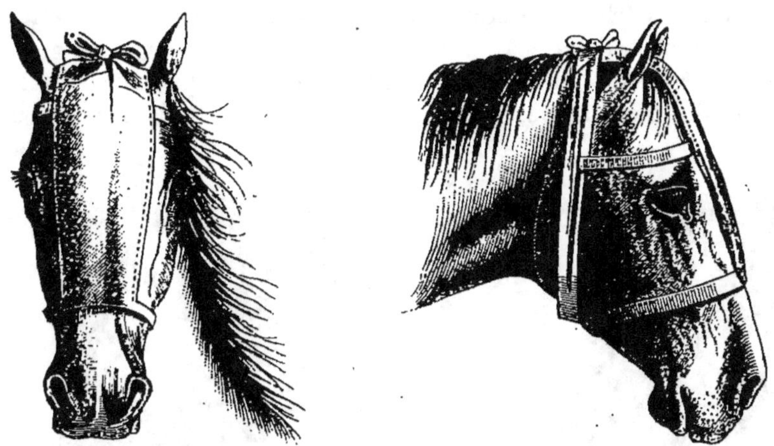

Fig. 83. — *Frontal composé* (vu de face).   Fig. 84. — *Frontal composé* (vu de côté).

bandage, de chaque côté ; chacun d'eux se termine par une anse dans
laquelle passent d'abord les liens supérieurs qui se croisent pour remonter ensuite sur la nuque où on les noue. Les liens inférieurs, croisés d'abord sous la ganache, passent, en remontant, dans les ganses
des liens moyens, et se fixent sur la nuque par un nœud. — Si, par
cette manœuvre, les liens moyens tendent à remonter, on conduit alors
les liens inférieurs, qui doivent avoir une longueur suffisante, sous
la ganache où on les fixe.

3. *Œil simple ou monocle* (*fig.* 85 et 86). — Ce bandage, qui repré-

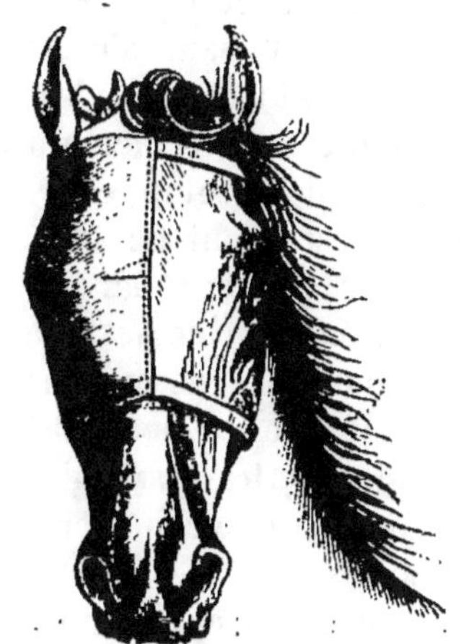
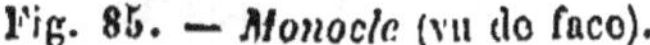
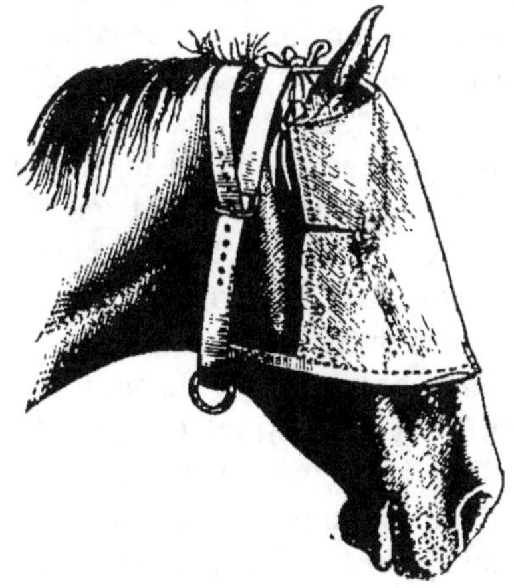

Fig. 85. — *Monocle* (vu de face).   Fig. 86. — *Monocle* (vu de côté).

sente un carré long, échancré dans chacun de ses angles correspon-

dant à chaque oreille, est pourvu de deux plis transversaux pour se
mouler sur la convexité de l'orbite et de cinq liens pour le fixer. Les
trois liens supérieurs se fixent à la sous-gorge du licol ou de la bride,
les deux liens inférieurs se nouent également sur cette courroie à la
partie déclive de celle-ci.

4. *Œil double* (*fig.* 87 et 88). — Ce bandage, formé d'une pièce de toile,
échancrée aux deux angles supérieurs, est muni de huit liens qui se

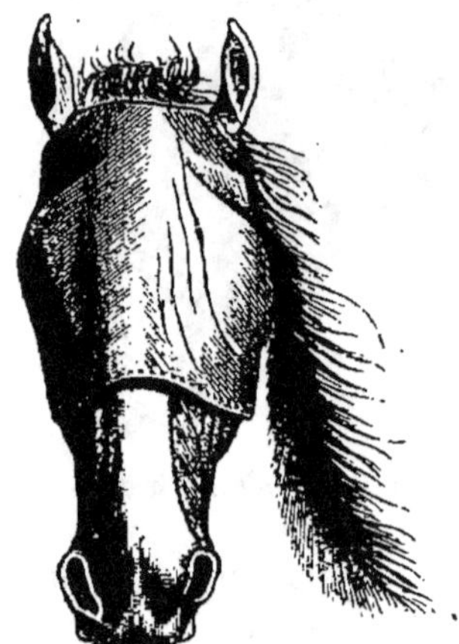

Fig. 87. — *Bandage pour les deux
yeux* (vu de face).

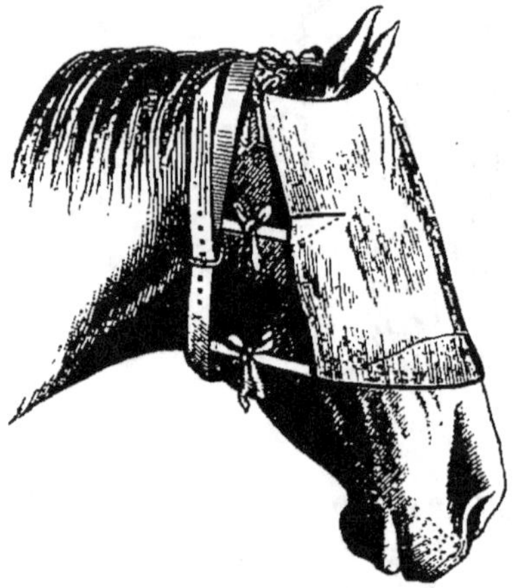

Fig. 88. — *Bandage pour les deux yeux*
(vu de côté).

fixent à la sous-gorge. — Deux replis dans le sens longitudinal, pratiqués l'un à la partie supérieure et l'autre à la partie inférieure du
bandage, facilitent son adaptation parfaite aux surfaces qu'il doit recouvrir.

5. *Bandage de la région sous-maxillaire.* — Il consiste le plus ordinairement en un lambeau de peau de mouton ou d'agneau, offrant
une forme triangulaire et muni de quatre liens ; d'autres fois c'est
une pièce de toile carrée, pliée en deux, de manière à former un
triangle ; on interpose entre les doubles de l'étoupe ou du coton, et on
les coud ensemble. Ce bandage, ainsi matelassé, est muni de trois
liens : deux supérieurs fixés à chaque angle de la base du triangle,
le troisième, fixé par son milieu, au sommet. — On le place de telle
sorte que la base du triangle soit trouvée en haut ; les deux liens
supérieurs sont fixés sur la nuque, autour de la têtière du licol, par
un nœud ; et le sommet est maintenu dans l'espace intra-maxillaire
par le lien inférieur dont on noue les deux bouts sur le chanfrein.
Ce bandage est consolidé par la muserolle du licol.

6. *Bandage des oreilles* (*fig.* 89 et 90). — Formé de deux pièces de toile
de forme triangulaire, réunies sur la nuque par la base, présentant
chacune une sorte de gousset dans lequel on engage chaque oreille,
ce bandage se fixe à l'aide de six liens : les deux supérieurs présentent

chacun une ganse dans laquelle passent les liens moyens ; les uns et les autres se croisent sous la ganache et se nouent sur la nuque. Les liens inférieurs se croisent en X sur le front et se nouent sur le chanfrein.

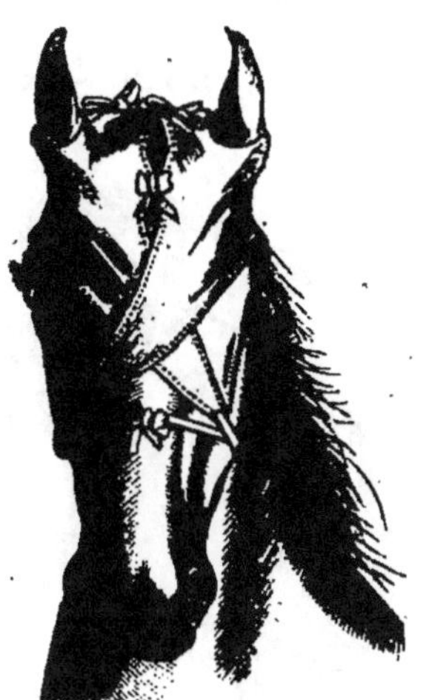

Fig. 89. — *Bandage des oreilles* (vu de face).

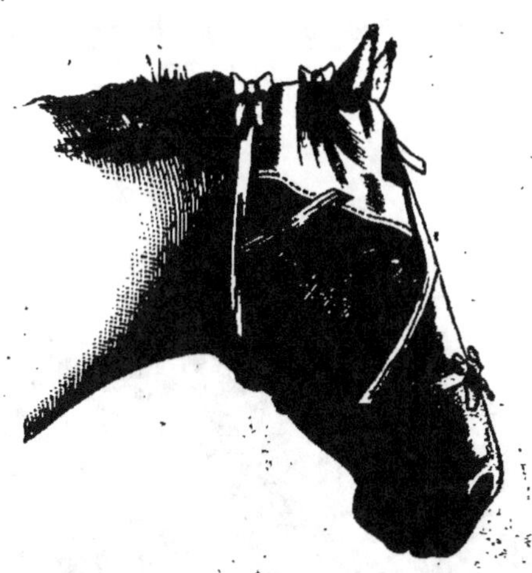

Fig. 90. — *Bandage des oreilles* (vu de côté).

Pour réunir sur le sommet de la tête les deux pièces de ce bandage et maintenir les oreilles dressées, on noue deux à deux les liens fixés sur chaque bord interne du bandage.

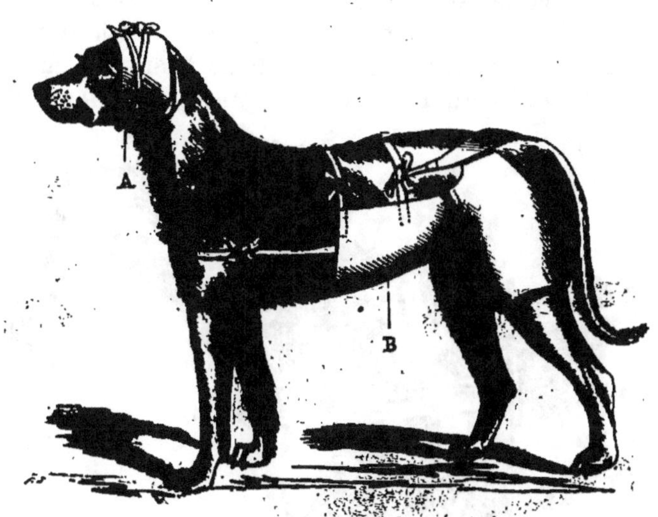

Fig. 91.

A. Bandage des oreilles ou *béguin*. — B. Bandage pour les maladies des mamelles.

A cette espèce, doit être rattaché le bandage connu sous le nom de *béguin*, si souvent employé chez le chien, dans le cas de chancres aux oreilles. C'est une sorte de double gousset dans lequel on engage les oreilles et qu'on maintient par quatre liens, qui se croisent sous la ganache et vont se fixer par un nœud sur la nuque (*fig.* 91 A). Le béguin est en toile ou en filet.

7. *Bandage pour la partie supérieure de l'encolure* (*fig.* 92). — Longue

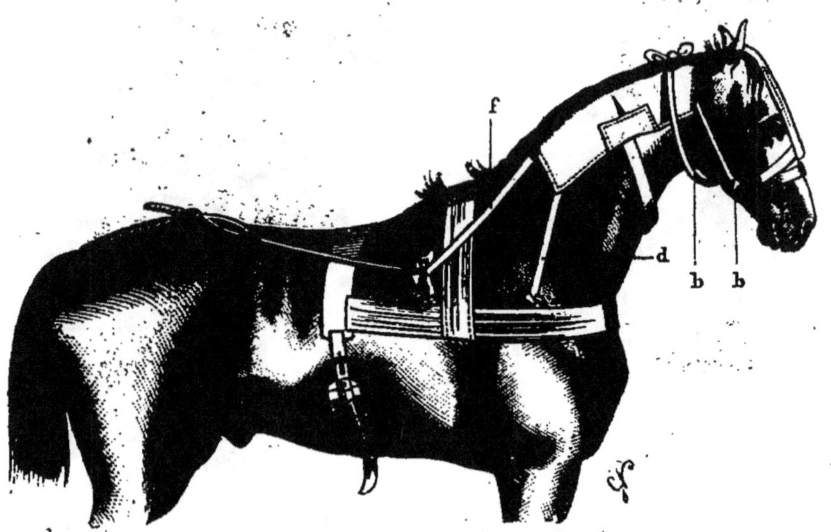

Fig. 92. — *Bandage pour la partie supérieure de l'encolure.*

pièce de toile appliquée sur le bord dorsal et les faces latérales de l'encolure, terminée par un prolongement qui recouvre le sommet de la tête et descend sur le chanfrein. Neufs liens fixent ce bandage. Les inférieurs, *b, b*, sont terminés par des ganses dans lesquelles pas-

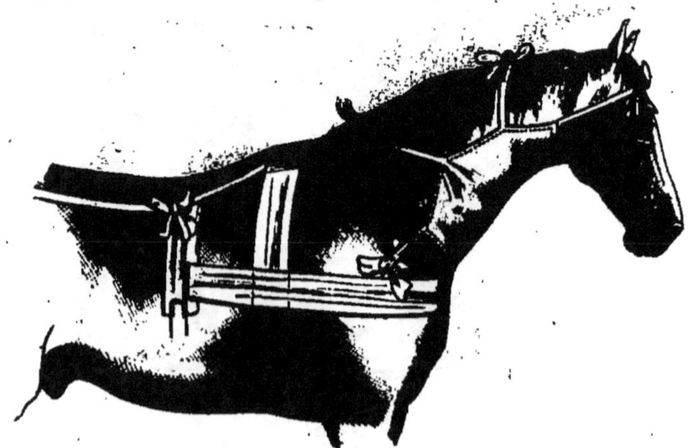

Fig. 93. — *Bandage pour les parties antérieure et latérale de l'encolure.*

sent les liens *c, c*, pour s'entrecroiser sous la ganache, remonter sur les faces latérales de la tête et se nouer sur la nuque; les liens, *d, d*, se fixent de chaque côté à un anneau de la bricole formant *soutien* ; le lien impair, *f*, est bifurqué à quelques centimètres en arrière de son point d'émergence, et chacune des branches vient se nouer autour du surfaix. On pourrait se passer de bricole et fixer au surfaix les liens, *d*, *d*, et *f*. Vatel conseille de fixer tout simplement le lien impair du bord postérieur à quelques crins tressés à cet effet, en avant du garrot. Ce bandage est très-utile dans le cas de mal d'encolure ou de nuque surtout pendant l'été.

8. *Bandage pour les parties antérieure et latérales de l'encolure* (*fig.* 93). — Pièce de toile ayant la forme d'un octogone portant un lien à chacun de ses angles. Ces huit liens se fixent de la manière suivante : les antérieurs sur le front ou mieux autour de la sous-gorge du licol, les moyens sur le bord dorsal de l'encolure, les postérieurs se croisent sur le garrot et se fixent au surfaix, les inférieurs s'attachent au surfaix ou à la bricole sans se croiser.

9. *Bandage du garrot* (*fig.* 94). — Pièce de toile carrée, tronquée à ses deux angles postérieurs, portant au milieu de ses bords, antérieur et

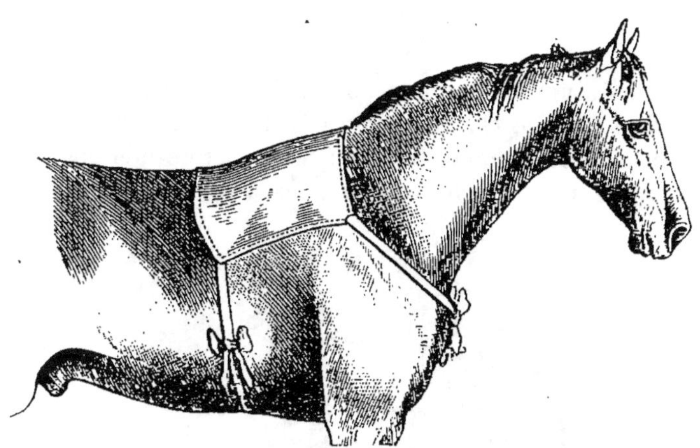

Fig. 94. — *Bandage du garrot.*

postérieur, un repli d'une longueur variable suivant la hauteur du garrot, munie de cinq liens : les deux antérieurs, fixés au-dessus du poitrail, les deux postérieurs d'inégale longueur, attachés autour de la poitrine en manière de surfaix, le postérieur, correspondant à la colonne vertébrale, s'attache à la croupière. Vatel ajoutait à ce bandage un sixième lien, cousu sur le bord antérieur et se fixant sur le bord supérieur de l'encolure au moyen d'une tresse de crins.

10. *Bandage pour le dos* (*fig.* 95). — Enveloppe en forme de carré long, tronquée aux deux angles postérieurs dans une étendue de 6 centimètres, pourvue de six liens, un à chaque angle ; deux liens se fixent autour du thorax, deux, autour de l'abdomen dans la région ombilicale, et les deux autres sous la queue en manière de croupière. Vatel ajoute deux

liens à ce bandage pour l'empêcher de glisser en arrière. Ces deux liens, cousus sur le bord antérieur de l'enveloppe, viennent se fixer à la par-

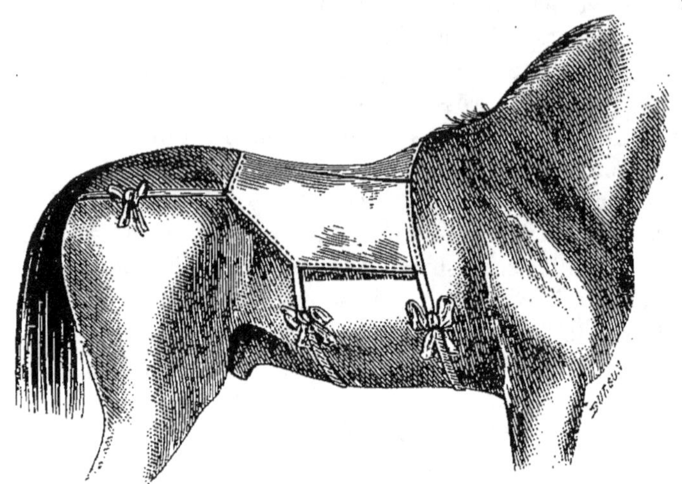

Fig. 95. — *Bandage pour le dos.*

tie supérieure du poitrail comme pour le bandage du garrot.

11. *Bandage des reins et de la croupe (fig.* 96). — Ce bandage présente une forme semblable à celle du précédent et une étendue suffisante pour recouvrir la croupe et les reins, les angles postérieurs en sont

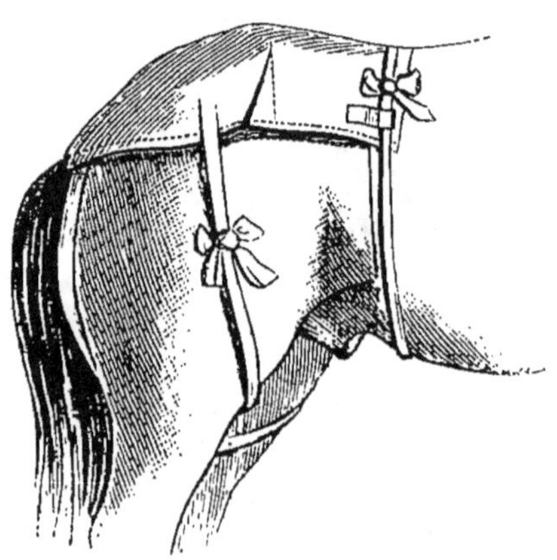

Fig. 96. — *Bandage des reins et de la croupe.*

tronqués d'environ 10 à 11 centimètres. Tous les bords, à l'exception de l'antérieur, présentent un repli de deux travers de doigts pour que l'enveloppe se moule exactement sur la convexité de la croupe. A chaque angle est fixé un lien, les deux antérieurs cheminent sous le ventre, remontent le long des flancs et se fixent l'un à l'autre sur les lombes ;

les deux postérieurs contournent de dehors en dedans la pointe de la
fesse, croisent obliquement la face interne de la cuisse, remontent le
long du grasset et de la face externe de la cuisse pour s'unir aux liens
mitoyens à peu près au niveau de l'articulation coxo-fémorale. Pour
que cette enveloppe ne puisse glisser en arrière, Vatel ajoute deux
liens au bord antérieur, ces liens viennent se fixer à un surfaix.

12. *Bandage ponr la fesse* (*fig.* 97 et 98). — Il est formé par une pièce
de toile une fois et demie plus longue que large d'après Bourgelat, de
forme rectangulaire, enveloppant toute la fesse et une partie de la
croupe de telle sorte que le bord interne longe le périnée et le bord

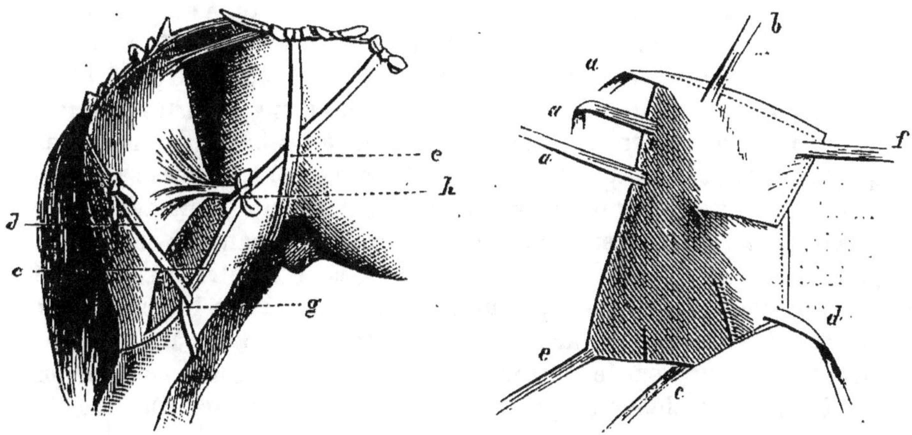

Fig. 97. — *Bandage pour la fesse,* appliqué
sur l'animal.

Fig. 98. — *Bandage pour la fesse,* vu
isolément.

opposé, la face externe de la jambe et de la cuisse. Le bord externe
(*fig.* 98, *f*, *d*) présente un repli ayant 8 centimètres environ de largeur
à sa base, et le bord inférieur (*d*, *e*, *c*) offre deux autres replis, qui, de
même que le précédent, permettent l'adaptation exacte de l'enveloppe
sur la convexité de la fesse et de la croupe. Huit liens sont cousus à ce
bandage ; le bord postérieur en porte trois (*a*, *a*, *a*) à la partie supérieure, qui se fixent à la croupière ; le bord supérieur en présente un (*b*)
d'une longueur suffisante pour qu'on puisse l'attacher au surfaix, le
bord inférieur en a trois (*d*, *e*, *c*). Les liens *d* et *c* embrassent la jambe
et s'entre-croisent comme on le voit en *g* (*fig.* 97) ; le lien *d* vase
fixer au culeron de la croupière, tandis que le lien *c* se dirige en avant,
croise la région du flanc et vient se fixer au surfaix, le lien *e* croise
obliquement la face interne de la cuisse, remonte le long des flancs
pour être fixé à la croupière. Quant au huitième lien *f*, il se fixe sur le
lien *c*, comme on le voit en *h* (*fig.* 97).

13. *Bandage pour les maladies des bourses et des mamelles.* — Il a la forme
d'un triangle tronqué dont la base est placée en avant des bourses ; il

est muni de quatre liens, un à chaque angle ; les deux antérieurs gagnent les flancs et se fixent sur les lombes, les deux postérieurs remontent le long du périnée, entourent la queue au-dessus de laquelle ils se croisent pour venir se fixer aux précédents, sur les reins.

Ce bandage peut être également employé pour les maladies des mamelles chez la jument. Pour la vache, la chèvre et la brebis, il représente une poche beaucoup plus profonde, percée ordinairement de trous pour le passage des trayons. Pour la chienne, ce bandage constitue une enveloppe formée par une pièce de toile deux fois plus longue que large, d'après Vatel. Cette enveloppe porte près du milieu de ses grands bords des ouvertures par lesquelles doivent passer les membres postérieurs. L'extrémité postérieure de cette pièce de toile est échancrée dans son milieu, de telle sorte qu'elle présente de chaque côté « des espèces de liens qui remontent sur la croupe et les lombes se croisent en cet endroit, et s'y fixent au moyen de quelques épingles fortes ou quelques points de suture. Les portions de toile, en dehors des ouvertures qui donnent passage aux membres postérieurs, sont repliées suffisamment pour que le bandage s'applique à la convexité de la région du pubis. La portion de l'enveloppe, qui se trouve en avant des ouvertures précédemment indiquées, porte six liens : quatre d'entre eux, deux de chaque côté se réunissent par nœuds sur le dos et les lombes ; deux autres, partant du bord antérieur à peu de distance des angles antérieurs, se croisent sur le poitrail où ils se réunissent par nœuds, ce qui empêche à l'enveloppe de glisser en arrière » (1) (*fig. 91, B*).

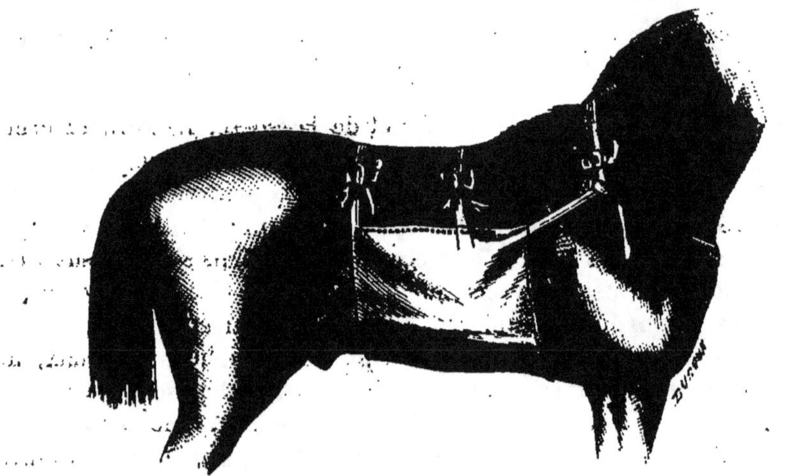

Fig. 90. — *Bandage pour le dessous du ventre.*

14. *Bandage pour le dessous du ventre* (*fig. 90*). — Pièce de toile en forme de carré long, deux fois plus longue que large, présentant sur

(1) Vatel, *Éléments de pathologie vét.*, t. II, p. 218.

chacun de ses grands côtés des replis pour s'adapter à la convexité du ventre, munie de six liens dont deux se fixent sur les lombes, deux sur le dos et deux autres sur le garrot. On ajoute quelquefois un septième lien qui passe au-dessus du poitrail, réunit les deux liens antérieurs et empêche à l'appareil de glisser en arrière.

15. *Bandage pour la partie inférieure de la poitrine.* — Pièce de toile carrée, présentant un prolongement antérieur passant entre les avant-bras, et échancrée convenablement pour s'appliquer sur les parois de la poitrine, immédiatement en arrière des avant-bras. Ce bandage présente ordinairement six liens, un à chaque angle du carré et deux au prolongement antérieur. Ces liens se fixent deux à deux en avant du garrot, en arrière de cette région et sur le dos. Ce bandage est assez souvent fait avec une pièce de cuir, et les liens sont constitués par des courroies munies de boucles et de trous. Ainsi fabriqué, il est journellement employé pour appliquer des sinapismes sur les côtés de la poitrine, chez le cheval.

16. *Bandage du poitrail (fig. 100).* — Il présente la même forme que le précédent, toutefois, l'appendice ou prolongement, au lieu d'être

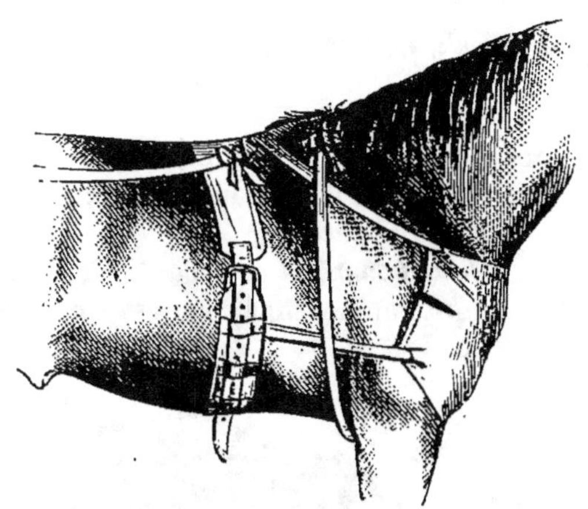

Fig. 100. — *Bandage du poitrail.*

situé en avant se trouve placé en arrière dans l'inter-ars qu'il recouvre. Ce prolongement est muni de deux liens qui vont se nouer sur le garrot. Quatre autres liens, un à chaque angle, se fixent au surfaix et maintiennent ainsi le bandage appliqué contre le poitrail. On a le soin de ménager des replis sur les bords de l'enveloppe pour que son adaptation sur la convexité du poitrail soit aussi exacte que possible.

17. *Bandage de l'épaule (fig. 101 et 102).* — C'est une grande pièce de toile de forme trapézoïde recouvrant la région de l'épaule et du bras. Ce bandage s'applique un peu obliquement et il présente sur ses bords antérieurs (*fig.* 102) des replis qui lui permettent de recouvrir exactement la convexité que présente la partie antérieure du bras.

Il porte sept liens ; les liens *c*, *c* se fixent sur le garrot, à la naissance de l'encolure aux liens *e*, *f* qui sont d'abord dirigés autour de l'avant-bras du côté où le bandage est appliqué pour se porter ensuite du côté

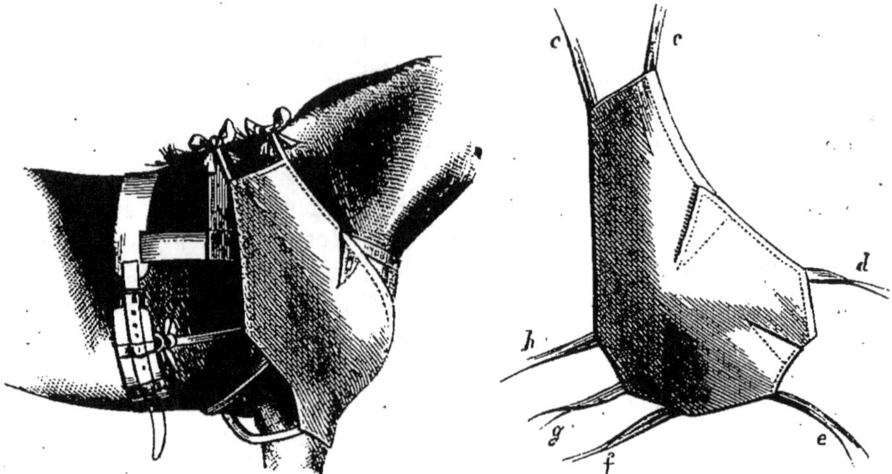

Fig. 101. — *Bandage de l'épaule*, appliqué sur l'animal.

Fig. 102. — *Bandage de l'épaule*, vu isolément.

opposé et venir se nouer aux liens *c*, *c*, comme il a été dit. Le lien *d* est fixé à un des anneaux de la bricole ou du soutien ; les liens *g*, *h* sont fixés aux anneaux du même appareil.

18. *Bandage pour l'articulation même de l'épaule (fig.* 103). — Pièce de toile de forme carrée dont l'angle supérieur est tronqué, cette enve-

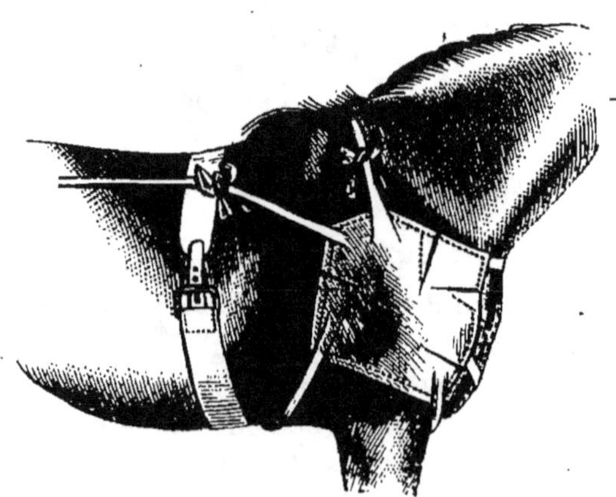

Fig. 103. — *Bandage pour l'articulation même de l'épaule.*

loppe est pourvue de plusieurs replis pour s'adapter à la convexité de l'épaule, elle est munie en outre de six liens, dont trois antérieurs, et trois postérieurs. Les deux premiers se fixent par nœud autour de l'encolure, le troisième à un anneau de la bricole et les autres en arrière, au surfaix.

19. *Bandage du coude (fig. 104 et 105).* — Pièce de toile présentant un

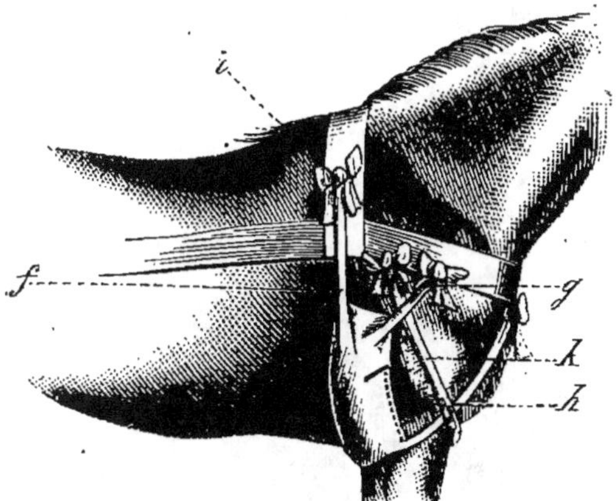

Fig. 104. — *Bandage du coude,* appliqué sur l'animal.

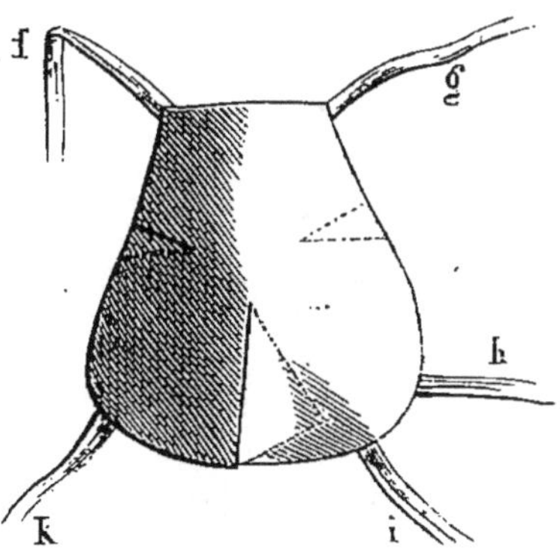

Fig. 105. — *Bandage du coude,* vu isolément.

long repli inférieur et deux replis latéraux pour s'appliquer exactement sur la saillie de l'olécrâne. Cinq liens servent à le fixer; le lien *f* (*fig.* 104 et 105) est conduit directement sur le garrot pour s'attacher par nœud avec le lien *i* (*fig.* 104 et 105) qui a été préalablement passé sous le thorax pour remonter ensuite du côté opposé et s'unir au lien *f;* les liens *g* et *h* s'attachent à des anneaux de la bricole au-devant du poitrail ; le lien *k* contourne d'arrière en avant la face interne de l'avant-bras, longe l'inter-ars, passe sous les autres liens dont il croise obliquement la direction et vient se fixer à l'un des anneaux de la bricole au-devant du poitrail.

20. *Bandage pour l'avant-bras (fig. 106).* — Il a la forme d'un triangle dont le sommet serait largement tronqué. Le bord supérieur, qui est le plus large, est échancré de manière à embrasser convenablement l'inter-ars et le pli du coude. Ce bandage est soutenu par deux liens principaux qui se croisent et vont s'attacher à une bricole munie d'anneaux ; les bords latéraux de ce bandage sont ensuite rapprochés et serrés sur la face externe

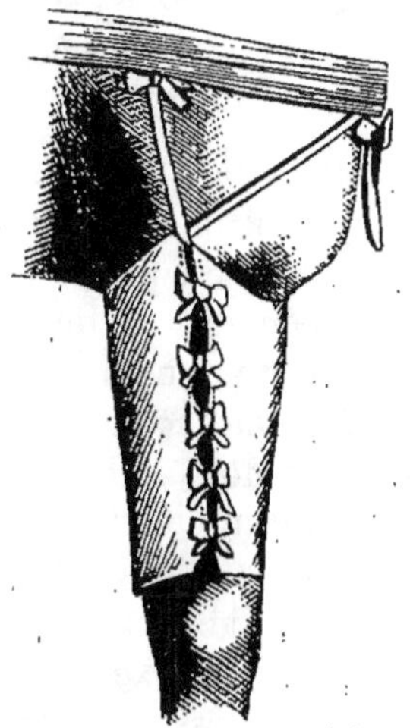

Fig. 106. — *Bandage sur l'avant-bras.*

de l'avant-bras par une série de petits liens noués deux à deux.

21. *Bandage pour le genou* (*fig.* 107). — Pièce de toile carrée, dans laquelle on a pratiqué deux échancrures, l'une, au bord supérieur, pour que l'enveloppe puisse s'adapter exactement sur la saillie que forme l'os crochu, l'autre, dans le milieu pour la convexité de la face antérieure du genou. Ces échancrures sont garnies l'une et l'autre de petites pièces de toile, cousues sur la pièce principale, et qui forment ainsi deux

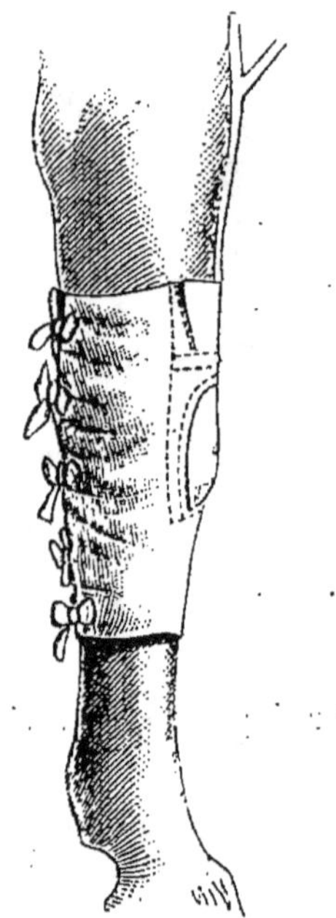

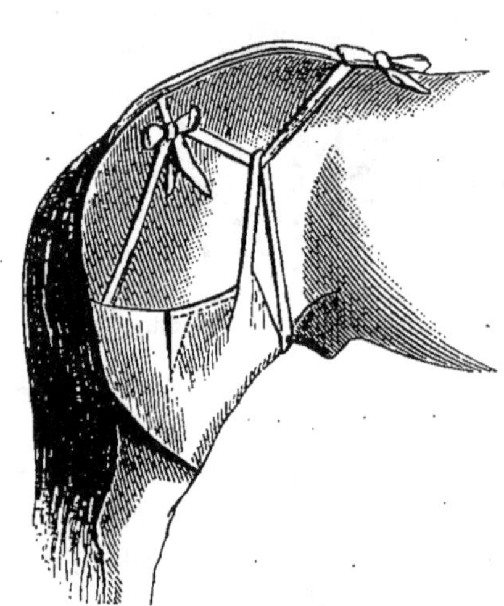

Fig. 107. — *Bandage pour le genou.*

Fig. 108. — *Bandage pour les plaies du grasset.*

goussets dans lesquels se logent les éminences osseuses du genou. Un lien, bifurqué, fixé sur le bord supérieur du bandage et noué autour de l'encolure ou fixé à des tresses de crins, soutient l'enveloppe et l'empêche de glisser ; de petits liens maintiennent rapprochés les bords latéraux comme pour le bandage de l'avant-bras.

22. *Bandage pour les plaies du grasset* (*fig.* 108). — Il a la forme d'un triangle dont la base serait égale à quatre fois la hauteur (Bourgelat). Il est muni de trois liens, un à chaque angle. « Le lien de l'angle supérieur monte le long du flanc, et s'attache à la croupière sur les reins, celui de l'angle intérieur se contourne en avant, en dedans de la cuisse et monte se fixer au culeron, à la base de la queue ; le troisième contourne la fesse, croise, d'arrière en avant, la face interne de la cuisse, remonte au-devant de la rotule, et va s'attacher en arrière au même point que le précédent après avoir embrassé le premier lien. » (J. Gourdon) (1).

____

(1) *Éléments de chirurgie vét.*, t. I, p. 258.

23. *Bandage pour la jambe.* — Ce bandage est représenté par les figures 109 et 110. Son bord supérieur présente quatre liens (*fig.* 109, A, B, C, D); les bords latéraux sont munis de cinq ou six petits liens. On fait à ce bandage trois goussets, dont deux, C, D, sont pratiqués au bord supérieur et un I au bord inférieur; les bords latéraux offrent chacun un repli. Ces goussets et ces replis permettent d'appliquer exactement le bandage sur la convexité de la jambe. Pour fixer ce ban-

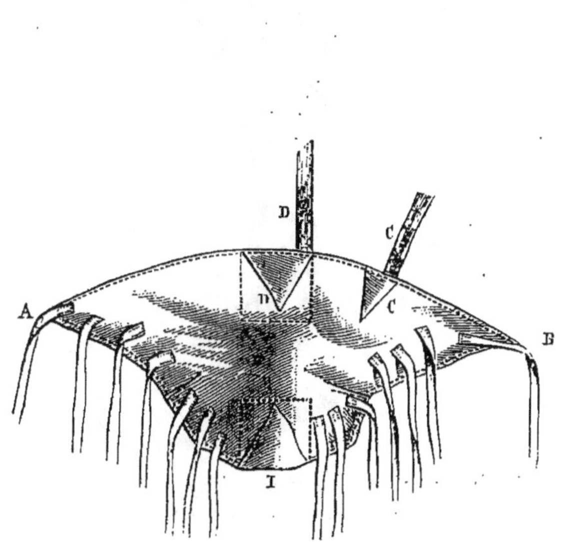

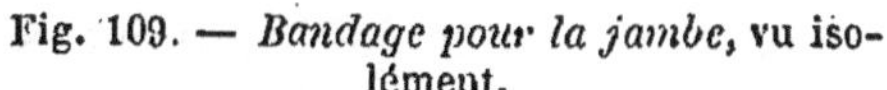

Fig. 109. — *Bandage pour la jambe,* vu isolément.

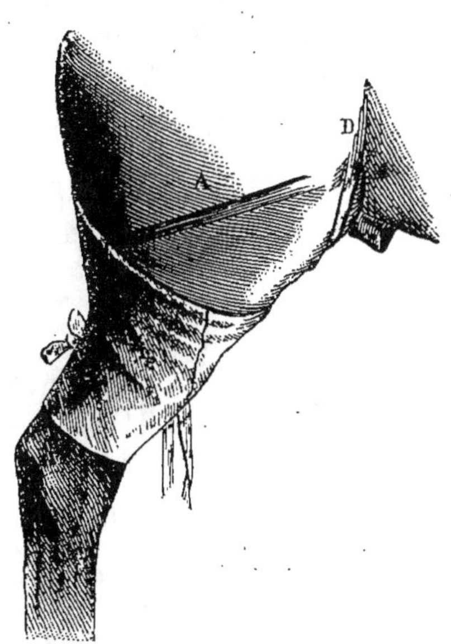

Fig. 110. — *Bandage pour la jambe,* appliqué sur l'animal.

dage, le lien D remonte le long des flancs et vient s'attacher à la croupière sur les reins; le lien C monte de dedans en dehors, le long de la face interne de la cuisse pour longer la fesse et venir se fixer au culeron de la croupière. Les liens A et B se croisent à la partie inférieure de la fesse un peu au-dessus de la corde du jarret, de telle sorte que le lien A venant de la face interne de la jambe se porte sur la face externe pour être fixé au surfaix. Quant au lien B, il vient s'attacher au culeron de la croupière. Les petits liens des bords latéraux sont noués deux à deux, et le bandage est ainsi plus ou moins serré.

24. *Bandage du jarret et du canon* (*fig.* 111 et 112). — Il est formé par une pièce de toile d'une étendue suffisante pour entourer complétement le jarret et le canon jusqu'au boulet; son bord supérieur présente une échancrure pour le pli du jarret, et son extrémité inférieure, une sorte de gousset pour loger le fanon. Quatre liens partent de la partie supérieure de ce bandage et se fixent au bandage de la jambe; les petits liens qui garnissent les bords latéraux s'attachent chacun à leur correspondant.

C. *Bandages mécaniques.* — On appelle ainsi des appareils plus ou moins compliqués, qui ne servent pas seulement à protéger les régions sur lesquelles on les applique, mais qui exercent encore une pression plus ou moins forte, soit pour s'opposer à la déviation des diverses parties d'une région, soit pour en obtenir le redressement. A cette catégorie de bandages, appartiennent les ferrements de Bourgelat, les orthosomes de Brogniez et Defays, etc.

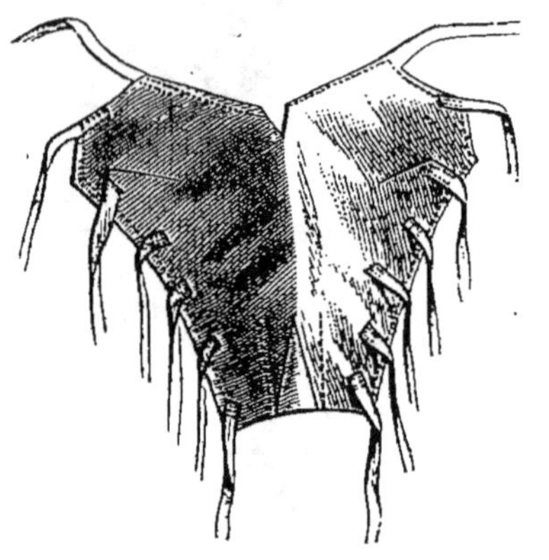

Fig. 111. — *Bandage du jarret et du canon,* vu isolément.

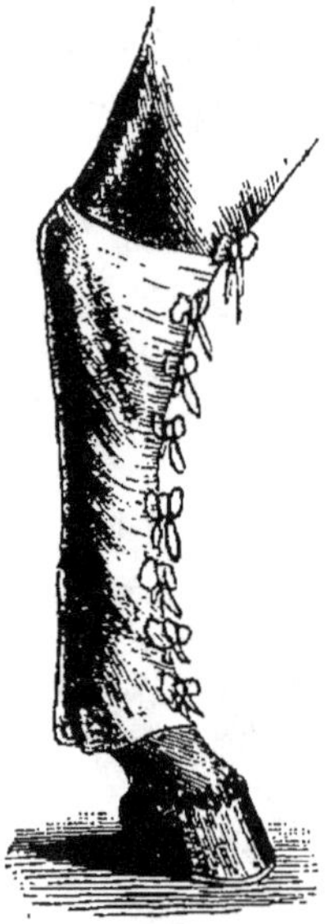

Fig. 112. — *Bandage du jarret et du canon,* appliqué sur l'animal.

Ces appareils sont mis en usage après la réduction des luxations ou des fractures ; parfois on les emploie pour remédier à la rétraction tendineuse ou à la bouleture, et il nous paraît rationnel de renvoyer leur description à l'étude du traitement de ces lésions afin de ne pas la séparer du mode d'application de ces appareils, qui constitue un des temps opératoires du traitement des luxations et des fractures, c'est-à-dire la *contention.*

§ 2. — Application des pansements.

L'application des pansements présente une haute importance, attendu qu'elle exerce sur les suites de l'opération une grande influence. On ne saurait méconnaître en effet, qu'un pansement bien exécuté, régulièrement compressif, favorise la restauration des parties mutilées et assure une cicatrisation régulière, sans boursouflement ni déviation des parties sur lesquelles l'action traumatique a porté.

Soins préliminaires. — On conçoit aisément que la première chose à faire pour appliquer un pansement, est de se placer commodément pour pouvoir agir sans interruption et en éprouvant le moins de fatigue possible quand l'application du pansement est une fois commencée ; l'animal sera maintenu de telle sorte qu'il ne puisse pas, par des mouvements trop étendus, retarder ou empêcher l'application des diverses pièces du pansement.

On devine également que l'opérateur doit mettre à sa portée toutes les matières de pansement.

RÈGLES DES PANSEMENTS.

A. — DISPOSITIONS GÉNÉRALES.

a. *Nettoyer la partie.* — Avant d'appliquer un pansement il faut débarrasser la plaie des caillots sanguins, des croûtes, des corps étrangers, boue, fumier, etc., etc., qui peuvent se trouver à sa surface ou dans son voisinage immédiat. On y parvient au moyen d'une éponge fine ou simplement d'une boulette d'étoupes, imbibée d'eau tiède que l'on promène doucement à la surface de la plaie pour ne pas faire saigner. Le lavage de la plaie doit être fait avec ménagement, et si le degré d'adhérence des croûtes nécessite l'emploi de la spatule ou des ciseaux courbes, il faudra éviter d'agir avec violence afin de ne pas intéresser les parties vives.

Les matières de pansement doivent être en bon état de propreté.

b. *Agir avec douceur et promptitude.* — Toutes les pièces de pansement étant préparées et placées à proximité de l'opérateur, celui-ci les superpose sur la plaie en agissant avec précaution et sans perdre du temps. Il importe en effet que la plaie soit rapidement soustraite au contact de l'air pour éviter une irritation trop prononcée qui retarderait la cicatrisation. Si l'on agit avec douceur et ménagement en disposant un appareil de pansement, la douleur est moindre, et l'animal restant alors immobile, l'opération s'effectue avec toute la célérité désirable. On évitera donc dans les pansements les manœuvres soudaines et brusques.

c. *Éviter la gêne des fonctions, la déformation des parties.* — « En appliquant un pansement quelconque, dit M. Gourdon, il est toujours essentiel de veiller à ce que les pièces mises en place ne soient pas ellesmêmes une cause de douleur, soit actuellement, soit plus tard, par suite de leur étendue, de leur forme, de leurs angles, de leur mauvaise position, afin de ne pas provoquer l'animal à se débarrasser de l'appareil par des mouvements insolites et de ne pas aggraver le mal primitif par une excitation douloureuse, inutile (1). » On doit veiller surtout à ce que la circulation ne soit pas interceptée par le pansement ; aussi est-il de règle de n'exercer qu'une compression modérée, et quand il s'agit d'appliquer un bandage sur un membre, dans le cas de fracture par exemple, on doit procéder de la périphérie vers le centre afin d'évi-

____

(1) *Éléments de chirurgie vét.*, t. I, p. 265.

ter la stase sanguine résultant d'un ralentissement ou de l'interruption de la circulation de retour. Autant que faire se pourra, l'opérateur devra donner au pansement une forme régulière sinon élégante, la compression sera uniforme et méthodique.

B. — DISPOSITIONS PARTICULIÈRES.

Application des boulettes, des plumasseaux, des compresses. — On enduit ou on imbibe les boulettes de topiques propres à activer la cicatrisation, ou bien on étend ceux-ci avec la spatule à la surface de la solution de continuité ; puis, on place les boulettes dans les anfractuosités des plaies de manière à combler celles-ci ; on les superpose dans les points où l'on désire que la compression soit plus forte qu'ailleurs ; on les recouvre d'un petit plumasseau et ainsi de suite jusqu'à ce que l'étoupe, placée à la surface de la plaie, soit au même niveau que le tégument, enfin on termine l'*étoupade* par un plumasseau dépassant les précédents et s'étendant sur une certaine surface, au voisinage de la plaie. On dispose les compresses comme les boulettes et les plumasseaux, quelquefois on s'en sert pour recouvrir ceux-ci et les maintenir. Mais. quand on agit sur une région qui peut être aisément entourée, comme les membres par exemple, on maintient les plumasseaux ou l'étoupade avec une bande en forme de ruban de fil, roulée à *un* ou *deux* chefs.

Application de la bande. — Pour appliquer régulièrement une bande roulée à un chef, on la tient de la main droite et on l'enroule autour des parties par sa face externe, c'est-à-dire que le bout libre de la bande est appliqué sur la partie à recouvrir et tenu de la main gauche, tandis que l'autre main tenant la bande, le globe en dessus la déroule et revient au point de départ. Les premiers tours doivent recouvrir un peu obliquement le chef initial afin de l'assujettir. On déroule la bande au fur et à mesure de son application ou bien on en dégage une certaine longueur, ce qui permet de mieux juger de la force de traction que l'on exerce et d'éviter plus facilement les plis. Quoi qu'il en soit, les tours de bande sont dits *circulaires* quand les nouveaux tours recouvrent entièrement les premiers ; ce sont des *doloires* quand ils ne recouvrent qu'un tiers ou une moitié du tour précédent. Si l'on applique une bande sur une partie de forme conique comme les membres par exemple, elle presse davantage par un de ses bords que par l'autre et forme ainsi des godets. On évite cet inconvénient en pratiquant des *renversés*. Pour cela on ploie obliquement la face externe de la bande sur ellemême de la partie la plus large du membre vers la plus étroite, pendant que l'on soutient ce pli ou renversé avec le pouce gauche; par ce moyen, la bande est successivement appliquée par ses deux faces, mais elle doit de nouveau former quelques circulaires au moment où l'on cesse les renversés. On assujettit le chef terminal au moyen d'une épingle dont la tête est tournée du côté de l'extrémité de la bande.

Quelques personnes fendent l'extrémité terminale de la bande pour avoir deux chefs que l'on noue solidement. Quand on se sert d'une bande, roulée à deux chefs, on l'applique d'abord par sa partie moyenne, puis, donnant l'un des globes à tenir à un aide, on commence à enrouler celui que l'on tient dans la main droite, et, quand il est épuisé, on enroule l'autre en sens contraire et on noue les deux extrémités.

On applique les bandes, *sèches* ou *mouillées*, dans ce dernier cas, elles se relâchent, et la compression devient insuffisante. Il est donc préférable d'employer des bandes sèches.

RENOUVELLEMENT DES PANSEMENTS.

1° *Époque du renouvellement.* — Le moment auquel il convient de renouveler un pansement varie suivant la nature de la plaie, la saison, l'âge de l'animal, le milieu dans lequel il se trouve. Toutes ces circonstances exercent une influence plus ou moins prononcée sur la marche de la cicatrisation, mais nous ne pouvons que les mentionner dans un ouvrage de la nature de celui-ci, car leur étude est étroitement liée à celle de la cicatrisation des plaies. En thèse générale, il faut attendre pour lever le premier appareil que la suppuration se produise, ce qui a lieu vers le troisième ou le quatrième jour, à ce moment les bourgeons charnus sont à peine formés ; ils sont constitués par un tissu embryonnaire très-jeune et partant fort délicat, qui saigne au moindre contact. Quand il s'agit des plaies du pied, on attend souvent, huit, quinze, vingt et même vingt-cinq jours avant de renouveler le premier pansement. Par contre, si l'on a établi un pansement compressif sur un vaisseau divisé pour arrêter l'hémorrhagie qui en résultait, il ne faut pas attendre au delà de vingt-quatre heures pour le renouveler, car, ainsi que nous l'avons fait remarquer, passé ce temps, l'oblitération du vaisseau se produit par la formation d'un caillot, et le canal vasculaire est perdu sans retour, pour la circulation.

Si, après l'application d'un premier pansement, la douleur ressentie par les animaux augmente, ce que l'on apprécie par le plus ou moins d'intensité de la fièvre de réaction, par l'attitude des animaux, leur état d'agitation, les douleurs lancinantes, un engorgement diffus, etc., il y a alors indication formelle, soit de desserrer l'appareil de pansement, soit même de l'enlever complétement pour rechercher la cause de l'aggravation du mal, sans se préoccuper du temps qui s'est écoulé depuis l'application du premier appareil.

On doit éviter que le pus séjourne dans les plaies afin de diminuer les chances d'absorption de ce liquide. Pour faciliter l'écoulement du pus, on place des *mèches* ou des *drains* dans la plaie si la disposition de celle-ci le permet, ou bien on renouvelle le pansement.

2° *Précautions générales à observer.* — La levée du premier appareil exige quelques précautions, attendu que les diverses pièces de pansement sont souvent agglutinées et comme collées les unes aux autres par du sang desséché, du pus concrété, etc. Il faut donc, si l'on pense que les adhérences entre les matières de pansement sont fortes, ramollir préalablement les pièces de l'appareil en les plongeant dans un bain tiède comme cela se fait quelquefois quand le pansement a été appliqué sur les membres, ou bien les imbiber d'eau tiède. On enlève ensuite tous les objets, pièce à pièce, sans brusquerie afin d'éviter les ébranlements douloureux qui porteraient inévitablement l'animal à s'agiter ; par suite le travail de cicatrisation pourrait se trouver compromis. On commence par enlever la bande en pelotonnant son extrémité dans les mains afin d'éviter qu'elle ne traîne sur le sol. On enlève les plumasseaux et les boulettes, au moyen des doigts ou des pinces à anneaux.

Quand la plaie est mise à nu, on l'étanche avec soin, on absorbe le pus avec une boulette d'étoupe, en évitant d'appuyer ou de frotter à sa surface, ce qui aurait pour résultat de la faire saigner et de retarder ainsi la cicatrisation. Puis, après avoir examiné la plaie et rempli les indications que comporte son état, telles que : extraction d'esquilles, de *bourbillons*, résection ou cautérisation des bourgeons charnus, débridement ; on procède à l'application du pansement. Si l'état de la plaie est tel qu'il ne nécessite aucune intervention chirurgicale, il est indiqué de la laisser le moins longtemps possible, exposée au contact de l'air dont l'action irritante, quoi qu'en ait dit Velpeau, retarde dans une certaine limite, le travail de cicatrisation. Il faut donc, pour ce pansement, comme du reste pour les pansements consécutifs, que les matières et objets de pansement soient préparés à l'avance.

<h3 align="center">§ 3. — Effets des pansements.</h3>

Ils sont très-variés ; les uns sont communs à tous les pansements ; les autres, particuliers à quelques-uns d'entre eux.

1° *Effets généraux.* — L'application d'un pansement met une plaie à l'abri du contact de l'air et la protége contre les corps extérieurs ; par ce moyen, la douleur dont elle est le siége est amoindrie, l'irritation inflammatoire, diminuée, et la cicatrisation, accélérée. Les matières de pansement absorbent le pus et la sérosité et s'opposent, dans une certaine mesure, à l'absorption de ces liquides dont la présence dans le sang donne lieu à des accidents souvent mortels. Les pansements, soit par eux-mêmes, soit par les topiques dont ils sont imprégnés, entretiennent à la surface des plaies une certaine excitation qui accélère la guérison. La chaleur qu'ils entretiennent dans les parties sur lesquelles on les applique est très-favorable aussi à la guérison.

2° *Effets spéciaux.* — A l'exemple de divers auteurs, Vatel, M. Gourdon, nous distinguerons, sous ce rapport, plusieurs variétés de pansements que nous allons mentionner.

a. *Pansement contentif*. — Employé après la réduction des luxations et des fractures, ce pansement a pour objet de maintenir les parties en situation normale et de permettre ainsi leur consolidation. Par extension, on appelle encore pansement contentif, les pièces de toile, enveloppes ou bandages, qui servent à maintenir des plumasseaux ou des cataplasmes sur une région quelconque.

b. *Pansement unissant*. — Il consiste dans l'emploi des sutures, des bandelettes agglutinatives dont nous avons parlé et sur lesquelles nous n'avons pas à revenir.

c. *Pansement suspensif*. — C'est l'appareil ou le bandage qui sert à soutenir des organes à texture molle et très-vasculaire comme les testicules, les mamelles, que leur situation dans les parties supérieures du corps, expose à des tiraillements d'autant plus douloureux que l'inflammation dont ces organes sont quelquefois le siége, est plus prononcée. Ainsi, le bandage pour les maladies des bourses et les maladies des mamelles constitue le pansement suspensif.

d. *Pansement compressif*. — C'est un moyen hémostatique qui a été étudié en son lieu. Le pansement compressif est également mis en usage pour réprimer un bourgeonnement trop actif.

e. *Pansement divisif*. — Il est employé pour les plaies infundibuliformes dont il importe que l'orifice ne se cicatrise pas avant les parties profondes. On dilate l'ouverture de ces plaies, avec des bourdonnets, des mèches ou des canules.

f. *Pansement expulsif*. — On appelle ainsi tout appareil qui a pour effet de déterminer la sortie du pus ou sa disparition de la surface des plaies. Un pansement simple, formé d'étoupes, est expulsif par suite des propriétés *absorbantes* que présente l'étoupe. Cette matière s'imbibe du pus produit à la surface de la plaie et empêche ainsi l'absorption de celui-ci. Une simple mèche, qui plonge à la manière d'un siphon dans un foyer purulent et dans laquelle le pus monte par capillarité, comme l'huile dans une lampe, constitue un appareil expulsif des plus simples. Le *drainage* des plaies ou l'emploi des drains de M. Chassaignac, est aussi un pansement expulsif.

g. *Pansement antiseptique ou de Lister*. — Depuis quelques années on emploie, en médecine humaine, et avec un très-grand succès, un mode de pansement imaginé par Lister, chirurgien d'Édimbourg. Pour appliquer ce pansement, on place immédiatement à la surface de la plaie, le *silk protecteur*, espèce de taffetas gommé, souple et mince, préalablement trempé dans une solution phéniquée à 2,5 p. 100. Au-dessus du silk on dispose un nombre variable de couches de gaze antiseptique (1), sèche

---

(1) La gaze antiseptique se prépare en trempant de la gaze de coton ordinaire dans le mélange suivant, en fusion :

Acide phénique..............................	1
Résine ordinaire.............................	5
Paraffine....................................	7

ou mouillée, puis sur ces couches une toile imperméable (mackintosh
de Lister) ; puis de nouvelles couches de gaze antiseptique que l'on fixe
avec des bandes de même substance. La toile imperméable a pour but
soit d'empêcher l'évaporation de l'acide phénique, soit de forcer les
sécrétions de la plaie à s'infiltrer complétement dans le pansement antiseptique. Les couches extérieures de gaze achèvent d'absorber ce qui
aurait pu dépasser les bords du *mackintosh*.

L'acide phénique n'est pas le seul agent antiseptique auquel on puisse
avoir recours pour un pansement de cette nature, l'acide salicylique,
les sulfites et hyposulfites alcalins, le permanganate de potasse jouissent également d'une grande efficacité pour prévenir la septicémie.

On soumet la gaze ainsi préparée à l'action de la presse hydraulique et on laisse
sécher.

LIVRE TROISIÈME

OPÉRATIONS GÉNÉRALES

CHAPITRE PREMIER

DES ÉMISSIONS SANGUINES

ARTICLE Iᵉʳ. — DE LA SAIGNÉE

§ 1. — Généralités.

On désigne sous ce nom, une opération qui consiste à pratiquer une ouverture dans un vaisseau, veineux ou artériel, afin d'extraire une certaine quantité de sang. Cette opération, appliquée exclusivement aux veines, a reçu le nom de *phlébotomie ;* on l'a appelée *artériotomie* quand elle se pratique sur les artères ; *artério-phlébotomie*, pour indiquer la saignée intéressant à la fois les artères et les veines comme cela a lieu quand elle porte sur les capillaires. Dans ce dernier cas, on la désigne plus simplement, sous le nom de *saignée capillaire* dont tout le monde comprend immédiatement la signification. On a proposé encore de désigner la saignée d'une manière générale, sous la dénomination d'*angéiotomie* (de ἀγγεῖον vaisseau, et τεμνεῖν couper). Cette expression n'est pas usitée. La saignée est une opération dite de *petite* chirurgie, car elle est facile à exécuter, néanmoins elle peut être suivie de graves accidents, si elle n'est pas faite selon les règles de l'art ; d'un autre côté, c'est une opération employée fréquemment. Ces motifs nous ont engagé à l'étudier avec détails.

La découverte ou l'origine de la saignée se perd dans la nuit des temps : il est certain que cette opération était connue des Grecs et des Romains. Elle a été mise en usage à toutes les époques, et, pour nous en tenir exclusivement aux applications qu'elle a reçues en médecine vétérinaire, nous dirons que nos devanciers, les hippiâtres, imitant servilement leurs prédécesseurs, ont non-seulement usé, mais encore abusé de la saignée. Certains auteurs anciens conseillaient de pratiquer la saignée dans toutes les parties du corps où les vaisseaux étaient apparents ; « d'autres, dit Lafosse, ont été plus loin encore, car si l'on « considère la planche de l'abbé de Villars, on voit qu'il indique d'après

« Solleysel, les saignées dans les endroits où il n'y a nulle apparence
« de vaisseaux. » Et le célèbre hippiâtre ajoute : « Rien de si ridicule
« que ce qui se rencontre à ce sujet dans ces anciens auteurs, on ne
« pratique plus aujourd'hui la saignée dans tous ces endroits, mais on
« la fait encore au flanc, au larmier, dessous la queue, au lampas, ce
« qui n'est autorisé ni par le raisonnement ni par la saine théorie.
« On en voit encore qui ordonnent des saignées de précaution au mois
« de mai, ou bien à l'arrivée d'un voyage après un long exercice, ou
« même pour remettre des chevaux qui sont maigres, qui ont un mau-
« vais poil. Ces gens ignorent que la plus petite quantité de sang tiré
« d'un animal sain, l'affaiblit... Au lieu de saigner alors, ils devraient
« mettre en usage tous les bons aliments, les farineux, et laisser
« simplement reposer le cheval (1). »

On voit, par ces citations, que l'hippiâtre Lafosse avait bien observé,
car les préceptes qu'il a formulés sur l'opportunité de la saignée
sont exacts.

Bon nombre d'auteurs se sont occupés de cette opération. Nous citerons Chabert (2), Vatel (3), Hurtrel d'Arboval (4), Brogniez (5), Renault (6), l'École de Lyon (7), et M. Gourdon (8).

Indications. — La saignée est l'agent par excellence pour combattre
l'inflammation aiguë.

Dans ce cas, cette opération modère le cours du sang, et en diminue
la quantité, d'où il suit que la marche des phénomènes inflammatoires
est enrayée et parfois définitivement suspendue. Une saignée, faite à
propos, peut donc faire avorter une lésion inflammatoire commen-
çante.

Quelques praticiens ont conservé l'habitude des saignées de *printemps*, qui, pour le dire en passant, sont quelquefois pratiquées en *automne*. Nous ne blâmons pas cet usage d'une manière absolue, mais
nous ne pouvons nous empêcher de faire remarquer qu'il est souvent
la source d'accidents graves, de phlébite notamment. Or, s'il est démontré que la saignée printanière n'est pas exempte de dangers, il en
est tout autrement en ce qui concerne ses prétendus avantages. Ainsi,
les uns pensent que sous l'influence de l'air vivifiant du printemps et
de la nourriture que reçoivent alors les animaux, il survient un état
pléthorique auquel on remédie par la saignée ; les autres croient que

(1) Lafosse, *Dictionnaire raisonné d'Hippiatrique*, t. II, partie IV, p. 52, MDCCLXXVI.
(2) *Instructions et observations sur les maladies des animaux domestiques*, t. III,
p. 93.
(3) *Éléments de pathologie vét.*, t. II, p. 342.
(4) *Dictionnaire de médecine, de chirurgie et d'hygiène vétérinaires*.
(5) *Traité de chirurgie vét.*, t. III, p. 270.
(6) *Maison rustique du XIXe siècle*, t. II, p. 250.
(7) *Dictionnaire de médecine, de chirurgie*, publié à l'École de Lyon.
(8) *Éléments de chirurgie vét.*, t. I, p. 440.

le régime du vert auquel sont alors soumis les animaux doit être nécessairement suivi d'une saignée. Nous ne nous arrêterons pas à discuter ces opinions. Pour nous, comme pour la plupart des praticiens, la saignée, faite au printemps, peut avoir sa raison d'être chez des animaux qui, après avoir été nourris pendant l'hiver, avec parcimonie, sont soumis brusquement, et sans transition aucune, à un régime tout à la fois abondant et très-nutritif, sous l'influence duquel on les voit engraisser en quelque sorte à vue d'œil. Dans de pareilles conditions, une saignée peut être utile sinon pour rétablir l'équilibre entre les acquisitions et les pertes, du moins pour retarder et même prévenir des accidents pléthoriques.

Contre-indications. — La saignée est contre-indiquée dans les maladies générales, éruptives, telles que : gourme, clavelée, maladie des chiens ; dans les affections dites typhoïdes et plus généralement dans toutes les affections anémiques, cachectiques.

Quantité de sang à extraire. — La quantité de sang qu'il convient d'extraire du système circulatoire d'un animal, est infiniment variable suivant les indications qu'on se propose de remplir, suivant les animaux auxquels on a affaire. En thèse générale, il faut extraire une moindre quantité de sang artériel que de sang veineux, puisque l'analyse chimique démontre que le premier contient une plus forte proportion de fibrine, de globules, et d'oxygène que le second ; on sait en outre qu'il possède seul les propriétés nécessaires à l'entretien des fonctions organiques, « car le sang veineux, qui cesse pendant quelques instants de se transformer dans le poumon en sang artériel, a bientôt frappé de mort tout l'organisme » (Colin) (1).

On ne peut fixer, d'une manière générale, la quantité de sang qu'il convient d'extraire à un animal, attendu que la taille des animaux, leur âge, leur état d'embonpoint et un grand nombre d'autres circonstances tirées des cas particuliers où la saignée est indiquée, sont susceptibles de faire varier cette quantité au moins dans une certaine limite.

Chabert pensait que « si l'on tire d'un cheval de la taille de 1^m,64, 2 kilogrammes à 2^{kil},5, on n'en tirera pas la même quantité d'un cheval moins épais et moins élevé ; un bœuf de première force peut, sans éprouver aucun dommage, en perdre environ 25 à 30 hectogrammes ; le cochon, 8 hectogrammes ; le mouton, 2 à 3 hectogrammes ; le chien 1 hectogramme ou 2, etc. (2). Les chiffres indiqués dans le dictionnaire de MM. Lecoq, Rey, Tisserant, Tabourin, diffèrent peu des précédents, si ce n'est pour le *porc*. Chez cet animal, la saignée ordinaire serait, d'après le livre précité, de 250 à 300 grammes. D'après M. Gourdon, « sur un cheval de taille moyenne, on peut aller, au moins une pre-

---

(1) Colin, *Traité de physiologie*, t. II, 1re édition, p. 197.

(2) Chabert, *Instructions et observations sur les maladies des animaux domestiques*, 1792, p. 102.

« mière fois, jusqu'à 10 et 15 kilogrammes ; après le repas ce chiffre
« peut monter *jusqu'au double* (1). »

Mais les expériences de M. Colin ont démontré que la mort survient
« après une perte de sang, de 11,500 grammes chez un cheval hongre du
« poids de 200 kilogrammes ; après une perte de 16,000 grammes chez
« une jument du poids de 292 kilogrammes ; après une émission de
« 17,500 grammes chez un cheval entier pesant 337 kilogrammes (2). »

Les quantités indiquées par M. Gourdon sont donc trop élevées, et, en
définitive, celles fixées approximativement par Chabert nous paraissent
les plus convenables.

Instruments et objets nécessaires. — Une paire de flammes ou une
lancette à forte lame ; des ciseaux courbes ; des épingles ; un vase
destiné à recevoir le sang ; du fil ciré ou des crins assemblés ; un seau
contenant de l'eau fraîche et une éponge, tels sont les objets nécessaires.

La lancette, qui n'est guère employée que dans des cas exceptionnels, est semblable à celle qui a été décrite précédemment (voy. p. 489)
avec cette différence que sa lame est plus forte et plus large, du moins
quand on l'emploie pour saigner les animaux de grande taille.

La flamme est l'instrument usité dans la pratique. — Il y en a de
plusieurs sortes : la flamme ordinaire et les flammes à ressort.

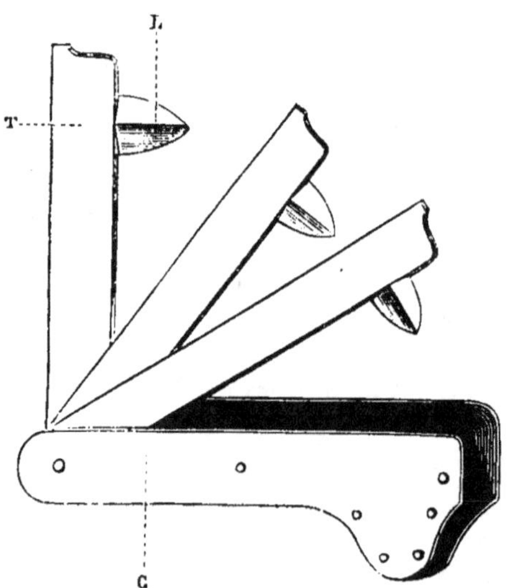

Fig. 113. — *Flamme ordinaire.*

Flamme ordinaire (*fig.* 113). — Cet instrument se compose essentiellement d'une *tige* aplatie, en acier (*fig.* 113, T), d'une longueur de

(1) Gourdon, *Éléments de chirurgie vét.*, t. I, p. 454.
(2) G. Colin, *Traité de physiologie comparée des animaux domestiques*, t. II, 1re édition, p. 166.

10 centimètres environ sur 10 à 15 millimètres de largeur et 2 millimètres d'épaisseur. Cette tige présente, près de son extrémité libre, une
lame de forme triangulaire (L, *fig.* 113), qui s'en détache à angle droit,
et dont chaque face est partagée en deux biseaux par une arête médiane. — Les dimensions de la lame varient suivant l'épaisseur de la
peau chez les animaux sur lesquels on se propose de pratiquer la
saignée ; sous ce rapport on peut établir la division suivante :

	Longueur, mesurée sur la ligne médiane.	Largeur prise à la base.
Grosse lame......	0,020	0,022
Lame moyenne........................	0,016	0,018
Petite lame......	0,014	0,015

Ces trois lames conviennent pour tous les cas qui se présentent dans
la pratique ; chacune d'elles correspond à une tige, et leur réunion dans
un étui commun forme la *flamme ordinaire*. — L'étui, destiné à loger
ces tiges, porte encore le nom de *châsse* (*fig.* 113, C) ; il est formé par
deux plaques en métal, en corne, en ivoire, ou en écaille, etc., réunies
l'une avec l'autre et laissant entre elles, un écartement suffisant pour
recevoir les tiges et les lames qui en dépendent. — Le mode d'articulation de la châsse avec les tiges ressemble à celui de la lame d'un
rasoir avec son manche.

Flammes à ressort. — Il y en a de plusieurs sortes. D'après les auteurs, la flamme allemande serait la plus ancienne. La collection
d'instruments de chirurgie de l'École de Lyon, contient plusieurs
spécimens de flammes à ressort dont nous avons pu étudier nous-
même, *de visu*, la construction et le mécanisme.

1. *Flamme allemande, simplifiée.* — Cet instrument (*fig.* 114 et 115) se
compose des parties suivantes : 1° un ressort R (*fig.* 114), fixé dans
une boîte B'B', et terminé à son extrémité libre par un anneau, A,
dans lequel on peut engager le doigt pour armer l'instrument ; cet
anneau présente sur l'un de ses côtés une ouverture, sorte de mortaise
M, destinée à recevoir la lame ; 2° la lame L, L' offre, ainsi qu'on le voit
en L', à sa base et dans son milieu, une petite tige, sorte de tenon,
E, E, muni dans son épaisseur d'un trou destiné à recevoir une vis
V ; ce tenon se place dans la mortaise, M, que présente l'anneau et on
l'y fixe à l'aide de la vis ; cette disposition permet de changer facilement la lame ; 3° une bascule B (*fig.* 115), placée sur le plan opposé
à celui de la tige et portant à son extrémité supérieure, une petite
tige T, aplatie, pénétrant dans la boîte par une ouverture rectangulaire ménagée à cet effet ; quand cette tige est abaissée, elle tient
le ressort à l'arrêt ; 4° d'une boîte ou coffre en cuivre, qui contient
le grand ressort et dans sa partie inférieure, les lames de rechange ;
l'une des parois de cette boîte s'enlève pour montrer les disposi-

tions de l'appareil et le nettoyer, l'autre porte en dehors la bascule B. — La longueur totale de l'instrument est de 13 centimètres. — Pour armer l'instrument, on le saisit de la main gauche, l'index

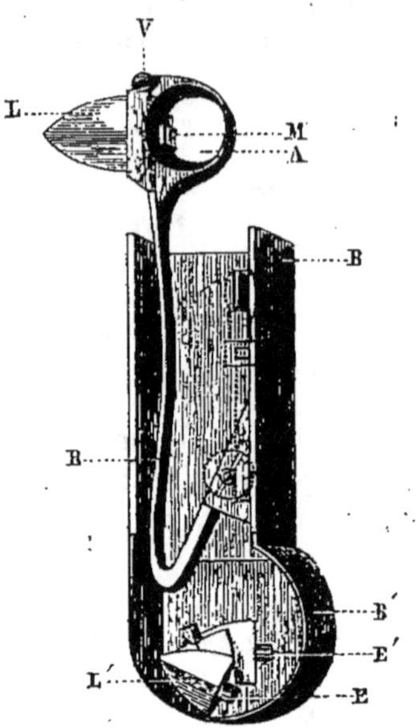

Fig. 114. — *Flamme allemande* (intérieur de la boîte).

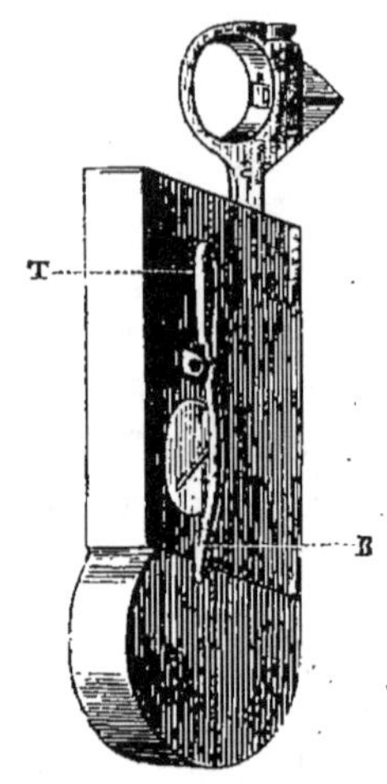

Fig. 115. — *Flamme allemande,* vue de côté pour montrer la bascule.

appliqué sur la bascule, le pouce en opposition, tandis qu'avec l'index ou le médius de la main droite, engagé dans l'anneau, on ramène le ressort en arrière ; alors, en lâchant la bascule, la petite tige qu'elle présente s'abaisse dans l'ouverture de la boîte et forme ainsi une saillie qui retient le ressort.

Quand on veut se servir de cette flamme, on lâche la détente en comprimant la bascule et la lame pénètre dans les tissus. Mais après quelques saignées, le clou ou rivet, qui fixe le ressort à la boîte, est ébranlé et il devient impossible d'armer l'instrument, car le ressort glisse sur la petite tige de la bascule qui doit le retenir à l'arrêt. — Il faut alors serrer le rivet.

Flamme à ressort anglaise (*fig. 116*). — Cet instrument est formé par un ressort, un levier, une bascule et la lame.

Le ressort R est une bande d'acier de 15 millimètres de largeur, pliée sur plat et arrondie à sa face interne ; les branches B,B′ de ce ressort sont inégales ; la plus longue B, est munie de la lame L′, la plus courte B′, présente une charnière C, qui l'articule avec le levier L ; un peu au-dessous de cette charnière se trouve un collet rectangulaire F, qui entoure et retient une sorte d'anse ou de gorge G, ménagée au-dessous de la lame L. La branche courte B′, porte à 6 centimètres

de la charnière, un bouton A, aplati latéralement et formant sur la
petite tige qui le soutient, un double épaulement; ce bouton est mobile et doit tourner avec facilité.

Le levier L est une bande d'acier de 12 centimètres de longueur,
aplatie sur sa face interne qui vient s'appliquer, quand l'instrument est

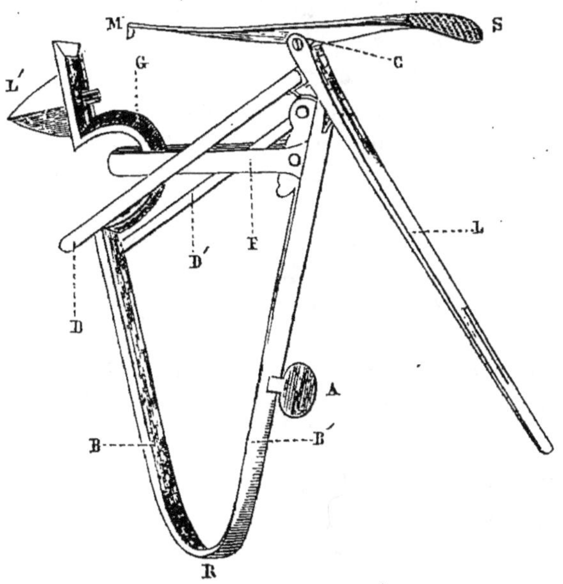

Fig. 116. — *Flamme anglaise.*

armé, sur la face externe de la branche B' du ressort, arrondie sur la
face opposée. Ce levier présente vers sa partie inférieure une ouverture
rectangulaire destinée à donner passage au bouton A, et à son extrémité terminale, une charnière C, articulée avec la bascule S; un peu
au-dessous de la charnière C, ce levier présente un conducteur DD',
fixé à demeure. Ce conducteur est constitué par deux branches parfaitement égales et qui forment, en avant de la lame, une projection
d'environ 1 centimètre; ces deux branches s'appliquent sur la peau
de chaque côté de la veine qu'ils embrassent en quelque sorte, tout en
formant un point d'appui qui permet de manœuvrer facilement l'appareil. — La bascule S offre une longueur de 8 centimètres et demi,
elle pivote sur le levier L, grâce à la charnière C de celui-ci; elle
présente à l'une de ses extrémités une partie élargie et recourbée par
en bas, et à l'autre une sorte de saillie ou de crampon M, servant à
retenir la grande branche B du ressort quand on arme l'instrument.

La lame L' n'est autre qu'une lame de flamme ordinaire, elle se fixe
sur le ressort, au moyen d'une petite tige qu'on serre en arrière,
avec une vis, ce qui permet de changer la lame quand on le juge nécessaire.

La longueur totale de l'instrument quand il est armé, est de 14 centimètres.

Pour armer cet instrument, on rabat le crampon de la bascule sur la grande branche du ressort; on fait effort pour rapprocher le levier L de la branche B' du ressort, jusqu'à ce qu'il soit en contact avec celle-ci; dans ce mouvement, le bouton A du ressort s'est engagé dans l'ouverture du levier, et, en tournant ce bouton, on maintient le levier en contact avec la branche B' du ressort.

L'instrument étant ainsi préparé, on engage les doigts, à l'exception du pouce, dans l'anse formée par le ressort, le pouce étant appliqué sur la partie élargie de la bascule; on porte l'instrument en regard de la veine à ouvrir, en observant que les deux branches du conducteur embrassent bien le vaisseau tout en prenant un point d'appui; on presse sur la bascule et la lame pénètre avec force dans les tissus. — A l'aide de cette flamme, on pratique très-facilement la saignée à la saphène.

Phlébotome de Brogniez. — On arme cet instrument en rabattant le pavillon C, comme on le voit dans la figure 117. Pour s'en servir, « l'o-

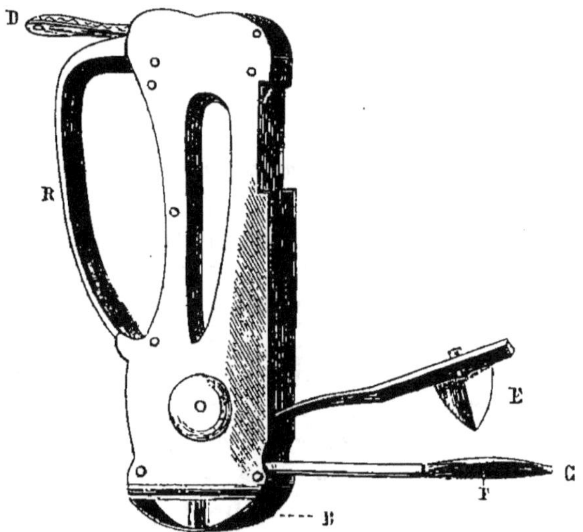

Fig. 117. — *Phlébotome de Brogniez.*

pérateur saisit l'instrument par le grand ressort A de la même manière que l'anse d'une aiguière, il appuie sur la veine avec le demi-cercle B, tourné transversalement, en approche le pavillon C, presse sur la détente D, et la lame E, vient frapper dans la boutonnière F, du pavillon qui l'empêche d'aller trop loin, puis elle sort d'elle-même (1). »

Cet instrument est d'un emploi dangereux, à en juger du moins par

(1) Brogniez, *Traité de chirurgie vét.*, t. III, p. 284.

le spécimen que nous avons pu examiner. Il peut arriver en effet qu'en appuyant sur le pavillon pour armer l'instrument, on touche la détente ; alors la lame part au même instant et s'implante profondément dans l'un des doigts, le pouce notamment. Cet accident est à craindre quand le ressort du pavillon est dur.

On voit que tous ces instruments sont très-compliqués ; on devine dès lors qu'ils doivent être fort chers, ajoutons qu'il est tout aussi facile pour le véritable praticien de saigner avec la simple flamme ordinaire à laquelle il peut imprimer, au moyen du bâtonnet, une impulsion plus ou moins forte, mais toujours calculée, tandis qu'en se servant des flammes à ressort, la force d'action est constante et ne peut être proportionnée aux indications individuelles ; aussi ces appareils doivent-ils être rejetés de la pratique. Tout au plus, pourrait-on employer la flamme à ressort anglaise, pour la saignée à la saphène. Néanmoins nous avons pensé que dans un ouvrage de la nature de celui-ci, nous ne pouvions passer sous silence la description des flammes à ressort, en nous bornant à ce que nous avons pu voir, car, à une certaine époque, ces instruments jouissaient d'une grande faveur, en Allemagne et en Angleterre notamment.

Le *bâtonnet ou bâton à saigner*, consiste en une petite tige de bois d'une longueur de 30 centimètres environ, quelquefois plus, renflée à l'une de ses extrémités, en forme de massue, avec laquelle ou frappe sur le dos de la flamme, rétrécie à l'extrémité opposée, afin d'être tenue facilement dans la main. Le bâtonnet doit être en bois dur, ce qui en augmente le poids. On peut le remplacer par le manche du brochoir ; quelques praticiens se servent même du bord cubital de la main. Le *vase à sang* doit être muni d'anses latérales pour pouvoir être saisi et tenu facilement. Il est bon encore qu'il soit gradué de distance en distance pour indiquer les demi-litres ou simplement les litres.

Épingles. — Elles doivent être courtes, faites en laiton, à tige forte et raide et à tête plate.

Porte-épingle. — Cet instrument (*fig.* 118 et 119), peut être très-uti-

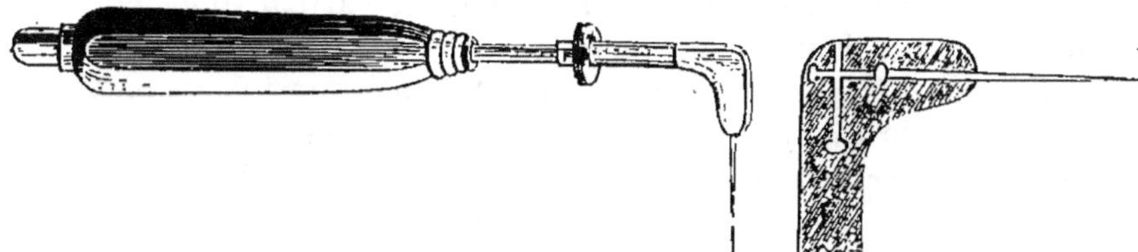

<table>
<tr><td>Fig. 118. — *Porte-épingle.*</td><td>Fig. 119. — *Porte-épingle* (coupe longitudinale des mors).</td></tr>
</table>

lement employé dans quelques cas, sur certains sujets à peau épaisse et dure. M. Gourdon conseille d'adopter spécialement pour la saignée, « le modèle ci-contre dans lequel le manche, creusé en étui, porte à sa partie inférieure un couvercle qui se fixe à vis et sert à renfermer des épingles, dont on peut ainsi, l'instrument étant dans la trousse, avoir toujours avec soi une provision suffisante. Pour fixer l'épingle à cet instrument, les mors sont creusés à leur face interne de deux rainures spéciales, l'une transversale, l'autre longitudinale, pour les situations diverses qui peuvent se présenter ; de plus, ces rainures portent des excavations pour loger les têtes d'épingles. Dans les cas ordinaires, on place l'épingle dans la rainure transversale, en ne laissant dépasser au dehors que l'étendue qui doit pénétrer dans les tissus ; on pousse ensuite le coulant, et, l'épingle se trouvant maintenue avec une extrême solidité, on l'introduit dans les téguments. Le porte-épingle peut servir encore pour enlever une épingle mal placée, courbée ou trop enfoncée, et, au reste, pour toute circonstance où il y aura lieu de diriger une épingle ou une aiguille dans les tissus offrant une certaine résistance (1). »

§ 2. — De la saignée chez les solipèdes.

Cette opération peut se pratiquer sur un assez grand nombre de veines ; toutefois, de nos jours, elle est réservée très-généralement pour la jugulaire ; ce n'est guère que dans des cas exceptionnels qu'on a recours à la saignée à la céphalique et à la saphène ; ajoutons toutefois que, dans les écoles vétérinaires, et afin d'exercer les élèves, on pratique la saignée à d'autres veines dont il sera question dans cet article.

A. — SAIGNÉE A LA JUGULAIRE.

C'est la plus importante de toutes les opérations de ce genre, attendu qu'on l'emploie fréquemment. Le volume de la veine jugulaire, sa situation dans une région élevée, la facilité avec laquelle on peut ouvrir ce vaisseau et fermer la plaie de saignée, sont autant de circonstances qui militent en sa faveur et la font préférer à toute autre.

Anatomie de la région. Lieu d'élection. — La veine jugulaire prend naissance « derrière le maxillaire, en dessous de l'articulation temporo-maxillaire, par deux grosses veines, le *tronc temporal superficiel* et la *veine maxillaire interne* » (A. Chauveau et Arloing). Ainsi constituée, elle traverse la parotide, reçoit diverses veines collatérales ; puis elle se place dans l'interstice musculaire, connu sous le nom de *gouttière jugulaire*, formé par les bords adjacents du sterno-maxillaire et du mastoïdo-huméral (portion antérieure). La veine jugulaire (*fig.* 120, JJ') se dirige ensuite en bas et en arrière tout en restant logée dans la *gouttière* qui porte son nom : elle arrive ainsi à l'extrémité inférieure de l'encolure d'où elle pénètre dans la poitrine.

Dans son trajet cervical, la veine qui nous occupe, accompagne l'ar-

(1) J. Gourdon, *Éléments de chirurgie vét.*, t. I, p. 166.

tère carotide et ses nerfs satellites si ce n'est dans le tiers moyen de l'encolure où elle est séparée de cette artère, par la large bande musculaire que forme l'omoplat-hyoïdien (*fig.* 104, O, H) ; rappelons toutefois

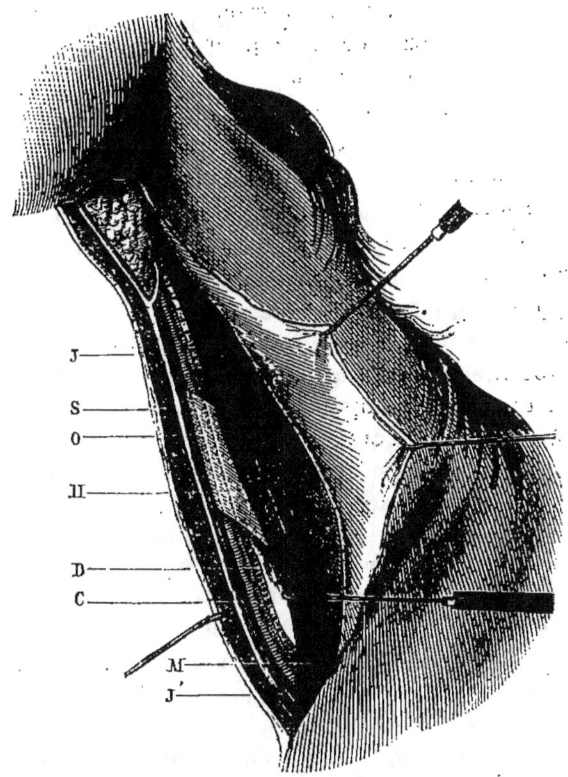

Fig. 120. — *Anatomie de la veine jugulaire et de l'œsophage chez le cheval.*
J,J', jugulaire ; C, carotide ; O,H, omoplat-hyoïdien ; D, œsophage ; S, sterno-maxillaire ; M, mastoïdo-huméral.

que, dans le tiers supérieur du cou, la jugulaire occupe, par rapport à la carotide, une situation superficielle, tandis qu'à la région inférieure, ces deux vaisseaux rampent sur le même plan et, pour ainsi dire, bord à bord. C'est donc dans le tiers moyen de l'encolure qu'il convient de pratiquer la saignée pour ne pas blesser la carotide.

1. *Fixation de l'animal.* — Un aide tient le cheval debout, au moyen d'un bridon ou simplement à l'aide d'une longe passée dans la bouche et, avec la main restée libre, il couvre l'œil du côté de la jugulaire à ouvrir, pour éviter que l'animal, effrayé par le mouvement que fera l'opérateur pour frapper sur la flamme, ne rejette brusquement la tête du côté opposé et ne fasse manquer l'opération. — Une capote, une bride à œillères, un large bouchon de paille engagé sous le montant du licol, un tablier disposé autour de la tête peuvent, au besoin, remplacer la main de l'aide. — La tête doit être tenue un peu relevée de manière à ce que la jugulaire et la peau qui la recouvre, soient

légèrement tendues et mieux appliquées l'une contre l'autre, et le cheval doit être placé de telle sorte que la veine qu'on se propose d'ouvrir, soit bien éclairée.

II. *Choix de l'instrument; choix du côté.* — On emploie la flamme, à peu près dans tous les cas ; ce n'est guère que dans un but expérimental ou pour une démonstration chirurgicale qu'on se sert de la lancette. On saigne habituellement à la jugulaire gauche, car l'opérateur, tenant alors le bâtonnet de la main droite, frappe avec plus d'assurance que quand il tient cet instrument avec la main opposée, comme c'est le cas lorsqu'on saigne à droite. Si, sur l'une des jugulaires, il existe des dilatations variqueuses, provenant d'anciennes saignées, il faudra saigner au-dessus, ou mieux effectuer l'opération sur la veine opposée, afin d'éviter un thrombus.

III. *Préparation de la veine.* — Les hippiâtres conseillaient de se servir d'une corde avec laquelle on étreignait la base de l'encolure, de manière à exercer une forte compression sur la jugulaire afin de rendre ce vaisseau très-apparent. Pendant longtemps, ce mode de compression a été seul mis en usage, mais aujourd'hui il n'est employé que dans quelques circonstances exceptionnelles, notamment dans le cas de coliques quand on ne peut immobiliser les animaux, ou bien quand la peau est épaisse, et la jugulaire peu apparente, comme on l'observe chez certains chevaux de trait à encolure courte. La compression exercée à l'aide d'une corde, qui embrasse les deux jugulaires simultanément, empêchant, ainsi que l'a fait remarquer Chabert, l'arrivée du sang au cœur, détermine une stase sanguine dans les vaisseaux encéphaliques, d'où peuvent résulter des phénomènes apoplectiformes, des mouvements désordonnés, la chute de l'animal sur le sol. Il peut arriver enfin que le cheval vienne à s'échapper des mains de l'aide, qui le maintient, dès lors, la perte de sang devient telle, que la mort peut s'ensuivre, ainsi que Chabert en a observé un exemple. H. d'Arboval ajoute qu'il a vu, en pareil cas, des animaux s'affaisser brusquement comme frappés d'apoplexie. Il est donc, à la fois, plus simple et plus prudent, de faire gonfler la veine en la comprimant avec les doigts, appliqués dans la gouttière jugulaire, au-dessous du point où l'on se propose d'ouvrir le vaisseau. Pour mettre la veine en évidence, il faut encore lisser les poils en passant, sur le point où l'on va opérer, une éponge mouillée ; dans aucun cas, il ne faut les couper, attendu que cette tonsure déprécie les animaux, au moins pour un certain temps.

IV. *Position de l'opérateur.* — *Manière de pratiquer l'incision.* — *Écoulement et arrêt du sang.* — L'opérateur sort de l'étui, celle des tiges de la flamme dont la lame convient au cheval qu'il va saigner ; il l'ouvre de telle sorte que le dos de la tige forme, avec l'étui, un angle plus ou moins obtus. Puis il saisit l'instrument de la manière suivante : le pouce est étendu et appliqué sur l'une des faces de l'articulation de

la tige avec l'étui, le doigt indicateur, — également allongé, — appuie
sur la face opposée, l'étui longe la face palmaire de l'index et repose
sur l'entre-deux des doigts (*fig. 121*), le médius, l'annulaire et le petit

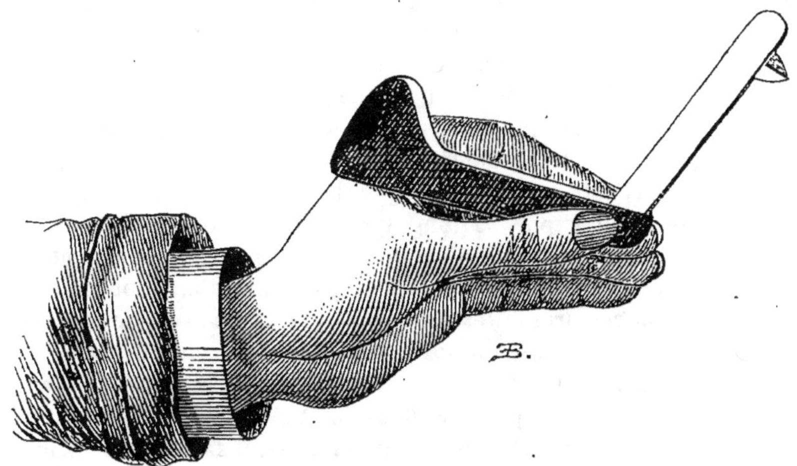

Fig. 121. — *Manière de tenir la flamme.*

doigt, légèrement fléchis, s'appliquent les uns contre les autres en
s'affermissant mutuellement. L'opérateur place le bâtonnet sous le
bras dont la main est armée de la flamme.

Supposons que la saignée soit pratiquée sur la jugulaire gauche.
— Le chirurgien tient la flamme de la main gauche et se place de
telle sorte que sa face soit tournée du côté de la tête de l'animal,
puis, il applique la main gauche sur la jugulaire, à peu près au milieu de l'encolure ou un peu au-dessus. En appuyant modérément, la
veine forme sous la peau un relief cylindrique, plus ou moins accusé
suivant l'épaisseur du tégument, et par un léger mouvement, imprimé
à la main, il est facile de faire onduler le sang et de s'assurer ainsi
de l'état du canal veineux.

L'opérateur dispose alors la tige de la flamme dans une direction
exactement parallèle à celle de la veine, tout en observant que la lame
de l'instrument soit bien perpendiculaire au vaisseau, en regard de la
peau qu'elle effleure sans la toucher.

Puis il saisit de la main droite, le bâtonnet passé sous le bras gauche,
et frappe un coup sec et mesuré, sur le dos de la tige. L'habitude
apprend à donner ce coup avec une force suffisante pour faire pénétrer
la flamme convenablement, sans traverser la veine de part en
part, toutefois, il est bien évident que, quand la peau est fine, le vaisseau étroit et superficiel, l'animal jeune, la lame tranchante et le
bâtonnet lourd, il faut frapper légèrement. Aussitôt que le coup
est donné, on doit se hâter de relever le bâtonnet. En donnant un

coup *lourd*, en *pesant* sur la tige, on courrait le risque de transpercer le vaisseau. Dès que l'opérateur a frappé le coup de bâtonnet, il retire la flamme et un jet de sang s'échappe à l'instant même, à supposer toutefois que l'opération soit faite convenablement et la veine bién ouverte. Pour éviter l'introduction de l'air dans la jugulaire, Bouley jeune, — qui avait observé plusieurs cas de ce genre, — avait le soin, dès que le coup de flamme était donné, c'est-à-dire au moment où cesse la compression qui a suspendu le cours du sang dans la veine, — d'appliquer instantanément le bout du bâtonnet sur l'ouver ture du vaisseau (1). Il peut arriver, que le sang ne s'écoule qu'en petite quantité et en nappe le long des poils. On dit alors que la saignée est *baveuse*. Ceci se produit quand l'ouverture faite au canal veineux est trop étroite ou bien lorsque, par suite d'un mouvement de l'animal, les ouvertures faites à la veine et à la peau ne se correspondent plus. Dans ce cas, on doit chercher à rétablir leur super-position, en ramenant la tête dans la position qu'elle occupait au moment où la flamme a pénétré dans les tissus. Si, malgré cette précaution, l'écoulement sanguin n'augmente pas, il faut, pour éviter le thrombus, qui se montre ordinairement dans les cas de ce genre, pratiquer la saignée du côté opposé. Quand le coup de bâtonnet a été donné et la flamme retirée, il peut se faire que le sang ne s'écoule pas, bien que l'opérateur continue à comprimer la veine. On devine que la saignée est manquée. On dit encore qu'on a fait une *saignée blanche*. Ceci résulte de ce qu'on n'a pas frappé assez fort sur le bâtonnet, ou bien de ce que la lame de la flamme a piqué à côté, soit qu'elle ait été mal placée ou que la veine ait glissé au moment où l'on a donné le coup de bâtonnet.

Si l'on reconnaît que l'incision est pratiquée au point convenable, il suffit alors de réintroduire la flamme dans l'ouverture qui vient d'être faite, puis de frapper un second coup de bâtonnet. Mais il est pré-férable, pour éviter un thrombus, de pratiquer une deuxième inci-sion au-dessus ou au-dessous de la précédente, ou bien, ce qui vaut mieux encore, on saigne à la jugulaire droite.

Lorsque la saignée a été bien faite, le sang s'écoule rapidement et en jet continu dès qu'on exerce une certaine compression au-dessous du point où elle a été effectuée. La compression peut être pratiquée au moyen du rebord du vase destiné à recevoir le sang, mais il vaut mieux, pour éviter le plissement de la peau et l'infiltration du sang dans le tissu conjonctif, comprimer la veine à l'aide du bout des doigts pendant qu'un aide tient, à proximité de la veine, le vase destiné à recueillir le sang. L'opérateur veillera à ce que les mouvements de la tête soient aussi bornés que possible, et, si le jet vient à se ralentir, on pourra faire remuer les mâchoires de l'animal, soit en lui tirant

____

(1) H. Bouley, note inédite.

la langue avec précaution, soit en introduisant un bâton dans la bouche, ou mieux, si le sujet a conservé l'appétit, en lui faisant manger
une bouchée de foin. Ces petites manœuvres sont inutiles, quand la
veine est convenablement ouverte et la compression, régulière et
exacte, ce que l'on obtient à l'aide des doigts.

Quand la quantité de sang obtenue est jugée suffisante, il y a, dit
M. Sanson (1), « une précaution à prendre que nous recommandons
instamment de ne point négliger. Avant de faire cesser la compression,
il importe beaucoup d'appliquer un doigt sur l'ouverture de la saignée,
car c'est le seul moyen d'éviter que de l'air s'introduise dans la partie
vide de la veine au moment où la circulation s'y rétablit. Cet accident,
lorsqu'il se produit, est très-souvent mortel. » Nous sommes complétement de l'avis de cet auteur qui, du reste, a reproduit ici les préceptes recommandés dans l'enseignement classique.

Il faut ensuite arrêter définitivement la saignée.

Quand la quantité de sang obtenue est jugée suffisante, plusieurs
moyens ont été conseillés. Ainsi, d'après M. Gourdon, les anciens employaient des emplâtres d'argile et de crottin ou une éclisse, maintenus
par une bande ; les maréchaux du siècle dernier se servaient d'un
bandage avec compresse et vitriol, ou bien, « la saignée faite, on lâchait
« la corde, on la traînait doucement, à trois ou quatre reprises, devant
« l'ouverture du vaisseau pour *détourner le sang* et on conduisait le che-
« val à l'écurie. Quelquefois on appliquait autour de l'incision, la moitié
« d'une coquille de noix que l'on maintenait à la main pendant un
« certain temps et on laissait ensuite l'animal au repos. (2) » Il suffit
de mentionner ces procédés pour montrer qu'ils sont défectueux, aussi
n'offrent-ils plus de nos jours qu'un intérêt historique, et il ne viendra
sans doute à l'esprit de personnne, de les tirer de l'oubli dans lequel
ils sont tombés et qu'ils méritent. Le moyen usité dans la pratique
pour obtenir la cicatrisation de la plaie de saignée, consiste à en réunir
les lèvres par un point de suture entortillée. A cet effet, on pince, avec
le pouce et l'index de la main gauche, les bords de la piqûre cutanée,
en évitant toutefois de les tirer à soi pour rendre plus facile l'application
de l'épingle, car, par cette traction ou ces tiraillements, on formerait
une sorte d'excavation entre la peau et la veine; dès lors le sang s'infil-
trerait dans le tissu conjonctif sous-cutané, formant ainsi un thrombus. Il faut au contraire avoir la précaution *d'appuyer légèrement sur*
l'encolure au moment où l'on enfonce l'épingle. La négligence de cette
précaution peut entraîner le développement d'un thrombus et même
d'une phlébite consécutive.

Les lèvres de l'incision étant maintenues en contact par l'index et le
pouce de la main gauche, on traverse ces deux lèvres dans leur milieu

<hr>

(1) A. Sanson, *Notions usuelles de médecine vétérinaire.* **Paris. 1863.**
(2) Gourdon, *Élém. de chir. vét.*, t. I, p. 490.

à un ou deux millimètres de leur bord libre, avec une épingle, tenue de la main droite, et qu'on fait pénétrer jusqu'aux deux tiers de sa longueur, en transperçant d'abord la lèvre supérieure, puis, la lèvre inférieure, de telle sorte que la tête de l'épingle est dirigée en haut. M. Gourdon a conseillé de se servir, pour placer l'épingle, d'un instrument appelé, pour ce motif, porte-épingle, dont nous avons précédemment donné la description et le mode d'emploi (V. p. 553). L'emploi de cet instrument serait indiqué « quand la peau est épaisse, dure, mouillée. » Pour s'en servir, il faut préalablement le munir d'une épingle, comme il a été dit (p. 553). « On le prend à pleine main et le pouce faisant contre-appui aussi près que possible du point où doit pénétrer l'épingle, on introduit celle-ci en pressant bien perpendiculairement avec la partie moyenne de l'index ramené jusqu'auprès de l'extrémité des mors. Cela fait, pour retirer le porte-épingle, on appuie le manche sur la paume de la main, et, agissant simultanément avec le pouce et l'index sur la rondelle du coulant, on abaisse celui-ci sur la main ; les mors s'ouvrent et l'épingle se trouve dégagée sans qu'on ait fait aucun tiraillement (1) ». Pour maintenir en contact permanent, les deux lèvres de l'incision, on fixe autour de l'épingle le lien, préparé, qui se compose ordinairement de quelques brins de crins, mouillés avec la salive ou avec le sang de manière à former un seul faisceau. On arrache ces crins à la crinière ou à la queue, et, après les avoir réunis et humectés, on dispose le *nœud de la saignée*, en faisant au milieu du lien deux anses que l'on superpose (*fig.* 122) et que l'on engage à chaque ex-

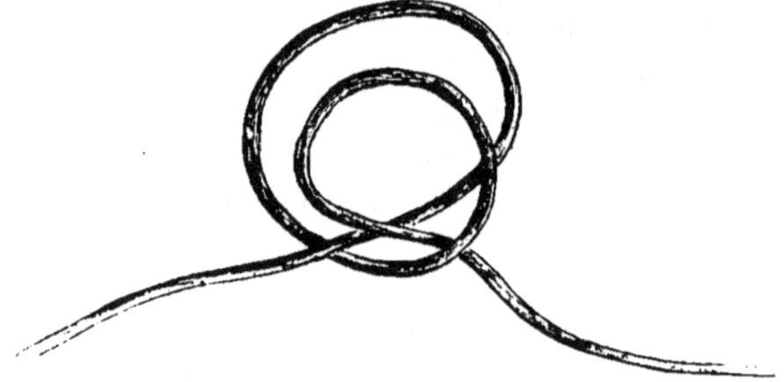

Fig. 122. — *Nœud de saignée.*

trémité de l'épingle. « Quelques praticiens emploient au lieu de crins, — qui ont toujours de la tendance à se dénouer en raison de leur élasticité, — un fil un peu gros. Ce moyen est même préférable toutes les fois que l'animal ne peut être l'objet d'une surveillance attentive (1). » Quelle que soit la nature du lien, on le serre modérément, en ayant toujours le soin de ne pas tirer la peau à soi. La plupart des praticiens

(1) J. Gourdon, *Élém. de chir. vét.*, t. I, p. 478.
(2) H. Bouley. — **Note inédite.**

consolident le nœud de la saignée par un nœud droit; c'est une précaution qui peut avoir son utilité pour prévenir la réouverture de la
saignée. Dans tous les cas, on coupe les extrémités du lien de manière
à ne leur laisser que 4 à 5 centimètres de longueur; on lotionne, avec
de l'eau fraîche, la plaie de saignée et l'opération est terminée.

Toutefois, si une seule lèvre de la plaie a été traversée par l'é-
pingle, l'écoulement sanguin continue; il faut alors retirer l'épingle
et la placer de telle sorte qu'elle traverse de part en part les deux
lèvres de l'incision. Mais la persistance de l'écoulement du sang après
la suture, peut être due à la trop grande longueur de l'incision ou
à l'application défectueuse de l'épingle, qui ne se trouve pas au milieu
de l'incision d'où le sang peut alors s'échapper par la commissure supérieure ou inférieure suivant la situation de l'épingle. Dans le premier cas, il faut placer deux épingles, l'une au tiers antérieur, l'autre
au tiers postérieur de l'incision, en entourant chacune d'elles d'un lien
particulier; dans le second, il suffit d'enlever et de placer l'épingle dans
la partie médiane de l'incision. Notons encore qu'il convient de ne pas
serrer trop fortement le lien dont on entoure l'épingle, afin d'éviter la
mortification de la peau d'où résulte une vive douleur prurigineuse qui
porte les animaux à se gratter contre les corps environnants, ce qui
peut déterminer un thrombus et une phlébite. Il faut se borner à rapprocher et maintenir en contact les lèvres de la plaie, pour en favoriser
la cicatrisation par première intention; néanmoins, il n'est pas rare
d'observer que la plaie de saignée donne un peu de suppuration
chez certains chevaux. Ajoutons qu'il est des sujets très-irritables,
pour lesquels l'application de l'épingle réclame l'emploi du tord-nez.
Si, malgré ce moyen, on ne pouvait parvenir à fixer l'épingle, ce que je
n'ai jamais vu, il faudrait alors avoir recours à un bandage compressif
et maintenir l'animal en repos complet pendant trois à quatre jours.
Mais, en pareil cas, il serait préférable, comme nous l'a fait remarquer M. H. Bouley, d'avoir recours à l'anesthésie locale, que l'on
obtiendrait facilement au moyen de la pulvérisation de l'éther sur le
point où l'on doit implanter l'épingle. — Cette pulvérisation se pratique à l'aide de l'appareil de Richardson : c'est une opération très-
simple, et dont les effets sont très-manifestes comme nous l'avons démontré dans le *Journal de l'École de Lyon*, 1869, p. 293.

Précautions générales, soins complémentaires. — Après l'opération de la
saignée il importe de prendre quelques précautions pour éviter une
hémorrhagie ou un thrombus. — Ainsi, il est recommandé d'attacher
l'animal au râtelier pendant dix ou douze heures. Mais il n'est pas toujours possible d'agir ainsi, notamment lorsqu'on saigne un cheval affecté de violentes coliques; cependant, il ne paraît pas que les accidents provenant de la saignée soient bien plus fréquents dans ce cas
que dans les précédents, ce qui porterait à penser que la précaution qui
consiste à tenir un cheval attaché au râtelier pendant au moins dix ou

douze heures, comme le répètent tous les auteurs, n'a pas l'importance qu'on lui a attribuée. Il suffit en effet de maintenir l'animal ainsi fixé, pendant deux ou trois heures, et de l'empêcher de manger pendant ce laps de temps, au bout duquel l'agglutination des lèvres de la plaie veineuse est déjà effectuée.

Renault conseillait de laisser à la diète pendant vingt-quatre ou trente-six heures, le cheval récemment saigné. La pratique de tous les jours enseigne que cette prescription est exagérée ; tout au plus, dans quelques cas exceptionnels, soumet-on l'animal à une demi-diète le jour de l'opération. Mais il est bon de le laisser en repos pendant deux jours, afin que la plaie ait acquis un degré de consolidation tel qu'elle puisse résister au reflux sanguin produit par la compression du collier sur la veine, pendant les efforts du tirage.

Il est prudent également de ne ne pas mettre en liberté dans un. pâturage, un cheval qu'on vient de saigner ; en pareil cas, il convient d'attendre deux ou trois jours pour que les mouvements de la tête et de l'encolure ne déterminent pas une hémorrhagie par la plaie de saignée. Enfin, il est recommandé d'enlever l'épingle au bout de six à huit jours ; toutefois, dès le quatrième jour, on peut procéder à cette petite opération sans avoir rien à craindre, à supposer que l'on ait affaire à un cheval vigoureux et bien portant, tandis que, s'il s'agit d'un animal faible et débile, il est prudent d'attendre davantage ou même de laisser tomber l'épingle d'elle-même, comme le font beaucoup de praticiens. Toutefois, la présence prolongée de l'épingle peut faire naître un prurit local qu'il faut éviter pour prévenir le développement d'une phlébite. — A cet effet, on fera des lotions « avec une solution de sublimé au centième (1). »

B. — SAIGNÉE A LA SAPHÈNE INTERNE.

Elle est quelquefois mise en usage, notamment quand l'animal a du *rouvieux*, comme l'on dit vulgairement, c'est-à-dire quand il est atteint de gale sarcoptique ou psoroptique à l'encolure, ou bien quand il lui manque une jugulaire. En pareil cas, on conçoit que, si une phlébite se déclarait sur la seule jugulaire dont l'animal est pourvu, la circulation encéphalique serait gênée, d'où la formation de phénomènes apoplectiformes.

Disposition anatomique, lieu d'élection. — La veine saphène interne, qui est une continuation de la métatarsienne interne, monte à la face interne du tibia qu'elle croise à la partie supérieure, puis elle gagne le plat de la cuisse où elle rampe sur le muscle qui forme cette région, pour disparaître ensuite dans l'interstice des deux adducteurs de la jambe.

On peut pratiquer la saignée soit sur la partie de la veine qui repose sur le muscle du plat de la cuisse, soit à la face interne du tibia. Dans ce dernier cas, l'opération doit être faite avec la lancette, attendu qu'en

---

(1) H. Bouley. — Note inédite.

se servant de la flamme, on blesserait l'os et l'on casserait la pointe de l'instrument.

Manuel opératoire. — La saignée à la saphène se pratique sur l'animal maintenu debout à la manière habituelle, en observant toutefois de tenir la tête fortement relevée pour empêcher les ruades. L'opérateur peut se placer de plusieurs manières suivant les instruments qu'il emploie, lancette, flamme ordinaire, flamme à ressort et suivant la taille de l'animal, son degré d'irritabilité.

Nous allons décrire ces diverses positions en supposant que la saignée soit pratiquée sur la saphène droite. Un aide lève le membre postérieur gauche et le maintient vigoureusement comme si l'on voulait ferrer. L'opérateur se place vers le flanc gauche, fléchit les jarrets, engage un peu le corps sous le ventre de l'animal, et porte la main droite, armée de la lancette, près du trajet de la veine que l'on incise, en enfonçant vivement la pointe de l'instrument et la relevant d'un seul coup, comme pour débrider.

Si l'on se sert de la flamme, l'opérateur tient cet instrument avec la main droite ; il se place comme précédemment, puis, sans exercer aucune compression sur le vaisseau, il dispose la flamme en regard de celui-ci, et de telle sorte que le talon de l'instrument soit tourné en bas et la lame en haut, et il frappe sur le dos de la flamme avec le bâtonnet tenu de la main gauche. Cette position est dangereuse, car l'opérateur peut être atteint gravement, par le grasset du membre levé, au moment où il donne le coup de bâtonnet.

Pour éviter cela, le chirurgien doit se placer en arrière et en dedans du membre dont il se propose d'ouvrir la saphène. Le membre opposé étant soulevé et ramené en avant au moyen de la plate-longe, disposée comme dans la figure 23 ; la face interne du membre à opérer se trouve ainsi à découvert, dans une étendue telle que, sur la plupart des sujets, la saphène est nettement visible par suite de la tension des muscles et de la réplétion qu'éprouve le vaisseau quand l'animal est fixé dans cette attitude. L'opérateur tient alors la flamme avec la main gauche s'il opère sur la saphène droite, le talon de l'instrument est dirigé en bas et la lame, en haut ; la main droite est munie du bâtonnet. Il est évident que, quand on veut saigner à la saphène gauche, c'est la main droite qui tient la flamme et la gauche, le bâtonnet. Sous ce rapport nous différons complétement d'opinion avec M. Gourdon, qui indique, quand le sujet est assujetti, comme nous venons de le dire, de tenir « la flamme de la main correspondant au côté où l'on saigne » et de porter « l'instrument sur la veine, la lame en bas, en remontant aussi haut que possible vers le pli de l'aine ; avec les trois doigts libres on fait gonfler le vaisseau par la compression et l'on donne un coup de bâtonnet sec et rapide. » Cette position, qui permettrait de comprimer le vaisseau, serait préférable à celle que nous avons décrite précédemment si elle était réalisable en pratique, mais il n'en est pas ainsi, et, quelle que soit la bonne volonté de l'opérateur, il ne peut parvenir à placer la flamme comme l'a indiqué M. Gourdon, à moins que d'appliquer la lame de l'instrument sur la veine à son passage sur le tibia. Or, tous les auteurs recommandent expressément — et c'est là un précepte bon à observer — de ne pas se servir de la flamme pour saigner à la saphène quand on se propose d'ouvrir ce vaisseau sur son trajet à la face interne du tibia, attendu que si le coup de bâtonnet est trop fort, la veine pourra être transpercée, et le tissu osseux, entamé par la pointe de la flamme, ce qui donnerait naissance à une périostite ; en outre, on est exposé, en opérant de la sorte, à émousser et même à casser la lame de l'instrument.

On a conseillé encore de se placer en avant du membre à saigner, mais cette position est très-incommode même quand on se sert de la lancette et, à plus forte raison, quand on se sert de la flamme ordinaire. Si on employait la flamme à ressort, on la tiendrait de la main droite pour saigner à la saphène gauche, l'opérateur se placerait alors vis-à-vis du flanc droit et se baisserait un peu pour appliquer l'instrument sur la veine.

Quand la saphène est ouverte, le sang ne s'en échappe pas toujours en arcade comme pour la jugulaire ; il arrive assez souvent que la saignée est *baveuse ;* on peut alors activer l'écoulement sanguin, en pressant le vaisseau de bas en haut, en frictionnant le membre, en faisant marcher l'animal, en enlevant les caillots qui se forment autour de l'ouverture. Parfois même, sur certains chevaux, pour obtenir une quantité de sang suffisante, il est nécessaire de pratiquer une saignée à la saphène de l'autre côté.

On arrête l'écoulement du sang à l'aide d'un point de suture entortillée ; remarquons toutefois que l'application de l'épingle est ici beaucoup plus difficile que partout ailleurs, non-seulement par suite de la position fatigante et gênée que l'opérateur est forcé de prendre pour bien voir l'ouverture, mais encore parce que l'animal se défend davantage, ce qu'il faut attribuer sans doute à la douleur que détermine l'implantation de l'épingle dans une portion de peau sous laquelle rampent de nombreux filets nerveux, dont un, assez volumineux, accompagne la veine elle-même. Aussi, dans quelques cas, se voit-on obligé, pour appliquer l'épingle, de mettre un tord-nez au cheval, d'entraver les membres postérieurs, et même de coucher l'animal ou de le fixer dans un travail. Ce serait le cas, — ici encore, — d'avoir recours à l'anesthésie locale au moyen de l'éther pulvérisé.

C. — SAIGNÉE A LA CÉPHALIQUE.

Disposition anatomique. Lieu d'élection. — La veine *céphalique* ou de l'ars forme l'une des deux branches terminales de la *sous-cutanée médiane ou interne ;* elle croise la bride fibreuse que le biceps envoie à l'extenseur antérieur du métacarpe, se loge dans l'interstice compris entre les muscles mastoïdo-huméral et sterno-huméral, pour se rendre ensuite dans la veine jugulaire.

La portion de cette veine, accessible à l'instrument, repose sur l'extrémité inférieure du mastoïdo-huméral dans une étendue de cinq centimètres environ. Pour la trouver, on se guide sur la bride fibreuse du biceps et l'on ne tarde pas à sentir le vaisseau un peu en dedans de l'avant-bras, à la hauteur du pli antérieur et oblique, qui sépare le bras de l'avant-bras.

Manuel de l'opération. — Il est assez difficile de saigner à la veine céphalique, attendu que, quand on comprime cette veine, elle se gonfle à peine, le sang trouvant une large voie d'écoulement dans la veine basilique. Afin d'activer la circulation et de rendre la veine plus apparente, les auteurs ont conseillé de faire marcher l'animal pendant quelque temps, de faire lever le pied opposé, de porter le membre sur lequel on veut saigner, en avant « pour donner plus de latitude au passage du « sang, et en dedans pour produire sur la basilique, une certaine com- « pression déterminant l'arrivée dans la céphalique d'une plus grande « quantité de sang » (Gourdon).

On se sert toujours de la flamme, car la mobilité de la veine rendrait la saignée à la lancette fort difficile. La flamme doit être ouverte de manière à former un angle beaucoup plus obtus que quand on saigne à la jugulaire. L'opérateur se place contre le poitrail.

Quand on saigne à la céphalique droite, par exemple, on tient la flamme de la main gauche, la lame tournée en bas, et, avec les trois doigts qui ne soutiennent pas l'instrument et le bord cubital de la main, on comprime le vaisseau en appuyant dans l'interstice compris entre le sterno-huméral et le mastoïdo-huméral ; la main droite, pourvue du bâtonnet, frappe un coup sec sur le dos de la flamme. Parfois le sang coule avec abondance et on l'arrête en appliquant une épingle qu'on entoure de crins comme pour les autres saignées. M. Gourdon fait remarquer que « le plus souvent, à cause de la seconde ouverture que la flamme fait presque toujours sur la paroi opposée, il se développe un thrombus, mais il est sans gravité. »

Lorsqu'on se propose de saigner à la céphalique gauche, on tient la flamme de la main droite et le bâtonnet dans la main opposée. Si l'on se servait de la flamme à ressort, de celle de Brogniez notamment, on tiendrait cet instrument de la même main que la flamme.

D. — SAIGNÉE A LA SOUS-CUTANÉE THORACIQUE OU VEINE DE L'ÉPERON.

Très-employée autrefois, cette saignée est à peu près inusitée de nos jours. Crépin la considérait comme étant de nature à calmer la douleur qui accompagne de fortes coliques. Depuis près de vingt ans, disait-il, « j'emploie les fortes saignées de la sous-cutanée thoracique contre les

« coliques, et sur deux cents chevaux environ, je n'en ai pas perdu plus
« de sept ou huit (1). »

Disposition anatomique. — La sous-cutanée thoracique fait suite à l'abdominale superficielle, elle rampe sur le côté du thorax au niveau du
bord supérieur du muscle sterno-trochinien, mais ne devient bien appa
rente qu'en regard de la septième ou de la sixième côte jusqu'en dedans
du coude où elle disparaît. C'est dans ce trajet, qui mesure de 10 à 12
et parfois 15 centimètres de longueur, que la veine peut être facilement
ouverte. On choisira un espace inter-costal afin de ne pas émousser
l'instrument.

Manuel opératoire. — Pour rendre la veine apaprente, Chabert conseillait de ceindre le corps, en arrière du garrot, avec une bande de deux
ou trois travers de doigt de largeur sur 3 mètres de longueur, qui,
descendant du garrot, venait s'appliquer fortement sur le passage des
sangles, pour remonter du côté opposé et faire ensuite une deuxième
et même une troisième fois le tour du thorax, en serrant le plus possible, et on nouait sur le dos. De plus, en portant en avant le membre
antérieur correspondant au côté où l'on désire pratiquer la saignée et
en frictionnant le trajet de la veine, on obtient un *gonflement*, qui ne
laisse rien à désirer. Toutefois, dans le plus grand nombre des cas, il
suffit de comprimer le vaisseau avec le bord cubital de la main pour le
mettre en évidence. Il va sans dire que, s'il en était autrement, on pourrait avoir recours au bandage préconisé par Chabert.

L'opération se pratique au moyen de la lancette ou de la flamme.
Quel que soit l'instrument employé, l'opérateur se place contre l'épaule,
le dos tourné vers la tête de l'animal. S'il s'agit de pratiquer une saignée à la sous-cutanée thoracique gauche, on applique le bord cubital
de la main gauche au niveau du coude en faisant effort pour comprimer
le vaisseau et le rendre apparent, puis avec la lancette tenue de la main
droite, qui prend un point d'appui sur la région, on pique la veine et on
la débride du même coup ; aussitôt le sang s'écoule. Quand on se sert
de la flamme, on la dispose en regard du vaisseau en comprimant celui-ci
à l'aide des doigts, et, avec le bras gauche appuyé sur les côtes, on donne
le coup de bâtonnet. La pointe de la lame doit être placée de telle sorte
qu'en pénétrant dans les tissus, elle ne vienne pas s'émousser sur une
côte. L'emploi de la flamme ne permettant pas toujours à l'opérateur
d'exercer avec le bout des doigts, une compression suffisante, il devient
parfois nécessaire d'appliquer un bandage ou un simple surfaix, serré
autour du thorax. Si l'on opère sur la sous-cutanée thoracique gauche,
on tient la lancette ou la flamme de la main droite.

On ferme la saignée à la manière habituelle, mais on éprouve souvent
beaucoup de difficultés pour placer l'épingle, car la peau est épaisse et
souvent très-dure. C'est le cas de faire usage du porte-épingle.

(1) *Journal de méd. vét. théorique et pratique*, t. II, 411.

Après la saignée à la sous-cutanée thoracique, il survient presque toujours un thrombus. Cet accident est sans-gravité, il disparaît de lui-même ou bien par la compression et les astringents.

E. — DE LA SAIGNÉE A DIVERSES VEINES.

Les veines de petit calibre auxquelles on pratique quelquefois la saignée, chez le cheval, sont les suivantes :

Transversale de la face ;

Angulaire de la face ;

Nasale superficielle ;

Faciale ;

Auriculaire postérieure ;

Linguale profonde ;

Coccygienne inférieure ;

Médiane de l'avant-bras.

Les hippiâtres pratiquaient souvent ces diverses saignées, qui ne sont plus employées de nos jours que dans des cas exceptionnels et fort rares. Il serait peut-être même plus exact de dire que les praticiens modernes ont renoncé à leur emploi ; toutefois, comme elles peuvent faire partie des exercices pratiques de chirurgie des élèves, nous avons pensé, à l'exemple de M. Gourdon, qu'il ne serait pas sans intérêt de les décrire sommairement.

1° *Veine transversale de la face. Disposition anatomique.* — Cette veine, qui rampe au-dessous de l'arcade temporale, parallèlement à l'artère transversale de la face dont elle est satellite, se dirige en arrière vers le bord postérieur du maxillaire, disparaît sous la poitrine et va s'ouvrir dans la veine temporale.

Manuel opératoire. — Pour rendre le vaisseau apparent, il faut exercer la compression, avec le pouce, sous le creux de la tempe, en avant et au-dessous du condyle du maxillaire inférieur. Si l'on saigne à gauche, on applique le pouce gauche sur la veine, dans le creux de la tempe, tandis que les autres doigts, placés dans la salière, font contre-appui ; au moyen de la lancette, tenue de la main droite, on incise la veine en dirigeant la pointe de l'instrument vers le bout du nez et en observant de ne pas intéresser l'artère temporale, située au-dessous de la veine et accolée à celle-ci. Pour la saignée à droite, on tient la lancette de la main gauche et l'on comprime avec le pouce droit.

L'écoulement sanguin est faible, et, pour l'augmenter, on fait mâcher l'animal. On peut ici se dispenser d'appliquer une épingle, car la saignée s'arrête dès qu'on cesse la compression.

2° *Veine angulaire de la face. Disposition anatomique.* — La veine angulaire de l'œil est la branche supérieure d'origine de la glosso-faciale, elle prend naissance vers l'angle nasal de l'œil et rampe entre le muscle releveur de la lèvre supérieure et le lacrymal, accompagnée à une petite distance par le rameau correspondant de l'artère maxillaire externe. Elle ne tarde pas à se réunir à la veine nasale pour former la glosso-faciale.

Manuel opératoire. — Comprimer la veine à l'aide du pouce, appliqué immédiatement au-dessous de l'épine zygomatique, et piquer le vaisseau avec la lancette tenue à la manière habituelle. — Le sang coule moins lentement que de la temporale et s'arrête néanmoins, dès que la compression cesse.

3° *Veine nasale superficielle.* — C'est le rameau inférieur de la veine maxillaire externe à sa naissance. Il accompagne la division nasale de l'artère glosso-faciale, et se trouve appliqué sous le muscle sus-maxillo-labial, accompagné par des divisions du nerf maxillaire supérieur.

On opère comme pour l'angulaire.

4° *Veine faciale ou glosso-faciale.* — Cette veine, formée par l'union des deux précédentes, longe le bord antérieur du masséter pour contourner le bord postérieur du maxillaire. C'est seulement dans son trajet sur la face, que ce vaisseau peut être ouvert facilement. A cet effet, on le comprime avec le pouce, au-dessus de la scissure maxillaire, les autres doigts faisant contre-appui dans l'auge, et l'on saigne avec la lancette soit à la partie supérieure au niveau de la réunion des deux racines, soit à la partie moyenne sur le bord antérieur du masséter. — L'écoulement sanguin peut être assez abondant, car la veine est d'un certain calibre, ce qui nécessite quelquefois l'application d'une épingle.

5° *Veine auriculaire postérieure.* — C'est un vaisseau assez volumineux qui commence sur la conque pour descendre sur la face externe de la parotide près du bord postérieur de cette glande. Cette veine n'est accessible qu'en un point très-limité, situé entre la base de l'oreille et le bord refoulé de l'atlas. — On comprime, pour la rendre visible, presque immédiatement au-dessous de ce point.

6° *Veine linguale profonde.* — Cette veine rampe de chaque côté de la face inférieure de la langue, et présente, environ à 10 centimètres de la pointe de cet organe, la grosseur d'un tuyau de plume. — Pour saigner à cette veine, un aide saisit d'une main le bout du nez ou le tord-nez suivant l'irritabilité de l'animal, et de l'autre appuie sur les barres avec assez de force pour ouvrir la bouche. S'il s'agit de saigner à gauche, l'opérateur, placé à droite, saisit la langue avec la main gauche, et la tire au dehors tout en lui imprimant un léger mouvement de torsion, de manière à mettre sa face latérale gauche, bien à découvert. — On aperçoit alors le vaisseau et, pour le faire gonfler, on le comprime avec le pouce de la main gauche, tandis qu'avec la main droite, armée de la lancette, on ouvre la veine, à la manière habituelle, un peu au-dessus du frein, et le sang coule. — Dès

que la compression cesse, l'hémorrhagie s'arrête. On abandonne alors
la langue à elle-même et l'opération est ainsi terminée.

7° *Veine coccygienne inférieure.* — Ce vaisseau « rampe de chaque
côté de la queue dans l'intervalle qui sépare le muscle coccygien inférieur du coccygien latéral ; puis, à environ trois travers de doigt de la
base de la queue, il quitte cette position, se porte en haut et en dedans
en passant obliquement à la surface du muscle coccygien inférieur et
va se terminer dans la sous-sacrée, en croisant la partie latérale et
supérieure du sphincter. Extérieurement, la veine correspond à la
ligne servant de limite à la portion de peau de la queue recouverte de
crin (1). »

On peut saigner à la flamme ou à la lancette. — Quel que soit l'instrument employé, il faut, avant de procéder à l'opération, faire lever
par un aide un membre postérieur, et, dans quelques cas, il peut être
utile d'avoir recours au tord-nez. Chabert recommandait de couper les
crins de la queue, à 3 ou 5 centimètres du tronçon, et d'appliquer
sur celui-ci, une ligature de manière à rendre la veine apparente.
On pourra employer ce moyen quand la compression, exercée à l'aide
du pouce, sera insuffisante. Dans tous les cas, la queue doit être relevée et tendue. Si l'on opère avec la flamme, on la tient de la main
gauche, et on en dirige la pointe vers la veine dans laquelle on la
fait pénétrer en donnant un coup de bâtonnet.

Si on emploie la lancette, on peut se passer de l'aide chargé de tenir
la queue, le chirurgien saisit lui-même cet organe de la main gauche
et prend ainsi un point d'appui tandis qu'il opère de la main droite.

Pour arrêter le sang, on enlève la ligature disposée à la base de la
queue, et l'on fait un pansement compressif qu'on enlève au bout de
six heures, les lèvres de la plaie de saignée étant alors réunies.

8. *Veine sous-cutanée médiane de l'avant-bras ou veine interne.* —
D'après M. Gourdon, « cette veine, quoique chez les anciens parfaitement distinguée de la céphalique, fut ensuite tout à fait confondue
avec celle-ci, et, jusqu'à Lafosse, resta même seule connue comme veine
de l'ars ; ainsi Chabert lui conserve encore ce nom. » Vatel, Hurtrel
d'Arboval, Brogniez ont fait la même confusion (2).

Cette veine, qui fait suite à la métacarpienne interne, monte à la face
interne du membre en croisant très-obliquement le radius et se termine vers l'extrémité inférieure du coraco-radial, par les veines céphalique et basilique ; elle devient superficielle vers la partie moyenne du
radius, mais elle est plus apparente vers le tiers supérieur de cet os.
C'est ce point qu'il faut choisir pour pratiquer la saignée.

Cette saignée se pratique toujours à la lancette, car, en se servant de
la flamme, on court le risque d'émousser ou de casser la lame de cet

(1) J. Gourdon, *Élém. de chirurgie vét.*, t. I, p. 503.
(2) *Éléments de chirurgie vét.*, t. III, p. 285.

instrument sur la face interne du radius, comme l'a fait remarquer Lafosse, sans compter que la blessure faite au tissu osseux peut déterminer une périostose qui peut être suivie de boiterie. Pour pratiquer la saignée à la veine sous-cutanée médiane de l'avant-bras, un aide lève le membre opposé à celui sur lequel on va opérer et le porte en arrière, afin de découvrir le plus possible la face interne de l'avant-bras ; l'opérateur se place en face du membre sur lequel il va saigner. S'il s'agit d'ouvrir la sous-cutanée médiane droite, on appuie le pouce gauche sur le vaisseau, à la partie supérieure et interne de l'avant-bras, les autres doigts étant appliqués du côté opposé ; au moyen de la lancette tenue de la main droite, et *vice versâ* si l'on veut saigner à gauche, on pique la veine et on l'incise à la manière ordinaire. Un point de suture entortillée peut être nécessaire pour arrêter la saignée.

§ 3. — **De la saignée chez les animaux de l'espèce bovine**.

Chez les grands ruminants comme chez les solipèdes, la saignée se pratique principalement à la jugulaire et pour les mêmes motifs. Parfois, on saigne à la sous-cutanée abdominale.

A. — SAIGNÉE DE LA JUGULAIRE.

Il importe préalablement de bien fixer l'animal sur lequel on se propose d'opérer, car, dit M. Sanson, « on a vu des bœufs qui, effrayés par le sang qui coulait de leur veine, se sont enfuis après avoir reçu le coup de flamme et sont allés mourir, par effusion de sang, loin du lieu d'où ils étaient partis, après avoir culbuté l'aide qui les tenait (1). » On sait que, chez le cheval, pareille chose a été observée par Chabert, alors qu'on se servait d'une corde, fixée autour de l'encolure, pour faire gonfler la veine. Or, pour pratiquer la saignée à la jugulaire sur nos grands ruminants domestiques, il est nécessaire dans tous les cas, vu la grande laxité du tissu conjonctif sous-cutané de l'encolure et l'extrême mobilité de la peau dans cette région, d'avoir recours à l'usage de la corde pour maintenir le parallélisme entre les ouvertures cutanée et veineuse et permettre ainsi l'écoulement du sang. Donc, après avoir solidement fixé l'animal par les cornes en l'attachant soit à un poteau comme cela est indiqué p. 451, soit en l'assujettissant dans un travail approprié, on dispose, autour de l'encolure et à la base de cette région, une corde souple et bien unie, de la grosseur du petit doigt, pourvue à l'une de ses extrémités d'un œillet « servant à former un nœud coulant qui entoure l'encolure en la serrant. On arrête ce nœud en passant l'extrémité flottante de la corde en dessous de la partie qui presse le cou et en formant en dessus, une demi-rosette. Lorsqu'on veut ensuite faire cesser

(1) A. Sanson, *Notions usuelles de méd. vét.* Paris, 1863, p. 131.

la compression, il suffit de tirer sur cette extrémité flottante : la demi-rosette se défait, la corde se dégage et le nœud coulant se desserre par cela seul (1). »

Si l'on a un aide à sa disposition, on se contente de faire une anse coulante au moyen d'une ganse faite à une extrémité de la corde, et dans laquelle on passe l'autre extrémité que l'on confie à l'aide, qui tire dessus, du côté opposé à celui où l'on veut saigner ; la corde comprime alors la base de l'encolure et fait gonfler la jugulaire ; on a soin à ce moment de tirer la peau au-dessous de la ligature de telle sorte que le tégument soit parfaitement tendu et uni. M. Gourdon fait remarquer que l'aide, chargé de tenir la corde, peut « augmenter, diminuer, ou faire cesser la compression au gré de l'opérateur et sans embarras ; » puis, cet auteur ajoute : « Il arrive quelquefois qu'en plaçant la corde autour du cou, on ne peut pas rendre la jugulaire immobile et dure, parce que la corde remonte. Il faut alors à cette ligature déjà placée attacher une autre corde, assez longue, à son contour inférieur, la faire passer entre les jambes de devant, puis entre celles de derrière, et la donner à un aide placé en arrière du sujet, et qui, en tirant sur cette corde, maintient la ligature à la partie inférieure de l'encolure (2). » Nous avons pratiqué la saignée un grand nombre de fois sur des bœufs et des vaches sans avoir recours à l'emploi de cette dernière corde, qui ne nous paraît pas indispensable et dans laquelle l'animal peut très-bien s'empêtrer et trébucher au moment où l'on donne le coup de bâtonnet. M. Gourdon dit encore « qu'il y a des bêtes qui se laissent tomber sous l'influence de la compression exercée par la corde; d'autres sont prises d'un étourdissement qui tient de la syncope, d'une congestion sanguine cérébrale (3). Nous ne nous rappelons pas avoir vu semblable chose, chez les bœufs et vaches que nous avons saignés ; mais nous nous souvenons très-bien que quelques-uns de ces animaux s'agitaient assez vivement au moment où l'on serrait la corde, sans toutefois tomber sur le sol. Quoi qu'il en soit du reste, au fur et à mesure que la compression exercée par la ligature augmente, la veine jugulaire devient de plus en plus apparente ; elle apparaît bientôt sous la forme d'un gros cordon, qui remplit la gouttière jugulaire. On tient la flamme de la même manière que pour la saignée du cheval et l'on se sert de la plus large et de la plus forte lame. Ici, on pressent bien que le volume considérable que la veine acquiert par la compression, l'empêche d'être traversée de part en part, et qu'ainsi l'on n'a pas à craindre de piquer la carotide. Pour ce motif, on peut sans danger, frapper tout de suite un vigoureux coup de bâtonnet ; il est même préférable d'agir de la sorte pour n'avoir pas à recommencer l'opération, ce qui n'est pas sans inconvénient quand on a affaire à un animal quelque peu vétilleux ou

---

(1) A. Sanson, *loc. cit.*
(2) Gourdon, *Élém. de chir. vét.*, t. I, p. 508.
(3) Id., *ibid*, p. 508.

indocile. Aussitôt le sang jaillit au loin avec impétuosité ; l'opérateur doit se placer vers l'épaule et un peu en arrière, de telle sorte que ses vêtements ne soient pas tachés par le sang et surtout de façon à ne pas être atteint par un coup de corne ou un coup de pied. Dès qu'on lâche la corde, la compression cesse et le sang ne coule plus. Dans bon nombre de cas, l'opération est ainsi terminée, et l'animal opéré est reconduit à l'étable ou au pâturage ; quelquefois on plisse la peau à plusieurs reprises, au voisinage de la saignée, et le parallélisme entre l'ouverture de la peau et celle de la veine n'existant plus, cela peut suffire pour arrêter l'écoulement sanguin ; mais comme il n'est pas absolument rare, dans des cas de ce genre, de voir la plaie de sai-gnée donner encore du sang, il est bien préférable et il sera toujours prudent, pour éviter le retour d'une hémorrhagie, de fermer la plaie de saignée avec une épingle autour de laquelle on enroule du fil ou du crin. L'épaisseur de la peau rend quelquefois chez certains su-jets, l'application de l'épingle fort difficile ; on peut alors se servir du porte-épingle, mais on peut aussi s'en passer en garnissant d'étoupes l'extrémité de l'index. Dès que l'opération est terminée, on abandonne l'animal à lui-même ; on n'a pas ici à redouter, comme pour le cheval, les suites du frottement de la plaie de saignée, ni les mouvements de l'encolure. La saignée à la jugulaire chez les grands ruminants est ac-compagnée assez souvent d'un thrombus, qui disparaît sans aucun trai-tement ; toutefois, pendant assez longtemps, on trouve au-dessous de la plaie de saignée un petit noyau induré qui, finalement, s'efface com-plétement.

B. — SAIGNÉE A LA VEINE SOUS-CUTANÉE ABDOMINALE OU MAMMAIRE, *vulgairement porte du lait.*

A l'occasion de cette saignée, M. Sanson s'est élevé « contre le pré-jugé qui consiste à croire que la saignée de la veine abdominale arrête la sécrétion du lait chez les vaches. Il n'en est absolument rien. Elle ne produit ni plus ni moins ce résultat que la saignée de la jugulaire ou toute autre. Il y a des raisons précisément qui doivent la faire préférer. C'est ce qui a lieu lorsqu'il s'agit de saigner un animal atteint d'une affec-tion de la poitrine ou d'une partie quelconque des voies respiratoires par exemple. Dans ce cas, la compression du cou nécessaire pour ouvrir la jugulaire détermine une gêne qu'il convient d'éviter (1). »

Pour pratiquer cette saignée, l'animal est assujetti solidement par les cornes comme précédemment, et l'opérateur se place à gauche ou à droite, suivant le cas, le dos tourné contre la tête de l'animal. De plus, pour contenir le sujet, et pour l'empêcher de lancer des ruades, M. Gourdon conseille, d'après M. Cruzel, d'exercer « une compression

(1) A. Sanson, *loc. cit.*

circulaire autour du corps, au niveau des flancs, à l'aide d'une corde. »
Mais il est plus simple d'employer le moyen indiqué par Renault (1),
lequel consiste à passer la queue de l'animal entre les membres postérieurs, puis à la ramener en arrière en lui faisant embrasser le
membre du côté à opérer et à faire tenir son extrémité par un aide
vigoureux placé derrière la croupe de l'animal (voir fig. 38) qui,
ainsi maintenu, ne peut plus donner de *coups de pied en vache*.

Pour faire gonfler la veine, on peut appliquer un bandage autour du
corps, mais il est plus simple et plus expéditif de comprimer avec les
doigts de la main qui tient la flamme. Cette compression est suffisante.
Souvent, la veine est très-apparente d'elle-même. L'opérateur procède
à cette saignée de la même manière que pour la sous-cutanée thoracique chez le cheval. On ferme la saignée par un point de suture entortillée.

§ 4. — De la saignée chez le mouton.

On pratique très-rarement la saignée chez le mouton, attendu que
les maladies dont cet animal peut être affecté, offrent plutôt les cara-
tères d'un état anémique que pléthorique, à l'exception toutefois du
sang de rate.

Quand cette opération paraît nécessaire, on peut la pratiquer sur
diverses veines, notamment la *faciale*, la *jugulaire*, la *céphalique* et la
saphène. Daubenton a fait remarquer que, de son temps, c'est-à-dire
vers 1776, on saignait les moutons sur différentes parties du corps, au
front, au-dessus et au-dessous des yeux, à l'oreille, à la jugulaire, au
bras, à la queue, au-dessus du jarret et aux pieds (2).

A. — SAIGNÉE A LA FACIALE.

Elle a été décrite par Daubenton sous le nom de saignée à la joue.
Pour faire cette saignée, l'opérateur place le mouton entre ses jambes et le maintient solidement, tout en plaçant le genou gauche un
peu plus en avant que le droit. Puis il passe la main gauche sous la
tête de l'animal et saisit la mâchoire inférieure de telle sorte que ses
doigts, après avoir contourné le bord inférieur du maxillaire, viennent
comprimer la veine au milieu de la joue et la rendent ainsi apparente.
On touche alors, de l'autre main, la joue droite du mouton et l'on
trouve à peu près à égale distance de l'œil et de la bouche, un petit *tubercule*, qui n'est autre chose que la tubérosité maxillaire (*fig.* 122, T),
dont la situation doit servir de guide ou de point de repère pour trouver la veine faciale. Ce vaisseau passe immédiatement au-dessous de la

(1) *Maison rustique du XIXᵉ siècle,* p. 283.
(2) Daubenton, *Instruction pour les bergers,* etc. 1776, p. 305 et suiv.

tubérosité qu'il contourne et il apparaît assez nettement quand on le comprime sur la joue. Alors, on prend de la main droite, la lancette qu'on a préalablement placée entre les dents, comme Daubenton le conseille, ou, ce qui est bien préférable, qu'on a disposée à sa portée,

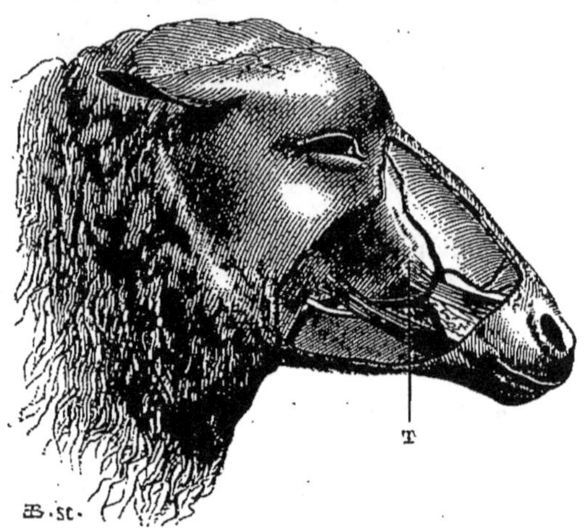

Fig. 123. — *Anatomie de la veine faciale chez le mouton.*

et on incise la veine de bas en haut, parallèlement à sa direction, à 5 millimètres environ au-dessus de l'éminence, qui sert de guide.

Daubenton recommandait cette saignée de préférence à toute autre parce qu'elle n'oblige pas à couper la laine, ne la salit pas et qu'elle dispense de l'emploi d'un aide ; toutefois elle ne fournit qu'une petite quantité de sang.

B. — SAIGNÉE A LA JUGULAIRE.

On peut opérer sur l'animal maintenu debout et, plus commodément, quand il est couché sur une table.

Dans le premier cas, un aide assujettit le mouton en l'enfourchant entre ses cuisses et en lui appuyant la croupe dans l'angle d'un mur pour l'empêcher de reculer, en même temps qu'il tient la tête et la soulève autant qu'il le peut, après l'avoir saisie par les cornes ou par les oreilles. Dans le second cas, deux aides sont nécessaires.

L'opérateur coupe la laine sur le point où il se propose d'ouvrir la jugulaire, puis il fait gonfler ce vaisseau en le comprimant avec les doigts ou mieux en appliquant une ligature à la base du cou ; quand la veine est apparente, il pratique la saignée, avec la lancette ou avec une petite flamme. On rapproche ensuite les bords de la plaie par un point de suture entortillée.

Cette saignée peut donner une assez grande quantité de sang.

C. — SAIGNÉE A LA CÉPHALIQUE.

On couche l'animal sur le côté opposé à celui où l'on veut saigner, et l'on porte en arrière le membre antérieur sur lequel on opère, puis on coupe ou bien on arrache la laine à la région antérieure du bras. Cela fait, dit M. Gourdon, « on comprime à la partie moyenne de cette région, avec la lancette on ouvre la veine au-dessous de ce point. On ferme la saignée à la manière ordinaire (1). »

D. — SAIGNÉE A LA SAPHÈNE.

On saigne principalement à la saphène externe. L'animal est couché sur une table, on applique une ligature vers la partie supérieure de la jambe ; la veine devient apparente et on l'ouvre avec la lancette.

§ 5. — **De la saignée chez le porc.**

La saignée est très-difficile à pratiquer chez le porc, par suite de la grande quantité de graisse qui se trouve sous la peau et masque les veines. Ce n'est guère que chez les animaux maigres qu'on peut rendre la jugulaire assez apparente pour l'inciser, mais alors la saignée est contre-indiquée. Chabert a conseillé de saigner cet animal aux veines auriculaires et Gohier a décrit ensuite la saignée à la saphène. M. Gourdon a également étudié ces saignées avec beaucoup de soin, comme toutes celles du reste qu'on pratique chez nos animaux domestiques.

A. — SAIGNÉE AUX AURICULAIRES.

Ces veines rampent à la face interne des oreilles, elles sont assez grosses, notamment celle qui se trouve près du bord antérieur de l'oreille. Pour pratiquer cette saignée, il faut que l'animal soit solidement contenu par plusieurs aides, suivant la force du sujet, et il est bon d'appliquer une muserolle autour du groin. On saisit ensuite à pleine main l'oreille sur laquelle on va opérer, on la renverse sur la nuque et on comprime la veine près de la conque et, quand le vaisseau est bien apparent, on l'ouvre avec la lancette. Dès que l'on cesse la compression, l'écoulement sanguin se tarit.

B. — SAIGNÉE A LA SAPHÈNE.

On saigne chéz le porc à la saphène externe, qui présente seule un volume convenable pour l'opération dont il s'agit. Cette veine « est

____

(1) J. Gourdon, *loc. cit.*, p. 517.

formée par la réunion d'une branche venant de la tarsienne interne avec une seconde branche tarsienne externe superficielle. Ces deux branches se réunissent au milieu du creux du jarret, à un point exactement de niveau avec le sommet du calcanéum. De ce point d'origine, la veine remonte verticalement, croise en arrière la corde du jarret, à 6 ou 8 centimètres de sa naissance, suivant la taille du sujet, puis se perd aussitôt entre les muscles demi-tendineux et demi-membraneux. Dans ce trajet, la veine est toute superficielle, notamment à la partie supérieure, au point où elle est appliquée sur la corde du jarret. C'est là par conséquent qu'il convient de fixer le lieu d'élection pour la saignée à cette veine (1). »

Pour saigner à cette veine, l'animal doit être couché sur le membre à opérer, les trois autres étant liés ensemble. On fait gonfler la veine en appliquant une ligature très-serrée et en pratiquant des frictions sur son trajet ; néanmoins, il arrive souvent que ce vaisseau est à peine visible, ce qui n'empêche pas de l'atteindre presque aussi facilement que si on le voyait, mais il faut pour cela en connaître la position exacte. Il est bon de remarquer encore que, pour ouvrir cette veine, il faut enfoncer la lancette plus profondément que chez les autres animaux. Parfois on est obligé de faire plusieurs ponctions pour obtenir une certaine quantité de sang. Il est indiqué de fermer la saignée, par un point de suture entortillée.

§ 6. — De la saignée chez le chien.

On pratique quelquefois la saignée chez le chien, et, de préférence, à la jugulaire. Les auteurs ont parlé aussi de la saignée à la céphalique et à la saphène ; nous nous bornerons à décrire la saignée à la jugulaire, attendu que la saignée aux autres veines se pratique chez le chien, comme sur le mouton et le porc.

Quelle que soit la veine qu'on se propose d'ouvrir, l'animal doit être solidement assujetti. A cet effet, on le couche sur une table, où plusieurs aides le maintiennent, et on le musèle convenablement.

Pour faire apparaître la veine, on applique une ligature autour du cou et on pratique la saignée soit avec une petite flamme comme pour le mouton, soit avec la lancette. Pour arrêter l'écoulement du sang, il suffit d'enlever la ligature ; mais il n'est pas exact de dire que la grande plasticité du sang chez le chien s'oppose à ce qu'on puisse, chez cet animal, retirer, en une seule fois, une grande quantité de sang, 150 ou 200 grammes. Il est vrai qu'une pareille saignée affaiblit beaucoup, même les sujets de grande taille, il est donc téméraire d'opérer une telle soustraction dans la masse du sang ; toutefois il n'est pas impos-

____

(1) J. Gourdon, *Éléments de chirurgie vét.*, t. I, p. 519.

sible d'effectuer cette large saignée, à la condition, bien entendu, que la compression soit permanente.

ART. II. — ARTÉRIOTOMIE.

La saignée pratiquée sur les artères est désignée sous le nom d'*artériotomie*.

On ne pratique aujourd'hui ce genre de saignée que dans des cas très-rares.

Les seules artères sur lesquelles ce procédé opératoire soit quelquefois mis en usage, sont l'artère temporale chez le cheval, l'auriculaire postérieure et la coccygienne médiane chez le bœuf. Chez le porc, on saigne quelquefois à l'artère auriculaire postérieure.

A. — SAIGNÉE A L'ARTÈRE TRANSVERSALE DE LA FACE, CHEZ LE CHEVAL.

Cette saignée a été recommandée par Chabert pour combattre le vertige; cet auteur dit en avoir retiré de très-bons effets dans les cas de ce genre. Mais il est évident qu'il sera toujours préférable, en pareille circonstance, de saigner à une veine, la jugulaire par exemple, plutôt que de pratiquer une saignée artérielle qui constitue, suivant la remarque de M. H. Bouley (1), « un véritable accident ».

Disposition anatomique. — L'artère transversale de la face constitue la branche supérieure de l'artère sous-zygomatique, elle naît au-dessous du condyle du maxillaire, se dirige vers le bord antérieur du masséter, accompagnée de sa veine satellite, de telle sorte que le lieu d'élection pour l'artériotomie correspond à celui de la phlébotomie.

Manuel opératoire. — On opère sur l'animal debout ou couché. H. d'Arboval recommandait d'abattre l'animal, de fendre la peau au-dessous de l'épine zygomatique, de chercher l'artère et de l'inciser (2). M. Gourdon fait remarquer qu'il est tout aussi facile d'opérer sur l'animal maintenu debout. On reconnaît l'artère en appliquant le doigt immédiatement au-dessous de l'épine zygomatique, on trouve alors un petit cordon arrondi dans lequel on sent les pulsations, alors avec la lancette, tenue de la main droite, quel que soit le côté où l'on opère, on incise le vaisseau dans la direction de son axe. Le sang artériel s'échappe alors en jet saccadé sans qu'il soit nécessaire, comme on le comprend bien, d'exercer aucune compression. Pour arrêter l'écoulement du sang, il importe de préparer préalablement divers objets de pansement, car, d'après Chabert, « l'épingle, capable d'arrêter le sang des veines, est inutile dans ce cas, il est donc nécessaire d'employer une bande de ruban de fil ou de toile solide, de six à huit centimètres de largeur sur

____

(1) Note inédite.
(2) H. d'Arboval, *Dictionnaire*, p. 515.

trois mètres de longueur (1). » Cette bande doit être roulée à deux chefs. Il faut aussi se munir de compresses graduées, et de deux petits bourdonnets. Tout étant préparé et la quantité de sang que l'opérateur se proposait d'extraire étant écoulée, on comprime l'artère au-dessous du condyle maxillaire, c'est-à-dire au passage de l'artère sur le bord postérieur du maxillaire. Pour exercer cette compression, on se sert du pouce droit si c'est l'artère gauche qui vient d'être ouverte, et *vice versâ*. On rapproche les bords de la plaie, avec les doigts de la main restée libre ; « on pourrait utilement, dit M. Gourdon, faire une suture entortillée avec une épingle fine et un fil peu serré, mais cela ne saurait suffire, et l'on doit compléter le pansement au moyen de la compression (2). » Pour cela, on applique un petit bourdonnet sur chaque lèvre de la plaie, puis on la couvre de compresses en commençant par les plus petites, jusqu'à ce qu'on ait formé une éminence dépassant la saillie de l'arcade temporale. On les maintient en appuyant fortement avec le pouce qui fait la compression. Avec la main opposée, on prend la bande et on en place le milieu sur les compresses. Puis, on confie à un aide l'un des chefs de la bande, en lui indiquant de commencer à la dérouler en passant sur la partie antérieure de la boîte crânienne pour descendre ensuite sous la mâchoire ; en même temps que soi-même, on conduit l'autre chef du côté opposé. On répète plusieurs fois la même manœuvre jusqu'à ce que toute la bande ait été employée, et de la sorte les circonvolutions se croisent en dessous et en dessus de la tête ; on fixe les extrémités avec de fortes épingles ou bien avec quelques points de suture. Il faut ensuite attacher « l'animal la tête haute et à deux longes et le laisser dans cet état cinq à six heures ; ce qui suffit pour donner le temps à la plaie de se fermer(3). »

Cette saignée peut se pratiquer chez le bœuf de la même manière que chez le cheval.

B. — SAIGNÉE A L'ARTÈRE AURICULAIRE POSTÉRIEURE.

Elle n'est employée de nos jours que chez le bœuf et le porc.

1° *Chez le bœuf.* — La saignée à l'artère auriculaire postérieure est pratiquée depuis longtemps chez le bœuf. Elle a été décrite avec soin par Maillet (4) en 1835, et par tous les auteurs qui se sont succédé dèpuis cette époque. Cette saignée est conseillée pour combattre les congestions et les inflammations des organes encéphaliques, Maillet prétend avoir remarqué qu'elle présente l'avantage d'accélérer la marche du tournis, de hâter ainsi le moment de l'opération et par suite la guérison. Mais à l'époque où cette opinion a été émise, on ne connais-

<hr>

(1) *Instruct. vét.*, t. III, p. 145.
(2) J. Gourdon, *loc. cit.*, p. 526.
(3) Chabert, *loc. cit.*, p. 147.
(4) *Recueil de médecine vétérinaire*, 1835, t. XII, p. 299.

sait pas la nature parasitaire du tournis : il est donc permis de contester sinon même de nier les effets favorables qu'on dit avoir obtenus par l'emploi de cette saignée dans les cas dont il s'agit.

Disposition anatomique. — L'artère auriculaire postérieure rampe sur la face externe de la conque, près du bord supérieur de cet organe et en arrière, ou, plus exactement, comme le dit M. Gourdon, au-dessus

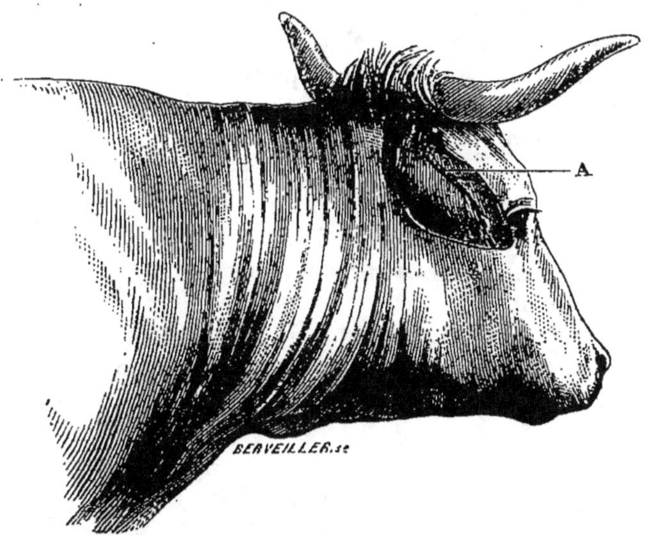

Fig. 124. — *Disposition anatomique de l'artère auriculaire postérieure.*

de la ligne d'intersection des deux plans que forme la conque en se repliant presque à angle droit à la partie postérieure et supérieure (*fig.* 124, A).

Manuel opératoire. — On fixe l'animal en l'attachant solidement par les cornes à un pieu ou à un arbre, et l'on se munit d'un petit bistouri droit ou mieux d'une lancette. On frictionne le trajet de l'artère afin de mettre ce vaisseau en évidence ; puis on introduit les trois derniers doigts de la main gauche dans l'intérieur de la conque, tandis que l'indicateur et le pouce de la même main s'appliquent sur la face externe de cet appendice cartilagineux, l'un en avant et l'autre en arrière de l'artère dont on a préalablement reconnu le trajet. Cela fait, « de la main droite, on implante l'instrument perpendiculairement à la conque au bord postérieur de la scissure, et, ayant traversé la peau, on contourne l'artère, on la coupe totalement en travers, et l'on retire l'instrument en agrandissant un peu l'ouverture de la peau. Immédiatement après cette incision, on voit sortir de grosses gouttes de sang rutilant qui indiquent que l'artère est ouverte. Alors, sans abandonner l'oreille, on prend le bâtonnet et l'on frappe continuellement à petits coups sur le trajet de l'artère, entre l'incision et la tête. Cette dernière précaution est indispensable dans la plupart des cas, pour faire sortir le sang en assez grande quantité: sans elle, en effet, il n'en sort presque jamais que quelques gouttes, à moins pourtant qu'il n'y ait turgescence sur la tête, comme cela se remarque dans certaines maladies inflammatoires des organes contenus dans cette cavité (1). »

M. Gourdon pense qu'on peut substituer l'incision longitudinale à la section transversale du vaisseau, ce qui permettrait, d'après cet auteur, de conserver le trajet de l'artère tout en donnant *presque* la même quantité de sang. Cependant Malgaigne a fait remarquer que chez l'homme, l'artériotomie à la temporale pouvait être suivie d'anévrysme ou d'hémorrhagie quand l'artère n'était divisée « que partiellement (2). »

L'écoulement sanguin, qui résulte de cette saignée, s'arrête spontanément dans la plupart des cas ; s'il en était autrement, on appliquerait un point de suture entortillée sur la plaie de saignée, tout en comprimant par une ligature la base du pavillon.

Il est bon d'attacher l'animal avec un lien court et serré, pour empêcher les frottements.

2. *Chez le porc.* — Il peut être utile d'avoir recours à l'artériotomie, vu les difficultés que présente la phlébotomie sur cet animal, et l'on choisit de préférence l'artère auriculaire postérieure, qui est assez

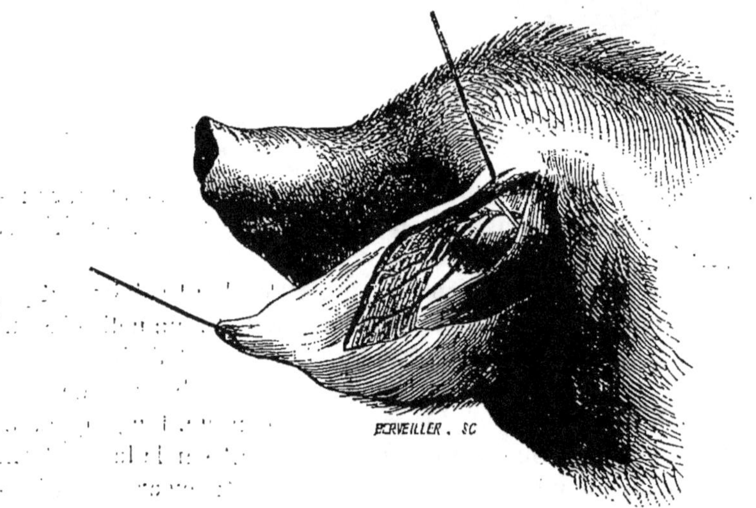

Fig. 125. — *Disposition anatomique de l'artère auriculaire postérieure chez le porc.*

grosse et superficielle. Pour trouver cette artère, il faut la chercher près de la base de la conque où elle rampe, cachée en partie par le muscle cervico-auriculaire moyen; au delà de ce muscle, elle se dirige vers la pointe de l'oreille tout en conservant à peu près son même calibre jusque vers le tiers inférieur de l'oreille. On peut atteindre cette artère

(1) *Recueil de méd. vét.*, 1835.
(2) J.-F. Malgaigne, *Manuel de médecine opératoire*, 3º édition, 1839, p. 85.

soit à la partie supérieure de l'oreille, soit à la partie moyenne de cet organe. A cet effet, on pique le vaisseau avec la lancette et on le coupe en travers ; si l'écoulement sanguin était peu abondant, on pourrait flageller l'oreille comme on le fait chez le bœuf.

C. — SAIGNÉE A L'ARTÈRE COCCYGIENNE MÉDIANE CHEZ LE BŒUF.

Cette artère rampe à la face inférieure de la queue, elle est d'abord recouverte par les muscles coccygiens inférieurs, puis, à cinq ou six centimètres de la base de la queue, elle devient superficielle et accessible jusque vers l'extrémité de la queue. Pour saigner à cette artère, « on peut se servir de la lancette, du bistouri ; mais le plus souvent on emploie la flamme tenue tout ouverte dans la main, le pouce étendu sur le dos de la tige (1). » On relève la queue, on incise la peau sur le point correspondant à l'artère qu'on coupe en travers pour obtenir une certaine quantité de sang. L'incision doit se faire au tiers supérieur de la queue, car M. Cruzel, cité par M. Gourdon, a vu « des abcès, la carie des os, la chute de la queue survenir après une saignée pratiquée très-haut, à une faible distance de l'origine de cet organe. » Il peut être bon de flageller la queue pour obtenir un écoulement sanguin notable. Après l'opération, il est convenable d'appliquer un pansement compressif formé par un plumasseau, maintenu par quelques tours de bande.

ART. III. — SAIGNÉES CAPILLAIRES.

Avec la plupart des auteurs, nous désignons sous ce titre les saignées qui intéressent les vaisseaux capillaires, constitués comme on le sait, par des artérioles et des veinules, d'où le nom d'*artério-phlébotomie* que l'on a donné quelquefois à ce genre de saignée. Nous avons dit en commençant ce chapitre, que l'expression de saignée capillaire nous paraissait préférable,

Les saignées capillaires étaient en grand honneur autrefois, les hippiâtres, les maréchaux les employaient dans presque tous les cas. Mais, de nos jours, les praticiens, guidés par des principes rationnels, en ont restreint l'usage à certains cas particuliers. Parmi les saignées capillaires dont l'usage s'est perpétué jusqu'à nous, il faut citer la saignée au palais, la saignée en pince, la saignée à la couronne. Celles-là seules méritent d'appeler notre attention ; toutefois, à l'exemple des auteurs qui nous ont précédés, nous étudierons comme saignées capillaires, les mouchetures et scarifications, les ventouses et les sangsues.

____

(1) J. Gourdon, *Éléments de chirurgie vét.*, t. I, p. 532.

§ 1. — Saignées capillaires simples.

A. — SAIGNÉE AU PALAIS.

Très-vantée par les hippiâtres du siècle dernier pour combattre l'inappétence chez le cheval, cette saignée est encore quelquefois mise en usage aujourd'hui. Elle est indiquée dans le cas de stomatite, principalement à l'époque du remplacement des incisives, car la muqueuse buccale est alors tuméfiée, la bouche est chaude et remplie d'une salive écumeuse.

Disposition anatomique. — (Voir, première partie, p. 174.)

Manuel opératoire. — Les hippiâtres employaient une corne de chamois pour pratiquer cette saignée ou un clou, ce qui déterminait parfois des dilacérations étendues et des hémorrhagies difficiles à arrêter ; Chabert dit même avoir observé la carie de la voûte palatine « dans le lieu où la pointe de la corne avait fait effort ». Aussi, cet auteur s'élevait-il avec force, contre l'emploi de ces instruments et conseillait-il l'usage d'un bistouri courbe bien affilé. Mais on emploie ordinairement un bistouri droit ou un bistouri à serpette ; quelques praticiens se servent d'une lancette. Toutefois, l'emploi de la corne de chamois n'est pas aussi défectueux qu'on pourrait le croire, et, à ce sujet M. H. Bouley nous fait remarquer que cet instrument, n'est nullement à dédaigner pour la saignée au palais, attendu que l'hémorrhagie qu'il produit n'est jamais difficile à arrêter.

« L'opérateur se place à la droite de l'animal, saisit la langue de la main gauche ; tenant de la droite le bistouri revêtu d'étoupes pour qu'il n'agisse que par sa pointe dégagée, il l'introduit dans la bouche, le tranchant tourné vers le fond, le dos conséquemment vers l'arcade et il incise avec un petit débridement, d'avant en arrière (H. Bouley) (1). » Le bistouri doit être enfoncé au milieu du palais dans le quatrième ou cinquième sillon afin de ne pas atteindre les artères palatines qui s'anastomosent chez beaucoup de sujets au niveau du troisième sillon.

Le sang s'échappe aussitôt et quelquefois en grande abondance, surtout si un mouvement de l'animal a fait dévier l'instrument au moment de l'incision. C'est qu'alors on a blessé quelques divisions de l'artère palatine, sinon ce vaisseau lui-même. Dans ce cas, la saignée ne s'arrête pas spontanément, contrairement à ce qu'on observe quand l'incision est faite au lieu d'élection, c'est-à-dire entre le quatrième et le cinquième sillon que forme la muqueuse buccale.

Les moyens hémostatiques conseillés en pareil cas sont assez variés ; le plus simple et le plus employé consiste à présenter au cheval un

____

(1) Note inédite.

barbotage fait avec de la farine d'orge; cette matière pulvérulente en s'introduisant dans la plaie, forme une sorte de bouchon obturateur qui produit l'hémostase. Quand l'hémorrhagie persiste, les hippiâtres, Lafosse entre autres, à l'exemple de Végèce, recommandaient l'application d'une pointe de feu sur la plaie de saignée. Ce moyen est non-seulement d'un emploi difficile, mais encore il augmente l'hémorrhagie au lieu de l'arrêter, et peut déterminer l'exfoliation des couches osseuses superficielles de la voûte du palais. Il est bien préférable d'appliquer un simple pansement compressif, formé par un plumasseau maintenu à la mâchoire supérieure, par quelques tours de bande.

Mais ce moyen peut être insuffisant ; dans ce cas, et afin d'exercer une compression plus forte, on se sert du petit appareil représenté par la figure 126. Cet appareil se compose d'une sorte de mors en bois, « portant dans son milieu une espèce de planchette, large de 3 à 4 centimètres et fixée transversalement sur le billot par sa partie

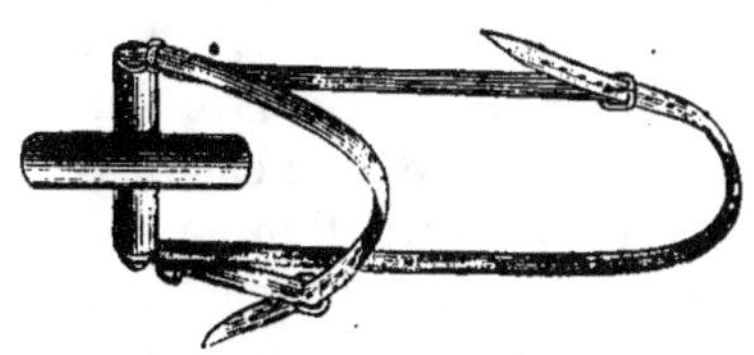

Fig. 126. — *Appareil compresseur pour arrêter la saignée au palais.*

moyenne. Celui-ci porte à chaque extrémité deux courroies, l'une servant de montant de têtière, l'autre devant s'attacher sur le chanfrein avec celle du côté opposé, pour déterminer la compression. On met cet appareil dans la bouche ; on applique sur l'ouverture d'où s'écoule le sang, une étoupade, figurant une compresse graduée d'une épaisseur convenable, et on la maintient en place à l'aide de la planchette qui comprime au degré voulu, quand l'on serre la courroie placée sur le chanfrein. Quelquefois, au lieu d'employer la planchette nue, on la garnit de basane et on la rembourre fortement de manière à former une espèce de pelote ; on peut alors l'appliquer directement sur la plaie pour exercer la compression. Au bout de cinq ou six heures, on peut retirer cet appareil, l'hémorrhagie étant alors arrêtée (1). »

Saignées coronaires.

Nous en empruntons la description à M. H. Bouley, elles ont été conseillées dans le cas de fourbure aiguë. « On sait qu'il existe, à la région coronaire de chaque côté, un plexus veineux superficiel très-riche, supporté par la plaque des cartilages, et formé par la convergence vers ce point d'un grand nombre des veines de la région digitale. Ces plexus sont reliés l'un à l'autre par de grosses veines communicantes, jetées en écharpe sur les faces antérieure et postérieure de la deuxième phalange, et de telle sorte que cet os est comme enlacé par un appareil

____

(1) J. Gourdon, *loc. cit.*, p. 539.

veineux très-considérable. Rien n'est facile comme de pénétrer dans l'un ou dans l'autre des vaisseaux de cet appareil : il suffit pour cela de faire plonger la pointe d'un bistouri au delà de la peau : cette ponction est immédiatement suivie d'un écoulement sanguin assez abondant. Qu'on la multiplie, et la saignée qui en résultera sera équivalente à celle d'une veine principale d'un membre ou même du cou. Mais il n'est pas indifférent de faire des scarifications sur toute la circonférence de la couronne, en arrière aussi bien qu'en avant ou sur les côtés. Sur les côtés, il faut toujours s'en abstenir par crainte de la blessure immédiate des cartilages ou des lésions dont ils peuvent devenir le siége lorsque la plaie de saignée se complique de suppuration. Nous avons observé, dit M. H. Bouley, des *javarts cartilagineux*, qui ne reconnaissaient pas d'autre cause qu'une simple ponction faite aux veines du plexus qui recouvre le cartilage. En avant, la saignée est moins dangereuse, mais la situation de la grande veine communicante antérieure sur le tendon extenseur rend possible la blessure de ce dernier. Mieux vaut donc ne ponctionner qu'en arrière, dans le milieu du pli du paturon, où existent deux grosses veines échelonnées, dont on est sûr d'atteindre l'une ou l'autre sans danger aucun, ni immédiat ni éloigné, ces deux veines reposant sur les bulbes renflés du coussinet plantaire (1).

Saignée à la pince du pied.

Elle est indiquée pour calmer les souffrances qui résultent des chocs de la boîte cornée contre les pierres que l'animal heurte quelquefois pendant la marche, c'est-à-dire pour remédier à cet accident que l'on désigne sous le nom d'*étonnement de sabot*. La saignée en pince a été conseillée pour combattre la fourbure aiguë, mais M. Bouley a fait remarquer que, dans ce cas, « on a beaucoup de peine à maintenir levé le pied sur lequel on se propose de la pratiquer, en raison des souffrances accrues de celui qui doit rester à l'appui. En outre, cette saignée ne laisse pas que d'être assez douloureuse par elle-même ; et dans l'état de congestion ou d'inflammation des tissus du pied, elle peut devenir le point de départ d'accidents de suppuration diffuse, qui auraient une extrême gravité (2). »

Disposition anatomique. — (Voir première partie, page 397.)

Manuel opératoire. — Plusieurs procédés ont été conseillés. Nous ne parlerons pas de celui de Végèce qui ne présente qu'un intérêt purement historique.

Procédé de Chabert. — Il est assez compliqué. On ajuste « un fer dont la couverture soit échancrée dans sa rive intérieure, au point que la largeur restante soit réduite à l'épaisseur de la paroi. » Ce fer échancré

---

(1) *Dictionnaire de médecine et de chirurgie vét.*, t. VII, art. FOURBURE, p. 321.
(2) H. Bouley, *loc. cit.*, p. 324.

permet de faire la saignée quand le pied est ferré, « il donne le moyen de panser et repanser à volonté la plaie résultant de la saignée; » il prévient « les secousses que donnent nécessairement au pied les coups de brochoir » au moment de l'implantation des clous. Mais ces avantages, contestables, dont Chabert exagérait l'importance, sont effacés par l'inconvénient qui résulte de la préparation spéciale du fer, laquelle demande un certain temps, nuit à la solidité du fer, et, chose plus sérieuse, ne peut être effectuée que dans les cas où l'on a une forge à sa disposition. Chabert recommande ensuite de parer le pied et de « creuser avec la rénette, la sole de corne entre la pointe de la fourchette et la paroi, » de manière à faire une cavité conoïde d'une largeur de huit millimètres à sa base : « la direction de cette cavité répondra à celle de la fourchette. » Quand le tissu velouté est mis à découvert, on introduit un bistouri courbe, dont la pointe sera bien affilée, dans la cavité qu'on vient de creuser, on le tient comme une plume à écrire, le tranchant tourné contre le bord plantaire du pied, et le dos vers la pointe de la fourchette. « Lorsque la pointe aura fait quatre ou six millimètres de trajet dans cette partie, retirez votre instrument en inclinant, par un second temps, le manche du côté de la fourchette; incisez les vaisseaux tant artériels que veineux qui se trouveront compris entre le tranchant et la face interne de la paroi (Chabert). » Quand on juge que la perte de sang est suffisante, on garnit la face inférieure du pied avec de petits plumasseaux qu'on maintient à l'aide d'éclisses. On fait ainsi un pansement compressif.

Procédé Vatel. — « On pare le pied *à fond* principalement en pince. On fait avec une rénette ou la corne d'un boutoir, une rainure en arrière du cercle blanchâtre qui sépare la sole de la muraille, et suivant sa direction, et, la main armée d'une feuille de sauge ou d'un bistouri, on pratique une incision transversale dans l'épaisseur du tissu réticulaire placé entre la face antérieure de l'os du pied et la face interne de la muraille en pince (tissu podophylleux) en inclinant le manche de l'instrument vers la fourchette. Le sang ayant suffisamment coulé, on remplit la rainure d'un petit bourdonnet ; on recouvre celui-ci d'un plumasseau ; on attache le fer en brochant dans les vieux trous ; s'il n'est pas assez couvert, on y ajoute une éclisse semi-lunaire amincie convenablement à son bord convexe (1). »

Procédé Crépin (2). — On se contente d'inciser les parties vives, non avec le bistouri, mais avec la rénette elle-même, et on applique un fer couvert qui sert à maintenir sur la plaie une étoupade graduée exerçant une compression méthodique. L'auteur pratique cette saignée non-seulement en pince, mais encore dans toutes les parties du pied et plus particulièrement au pourtour des parties malades, afin de diminuer les

<hr>

(1) Vatel, *Éléments de pathologie vét.*, t. II, p. 319.
(2) *Journal de méd. vét. théorique et pratique*, 1831, t. II, p. 413.

souffrances dont elles sont le siége, notamment dans le cas de piqûre ou d'enclouure.

En résumé, pour pratiquer la saignée en pince, il faut parer le pied surtout en pince, et creuser avec la rénette dans la zone correspondant à l'engrènement de la sole avec la muraille, une rainure qui arrive jusqu'aux cannelures podophylleuses, sans les intéresser, pour éviter une *cerise* ; puis, avec le bistouri droit ou mieux une feuille de sauge à lame étroite, tenue à la manière ordinaire, le pouce prenant un point d'appui sur la muraille, on incise le tissu kératogène et l'on divise ainsi l'arcade vasculaire qui règne au bord inférieur de l'os du pied, en observant que le dos de l'instrument soit dirigé vers la pointe de la fourchette. On arrête l'hémorrhagie par un pansement compressif, et des éclisses ordinaires.

§ 2. — Mouchetures et scarifications.

On désigne ainsi de petites plaies qui, d'ordinaire, ne pénètrent pas au delà de la peau et du tissu conjonctif sous-cutané. Les mouchetures, comme le dit Malgaigne, sont de simples piqûres ; les scarifications sont des incisions.

A. *Mouchetures.* — Elles sont fréquemment employées chez les animaux pour dégorger les parties infiltrées en donnant issue aux liquides qu'elles contiennent. Leur emploi est indiqué dans le cas de chémosis et pour combattre les infiltrations séreuses ou engorgements œdémateux des diverses parties du corps, notamment des extrémités et des organes génitaux. Elles peuvent être accompagnées d'hémorrhagies abondantes qui nécessitent parfois l'application d'une ou plusieurs épingles. Pour éviter cet accident, il est indispensable de limiter convenablement la lame du bistouri ou de la lancette qu'on emploie. A cet effet, on saisit la lame de l'instrument entre le pouce, et l'index en ne laissant dépasser la pointe que de quelques millimètres, ou mieux, et d'une manière générale, en laissant à la lame une longueur proportionnée à l'épaisseur des tissus infiltrés, et qu'il s'agit de dégorger. On se sert quelquefois de la flamme avec laquelle on pratique à la manière ordinaire plusieurs ouvertures disséminées dans l'engorgement, mais on préfère généralement se servir du bistouri, dont l'emploi est plus simple.

B. *Scarifications.* — Ce sont des incisions superficielles intéressant, dans la plupart des cas, la peau et le tissu conjonctif sous-cutané seulement ; toutefois, quand il s'agit d'obtenir la résolution de certains engorgements froids, chroniques, leur profondeur est assez considérable, d'où le nom de *taillades* qui leur a été donné.

Les scarifications conviennent pour modérer la violence de l'inflammation dans les parties vivement engorgées et menacées de gangrène.

On les pratique à l'aide de la lancette, ou mieux du bistouri convexe ou droit. Larrey en médecine humaine préférait le rasoir. On a employé aussi le scarificateur allemand qui, à l'aide d'un ressort, dégage à la fois 16 à 24 lames de lancettes et fait autant de plaies en un clin d'œil. Cet instrument n'est pas usité en vétérinaire.

Pour pratiquer les scarifications, on incise, en promenant sur la peau, le tranchant d'un bistouri convexe, incliné à 45°, et on coupe le tégument de dehors en dedans. Dans quelques cas, on fait une série d'incisions parallèles; parfois ces incisions sont croisées. Elles ne produisent pas toujours un écoulement de sang suffisant ; il peut être bon alors pour l'activer, d'employer des cataplasmes émollients ou d'avoir recours à l'usage des ventouses.

§ 3. — **Ventouses.**

On appelle ainsi de petites cloches en verre ou en fer-blanc, à bords bien unis, dans lesquelles on fait le vide et qu'on applique immédiatement sur la peau, intacte, ou incisée, d'où la distinction des ventouses en *sèches* et *scarifiées*.

Les ventouses sèches sont inusitées ; quant aux autres leur emploi est très-restreint, et nous ne saurions dire si c'est « peut-être à tort, » comme le pense M. Gourdon, car on peut très-bien se passer de leur emploi pour le traitement des « pneumonies, entérites, ophthalmies, parotidites, engorgements traumatiques ou spontanés de la région testiculaire, » etc., etc., pour lesquels on les a conseillées. Remarquons toutefois, que l'écoulement de sang, produit par les ventouses, peut être assez considérable. Ainsi, avec six ventouses scarifiées, sur les reins d'un cheval, on peut, dans l'espace d'une heure, obtenir d'un à deux kilogrammes de sang (1). »

Il existe des ventouses de diverses formes et dimensions, mais on peut les remplacer économiquement par un verre à boire, à bords bien unis.

Application. — Tous les procédés d'application des ventouses ayant pour but de raréfier l'air contenu dans le vase, et de produire un vide d'où résulte la turgescence de la peau, il est indispensable chez nos animaux domestiques, non-seulement de couper les poils, mais encore de les raser sur toute l'étendue de la région où l'on se propose d'appliquer des ventouses, afin que les bords de cet appareil s'appliquent très-exactement sur le tégument. Il y a une multitude de procédés parmi lesquels nous citerons les suivants.

A. Ventouses sèches. — 1° On projette dans la ventouse un petit cône de papier enflammé, ou bien une boulette de coton, d'étoupe, également enflammée et on l'applique immédiatement sur la peau.

______

(1) *Dictionnaire général de médecine et de chirurgie*, publié à l'École do Lyon, p. 1134.

2° Pour mieux réussir, il est bon d'humecter ces corps spongieux de substances inflammables, alcool, éther, essence de térébenthine.

3° « Les barbiers d'Allemagne se contentaient de plonger la ventouse dans un baquet d'eau très-chaude et de l'appliquer immédiatement. Au sortir de l'eau, la ventouse est remplie de vapeur qui se condense en se refroidissant » (Malgaigne).

4° Afin de ne pas brûler la peau, on a imaginé la *ventouse à pompe* où le vide se fait par une pompe aspirante surmontant la cloche de verre. Mais Malgaigne fait remarquer que la cherté de cet instrument ne permet pas qu'il devienne de longtemps d'un usage général chez l'homme et à plus forte raison, ajouterons-nous, chez les animaux.

Pour enlever les ventouses, on incline l'appareil d'un côté, tandis qu'avec le pouce gauche on déprime fortement la peau, près du bord de la ventouse, de manière à obtenir une entr'ouverture dans laquelle se précipite l'air extérieur.

B. *Ventouses scarifiées.* — « On applique les ventouses à l'ordinaire ; puis on les enlève une minute après cette application ; et c'est la peau rouge et tuméfiée qu'on scarifie, soit avec le scarificateur allemand, soit avec la pointe d'une lancette, soit avec le bistouri ou le rasoir. Toutes les coupures doivent se faire très-rapidement, et sans perdre un moment on réapplique la ventouse. La peau se gonfle de nouveau, mais cette fois le sang sort par toutes les coupures, jusqu'à ce que l'action aspirante de la ventouse soit épuisée » (Malgaigne). On enlève la ventouse et on la débarrasse du sang qu'elle contient, on nettoie la peau et on réapplique la ventouse si la chose est jugée nécessaire.

Sarlandière avait imaginé un instrument nommé *bdellomètre,* composé d'une ventouse à pompe, renfermant une espèce de scarificateur, ce qui permet de scarifier la peau et d'attirer le sang sans le déranger. « C'est trop de complication, dit Malgaigne, pour des résultats trop légers. » Néanmoins Leblanc a essayé d'importer le bdellomètre en chirurgie vétérinaire. M. Gourdon a décrit et figuré dans son ouvrage l'instrument de Leblanc, imité de celui de Sarlandière, mais comme il est inusité, nous nous abstiendrons d'en parler.

§ 4. — **Des sangsues.**

La sangsue est un ver de la classe des Annélides, de l'ordre des *Abranches,* de la famille des *Hirudinées.*

« Toutes les Hirudinées n'ont pas la faculté d'entamer, à l'aide de mâchoires dentées, la peau des animaux vertébrés pour en sucer le sang. Celles qui la possèdent sont les seules employées en médecine. Elles se caractérisent, outre leur couleur générale vert-foncé, par la présence sur le dos de six bandes longitudinales, de couleur ferrugineuse et plus ou moins maculées de taches noires. Le ventre, plus clair, est largement bordé de noir. Elles forment plusieurs espèces dont deux

sont principalement employées en médecine, savoir : la sangsue verte
et la sangsue grise (1). »

L'emploi des sangsues est très-restreint en médecine vétérinaire ; tout
au plus, les emploie-t-on dans quelques cas exceptionnels, chez les
petits animaux. On les a recommandées « autrefois contre certaines
« ophthalmies, on leur préfère les saignées locales aux veines de la
« face (2). »

Pour ces motifs, nous nous contenterons d'exposer sommairement
les procédés employés pour appliquer les sangsues, les moyens recommandés pour les faire tomber, les faire dégorger et arrêter l'hémorrhagie.

I. *Application des sangsues.* — A l'exemple de ce qui se pratique chez
l'homme, il est bon de laver préalablement la partie et de l'humecter
avec du lait ou du sang. On choisit de préférence, pour les appliquer,
les régions où la peau est fine ; tout en évitant de les placer au
voisinage des ouvertures naturelles dans lesquelles elles pourraient
s'introduire.

« Pour appliquer les sangsues en nombre et sur une surface large, on
les met dans un verre qu'on renverse sur la peau. » Mais il est préférable de « les placer dans une compresse disposée en creux dans la
paume de la main et qu'on renverse sur la peau » (Malgaigne).

Pour les disposer sur les paupières, Leblanc, à l'exemple de Brun-
ninghausen et Lœffler, a proposé l'emploi d'un tube de fer-blanc, troué
dans toute sa surface, pour le renouvellement de l'air et garni d'un piston. « On retire ce piston pour introduire un certain nombre de sangsues ; puis appliquant une extrémité du tube sur la peau, en poussant
le piston, on force la sangsue de s'approcher » (Gourdon).

II. *Pour hâter la chute des sangsues.* — « On peut les piquer, leur couper
la queue, leur mettre près de la tête une pincée de sel, des cendres de
tabac; il est un moyen aussi simple et plus sûr quand on veut les conserver : c'est de repousser leur extrémité buccale du lieu où elles ont
mordu, avec l'ongle du doigt indicateur promené sur la peau avec
un certain effort » (Malgaigne).

III. *Pour faire dégorger les sangsues.* — On les met dans l'eau claire et,
si on veut s'en servir bientôt, on les saupoudre ensuite de cendre.

IV. *Pour arrêter le sang.* — Chez le cheval, l'hémorrhagie, qui résulte
de la piqûre des sangsues, s'arrête dès que ces annélides sont enlevées.
S'il en était autrement, on aurait recours à quelques lotions réfrigé-
rantes ou astringentes.

La quantité de sang que chaque sangsue peut extraire a été évaluée
chez l'homme à 20 grammes. « Sur les animaux, cette appréciation
est trop forte, et principalement pour le cheval qui ne donne presque

_____

(1) J. Gourdon, *loc. cit.*, p. 560.
(2) *Dictionnaire général de l'École de Lyon*, p. 980.

plus de sang, dès que la sangsue est tombée. Toutefois cette même proportion peut être atteinte et même depassée, si l'on applique ensuite des émollients et si la région est d'ailleurs très-vasculaire » (Gourdon).

ART. IV. — ACCIDENTS DE LA SAIGNÉE.

Conformément au plan que nous avons adopté dans cet ouvrage, nous nous bornerons à signaler les accidents de la saignée et à en indiquer sommairement le traitement.

Parmi les accidents qui peuvent survenir après la saignée, nous citerons les suivants :

I. *Blessure de la trachée.* — Accident très-rare résultant de la maladresse de l'opérateur qui frappe un coup de bâtonnet beaucoup trop fort ou de la compression exagérée de l'encolure par la corde employée dans quelques cas exceptionnels, pour faire gonfler la jugulaire. Il suffit de mentionner les causes de cet accident pour qu'on puisse toujours l'éviter.

II. *Thrombus.* — C'est une sorte de tumeur formée par l'extravasation du sang dans le tissu conjonctif péri-veineux. De tous les accidents de la saignée, le thrombus est le plus fréquent ; il peut se compliquer de phlébite, surtout quand il n'est pas l'objet d'un traitement rationnel. Le thrombus est immédiat ou consécutif. Dans le premier cas, il résulte d'un défaut de précaution pendant la saignée ; dans le second, il peut être produit par la négligence, l'incurie des personnes chargées de surveiller l'animal ; parfois, il survient sans causes bien appréciables ; on l'a attribué alors à la situation de la plaie de saignée au-dessous des valvules.

Pour empêcher le développement du thrombus, il faut observer les précautions que nous avons indiquées en parlant de la saignée à la jugulaire.

Nous ajouterons ici qu'il faut saigner au-dessus des valvules, qui, dans cette veine et sur les chevaux fins, s'accusent à l'extérieur par un léger relief transversal.

Quand le thrombus est développé, il importe de fixer solidement les animaux, avec deux longes, pour les empêcher de se frotter contre les corps qui sont à leur portée. On applique sur la tumeur qui constitue le thrombus, une étoupade imbibée d'eau fraîche et maintenue en place par une large bande exerçant une certaine compression. Ce moyen réussit quand le thrombus est récent. Il en est de même des cataplasmes astringents, composés de terre glaise ou de suie de cheminée délayée dans du vinaigre ; le blanc de Troyes convient également. Si ces moyens échouent, il faut avoir recours à l'onguent vésicatoire qu'on applique sur toute l'étendue de la tumeur. Ce médicament produit d'excellents effets, et nous ne saurions trop le recommander de préférence à tous les autres. En huit ou dix jours, rarement plus, la résolution de la tumeur est effectuée.

Quand le thrombus résiste à la médication vésicante, il est compliqué de *phlébite*. Cette maladie peut réclamer, dans quelques cas, une opération que nous décrirons en son lieu.

III. *Piqûre de la carotide.* — C'est un accident rare, qui ne se montre guère que par suite d'une anomalie dans la disposition respective de la jugulaire et de la carotide ; cette dernière occupant alors une position superficielle. Notons toutefois que l'inobservation des règles de la saignée, le choix défectueux du lieu d'élection ; en d'autres termes, la saignée pratiquée trop *haut* et surtout trop *bas* peut être suivie de cet accident.

La couleur du sang, la rapidité du jet et les saccades dont il est animé, indiquent au praticien que la carotide a été ouverte ; de plus, on ne tarde pas à voir se produire au voisinage de la plaie de saignée et dans les parties profondes, une tumeur, qui s'accroît très-rapidement, envahit toute la gouttière jugulaire : c'est un *anévrysme faux primitif*. Rainard a vu la mort survenir dans un cas de ce genre et il l'a attribuée à la compression exercée sur la glotte, par le sang épanché.

Plusieurs faits chimiques et quelques expériences ont démontré que, quand l'ouverture de la carotide est étroite, comme c'est le cas lorsqu'elle est ouverte pendant la saignée, il suffit de fermer la plaie de saignée avec une ou deux épingles que l'on serre plus que de coutume, et d'appliquer par-dessus un plumasseau maintenu par quelques tours de bande ; on laisse cet appareil compressif en place pendant huit à dix heures. Quant à l'anévrysme faux consécutif, il disparaît de lui-même au bout de quelques jours. Ce n'est que quand la carotide est largement ouverte, qu'il peut être nécessaire d'avoir recours à la ligature de cette artère.

IV. *Introduction de l'air dans les veines.* — Cet accident redoutable est heureusement assez rare ; toutefois, il est peut-être plus exact de dire qu'il pénètre assez rarement dans la veine une quantité d'air suffisante pour déterminer la mort, car nous avons vu des maréchaux saigner sans aucune précaution, et pourtant on n'observait pas d'une manière bien manifeste, les symptômes de l'introduction de l'air dans les veines, néanmoins il ne faut pas oublier que si on néglige de placer le doigt sur la plaie de saignée, AVANT DE CESSER *la compression de la veine*, l'air peut s'introduire dans le vaisseau au moment où l'on abandonne celui-ci à lui-même. Or les faits rapportés par Bouley jeune démontrent que l'introduction de quelques bulles d'air dans le torrent circulatoire peut donner lieu à des accidents mortels. Quand l'air s'introduit dans la jugulaire, on entend une sorte de bruit de *glouglou* ou de *gargouillement* que l'on constate très-bien aussi en auscultant le cœur ; en même temps, et le plus souvent d'une manière soudaine, l'animal tremble sur ses membres, la respiration est accélérée ; bientôt les flancs battent tumultueusement, les narines se dilatent, le faciès est anxieux, l'animal chancelle, tombe sur le sol et meurt. Parfois cette funeste terminaison ne survient pas, soit que l'ouverture de la veine ait été laissée béante et donne ainsi écoulement au sang, mélangé d'air, ou bien que la quantité de ce fluide soit insuffisante ; notons enfin qu'il est des sujets chez lesquels l'introduction même d'une grande quantité d'air ne détermine pas la mort. Quand cet accident se produit, le mieux est d'ouvrir immédiatement la saignée, ou même d'en pratiquer une seconde du côté opposé, afin d'ouvrir une large voie au sang et à l'air qu'il renferme. Par ce moyen, le danger peut être conjuré comme le prouvent les observations de Bouley jeune et les expériences de M. H. Bouley. Si, au moment de fermer la saignée, on entend le bruit de glouglou caractéristique, il faut continuer la compression et extraire encore 1 ou 2 kilogrammes de sang. Lesaint a conseillé de comprimer méthodiquement la veine de bas en haut, avec l'extrémité des doigts, et de réitérer cette manipulation avec les deux mains et d'une manière continue, jusqu'à ce qu'on cesse de voir des bulles d'air se présenter à l'ouverture de la saignée. Ce moyen réunit la simplicité à l'efficacité. Nous n'en dirons pas autant de la compression du ventre et de la poitrine, de l'aspiration directe, proposée autrefois par Magendie, car ces moyens ne réussissent pas.

CHAPITRE II

DES EXUTOIRES

On appelle ainsi des agents thérapeutiques, qui déterminent et entretiennent la suppuration dans les parties du corps où ils sont appliqués.

L'usage des exutoires, dit M. H. Bouley, est aussi vieux que la médecine ; mais leur mode d'application et les matières qui les composaient, ont varié suivant les époques. C'est ainsi que les hippiâtres du siècle dernier, Gaspard de Saunier notamment, introduisaient sous la peau, préalablement incisée, des espèces de chandelles plates, fabriquées avec différents onguents, fondus ensemble; d'autres, suivant les conseils de Solleysel, enfonçaient sous la peau qu'on avait d'abord incisée et décollée sur une certaine étendue et même meurtrie avec une brique. « de grandes plumes d'oiyes frottées de basilicum jusqu'au haut; » quelquefois on remplaçait ces plumes par des « tranches de lard, larges de deux à trois doigts. » Mais les accidents formidables qui se montraient parfois, après l'emploi de moyens aussi violents, ont fait abandonner, et depuis longtemps, ces procédés vicieux.

On connaît plusieurs sortes d'exutoires, savoir : le séton à mèche, le séton à rouelle, les trochisques et les préparations vésicantes.

Indications et contre-indications. — L'application des exutoires produit une certaine douleur et un fluxus sanguin plus ou moins considérable, d'où il suit qu'ils agissent comme révulsifs ; de plus, par la sécrétion purulente qu'ils déterminent, ils activent la résorption interstitielle, et se comportent comme les *fondants.*

On emploie les exutoires pour combattre les maladies de poitrine ; pour prévenir les métastases, notamment dans le cas d'eaux aux jambes et de crapaud. Il est indiqué également d'avoir recours aux exutoires dans le cas d'inflammation catarrhale de la muqueuse nasale ; on peut encore en obtenir de bons résultats pour le traitement des boiteries anciennes, à siége inconnu. On les a conseillés aussi pour obtenir la résolution de diverses tumeurs molles, des tumeurs synoviales notamment. Les sétons peuvent être utilement employés pour éviter la stagnation du pus ; c'est-à-dire pour *drainer* des plaies anfractueuses, profondes, situées dans les régions supérieures du corps ; la mèche remplit alors l'office de corps conducteur ou de *drain*, et par sa situation verticale, favorise l'écoulement du pus.

Enfin, de nos jours encore, les sétons dits de *précaution*, employés au printemps ou à l'automne, jouissent d'une certaine faveur auprès d'un grand nombre de personnes. Mais il ne faut pas oublier que l'application des sétons peut être suivie d'accidents très-graves et même mortels.

Les exutoires ne doivent pas être employés chez les animaux faibles, débiles ; ils sont également contre-indiqués dans les maladies septiques.

ART. I. — DU SÉTON DANS L'ESPÈCE CHEVALINE.

§ 1. — Séton à mèche.

Le séton à mèche est celui dont l'usage est le plus répandu ; il consiste en un ruban de fil, d'une longueur variable, qu'on introduit sous la peau à l'aide d'un instrument approprié, désigné sous le nom d'aiguille à séton. Le mot séton vient du latin *seta* (soie, crin) parce qu'autrefois on se servait, pour établir un séton, de crin de cheval.

Pendant longtemps, on a employé, comme séton, une corde formée par un assemblage de fils de chanvre et de crins ; de nos jours on se contente d'un simple ruban de fil ; quelques empiriques emploient une corde plus ou moins grossière. Mais les auteurs ont fait remarquer qu'en employant une corde rugueuse, comme c'est le cas quand elle est formée mi-partie par du crin, il en résultait des cicatrices calleuses ayant quelque analogie avec une corde de farcin. Quoi qu'il en soit, le séton peut être *simple* ou *animé*. On dit que le séton à mèche est *animé*, quand le ruban de fil est enduit d'une substance irritante comme l'onguent vésicatoire ; quelques praticiens emploient l'essence de térébenthine. Brogniez conseillait d'animer les sétons avec un mé-

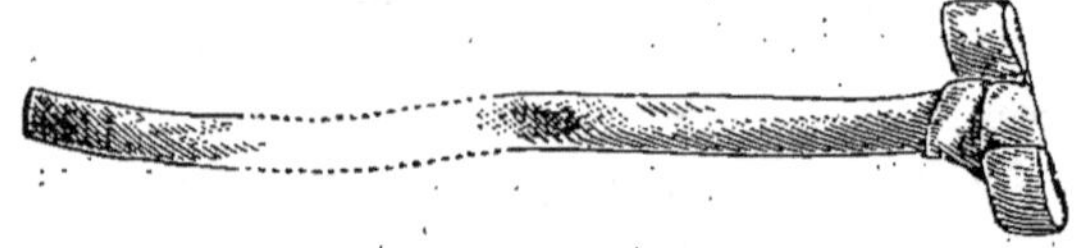

Fig. 127. — *Mèche de séton avec son nœud terminal.*

lange de savon et de poivre. Quel que soit l'ingrédient employé, la mèche est généralement repliée et nouée à l'une de ses extrémités (fig. 127).

Le principal instrument pour appliquer un séton, est une aiguille (fig. 128) d'une longueur variable depuis quarante jusqu'à soixante centimètres suivant les régions où l'on se propose d'opérer ; l'une des extrémités constitue la *lame* et l'autre le *talon* qui est quelquefois fixé dans un manche (fig. 129). L'aiguille à manche est, d'après M. H. Bouley, d'un usage commode ; il est même des praticiens qui la préfèrent à l'aiguille ordinaire. Cet instrument, bien qu'il soit peu portatif, n'est donc pas « presque complétement abandonné, » comme le dit M. Gourdon. L'aiguille à séton dont on se sert pour le cheval et le bœuf, consiste en une tige métallique de fer doux ou d'acier, aplatie et quelquefois arrondie sur ses bords, terminée à l'une de ses extrémités par une partie élargie en lame légèrement incurvée, et assez analogue à une feuille de sauge double ; la pointe de la lame doit être bien affilée. La lame présente, dans son milieu, une arête médiane qui règne dans toute sa longueur ; au centre de la lame se trouve une ouverture rectangulaire destinée au passage de la mèche. L'extrémité opposée à la lame ou le *talon*, est munie comme celle-là d'une ouverture rectangulaire, destinée au même usage. Pour rendre l'aiguille plus portative, on a imaginé de la diviser, suivant sa longueur, en deux ou trois pièces (fig. 130), qui se vissent les unes dans les autres.

Manuel opératoire. — Pour appliquer un séton, on choisit, quand le cas le permet, une région où le tissu conjonctif est lâche et abondant, comme le poitrail. A l'aide du bistouri, droit ou convexe, on incise la peau comme à l'ordinaire, sur un pli ou bien de dedans en dehors, en débridant, quelquefois même de dehors en dedans, dans le point où l'on doit implanter l'aiguille ; quelques praticiens pratiquent une deuxième incision au point où le séton doit sortir, mais on se borne souvent à faire seulement l'ouverture d'entrée avec le bistouri, parfois même on effectue les deux ouvertures avec l'aiguille à séton. Dans tous les cas, on saisit l'aiguille à pleine main, près de la lame, et l'on allonge l'index sur la concavité de la lame, de manière à limiter la pointe de l'instrument avec la main restée libre ; on tire fortement la peau pour l'écarter des parties qu'elle recouvre, et on enfonce l'aiguille dans le tissu conjonctif ; on lui fait parcourir un certain trajet, en ayant toujours le soin d'écarter la peau et de diriger l'instrument de telle sorte que sa pointe ne pénètre dans les muscles ni ne traverse la peau, avant d'avoir parcouru le trajet que le praticien désirait. La convexité de la lame est généralement tournée du côté des muscles ; toutefois il est des opérateurs qui préfèrent la disposition inverse : la convexité correspondant à la peau. Quand on veut faire sortir l'aiguille, on l'engage dans l'ouverture qui a pu être pratiquée à cet effet, ou bien on rapproche le talon de l'instrument du corps de l'animal, et, par une sorte de mouvement de bascule, combiné avec un certain effort de pression, on transperce la peau et la lame apparaît

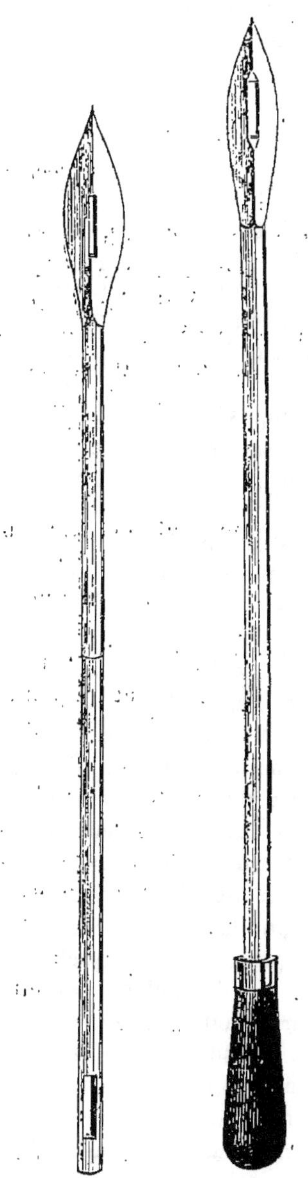

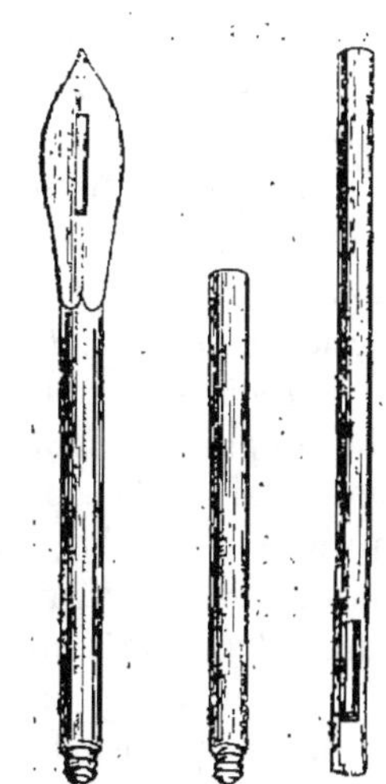

Fig. 128.
Aiguille à séton,
ordinaire.

Fig. 129.
Aiguille à séton,
à manche.

Fig. 130.
Aiguille à séton, en trois pièces.

au dehors. On introduit la mèche dans l'une des ouvertures de l'instrument et en retirant celui-ci, la mèche est placée. Pour la fixer à demeure, il suffit, si elle est déjà munie d'un nœud à l'une de ses extrémités, d'en faire un deuxième à l'extrémité opposée. On arrête quelquefois la mèche en nouant ses deux extrémités ; dans ce cas, si l'animal vient à saisir et à tirer la mèche avec ses dents, il peut en résulter une déchirure de la peau.

A. — SÉTON AU POITRAIL.

Cet exutoire s'étend de l'extrémité antérieure du sternum au passage des sangles ; il présente ordinairement une longueur de 30 à 35 centimètres. On applique un ou deux sétons au poitrail ; dans le premier cas, on place le séton suivant la ligne médiane ; dans le second, on les dispose de chaque côté de la région sur la saillie bilatérale des muscles pectoraux, de telle sorte que les deux sétons, examinés dans leur ensemble, forment un V, à pointe dirigée en arrière. Le cheval est maintenu debout par un aide, qui se place du côté opposé à l'opérateur ; il ne faut, dans aucun cas, fixer l'animal à un poteau ou à un mur, car, s'il vient tout à coup à *tirer au renard*, il peut briser sa longe et même se renverser brusquement en arrière.

On applique un tord-nez, puis, si l'animal est chatouilleux, on fait lever un membre postérieur, afin d'éviter les atteintes des membres antérieurs ; parfois, mais très-exceptionnellement, on se voit obligé de coucher ou bien de fixer l'animal dans un travail.

La position de l'opérateur est variable, suivant l'habitude qu'il a acquise. Il est recommandé de se placer à droite de l'animal et un peu en avant. Alors, le chirurgien saisit l'aiguille de la main droite, l'index allongé sur la convexité de la lame, puis avec la main gauche on tire la peau afin de l'éloigner des tissus sous-jacents ; on enfonce alors la lame sous le tégument vers l'extrémité antérieure du sternum, en écartant la peau, avec la main gauche, sur tout le trajet du séton. On conduit ainsi la pointe de la lame en évitant de blesser les muscles ou la peau. Mais on est exposé à être violemment atteint par les membres antérieurs, surtout si l'animal vient à se cabrer, ce qui se voit quelquefois. Aussi, pour opérer en toute sécurité, est-il préférable de se placer contre le membre antérieur gauche ; alors, comme précédemment du reste, on saisit l'aiguille de la main droite, avec cette différence toutefois que l'index doit être placé sur la concavité de la lame ; on écarte la peau avec la main gauche dans la première partie du trajet du séton, puis on *change de main*, c'est-à-dire, qu'avec la main gauche, on saisit l'aiguille implantée sous la peau, et au moyen de la main droite on écarte le tégument dans la région de l'inter-ars. Quand le trajet parcouru par l'aiguille est jugé suffisant, on relève le talon de l'instrument contre le poitrail, et l'on fait effort pour traverser la peau avec la pointe de l'aiguille. Pour faciliter la sortie de l'aiguille, on fait contre-appui avec une paire de ciseaux que l'on tient d'une main, tandis que de l'autre main on pousse l'aiguille pour lui faire franchir la résistance

que la peau oppose. Si l'on a préalablement pratiqué les ouvertures
d'entrée et de sortie avec le bistouri, on engage l'aiguille dans ces
ouvertures, mais on néglige généralement ces détails, qui augmentent la durée de l'opération, sans avantages réels. Quoi qu'il en soit,
on engage la mèche dans l'œil de la lame, on retire l'aiguille d'arrière
en avant, et la mèche occupe ainsi le trajet que vient de pratiquer l'instrument. On la fixe à demeure, soit au moyen d'un nœud, fait en la
pliant plusieurs fois sur elle-même et nouant ses plis ; soit en nouant
ses deux extrémités ; dans ce dernier cas, il peut se produire une déchirure du poitrail si l'animal vient à tirer la mèche avec ses dents, aussi
préfère-t-on l'emploi des nœuds. Si l'on se propose d'appliquer deux
sétons, on marque préalablement avec des ciseaux leurs points d'origine
afin qu'ils soient exactement placés à la même hauteur, et on les fait
converger l'un vers l'autre en arrière afin que les ouvertures de sortie
ne se trouvent pas trop rapprochées des ars, car, par suite des mouvements des membres antérieurs, la cicatrisation des plaies se ferait
longtemps attendre. Pour appliquer deux sétons au poitrail, l'opérateur peut prendre diverses positions.

1° Se placer en avant du membre antérieur droit pour appliquer le
séton du côté droit, et contre le membre antérieur gauche pour mettre
le séton correspondant.

2° Se placer contre le membre antérieur gauche et appliquer ainsi les
deux sétons, en changeant de main, pour pratiquer commodément la
partie terminale du trajet du séton. On est ainsi à l'abri des atteintes
de l'animal.

L'opérateur choisira l'une ou l'autre de ces positions suivant l'habitude acquise, la largeur du poitrail et l'irritabilité des animaux.

On peut employer une mèche commune aux deux sétons ; à cet
effet, on prépare un ruban de fil, pourvu à l'une de ses extrémités d'un
nœud, et, après avoir pratiqué le trajet du séton du côté droit par exemple, on engage la mèche dans le talon de l'aiguille que l'on retire alors
d'avant en arrière, en la saisissant par la lame ; on applique ensuite le
séton du côté gauche et l'on introduit l'extrémité de la mèche dans l'œil
de l'aiguille, en retirant celle-ci, comme pour le séton simple ; on arrête
la mèche par un nœud. Le ruban de fil forme ainsi une anse dont la
convexité est dirigée en arrière et les extrémités terminées chacune par
un nœud.

B. — SÉTON A L'ÉPAULE.

Cet exutoire est souvent employé avec succès, pour combattre les
boiteries anciennes dont on place le siége dans l'épaule.

Plusieurs procédés ont été indiqués pour l'appliquer.

J.-B.-C. Rodet (1) entourait en quelque sorte l'articulation scapulo-

(1) *Journal pratique de médecine vétérinaire*, 1828, t. III, p. 580.

humérale au moyen de deux sétons dont l'un était situé à la face externe de cette jointure et l'autre à la face antérieure, près du poitrail.

Gaullet (1) décrit de la manière suivante le mode d'application du séton qu'il a préconisé et qui porte son nom. « Après m'être pourvu, dit-il, d'une aiguille à séton ordinaire, enfilée par l'œil de son talon d'un ruban assez long, je fais une première incision à *la partie supérieure et antérieure de l'épaule*, et, par cette incision j'introduis l'aiguille que je pousse parallèlement au *bord antérieur du scapulum jusqu'à la pointe de l'épaule* où je la fais sortir et la tire entièrement au dehors. Après ce premier temps, je la réintroduis dans l'ouverture par laquelle elle vient de sortir et la dirige de haut en bas, et toujours sous la peau, jusqu'à *la partie antérieure et interne de l'avant-bras*, où je la fais sortir de nouveau, pour la faire rentrer ensuite par la dernière ouverture qu'elle a faite et la diriger horizontalement d'avant en arrière *sous la peau de l'ars jusqu'à la face interne et postérieure du coude*, où elle sort par une quatrième ouverture qu'elle fait à cet endroit et par laquelle elle rentre, pour être dirigée de bas en haut jusqu'au *tiers supérieur des muscles olécraniens*. Là, cinquième ouverture pour faire sortir l'aiguille qui y rentre ensuite, et va sortir pour la dernière fois et définitivement à *la partie supérieure et postérieure de l'épaule*, à la hauteur à peu près de l'endroit où elle était entrée. Je réunis ensemble par un nœud droit les deux extrémités de la mèche ; ou bien je les termine isolément par des nœuds à billots, en observant toutefois de laisser assez de jeu pour que la mèche puisse se prêter à l'engorgement qui se développera... »

Gaullet conseillait d'opérer sur le cheval, maintenu debout, car, dit-il, « lorsqu'il est abattu, les rapports de la peau avec les parties sous-jacentes sont tellement changés qu'on serait exposé à donner au séton une position tout autre que celle qu'on se serait proposée, ce qui pourrait avoir d'autres inconvénients que d'être désagréable à la vue. » Gaullet recommandait de ne pas blesser les muscles, en appliquant le séton dont il s'agit, car, d'après ce praticien, la moindre blessure musculaire peut donner lieu à des engorgements gangréneux. Ce séton *monstre*, comme on l'a appelé, doit être réservé pour les cas les plus rebelles pour lesquels il constitue une ressource extrême ; son application a été suivie plusieurs fois d'accidents septicémiques mortels. On se borne habituellement à employer un séton mesurant à peu près la longueur du scapulum.

Le séton à l'épaule se met sur le cheval, maintenu debout et assujetti à l'aide du tord-nez ; ce n'est que quand on a affaire à un animal chatouilleux à l'excès, ou d'un abord dangereux, que le praticien peut être autorisé à l'assujettir en position décubitale pour l'opération dont il s'agit. On devine dès lors que ce mode d'assujettissement est tout à fait

____
(1) *Recueil de méd. vét.*, 1832, t. IX, p. 625.

exceptionnel et doit être expressément réservé pour les animaux irritables, et, même dans ce cas, quelques inhalations de chloroforme permettent d'appliquer le séton sans avoir recours à l'abatage, qui peut être suivi, — il ne faut pas l'oublier, — d'accidents mortels.

L'aiguille dont on se sert est formée par deux pièces qui se vissent l'une sur l'autre; celle qui porte la lame est légèrement incurvée de telle sorte que l'instrument est d'un emploi plus commode. On applique ce séton à la manière habituelle, en ayant le soin de soulever la peau en avant de la pointe de l'aiguille pour ne pas blesser les muscles. Cet accident n'est pas rare dans la région dont il s'agit, soit par suite des mouvements auxquels l'animal se livre quand il est couché, soit que l'opérateur néglige de soulever le tégument cutané. Dans ce dernier cas, l'opération est peut-être plus brillante, mais elle détermine parfois des accidents d'une extrême gravité ainsi que nous l'avons constaté.

Le séton à l'épaule part de l'angle cervical du scapulum, longe le bord antérieur ou la face externe du sus-épineux, et se termine au niveau de l'articulation scapulo-humérale ou bien au-dessous de cette jointure qu'il croise presque verticalement.

Dans quelques cas, notamment quand on a affaire à une boiterie très-ancienne, on applique deux sétons à l'épaule. On les dispose parallèlement, l'un en avant et l'autre en arrière dans la région précitée.

Après l'application de ces grands sétons, il importe surtout de veiller à ce que les animaux ne se frottent point contre les corps qui sont à leur portée ; il faut aussi empêcher qu'ils arrachent ces sétons. A cet effet, on emploie le collier à chapelet, le bâton à surfaix. L'oubli de ces précautions élémentaires peut entraîner des décollements étendus du tégument et des engorgements gangréneux.

C. — SÉTON A LA CUISSE.

Rodet conseillait d'appliquer un séton de 12 à 15 centimètres de longueur, au milieu de l'articulation coxo-fémorale, pour combattre les boiteries de la cuisse. Parfois, il en appliquait deux qu'il disposait parallèlement suivant une direction oblique de haut en bas et d'avant en arrière. Actuellement le séton est encore souvent employé, du moins à l'école de Lyon, pour combattre les boiteries anciennes des membres postérieurs, et dont, par voie d'exclusion, on place le siége dans la cuisse. Or, ce que nous avons dit pour la fixation de l'animal, et le manuel opératoire du séton à l'épaule, peut s'appliquer également au séton à la cuisse. Nous ne reviendrons donc pas sur ces différents points ; nous nous bornerons à dire que le séton à la cuisse doit affecter une direction verticale, pour faciliter l'écoulement du pus ; sa longueur est de 40 à 45 centimètres en moyenne, et sa partie centrale doit correspondre à l'articulation coxo-fémorale.

D. — SÉTON A LA FESSE.

On emploie ce séton pour combattre certains engorgements chroniques des membres postérieurs.

Pour l'appliquer, il importe de fixer très-solidement l'animal, car l'implantation de l'aiguille sous la peau provoque, dans cette région, une vive douleur résultant de la blessure des branches terminales du nerf sciatique, qui se ramifient dans le tissu conjonctif sous-cutané de la fesse.

Le sujet est ordinairement maintenu debout, au moyen d'un tord-nez, confié à un aide, qui tient la tête fortement relevée ; le membre postérieur opposé à celui sur lequel on opère, est porté en avant, par une plate-longe passée autour du paturon, comme on le voit fig. 22. On évite ainsi les ruades ; on peut encore assujettir l'animal dans un travail.

L'opérateur tient l'aiguille de la main gauche, s'il se propose d'appliquer un séton à la fesse gauche, et *vice versâ ;* il se place contre le membre à opérer, le dos tourné vers la tête de l'animal ; s'il opère à gauche par exemple, il prend un point d'appui sur la croupe avec le bras gauche, tandis que la main droite pince la peau et l'écarte des muscles. On plonge alors l'aiguille sous le tégument en observant que la convexité de la lame soit tournée en dedans, et en dirigeant la pointe de telle sorte que les muscles de la fesse ne soient pas intéressés, ni la peau transpercée ; pour cela, il écarte la peau le plus possible, avec les doigts de la main droite, au fur et à mesure que l'aiguille descend. Si l'on met un séton à la fesse droite, on prend un point d'appui sur la croupe avec le bras droit, et l'on pince la peau avec la main gauche.

Pour faciliter la pénétration de l'aiguille sous la peau, il est recommandé d'inciser le tégument avec le bistouri, au niveau de la pointe de la fesse suivant une ligne verticale, soit sur un pli transversal, soit de dehors en dedans à la manière habituelle. Mais on néglige souvent cette précaution. Notons toutefois que la faible épaisseur du tissu conjonctif de la région fessière, et son peu de laxité rendent l'application de ce séton fort difficile surtout chez certains sujets à peau fine.

Le séton à la fesse s'étend depuis la pointe de la fesse, jusqu'au tiers supérieur de la jambe, il affecte une direction légèrement oblique de dehors en dedans, de telle sorte que, quand on applique deux sétons, l'un à la fesse droite et l'autre du côté opposé, ils simulent un V à ouverture supérieure, d'où il résulte que le pus s'écoule à la face interne des membres ; en outre, la cicatrice inférieure est moins apparente.

Quand la pointe de l'aiguille est parvenue au point où elle doit sortir, on la fait basculer légèrement de manière à en rapprocher la pointe contre la peau que l'on transperce en appuyant sur le talon de l'instrument. Pour faciliter cette manœuvre, on peut appuyer avec des ciseaux au-dessous de la lame de manière à tendre la peau sur la pointe de l'aiguille.

Il ne reste plus qu'à introduire la mèche dans l'œil de la lame, et à retirer l'instrument de bas en haut. — On fixe la mèche, comme pour le séton au poitrail.

E. — SÉTON AU GRASSET.

On emploie assez souvent, à la clinique de l'école vétérinaire de Lyon, le séton au grasset dans le cas de luxation incomplète de la rotule. — Cet exutoire détermine un engorgement qui agit comme moyen contentif.

Ce séton se place dans la partie médiane du grasset ; il mesure 25 à 30 centimètres de longueur environ. — Pour l'appliquer, on se sert du bistouri convexe et de l'aiguille à séton ordinaire. On en marque l'origine et la terminaison par deux coups de ciseaux. L'opération doit avoir lieu sur le cheval assujetti en position décubitale ; le membre à opérer, situé en dessus, est maintenu dans l'extension à l'aide d'une plate-longe, fixée autour du sabot, et sur laquelle tirent plusieurs aides. — L'opérateur se place immédiatement en arrière des membres postérieurs, puis il incise la peau au niveau de la marque faite avec les ciseaux, dans la partie supérieure. — L'incision présente une direction verticale, elle peut être faite sur un pli transversal, ou bien en ponctionnant la peau et débridant de dedans en dehors, de manière à obtenir une ouverture suffisante pour permettre l'introduction de l'aiguille.

Il faut bien avoir le soin de soulever la peau au-devant de l'aiguille, afin d'éviter que la pointe de l'instrument ne blesse l'articulation fémoro-rotulienne. On fait sortir l'aiguille au niveau de la marque pratiquée inférieurement, et il peut être utile, pour faciliter cette manœuvre, de faire contre-appui avec les ciseaux, au-dessous du point où l'aiguille doit traverser la peau de dedans en dehors. On engage la mèche dans l'œil de la lame et on retire rapidement l'aiguille en lui faisant parcourir, en sens inverse, le trajet qu'elle vient de frayer. On fixe la mèche à l'aide d'un second nœud.

Ce séton produit fréquemment de bons résultats, il fait disparaître certaines boiteries du grasset contre lesquelles des frictions vésicantes et des applications d'onguent vésicatoire se montrent impuissantes.

F. — SÉTON AU THORAX.

Cet exutoire est encore très-employé, à Paris du moins, pour combattre les maladies de poitrine, toutefois on emploie dans le même but les sinapismes ou les vésicatoires.

Le séton au thorax présente une longueur de 30 centimètres envi-ron ; son ouverture de sortie doit être située à la partie inférieure de la poitrine, au-dessous de la veine de l'éperon sur laquelle la mèche doit passer. L'ouverture d'entrée se trouve à 30 centimètres au-dessus de la précédente, de telle sorte que, chez les chevaux de moyenne taille, ce séton occupe le tiers inférieur de la cavité thoracique. Sa direction est légèrement oblique de haut en bas et d'avant en arrière.

« L'opérateur, dit M. Gourdon, se place en arrière du thorax pour appliquer les sétons à gauche et en avant, au niveau de l'épaule pour les appliquer à droite. » Il nous paraît préférable, pour éviter des coups de pied, de se placer toujours vers l'épaule, le dos tourné vers la tête de l'animal. Si l'on veut appliquer un séton sur la face latérale gauche du thorax, on tient l'aiguille de la main gauche tandis qu'avec la main opposée, on écarte la peau, et *vice versâ* si l'on opère à droite ; dans les deux cas, le bras prend un point d'appui sur le thorax et la convexité de l'aiguille est dirigée du côté des muscles, la pointe glisse sous la peau et, quand elle est arrivée au niveau de la veine de l'éperon, on a le soin de tirer fortement le tégument pour éviter de blesser ce vaisseau. L'aiguille passe ainsi en dehors de la veine et vient sortir au bord inférieur du thorax. On engage la mèche dans le talon de l'aiguille, puis on retire celle-ci de haut en bas, et l'on fixe le ruban de fil comme à l'ordinaire.

Le séton au thorax doit être appliqué entre la sixième et la sep-tième côte.

G. — SÉTON A L'ENCOLURE.

Ce séton affecte une disposition oblique de haut en bas et d'avant en arrière. Si l'on se propose d'appliquer deux sétons, on les dispose parallèlement. Dans tous les cas, le trajet de ces sétons aboutit un peu au-dessus du trajet de la jugulaire et sur le relief que présente le mastoïdo-huméral. On applique ces sétons, soit en plongeant l'ai-guille de haut en bas dans les tissus, soit en la poussant de bas en haut, suivant la taille des animaux. Toutefois, il est préférable de faire toujours agir l'aiguille de bas en haut, en la poussant devant soi. Quel-ques praticiens appliquent le séton sous la crinière, parallèlement au bord supérieur de l'encolure et près de celui-ci, afin de dissimuler les traces de cet exutoire. Cette direction, presque horizontale, est défectueuse, car elle nuit à l'écoulement du pus et peut être la cause d'abcès ou de décollements.

Le séton à l'encolure a été recommandé dans le cas d'immobilité et de fluxion périodique.

H. — SÉTON AUX JOUES.

Très-recommandé autrefois, pour combattre les maladies des yeux, la fluxion périodique notamment, le séton aux yeux est peu employé de nos jours.

Pour l'appliquer, on se sert de l'aiguille à séton employée chez le chien. On l'introduit au-dessous de l'épine zygomatique, un peu en avant et au-dessous de l'articulation temporo-maxillaire, pour la faire sortir à 2 ou 3 centimètres en avant de la crête zygomatique. On a soin de ne pas blesser les vaisseaux et surtout le plexus sous-zygomatique.

I. — SÉTON A LA FOURCHETTE.

Gabriel, vétérinaire anglais, a recommandé ce séton dans le cas de fourbure pour enrayer la marche des symptômes inflammatoires et prévenir le désengrènement du sabot.

« Pour pratiquer, dit M. H. Bouley, l'opération du *séton à la fourchette*, l'instrument le plus convenable est l'aiguille courbe employée pour la *périostotomie*. L'animal étant abattu et fixé comme il convient pour une opération exécutée sur le pied, le sabot est paré à fond ; puis la fourchette étant amincie jusqu'à pellicule, ainsi que les barres, l'opérateur fait pénétrer l'aiguille à travers la peau du pli du paturon, entre les deux bulbes renflés du coussinet plantaire, et la fait sortir au milieu du corps pyramidal. Cette aiguille entraîne après elle une mèche de chanvre, qui est laissée dans le trajet (1). »

Cette opération détermine une hémorrhagie, puis une suppuration abondante ; elle est rarement suivie de succès, aussi n'est elle plus employée et ne l'avons-nous citée que pour mémoire.

§ 2. — **Du séton à rouelle.**

Ce séton est encore désigné sous les noms de *cautère*, *ortie*, *fontanelle* ou *fonticule*, *séton anglais*. Il consiste dans l'introduction sous la peau, préalablement incisée, d'un morceau de cuir en forme de rondelle. Pour appliquer cet exutoire, on se sert du bistouri convexe, des ciseaux et de la spatule de la sonde cannelée. On se sert encore, aujourd'hui, d'un instrument particulier appelé *feuille de myrte recourbée*. La rondelle consiste en une plaque de cuir, d'une longueur de 7 centimètres environ et d'une largeur de 5 centimètres, découpée de manière à représenter une plaque circulaire ou ovalaire (fig. 131). Cette dernière forme facilite l'application du séton. Quelques praticiens se servent de feutre ou de carton, au lieu de cuir, mais ces matières peuvent se putréfier, tandis que le cuir résiste à une macération prolongée dans le pus. — Quelle que soit la substance employée, il importe que

(1) *Dictionnaire de médecine et de chirurgie vét.*, t. VII, p. 325.

la rondelle présente une ouverture dans son milieu, pour faciliter l'écoulement du pus.

On applique le séton à rouelle, principalement au poitrail, à la pointe de l'épaule, au niveau de l'articulation coxo-fémorale. Dans tous les cas, on opère sur l'animal maintenu debout; un tord-nez est appliqué à la lèvre supérieure.

L'opérateur, armé du bistouri convexe, pratique, à la manière ordinaire, une incision longitudinale sur la peau, de dehors en dedans ; il peut également inciser le tégument sur un pli transversal, notamment quand on opère sur une région où la peau est flasque, le tissu conjonctif abondant, comme le poitrail par exemple. — Quoi qu'il en soit, l'incision cutanée doit avoir une moindre longueur que celle de la rondelle. On dilacère ensuite le tissu conjonctif soit avec la pointe mousse des ciseaux courbes, soit avec la spatule de la sonde, dans une étendue telle que l'on puisse, sans trop de difficultés, loger la rondelle sous la peau. — On emploie, dans le même but, un instrument spécial qu'on appelle la *feuille de myrte*. C'est une lame, façonnée sur le modèle qu'indique son nom, tranchante sur son pourtour et soudée à angle droit sur une tige à manche. Pour s'en servir, on imprime à la tige nn mouvement de rotation, de telle sorte que la lame opère un décollement circulaire, qui doit servir de loge à la rondelle (1). Ceci fait, on plie le morceau de cuir en quatre, on l'introduit dans la cavité qu'on vient de pratiquer et on le déploie de telle sorte que son ouverture centrale corresponde à l'incision cutanée ; il faut observer encore que la rondelle de cuir soit exactement étalée sous la peau, afin que celle-ci ne forme pas de plis ou de rides.

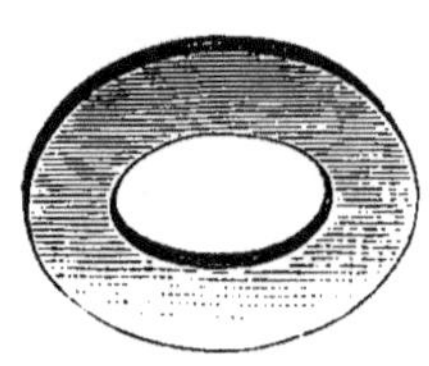

Fig. 131. — *Rondelle de cuir pour le séton anglais.*

On laisse la rondelle de cuir en place pendant un laps de temps qui peut varier depuis 15 à 20 jours jusqu'à un mois ou six semaines, suivant les cas.

Quand on veut l'enlever, il n'est pas toujours nécessaire de faire une petite incision à la peau ; il suffit d'introduire dans l'ouverture fistuleuse la pointe des ciseaux courbes, et, par un mouvement de levier, on parvient aisément à dégager la rondelle, même quand on l'a laissée six semaines sous la peau. On peut se servir pour le même usage, surtout quand l'extraction de la rondelle présente des difficultés, d'une érigne pointue. Le séton à rouelle a été recommandé pour les chevaux de luxe afin d'éviter les traces des sétons à mèche, mais il faut remarquer que, quand les sétons à rouelle ont séjourné pendant longtemps sous la peau, ils laissent une petite tumeur froide, indurée, qui résulte de la prolifération et de l'organisation des éléments cellulaires du derme

_____

(1) H. Bouley, Communication inédite.

en une néoplasie fibroïde. On l'a conseillé également chez les chevaux
qui arrachent les sétons, quelque précaution qu'on prenne.

§ 3. — Trochique ou trochisque.

On appelle ainsi un exutoire formé par une substance minérale ou
végétale douée de propriétés irritantes, escharotiques et même caustiques. Chez le cheval, l'emploi des trochisques à titre d'exutoire a été
conseillé pour combattre les boiteries anciennes de l'épaule. A cet effet, on se sert d'un petit cristal de sublimé corrosif, taillé en cône,
entouré d'étoupes. On attache un fil autour de ce cristal ainsi enveloppé ; on fait une incision verticale ou oblique de 3 à 4 centimètres de
longueur, au niveau de l'articulation scapulo-humérale ; on dilacère le
tissu conjonctif à l'aide de la pointe mousse des ciseaux, de manière à
former un petit godet sous-cutané dans lequel on dépose le caustique.
On l'y laisse pendant douze ou vingt-quatre heures, puis on le retire au
moyen du fil dont il est muni. Un engorgement volumineux se déclare,
la suppuration survient, et parfois la boiterie disparaît.

ART. II. — DU SÉTON DANS L'ESPÈCE BOVINE.

Chez les ruminants, le tissu conjonctif suppure difficilement, et il
est nécessaire de produire une vive inflammation. A cet effet, on se sert
des trochisques ; les plus employés sont : l'hellébore noir (*Helleborus
niger*), l'hellébore blanc, vérâtre ou varaire (*Veratrum album*); l'écorce
de garou (*Daphne gnidium*); le lauréole mâle (*Daphne laureola*); la clématite (*Clematis vitalba*); l'ortie (*Urtica dioïca*,) le bichlorure de mercure, le sulfure jaune d'arsenic, l'acide arsénieux, le bichromate potassique.

L'emploi externe de ces diverses substances peut se faire par deux
procédés, savoir : le procédé ancien et le procédé de Gilbert.

Le premier consiste à inciser la peau au moyen du bistouri ou des
ciseaux, puis à déchirer le tissu conjonctif de manière à former une petite cavité en forme de godet, dans laquelle on introduit directement
la substance irritante.

Le procédé Gilbert consiste à employer une mèche sur laquelle on
a préalablement fixé la matière que l'on veut employer, l'écorce de
garou, une tige de clématite ou d'ortie, de la racine d'hellébore, etc.

On applique les exutoires au fanon, c'est-à-dire dans une région où
le tissu conjonctif est à la fois très-lâche et très-abondant ; dans quelques contrées, en Bresse notamment, on met encore des trochisques
dans la région lombaire : c'est ce qu'on appelle *herbir* ou *couper*.
Cette opération consiste dans une incision longitudinale, au fanon,
transversale sur les lombes, pratiquée à l'aide du bistouri convexe, et

suivie d'une dilacération du tissu conjonctif au moyen des ciseaux ou du talon de l'aiguille à séton, de manière à former un godet sous-cutané dans lequel on introduit la substance végétale dont la présence provoque de la suppuration.

ART. III. — DU SÉTON DANS L'ESPÈCE CANINE.

La suppuration est facile à provoquer chez le chien ; aussi emploie-t-on, chez cet animal, le séton simple à mèche. — On applique cet exutoire, principalement sur la nuque, quelquefois, mais exceptionnellement, sur la région costale.

On se sert, à cet effet, d'une petite aiguille, dite aiguille à séton du chien (fig. 132). On musèle l'animal à opérer, on le couche sur une table ou bien on le maintient debout. On soulève la peau de la nu-

Fig. 132. — *Aiguille à séton pour le chien.*

que et on la tire fortement de manière à former un pli élevé qu'on traverse de part en part et d'un seul coup, avec l'aiguille à séton. — Il ne reste plus qu'à introduire la mèche, préalablement munie d'un nœud d'arrêt à l'une de ses extrémités, dans l'œil dont le talon est muni. En retirant l'instrument et, en abandonnant la peau à elle-même, le pli s'affaisse et la mèche se trouve ainsi placée dans le trajet parcouru par l'aiguille. On fixe la mèche à demeure en faisant un nœud à son extrémité flottante, comme pour le cheval. Ce séton est indiqué dans le catarrhe auriculaire et l'ophthalmie externe. On l'emploie aussi pour combattre les bronchites, la pneumonie et dans le cas de maladie du jeune âge.

Soins consécutifs. — On doit empêcher les animaux d'arracher le séton qu'on a appliqué ; pour cela, on se sert, suivant les espèces animales, du collier à chapelet, du bâton à surfaix ou de la muselière. Il faut faciliter l'écoulement du pus en pressant sur le trajet de la mèche et en nettoyant les orifices du séton.

ART. IV. — DES ACCIDENTS QUI PEUVENT SURVENIR APRÈS L'APPLICATION DES SÉTONS.

Il y a lieu d'examiner sommairement ici : les principaux accidents qui se montrent parfois après l'application des sétons. De ce nombre se trouvent l'hémorrhagie, les engorgements gangréneux, les abcès et les fongosités ou indurations.

L'*hémorrhagie* résulte de la blessure de quelques vaisseaux d'un certain calibre qui rampent dans le tissu conjonctif sous-cutané, dans les interstices musculaires et qui ont été divisés par l'instrument tranchant. On peut avoir affaire aussi à une hémorrhagie, dite passive, due à la débilitation de l'animal, à l'appauvrissement du sang. Dans le premier cas, on combat l'hémorrhagie par des lotions d'eau fraîche et le repos. Si cela est insuffisant, on retire la mèche ou le cuir du séton, on tamponne les ouvertures cutanées avec des étoupes imbibées de liquides hémostatiques, comme l'eau de Rabel, le perchlorure de fer. Dans le second cas, on combine le tamponnement avec la suture simple ou à bourdonnets, suivant l'étendue de la plaie. D'après M. H. Bouley, le meilleur moyen pour arrêter l'hémorrhagie, quelle qu'en soit la cause, c'est de pratiquer le tamponnement en faisant passer à frottement, dans le trajet, une mèche de chanvre quelque peu volumineuse. En somme, l'hémorrhagie consécutive à l'application du séton peut toujours être arrêtée par les moyens que nous venons d'indiquer.

L'*engorgement gangréneux* qui se montre après l'emploi des sétons, notamment pendant les saisons chaudes, chez des animaux faibles, débilités, soumis à de mauvaises conditions hygiéniques, ou bien pendant le cours de certaines maladies comme l'anasarque et de certaines épizooties sous l'influence d'une constitution médicale, inconnue dans sa nature, cet engorgement gangréneux, disons-nous, se fait remarquer par sa marche rapidement progressive et envahissante, de telle sorte qu'au bout de quelques heures la région où était situé le séton est fortement tuméfiée. Le pourtour de cet engorgement est chaud, très-douloureux, tandis que les parties centrales sont froides, insensibles. L'animal est abattu, le pouls est petit et fréquent, les battements du cœur, forts et tumultueux. Si l'on comprime le trajet du séton, il s'en échappe une matière sanieuse, très-fétide. Enfin, il n'est pas rare que, dans des cas de ce genre, la mort survienne par suite d'une sorte d'empoisonnement résultant de l'absorption de la matière putride ou septicémique. Pour arrêter les progrès de la gangrène et pour prévenir une terminaison fatale, il faut s'empresser d'enlever la mèche du séton, d'extraire les caillots sanguins contenus dans le trajet parcouru par la mèche, sans toutefois faire de nouvelles ouvertures sur le trajet du séton. Il est également recommandé de cautériser le trajet du séton avec une tige de fer, rougie au feu; de disséminer dans l'engorgement quelques pointes de feu pénétrantes et d'activer la cautérisation par une bonne application d'onguent vésicatoire; des injections faites avec des caustiques liquides, l'eau de Rabel notamment, ou bien avec des matières antiseptiques, acide phénique, acide salicylique, peuvent enrayer la marche de la gangrène et le praticien ne devra pas manquer d'y avoir recours. On combattra les effets résultant de l'absorption des matières septicémiques par l'emploi, à l'intérieur, du quinquina, de l'acide phénique. Ajoutons que pour le traitement des maladies par altération du sang et spécialement pour l'anasarque, il faudra s'abstenir d'employer les sétons. Il en sera de même durant le cours de certaines épizooties.

Les *abcès* surviennent parfois, cinq ou six jours après l'application des sétons ; d'autres fois, ils apparaissent après l'enlèvement de la mèche et s'annoncent par un engorgement phlegmoneux qui devient ensuite fluctuant. On peut prévenir la formation des abcès en évitant de blesser les muscles au moment de l'application du séton ; en pressant méthodiquement, tous les jours, sur le trajet de celui-ci pour faire couler le pus qu'il renferme. Si les abcès se sont développés, on les ouvre à la manière ordinaire, et cet accident n'a pas d'autres conséquences, du moins dans les cas ordinaires, car, un fait observé à l'école d'Alfort, en 1846, démontre que l'application d'un séton au poitrail peut donner naissance, par suite des migrations du pus, à des abcès multiples dans les ganglions de l'entrée de la poitrine, et consécutivement à une pleurite aiguë qui détermine la mort de l'animal (1).

Les *fongosités* se montrent aux orifices des sétons quand ceux-ci ont été laissés en place pendant longtemps. Ce n'est jamais un accident sérieux. On peut y remédier aisément par l'excision simple ou mieux la cautérisation avec le fer rouge ou les caustiques chimiques.

L'*induration* du trajet du séton est également la conséquence de l'ancienneté du séton. On y remédie par des applications de pommades fondantes, à base de mercure ou d'iode. Il est bien-rare qu'avec le temps, ces indurations ne disparaissent pas. Nous ne pensons pas qu'elles puissent dégénérer en farcin véritable, à moins de contamination directe.

CHAPITRE III

DE L'APPLICATION DU FEU OU CAUTÉRISATION ACTUELLE

L'application du feu est une opération que l'on pratique fréquemment, et dont on peut obtenir d'excellents résultats en observant soigneusement les règles ou les principes qu'elle comporte.

Cette opération a été mise en usage de tout temps ; toutefois, à une certaine époque, vers 1733, elle paraît être tombée en désuétude à tel point que, d'après Solleysel, « parler de mettre le feu à un cheval et « parler de l'envoyer à l'escorcheur, c'étoit tout de même » (*Parfait Mareschal*, p. 490, 1733). Mais, telle n'était pas l'opinion de Solleysel sur les propriétés curatives du feu, car il s'est efforcé de les mettre en évidence et a contribué, par ses observations, à réhabiliter ce puissant agent thérapeutique.

(1) *Recueil de méd. vét.* 1846, p. 477.

Vatel, Hurtrel d'Arboval, Leblanc, Renault, M. Gourdon, M. H. Bouley et beaucoup de praticiens se sont occupés de la cautérisation par le fer rouge. M. H. Bouley surtout a publié, dans son Dictionnaire de médecine et de chirurgie, un travail sur la cautérisation auquel nous avons fait de fréquents emprunts, et l'on conviendra que nous ne pouvions puiser à meilleure source.

Le nombre considérable de travaux dont l'application du feu a été l'objet, indique assez l'importance de cette opération en médecine vétérinaire. Chez nos animaux domestiques, en effet, le feu est journellement employé. Ses indications sont multiples et variées, nous devons nous contenter de les énumérer sommairement.

1° *Maladies des tendons.* — Engorgements résultant d'un travail exagéré, d'une contusion ou de la ténotomie.

2° *Maladies des gaînes tendineuses.* — Synovites simples ou compliquées d'induration des parois de la synoviale avec boiterie ou déviation des extrémités.

3° *Maladies des articulations.* — Arthrite chronique avec distension des synoviales articulaires, formant ainsi les vessigons ou les molettes articulaires, l'hydarthrose et même les néoformations osseuses sur les marges articulaires.

4° *Maladies des os.* — De ce nombre se trouvent les périostoses si fréquentes dans la région phalangienne, les ostéites simples ou compliquées de ramollissement, de carie, etc.

5° *Infiltrations du tissu conjonctif.* — Engorgements œdémateux ; indurations tégumentaires consécutives à des plaies suppurantes, à des abcès froids. Kystes de diverse nature.

6° *Atrophie musculaire*, essentielle ou consécutive à une paralysie.

7° *Maladies virulentes.*

Ajoutons encore que le feu est un hémostatique puissant et un dérivatif énergique.

On devine que ces indications si variées de la cautérisation par le fer rouge, réclament divers procédés d'application pour être convenablement remplies.

Notons que le feu est contre-indiqué dans les inflammations aiguës, accompagnées d'une vive douleur. En pareil cas, il est d'une saine pratique d'attendre que l'acuité des symptômes diminue avant d'avoir recours à l'application du feu.

Divisions. — Le tableau suivant, emprunté à M. H. Bouley (1), résume très-complétement, les divers procédés de cautérisation que nous nous proposons d'étudier :

(1) *Nouveau Dictionnaire de méd. et de chirurgie vét.*, t. III, p. 369.

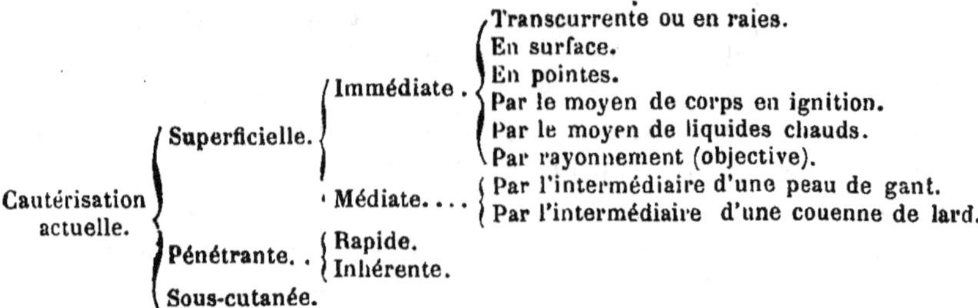

Des agents de la cautérisation actuelle. — On se sert ordinairement des métaux avec lesquels on confectionne des instruments spéciaux, désignés sous le nom de *cautères*. Parfois, on emploie des liquides chauds ou bien des matières combustibles, solides ou liquides.

Les métaux employés pour la fabrication des cautères ont varié suivant les époques. Les anciens se servaient de cautères en or, en argent ou en cuivre, car ils pensaient que le feu, donné avec ces métaux, produisait des effets particuliers, suivant le métal employé. C'est ainsi que, pour Solleysel, « le cuivre est fort ami de la plaie, il résiste à la corruption et nettoie bien. L'or est excellent à bien des usages, mais le feu donné avec l'or marque et fait une eschare infiniment plus grande. Il y a quelque chose de fort doux dans l'argent, et le feu en est très-bon, car il est moins âcre que celui de l'or (*Parf. Mareschal*) (1). Nous ne nous arrêterons pas à réfuter ces idées purement spéculatives dont le temps a fait justice, et nous dirons que le seul métal employé aujourd'hui pour pratiquer la cautérisation actuelle, c'est le *fer*. Ce métal, en raison de son prix peu élevé, de ses propriétés calorifiques,et des changements de coloration qu'il éprouve sous l'influence de la chaleur, est le seul dont on fasse usage actuellement.

Les corps combustibles employés parfois en thérapeutique sont l'étoupe, le coton, l'amadou ; quelques praticiens se sont servis d'essence de térébenthine.

ARTICLE 1er. — DE L'APPLICATION DU FEU CHEZ LES SOLIPÈDES.

§ 1. — Cautérisation transcurrente ou en raies.

Ce procédé de cautérisation consiste à promener sur la peau des cautères chauffés à une température graduellement croissante, avec lesquels on trace des raies qui embrassent toute la région malade.

On se sert de *cautères* dits *hastiles* (de *hasta*, hache), parce qu'ils ont certaine ressemblance avec une petite hache ; on les appelle encore *cultellaires* (de *cutellum*, couteau) ; mais cette dernière dénomination con-

(1) H. Bouley, *Dictionnaire de méd. et de chirurgie vét.*, t. III, p 309.

vient moins bien que la première,attendu que les cautères dont on se
sert actuellement ne présentent plus comme autrefois, du temps de

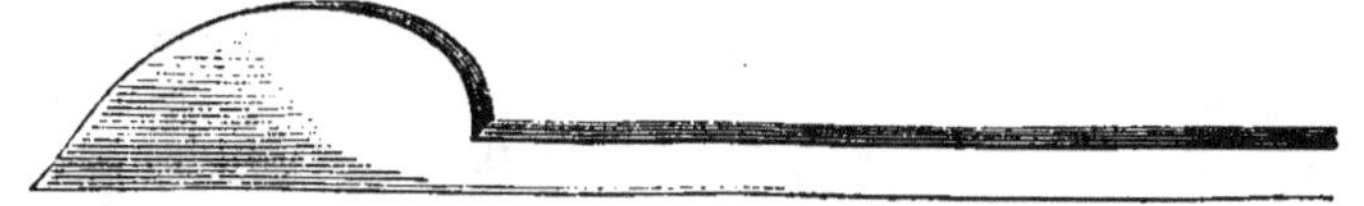

Fig. 133. — *Cautère cultellaire* (modèle ancien).

Solleysel notamment, la forme d'un couteau de table. Ainsi la figure 133
représente le couteau de feu, employé par Solleysel. On voit que cet
instrument diffère de celui qui est employé de nos jours.

Le cautère hastile (*fig.* 134) présente une partie cautérisante en

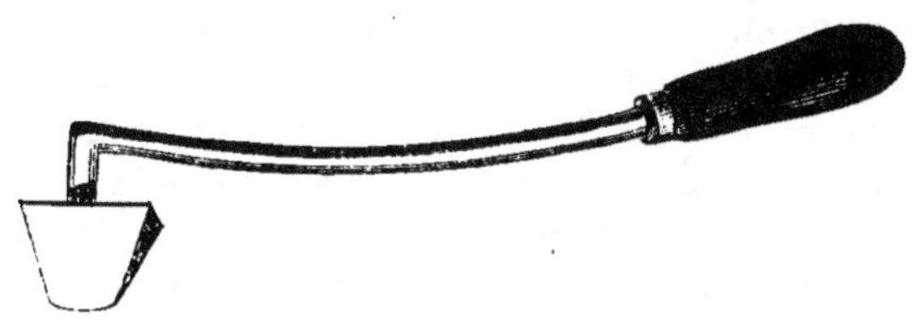

Fig. 134. — *Cautère hastile ou cultellaire* (modèle ordinaire).

forme de prisme triangulaire qui offre, en moyenne, les dimensions
suivantes :

Longueur de la base = 5 centimètres.
Longueur du tranchant = 4 centimètres.
Hauteur mesurée de la base au tranchant = 45 millimètres.
Épaisseur de la base = 12 millimètres.
Épaisseur du tranchant = 1 à 2 millimètres.

Ces dimensions sont très-variables suivant le but qu'on se propose
d'atteindre. Ainsi, quand le feu doit être mis avec une certaine intensité, on emploie des cautères plus volumineux que quand il s'agit de
produire seulement une cautérisation légère. En thèse générale, il
est préférable de se servir de cautères de petites dimensions qui sont plus
faciles à manier, que d'instruments volumineux et pesants, avec lesquels on court le risque d'outre-passer les limites d'une cautérisation
méthodique et sûre. — Remarquons en outre qu'il est bon que la tige
du cautère offre une légère incurvation ; de cette manière le cautère
est d'un maniement plus commode, et il porte plus facilement par
tout son tranchant que quand la tige est droite ; dans ce cas,en effet,on
est exposé à entamer la peau avec les quarres du tranchant.

Règles de la cautérisation. — Avec M. H. Bouley, nous examinerons les préceptes qu'il convient d'observer, *avant*, *pendant* et *après* l'application du feu, et ce que nous dirons sur ces trois points s'appliquera non-seulement à la *cautérisation en raies*, mais encore à la *cautérisation en pointes*.

A. **Avant l'opération.** — 1° *Choix de la saison.* — Pendant les fortes chaleurs de l'été, le feu peut donner naissance à une très-vive douleur prurigineuse; les insectes irritent les plaies résultant de la cautérisation, dès lors les animaux se frottent avec une persistance désespérante, ou bien ils portent les dents sur la partie opérée, d'où peuvent résulter, en définitive, des cicatrices fort disgracieuses, et surtout des accidents, graves à l'excès, tels que : plaies articulaires, dénudation d'os, de tendons, etc. — En hiver, la réaction inflammatoire provoquée par l'application du feu est quelquefois nulle ou peu prononcée, et les effets thérapeutiques peuvent être insuffisants. — C'est donc pendant les saisons intermédiaires, printemps et automne, qu'on procédera de préférence à l'application du feu. Notons toutefois que les exigences professionnelles obligent souvent le praticien à appliquer le feu dans toutes les saisons ; il faut alors se rappeler que le degré de la température atmosphérique n'est pas sans influence sur les suites de la cautérisation.

2° *Préparation du sujet.* — C'est une précaution qui est souvent négligée sans qu'il survienne aucun accident. Toutefois, quand on aura affaire à un animal très-irritable, d'un tempérament nerveux, il est prudent de le laisser à la diète la veille de l'opération, et même de lui administrer quelques laxatifs. — Quoi qu'il en soit, il importe de nettoyer exactement la partie sur laquelle le feu doit être appliqué et de la débarrasser du fumier et de la boue, etc., qui peuvent la recouvrir. — Il est également d'une bonne pratique de couper les poils sur la partie malade ; il est plutôt nuisible qu'utile de tondre très-exactement la région à opérer, attendu que, comme le dit fort bien M. H. Bouley, « le poil conservé à une petite hauteur sur la surface cautérisée forme en brûlant de chaque côté du sillon tracé par le cautère une sorte de petit rempart qui l'empêche de dévier. En outre, il protége la peau de l'intervalle des sillons contre l'action trop directe de la chaleur rayonnante (1). » — On aura le soin de marquer au moyen de quelques coups de ciseaux, les limites du feu sur l'animal debout, car on sait, que par suite du décubitus, les rapports de la peau avec les parties sous-jacentes sont changés ; dès lors, il pourrait arriver que le feu fût appliqué à côté du mal. — Si la partie malade a été le siége d'applications vésicantes, il faut attendre, pour y mettre le feu, que l'inflammation ait disparu et que les croûtes se soient détachées. Enfin, quand il s'agit de cautériser les

---

(1) *Dictionnaire de méd. et de chirurgie vét.*, t. III, p. 313.

membres, on veillera à ce que le pied correspondant au membre à opé·
rer soit ferré à neuf, car, si l'on est obligé de ferrer l'animal avant la
chute des eschares produites par le feu, on pourra déterminer parfois
des excoriations, des déchirures, qui retardent l'époque de la cicatrisation définitive.

3° *Choix, préparation et chauffe des cautères.* — « Choisir des cautères en
rapport de volume avec l'étendue des surfaces sur lesquelles le feu
doit porter ; leur donner une épaisseur de tranchant variable entre
celle d'une pièce de deux francs pour les plus petits et celle d'une
pièce de cinq francs pour les plus gros. Plus minces, ils seraient susceptibles de couper la peau, comme ferait un couteau ; plus épais, ils
creuseraient des sillons trop larges et détermineraient des cicatrices
trop visibles (1). » Tels sont les préceptes que formule M. H. Bouley
sur ce sujet. Nous les adoptons pleinement pour notre part, car la pratique nous en a montré maintes fois l'exactitude. Remarquons que le
tranchant du cautère doit être légèrement convexe et à angles émoussés
plutôt que rectilignes et à angles droits, ce qui rendrait l'instrument
difficile à manier et pourrait déterminer la section de la peau si l'on
avait à cautériser une partie présentant des saillies osseuses ou autres.
Ceci a une réelle importance. On chauffe les cautères soit au moyen de
la houille, soit avec du charbon de bois ; ce dernier combustible
n'encrasse pas les cautères comme la houille, pourtant on ne l'emploie
qu'exceptionnellement, car on peut aisément débarrasser le tranchant
du cautère des scories qui s'y attachent en lui donnant un coup de lime
avant de s'en servir. Du reste, l'opérateur pourra placer à portée de sa
main une brique ou un grès sur lequel il frottera de temps à autre le
tranchant du cautère si la lime n'en a pas détaché toute la crasse.
Un aide peut être nécessaire pour porter les cautères à l'opérateur au
fur et à mesure du besoin, afin que la cautérisation marche sans
interruption.

4° *Assujettissement du sujet.* — Pour appliquer le feu en raies, il faut
coucher l'animal, ou bien le fixer debout soit à l'aide d'un simple tord-
nez ou mieux en l'assujettissant dans un travail approprié. Brogniez
recommandait la position debout (2). Il est évident que, quand il s'agit
d'appliquer le feu en raies à la partie inférieure d'un membre, cette attitude de l'animal est fort incommode pour l'opérateur, surtout si l'on
considère que l'application du feu est une opération de longue durée.
— Nous recommandons par conséquent d'opérer sur l'animal, couché
préalablement sur un lit de paille; pourtant il est une exception à
cette règle : c'est quand il s'agit d'appliquer le feu sur les lombes. —
Dans ce cas, en effet, on a lieu de redouter que l'abattage de l'animal
ou les efforts violents auxquels il se livre quand il est couché et assu-

(1) *Dictionnaire de méd. et de chirurgie vét.* t. III, p. 314.
(2) Voyez, *Traité de chirurgie vétérinaire,* par Brogniez, 1842, t. II, p. 202.

jetti sur un lit de paille, ne déterminent une fracture des vertèbres dorsales ou lombaires avec lésions médullaires et paralysie consécutive, d'où la perte de l'animal.

Le sujet à opérer doit être couché sur le côté correspondant au membre malade, afin de cautériser d'abord la face interne de l'extrémité. Si la lésion, qui réclame l'emploi du feu, est située du côté externe exclusivement, il est clair qu'il faudra coucher l'animal du côté opposé. — Dans tous les cas, il importe que le membre sur lequel on se propose d'appliquer le feu ne soit jamais abandonné à lui-même. M. H. Bouley dit avec raison que « c'est une imprudence extrême de laisser libre de toute entrave le membre sur lequel porte le cautère (1). » — Puis il ajoute : « Le bâton à entraves, inventé pour borner ses mouvements est un appareil tout à fait insuffisant, dangereux par la fausse sécurité qu'il inspire et qui ne doit jamais être employé. » Nous sommes entièrement de cet avis. Avec cet éminent praticien, nous conseillerons donc de laisser fixé dans l'entravon, le membre à opérer et d'assujettir en position croisée le membre opposé à celui sur lequel on opère, ou bien de lier ensemble les membres d'un même bipède au-dessus des genoux ou des jarrets. Il peut être indiqué d'appliquer le feu sur plusieurs membres, et nous devons faire remarquer qu'il ne faut jamais procéder, dans la même séance, à l'application du feu sur les deux membres d'un bipède antérieur ou postérieur, il faut attendre que les phénomènes inflammatoires se soient dissipés pour mettre le feu au membre opposé du même bipède. — Si la cautérisation est jugée nécessaire pour les quatre membres, il faudra encore pratiquer cette opération en deux séances ; toutefois, dans ce cas, on pourra, le même jour, mettre le feu aux deux membres formant bipède diagonal, et, plus tard, aux deux membres opposés. En procédant de la sorte, on ne risque pas d'augmenter les souffrances de l'animal et de compromettre le succès de l'opération, ce qui arriverait en procédant sans modération et en mettant du même coup le feu aux quatre membres. Si l'on opère sur deux membres en un seul jour, il importe d'entourer la partie cautérisée, qui doit être en rapport avec le sol, d'un bandage rembourré, ou d'une étoupade afin d'éviter des excoriations qui peuvent être suivies de cicatrices difformes de nature à déprécier l'animal qui en est porteur.

Quand le feu doit être appliqué sur la région de la couronne ou autour du paturon, il est indispensable de désentraver le membre ; mais on a la précaution de le fixer préalablement avec son congénère, au-dessus des genoux ou des jarrets, à l'aide d'une plate-longe qui embrasse étroitement les deux membres. En outre, pour donner plus de fixité au membre à opérer, on le fait maintenir avec une

____

(1) *Dictionnaire de médecine et de chirurgie vét.*, t. III, p. 316.

deuxième plate-longe disposée autour du sabot, de telle sorte qu'elle forme un nœud coulant dont l'anse est dirigée en arrière et en bas. L'extrémité de cette deuxième plate-longe est confiée à un aide qui la tient constamment tendue.

B. Pendant l'opération. 1° *Dessin du feu.* — Autrefois on mettait le feu en *feuilles de fougère, patte d'oie, étoiles, roues, demi-roues, lyres, arcs, ellipses, vases, treillages, croix de Malte, médaillons, armoiries diverses,* etc., etc., suivant les fantaisies des propriétaires ou les caprices de la mode. — Ceci n'était pas sans inconvénient, et les cicatrices qu'on avait voulu rendre agréables à la vue étaient difformes, épaisses, dénudées par suite de la destruction du tégument cutané aux points d'intersection des lignes ou dans des parties où elles étaient trop rapprochées. — Aussi a-t-on renoncé, et depuis longtemps, à tous ces dessins plus ou moins compliqués, qui n'étaient rien moins que rationnels, et dont l'exécution ne laissait pas que d'augmenter les difficultés d'une opération qui exige en elle-même beaucoup de soins et une grande attention.

Remarquons en premier lieu, que le feu doit embrasser non-seulement les parties malades, mais s'étendre un peu au delà, dans des limites que la pratique apprend à connaître. — Quant à la direction des raies, elle varie suivant les praticiens. Renault recommandait expressément de disposer les raies suivant une direction parallèle à celle des poils, car, dit-il, « toute ligne qui croiserait plus ou moins le sens des poils serait éminemment contraire au but vers lequel on doit tendre : l'effacement plus ou moins complet des marques empreintes sur la peau par le cautère (1). » A l'appui de son opinion, Renault choisissait l'exemple suivant. « Je suppose, disait cet auteur, que le feu soit appliqué à la région tendineuse du canon en raies transversales à l'axe du membre : quand l'animal marchera, la peau venant à s'étendre de haut en bas pendant l'appui du membre, il en résultera que les lèvres de chaque raie tendront à s'écarter l'une de l'autre, ce qui les élargira nécessairement et en rendra les traces d'autant plus apercevables. »

Ce principe est trop absolu, et M. H. Bouley nous fait remarquer qu'il a vu sur les chevaux des *Petites-Voitures* de Paris des feux très-réussis, en raies transversales à la direction des poils. Les Anglais, du reste, ont adopté ce genre de dessin qu'ils ont importé chez nous (2).

Toutefois, il est incontestable, comme l'ont fait remarquer MM. Gourdon et H. Bouley, que quand les raies sont légèrement obliques par rapport à la direction des poils, ceux-ci, par suite de la disposition imbriquée qu'ils présentent, se couchent en quelque sorte sur les raies

---

(1) *Recueil de méd. vét.*, t. VI, 1829, p. 185.
(2) H. Bouley. (*Note inédite.*)

disposées obliquement et les dissimulent bien mieux que quand elles
sont parallèles, car, dans ce cas, les poils se rencontrent par leurs
extrémités, de chaque côté des raies, et prennent ainsi une disposition
hérissée, qui rend la raie de feu plus apparente. Nous pensons donc
avec la plupart des auteurs qui se sont occupés de cette question, si
intéressante au point de vue pratique, qu'il est préférable « de multiplier les lignes légèrement obliques, plutôt que les raies parallèles
dans un dessin de cautérisation transcurrente de quelque région que
ce soit ; les raies très-inclinées sur une ou deux lignes parallèles qui
leur servent d'axe régulateur d'où elles divergent régulièrement, se
trouvant suffisamment en rapport comme le voulait Renault, avec le
sens dans lequel s'opère l'extension de la peau et présentant en outre
cet avantage de croiser assez la direction des poils pour que, dans
leur imbrication, ils viennent les recouvrir parfaitement (1). » Enfin,
cette combinaison de raies parallèles et de raies obliques permet à
l'opérateur de mettre le feu avec méthode et de concentrer l'action
de la chaleur dans les points où il le juge nécessaire. — Nous allons
maintenant faire connaître les directions que les raies doivent présenter suivant les régions où l'on se propose de mettre en usage la
cautérisation transcurrente. — Un coup d'œil jeté sur la figure 135
indiquera au lecteur les divers tracés que nous allons énumérer.

1° *Feu d'épaule.* — Raies parallèles entre elles, dirigées obliquement
de haut en bas, d'avant en arrière et du bord antérieur au bord
postérieur de la région scapulaire, qui doit être entièrement recouverte (A).

Quand le feu est appliqué seulement sur la pointe de l'épaule, les
raies doivent être inscrites dans un cercle dont le centre répond à l'articulation, et former deux séries disposées comme on le voit en E pour
l'articulation coxo-fémorale.

2° *Feu de garrot.* — Deux raies parallèles à la colonne vertébrale
et servant d'axe d'où émergent, à droite et à gauche, une série de lignes
obliques parallèles entre elles.

3° *Feu des lombes.* — Raies parallèles à la colonne vertébrale ou
mieux obliques de chaque côté (D).

4° *Feu de la cuisse.* — Les raies sont inscrites dans un cercle dont
le centre répond à l'articulation coxo-fémorale et forment deux séries
disposées comme on le voit en (E).

5° *Feu de grasset.* — Deux raies verticales sur la face antérieure de
la jointure ; de chacune d'elles émergent comme d'un axe des lignes
obliques de haut en bas et d'avant en arrière (F).

6° *Feu de jarret.* — Quelques praticiens le mettent en raies parallèles sur toute la surface du jarret, d'autres, et nous sommes de ce
nombre, adoptent le dessin représenté en (G).

---

(1) H. Bouley, *Dictionnaire de méd. et de chirurgie vét*, t. III ,p. 317.

7° *Feu de genou*. — Il peut affecter deux dispositions : raies verticales et toutes parallèles entre elles (H), ou bien, plusieurs raies verticales sur la face antérieure et quelques raies émergentes, obliques sur les faces latérales, en dedans et en dehors.

8° *Feu de tendon*. — En raies parallèles (L). On peut encore adopter le dessin représenté en J ; raie verticale d'où émergent des raies obli-

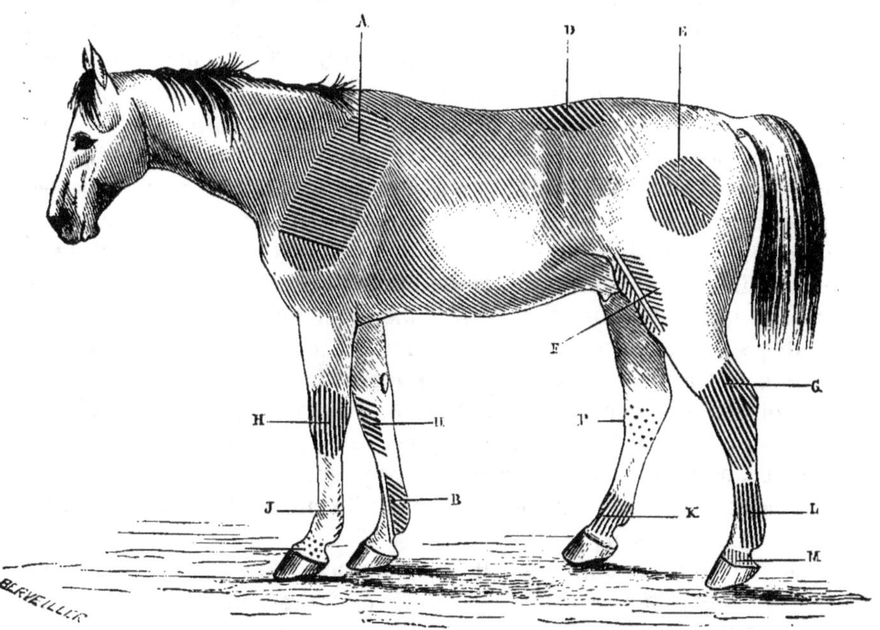

Fig. 135. — *Dessins des feux*.

ques de haut en bas et d'arrière en avant, mais parallèles entre elles.

9° *Feu de boulet*. — En raies verticales et parallèles recouvrant toute la région (K) ; M. H. Bouley a conseillé encore de l'appliquer en raies parallèles sur la face antérieure, et obliques sur les faces latérales par rapport à une verticale divisant le canon en deux parties égales (B).

10° *Feu du paturon*. — Raies verticales parallèles ou obliques et sensiblement divergentes sur les faces antérieure et latérale (M).

Nous négligeons à dessein de parler des dessins du feu en raies sur les suros, les formes, les éparvins, car, actuellement, on a substitué aux raies des pointes de feu, disposées en quinconce. Nous aurons du reste l'occasion de revenir sur ce sujet dans un article suivant.

Il est à remarquer que toutes les raies doivent être également espacées, afin que les effets de la cautérisation soient réguliers et uniformes. L'écartement des raies varie avec l'étendue du feu et son intensité. On recommande habituellement de laisser plus d'intervalle entre les raies, quand il s'agit de cautériser une surface très-étendue que lorsqu'on se propose d'appliquer le feu sur une région très-limitée. Toutefois, ce précepte n'est pas absolu, et il vaut beaucoup mieux tenir compte du plus ou moins d'épaisseur de la peau dans la région à cautériser, que de l'étendue de celle-ci ; car le feu, mis en raies espacées, est généralement donné à une plus grande profondeur et peut laisser des cicatrices bien plus apparentes, que celui qui est mis en raies rapprochées. Dans ce cas, en effet, on ne pousse pas aussi loin le degré de cautérisation, et l'on évite ainsi des traces défectueuses. Mais ici encore, il faut être prévenu de la possibilité d'un accident qui peut être produit par l'action trop intense et trop concentrée de la chaleur rayonnante dont les effets se font sentir sur les intervalles étroits, laissés entre les raies. Remarquons maintenant que des raies largement espacées forment un dessin disgracieux ; trop rapprochées, elles peuvent produire des chutes de peau, suivies de cicatrices calleuses et difformes. On devine dès lors qu'en dehors de ces principes, il n'est pas possible d'indiquer mathématiquement et une fois pour toutes, la distance qui doit exister entre les raies, car elle est nécessairement variable suivant les cas. C'est par l'habitude de la cautérisation qu'on apprend à tracer un dessin plus ou moins irréprochable, de nature à permettre une pénétration régulière et méthodique de la chaleur. Il nous suffira d'ajouter que toutes les raies doivent être, comme les incisions, nettement commencées et nettement arrêtées sans présenter de *queues* ou de *traînées* et se terminer uniformément de manière que les unes ne dépassent pas les autres.

Si le feu doit être appliqué sur les deux faces d'un membre, les raies devront être symétriquement disposées et présenter la même longueur. Enfin, elles ne devront jamais s'entre-croiser, car, l'action de la chaleur se faisant plus vivement sentir aux points d'intersection que partout ailleurs, il pourrait en résulter des chutes de peau.

2° *Manœuvre du cautère.* — Sous cette rubrique, empruntée à M. H. Bouley (1), nous devons examiner les particularités suivantes :

a. Température des cautères. — Commencer le tracé du feu avec des cautères chauffés au rouge sombre et se borner tout d'abord à roussir les poils afin que si le dessin laisse à désirer, on puisse le rectifier convenablement, se placer de telle sorte que « les rayons visuels tombent toujours entre la ligne dernière tracée et celle que l'on veut mener parallèlement à elle ou qui doit en émerger » (H. Bouley), d'où la nécessité d'être ambidextre. Fixer le tracé en faisant usage d'un cautère plus chaud, qui carbonise les couches superficielles de l'épiderme. — Continuer l'opération en faisant glisser successivement dans chacune des raies les cautères, portés à une température graduellement croissante, depuis le rouge sombre jusqu'au rouge clair qu'il ne faut jamais dépasser.

<hr>

(1) *Dictionnaire de méd. et de chirurgie vét.*, t. III, p. 322.

b. Manière de tenir et de conduire le cautère. — Tenir le cautère, légèrement et dans une situation parfaitement perpendiculaire à la surface cautérisée. En inclinant l'instrument, les raies présenteraient
une largeur inégale et les intervalles qui les séparent seraient irrégulièrement chauffés. — Veiller à ce que le tranchant du cautère ne
porte jamais par ses angles. « En conséquence, si l'on cautérise sur
des surfaces anfractueuses et à pans fuyants, il faut lever ou abaisser
alternativement la main qui tient l'instrument pour conserver toujours à son tranchant ses rapports exacts de contact, autrement on
s'expose à entamer la peau profondément avec la quarre des angles »
(H. Bouley).

« Conduire le cautère en tirant à soi ou poussant devant soi suivant
le sens de l'imbrication des poils, mais jamais au rebours pour éviter
que les bulles pileux ne dévient de leur direction, et que les poils qui
doivent en émerger ne repoussent hérissés, ce qui rendrait la marque
du feu plus apparente » (H. Bouley); de plus, en opérant à contre-poil
on plisse la peau par suite des tiraillements que l'on exerce sur les poils,
ce qui peut faire dévier le cautère. — Ne jamais faire passer le cautère
deux fois de suite dans la même raie. Cette précaution est nécessaire pour que la réaction vasculaire, et la transsudation séreuse qui
en est la conséquence, puissent s'opérer et permettre au praticien
d'apprécier le degré où en est arrivée la cautérisation. Aussi convient-il quand la surface à cautériser est très-étroite, et que le nombre
de raies est dès lors peu considérable, de laisser s'écouler un certain
temps, dont la pratique apprend à connaître la durée, avant de réappliquer le cautère dans la première raie.

« Imprimer au cautère une vitesse variable suivant le degré de
température, l'épaisseur de la peau, la consistance des parties sous-
jacentes et le temps plus ou moins long qui s'est écoulé depuis le
dernier tracé.

« En règle générale, la marche du cautère doit être d'autant plus
rapide que sa température est plus élevée, la peau plus mince, les parties sous-jacentes plus dures et qu'un délai moins long s'est écoulé
depuis sa dernière application, et inversement le cautère doit être pro-
mené avec d'autant plus de lenteur qu'il est moins chaud ; que la peau
est plus épaisse ; que les parties qu'elle recouvre sont plus molles
et qu'enfin ses applications se répètent à des intervalles plus
éloignés.

« Donc la marche du cautère doit être plus lente au début de l'opération et plus rapide à sa fin, plus rapide au moment où il sort du
foyer que lorsqu'il commence à se refroidir ; plus rapide au haut des
raies que dans le bas ; quand le feu est circonscrit que lorsqu'il est
étendu ; sur les régions supérieures des membres où la peau est fine
que sur les parties inférieures où elle est épaisse ; sur les tumeurs
osseuses, enfin, que sur les parties molles, etc., etc. (H. Bouley).

E. Signes d'une cautérisation suffisante. — On reconnaît trois degrés dans l'intensité de la cautérisation, qui correspondent à un *feu léger ordinaire* et *fort*.

Au 1er degré, c'est-à-dire dans la cautérisation faible, les sillons produits par le cautère présentent une teinte jaune-brun ayant quelque analogie avec la couleur du bronze florentin ; l'exsudation séreuse est peu abondante, tout au plus voit-on perler çà et là au fond des raies quelques gouttelettes de sérosité limpide.

Le 2e degré, indiquant une cautérisation de moyenne intensité, est annoncé par la couleur jaune doré des eschares produites par le fer rouge ; une abondante sérosité qu'on voit sourdre des raies, et, quand on gratte avec l'ongle, la peau de l'intervalle des raies, l'épiderme s'en détache facilement par suite de l'infiltration que le tégument a éprouvée.

Le feu est *fort* ou du 3e degré, quand l'eschare reflète une teinte jaune paille et que la sérosité ruisselle dans les sillons creusés par le cautère. A ce degré, le derme est tellement aminci, qu'on voit parfois le fond des raies s'élargir à vue d'œil par suite de la rétractilité des lambeaux de peau intermédiaires, et il n'est pas rare d'observer dans des cas de ce genre la section de la peau. Cet accident est caractérisé par la couleur blanche nacrée du fond des raies résultant de ce que le tissu conjontif sous-cutané a été mis à nu. — Dépasser les limites d'une pareille cautérisation, c'est produire une brûlure profonde, qui peut être suivie d'accidents graves et, dans tous les cas, de cicatrices très-apparentes. — Quel que soit le degré auquel on se propose d'appliquer le feu, il faut faire pénétrer la chaleur graduellement et lentement. — Une des conditions essentielles du succès de l'opération, c'est d'agir avec lenteur ; plus il faut de temps pour mettre le feu, « plus le cautère a été passé de fois dans une raie pour lui donner la quantité de cautérisation convenable, disait Renault, plus on est fondé à compter sur la réussite : de toutes les opérations, elle est peut-être la seule où la lenteur soit la condition du succès. » — Or, on peut obtenir aisément et en peu de temps tous les signes indiquant une forte cautérisation ; il suffit, comme on le devine, d'employer d'emblée des cautères chauffés au rouge clair et d'appuyer un peu plus que de coutume, mais le feu, appliqué de la sorte, laisse des cicatrices très-apparentes et ne produit pas les effets thérapeutiques qu'on en attendait. Il faut donc opérer avec lenteur et passer le cautère un certain nombre de fois dans chaque raie de manière à arriver progressivement au degré de cautérisation convenable. Quelques auteurs, Fromage de Feugré, M. Gourdon, ont indiqué le nombre de fois qu'il convient de passer le cautère dans chaque raie pour obtenir les trois degrés de la cautérisation. Mais il est évident que, d'une part, la température des cautères, le degré de pression imprimé à l'instrument, sa vitesse, son poids et,

d'autre part, l'épaisseur de la peau dans la région cautérisée, le plus
ou moins d'ancienneté du mal, sa nature, sont autant de circonstances qui peuvent précipiter ou retarder le moment auquel apparaissent les signes d'une cautérisation suffisante. Il faut donc arrêter la
cauté isation, quand, après avoir opéré avec toute la lenteur désirable et en observant d'ailleurs toutes les règles que nous avons indiquées, on constate les signes énumérés précédemment. Il y a là,
comme le dit M. H. Bouley, *une question de tact*, qui échappe à tout
calcul.

D. **Après l'opération.** — Il importe de remplir plusieurs indications
dont la valeur et l'opportunité ne peuvent être bien appréciées qu'a-
près avoir fait connaître les effets de la cautérisation. Nous allons
donc résumer, en quelques lignes, les phénomènes qui surviennent après
l'application du feu.

1° *Effets de la cautérisation.* — Dès que les eschares, produites par le
fer rouge, se refroidissent, un suintement séreux plus ou moins abondant apparaît au fond des raies et peu à peu se concrète au contact
de l'air, en formant des croûtes cristallines, jaunâtres et dures. En
même temps, quand le feu a été mis au 2° ou au 3° degré, les phlyctènes qui se sont formées dans l'intervalle des raies, mais qu'il est souvent fort difficile d'apercevoir, laissent transsuder une certaine quantité de sérosité qui forme des croûtes jaunâtres, de telle sorte que
toute la partie cautérisée est recouverte d'une sorte d'exsudat concrété
jaunâtre, et ressemble ainsi, pour nous servir d'une expression de
M. H. Bouley, à un tronc de bois, recouvert de mousse décolorée. Si
le feu est *léger*, l'inflammation exsudative est peu prononcée, et il ne
se forme que quelques croûtes, disséminées çà et là sur la surface
cautérisée, qui reste à peu près sèche. Les mêmes effets peuvent également se remarquer quand la cautérisation a été très-intense et qu'il
s'est produit une véritable brûlure désorganisatrice. Dans ce cas, en
effet, la peau, complétement mortifiée et transformée en eschare
par l'action de la chaleur, est devenue imperméable au sang ou aux liquides inflammatoires ; elle est convertie en une membrane inerte,
sorte de corps étranger, qui ne saurait être le siége d'une réaction inflammatoire et que la suppuration doit éliminer. Donc, les effets immédiats d'un feu très-léger et d'un feu très-fort ayant dépassé toute
limite, sont objectivement semblables, et c'est une particularité qu'il
ne faut jamais oublier, surtout quand on se propose de faire à la surface de la partie cautérisée une application vésicante pour augmenter
l'action du feu, qui, dans les premiers jours, paraît insuffisante. Combien de fois n'avons-nous pas vu des chutes de peau à la suite de ces
applications vésicantes sur des feux, qui paraissaient faibles !

La formation des croûtes à la surface de la partie cautérisée n'a pas
lieu seulement pendant les cinq ou six premiers jours qui suivent
l'opération, mais elle se continue parfois pendant 12 à 15 jours. Dans

quelques cas, notamment quand la cautérisation est de moyenne intensité, et que le temps est froid, les croûtes ne se montrent pas pendant les quatre ou cinq premiers jours, puis elles persistent durant 15 et même 20 jours. Habituellement, les croûtes se détachent vers le 8ᵉ, le 10ᵉ ou le 15ᵉ jour, ou tout au moins à cette époque, il suffit d'un léger frottement pour les détacher tout à fait. Quant à la chute des eschares, elle a toujours lieu plus tard ; elle donne lieu à un prurit, plus ou moins prononcé suivant les sujets, mais se produisant toujours. Les animaux cherchent alors à se frotter ou à se mordre ; il peut ainsi se produire des plaies qui ne manquent pas de gravité, mais dont on peut empêcher la formation en prenant les précautions que nous indiquerons plus loin.

Pendant les premiers jours, les eschares sont plus ou moins entourées de croûtes, mais elles conservent encore leur forme primitive. Peu à peu, elles se creusent dans leurs parties centrales, les bords se redressent, et, suivant l'intensité du feu, des phénomènes de divers ordres apparaissent. Quand le feu est léger, ou du premier degré, la chute des eschares a lieu sans aucun suintement séreux ou purulent, uniquement par la sécrétion incessante de l'épiderme qui repousse sans relâche, les eschares. Celles-ci se dessèchent, se fendillent et finissent, au bout de 2 à 3 semaines, par se détacher complétement. Dans ce cas, les traces laissées par le feu sont à peine visibles. Si le feu a été mis au deuxième degré, comme c'est le cas le plus ordinaire, l'élimination des eschares a lieu par un léger suintement séro-purulent qui s'établit dans le derme sous-jacent, sans toutefois déterminer la transformation du corps muqueux en appareil pyogénique, c'est-à-dire que l'inflammation éliminatrice est légère et ne s'accompagne pas de bourgeonnement. Les eschares sont peu à peu soulevées par l'exsudat qui se forme au-dessous d'elles ; elles se fendillent et tombent d'elles-mêmes, un mois environ après l'application du feu. Les poils repoussent ensuite sur les parties cautérisées; ils présentent toujours une disposition un peu hérissée, qui rend la cicatrice apparente.

Le feu du 3ᵉ degré détermine des eschares profondes, qui ne peuvent être éliminées que par suppuration. Des bourgeons charnus se forment dans le corps papillaire de la peau; un sillon disjoncteur s'établit au pourtour de chaque eschare qui est peu à peu ramollie par la suppuration et soulevée par les bourgeons charnus qui ont pris naissance. Le pus et la rétractilité du tissu cicatriciel qui se forme au-dessous des eschares déterminent leur élimination, mais il ne faut pas moins de cinq à six semaines pour qu'elles soient définitivement détachées, et encore, à ce moment, n'est-il pas rare de voir, à la place des eschares, des plaies bourgeonneuses dont la cicatrisation peut se faire longtemps attendre et qui se recouvrent d'un épiderme épais, calleux, d'où une cicatrice difforme.

Ces divers phénomènes ne sont pas les seuls qui se produisent après la cautérisation. On observe en effet, dès le lendemain de cette opération, un engorgement, chaud et douloureux, produit par l'infiltration inflammatoire du tissu conjonctif sous-cutané; cet engorgement entoure non-seulement la partie cautérisée, mais s'étend quelquefois bien au delà ; il peut envahir tout un membre et gêner ainsi la locomotion; toutefois, il diminue au fur et à mesure que se fait l'élimination des eschares et disparaît complétement quand celle-ci est achevée ; alors toute douleur a disparu.

Le feu produit donc, comme on le voit, des modifications très-profondes dans l'état des tissus; il détermine un afflux sanguin qui devient le point de départ de divers processus d'où résultent, en définitive, des changements salutaires dans les fonctions nutritives et sécrétoires de la partie cautérisée. Le feu est certainement le plus énergique des résolutifs, mais il faut savoir que ses effets thérapeutiques se produisent avec lenteur et se font attendre parfois plusieurs mois, d'où il résulte que quand une première cautérisation a été mise en usage, il faut laisser s'écouler trois ou quatre mois avant d'avoir recours de nouveau à cette opération, si elle n'a pas donné à ce moment tous les résultats qu'on en attendait.

2° *Soins consécutifs à l'application du feu.* — Ils consistent principalement à empêcher les animaux de se frotter contre les corps environnants, ou de porter les dents sur la partie opérée. Cette indication très-importante peut être aisément mise en pratique ; il suffit d'appliquer aux opérés un collier à chapelet, un bâton à surfaix ; parfois, on est obligé d'entourer la partie opérée d'un bandage, d'appiquer des entraves aux membres d'un bipède antérieur ou postérieur pour éviter que l'animal se frotte avec son congénère. Le bandage ouaté peut remplir avantageusement les prescriptions indiquées après l'application du feu, surtout quand on a affaire à un sujet irritable chez lequel le prurit peut être intense.

Ici se présente la question de savoir si l'on doit appliquer immédiatement après la cautérisation, soit des corps gras, soit des substances vésicantes sur la partie cautérisée. Renault pensait que, « la cautérisation étant terminée, il est prudent d'enduire toute la région recouverte de feu, d'une couche d'onguent populéum dont le principal but est de s'opposer à la sécheresse des eschares, qui est quelquefois telle que le membre de l'animal est douloureux et ne peut être que difficilement fléchi. Cette onction a en outre l'avantage de prévenir les crevasses et le fendillement de la peau et de faciliter la marche de l'animal pendant l'exercice auquel il doit être soumis plusieurs fois par jour (1). » Mais les corps gras, chacun le sait, ont la propriété de favoriser la suppuration ; ils retardent ainsi la cicatrisation des plaies, celles-ci donnent alors naissance à des cicatrices toujours apparentes

(1) *Recueil de méd. vét.*, 1829, p. 189.

et quelquefois difformes, ainsi que Favre de Genève l'avait remarqué depuis longtemps. Au surplus, plusieurs expériences faites par M. Gourdon démontrent que l'application d'onguent populéum a pour effet de retarder beaucoup la chute des eschares, contrairement à ce qu'on pourrait penser, et que les cicatrices qui en résultent, sont « deux fois aussi larges » (1) que celles d'une surface cautérisée non enduite de populéum.

De notre côté, nous avons appliqué le feu en raies sur le côté droit des reins d'un cheval de 7 ans, très-vigoureux, abandonné pour cause de morve chronique. Nous nous sommes servi de cautères en fer, de même poids, et nous avons tracé quinze raies sur la région précitée, à une distance régulière et égale à un centimètre, puis, avec le concours et d'après les conseils de notre collègue M. Péteaux, nos cautères ont été chauffés dans une moufle en terre réfractaire, disposée convenablement dans le foyer d'une forge ordinaire. Dans cette moufle et à côté des cautères, se trouvait placée la tige d'un pyromètre à cadran (pyromètre de Daniell). Nous avons pu déterminer ainsi, avec un certain degré de précision, la température des cautères.

Ces instruments ont été chauffés d'abord à 25° du pyromètre (rouge sombre) et passés trois fois dans chaque raie, puis à 30° du pyromètre (rouge-cerise) et passés cinq fois dans chaque raie. Nous avons manœuvré les cautères en observant soigneusement toutes les règles décrites précédemment. Le feu a été mis ainsi au 2e degré. La moitié antérieure de la surface cautérisée a été recouverte d'onguent populéum, et l'autre, laissée sèche. Quatre jours après la cautérisation, les eschares de la partie recouverte de populéum étaient soulevées par un suintement purulent qui se montrait sur les bords des eschares.

Vers le sixième jour, on pouvait aisément enlever ces mêmes eschares, qui étaient décollées par la suppuration ; on mettait ainsi à nu le corps papillaire du derme, qui était le siége d'une sécrétion purulente bien accusée. Le pus ne tarda pas à se concréter au contact de l'air et à former ainsi de larges croûtes opaques qui recouvrirent bientôt toute la région enduite de corps gras, tandis que la partie laissée sèche présentait seulement çà et là, sur les bords des raies, quelques croûtes cristallines, jaunâtres, de telle sorte que les deux parties de la région cautérisée offraient un aspect tout différent, et tel, qu'un observateur non prévenu aurait pu croire que le feu avait été mis avec beaucoup plus d'intensité dans la région antérieure, recouverte de corps gras, que dans la postérieure, laissée sèche. Or, nous sommes en mesure, d'affirmer que le feu a été mis avec uniformité, puisque la température des cautères a été mathématiquement déterminée par un appareil spécial.

Vers le quinzième jour, on peut soulever les eschares de la partie

(1) Gourdon, *Chirurgie vétérinaire*, t. I, p. 712.

postérieure et les enlever tout d'une pièce ; elles formaient des bandelettes sèches, comme parcheminées ; elles montraient des sillons blanchâtres sur leurs bords et rosés au centre ; bon nombre de poils, courts et droits, apparaissaient dans chaque sillon, et la peau, située entre les intervalles des raies, présentait une multitude de fines croûtes très-adhérentes.

A la même époque, les croûtes produites par l'application du populéum tenaient encore fortement aux parties sous-jacentes, et quand on parvenait à les détacher, ce qui paraissait produire une assez vive douleur à l'animal, on mettait à nu le derme, rouge, ulcéré en quelques points, ailleurs recouvert d'un suintement purulent. Il y avait donc là une suppuration *sous-crustacée*, qu'on nous passe le mot.

Au trentième jour, les croûtes et les débris d'eschares qu'elles englobaient, peuvent être enlevées par la brosse de pansage. La région recouverte de populéum est enfin cicatrisée, mais les cicatrices laissées par les eschares se sont fusionnées à tel point qu'on ne pourrait pas compter le nombre de raies, il n'y a plus, pour ainsi dire, qu'une seule cicatrice, tandis que dans la région opposée on distingue très-nettement sept cicatrices linéaires. De plus, la partie enduite de corps gras est glabre dans beaucoup de points ; par contre, les poils repoussent fort régulièrement autour des cicatrices siégeant dans la partie abandonnée à elle-même après la cautérisation. Il existe entre ces deux parties une différence d'aspect très-frappante et qui témoigne de l'inconvénient principal que présentent les corps gras.

Conséquemment, l'emploi de ces substances doit être rejeté en l'espèce ; tout au plus peut-on y avoir recours, comme le conseille M. H. Bouley, « pour prévenir le crevassement de la surface de la peau » quand les symptômes inflammatoires se sont dissipés et que les eschares sont en partie éliminées.

Si nous condamnons l'usage des corps gras après l'application du feu, il en est autrement des substances vésicantes, dont l'emploi rationnel peut donner parfois de bons résultats. Nos devanciers, les hippiâtres, avaient du reste l'habitude d'appliquer sur la surface cautérisée, des préparations emplastiques désignées alors sous le nom de *ciroïnes*, probablement parce que la *cire* entrait pour une large proportion, dans leur composition. Ces préparations, trop complexes, sont remplacées aujourd'hui par l'onguent vésicatoire, l'alcool cantharidé ou les différents *feux*, liquides. Nous connaissons beaucoup de vétérinaires qui combinent l'emploi de la cautérisation transcurrente et des vésicants : ils appliquent immédiatement sur la partie cautérisée une couche d'onguent vésicatoire, ou bien ils pratiquent une friction avec un liquide vésicant et résolutif.

Ce procédé mixte peut produire de bons effets, quand la cautérisation par le fer rouge est restée en deçà des limites ordinaires ; on obtient, dans ce cas, une inflammation exsudative assez prononcée sans avoir à redouter des cicatrices bien apparentes ; mais il en est autrement lorsque le vésicatoire, par exemple, est appliqué sur un feu au troisième degré ; dans ce cas, on observe souvent des chutes de peau et, comme conséquence, des cicatrices calleuses et difformes. En somme, il est préférable, à notre avis, de mettre d'emblée le feu au degré voulu plutôt que de chercher à augmenter son action par des applications diverses, dont les effets peuvent varier beaucoup, selon les doses et le degré de pureté des ingrédients qui entrent dans la composition des onguents ou liniments préconisés en pareil cas. Si pourtant on désirait employer ces substances, il faudrait mettre le feu au premier degré et ne pas dépasser cette limite, au delà de laquelle des accidents peuvent se montrer. Telle est notre manière de voir sur cette question. Ceci posé, nous pouvons continuer l'étude des soins consécutifs à l'application du feu.

Lorsque la chute des eschares a eu lieu, les plaies qui peuvent en résulter ont parfois de la tendance à bourgeonner outre mesure ; il convient alors de les saupoudrer avec de l'alun calciné, du sulfate de cuivre pulvérisé, ou d'autres poudres plus ou moins escharotiques. Des lotions astringentes peuvent remplir le même but. L'emploi du bandage ouaté donne, surtout chez les chevaux de luxe, les meilleurs résultats (1). Le plus souvent, de simples soins hygiéniques suffisent pour faire disparaître l'engorgement inflammatoire qui survient au pourtour de la partie cautérisée ; il faut soumettre les animaux à un exercice modéré, les promener au pas, sur un terrain doux ; par ce moyen, on active les résorptions interstitielles et l'on évite la formation de ces engorgements chroniques qui sont la conséquence d'un repos trop complet, d'une stabulation trop prolongée. Ceci nous amène à dire quelques mots sur l'époque à laquelle il convient de remettre au travail les animaux qui ont été soumis à la cautérisation transcurrente.

3° *Époque de la reprise du travail.* — Après la cautérisation par le fer rouge, les animaux doivent être laissés en repos pendant un temps variable, suivant l'intensité du feu, le tempérament des animaux, leur genre de service. Solleysel voulait qu'on laissât en repos pendant vingt-sept jours, le cheval auquel on avait mis le feu ; Lafosse, au contraire, recommandait de mettre en route, le lendemain, un cheval auquel on aurait mis le feu aux quatre membres. Il y a évidemment, de part et d'autre, une exagération dont il faut nous garder. En thèse générale, il est indiqué de laisser en repos pendant huit à dix jours un cheval auquel on a mis le feu ; mais il est évident que les circonstances énumérées précédemment sont de nature à faire varier la durée du temps pendant lequel l'animal opéré doit être laissé en repos. Ainsi, quand le feu a été mis au troisième degré et que l'animal doit être soumis à un travail exigeant, des allures rapides ou des efforts de trac-

____
(1) H. Bouley. (*Note inédite.*)

tion énergiques et répétés, il est prudent d'attendre que les phénomènes inflammatoires se soient complétement dissipés, et que la chute des eschares soit en grande partie terminée. Si le feu a été mis au premier degré et si le sujet ne doit pas effectuer un travail pénible, on pourra se contenter de le laisser en repos pendant cinq ou six jours, surtout s'il paraît être d'un tempérament lymphatique, s'il est peu irritable. D'après cela, on comprend qu'il n'est pas possible d'assigner, pour l'époque de la reprise du travail, un terme applicable à tous les cas.

E. **Accidents de la cautérisation**. — Ils peuvent survenir soit pendant, soit après l'opération.

a. Pendant l'opération. 1° *Section de la peau.*—Cet accident est annoncé par l'écartement des raies et la couleur blanche nacrée du tissu conjonctif sous-cutané, qui se montre au fond du sillon. Il résulte de l'inobservation des règles qui président à l'application du feu, notamment de l'emploi de cautères trop lourds, à tranchant rugueux ou trop mince; il peut être produit encore par l'application de cautères trop chauds, conduits sans ménagement et avec lesquels on exerce une pression trop forte. Énumérer les causes de cet accident, c'est indiquer le moyen d'y remédier. La section de la peau est un accident qui détermine la formation de cicatrices calleuses, témoignant de l'imprévoyance ou de l'inhabileté de l'opérateur.

2° *Hémorrhagie capillaire.*—Parfois des scories, ou matières siliceuses, s'attachent au cautère dont elles rendent le tranchant inégal et rugueux. Dans cet état, celui-ci peut érailler l'eschare déjà produite par de précédentes applications de fer rouge d'où résultent des blessures de quelques artérioles cutanées. On voit alors perler, sur les côtés ou au fond de la raie, une gouttelette de sang, suivie de plusieurs autres ; parfois même tout le sillon tracé avec un cautère dont le tranchant a été mal limé, se remplit de sang. Mais, en général, cet accident ne doit inquiéter en rien l'opérateur, et il suffit, pour y remédier, d'approcher du point qui donne lieu à l'hémorrhagie, un cautère chauffé au rouge. Cependant nous avons vu quelquefois cette hémorrhagie persister pendant plusieurs heures, après la cautérisation.

3° *Excoriations de la surface cautérisée.* — Elles sont produites par un défaut de précaution. Ainsi, quand on applique le feu le même jour sur deux membres, on est exposé à voir se produire des excoriations par suite des mouvements auxquels les animaux se livrent pendant l'opération, ou mieux des frottements de la face externe de l'un des membres cautérisés sur le sol incomplétement garni de paille. Les excoriations peuvent être suivies de cicatrices difformes. Il importe donc de les prévenir en entourant soigneusement la partie de plumasseaux et en fixant le patient très-étroitement pour limiter ses mouvevements le plus possible.

b. Après l'opération. Arrachement des eschares. — Cet accident résulte des morsures que se font les animaux opérés ou des frottements de la partie cautérisée contre les corps environnants ; il peut être l'origine de cicatrices défectueuses. On l'évite aisément en prenant les précautions que nous avons indiquées précédemment.

Destruction de la peau et des parties sous-jacentes. — Ceci résulte d'une cautérisation intempestive pratiquée sans nul souci des règles de l'art, ou par des gens ignorants, qui, pour en imposer au vulgaire, labourent la peau ou la transpercent avec des cautères incandescents. On peut observer ici tout le cortége symptomatique des brûlures graves : chute de peau, des tendons, des ligaments, plaies articulaires, etc.; mais nous ne pensons pas qu'un praticien éclairé commette jamais une faute de cette nature.

§ 2. — Cautérisation en surface.

La cautérisation en surface, encore appelée feu Gaullet, du nom de son inventeur, consiste à recouvrir toute la région malade de larges raies de feu qui se touchent toutes entre elles et ne laissent ainsi aucun intervalle sur la région cautérisée. Gaullet se servait de cautères hastiles plus pesants que les cautères ordinaires et dont le tranchant était remplacé par une *bouche* de 12 à 15 millimètres de largeur, légèrement arrondie sur ses quarres. Ce praticien traçait d'abord, sur la partie malade, une première raie de feu ; puis il en dirigeait une autre *immédiatement* à côté de la première et ainsi de suite jusqu'à ce que toute la surface à cautériser en fût recouverte. « Ces premières lignes sont ensuite croisées transversalement ou obliquement par d'autres lignes qui se touchent aussi entre elles ; enfin, ajoute cet auteur, pour que toute la surface reçoive une impression aussi égale que possible, je brûle toutes les parties qui n'ont pas été touchées, en passant sur les lignes le plat du cautère, qui ne doit plus conserver alors qu'un demi-degré de chaleur (1). Avec un peu de légèreté dans la main et un peu d'habitude de cette opération, on est sûr, d'après Gaullet, de ne pas altérer l'intégrité de la peau. » On acquiert cette habitude, au dire de l'auteur, en ne mettant pas plus de temps pour opérer par cette méthode que par la méthode ordinaire.

Effets. — « Au bout de vingt-quatre heures et quelquefois moins, comme cela se voit, sur les extrémités plutôt que sur le corps, un engorgement inflammatoire se manifeste, la peau se recouvre ensuite de petites vésicules séreuses, semblables à celles produites par l'action des cantharides ; trois semaines environ après la cautérisation, les croûtes, qui ont succédé aux vésicules, commencent à tomber, et l'on aperçoit facilement le poil qui repousse avec sa souplesse et son égalité premières. » Les effets thérapeutiques auraient quelque chose de mer-

---

(1) *Recueil de méd. vét.*, 1828, p. 569.

veilleux ; ainsi, on obtiendrait, par ce moyen, la guérison radicale des entorses, distensions tendineuses, synovites chroniques, etc., etc., sans que l'application du feu laissât aucune cicatrice. M. Gourdon a mis le feu par cette méthode « en passant le cautère une, deux et trois fois sur des surfaces différentes, et au bout de quarante jours, les eschares tenaient encore très-fortement ; elles ne tombèrent que plus tard, dans un temps variable et en laissant des plaies non proportionnées assurément par leur gravité à la faible intensité de la cautérisation produite (1). » Désirant connaître les effets de la cautérisation à la Gaullet, nous avons fait l'expérience suivante. Sur un cheval âgé de six ans, guéri du farcin et conservé comme sujet d'expérience, nous avons appliqué le feu sur la face externe du canon et du tendon antérieur et postérieur droits. Le cautère, chauffé seulement au rouge sombre, a été passé quatre fois dans les raies pratiquées sur le membre antérieur et huit fois sur le membre postérieur. Notons que nos raies se touchaient toutes entre elles et que la bouche de notre cautère présentait 15 millimètres de largeur. Nous nous sommes ainsi conformés rigoureusement au procédé opératoire décrit par Gaullet. On a cautérisé toute la surface externe des régions du canon et du tendon, depuis le genou ou le jarret jusqu'au boulet. L'opération a duré dix minutes pour le membre antérieur et vingt minutes pour le membre postérieur, le sujet étant couché et assujetti convenablement. Les phénomènes consécutifs ont été observés jour par jour.

Sur le membre antérieur, une exsudation tout à fait comparable à celle produite par des frictions de teinture de cantharides est survenue peu à peu ; cinq jours après l'opération, la surface cautérisée était entièrement recouverte de croûtes jaunâtres, très-adhérentes, qui lui donnaient quelque ressemblance avec un tronc de bois recouvert de mousse décolorée. Du 15° au 25° jour les croûtes se détachèrent ; elles étaient complétement tombées le 30° jour et mirent à nu une surface blanchâtre formée par des écailles épidermiques et sur laquelle les poils repoussèrent partout. Sur le canon postérieur, la surface cautérisée est restée à peu près sèche ; l'eschare a été éliminée par la suppuration, dont le corps papillaire du derme est devenu le siége ; toutefois la peau n'a pas été intéressée dans toute son épaisseur. L'eschare s'est détachée avec beaucoup de lenteur et sa chute n'a été complète que trente-sept jours après l'opération. A ce moment, la plaie sous-jacente était aux deux tiers cicatrisée ; le tissu de cicatrice présentait sur ses bords, quelques poils hérissés. Deux mois après la cautérisation, la plaie était enfin fermée, mais la cicatrice était épaisse, calleuse et dénudée dans la majeure partie de son étendue. Cette expérience démontre que dans la cautérisation en surface, il ne

____

(1) J. Gourdon, *Chirurgie vétérinaire*, t. I, p. 728.

faut pas passer le cautère chauffé au rouge sombre, plus de quatre fois sur la même surface.

M. H. Bouley pense que le procédé Gaullet constitue le meilleur moyen d'appliquer le feu sur le grasset, sur la pointe de l'épaule, sur les kystes du garrot, et le docteur Paul Bouley, vétérinaire, à Paris, l'emploie avec un grand succès (1).

Procédé Naudin. — Naudin, vétérinaire militaire, ayant vu M. Perrault, vétérinaire à Bourges, et M. Farine, vétérinaire à Nevers, appliquer le feu par la méthode Gaullet, l'employa à son tour pour le traitement des engorgements chroniques des membres résultant de causes diverses (engorgements tendineux, engorgements consécutifs aux plaies articulaires, etc.), et toujours avec succès. M. Naudin pratique cette opération de la manière suivante. « L'animal est fixé debout, autant que possible, et contenu à l'aide des moyens ordinaires d'assujettissement. Un aide lève un membre de devant, selon le côté à opérer, et on limite l'étendue où le cautère doit agir, en ayant soin de ne pas couper les poils. Le cheval maintenu, l'un des aides, tenant la tête, couvre l'œil du côté où l'on opère et appelle l'attention de l'animal par des caresses. Le cautère employé est celui de Gaullet ; on le chauffe au rouge-rose plutôt qu'au rouge-cerise, et on trace une première raie au milieu même de la surface à cautériser, en allant de haut en bas, sans chercher à suivre une direction rigoureusement droite ; à 3 centimètres environ, on en trace une deuxième et ainsi de suite, de manière à couvrir totalement la partie qui doit être cautérisée. Repassant ensuite une ou deux fois sur chacune des raies, ce qui est subordonné à l'irritabilité du sujet et à l'épaisseur de la peau, dès que des gouttelettes apparaissent, on en provoque la sécrétion abondante en promenant le cautère à la manière objective ; tout cela doit se faire rapidement et avec une main légère. Lorsque la sécrétion séreuse est égale partout et que le milieu des raies présente une teinte grisâtre ou même légèrement jaunâtre, chez les sujets lymphatiques surtout, on tourne le cautère sur son plat et toujours chauffé comme il a été dit ; on le fait voyager sur les espaces compris entre chaque raie, toujours avec rapidité et légèreté, de manière à obtenir la carbonisation des poils et à embrasser toute la surface à cautériser. Jusque-là, l'animal semble éprouver une douleur assez vive, mais, peu à peu, il tombe dans un état plus ou moins complet d'insensibilité et d'immobilité, au point que le plus souvent le tord-nez devient inutile. Pour terminer l'opération, on repasse partout, une deuxième, une troisième fois, rarement une quatrième sur chaque intervalle des raies, selon l'indication, c'est-à-dire jusqu'à ce que l'exsudation séreuse soit générale, en évitant bien de passer de nouveau sur les raies tracées par le cautère. »

____

(1) H. Bouley. (*Note inédite.*)

« En résumé, on juge que l'opération est terminée aux signes suivants :
1° sécrétion séreuse très-abondante accusée par la présence de gouttelettes sur toute la surface ; 2° apparition sur les raies d'une teinte brunâtre tirant sur le jaune sale; 3° soulèvement facile de l'épiderme avec
l'ongle si l'épaisseur de la couche carbonisée des poils permet de le
faire; 4° chaleur tiède, sensible à la main : signe moins sûr que les
précédents. »

«..... Pour cautériser tout le pourtour d'un boulet ou la région tendineuse d'un membre antérieur, on ne met que douze à quinze minutes et vingt au plus. »

D'après Naudin, il se produit, immédiatement après la cautérisation,
une exsudation séreuse qui se ralentit au bout de vingt-quatre heures ;
l'engorgement inflammatoire périphérique est manifeste; « l'eschare se
fendille et laisse suinter un léger mucus.... L'effet qui se produit alors
est à peu près celui de l'onguent vésicatoire, tel qu'on l'observe après
quelques jours d'application, au moment où il commence à se sécher....
Lorsque l'eschare est fendillée par suite du gonflement et que les vésicules séreuses sont détachées, » Naudin enduit toute la surface cautérisée avec le mélange suivant :

℞ Sublimé....................   5 à 6 grammes.
  Alcool......................   q. s. pour faire dissoudre.

Ensuite ce liquide est mélangé avec une cuillerée à bouche d'huile
d'olive. On agite le mélange au moment de s'en servir. « Cette quantité de mélange doit suffire pour trois applications successives de douze
heures en douze heures... Vers le dixième ou le douzième jour, l'in
filtration inflammatoire est à peu près résorbée..... la marche ne paraît plus être gênée. que par la raideur causée par les croûtes. Notons
que jusqu'à cette période il est toujours prudent de maintenir l'animal dans une position telle qu'il ne puisse se mordre ou se frotter....
Vers le quinzième ou le vingtième jour, toutes les croûtes doivent
être tombées, le poil est repoussé uniformément, et ce n'est plus qu'une
affaire de temps pour que les traces de la cautérisation disparaissent
tout à fait, si l'opération a été dirigée méthodiquement. »

Naudin recommande vivement ce mode de cautérisation qui, d'après
lui, aurait été « jusqu'à ce jour mal connu et trop peu apprécié (1). »
Nous avons vu que M. H. Bouley considère ce procédé de cautérisation
comme un des meilleurs pour mettre le feu dans certaines régions.

§ 3. — De la cautérisation en pointes superficielles.

Ce procédé consiste à appliquer le feu en se servant de *cautères* de forme
conique ou olivaire et à pointe plus ou moins mousse.

(1) *Journal des vétérinaires du Midi*, année 1862, p. 350 et 448.

La cautérisation en pointes superficielles est journellement employée à l'école de Lyon. La figure 136 représente le cautère dont nous faisons usage. On voit que la partie cautérisante est une petite masse ayant la forme de deux cônes opposés base à base ; le cône inférieur est arrondi dans toute son étendue et se termine par une pointe mousse d'une largeur moyenne de 2 millimètres environ ; le cône supérieur est fixé à angle droit sur la tige. La longueur de la partie cautérisante, est en moyenne de 5 centimètres ; sa circonférence mesurée dans la partie renflée égale 3 centimètres

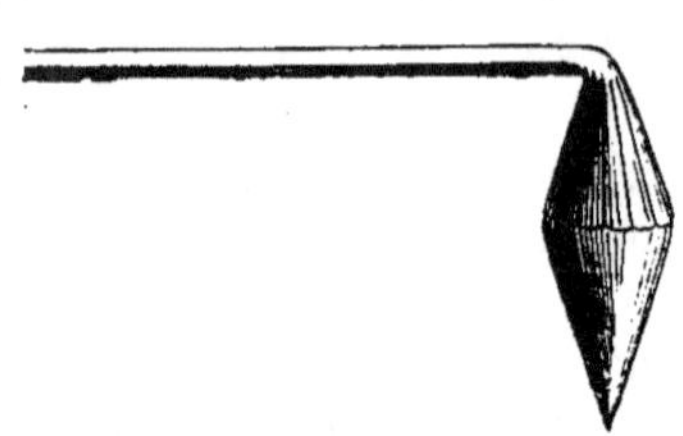

Fig. 136. — *Cautère olivaire.*

environ. Ces dimensions peuvent varier selon les cas, mais en général « la partie cautérisante de ces instruments ne doit pas avoir trop de longueur parce que sa pointe, alors trop rétrécie, se refroidirait trop vite ; et, d'autre part, il ne faut pas non plus qu'elle soit trop courte, de peur que sa masse trop peu volumineuse ne puisse pas servir d'excipient à une suffisante quantité de chaleur (1). »

Le dessin du feu en pointes doit présenter la disposition du quinconce, en observant que toutes les pointes soient exactement placées à la même distance (voy. *fig.* 135, P.). On commence habituellement par disposer les pointes en une ligne verticale divisant la surface à cautériser, en deux parties égales ; puis on trace, à une distance égale à celle qui sépare deux pointes, une deuxième ligne, parallèle à la première, en observant que les pointes qui la composent, ne soient pas placées en regard des premières, mais bien au niveau de l'intervalle de deux pointes et ainsi de suite pour toutes les lignes jusqu'à ce que la surface soit entièrement recouverte. Parfois, quand il s'agit d'appliquer le feu sur une forme, par exemple, on dispose les pointes en rangées horizontales formant un quinconce.

Pour appliquer le feu en pointes, on couche le sujet et on le fixe comme pour la cautérisation transcurrente. Mais ce procédé de cautérisation peut aussi être employé sur l'animal maintenu debout et assujetti dans un travail. Nous avons souvent appliqué le feu de cette manière principalement au pourtour du jarret, et nous sommes en mesure d'affirmer qu'avec un peu d'habitude, on arrive à opérer aussi commodément et aussi sûrement que quand l'animal est abattu. C'est du moins ce qu'une pratique déjà longue nous a démontré. En opérant de la sorte, on évite les accidents qui peuvent se produire au moment de l'abatage et l'on peut se passer des aides nécessaires pour coucher l'animal. Pourtant M. Gourdon dit très-nettement dans son ouvrage sur la chirurgie vétérinaire : « Quant à ceux, maréchaux et

____

(1) H. Bouley, *Dictionnaire de méd. et de chirurgie vét.*, t. III, p. 361.

autres, qui, pour avoir l'air plus habiles, mettent le feu sur l'animal debout, ils prouvent seulement qu'ils n'ont pas l'idée de la condition essentielle de l'opération : sa durée. Obligés de se hâter, d'approcher au hasard le fer de la peau, ils brûlent l'animal, mais ne mettent pas le feu (1).» Cette appréciation nous paraît trop exclusive et, sans vouloir entrer ici dans une discussion que ne comportent pas les limites de cet ouvrage, nous nous bornerons à dire que les nombreuses applications de *feu en pointes* que nous avons faites, nous rendent moins sévères que l'auteur précité et nous autorisent à dire que l'emploi de ce procédé de cautérisation peut avoir lieu avec autant de succès quand le cheval est fixé dans un travail, que lorsqu'il est abattu et assujetti dans cette position.

Les règles de la cautérisation en pointes sont absolument semblables à celles de la cautérisation en raies; conséquemment, nous ne reviendrons pas sur ce sujet; nous nous contenterons de faire remarquer que l'application du feu en pointes exige plus de temps que celle du feu en raies, attendu « que la main doit imprimer au cautère un mouvement saccadé pour le faire sauter successivement d'un point dans un autre, au lieu de le faire glisser d'une seule traite le long d'une raie (H. Bouley). »

L'intensité du feu en pointes varie suivant la distance à laquelle les pointes sont placées et la profondeur qu'elles atteignent.

Ordinairement on dispose les pointes à 10 ou 15 millimètres les unes des autres, et on ne les fait pas pénétrer au delà du derme ; on juge d'ailleurs de l'intensité de la cautérisation par les mêmes signes que ceux qui ont été indiqués à propos du feu en raies. Mais il est fréquemment indiqué d'appliquer le feu plus fortement dans un point que dans un autre, de graduer en un mot la cautérisation suivant la gravité des lésions qu'il s'agit de combattre.

On obtient facilement ce résultat par le mode de cautérisation dont nous parlons, il suffit en effet de rapprocher les pointes les unes des autres au lieu de transpercer la peau ; mais, dans ce dernier cas, les pointes doivent être plus espacées que quand il s'agit de mettre un feu d'une moyenne intensité, afin d'éviter une chute de peau. En somme, nous dirons, avec M. H. Bouley, qu'on peut donner au feu en pointes un plus grand degré de force qu'on ne pourrait l'obtenir avec le feu en raies, sans déterminer la chute de la peau, et approprier ainsi la cautérisation actuelle aux exigences de certains cas où il faut, pour produire une action résolutive complète, faire pénétrer la chaleur à une plus grande profondeur dans les tissus malades (2). Il faut ajouter que les traces de la cautérisation en pointes sont généralement moins visibles, moins disgracieuses que celles de la cautérisation en raies, et

(1) *Élém. de chirur. vétér.*, t. I, p. 697.

2) *Dictionnaire de médecine et de chirurgie vét.*, t. III, p. 362.

enfin qu'il est possible, dans bon nombre de cas, de mettre ce procédé
en usage sur l'animal debout, tandis qu'il est fort difficile ou même
impossible d'agir de la sorte quand on applique le feu en raies. Pour
tous ces motifs, la cautérisation en pointes superficielles est de plus
en plus employée, au moins à Lyon. On la met en usage non-seulement
pour des lésions n'occupant qu'une petite surface, mais encore quand
il s'agit d'appliquer le feu autour d'une articulation. L'opération est
fort longue, il est vrai, mais les bons résultats qu'on en obtient com-
pensent largement cet inconvénient.

On applique quelquefois le feu par une sorte de procédé mixte
qui consiste à tracer des raies un peu plus espacées que dans les
conditions ordinaires; puis on dispose, dans les intervalles, des séries de
pointes placées en quinconce.

§ 4. — Du feu en raies courtes et interrompues.

Prangé, vétérinaire à Paris, a préconisé, en 1852, un procédé de
cautérisation ayant pour but de diminuer les traces du feu.

Pour appliquer le feu par ce procédé, « on se sert d'un cautère cunéiforme, étroit et convexe, de lame d'un volume moitié moindre de celui
du cautère ordinaire. » On trace une série de raies longitudinales
de 2 centimètres de longueur, que l'on dispose en quinconce. Nous
n'avons jamais employé ni vu employer ce procédé de cautérisation.
Pourtant nous pensons que les cicatrices qu'il détermine doivent
être plus apparentes que celles de la cautérisation en pointes superficielles ; d'un autre côté, comme l'application du feu en pointes permet
de faire pénétrer la chaleur à une plus grande profondeur et qu'il est
possible, par ce procédé, de graduer pour ainsi dire la cautérisation
proportionnellement aux lésions qu'il s'agit de combattre, il nous
paraît préférable d'avoir recours à la cautérisation en pointes superficielles plutôt qu'à l'application du feu en raies courtes et interrompues.

§ 5. — De la cautérisation par des corps en ignition.

Ce procédé de cautérisation consiste à faire brûler, sur le tégument
cutané, diverses matières afin de produire une révulsion ou une déri-
vation plus ou moins intense. Parmi les matières combustibles employées pour cet usage, il en est de solides et de liquides. Or, la cautérisation avec des matières solides inflammables est généralement
désignée sous le nom de *moxa*.

1. Les moxas sont peu employés en médecine vétérinaire, attendu qu'il
est très-facile de les remplacer par l'application pure et simple du
cautère actuel.

Plusieurs procédés ont été conseillés pour l'application des moxas;

nous nous contenterons de reproduire celui qui a été décrit par
M. Bouley. « Pour appliquer des moxas, dit cet auteur, on peut se
servir d'un faisceau de filaments d'étoupes dont on fait une espèce de
tente modérément serrée ; on enroule autour d'une de ses extrémités
un fil de laiton, qui doit servir à la maintenir fixée sur place ; puis, les
poils étant coupés, on applique cette tente par cette extrémité sur la
partie que l'on se propose de cautériser ; on allume l'autre et l'on
active la combustion à l'aide d'un soufflet (1). » On voit que l'application des moxas ne laisse pas que d'être compliquée ; pourtant leurs
effets thérapeutiques ne sont point différents de ceux de la cautérisation ordinaire. Il sera donc toujours préférable d'avoir recours à
celle-ci.

2. On peut pratiquer la cautérisation à l'aide de liquides inflammables, tels que l'éther, l'alcool, l'essence de térébenthine, le sulfure de
carbone, mais ce procédé expose à des dangers. — Prévot, qui l'a conseillé, lui avait donné le nom de *cautérisation incendiaire*. — Ce praticien en avait obtenu, paraît-il, de bons résultats, comme résolutif,
et surtout à titre de révulsif.

Pour mettre en usage ce procédé de cautérisation, on frictionne la
surface à cautériser avec le liquide, puis on enflamme celui-ci.
Il importe d'étouffer rapidement les flammes, au bout de dix à quinze
secondes, avec une couverture de laine préparée à cet effet. M. Bouley
conseille ce mode de cautérisation pour le traitement des maladies
thoraciques et abdominales, des paraplégies et des paralysies locales,
de la faiblesse lombaire, des boiteries par causes occultes de la
partie supérieure des membres, enfin dans les maladies anciennes.

§ 6. — De la cautérisation par des liquides chauds.

Plusieurs liquides peuvent être employés pour cautériser une région, les huiles grasses, l'eau, le vinaigre, les solutions salines, portées
à la température de l'ébullition, ont été conseillés dans ce but. On
devine que l'eau bouillante est employée de préférence. La cautérisation par des liquides bouillants produit des effets révulsifs et énergiques ; aussi a-t-elle été recommandée pour le traitement des maladies
de poitrine, des paralysies diverses, etc. On peut appliquer les liquides
bouillants, soit à l'aide d'un tampon d'étoupes, soit au moyen du
marteau de Mayor.

Le marteau de *Mayor*, ainsi nommé parce qu'il a été préconisé par
Mayor, chirurgien de Lausanne, consiste tout simplement en un
marteau de fer ou de tout autre métal, qu'on plonge dans l'eau bouillante, pendant cinq à six minutes environ, pour qu'il acquière la température du liquide ; après quoi, on l'applique immédiatement sur le

(1) *Dictionnaire de méd. et de chirurgie vét.*, t. III, p. 364.

tégument cutané avec lequel on le laisse en contact pendant quelques secondes. On conçoit que les effets de ce mode de cautérisation doivent être plus ou moins prononcés, suivant la température du liquide dans lequel le marteau est plongé. Dès lors, on peut, en employant divers liquides tels que les solutions salines dont le point d'ébullition est plus élevé que celui de l'eau ordinaire, obtenir des effets révulsifs plus intenses.

Pour étudier les effets de la cautérisation, suivant les liquides employés, M. Gourdon a fait quelques expériences sur les chevaux. Il s'est servi, « comme marteau, d'un cautère nummulaire-ovalaire, de 7 et 9 centimètres dans son petit et son grand diamètre; l'instrument était maintenu sept à huit minutes dans le liquide bouillant et appliqué sur la partie qui avait été auparavant recouverte d'un linge de fil mouillé dans l'eau tiède. » Il a obtenu les résultats suivants :

1° *Eau bouillante* (100°). — Sur une peau fine et souple, on ne produit une véritable vésication qu'en appliquant le marteau pendant quinze à vingt secondes. Au delà, on détermine l'escharification. « Quand la peau est épaisse et dure, on n'obtient à aucun degré les « ampoules caractéristiques de la vésication et seulement des eschares « très-lentes à se former. »

2° *Solution de sel marin* (108°). — Effets analogues, mais plus marqués. Engorgement limité de la partie; phlyctènes par l'application du cautère pendant quinze à vingt secondes. Un contact plus prolongé détermine l'escharification.

3° *Solution de carbonate potassique* (135°). — « Le métal chauffé à cette température, produit une vésication énergique, quand il est appliqué seulement pendant cinq secondes. Maintenu pendant dix secondes, il produit une eschare d'une certaine épaisseur et une plaie pouvant encore se cicatriser, mais au delà on n'a plus de vésication et seulement une brûlure intense à la suite de laquelle reste une cicatrice qui ne disparaît plus (1). »

§ 7. — Cautérisation objective ou par rayonnement.

Ce procédé de cautérisation consiste à approcher de la surface à cautériser, un cautère chauffé au rouge, afin de faire pénétrer dans les tissus une certaine quantité de chaleur. On lui a encore donné le nom de *cautérisation par approche*. La cautérisation objective a été employée de tout temps; mais c'est à Mercier, d'Évreux, que l'on doit de connaître les règles de cette opération. Ce praticien se servait d'un cautère de forme carrée, ovalaire ou circulaire, d'un diamètre de 20 millimètres environ et d'une épaisseur de 3 millimètres, dont la face inférieure, qui était mise en regard des tissus, était dépolie pour

(1) J. Gourdon, *Élém. de chir. vét.*, t. I, p. 757.

rendre le rayonnement de la chaleur plus considérable, tandis que la
supérieure était lisse et bien brillante pour diminuer les déperditions
de la chaleur par rayonnement. Il importe de couper les poils au ras ;
puis l'animal est abattu et fixé convenablement. Les cautères doivent
être chauffés au charbon de bois pour éviter leur encrassement qui
s'opposerait, dans une certaine mesure, au rayonnement calorifique ; il
importe de les chauffer seulement au rouge sombre en commençant
l'opération, puis d'élever graduellement leur température jusqu'au
rouge-cerise sans dépasser cette limite, au delà de laquelle la peau
serait entièrement transformée en eschare. Le cautère doit être pro-
mené à une certaine distance de la surface tégumentaire, qui ne doit
pas être moindre de 4 millimètres ; on devine que cette distance doit
être d'autant plus grande que le cautère est plus chaud.

« Quand les poils se carbonisent vivement en produisant une fumée
épaisse, c'est un signe que le cautère est trop chaud ou qu'il est pro-
mené trop près de la surface. La carbonisation des poils doit être
évitée, ils ne doivent jamais être plus que roussis. » (Mercier, *Recueil
vét.*, 1843.)

L'opération touche à sa fin, quand l'épiderme s'enlève facilement et
que la surface cautérisée, en même temps qu'elle semble présenter
plus d'épaisseur, laisse suinter de petites gouttelettes séreuses. Ce
mode de cautérisation offre l'avantage de ne pas laisser de traces, mais
ceci ne saurait compenser les inconvénients qu'il présente, notamment
le danger imminent d'une chute de peau pour peu que l'opérateur
dépasse le but à atteindre ; d'un autre côté, il résulte d'expériences
comparatives faites par M. Bouley, que la cautérisation transcurrente
agit plus énergiquement que la cautérisation objective, attendu que la
première agit non-seulement par le rayonnement de la chaleur, mais
encore par la pénétration directe de la chaleur produite par le contact du cautère sur la peau. Toutefois, la cautérisation par approche
trouve son emploi à titre de moyen complémentaire de la cautérisation ordinaire ; on peut également y avoir recours, à l'exemple de
Gohier et de Gaullet, pour le traitement des plaies anciennes, de cicatrisation difficile.

Notons maintenant que quelques années avant que Mercier fît connaître son procédé, Laux avait eu l'idée de pratiquer la cautérisation
par approche en plusieurs temps successifs, au lieu d'achever l'opération en une seule séance, comme le faisait Mercier. Par ce moyen, on
évite les accidents qui peuvent survenir après la cautérisation objective ;
mais, comme le fait remarquer M. H. Bouley, le feu ainsi appliqué
n'agit guère qu'à la manière des applications vésicantes répétées, il
serait insuffisant pour déterminer la résolution des tumeurs articulaires chroniques.

M. Peyrouze, vétérinaire militaire, a fait connaître un nouveau
procédé de cautérisation objective (*Mémoire couronné par la Société*

centrale vétérinaire de Paris, Concours de 1874), qui lui a donné des résultats extrêmement favorables. C'est ainsi que par l'emploi du *feu objectif*, selon le procédé Peyrouze, on obtient tous les effets thérapeutiques de la cautérisation par le fer rouge sans que l'opération laisse aucune trace. « Un grand nombre de chevaux réformés ont pu être vendus après avoir subi le feu de cette manière, même plusieurs fois, sans en porter aucune trace. » (Peyrouze.)

Procédé Peyrouze. — On se sert d'un cautère en pointe, mesurant 28 millimètres à sa base sur 6 centimètres de hauteur, mais qui conserve la forme cylindrique dans l'étendue de 4 centimètres, en sorte que la partie conique en mesure 2.

L'animal est ordinairement assujetti debout ; si les poils sont longs, on les coupe au ras.

Le cautère étant chauffé au rouge sombre, l'opérateur trace avec cet instrument un dessin, suivant le mode habituel pour la cautérisation, avec espacement de 15 à 20 millimètres, en ayant le soin de ne toucher à la peau qu'une ou deux fois au plus, juste assez pour que l'empreinte du cautère y reste ; puis on approche cet instrument de la région à cautériser, en le tenant horizontalement à 1 ou 2 centimètres des poils qui ne doivent pas être carbonisés, « et on le mène dans le sens des lignes ponctuées, pas plus vite que lorsqu'on fait glisser un cautère cultellaire dans le sillon qu'il a tracé à la surface de l'épiderme. Si le cautère est porté aux températures des rouges-cerise et clair, il faut le tenir plus éloigné de la peau, en position oblique ou perpendiculaire, afin de diminuer l'intensité de son rayonnnement. Ainsi conduite, l'opération doit durer longtemps, afin que la chaleur pénètre lentement dans les tissus. »

« Les signes à l'aide desquels on peut reconnaître les degrés de la cautérisation sont les suivants :

« Augmentation d'épaisseur et plus grande tension de la peau.

« Après une demi-heure, le doigt passé entre les empreintes laissées par le cautère porte sur sa pulpe une couche farineuse humide, un peu pâteuse.

« Les poils et l'épiderme tiennent encore ; mais l'épiderme est facile à détacher par le grattage de l'ongle ; ce qu'il faut éviter, du reste, parce que la place dénudée laisse immédiatement suinter de la sérosité qui peut tromper, par son abondance, sur l'intensité actuelle du feu.

« Les signes de la fin de l'opération sont : l'épaissseur considérablement accrue de la peau ; sa température élevée, très-sensible à la main ; au toucher, sa surface donne une sensation d'humidité et une matière grasse, onctueuse, pâteuse ou fluide et d'une couleur noirâtre, s'attache à la pulpe des doigts. Enfin on voit de petites gouttelettes de liquide sourdre entre les poils. C'est là le signe que le feu est suffisamment intense (1). »

§ 8. — De la cautérisation superficielle médiate.

Ce procédé consiste à appliquer le feu en interposant entre la surface à cautériser et le cautère, soit un morceau de peau de gant, soit une couenne de lard. Leblanc père conseillait en outre de se servir d'une sorte de cautère à roulette que l'on faisait glisser plus ou moins rapidement sur la région malade, préalablement recouverte d'une couenne de lard. L'emploi de ce cautère était particulièrement indiqué quand on se proposait de combattre une ophthalmie chronique. De nos jours on a entièrement renoncé à ce mode de cautérisation, qui n'offre aucun avantage sur les procédés ordinaires et présente par contre de graves inconvénients que Renault a fait connaître dès 1829. Ainsi, il est fort difficile de reconnaître à quel moment il convient d'arrêter l'opération, car les signes qui indiquent une cautérisation suffisante n'apparaissent que d'une manière très-irrégulière, et les chutes de peau sont fréquentes. Pour ces motifs, ce procédé de cautérisation est abandonné.

§ 9. — Cautérisation pénétrante.

On appelle ainsi un mode particulier de cautérisation qui consiste à traverser la peau avec le cautère qu'on fait pénétrer ainsi plus ou moins profondément dans les tissus sous-jacents.

Il y a lieu de distinguer ici, à l'exemple de M. H. Bouley, une cautérisation pénétrante rapide, caractérisée « par la brièveté du temps pendant lequel les rapports du cautère sont maintenus avec les tissus,» et une cautérisation inhérente (de *in hærere*, s'attacher à), parce que dans ce cas « l'instrument cautérisant reste comme *attaché* aux tissus jusqu'à ce qu'il leur ait communiqué une grande partie de sa chaleur (2). »

A. — CAUTÉRISATION PÉNÉTRANTE RAPIDE.

Cette méthode de cautérisation peut être mise en usage par plusieurs procédés que nous allons examiner.

1° *Procédé Leblanc.* — Ce praticien conseillait de « traverser complétement la peau avec des cautères à pointe très-effilée (d'une demi-ligne à une ligne de diamètre dans la partie qui doit pénétrer dans les tissus) et à atteindre même le tissu cellulaire sous-cutané.... Le feu appliqué de cette manière laisse autant de véritables cicatrices

(1) Rapport de M. H. Bouley sur le concours de chirurgie de 1874. — *Recueil de méd. vét.*, 1875, p. 1193.

(2) H. Bouley, *Dictionnaire de méd. et de chirurgie vét.*, art. CAUTÉRISATION, p. 377.

à la peau et au tissu cellulaire qu'il y a eu de pointes de feu. Ce sont précisément ces cicatrices multipliées et très-rapprochées, qui sont suivies d'un bon effet.... Cette manière d'appliquer le feu n'est, du reste, dangereuse en aucune manière, même pour les chevaux les plus irritables ; il m'a même paru que les animaux supportaient plus facilement cette espèce de feu que la cautérisation transparente ordinaire.... Les pointes de feu, quoique très-rapprochées, laissent après elles des traces beaucoup moins apparentes que celles du feu ordinaire.... L'action du feu en pointes profondes doit être secondée par plusieurs onctions d'onguent vésicatoire, faites à des intervalles éloignés.... J'ai appliqué des vésicatoires jusqu'à cinq fois sur la même région (1).

Ce procédé de cautérisation a été principalement préconisé par Leblanc père, pour le traitement des vessigons, des molettes et des tumeurs osseuses.

Procédé Bianchi. — Ce procédé n'est autre chose qu'une modification de celui d'Urbain Leblanc, dont il dérive ; son auteur, vétérinaire à Bourg, a fait connaître, en 1865, dans le *Journal de l'École de Lyon*, les bons résultats qu'il avait obtenus de la cautérisation en pointes fines et pénétrantes, pour le traitement des molettes anciennes, compliquées de boiterie et dans un cas d'engorgement chronique du boulet. Ce praticien a employé pour son premier essai, des aiguilles à tricoter chauffées au rouge, avec lesquelles il traversait sans trop de ménagements, — vu la difficulté qu'on éprouve à manier des instruments aussi exigus et presque incandescents, — la peau et les tissus sous-jacents. Plus tard, encouragé par le succès qui avait couronné cette première tentative, M. Bianchi, pour remplacer les aiguilles à tricoter dont l'emploi était incommode, eut l'idée « de faire des cautères olivaires en acier et de détacher de la pointe une aiguille du diamètre d'une aiguille à tricoter, longue de 2 centimètres. » Parmi les cas rapportés par M. Bianchi, il en est un dans lequel il s'agit d'un cheval affecté « d'une grosse molette double du membre postérieur droit, compliquée d'engorgement de la partie correspondante des tendons fléchisseurs et donnant lieu à une boiterie intense. Les aiguilles rougies, enfoncées *une seule fois* sur toute la surface tuméfiée, à une profondeur de *un* à *deux* centimètres et à une distance d'un centimètre environ, ont produit une inflammation considérable qui a commencé à diminuer le huitième jour. Quinze jours après l'opération, l'animal travaillait sans boiter » Quelque temps après, il n'existait plus de trace ni de la molette ni du feu. Nous avons employé maintes fois ce procédé de cautérisation. Nous nous servons d'un cautère olivaire dont la partie terminale est en forme d'aiguille (*fig.* 137). La longueur de cette aiguille peut varier de 1 à 3 centimètres, sui-

(1) *Journal des progrès des sciences zooiatriques*, 1836, p. 369 et suiv.

vant les cas. L'animal est assujetti comme pour la cautérisation ordinaire ; toutefois, vu le peu de durée de l'opération, on peut, sans inconvénient, opérer sur le sujet fixé debout, dans un travail par exemple,
comme nous l'avons fait souvent. Les cautères sont chauffés au
rouge-cerise ; on les enfonce d'emblée dans la peau de manière à
traverser celle-ci de part en part pour faire pénétrer l'aiguille dans les tissus sous-jacents ;
puis, on se contente de toucher pour ainsi dire
les parties malades avec l'aiguille chauffée au
rouge, en évitant de prolonger son contact avec
les tissus.

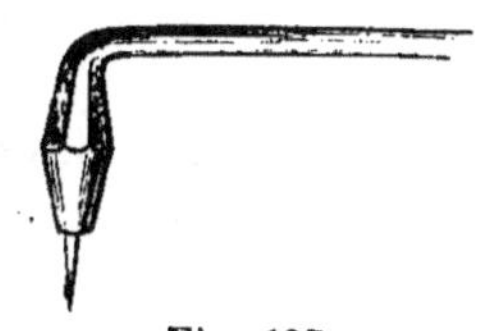

Fig. 137.
Cautère à aiguille.

On peut enfoncer les aiguilles deux ou trois
fois, jamais plus, dans les mêmes points, mais
dans ce cas, on ne doit pas agir coup sur coup, il faut, comme dans
la cautérisation ordinaire, laisser s'écouler un certain temps entre
deux applications de cautère. On doit éviter également d'appuyer
trop fortement avec le cautère, sans cela les eschares circulaires qu'il
détermine peuvent être suivies de cicatrices indélébiles.

Le dessin du feu est semblable à celui de la cautérisation superficielle, et les pointes seront plus ou moins rapprochées suivant la gravité
des lésions qu'il s'agit de combattre.

Ce procédé de cautérisation nous a donné d'excellents résultats
pour le traitement des molettes tendineuses indurées, des engorgements
tendineux et des éparvins. A l'exemple de bon nombre de praticiens,
de M. Abadie, notamment, nous le recommandons vivement à nos
confrères. Ajoutons que, quand il est employé avec ménagement et en
se conformant aux préceptes que nous avons exposés, il ne survient
aucun accident, et les traces du feu sont à peine visibles. Remarquons toutefois que nous n'avons essayé ce procédé de cautérisation
ni contre les molettes articulaires ni contre les vessigons articulaires, nous ne pouvons donc rien en dire pour ces cas particuliers.
Il est sans doute prudent de ne pas pénétrer dans les cavités articulaires avec des aiguilles chauffées au rouge, bien que la pratique de
l'acupuncture témoigne de l'innocuité de l'implantation d'aiguilles
dans les articulations.

B. — DE LA CAUTÉRISATION INHÉRENTE.

La cautérisation inhérente, dit **M. H. Bouley**, est celle que l'on
pratique en maintenant les cautères chauffés à blanc, en contact prolongé avec les tissus de manière à en produire la désorganisation plus
ou moins profonde, suivant les indications.

« Il y a deux manières d'exécuter cette opération : tantôt le cautère est mis en rapport avec la surface des tissus ; tantôt il est plongé

dans leur profondeur à des distances plus ou moins rapprochées suivant le but qu'on se propose d'atteindre. »

1° *De la cautérisation inhérente en surface.* — « Les instruments qui conviennent pour ce mode de cautérisation sont les cautères sphériques, olivaires, nummulaires, annulaires et cultellaires. On fait agir ces derniers par leurs faces latérales et antérieure. Leur volume doit être proportionné à la superficie des parties sur lesquelles il est nécessaire que le calorique exerce son action désorganisatrice. Après les avoir fait chauffer au rouge blanc, on les applique en pressant d'une main ferme à la surface des tissus à cautériser et on les y maintient à demeure, pendant 15, 20, 30 et 40 secondes, suivant la densité normale ou anormale plus ou moins grande de ces tissus. — Si la partie à cautériser présente une plus grande étendue que celle que la surface du cautère peut embrasser, il est préférable, plutôt que de promener l'instrument sur la partie, de l'enlever du premier point où il a exercé son action et d'appliquer immédiatement à côté un cautère nouveau chauffé au même degré et successivement ainsi jusqu'à ce que toute la surface malade soit transformée en eschares partout d'égale épaisseur. Si une seule application n'est pas suffisante, on la répète une, deux, trois ou quatre fois, suivant qu'il paraît nécessaire. L'action du cautère est ainsi partout régulière et uniforme. »

« *Indications.* — Ulcères superficiels de la peau et du tissu cellulaire ; plaies réfractaires à la cicatrisation ; plaies consécutives à l'extirpation de fics, de verrues, de tumeurs cancéreuses, mélaniques, fibreuses ; plaies gangreneuses ; plaies consécutives à l'ouverture d'abcès chroniques, au débridement de fistules entretenues par la carie des os, des tendons ou des ligaments, ou à quelques amputations, etc. (1). »

2° *De la cautérisation inhérente profonde.* — Elle se pratique avec des cautères coniques incandescents que l'on plonge et qu'on laisse s'éteindre en partie, dans l'épaisseur des tissus, à une plus ou moins grande profondeur et à des distances plus ou moins rapprochées, suivant l'étendue de la désorganisation qu'il est indiqué de produire.

« *Indications.* — Tumeurs charbonneuses, gangreneuses, farcineuses ; morsures d'animaux enragés ou venimeux ; infiltrations purulentes de la peau et du tissu cellulaire ; carie des os, des tendons, des cartilages, des ligaments ; carie dentaire ; tumeurs indurées ou cancéreuses ; fongus, végétations polypeuses (2) ».

Renault conseillait la cautérisation en pointes fines et pénétrantes pour le traitement des plaies dites d'*été* et de celles qui sont consécutives à l'éruption de la gourme maligne chez le cheval. — Voici, dit

---

(1) H. Bouley, *Dictionnaire de méd. et de chir. vét.*, art. CAUTÉRISATION, p. 385.
(2) *Ibid.*

M. H. Bouley, comment cette cautérisation doit être pratiquée :
« Étant donnée une plaie de cette nature, l'opérateur armé d'un
cautère incandescent, en cône acéré, dispose une première série de
pointes profondes, toutes tangentes les unes aux autres, sur les
marges de cette plaie, en empiétant même sur le tissu de la peau,
si sa trame est déjà infiltrée de pus ; il trace, en dedans de cette
première série excentrique, un second cercle de pointes pénétrantes
toutes tangentes entre elles et aux premières ; puis, au dedans de
ce second cercle, un troisième ; et successivement ainsi jusqu'à ce
que toute la surface de la plaie ulcéreuse soit creusée d'une multitude d'alvéoles profondes et confluentes. Cela fait, le cautère toujours incandescent est réappliqué successivement, de la circonférence
au centre, dans chacune de ces alvéoles, et l'opération n'est terminée
que lorsque la pression de l'instrument ne fait plus sourdre le pus
autour de lui et ne s'accompagne plus du bruissement particulier
qui caractérise la présence d'un liquide dans les tissus que le feu
atteint (1). »

M. H. Bouley a obtenu de très-bons résultats par l'emploi de ce procédé de cautérisation.

§ 10. — De la cautérisation sous-cutanée.

De Nanzio, ancien directeur de l'école vétérinaire de Naples, a
préconisé, en 1836, un procédé de cautérisation consistant à appliquer
des pointes de feu directement sur les muscles préalablement mis
à nu, par une incision intéressant toute l'épaisseur du tégument cutané. On a appelé ce genre de cautérisation, *feu sous-cutané, cautérisation inhérente sous-cutanée, feu de Nanzio*, pour rappeler le nom de celui
qui l'a préconisé. Remarquons toutefois que Solleysel, Ruini, Bourgelat ont mentionné ce procédé opératoire dans leurs écrits.

Indications. — Le feu sous-cutané a été chaudement recommandé
pour le traitement des boiteries anciennes de l'épaule ou de la cuisse.
— C'est un moyen énergique sans doute, mais on se tromperait si,
jugeant d'après quelques cas heureux, on le considérait comme un
remède infaillible. Il est vrai qu'on peut toujours attribuer les insuccès
à des erreurs de diagnostic, mais ce motif n'a aucune valeur, attendu
que, dans bon nombre de cas, il est impossible de déterminer avec
certitude le siége d'une claudication ; conséquemment, invoquer une
erreur de diagnostic en pareille matière, c'est parler d'une chose qu'on
ne saurait démontrer du moins dans beaucoup de cas.

Plusieurs observateurs parmi lesquels nous citerons de Nanzio (2),

(1) H. Bouley, *Dictionnaire de méd. et de chir. vét.*, art. CAUTÉRISATION, p. 386.
(2) *Mém. de la Société vétér. du Calvados et de la Manche.* 1837, t. III, p. 197.

Bouley jeune (1), Viramond (2), Rousseau (3), Carrier (4), M. Rey (5), M. Mauri (6), ont publié des faits qui témoignent de l'efficacité de la cautérisation sous-cutanée pour le traitement des boiteries anciennes de l'épaule ou de la cuisse.

Manuel opératoire. — On fixe l'animal comme pour la cautérisation ordinaire. Viramond, de Narbonne, conseillait d'opérer sur l'animal maintenu debout, les morailles étant appliquées et le membre opposé à celui sur lequel on pratique la cautérisation convenablement relevé. M. Rey préfère opérer sur le cheval couché.

Les instruments dont on se sert consistent en deux bistouris dont un convexe, et l'autre droit, deux érignes plates, une paire de pinces à dents de souris, une paire de ciseaux droits ou courbes, et un cautère olivaire ordinaire. Nous diviserons cette opération en trois temps.

Premier Temps. — *Recherche des points de repère, longueur et direction de l'incision, manière de pratiquer celle-ci.* — L'opérateur pratique au niveau de l'articulation de l'épaule ou de la cuisse une incision intéressant toute l'épaisseur de la peau. Il importe que cette incision soit exactement située dans le plan médian de l'une ou de l'autre de ces articulations. Pour cela, on doit rechercher les points de repère formés par les saillies osseuses, propres à chacune des jointures précitées. C'est ainsi que pour l'articulation scapulo-humérale, l'incision, pour être bien située, devra passer entre les deux saillies du trochiter (sommet et convexité) ; pour l'articulation coxo-fémorale, entre le sommet et la convexité du trochanter. Chez les animaux gras, la détermination de ces points de repère est fort difficile et quelquefois même impossible ; il faut alors imprimer à l'extrémité quelques mouvements, en ayant le soin d'appliquer la main au niveau de l'articulation dont on se propose de cautériser les muscles environnants. Quelques coups de ciseaux sur les poils marqueront le point central par lequel devra passer l'incision. Cette précaution est toujours bonne à prendre, car il ne faut pas oublier que quand les animaux sont couchés, les rapports de la peau avec les tissus sous-jacents sont changés. La direction et la longueur qu'il convient de donner à celle-ci varient ; ainsi Viramond pratiquait une incision perpendiculaire de trois pouces et demi de long (environ 10 centimètres) ; M. le professeur Rey fait une incision de 10 à 15 centimètres de long, dans la direction des poils. Cette manière de procéder est généra-

(1) *Recueil de médecine vétérinaire.* 1837, t. XIV, p. 552.
(2) *Journal des vét. du midi.* 1840, t. III, p. 16.
(3) *Mémoires de la Société vét. de l'Hérault.* 1839, 1re série, p. 60.
(4) *Journal des vét. du midi.* 1847, t. X, p. 217.
(5) *Journal de méd. vét. de Lyon.* 1847, t. III, p. 489.
(6) *Journal des vét. du midi.* 1866, p. 441.

lement adoptée. Pour pratiquer cette incision, l'opérateur se place
en avant de l'épaule ou en arrière de la fesse, suivant les cas, et d'une
main, il tend la peau au niveau de la marque faite avec les ciseaux,
tandis que de la main opposée, armée du bistouri convexe, tenu en
première position, il divise le tégument en évitant d'intéresser les
plans musculaires sous-jacents.

Remarquons toutefois que pour les boiteries de l'épaule, Rousseau
pratiquait l'incision de la peau à trois travers de doigt au-dessous et
en avant de l'articulation scapulo-humérale, dans l'épaisseur des
muscles mastoïdo-huméral et coraco-radial. Il a obtenu ainsi cinq
fois la guérison de boiteries anciennes de l'épaule.

Deuxième Temps. — Dissection des lambeaux. — A l'aide du bistouri
droit et des pinces à dents de souris, on dissèque les bords de l'incision
de manière à former deux lambeaux qu'on écarte au moyen d'érignes
plates, confiées à un ou deux aides, afin de bien découvrir l'aponévrose et les muscles dans lesquels le cautère va pénétrer. De Nanzio
recommandait de recouvrir les lambeaux cutanés avec des linges
mouillés afin de les préserver de l'action de la chaleur rayonnante.

Troisième Temps. — Cautérisation. — La profondeur à laquelle il convient de faire pénétrer le cautère a varié suivant les opérateurs. De
Nanzio employait un cautère à bouton, émoussé, avec lequel il appliquait trois ou quatre boutons sur l'articulation en « ayant la précaution de mettre de temps en temps le doigt dans le fond de la
plaie, pour sentir jusqu'à quelle profondeur on est arrivé, afin de ne
pas ouvrir l'articulation (1). » Ce danger est quelque peu imagi-
naire, vu l'épaisseur des plans musculaires qui entourent les articulations scapulo-humérale et coxo-fémorale, mais cela indique au moins,
que de Nanzio faisait pénétrer le cautère, profondément. Viramond prescrit de se servir d'un cautère à pointe émoussée, chauffé
« jusqu'au rouge pâle » et de le faire pénétrer seulement à une profondeur « d'une ligne ou une ligne et un quart ». Ce praticien appliquait quatre ou cinq boutons de feu en rond, savoir : un sur le point
le plus central et les trois ou quatre autres disposés avec symétrie
autour des premiers. » M. Rey applique « avec un cautère olivaire
dans l'aponévrose sous-cutanée, trois à six boutons de feu, disposés
en ligne droite à la profondeur de 2 centimètres. Il faut revenir
cinq à six fois dans chaque trou fait par le cautère et l'opération est
terminée. » En résumé, il faut employer, pour ce mode d'application du feu, des cautères olivaires, semblables à ceux mis en usage
pour la cautérisation en pointes superficielles. Il convient également de
ne pas chauffer ces cautères au delà du rouge-cerise et de les implanter à une profondeur calculée, autant que le tact du praticien per-

---

(1) H. Bouley, *Dictionnaire de méd. et de chir. vét.*, t. III, art. CAUTÉRISATION, p. 881.

met de le faire, d'après la gravité ou l'ancienneté du mal. On ne saurait, à cet égard, indiquer des limites applicables à tous les cas ; tout ce qu'on peut dire, c'est qu'il ne faut pas traverser les muscles et atteindre les surfaces articulaires ; de même qu'on ne saurait déterminer avec quelque précision le nombre de fois qu'il convient de réappliquer le cautère dans chaque trou, attendu qu'il y a là, comme pour la cautérisation ordinaire, une question de tact qui échappe à tout calcul. Nous dirons cependant que, chez les animaux gras, il faut se rappeler, comme le fait judicieusement remarquer M. H. Bouley, que la chaleur fait entrer la graisse en fusion et qu'il faut tenir compte de l'influence désorganisatrice qu'exerce sur les tissus cette graisse bouillante.

Soins consécutifs. — *Avantages.* — *Inconvénients.* — Ils sont des plus simples et consistent dans des soins de propreté, des lotions avec de l'eau fraîche pure ou additionnée d'extrait de saturne, ou mélangée de vin aromatique ; on a le soin de recouvrir la plaie d'étoupes hachées. La suppuration est d'abord abondante, la plaie est hideuse, mais, au fur et à mesure que le temps s'écoule, les choses changent de face, la plaie se régularise, le pus devient homogène ; il ne renferme plus de débris d'eschares, et finalement la cautérisation sous-cutanée ne laisse plus qu'une cicatrice linéaire fort peu apparente, du moins dans quelques cas, et qui ne ressemble en rien aux cicatrices laissées par la cautérisation ordinaire. C'est là, du reste, un dés principaux avantages de ce mode de cautérisation. On a signalé, après l'opération dont il s'agit, des accidents gangreneux qu'il a été possible toutefois d'arrêter dans leur marche envahissante ; on a parlé aussi de décollements, ou fusées purulentes, dans les muscles. Nous n'avons jamais observé ces accidents, bien que nous ayons vu employer quelquefois le feu sous-cutané pour le traitement de certaines boiteries très-rebelles ; mais nous avons constaté, une fois, une cicatrice des plus apparentes, calleuse et irrégulière.

ART. II. — DE LA CAUTÉRISATION TRANSCURRENTE SUR LES ANIMAUX DE L'ESPÈCE BOVINE.

Le feu est rarement mis en usage sur les animaux de l'espèce bovine, ce qu'il faut attribuer sans doute au mode d'utilisation de ces animaux, à leurs allures lentes et à leur destination pour la boucherie. Ce n'est guère que chez les sujets conservés pour le travail ou la production du lait, que la cautérisation transcurrente peut trouver son emploi dans quelques cas particuliers.

Indications. — M. Cruzel a recommandé le feu en raies pour le traitement des rhumatismes articulaires périodiques chez le bœuf. D'après cet auteur, les accès ne reviennent plus, et « beaucoup de bœufs peuvent travailler pendant longtemps avec des articulations couvertes de raies de feu (1). » Roche-Lubin a conseillé la cautérisation trans-currente pour le traitement des distensions articulaires, des engorge-ments tendineux. M. Lafosse pense que « les indications du feu sont à peu près les mêmes pour le bœuf que pour les solipèdes (2). »

Règles de la cautérisation transcurrente. — Elles ne diffèrent pas d'une manière générale de celles qui concernent la même opération, prati-quée chez le cheval, toutefois il faut tenir compte de l'épaisseur de la peau et des troubles digestifs déterminés par l'application du feu chez le bœuf.

Préparation de l'animal. — D'après M. Lafosse, « il est nécessaire, « avant de soumettre le bœuf à l'opération, de le tenir à la diète au « moins pendant douze heures et de s'assurer que la rumination s'est « bien accomplie après son dernier repas, afin d'éviter la météorisa-« tion qui peut encore survenir, alors même que ces précautions ont « été prises, surtout lorsque la cautérisation doit avoir une certaine « durée. »

Préparation de la partie, choix des instruments. — M. Lafosse recom-mande de couper les poils sur la surface à cautériser. Il prescrit de se servir de cautères olivaires ou cultellaires à surfaces latérales par-faitement planes, car ces instruments devant pénétrer « près de deux fois plus profondément dans la peau du bœuf que dans celle des so-lipèdes ....., la superficie de la peau serait plus largement détruite dans les raies que dans les trous des cautères, si ces instruments al-laient en s'élargissant trop vite de leur partie rétrécie à leur base; par suite les chances de destruction des bulbes pileux seraient accrues. »

Manœuvre du cautère. — La grande épaisseur de la peau chez le bœuf fait que la cautérisation dans ce cas n'exige pas, de la part de l'opéra-teur, autant de légèreté de main que chez le cheval; de plus, au dire de M. Lafosse, « la sérosité exhalée dans les trous ou les raies de cau-térisation est assez abondante pour refroidir l'instrument et rendre plus difficile sa pénétration. »

Signes d'une cautérisation suffisante. — M. Lafosse pose en principe que « sur un cheval dont la peau est d'une épaisseur ordinaire, le feu en raies est assez fort lorsque le cautère a été méthodiquement pro-mené huit fois dans toutes les raies par une main légère, en passant graduellement par les diverses nuances comprises entre le rouge-brun et le rouge-blanc (3). » Partant de là, cet auteur prescrit de passer « au moins douze fois dans chaque raie..... Quant au feu en pointes, il exige aussi pour arriver au degré suffisant, que le cautère passe dans chaque trou un nombre de fois, supérieur d'un tiers à celui que né-cessite la même opération chez le cheval. » Mais tout ceci n'a

---

(1) Cruzel, *Traité pratique des maladies de l'espèce bovine,* p. 862.
(2) *Dictionnaire de méd. et de chirurgie vét.,* art. CAUTÉRISATION, p. 352.
(3) *Ibid.,* p. 348.

rien de bien significatif en soi, car M. Lafosse lui-même avoue que
« dans les cas particuliers il est nécessaire de tenir compte de l'épaisseur plus ou moins grande de la peau de l'animal , de son degré d'irritabilité de la région que l'on cautérise..... Tout cela exige de diminuer
ou d'augmenter le passage des cautères dans les raies ou les pointes. »
Dès lors, il eût été plus simple et surtout plus exact de dire, avec M. H.
Bouley, qu'il y a là une question de tact qui échappe à tout calcul et
qu'on ne saurait, dans l'état actuel de la science, établir à ce sujet des
formules ayant une valeur pratique réelle. En définitive, les seuls signes
d'une cautérisation suffisante sont déduits, pour le bœuf comme pour
le cheval, de la couleur des eschares et de la plus ou moins grande
quantité de sérosité qui apparaît au fond des raies ou des pointes, et
l'on devine que c'est en pratiquant souvent la cautérisation par le fer
rouge, qu'on arrive à acquérir le tact nécessaire pour obtenir de cet
agent thérapeutique tous les effets qu'il peut produire.

ART. III. — DE L'APPLICATION DU FEU CHEZ LE CHIEN.

Renault et M. H. Bouley ont attiré l'attention sur l'emploi de la cautérisation chez le chien, et à la clinique de l'école de Lyon nous
employons fréquemment ce moyen.

Indications. — C'est principalement pour combattre les boiteries dues
à la présence d'exostoses, au niveau des articulations huméro-radiale,
fémoro-tibiale et même coxo-fémorale que nous avons recours à la cautérisation. Nous employons habituellement le feu en pointes superficielles. Nous sommes en mesure d'affirmer que ce mode de cautérisation nous a donné d'excellents résultats chez le chien.

Fixation de l'animal. — La cautérisation par le fer rouge détermine
une vive douleur que l'animal témoigne par de brusques mouvements
et des aboiements plaintifs. Il importe par conséquent que le chien soit
muselé et solidement maintenu par plusieurs aides. On peut aussi,
comme le conseille M. H. Bouley, avoir recours à l'anesthésie. Par ce
moyen, on pratique la cautérisation avec la plus grande facilité.

*Préparation du sujet, choix des instruments ; chauffe et manœuvre des
cautères.* — Il est bon que le chien soit à jeun, au moment où l'on
pratique l'opération, surtout si l'on se propose d'employer l'anesthésie.
Si les poils sont longs et touffus, il est convenable de les couper. On
devra employer de préférence des cautères olivaires, légers, à pointe à
peine émoussée. Il ne faut pas les chauffer au delà du rouge-brun, environ 20° du pyromètre de Daniell. C'est ici surtout qu'il est indispensable, vu la finesse de la peau, d'avoir une très-grande légèreté de
main. On dispose les pointes de feu en quinconce, comme chez le
cheval, en observant les mêmes règles relativement à leur espacement.
Quant à leur profondeur, elle ne doit jamais, d'une manière générale,

dépasser le derme, sinon il survient inévitablement une chute de peau. Les pointes de feu doivent intéresser l'épiderme et les couches superficielles du derme ; elles ont ainsi une profondeur d'un à deux millimètres.

ART. IV. — DE L'APPLICATION DES CAUSTIQUES.

On désigne sous le nom de caustiques des substances, simples ou composées, qui possèdent la propriété de se combiner avec les éléments des tissus et de les transformer ainsi en *eschare*, c'est-à-dire en une matière inerte, sorte de corps étranger qui doit être ultérieurement éliminé de l'économie.

Les caustiques sont souvent employés en médecine vétérinaire, soit à l'état solide, soit à l'état liquide. On met également en usage des onguents, des pâtes et des solutions caustiques.

En règle générale, dit M. H. Bouley, « quels que soient l'état et la forme sous lesquels les caustiques sont employés et quelque but que l'on veuille atteindre, la prescription principale qu'il faut observer dans l'application de ces agents puissants et qui peuvent devenir dangereux par leur puissance même, c'est de bien mesurer leur dose et de les approprier, sous le triple rapport de leur nature, de leur forme et de la durée de leur contact, à l'organisation des parties qui doivent en subir l'action, de telle manière que cette action, restant circonscrite dans de justes limites, ne retentisse pas, par voie de voisinage, sur les organes qui doivent demeurer à l'abri de ses atteintes, et, par voie d'absorption, sur l'organisme tout entier. On devra donc préserver de leur contact les parties qui peuvent et ne doivent pas y être exposées, à l'aide de moyens appropriés, tels que les affusions aqueuses, les applications grasses, le revêtement à l'aide de toile de sparadrap, de couches goudronnées, d'étoupades ou de linges ; et pour prévenir la propagation par voie d'absorption, lorsque les caustiques sont de nature toxique, il faut s'abstenir de les laisser séjourner dans les parties au delà du temps qui leur est nécessaire pour produire leur effet escharotique. Enfin, dans quelques cas même, il sera prudent d'annuler par des agents chimiques appropriés la partie de l'agent caustique qui s'est combinée avec les tissus pour se convertir en eschare et qui pourrait plus tard être résorbée en se dissolvant dans les liquides organiques (1). »

1° *Caustiques acides.* — Ce sont les acides sulfurique, nitrique et chlorhydrique. Pour employer ces caustiques, on plonge dans le liquide un pinceau d'étoupes ou une boulette, assujettie sur une tige de bois ou portée au bout de pinces à disséquer ou de pinces à pansement, et on applique cette sorte de pinceau dans tous les coins de la surface à cautériser, en appuyant aussi fort qu'on le juge convenable.

____

(1) H. Bouley, *Dictionnaire de méd. et de chirurgie vét.*, art. CAUTÉRISATION, p. 396.

L'acide sulfurique est employé soit à l'état liquide et pur, soit étendu d'eau ou mélangé d'alcool, d'essence de térébenthine. Quelquefois on le mélange avec des corps pulvérulents, suie de cheminée, alun calciné ; on forme ainsi des pâtes caustiques.

Pour appliquer ces pâtes caustiques, il faut absterger la partie malade ; dans quelques cas, il peut être utile de la rafraîchir avec le bistouri ; puis on étend une couche de pâte d'une épaisseur variable. Il suffit ensuite, dans le plus grand nombre des cas, d'empêcher les animaux de porter les dents sur la partie malade. Parfois, il peut être bon de recouvrir la pâte caustique d'étoupes hachées et de disposer par-dessus, un bandage simple ou mieux un bandage ouaté.

L'alun calciné (sous-sulfate d'alumine et de potasse anhydre) est un escharotique léger qui trouve fréquemment son application pour les bourgeons luxuriants. Pour l'employer, on déterge la plaie, puis on la saupoudre avec l'alun calciné. Il se forme une sorte de croûte sous laquelle on trouve la plaie vive et rouge et les bourgeons réprimés. On réitère cette application aussi souvent qu'il est nécessaire ; il n'y a aucun accident à redouter.

L'*acide nitrique* (*eau forte*) est ordinairement employé liquide et pur. L'acide *monohydraté* est le plus actif. Cet acide, versé goutte à goutte sur un gâteau de charpie, le transforme en une pâte gélatineuse qui constitue le *caustique Rivallié*, ainsi appelé parce qu'il a été préconisé par le docteur de ce nom. L'emploi de cette pâte permet de mieux localiser l'action caustique de l'eau forte. M. Ferrand a conseillé de substituer l'amiante (silicate de magnésie) à la charpie, afin d'empêcher le dégagement d'acide hypoazotique produit par la combinaison de l'acide nitrique avec la charpie qui se transforme ainsi en pyroxyline, et de laisser ainsi à cet acide toute sa force caustique. M. H. Bouley pense que ce mode d'emploi de l'acide nitrique trouvera peut-être son application dans la chirurgie vétérinaire, notamment pour les maladies de la région digitale.

L'*acide chlorhydrique* s'emploie ordinairement mélangé avec du miel et de l'eau ; on l'applique à l'aide d'un pinceau ou d'un tampon d'étoupes sur les tissus dont on veut modifier la nature. Notons que l'acide chlorhydrique convient parfaitement pour le traitement de la maladie aphtheuse, du muguet des agneaux, de l'angine croupale du porc.

2° *Caustiques alcalins.* — Le principal d'entre eux est la potasse caustique.

La *potasse caustique* ou *pierre à cautère* est rarement usitée en chirurgie vétérinaire. « Peut-être est-ce un tort, dit M. H. Bouley, car la potasse caustique convient parfaitement en raison de ses propriétés dissolvantes pour opérer la fonte des tumeurs volumineuses qui offrent à l'activité de ce caustique un champ trop vaste pour que l'on ait à redouter sa propagation au delà de leurs limites (1). » Si l'on se décidait

(1) H. Bouley, *Dictionnaire de méd. et de chir. vét.*, art. CAUTÉRISATION, p. 397.

à employer la potasse caustique, on pourrait employer le procédé de Dupuytren qui permet de porter la potasse à de grandes profondeurs. « Dupuytren avait fait fondre des trochisques de potasse pure, terminés en cône, de six à huit centimètres de hauteur, de trois centimètres de diamètre à la base. On les fixe sur un long porte-crayon ; on les applique par la base, si la surface à cautériser est large et unie ; par le sommet, si elle est creusée de cavités. Il faut avoir soin de garnir les environs et surtout la partie la plus déclive, car la potasse se liquéfie très-aisément et aurait tout le danger des caustiques liquides (1). »

3° *Des caustiques métalliques.* — Ils sont très-nombreux. Nous allons les examiner successivement par ordre alphabétique. On remarquera qu'à l'exemple des auteurs qui nous ont précédés, nous plaçons l'arsenic et ses composés parmi les caustiques métalliques, bien que l'arsenic ne soit pas un métal ; mais c'est là une question de chimie pure qui n'a aucune importance en chirurgie.

Antimoine. — Le seul composé employé en vétérinaire est le protochlorure de ce métal. Le protochlorure d'antimoine (beurre d'antimoine) s'emploie à la manière des pâtes caustiques. C'est un composé doué d'une grande puissance escharotique ; on l'a conseillé pour le traitement du crapaud, les morsures des chiens enragés, etc. Un ancien vétérinaire de Vaise, Bessay, employait fréquemment et avec beaucoup de succès, pour le traitement des plaies du pied une liqueur dont la composition est restée secrète et dans laquelle l'analyse chimique a démontré la présence d'une forte proportion de protochlorure d'antimoine.

Argent. — Le *nitrate d'argent* fondu ou *pierre infernale* s'emploie sous forme de petits cylindres que l'on fixe dans un petit instrument qui n'est autre chose qu'un porte-crayon en argent connu sous le nom de porte-pierre. On touche légèrement les parties malades avec le crayon caustique, comme par exemple quand il s'agit d'une kératite ulcéreuse, ou bien on appuie plus ou moins fortement, s'il est nécessaire de modifier, à une certaine profondeur, l'état de la plaie.

Quand on s'est servi du crayon de nitrate d'argent, on l'essuie soigneusement ; puis on enferme le porte-pierre dans un étui qui se visse sur la base de celui-ci, de plus l'instrument porte à l'une de ses extrémités, un petit étui où l'on peut tenir en réserve un petit fragment du caustique. — Bernard avait conseillé d'employer le nitrate argentique sous forme de trochisques, pour le traitement des fistules cartilagineuses ; mais le bichlorure de mercure est préférable pour cet usage.

Arsenic. — Les deux composés arsénicaux dont on se sert quelquefois sont : l'acide arsénieux (*arsenic blanc*, *mort aux rats*) et le sulfure jaune d'arsenic (*orpiment, orpin jaune*).

L'acide arsénieux et le sulfure jaune d'arsenic s'emploient habituel-

____

(1) Malgaigne, *Manuel de méd. op.* 1830, p. 18.

lement à l'état pulvérulent. On les emploie pour modifier la nature des plaies rebelles comme celles dites *d'été* et faciliter leur cicatrisation. On se contente de saupoudrer les parties malades ; mais, en pareil cas, il ne faut jamais oublier que ces matières constituent des poisons très-actifs dont l'absorption par les surfaces dénudées constitue un danger imminent.

Cuivre. — Les composés cuivriques mis en usage sont le sulfate et les acétates.

Le *sulfate de cuivre* (vitriol bleu) s'emploie très-fréquemment, soit en poudre, soit en solution dans l'eau. A l'état pulvérulent, le sulfate de cuivre constitue un excellent escharotique dont on obtient les meilleurs effets pour le traitement des plaies du pied, qui bourgeonnent souvent avec beaucoup d'activité. En solution dans l'eau, le sulfate de cuivre s'emploie sous forme de bain, à la dose de 50 à 100 grammes par litre, suivant les cas. Ce mode d'emploi a été recommandé par M. Rey, qui, le premier, a fait connaître les bons résultats qu'on pouvait en obtenir pour le traitement des maladies du pied. Depuis que M. Rey a eu l'idée d'avoir recours à ce moyen, on emploie journellement, dans les hôpitaux de l'École de Lyon, les bains de sulfate de cuivre, dosés comme il vient d'être dit, et, chose remarquable, bien que la proportion de vitriol bleu atteigne quelquefois 100 grammes par litre et que la durée du bain soit d'une et même deux heures, on n'observe pas de symptômes d'empoisonnement. Ajoutons que cette méthode de traitement des lésions plantaires par les bains caustiques s'est généralisée, ce qui témoigne en faveur de son efficacité. M. Rey a également préconisé l'usage du sulfate de cuivre sous forme de petits fragments coniques ou trochisques.

Le sulfate de cuivre est un des caustiques les plus employés. Il entre dans la composition de l'eau d'Alibourg, de la liqueur de Villate, de la liqueur de Véret, etc.

L'*acétate neutre de cuivre* (verdet), mélangé avec le miel et le vinaigre, constitue un excellent remède pour le traitement du crapaud.

Le *sous-acétate de cuivre* (vert-de-gris) entre dans la composition de diverses préparations pharmaceutiques, notamment l'onguent égyptiac.

Mercure. — On se sert en chirurgie vétérinaire, du bichlorure et du nitrate acide de mercure.

Le bichlorure de mercure (*sublimé corrosif*) est un des meilleurs caustiques auxquels on puisse s'adresser dans la pratique. On l'emploie de diverses manières. Ainsi, on taille quelquefois des fragments en forme de cônes plus ou moins allongés que l'on désigne sous le nom de trochisques. On prépare également des trochisques en mélangeant une partie de sublimé, deux parties d'amidon et quantité suffisante de mucilage de gomme adragante pour faire une pâte, avec laquelle on confectionne de petits cônes qu'on laisse sécher afin qu'ils se durcissent.

Pour s'en servir, on les enfonce dans les fistules et on les maintient en situation, à l'aide d'un pansement compressif simple. M. Rey a particulièrement appelé l'attention des vétérinaires dès 1843 (1), sur l'usage du sublimé corrosif employé sous forme de cône, pour le traitement des fistules consécutives à l'opération du clou de rue pénétrant.

M. Saint-Cyr a eu l'idée d'employer le sublimé corrosif en poudre, pour tarir l'écoulement synovial dans un cas de plaie pénétrante de l'articulation temporo-maxillaire. Il s'est servi « d'une rondelle en cuir souple de 6 ou 7 centimètres de diamètre », dont l'une des faces était recouverte de poix de Bourgogne. Cet emplâtre agglutinatif fut saupoudré avec du sublimé corrosif pulvérisé, dans une étendue égale à celle de la plaie; puis, ayant fait chauffer la poix, M. Saint-Cyr appliqua ce simple appareil sur la plaie, en ayant soin de le maintenir pendant quelques instants, afin de le faire bien adhérer aux surfaces (2). Nous avons employé plusieurs fois ce procédé, et il nous est arrivé, n'ayant pas de cuir bien souple à notre disposition, d'employer un morceau de peau de gant.

M. H. Bouley a particulièrement insisté sur l'emploi du sublimé corrosif, en poudre, pour le traitement du clou de rue ; il a fait connaître à ce sujet un procédé opératoire que nous décrirons à propos du clou de rue.

La solution alcoolique ou aqueuse de sublimé, plus ou moins concentrée, s'emploie sous forme d'injections, d'autres fois, on se contente de toucher les parties malades avec la liqueur caustique.

Le sublimé fait partie de l'onguent égyptiac de Solleysel, du topique Terrat, etc.

Le nitrate acide de mercure est encore un caustique énergique, qui s'emploie à l'état de concentration ou étendu d'eau, suivant les cas. On imbibe un petit tampon d'étoupes de ce liquide caustique, et l'on badigeonne ainsi les plaies en pénétrant dans les anfractuosités surtout si l'on soupçonne l'existence de quelques parties cariées. Moiroud l'a conseillé en injections pour le traitement des fistules du garrot, mais il faut savoir que ce caustique peut être facilement absorbé. — Il y a donc lieu de redouter un empoisonnement.

Zinc. — Le chlorure de zinc (*beurre de zinc*) possède des propriétés escharotiques très-prononcées ; mélangé à l'eau et à la farine de froment, il constitue la pâte phagédénique de Cancoin. M. H. Bouley conseille pour l'usage vétérinaire la pâte de Cancoin, préparée d'après la formule de Bonnet (de Lyon), c'est-à-dire : parties égales de chlorure de zinc et de farine. « Cancoin avait annoncé que la pâte de chlorure était élastique, et en conséquence ne pouvait s'appliquer que sur des

---

(1) *Recueil vét.* 1843.
(2) *Journal vétérinaire de l'École de Lyon.* 1850, p. 17.

surfaces planes. Pour la rendre maniable, il ajoutait à deux parties de chlorure de zinc une partie de chlorure d'antimoine ; mais, suivant Velpeau, cette addition est inutile. Pour appliquer cette pâte, il faut d'abord mettre le derme à nu. On coupe ensuite une rondelle de pâte de l'étendue que l'on veut donner à l'eschare et d'une épaisseur variable selon l'épaisseur des tissus et la force de la pâte elle-même. Le caustique agit nettement dans les limites de son application, sans se répandre plus loin et à une profondeur qui est en raison directe de son épaisseur (1). »

Nous avons employé la pâte de Cancoin avec succès pour le traitement des plaies d'été, confluentes et à base indurée, ainsi que pour les solutions de continuité anciennes de la face antérieure des boulets chez le cheval.

Le docteur Aubert, de Lyon, a préconisé l'emploi du nitrate de zinc, fondu et coulé en petits crayons semblables à ceux de nitrate d'argent. Le nitrate zincique remplacerait la pierre infernale.

Le sulfate de zinc, en solution caustique, est fréquemment employé par les vétérinaires anglais, pour le traitement du javart cartilagineux.

CHAPITRE IV

CLAVELISATION ET VACCINATION

§ 1. — Clavelisation.

Cette opération consiste à inoculer à un mouton sain ou suspect de clavelée le virus claveteux, afin de mettre l'animal inoculé à l'abri de la contagion naturelle.

On trouve la première mention de cette pratique préventive dans un ouvrage publié par Chalette en 1762, et, deux ans plus tard, en 1765, Bourgelat recommande cette opération. « Cependant, s'il fallait s'en rapporter à un passage de la seconde lettre d'Amoreux à un magistrat de la Cour des Comptes de Montpellier, elle était depuis longtemps pratiquée dans le haut Languedoc (2). » Le professeur Venel, de Montpellier, Teissier et beaucoup d'autres, tant en France qu'à l'étranger, conseillèrent la clavelisation. Parmi les nombreux travaux publiés sur ce sujet, nous citerons le mémoire de Girard (1818), celui d'Hurtrel d'Arboval (1822), et les articles contenus dans les ouvrages de

---

(1) Malgaigne, *Manuel de méd. op.*, p. 18.
(2) *Dictionnaire de méd. et de chir. vét.*, t. III, art. CLAVELÉE.

MM. Gourdon (1857), Reynal (1857) et *Traité de police sanitaire* (1873), Lafosse (1861).

Avantages et inconvénients. — Par la clavelisation, on communique au mouton une maladie ordinairement bénigne qui préserve cet animal de la clavelée produite par contagion naturelle et qui est souvent meurtrière; de plus, et c'est là l'un des principaux avantages de la clavelisation, la clavelée développée par inoculation directe ne dure pas au delà d'un mois à cinq semaines, tandis que la clavelée proprement dite sévit par bouffées dont la durée totale est de quatre à cinq mois. Par la clavelisation, « les mesures de police sanitaire, toujours si onéreuses pour les propriétaires, deviennent inutiles. » (Reynal.) Mais on a prétendu que la mortalité, occasionnée par l'inoculation, n'était pas inférieure à celle produite par la maladie.

M. Lafosse pense qu'il n'est pas démontré « que la clavelisation diminue le chiffre de mortalités dans les troupeaux déjà infectés au moment où on la pratique (1). » Cet auteur oppose aux faits heureux de clavelisation publiés antérieurement les résultats défavorables qui ont été observés, paraît-il, à Bouchain, en 1846; il ajoute que dans la Haute-Garonne, de 1852 à 1858, l'épizootie claveleuse a sévi quatre fois et que sur les 315,803 bêtes ovines que possède le département, « 1,306 bêtes seulement ont été frappées, 80 sont mortes, » soit 6,12 p. 100. Ce chiffre est bien inférieur à celui qui représente même le minimum de la mortalité, quand la clavelée sévit dans un troupeau. Ainsi les nombreuses observations rapportées par M. Reynal, soit dans son article du *Dictionnaire de médecine et de chirurgie*, soit dans son ouvrage de *Police sanitaire*, démontrent d'une manière qui ne laisse pas place au doute, que « dans la clavelée naturelle, le chiffre de la mortalité est de 40 p. 100 au maximum, de 20 p. 100 au minimum, donc 30 en moyenne, tandis que l'on peut évaluer à 1 p. 100 le chiffre de la mortalité occasionnée par la clavelisation (2). » Ces chiffres portent en eux leur enseignement; ils valent mieux, à notre avis, que tous les commentaires imaginables, car ils témoignent hautement de l'importance de la clavelisation. On a prétendu encore que la clavelisation ne préserve pas de la contagion naturelle. Cet argument n'est pas fondé, attendu que les expériences de Voisin, de Girard père, et les faits d'observation prouvent que les moutons clavelisés ne contractent plus la clavelée.

La clavelisation peut être suivie parfois d'accidents gangréneux. mais on peut éviter ceux-ci en choisissant convenablement le claveau et l'époque de l'inoculation, enfin en opérant sur des animaux dans de bonnes conditions d'âge et de santé.

En résumé, la clavelisation doit être mise en pratique sur les animaux qui font partie d'un troupeau dans lequel la clavelée vient de se

---

(1) Lafosse, *Traité de pathologie vét.*, t. II, p. 281.
(2) Reynal, *Traité de police sanitaire*, p. 828.

déclarer ; c'est le meilleur moyen pour abréger la durée de la maladie, mais il n'est pas rationnel de soumettre à cette opération tout le bétail ovin d'une localité ou d'un département, comme cela a été conseillé. Sous ce rapport, nous partageons la manière de voir de M. Viseur (1).

Choix du virus. — Le claveau ou le virus claveleux présente avec son action spécifique des propriétés constantes plus ou moins prononcées, suivant les sujets chez lesquels il a été recueilli, la période de la maladie et sa gravité. Il importe, pour éviter des accidents gangréneux, de prendre certaines précautions que nous allons faire connaître.

Le claveau doit être recueilli sur une bête atteinte de clavelée bénigne, l'expérience ayant appris que, quand on clavelise des moutons avec le virus puisé chez un animal affecté de clavelée confluente, maligne, il se produisait souvent des accidents gangréneux mortels.

La pustule, dans laquelle on doit puiser le claveau, est, d'après M. Reynal, «celle qui est circulaire ou ovale, bien formée, qui fait saillie et qui se détache sans difficulté et sans douleur, avec la peau, des parties sous-jacentes, légèrement blanchâtre à sa circonférence et à sa surface, et dont on enlève facilement la pellicule qui la recouvre. » M. Lebel a démontré « que les pustules anciennes datant de douze, quatorze et même seize jours, flétries, recouvertes d'une croûte épaisse et dont la sérosité est déjà transformée en une matière épaisse comme purulente, fournissaient encore un liquide virulent d'excellente qualité, si, au préalable, on avait la précaution de les inciser profondément et d'attendre que le sang se soit écoulé avant de le recueillir (2). » Vilpelle, puis Miquel et Thomières ont fait remarquer depuis longtemps qu'en incisant crucialement une pustule claveleuse, on obtient une quantité de virus claveleux suffisante, dit-on, pour claveliser trois ou quatre cents bêtes. Le claveau de bonne provenance se présente sous forme d'une sérosité jaunâtre, limpide.

Pour prévenir les accidents qui peuvent résulter de la clavelisation, il est indiqué de puiser le virus sur un animal auquel on aura préalablement inoculé le claveau. Barbançois (1807), Girard père (1816), Viervin (1823), Lebel (1847) et bon nombre d'observateurs allemands ont démontré que le virus s'affaiblit par des inoculations successives, et M. Reynal pense qu'il faut mettre à profit « cette atténuation pour communiquer une clavelée bénigne (3). » Du reste, depuis longtemps, Pessina a recommandé le procédé suivant pour obtenir un virus claveleux dont l'inoculation ne soit pas suivie d'accidents. On choisit dix moutons sains, qu'on inocule avec le virus provenant d'une clavelée bénigne; puis, on prend parmi ces animaux, celui qui présente le moins de pustules, et l'on inocule avec le virus puisé dans la plus belle pustule dix autres bêtes, et ainsi de suite jusqu'à ce que l'inoculation ne donne

(1) Viseur, *Mémoire sur la clavelée.* 1873.
(2) *Dictionnaire de méd. et de chirurgie vét.*, art. CLAVELISATION, p. 726.
(3) *Loco citato*, p. 729.

plus naissance qu'à une *seule et belle pustule*, dans laquelle on puise le virus préservatif. Ce procédé de culture du claveau est mis en usage en Autriche, où il donne, dit-on, les meilleurs résultats. Mais on comprend que, quand on est parvenu à se procurer de la sorte un claveau d'excellente qualité, il importe d'en continuer la culture ou d'en assurer la conservation. On ne peut guère cultiver le claveau d'une manière permanente que dans les écoles vétérinaires ; c'est ce qu'on fait à Vienne. Il est donc intéressant d'étudier les moyens employés pour recueillir et conserver ce liquide virulent.

Récolte et conservation du claveau. — Quand on se propose de recueillir du claveau, il importe, au préalable, de préparer soit des plaques de verre, soit des tubes capillaires destinés à recevoir le virus claveleux.

Les plaques de verre qu'on emploie pour cet usage présentent une longueur de 3 à 4 centimètres et une largeur de 2 à 3 centimètres. Les tubes, destinés à la conservation du claveau, sont tout à fait semblables à ceux qui sont employés pour la conservation du vaccin ; ils se composent d'une petite ampoule, effilée à ses extrémités, présentant une longueur de 4 à 5 centimètres (*fig.* 138).

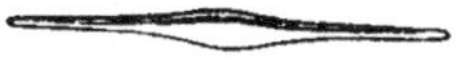

Fig. 138.

Tube à vaccin.

On recueille le virus claveleux, soit dans de jeunes pustules, soit dans des pustules claveleuses, parvenues à leur complète maturité. « Suivant Beugnot, on peut inciser les pustules avant la présence du virus sous l'épiderme, vers le quatrième ou le cinquième jour. Lebel préfère attendre que les symptômes d'acuité, dont les pustules sont le siége, aient diminué ou cessé. c'est-à-dire du douzième au seizième jour ; cependant il reconnaît que, du sixième au dix-huitième jour, on obtient, par les incisions, un liquide apte à transmettre la clavelée (1). »

Pour recueillir le claveau, on enlève l'épiderme ou mieux la pellicule qui recouvre chaque pustule, et on ne tarde pas à voir suinter une sérosité claire et limpide. Par ce procédé, on n'obtient que de petites quantités de liquide virulent ; aussi est-il préférable d'inciser la pustule claveleuse, comme cela a été conseillé par Vilpelle de Meaux, en 1834, Beugnot, Miquel et Thomières, Lebel et la plupart des praticiens qui se sont occupés de ce sujet. Après l'incision de la pustule, il s'écoule une certaine quantité de sang ; il faut attendre, pour récolter le claveau, que cet écoulement sanguin· ait cessé, et que le virus claveleux suinte dans les incisions sous forme d'une sérosité jaunâtre et limpide. On plonge alors l'une des extrémités d'un tube dans la source d'où l'on voit sourdre, en fines gouttelettes, le liquide virulent, et pour faciliter l'introduction du liquide dans le tube, on roule constamment celui-ci entre les doigts. Si l'humeur claveleuse, après avoir rapidement monté

_____

(1) *Dictionnaire de méd. et de chirurgie vét.,* art. CLAVELISATION, p. 737.

dans le tube capillaire, s'arrête dans l'ampoule qu'il présente, il faut mettre ce tube de côté et en essayer un autre. Il importe que les tubes soient exactement remplis et que l'humeur virulente qu'ils renferment ne soit point mélangée d'air, car, s'il en était ainsi, elle ne tarderait pas à s'altérer. Quand on a chargé ainsi un certain nombre de tubes, variable. suivant les besoins de chaque praticien, il faut les sceller. Pour cela, on en fond les extrémités à la flamme d'une bougie, mais par ce moyen, on décompose l'humeur claveleuse ; aussi est-il préférable de boucher les extrémités du tube capillaire, à l'aide de cire à cacheter, comme on le fait pour les tubes de vaccin. On place ensuite ces tubes dans un petit flacon rempli d'eau qu'on dépose dans un endroit frais et sombre.

Quand on emploie des plaques de verre, il suffit de recueillir le claveau avec la lame d'un bistouri et de le déposer sur une plaque de verre qu'on recouvre d'une autre plaque de même longueur et de même largeur ; puis, on réunit ces deux plaques à l'aide d'un lut formé de cire jaune ou mieux de cire à cacheter. On entoure les plaques ainsi cimentées, d'une feuille d'étain ou de plomb, ou simplement d'un morceau de soie noire ou de papier noir. Par ces divers moyens, notamment par l'emploi des tubes, M. Lebel « a pu conserver du claveau liquide, ayant toutes ses propriétés, jusqu'à quinze mois et même deux ans (1). » Néanmoins, il est toujours préférable, quand les circonstances le permettent, d'opérer avec un virus claveleux *encore chaud*, recueilli immédiatement sur un mouton chez lequel la culture du claveau a été méthodiquement faite.

Lorsqu'on veut se servir du claveau contenu dans les tubes, il faut casser, avec le bout des doigts, les extrémités du tube et en souffler le contenu, à l'aide d'un chalumeau de paille ou d'un tube de verre, sur la lancette avec laquelle on va claveliser. Divers instruments ont été imaginés pour remplir les tubes de vaccin et en chasser ce liquide, notamment l'*iopompe* du docteur Lalagade, d'Albi, et l'appareil du docteur Chassagny, de Lyon. On peut aisément se passer de ces instruments dans la pratique ; pour ce motif, nous n'en parlerons pas. On s'est quelquefois servi, à défaut de virus liquide, de croûtes claveleuses préalablement délayées dans une petite quantité d'eau. Ce moyen est souvent suivi d'insuccès.

Circonstances qui peuvent modifier les résultats de la clavelisation. — Ces circonstances sont relatives à l'état des animaux, à leur âge et à la saison pendant laquelle on opère.

On doit s'abstenir de claveliser les bêtes atteintes de maladies chroniques, notamment d'affections vermineuses ou cachectiques. « L'état de gestation, l'époque de l'agnelage, de la tonte, le moment des cha-

____

(1) J. Gourdon. *Éléments de chirurgie vét.*, t. II, p. 39.

leurs ou de la monte sont des conditions spéciales qui, à moins de né-cessité, doivent faire différer la clavelisation (1). »

Les auteurs ont émis diverses opinions sur les dangers de la clavelisation d'après l'âge des animaux. M. Reynal pense « qu'il est préférable d'attendre que les agneaux soient sevrés avant de pratiquer la clavelisation ; après cette période, ils opposent une résistance plus grande à l'influence morbide qu'exerce sur eux l'inoculation (2). »

C'est pendant le printemps ou l'automne qu'il convient de pratiquer la clavelisation ; les saisons extrêmes — hiver et été — sont défavorables à cette opération.

Régions où l'on clavelise. — Les auteurs ne sont pas d'accord sur le choix de la région où il convient de claveliser. Les uns préfèrent la face interne de la cuisse ; les autres, le dessous de la queue. La plupart des praticiens opèrent dans cette dernière région, que M. Reynal recommande tout particulièrement, parce que, dit-il, le dessous de la queue est plus rarement le siége d'engorgements et parce que là on peut les conjurer plus facilement qu'ailleurs. « Liebald assure avoir inoculé sous la queue, à 5 ou 6 centimètres de sa base, plus de 60,000 moutons sans provoquer un cas d'inflammmation grave de cette partie (3). »

Disposition du local. — *Position de l'opérateur.* — Il importe de séparer les bêtes clavelisées de celles qui ne le sont pas. — A cet effet, on divise la bergerie en deux compartiments, à l'aide d'une claie, et l'on met d'un côté les moutons à claveliser, de l'autre les bêtes opérées. L'opérateur se place alors entre les deux compartiments ; à proximité se trouve le mouton qui fournit le claveau et que l'on fixe sur une table ou sur une botte de paille. Plusieurs aides sont également nécessaires ; l'un d'eux charge la lancette de l'opérateur en la trempant dans l'humeur qui suinte dans les incisions faites aux pustules ; un ou deux aides contiennent le sujet qui fournit le claveau, et les autres amènent les moutons à l'opérateur en les tenant comme pour le bistournage, si l'on clavelise au plat de la cuisse, tandis qu'on les maintient debout, tout en présentant leur croupe à l'opérateur, quand on opère dessous la queue. L'emploi d'un aide pour charger la lancette n'est utile qu'autant que l'opérateur a un grand nombre de moutons à claveliser ; dans ce cas, pendant qu'il pratique les piqûres, l'aide imprègne la lancette d'humeur virulente. M. Gourdon pense que, « avec trois aides, quatre au plus, on peut, si l'on a quelque habitude, claveliser deux cent cinquante bêtes en une heure (4). »

(1) *Dict. de méd. et de chirurgie vét.*, t. III, p. 739.
(2) *Ibid.*, p. 739.
(3) *Ibid.*, p. 741.
(4) J. Gourdon. *Éléments de chirurgie vét.*, t. II, p. 55.

Manuel opératoire. — Plusieurs procédés ont été conseillés pour pratiquer la clavelisation. A l'exemple de M. Reynal, nous examinerons les suivants :

1° *Procédé par incision de la peau.* — Il consiste à pratiquer de petites incisions intéressant une partie du derme, et dans lesquelles on dépose le claveau. Ce procédé, qui a été conseillé par Godine jeune, expose à des hémorrhagies et à des engorgements gangréneux consécutifs. Il est abandonné actuellement.

2° *Procédé par le grattage de l'épiderme.* « On détruit d'abord l'épiderme sur un point circonscrit avec la lancette ou le bistouri ; on dépose ensuite la matière virulente sur la surface absorbante. Ce procédé n'est pas sûr, dit M. Reynal ; le produit inoculé est susceptible d'être essuyé par les corps extérieurs, d'être entraîné au dehors par le suintement séro-sanguinolent dont la surface dénudée est le siége ; il peut enfin s'altérer au contact de l'air ; en outre, à la place de l'excoriation épidermique, il se forme souvent une plaie qui revêt facilement le caractère ulcéreux. Je ne sache pas, ajoute M. Reynal, que ce procédé soit encore mis en pratique (1). » .

Procédé par le séton. — Il consiste à introduire, sous l'épiderme, un petit fil de laine ou de coton imprégné de claveau. A cet effet, on passe ce fil, ainsi préparé, dans une aiguille à coudre ou à suture ; on pince la peau dans une région dépourvue de laine, et à l'aide de l'aiguille on transperce, de part en part, la couche épidermique du tégument. On tire l'aiguille, puis on lâche le pli, le fil se trouve alors placé sous l'épiderme ; on le coupe par les deux bouts, en le laissant dépasser un peu de chaque côté. Les auteurs ont fait remarquer que ce procédé détermine souvent des engorgements gangréneux et qu'il exige beaucoup plus de temps que le procédé par piqûres, que nous allons décrire et qui, à tous égards, mérite la préférence sur les autres procédés.

4° *Procédé par piqûres.* — On peut employer, pour claveliser par ce procédé, un instrument acéré quelconque, bistouri droit, canif, feuille de sauge étroite, etc. ; mais on se sert ordinairement, soit d'une aiguille cannelée, soit d'une lancette ordinaire à *grain d'avoine*, soit d'une lancette cannelée semblable à celle employée par les médecins pour la vaccination et que l'on trouve aujourd'hui dans les trousses à l'usage des vétérinaires.

Le choix des instruments a varié suivant les praticiens ; les uns préfèrent l'aiguille cannelée, les autres, la lancette. Parmi les premiers nous citerons M. Reynal, qui, à l'appui de sa manière de voir, fait remarquer que l'usage de l'aiguille cannelée est plus commode, plus facile et plus expéditif ; de plus, l'inoculation est faite dans des conditions meilleures de succès ; on introduit le virus à la faveur d'une très-

____
(1) *Dict. de méd. et de chirurgie vét.*, t. III, p. 742.

petite ouverture sous l'épiderme ; il ne donne lieu ni à une hémorrhagie, ni à une plaie, ni à des engorgements inflammatoires. Avec la lancette dite à *grain d'avoine*, on borne moins l'action de l'instrument ; comme elle est coupante sur les bords, elle produit une incision sous-cutanée plus large, plus ouverte à l'air extérieur ; elle expose l'opérateur à blesser le derme et à faire des piqûres plus étendues.

« Je sais bien, ajoute M. Reynal, que ces inconvénients s'amoindrissent quand on a l'habitude de manier la lancette, mais il n'est pas moins vrai qu'avec l'aiguille cannelée, ils ne sont pas à redouter (1). » Ajoutons que Girard employait l'aiguille cannelée pour la clavelisation (2).

M. Gourdon pense, avec la plupart des auteurs, « que l'aiguille déchire plus ou moins le lambeau et qu'en raison de sa finesse, elle peut, malgré toute l'adresse possible, être introduite plus facilement dans le derme et parfois même jusque sous la peau, ce qui a d'assez graves inconvénients (3). » Il est démontré, en effet, que quand on dépose le claveau dans le tissu conjonctif sous-cutané, on voit survenir des accidents gangréneux. Mais il ne nous paraît pas qu'on soit à l'abri de ces accidents par l'emploi de la lancette, et comme, en définitive, la piqûre produite par l'aiguille est beaucoup plus petite que celle déterminée par la lancette, nous pensons que la clavelisation pratiquée à l'aide de l'aiguille cannelée offre moins de dangers que par l'emploi de la lancette, tout en reconnaissant que l'habitude, acquise par chaque praticien, de se servir de tel ou tel instrument, atténue ou même fait disparaître les inconvénients inhérents à son usage.

Quand on se sert de l'aiguille cannelée, on remplit de claveau la cannelure de l'instrument ; puis, tenant celui-ci de la main droite, comme une plume à écrire, on tend la peau de la main gauche dans la région à inoculer (plat de la cuisse ou dessous de la queue) ; puis on enfonce l'aiguille *horizontalement* à une profondeur de 2 à 3 millimètres, de manière à intéresser seulement les couches superficielles du tégument cutané, en évitant soigneusement de traverser celui-ci. On retire l'aiguille après quelques secondes, en la relevant presque verticalement, en même temps qu'avec le pouce gauche, on appuie légèrement sur les bords de la piqûre, de manière à essuyer complétement la pointe de l'aiguille et à faire glisser le liquide virulent dans le petit trajet sous-épidermique que l'aiguille vient de parcourir. M. Gourdon recommande de faire « un pli à la peau en la pinçant avec les doigts de la main gauche ; puis, tenant l'aiguille horizontalement avec les doigts de la main droite, on la fait pénétrer, en allongeant les doigts

---

(1) *Dict. de méd et de chirurgie vét.*, t. III, p. 742.
(2) Vatel, *Élem. de pathologie vét.* 1828, t. II, p. 267.
(3) J. Gourdon. *Élém. de chirurgie vét.*, t. II, p. 49.

qui la maintiennent dans le pli, sous l'épiderme, à la profondeur de
4 à 6 millimètres... (1). » Mais il nous paraît plus simple de tendre
la peau comme l'a conseillé M. Reynal. La peau de la queue se tend
facilement, dit cet auteur, en plaçant la main sur le bord dorsal et
en exerçant une traction dans le même sens d'une part avec le pouce et
de l'autre avec les quatre doigts réunis.

« Si l'on se sert de la lancette, on commence, pour faire la piqûre,
par tendre la peau entre le pouce et l'index gauches ; puis on introduit la pointe de la lame sous l'épiderme, en tenant l'instrument
presque parallèlement à la peau et de manière à ne pas l'enfoncer
à plus de 2 à 4 millimètres. Cela fait, on pince légèrement la piqûre
en rapprochant les deux extrémités de la petite incision, et on en
développe ainsi l'ouverture ; puis on relève l'instrument presque verticalement, et le liquide descend ; on maintient la lancette pendant
quelques secondes dans cette position ; puis on la retire en appuyant
le pouce gauche sur la pointe, de manière à la faire essuyer par la
pellicule d'épiderme soulevée et à retenir dans la petite plaie le virus
claveleux » (J. Gourdon) (2).

Le nombre de piqûres qu'il convient de pratiquer a été l'objet
de nombreuses controverses entre les auteurs ; les uns ont recommandé
de pratiquer six à huit piqûres ; d'autres, une ou deux piqûres seulement. Ainsi M. Lafosse pense que « *quatre* ou *six piqûres*, distancées
de 7 ou 8 centimètres, suffisent ordinairement (3). » M. Lebel et avec
lui bon nombre de praticiens ne font qu'*une* ou *deux* piqûres au plus.
Cette manière de procéder est la seule rationnelle, car on ne peut
nier qu'il suffit de l'introduction, dans un organisme sain, d'une quantité infinitésimale de matière virulente pour faire développer une maladie contagieuse ; ce n'est donc pas la quantité qui intervient ici,
mais bien la qualité. Si l'on considère en outre que la multiplicité
des piqûres augmente l'intensité des phénomènes inflammatoires et
conséquemment rend imminents les accidents gangréneux, on sera
conduit à pratiquer seulement *une* ou *deux* piqûres.

Clavelisation par ingestion gastrique. — En 1848, Belliol et Roche-
Lubin adressèrent à la Société centrale vétérinaire de Paris (4) une
communication sur un procédé de clavelisation qu'ils avaient employé
sur : 1° 1,900 moutons antenais appartenant au sieur Aiguilhou, fer-
mier de la Prade (Larzac) ; 2° 1,000 brebis laitières du même cultiva-
teur ; 3° 840 moutons appartenant aux sieurs Maillé frères, des environs d'Alby, formant un total de 3,740 bêtes ovines. Voici en quoi
consistait ce procédé. La veille de l'opération, les animaux furent

(1) *Éléments de chirurgie vét.,* t. II, p. 50.
(2) *Ibid.,* p. 50.
(3) *Traité de pathologie vét.,* t. II. p. 287.
(4) *Recueil de méd. vét.* 1848, p. 525.

maintenus à la diète ; on ramassa avec soin toutes les croûtes desséchées, toutes les pustules claveleuses trouvées sur les bêtes infectées ; on les pulvérisa, puis on les enveloppa dans plusieurs couches de papier. Le jour de l'opération, quatre moutons, choisis parmi les plus malades, furent sacrifiés par effusion de sang, et ce liquide fut recueilli en ayant soin de l'agiter constamment pour empêcher la coagulation. On dépeça rapidement les victimes, et l'on répandit, sur toute la face interne de la peau, une couche de sel de cuisine qui s'imprégna du sang, de la sérosité et de la matière purulente qu'elle contenait. Ce sel fut mélangé avec la poudre provenant des croûtes claveleuses et le son composant les provendes ; on y ajouta immédiatement le sang encore chaud, puis on brassa le tout ensemble. Ce mélange, additionné de « la quantité de sel pour compléter à chaque tête sa ration ordinaire, » forma ainsi une *provende* que l'on mit dans de nombreuses auges disposées la veille. Les bêtes à laine mangèrent, paraît-il, « avec la plus grande avidité, » cette *provende* d'un nouveau genre. On observa ensuite rigoureusement les règles hygiéniques usitées à l'égard des troupeaux clavelisés.

« Du cinquième au sixième jour, *tous les symptômes de la clavelée bénigne se manifestent sur toutes les bêtes à laine*, à l'exception de *dix-huit* dans les troupeaux d'Aiguilhou et de *cinq* dans celui des frères Maillé ; toutes ces dernières furent atteintes d'une clavelée confluente et succombèrent. Les septième, huitième jours et suivants, la clavelée suivit sa marche ordinaire ; vingt jours après, les troupeaux étaient dans un état sanitaire parfait (1). »

Ce procédé de clavelisation, qui a l'avantage d'être expéditif et d'une exécution facile, n'a pas été employé, que nous le sachions du moins, depuis qu'il a été recommandé par ses inventeurs. La Société centrale de médecine vétérinaire avait bien décidé, sur la proposition de M. H. Bouley, d'abord combattue par Renault, qu'une commission serait nommée pour faire des recherches expérimentales sur le nouveau procédé de clavelisation imaginé par Belliol et Roche-Lubin, mais cette décision paraît ne pas avoir eu de suites, car il n'est pas à notre connaissance qu'aucun travail ait été publié sur ce sujet.

M. Lafosse pense « qu'il n'est pas encore bien démontré que ce procédé soit supérieur aux piqûres bien faites, et il ne nous paraît pas très-certain que les bêtes mangent toujours la singulière provende qu'a imaginée Roche-Lubin, et moins certain encore que la contagion résulterait toujours de ce mode d'inoculation (2). » Nous ferons simplement remarquer, à ce sujet, que les expériences de Renault ont démontré que l'on pouvait transmettre la morve aiguë aux chevaux

(1) *Recueil de méd. vét.*, 1848 p. 527.
(2) *Traité de pathologie vét.*, t. II, année 1861, p. 28.

« en leur faisant déglutir des bols imprégnés de matière virulente (1), »
et que celles plus récentes de M. Chauveau prouvent que la tuberculose et la clavelée se communiquent par ingestion gastrique.

Effets et soins consécutifs. — La piqûre résultant de l'inoculation disparaît promptement ; puis, vers le troisième ou le quatrième jour qui
suit l'inoculation, une papule apparaît au point piqué ; elle est transf or-
mée en pustule, vers le sixième ou le septième jour. Des pustules secondaires se montrent assez souvent au voisinage du point inoculé et
au pourtour des ouvertures naturelles. On observe, en un mot, une clavelée bénigne, si l'on s'est conformé aux précautions que nous avons
indiquées. Les bêtes clavelisées doivent être placées dans de bonnes
conditions hygiéniques ; on évitera de les laisser exposées aux intem-
péries atmosphériques, et on les soumettra à une demi-diète jusqu'à
ce que l'éruption soit produite.

Accidents. — Il faut citer des engorgements gangréneux qui se montrent ordinairement du douzième au vingtième jour après l'opération.
Lebel a observé un cas de tétanos « survenu du vingt-cinquième au
trentième jour après l'inoculation (2). »

§ 2. — De la vaccination.

On a pratiqué la vaccination chez le mouton, en vue de préserver cet
animal de la clavelée, et, chez le chien, pour prévenir le développement
de la maladie du jeune âge. Ces diverses tentatives n'ont pas donné les
résultats qu'on en attendait, et il est bien démontré aujourd'hui que
l'inoculation du vaccin au mouton et au chien, ne préserve ces animaux
d'aucune maladie. Quand on veut se procurer du vaccin animal, on
inocule du vaccin humain à la génisse ou à la vache ; si l'on a du *horse-
pox* à sa disposition, on obtient, en l'inoculant, un cowpox plus actif
que celui qui est produit par l'inoculation du vaccin humain. Lorsqu'on
se trouve en présence d'une épidémie variolique ou bien quand on désire employer du vaccin dont la pureté soit à l'abri de tout reproche,
on a recours à la vaccination animale. Les sujets vaccinifères doivent
être de jeunes animaux de l'espèce bovine, et de préférence des gé-
nisses de 6, 10, et 15 et même 18 mois. On inocule au pourtour de la
vulve, sur la région périnéale et sur les mamelles, quelquefois sur les
trayons. On opère de la même manière que pour la clavelisation, mais,
dans ce cas, le nombre des piqûres n'est pas limité : on en fait parfois
·dix, vingt et même trente. Plus le nombre de piqûres est élevé et plus
la quantité de vaccin obtenue est considérable. On recueille, et on conserve le vaccin de la même manière que le claveau. En thèse générale,
il vaut mieux puiser la vaccin dans les pustules au moment de leur

(1) *Recueil de méd. vét.* 1848, p. 530.
(2) *Dict. de méd. et de chirurgie vét.,* t. III, p. 748.

formation, c'est-à-dire vers le cinquième jour, que d'attendre leur entier développement, c'est-à-dire sept ou huit jours après l'inoculation.

CHAPITRE V

DE L'ACUPUNCTURE ET DE L'ÉLECTRO-PUNCTURE

§ 1. — De l'acupuncture.

L'acupuncture consiste à faire pénétrer dans les tissus organiques et à des profondeurs variables, des aiguilles fines et acérées.

Cette opération paraît avoir été mise en usage, depuis un temps immémorial, chez les Chinois et les Japonais. Elle fut connue en Europe vers 1683 par la description qu'en donna un chirurgien hollandais, Ten-Rhyne. Dujardin, Vicq d'Azyr, Berlioz, Béclard, Bretonneau, Jules Cloquet ont appelé l'attention des médecins sur cette opération. Parmi les vétérinaires, nous citerons Girard fils, Bouley jeune, Chanel, Prévost de Genève, Clichy, Flammens, Caussé, M. Reynal et M. Gourdon.

Indications. — On a obtenu quelques bons résultats, dit-on, au moyen de l'acupuncture pour le traitement de la danse de Saint-Guy chez le chien, des boiteries anciennes et de la paraplégie chez les petits et les grands quadrupèdes. Gloag, vétérinaire anglais, dit être parvenu à faire disparaître un vessigon du jarret par l'acupuncture, la compression et les fondants (1). Cette opération n'a donné, en définitive, que de rares guérisons; aussi n'est-elle que bien rarement employée en médecine vétérinaire.

Instruments. — On emploie, pour pratiquer l'acupuncture, des aiguilles métalliques, fines, cylindriques, polies et très-pointues à l'une de leurs extrémités. On se sert, en chirurgie vétérinaire, d'aiguilles en fer ou en acier ; dans ce dernier cas, il faut avoir la précaution de les faire recuire, afin d'éviter qu'elles ne se brisent dans les chairs. Leur extrémité mousse doit être garnie d'une tête en métal ou en cire à cacheter ; quelquefois cette extrémité est tournée en forme de vis, ce qui permet de faire pivoter l'aiguille entre les doigts et de l'introduire plus facilement dans les tissus; d'autrefois elle offre la forme d'un prisme à six pans.

Manuel opératoire. — On distingue trois procédés :

1° *Par pression.* — On tend la peau avec la main gauche; puis l'opé-

---

(1) *Recueil de méd. vét.* 1853, p. 283.

rateur, saisissant l'aiguille près de la pointe, entre le pouce et l'index de la main droite, l'enfonce avec rapidité, en un seul temps, dans les tissus.

2° *Par rotation*. — On implante l'aiguille au travers des téguments ; puis on en fait rouler l'extrémité libre entre le pouce et l'index. On l'introduit ainsi dans les tissus, en exécutant à la fois un mouvement de pression et de rotation.

3° *Par percussion*. — On tient l'aiguille perpendiculairement sur le point où l'on veut l'implanter ; puis on frappe à petits coups sur la tête de l'instrument, avec un petit maillet de bois ou de corne, tenu dans la main droite.

Ces procédés sont calqués sur ceux mis en usage chez l'homme. Ils ne sont pas également applicables chez les animaux ; le procédé par percussion, notamment, n'est pas employé. Habituellement on implante les aiguilles dans les chairs, par un double mouvement de pression et de rotation, en observant qu'elles ne se brisent pas, par suite des mouvements auxquels se livrent les animaux. Pour cela, on doit simplement maintenir les aiguilles en place pendant les contractions des organes piqués. On conçoit en effet que, si l'on opposait à ce moment une résistance trop forte, on courrait le risque de voir les aiguilles se tordre ou se briser dans les tissus.

Il n'y a pas de lieu d'élection pour l'implantation des aiguilles, c'est en effet dans les parties malades qu'il convient de pratiquer l'acupuncture. La profondeur à laquelle on peut introduire les aiguilles varie suivant la région anatomique. « Bouley jeune a enfoncé des aiguilles à une profondeur de 4, 5 et 6 pouces (8 à 12 centimètres) dans les muscles scapulaires, en avant et en arrière de l'épine acromienne et dans ceux qui environnent l'articulation coxo-fémorale, Chanel, à 3 et 12 lignes dans les muscles fessiers du chien (1). » (Reynal.) « Des expérimentateurs hardis ont porté les aiguilles au travers du cœur, des poumons, des viscères abdominaux, des nerfs, des vaisseaux, etc., sans accidents, ont-ils dit, ni dangers. Il est prudent de se borner à les introduire au travers de la peau et des tissus cellulaire, fibreux et musculaire. » (Sédillot et Legouest.) Le nombre des aiguilles est variable suivant l'étendue de la région où siége le mal et l'ancienneté de celui-ci ; on en a employé depuis deux jusqu'à douze. « Le temps de séjour a varié entre huit minutes et dix heures ; il a été en moyenne de trois et quatre heures (2). »

Pour enlever les aiguilles, on fait contre-appui avec deux doigts appliqués autour du point d'implantation, pendant qu'on tire perpendiculairement l'instrument à soi. L'extraction peut être rendue difficile par l'oxydation des aiguilles. On est alors exposé à briser ces instru-

---

(1) *Dict. de méd. et de chirurgie vét.*, t. I, art. ACUPUNCTURE.
(2) *Ibid.*

ments, et leurs débris déterminent quelquefois des abcès et des décollements plus ou moins étendus.

§ 2. — Électro-puncture ou galvano-puncture.

Le docteur Sarlandière a eu l'idée de combiner l'emploi de l'acupuncture avec l'électricité pour obtenir des effets plus énergiques. On emploie alors des aiguilles à acupuncture, munies d'un anneau à l'une de leurs extrémités. On les enfonce dans les chairs, puis on décharge sur chacune d'elles et à plusieurs reprises une bouteille de Leyde, ou bien, ce qui est préférable, on les met en communication avec une source d'électricité, pile de Bunsen, pile au bichromate de potasse, etc. Une aiguille est en communication avec le pôle positif et l'autre avec le pôle négatif. — On dispose les électrodes de la pile de manière à pouvoir interrompre le courant. Chaque fois que le courant passe, l'animal paraît éprouver une secousse plus ou moins forte, suivant la puissance de l'appareil dont on dispose, et une vive douleur qui se traduit par des cris et des mouvements désordonnés.

On a employé, en médecine humaine, l'électro-puncture dans le cas d'anévrysmes, de varices, de tumeurs sanguines, dans le but de produire simultanément la coagulation du sang et l'inflammation adhésive des parois. D'après cela, on a eu l'idée de l'employer chez le cheval dans le cas de *phlébite hémorrhagique*. M. Reynal en a vu faire l'essai une fois à la clinique d'Alfort, mais sans résultats; «on a dû recourir à la ligature de la veine (1).» Caussé assure avoir guéri en peu de temps, par ce moyen, des animaux affectés de coliques, de météorisation, de vertige abdominal. M. Goubaux a rapporté un cas de guérison de boiterie de l'épaule par l'emploi de l'électro-puncture. On avait attribué cette boiterie à une paralysie du nerf huméral postérieur (2). H. Rodet a essayé une fois la galvano-puncture à courants interrompus, pour combattre les molettes; il s'est borné ensuite purement et simplement à l'emploi de courants continus, « appliqués sur la peau à l'aide de deux excitateurs munis chacun d'une éponge imbibée d'eau acidulée.» Rodet a d'abord employé un seul élément Bunsen, puis il en a réuni deux et même quatre (3). » On a obtenu de la sorte un commencement de résolution des molettes; mais les expériences n'ont pas été continuées pendant assez longtemps, pour que l'on pût émettre des conclusions sur ce sujet. Il n'en reste pas moins acquis à la science, que l'électricité est un agent thérapeutique puissant dont l'emploi, combiné avec l'acupuncture, peut donner de bons résultats, notamment pour combattre les paralysies locales à leur début et les faiblesses musculaires qui résultent d'un décubitus prolongé.

(1) *Dict. de méd. et de chirurgie vét.*, art. ACUPUNCTURE, p. 176.
(2) *Recueil de méd. vét.* 1848, p. 389.
(3) *Journal de méd. vét. de Lyon.* 1859, p. 130.

CHAPITRE VI

PONCTION DES ABCÈS

Deux procédés opératoires sont employés usuellement en chirurgie vétérinaire, pour pratiquer l'ouverture des abcès : la ponction avec le bistouri ou le trocart et la ponction avec le cautère actuel.

« Quel que soit, dit M. H. Bouley, le procédé auquel on croit devoir donner la préférence, il est une règle applicable à l'un et à l'autre et qui les domine : c'est de bien reconnaître, au préalable, par une exploration de la partie, la disposition qu'affectent les gros vaisseaux superficiels et de bien se remettre en mémoire la situation des gros vaisseaux profonds, pour éviter de porter l'instrument sur leur trajet et de voir une opération souvent des plus simples se compliquer d'un accident des plus redoutables (1). »

I. **Ponction avec le bistouri ou le trocart.** — On se sert ordinairement du bistouri droit ; toutefois un bistouri convexe et un trocart peuvent être nécessaires. On peut effectuer l'ouverture des abcès, soit par ponction directe, soit par incision de dehors en dedans.

a. Ponction directe. — Ce procédé est le plus expéditif. On l'emploie toutes les fois que la disposition anatomique de la région ne fait pas craindre une hémorrhagie et quand les abcès sont superficiels.

L'opérateur tient le bistouri comme *une plume à écrire*, le tranchant tourné en haut ou en bas, en avant ou en arrière, suivant les indications spéciales fournies par l'anatomie de la région ; il limite la lame avec les doigts de la main droite, de telle sorte que la projection que forme cette lame soit proportionnée à l'épaisseur des parois du foyer purulent. Avec la main gauche, il comprime la tumeur afin de faire refluer le pus vers le point où doit être pratiquée la ponction ; « puis il plonge vivement la pointe de l'instrument à travers la peau, et l'enfonce ensuite au delà jusqu'à ce qu'il perçoive cette sensation de résistance vaincue, par laquelle il est prévenu qu'il a pénétré dans la cavité purulente. Le pus commence alors à sourdre de chaque côté de la lame et, pour lui ouvrir une plus large issue, l'opérateur complète la ponction par un débridement conduit de préférence suivant le sens de la direction des poils, qui donne en général celle des muscles, et toujours de haut en bas, à moins de contre-indications données par la structure, afin que la voie d'échappement du pus suive toujours le sens de la déclivité (2). »

(1) *Dict. de méd. et de chirurgie vét.*, t. I, p. 50.
(2) *Ibid.*, t. I, p. 52.

b. Ponction de dehors en dedans. — Ce procédé est mis en usage quand il s'agit d'ouvrir des abcès situés au voisinage des cavités splanchniques ou des articulations, lorsqu'on a lieu de craindre que le bistouri pénètre dans la poitrine, l'abdomen ou une cavité articulaire. On fait alors avec le bistouri, tenu comme un archet, ou un couteau de table, suivant la profondeur à laquelle on veut le faire pénétrer, une incision suivant la direction des poils et intéressant toute l'épaisseur du tégument; puis on divise couche par couche les parties sous-jacentes, en ayant le soin de s'assurer de leur nature par l'œil et le doigt. « Lorsqu'on arrive aux couches les plus profondes, il est souvent indiqué, pour franchir la dernière résistance qu'opposent les tissus encore interposés entre l'extérieur et la poche de l'abcès, de se servir de l'extrémité d'une sonde mousse ou mieux encore du doigt, manœuvre que permet facilement la friabilité acquise aux tissus par l'état inflammatoire. Si l'on parvient ainsi à pénétrer dans le foyer purulent, il ne faut se décider à élargir avec le bistouri la voie déjà ouverte au pus, qu'autant que l'on est certain d'éviter les accidents hémorrhagiques ; autrement mieux vaut s'en tenir au premier résultat obtenu et attendre (1) » (H. Bouley).

Le trocart peut aussi être employé pour les ponctions des abcès, surtout lorsqu'ils sont situés à une telle profondeur que la lame du bistouri ne peut les atteindre. On se sert d'un trocart de petit calibre à tige cylindrique, terminée par une pointe quadrangulaire. Pour en faire usage, on pratique une petite incision à la peau, sorte de boutonnière dans laquelle on place la pointe du trocart ; puis on enfonce cet instrument muni de sa canule, par un mouvement de pression combiné avec un mouvement de rotation, jusqu'à ce que le défaut de résistance fasse reconnaître que la pointe de l'instrument a pénétré dans le vide d'une cavité. On retire la tige du trocart et le pus s'écoule par la canule. On débride alors le trajet parcouru par le trocart, soit à l'aide du bistouri droit, soit au moyen du bistouri boutonné, quelquefois on agrandit l'ouverture par l'emploi du cautère actuel.

II. **Ponction avec le cautère actuel.** — Ce procédé est généralement préféré par les praticiens, car les hémorrhagies sont moins à redouter que quand on se sert du bistouri; toutefois, et comme l'a fait remarquer M. H. Bouley, « il ne faut pas oublier que les vaisseaux situés au milieu d'un noyau phlegmoneux ne jouissent plus de la mobilité caractéristique qu'ils doivent dans l'état normal, à la laxité du tissu cellulaire qui les entoure, et que dans ces conditions exceptionnelles, où les place l'inflammation, ils ne peuvent pas fuir devant le coin de fer que représente le cautère et se dérober à ses atteintes. L'hémorrhagie est donc à redouter, même dans l'opération de la ponction par le feu, et l'on ne saurait prendre trop de précautions pour n'appliquer l'instrument perforateur que dans un lieu où, suivant les plus grandes probabilités,

____

(1) *Dict. de méd. et de chirurgie vét.*, t. I, p. 53.

basées sur les données anatomiques, on ne doit pas rencontrer de gros vaisseaux (1). »

L'ouverture faite par le cautère persiste pendant plusieurs jours et permet l'écoulement du pus, prévient les récidives ; en outre, la chaleur modifie favorablement l'état des parties.

Pour procéder à cette opération, on se sert, soit d'un cautère olivaire ordinaire (voy. *fig.* 136), soit d'un cautère à bec d'oiseau (*fig.* 139), soit d'un cautère à tige (*fig.* 140), suivant la profondeur de l'abcès.

L'animal est maintenu debout, un tord-nez est appliqué à la lèvre supérieure ; puis l'opérateur comprime d'une main la tumeur purulente

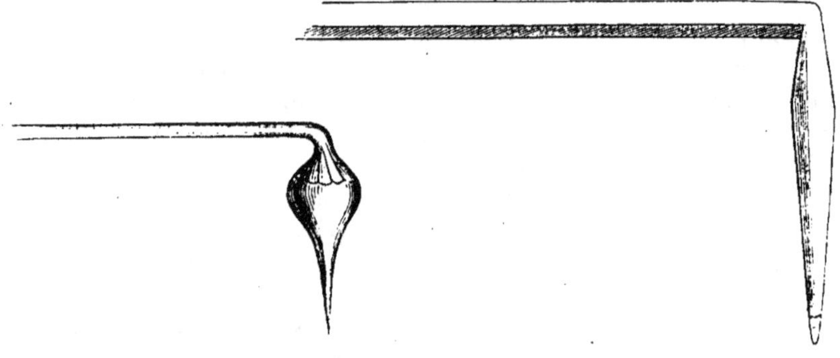

Fig. 139. — *Cautère à bec d'oiseau.*　　　　Fig. 140. — *Cautère à tige.*

et de l'autre main, armée du cautère chauffé à blanc, il applique la pointe de cet instrument dans la partie où la fluctuation se fait sentir, et il l'enfonce au travers des téguments par un mouvement de pression et de rotation jusqu'à ce qu'il éprouve la sensation d'une résistance vaincue. On retire alors le cautère, et le pus s'écoule en plus ou moins grande quantité suivant la capacité de la poche purulente ; parfois il jaillit à une assez grande distance « en décrivant une courbe à grand diamètre sous l'impulsion énergique qu'il reçoit de la rétractilité des tissus, d'où l'indication pour l'opérateur de s'effacer de devant l'ouverture qu'il vient de frayer au liquide, afin d'en éviter les souillures. » (H. Bouley.) Si l'application d'un premier cautère ne suffit pas pour arriver jusqu'au foyer purulent, on peut en appliquer un second et même un troisième pour frayer au pus une issue assez large pour qu'il puisse s'écouler facilement.

Quel que soit le procédé mis en usage pour ouvrir un abcès, il faut s'abstenir d'introduire les doigts dans la cavité que forme l'abcès, à moins que l'on soupçonne l'existence de corps étrangers dont la présence a provoqué la suppuration. Dans tous les cas, il ne faut pas détruire, comme le faisaient les anciens, les brides qui vont d'une paroi à l'autre de l'abcès, car l'examen anatomique démontre que ces brides

(1) *Dict. de méd. et de chirurgie vét.*, t. I, p. 51.

ou poutrelles sont formées par des vaisseaux et des nerfs. Si, après la
ponction de l'abcès le pus s'écoule difficilement, il peut être utile de
faire une contre-ouverture dans les parties déclives et d'appliquer une
mèche. Les drains en caoutchouc, qui ont été préconisés par le Dr Chassaignac, pourraient aussi être employés, mais une simple mèche suffit.

Pour éviter que les bords de la plaie, résultant de la ponction de l'abcès, se cicatrisent trop rapidement et qu'ainsi la collection purulente se
reproduise, il faut interposer entre eux une boulette d'étoupes. Quand
on a pratiqué la ponction avec le cautère, chauffé à blanc, le dépôt
purulent ne se reproduit pas, l'écoulement du pus se tarit peu à peu, à
moins qu'il n'existe quelque lésion profonde, carie osseuse ou ligamenteuse, auquel cas il est nécessaire d'avoir recours à diverses opérations
dont il sera question plus loin.

CHAPITRE VII

DES INJECTIONS

On appelle *injection* une opération qui consiste à faire pénétrer
dans une cavité naturelle ou accidentelle, différents liquides dans le
but de modifier la vitalité des parois de ces cavités, de les débarrasser
des produits morbides qu'elles renferment, ou bien pour introduire
dans l'organisme des médicaments très-actifs. Il y a donc lieu de distinguer des injections substitutives ou modificatrices, hypodermiques,
intra-veineuses et détersives. Parmi les premières, se trouvent les injections iodées, qui, par l'importance qu'elles présentent en médecine
vétérinaire, méritent une étude détaillée.

A. — INJECTIONS IODÉES.

C'est en 1840 que Velpeau et d'autres chirurgiens conseillèrent
l'emploi de la teinture d'iode en injection pour le traitement de diverses lésions chirurgicales, notamment de l'hydrocèle chez l'homme.
Quelques années après, Leblanc père, de concert avec le Dr Thierry,
entreprirent une série de recherches sur les injections iodées dans
les synoviales articulaires et tendineuses. Ces recherches portèrent
leurs auteurs à penser que les injections iodées pouvaient être utilement employées dans la pratique, pour le traitement des tumeurs
synoviales de toute sorte qui peuvent survenir chez les animaux.
Les injections iodées furent alors essayées dans les écoles vétérinaires.
MM. H. Bouley, Rey, Lafosse, en France, Perosino, à Turin, firent connaître les résultats qu'ils en avaient obtenus. Puis, bon nombre de pra-

ticiens parmi lesquels nous citerons Verrier, Festal, Poret, Barry, etc., employèrent également ces injections.

Ces divers travaux ont été l'objet parfois de vives controverses, de discussions animées, qui, en fin de compte, ont déterminé les indications et les contre-indications des injections iodées.

Indications et contre-indications. — La teinture d'iode, étendue d'une certaine quantité d'eau, est indiquée pour l'*hygroma* du boulet, le *vessigon tendineux* tarsien. Leblanc recommandait ce moyen pour toutes les dilatations synoviales, qu'elles fussent articulaires ou tendineuses; de redoutables complications se sont déclarées après l'injection de teinture d'iode pure ou même diluée dans les cavités articulaires, et, sans entrer dans tous les détails que cette question comporterait, nous nous croyons autorisés à dire, d'après les résultats malheureux qui ont été obtenus par les expérimentateurs les plus habiles, que les injections iodées doivent être proscrites dans les synoviales articulaires et les tumeurs qu'elles forment. Nous pensons également qu'il faut être très-réservé dans leur emploi, quand il s'agit de traiter même des molettes *tendineuses*, et à plus forte raison si elles sont *articulaires*. Nous en dirons autant pour ce qui concerne le vessigon tendineux carpien, car il n'est pas rare d'observer, dans ce cas, des symptômes d'arthrite, avec induration persistante des tissus environnants; toutefois, d'après M. H. Bouley, on obtiendrait par l'emploi des injections iodées pour le traitement du vessigon carpien, des cures merveilleuses (1). Contre le vessigon rotulien ou l'hydarthrose du grasset, les injections iodées sont souvent impuissantes, en outre elles sont suivies d'arthrite suppurée comme pour le jarret et le boulet. Elles sont contre-indiquées pour le traitement de l'hygroma de la nuque; mais elles peuvent constituer « une ressource pour le kyste du garrot (2). » On a préconisé les injections iodées dans les cavités splanchniques pour prévenir le retour des hydropisies. On a obtenu ainsi quelques succès. Festal les a conseillées pour les kystes des oreilles des chiens; c'est en vain que nous les avons employées en pareil cas. En résumé, ce moyen thérapeutique donne d'excellents résultats quand il s'agit de remédier à un hygroma du boulet, antérieur ou postérieur, à un vessigon de la gaîne tendineuse tarsienne et à un vessigon carpien. On obtient par les injections iodées la disparition complète de ces tumeurs synoviales qui résistent à tous les autres moyens de traitement.

Instruments. — M. H. Bouley s'est servi, dans le principe, des instruments inventés par M. Jules Guérin pour la *ponction sous-cutanée;* mais il n'a pas tardé à reconnaître qu'une seringue et un trocart ordinaires peuvent fort bien remplacer ceux qui ont été recommandés par J. Guérin. Pour ce motif, nous ne parlerons pas de ces derniers. La seringue, habituellement employée pour les injections iodées, se compose d'un

(1) H. Bouley (note inédite).
(2) Id., *ibid.*

corps de pompe en étain ou en cuivre étamé, d'une longueur de 10 centimètres et d'un diamètre de 3 centimètres, dans lequel se meut un piston exactement ajusté. La canule de cette seringue s'emboîte hermétiquement dans la gaîne ou le fourreau du trocart. Celui-ci présente une longueur de 12 centimètres ; la tige est d'acier, elle présente une forme cylindrique et un diamètre de 3 à 4 millimètres; elle est munie d'un manche, et sa pointe représente une pyramide triangulaire. La gaîne ou l'étui du trocart est de cuivre étamé ou de maillechort; elle porte quelquefois, dans le milieu de sa longueur, un robinet percé d'outre en outre. Un stylet ou une aiguille à tricoter, un bistouri droit ou convexe, sont encore des instruments qu'il est bon de préparer, car leur emploi peut devenir nécessaire.

Quelques opérateurs ont conseillé de préparer des plumasseaux et une bande roulée, pour exercer une certaine compression; mais cet appareil de pansement n'est pas indispensable, car nous ne l'avons jamais vu employer à l'École de Lyon, où les injections iodées réussissent presque toujours dans les cas que nous avons spécifiés précédemment.

Préparation de la teinture d'iode. — L'alcoolé iodique se compose, d'après le *Codex :* d'iode, 1 partie ; alcool à 86 degrés centésimaux, 12 parties. On dissout à froid. La teinture d'iode préparée depuis longtemps renferme de l'acide iodhydrique : elle possède alors des propriétés plus irritantes que quand elle est récemment préparée. On a toujours le soin de l'étendre d'une certaine quantité d'eau, plus ou moins considérable, suivant l'ancienneté du mal, l'âge des animaux et leur tempérament. En général, on mélange 1 partie de teinture d'iode et 2 parties d'eau distillée ; il se forme immédiatement un précipité noirâtre d'iode. Lorsqu'on a commencé à pratiquer les injections iodées, on se contentait d'agiter ce mélange avec une baguette, et l'iode, mis ainsi en suspension dans le liquide, était injecté en nature dans le sac synovial ou séreux. On a recommandé depuis d'ajouter au mélange précité, quelques gouttes d'une solution concentrée d'iodure potassique pour empêcher la précipitation de l'iode de telle sorte que le mélange, préparé pour l'injection, est parfaitement limpide. Ce procédé de préparation est adopté à l'École de Lyon, où il donne d'excellents résultats. Nous pensons qu'il est préférable au procédé primitif.

Position de l'animal. — Dans le plus grand nombre des cas, l'animal doit être couché sur un lit de paille et assujetti de telle sorte que la région où doit se pratiquer l'opération soit parfaitement à découvert. A l'exemple de M. Barry, nous avons opéré quelquefois sur le sujet maintenu debout et fixé dans un travail, notamment dans plusieurs cas d'hygromas du boulet et du genou, mais nous reconnaissons volontiers que, dans cette position incommode, le chirurgien n'a pas toute la sûreté de main nécessaire pour une opération de cette nature.

Lieu de la ponction. — « Il est indiqué pour chaque gaîne par la disposition anatomique. On évitera, dit M. H. Bouley, d'attaquer le sac des séreuses synoviales par les côtés sur lesquels rampent des vaisseaux ou des nerfs, ou qui sont trop profondément dérobées sous des muscles, des tendons ou des ligaments. On s'abstiendra aussi de les intéresser, autant que possible, sur celles de leurs faces qui correspondent aux champs principaux de leurs mouvements. En général, du reste, les distensions des gaînes articulaires ou tendineuses sont accusées par des saillies très-caractéristiques, prolongées entre les interstices des muscles et des tendons, presque sous-cutanées dans quelques points de leur étendue sur lesquels on peut les attaquer avec la plus grande facilité (1). »

Manuel opératoire. — Il y a lieu d'étudier : 1° la *ponction* de la tumeur, 2° l'*injection* de teinture d'iode.

M. H. Bouley pratiquait autrefois la ponction des tumeurs synoviales par la méthode sous-cutanée. A cet effet, la pointe du trocart était appliquée soit à la base, soit au sommet de la tumeur ; la lame de l'instrument était maintenue dans une position parallèle à la peau que l'on traversait d'outre en outre, par une pression graduée ; l'opérateur faisait alors glisser l'instrument entre la peau et les parois de la tumeur dans le tissu cellulaire sous-cutané, jusqu'à ce qu'il eût parcouru un trajet de 3 à 4 centimètres ; puis il le plongeait, par une pression mesurée, dans la profondeur de la tumeur. Leblanc conseillait de ponctionner la tumeur directement en traversant du même coup et perpendiculairement, toute l'épaisseur de la peau et les parois de la tumeur synoviale ou kystique.

La ponction par la méthode sous-cutanée n'est pas mise en usage dans les conditions ordinaires de la pratique ; elle exige des instruments spéciaux ; le liquide injecté peut s'infiltrer dans le tissu conjonctif sous-cutané et donner lieu, chez le cheval, à des abcès; enfin elle n'offre aucun avantage sur la ponction directe qui, du reste, est seule employée aujourd'hui. Pour la pratiquer, l'opérateur après s'être assuré, comme le conseille M. H. Bouley, « par une exploration préalable, de l'état des parois de la gaîne afin de les traverser dans le point où elles présentent le moins d'épaisseur, coupe les poils sur une surface d'un pouce carré, correspondante au point où il veut ponctionner (2), » puis, saisissant le trocart à pleine main, il l'enfonce dans la tumeur en le faisant pénétrer obliquement, par une pression mesurée et une sorte de mouvement de térébration. Quand le trocart pénètre obliquement dans la tumeur, on est moins exposé à atteindre la paroi opposée que quand l'instrument est introduit perpendiculairement. Quelques praticiens font à la peau une petite incision, c'est-à-dire une sorte de boutonnière qui facilite la pénétration du trocart dans les tissus sous-jacents. La sensation d'une résistance vaincue annonce à l'opérateur, dit

(1) H. Bouley, *Recueil de méd. vét.* 1847, p. 22.
(2) Id., *ibid.*, p. 12.

M. Bouley, que le trocart est dans le vide de la cavité. « Il maintient alors d'une main la canule du trocart dans le trajet parcouru, en retire la lame à laquelle elle sert de fourreau, et la synovie s'écoule par l'issue béante qui lui est offerte. Son jet, proportionné à l'étendue de la tumeur et à la distension de ses parois, s'arrête lorsqu'elles sont revenues sur elles-mêmes. L'opérateur facilite l'écoulement du liquide épanché en diminuant la capacité de la poche par une pression méthodique exercée à l'extérieur sur toutes les faces. Quelque bien faite que soit cette manœuvre, elle n'aboutit jamais à une évacuation complète de la gaîne ; il reste toujours une notable quantité de synovie dans ses anfractuosités (1). »

Il est des praticiens qui ne laissent écouler qu'une petite quantité de synovie avant de procéder à l'injection. Cette manière de faire est irrationnelle, attendu que la teinture d'iode se trouve ainsi étendue dans des proportions que l'on ne peut déterminer, d'où il résulte que les effets d'une pareille injection sont des plus incertains.

Quand la poche est vidée, l'opérateur introduit la canule de la seringue dans la gaîne du trocart. La seringue a été préalablement remplie du liquide à injecter. Un aide pousse lentement la tige du piston, tandis que l'opérateur fixe d'une main la gaîne du trocart et de l'autre soutient la canule de la seringue, pour éviter tout déplacement. Si une première injection ne suffit pas pour distendre les parois de la gaîne, on retire la seringue et l'on applique immédiatement le doigt sur l'ouverture du trocart pour s'opposer à la sortie du liquide. Quand on emploie un trocart à robinet, il suffit de fermer celui-ci, pendant que l'aide charge de nouveau la seringue. Une seconde et même une troisième injection peuvent être nécessaires pour distendre convenablement les parois de la gaîne. On laisse le liquide séjourner pendant deux à trois minutes dans la cavité ; puis on lui donne issue en soulevant le doigt qui ferme la canule du trocart ou en ouvrant le robinet de l'instrument quand il en est muni. On presse modérément à la surface de la tumeur, pour faciliter la sortie du liquide. Celui-ci, qui était limpide au moment où il avait été injecté, est devenu trouble après l'injection et le séjour dans la poche synoviale, ce qui est dû à la précipitation de l'albumine de la synovie par la teinture d'iode.

Il n'est pas utile d'appliquer un pansement après cette opération. On fait relever l'animal et on le conduit dans une stalle où il doit être laissé en repos complet pendant sept à huit jours.

Effets et accidents. — Les effets immédiats des injections iodées varient suivant les sujets opérés. Il en est qui boitent fortement dès qu'on les fait relever et d'autres chez lesquels on n'observe pas ce symptôme. « Les dispositions individuelles donnent ici, comme le dit M. H. Bouley, les résultats les plus différents. » Mais, au bout de quelques heures, la

_____
(1) H. Bouley, *Recueil de méd. vét.* 1847, p. 23.

région opérée se tuméfie et devient le siége d'une vive douleur locale, qui retentit sur tout l'organisme et produit une fièvre plus ou moins intense suivant les sujets, la nature de la tumeur synoviale à laquelle on a voulu remédier, la proportion de teinture d'iode injectée. Si l'inflammation devient suppurative, les animaux éprouvent alors les plus vives souffrances et ils peuvent même succomber. Dans les circonstances ordinaires, quand l'injection iodée a été pratiquée d'après les données acquises à la science par les faits, la tuméfaction augmente pendant les quarante-huit heures qui suivent l'injection ; la région opérée offre alors un volume plus considérable que celui qu'elle présentait avant l'injection. En outre, et quand l'opération a bien réussi, cette tuméfaction acquiert une consistance ferme, analogue à celle des tissus indurés. Mais ce n'est pas là une induration dans le sens que l'on attache ordinairement à ce mot, car, avec les progrès du temps, la résolution s'effectue, la tumeur diminue insensiblement de volume, et il vient un moment où elle a complétement disparu. Il faut quelquefois, comme le dit **M. H. Bouley**, trois, quatre et cinq mois pour que ce résultat se produise. Une première injection peut être insuffisante, comme on le voit parfois dans certaines conditions indéterminées pour les hygromas du boulet, il faut alors avoir recours à une deuxième injection mais seulement six à sept mois après la première. Notons que, quand le liquide injecté fait fausse route et pénètre en partie ou en totalité dans le tissu conjonctif environnant, il se produit un abcès, comme nous l'avons vu deux fois. En se conformant aux indications que nous avons formulées et en opérant avec soin, en observant les préceptes énumérés précédemment, on évitera cet accident qui ne laisse pas que d'offrir une certaine gravité.

B. — INJECTIONS HYPODERMIQUES.

Ces injections sont surtout employées en médecine humaine. Elles consistent à faire pénétrer, sous la peau préalablement divisée, une solution médicamenteuse douée d'une grande activité. C'est ainsi qu'on emploie, sous forme de solution aqueuse ou alcoolique, les alcaloïdes végétaux et leurs sels ; la morphine, l'atropine, la strychnine, l'aconitine. En médecine vétérinaire, on a quelquefois recours aux injections hypodermiques dans le cas de tétanos, de vertige. C'est surtout pour étudier l'action des médicaments qu'on emploie ce mode d'administration.

Choix de la région. — M. Tabourin, qui a étudié les injections hypodermiques d'une manière toute particulière, conseille de « choisir les régions du corps où le tissu cellulaire est lâche et abondant comme au poitrail, à l'encolure; sur la région costale, etc. (1). »

Instruments. — On se sert d'une aiguille à séton et d'une seringue ordinaire, ou bien d'un vase muni d'un bec permettant de verser

(1) **Tabourin**, *Traité de matière médicale*, t. I, p. 31. 3ᵉ édition.

commodément le liquide. Quand on opère sur les petits animaux, on emploie la seringue Pravaz, ordinaire ou modifiée. Chez les grands animaux, on se sert quelquefois de cette seringue, notamment quand on injecte des médicaments très-actifs. La seringue de Pravaz se compose d'un petit corps de pompe de verre ou d'argent, de 3 à 4 centimètres de longueur, gradué. La tige du piston est formée par une vis, et la canule de la seringue présente un pas de vis sur lequel on fixe la gaîne du trocart. Celui-ci se compose d'une tige très-fine et d'une canule d'argent. On a, en médecine humaine, « abandonné le piston à vis, dont le maniement était trop lent, et M. Luer l'a remplacé par un piston libre à simple frottement muni d'un curseur à vis, gradué, dont chaque millimètre répond à une goutte de liquide. La canule est droite ou courbe, d'or ou d'acier, terminée en bec de flûte et munie d'une pointe acérée servant de trocart. On règle d'avance, au moyen du curseur, le nombre de gouttes à injecter et on n'a plus qu'à pousser le piston après la ponction (1). »

La figure 141 représente la seringue de M. Colin, pour injections sous-cutanées. On voit que cet instrument participe à la fois de la seringue Pravaz et de celle de Luer.

Manuel opératoire. — Il est des plus simples : l'opérateur introduit l'aiguille comme s'il s'agissait d'appliquer un séton, et, quand la peau est divisée, il dilacère le tissu conjonctif sous-cutané à l'aide du talon de l'aiguille. On forme ainsi une sorte de godet sous-cutané dans lequel on injecte ou l'on fait couler la solution médicamenteuse qu'on se propose d'administrer. On bouche d'abord l'ouverture cutanée avec le doigt; puis on applique un ou deux points de suture simple ou entortillée, afin de s'opposer à la sortie du liquide. Dans l'emploi de ce procédé, il y a lieu de redouter des engorgements gangréneux, des abcès, des décollements plus ou moins étendus. Ces accidents ne se produisent pas quand on emploie la seringue de Pravaz ou les instruments qui en

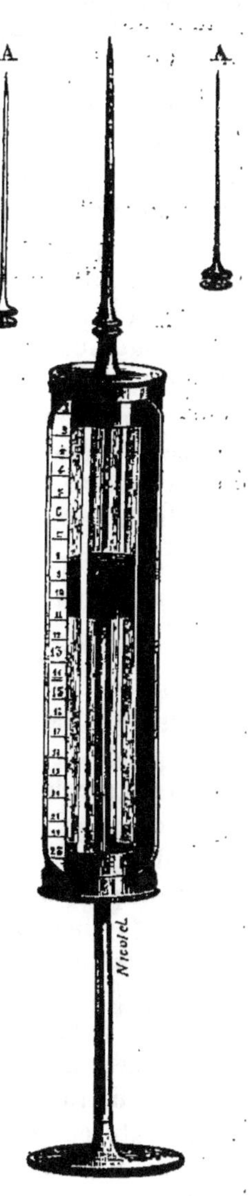

Fig. 141.
Seringue à injection.
(Modèle Colin.)

(1) Sédillot et Legouest. *Traité de méd. opér.*, p. 148.

dérivent. Dans ce cas, l'opération consiste à piquer la peau à l'aide de la canule qui sert de trocart et à enfoncer cet instrument dans le tissu conjontif sous-cutané; puis, on visse l'ajutage du corps de pompe sur cette canule, et l'on abaisse lentement la tige du piston. On peut de la sorte injecter, autant de fois qu'on le désire, le contenu de la seringue. Quand l'injection est terminée, il suffit de retirer la canule à pointe acérée qui fait office de trocart ; la piqûre qu'elle a produite s'efface d'elle-même.

Les injections hypodermiques peuvent être employées avec avantage chez les solipèdes et chez les ruminants, quand on ne peut administrer des médicaments par les voies digestives, ou lorsqu'on a lieu de craindre que les substances médicinales, en se mélangeant aux aliments contenus dans le tube digestif, ne produisent pas tous les effets qu'on est en droit d'en attendre. De plus, les recherches de M. Tabourin ont démontré que les médicaments administrés par cette voie « agissent rapidement avec leurs propriétés ordinaires et avec une énergie trois ou quatre fois plus grande que par les voies gastro-intestinales (1). »

C. — INJECTIONS DANS LES VEINES.

C'est vers le milieu du dix-septième siècle que les injections dans les veines paraissent avoir été employées pour administrer certains médicaments. Plus tard Chabert, Héring, Viborg et d'autres encore ont essayé ce mode d'emploi des médicaments.

Tous les médicaments ne peuvent être injectés dans les veines ; il en est qui coagulent le sang et déterminent de la sorte une mort immédiate ; il en est d'autres qui, au contact de ce liquide, se réduisent en vapeurs et produisent également une mort rapide. En outre, il ne faut injecter que des médicaments solubles ; « il est essentiel, dit M. Tabourin, de les dissoudre avec soin dans leur meilleur dissolvant, pourvu que celui-ci ne coagule pas le sang ; l'eau, qui n'altère pas ce liquide, est l'excipient qu'il faut choisir de préférence. »

Choix de la veine. — La position superficielle de la jugulaire, son calibre, son trajet descendant sont autant de particularités qui la désignent naturellement au praticien, quand il se propose d'injecter des médicaments dans les veines.

Instruments. — On emploie la seringue Pravaz ou ses dérivés. On s'est servi quelquefois d'un tube à injection. Ce tube est de fer-blanc ; il présente une forme conique ; sa partie supérieure est évasée et offre une sorte de rebord ou pavillon ; sa partie inférieure est munie d'un bouton olivaire qui facilite l'introduction de l'instrument dans la veine ; sa longueur est de 20 centimètres ; sa largeur, mesurée à sa base, égale 2 centimètres. Un stylet, une petite baguette de bois sont quelquefois

(1) Tabourin, *Traité de matière médicale*, p. 32, t. I, 3° édition.

nécessaires pour désobstruer le tube à injection. — M. H. Bouley se servait, à Alfort, « d'un entonnoir de verre, terminé par un tube de cuivre muni d'un robinet. L'instrument étant, au préalable, amorcé avec une quantité d'eau suffisante pour remplir le tube, on l'introduit dans la veine par la piqûre de la saignée ; puis l'entonnoir étant rempli du liquide à injecter, on ouvre le robinet jusqu'à ce que le liquide se soit écoulé dans la veine. Il faut avoir soin de fermer le robinet avant que l'entonnoir se soit complétement vidé, ce que la transparence du verre permet de reconnaître ; on évite ainsi la pénétration de l'air (1).»

Fixation de l'animal. — L'animal est maintenu debout à l'aide d'un tord-nez fixé à la lèvre supérieure.

A. *Procédé par la saignée.* — On effectue une saignée à la manière ordinaire, puis on introduit dans la veine l'entonnoir préparé comme l'indique M. H. Bouley, ou le tube à injection. Cette manœuvre ne laisse pas que d'offrir souvent des difficultés, car les mouvements de l'animal détruisent le parallélisme entre l'ouverture de la peau et celle de la veine, et le tube fait fausse route. Pour éviter cela, on pourrait appliquer, comme le conseille M. Tabourin, une corde ou un ruban de fil à la base de l'encolure.

On reconnaît que le tube est bien dans la veine, à la présence du sang dans celui-ci. Si le tube s'obstrue pendant l'opération, il faut y plonger un stylet, afin de chasser le caillot qui s'oppose à la pénétration du liquide.

B. *Procédé par piqûre.* — L'opérateur fait gonfler la veine, puis il enfonce, dans celle-ci, la canule à pointe acérée faisant office de trocart. Le sang se montre aussitôt à l'orifice extérieur de la canule, quand celle-ci n'a pas fait fausse route. On emboîte l'ajutage du corps de pompe de la seringue Pravaz, Luer, ou autres, dans la canule, et l'on injecte.

Il peut être nécessaire parfois de désobstruer la canule avec un stylet. Ce procédé peut être employé non-seulement chez les petits animaux, mais encore sur les sujets de grande taille lorsqu'on veut administrer des médicaments très-actifs, d'un prix très-élevé et dont il importe que les effets se produisent immédiatement ; tel est, par exemple, l'emploi de l'hydrate de chloral pour combattre l'empoisonnement par la strychnine.

Quel que soit le procédé employé, M. Tabourin recommande « de retirer du système circulatoire une quantité de sang équivalente, en volume, à la préparation médicinale qu'on doit injecter. Si ce soin n'est pas observé, il peut résulter de l'introduction brusque d'un liquide dans le sang, une tension momentanée dans les vaisseaux, et, par suite, des troubles graves dans la circulation et la respiration (2). »

L'injection des médicaments dans les veines peut déterminer tous les

(1) H. Bouley. — Note inédite.

(2) Tabourin, *Traité de matière médic.* 3ᵉ édition, t. I, p. 36.

accidents de la saignée; en outre, il est aisé de concevoir que les manipulations que nécessite ce mode d'emploi des médicaments, rendent l'introduction de l'air imminente et peuvent également déterminer un thrombus, qui peut être suivi de phlébite.

D. — INJECTIONS DÉTERSIVES.

On les pratique soit à l'aide d'une seringue ordinaire, soit au moyen du tube-siphon inventé par M. Rey quand on les emploie pour combattre le coryza du cheval.

Le tube-siphon de M. Rey est de cuir; il offre, comme son nom l'indique, la forme d'un siphon et se compose de deux branches inégales. La grande branche a 28 centimètres de hauteur et 10 de circonférence elle; se termine par un pavillon mesurant 4 centimètres et demi de diamètre et dépasse ainsi la hauteur des cavités nasales. La petite branche ou canule a 9 centimètres en dedans et 14 en dehors; elle est munie d'une sorte d'opercule servant à fermer les cavités nasales. Pour rendre l'occlusion plus complète, on entoure souvent la canule avec de l'étoupe, au-dessus de l'opercule.

Pour se servir de cet instrument, l'animal est maintenu debout; dans quelques cas il peut être utile d'appliquer un tord-nez à la lèvre inférieure. La tête est maintenue dans sa position ordinaire.

On introduit la canule dans une narine et on l'enfonce de telle sorte que l'opercule bouche exactement l'ouverture que forme la narine; puis on verse le liquide dans la grande branche du tube, et si l'orifice inférieur de la cavité nasale dans laquelle on pratique l'injection, est bien fermé par l'opercule du tube, le liquide ne tarde pas à sortir par la narine opposée ou par la bouche.

Ce procédé d'injection, fondé sur le principe des vases communiquants, est très-ingénieux, il constitue « une sorte de bain qui permet au liquide d'agir plus longtemps et d'une manière plus complète sur la membrane pituitaire (A. Rey) (1). » En outre, ce tube étant de cuir, on évite les blessures de la pituitaire, qui sont fréquentes quand on emploie une seringue.

CHAPITRE VIII

LIGATURE DES ARTÈRES

Cette opération est moins souvent employée chez les animaux que chez l'homme, attendu que les lésions des vaisseaux, les anévrismes

(1) *Journal de méd. vét. de Lyon.* 1850, p. 477.

notamment sont très-rares ; toutefois, on peut observer certaines hémorrhagies artérielles, consécutives à la ponction d'abcès ou de tumeurs diverses, dont on ne peut se rendre maître que par la ligature du vaisseau divisé.

§ 1. — Manuel opératoire.

« La ligature d'une artère, dit le Dʳ Farabeuf (1), comprend trois phases qui se succèdent sans interruption : I, la *découverte* du faisceau vasculo-nerveux dont l'artère à lier fait partie ; II, l'*isolement* de ce vaisseau, et enfin, III, la *ligature* proprement dite. »

I. — DÉCOUVERTE DU FAISCEAU VASCULO-NERVEUX.

Pour parvenir sûrement à découvrir une artère sur laquelle on se propose d'appliquer une ligature, il importe de se rappeler ses rapports avec les organes environnants (nerfs, muscles, tubérosités osseuses), qui constituent, comme le font remarquer les auteurs, des points de *repère* ou de ralliement. Si l'opérateur possède des connaissances anatomiques étendues et précises, il lui sera facile de déterminer le point où il faut pratiquer l'incision pour découvrir le vaisseau. La détermination de la région *où il faut couper* présente ici, comme dans tous les cas, du reste, une importance capitale ; aussi, en chirurgie humaine, a-t-on conseillé de tracer préalablement sur la peau la *ligne d'opération,* c'est-à-dire le trajet du faisceau vasculo-nerveux.

« Pour tracer sur la peau la ligne d'opération, dit le Dʳ Farabeuf (2), nous avons à exploiter les données de la mémoire, de l'œil et du doigt. La mémoire fournit les connaissances anatomiques. Explorant la région, l'œil voit les reliefs, les gouttières, les plis, les veines, et apprécie les distances ; le doigt sent les tubérosités osseuses, les interstices musculaires dépressibles et quelquefois même les battements de l'artère sur un point de son parcours. » On trace la ligne d'opération à l'aide de la teinture d'iode.

Ce tracé constitue sans doute une excellente précaution, aisément applicable à l'homme, mais qui serait, chez les animaux, d'un emploi difficile par suite de la pigmentation de la peau et la présence des poils. Il va de soi que, si on voulait tracer la ligne d'opération, il faudrait préalablement couper les poils et même raser complétement la région, avant de procéder à l'opération. Or, il ne faut pas perdre de vue que dans l'immense majorité des cas, quand on procède à

(1) *Précis de Manuel opératoire. — Ligature des artères par le docteur Farabeuf.* — 1872.

(2) *Ibid.*

la ligature d'une artère chez nos animaux domestiques, le sang coule à flots, et que, conséquemment, il importe d'opérer le plus rapidement possible.

Pour ces motifs, nous ne pensons pas que le tracé de la ligne d'opération soit souvent effectué par les vétérinaires. Quoi qu'il en soit, la situation du faisceau vasculo-nerveux étant déterminée et reconnue, on incise la peau, soit à l'aide du bistouri droit, tenu comme une plume à écrire si on veut opérer avec précision, ou comme un couteau de table si on veut agir avec force, soit à l'aide du bistouri convexe tenu comme un archet. Quel que soit l'instrument employé, le coup de bistouri doit toujours être donné de gauche à droite, et il vaut mieux appuyer la main droite sur le sujet que d'opérer à main levée. La peau étant divisée, il faut inciser le tissu conjonctif dans toute son épaisseur, d'un bout à l'autre de la plaie, et mettre à nu l'aponévrose. Pour ce faire, dit M. Farabeuf, « le pouce et l'index gauches appliqués de chaque côté de la plaie, en écartent les deux lèvres *également* sans les entraîner du même côté. » On incise l'aponévrose de dehors en dedans d'un seul coup de bistouri, ou de dedans en dehors sur la sonde cannelée, s'il y a du danger. Un aide tient les lèvres de la plaie écartées, soit avec les doigts, soit, ce qui est préférable, avec des écarteurs ou des érignes mousses. La plaie est bien abstergée, et l'opérateur recherche à l'aide de l'œil ou du doigt ; les points de repère. La mémoire intervient alors, rappelle les rapports du paquet vasculo-nerveux et indique la voie à suivre pour continuer l'opération.

II. — ISOLEMENT DE L'ARTÈRE.

C'est, dit M. Farabeuf, sur l'artère elle-même qu'il faut ouvrir la gaîne celluleuse, et dans une faible étendue, 5 à 10 millimètres, afin de détruire le moins possible de *vasa vasorum*, pour ne pas exposer le vaisseau à la gangrène et le futur caillot au ramollissement ; cette particularité présente une certaine importance.

Deux procédés sont employés pour dénuder les artères : la *déchirure* avec le bec de la sonde cannelée ou avec des pinces et l'*incision*.

L'incision consiste à saisir et soulever, à l'aide de la main gauche, armée d'une bonne pince, la gaîne celluleuse pour permettre à la main droite, armée du bistouri, de l'ouvrir sans blesser les vaisseaux. « Voici comment elle se pratique : Tenir les mors de la pince légèrement écartés (5 à 10 millimètres), les appliquer tous deux sur l'artère dans le sens de la longueur, appuyer légèrement et soulever un peu le *pli transversal* ainsi formé. En agissant de cette manière, on ne tient que la gaîne celluleuse, tandis que, si l'on pince en travers, on risque fort de comprendre dans un pli longitudinal l'artère ou l'une de ses veines. La gaîne soulevée, on incise le *pli transversal* avec la pointe du bistouri

qui doit agir prudemment et sur le milieu de l'artère. Une boutonnière
longitudinale de 10 millimètres au plus étant faite, la pince, qui n'a
rien lâché, tient et écarte une des lèvres de la petite plaie ; le bec de
la sonde la décolle de la tunique externe de l'artère en détruisant les
adhérences de la séreuse péri-artérielle par des mouvements de va-et-
vient, puis cherche à s'engager sous le vaisseau. Le bec de la sonde
s'arrête là un instant pour servir de repère, pendant que la pince va
saisir la deuxième lèvre qu'il faut décoller à son tour pour engager
définitivement la sonde sous le vaisseau, ou, à sa place, un instrument
porte-fil quelconque. »

La déchirure de la gaîne conjonctive consiste à dilacérer, à diviser
couche par couche, au moyen du bec de la sonde doublée du médius
qui le renforce et l'empêche de fléchir, le tissu conjonctif péri-artériel,
afin de mettre l'artère à nu et de la comprendre *seule* dans la ligature.
Pour cela, « l'index gauche est au fond de la plaie près de l'artère qu'il
surveille ; la main droite porte la sonde cannelée perpendiculairement
sur le vaisseau et cherche à accrocher la gaîne en la grattant avec le
bec de l'instrument, » dont les bords doivent être presque tranchants.

Quel que soit le procédé employé, le cylindre artériel étant dénudé
dans la plus petite étendue possible, il faut engager dans sa partie profonde, une sonde cannelée ou une aiguille porte-fil. Cette petite manœuvre s'appelle, en argot professionnel, *charger* l'artère.

Le meilleur instrument pour charger une artère sans la soulever ni
courir le risque de la rompre, c'est l'aiguille de Cooper, ou simplement une aiguille à suture dont la pointe aura été préalablement
cassée et émoussée avec soin. « Quel que soit l'instrument sur lequel
on charge l'artère, il faut le manœuvrer avec précaution, pour ne pas
embrocher les veines ou autres organes voisins. Il est de règle de le
conduire sur le doigt indicateur gauche, de l'engager d'abord du côté
où est l'écueil, pour le faire ressortir ensuite de l'autre côté. »

L'artère étant chargée, « il faut une dernière fois porter le doigt dessus
et s'assurer : 1° qu'en comprimant ou pinçant le cordon soulevé, on
suspend le cours du sang dans la région irriguée par le vaisseau cherché ; 2° que ce cordon s'aplatit parfaitement sous le doigt ; » 3° quand
l'artère offre un certain calibre, il est aisé de voir et de sentir les pulsations.

Le porte-fil est retiré, et il reste à nouer les deux bouts du fil.

III. — LIGATURE DE L'ARTÈRE.

Dans quel point faut-il lier l'artère et comment effectuer cette manœuvre ?

« L'artère est dénudée dans une certaine étendue, un centimètre environ, et le fil peut toujours être appliqué plus ou moins haut : il n'est
pas indifférent de le serrer au hasard. En effet, quand on fait une liga-

ture, on se propose d'oblitérer les deux bouts du vaisseau et non pas seulement le bout central. On doit donc se préocccuper de poser le fil à une certaine distance des troncs ou des collatérales que le sang continuera à parcourir, que ces vaisseaux appartiennent au bout central ou au bout périphérique. Et dans le cas possible où, pour s'éloigner d'une collatérale supérieure, on risquerait de trop s'approcher d'une collatérale inférieure capable de ramener le sang en grande quantité, il conviendrait sans doute de comprendre celle-ci dans la ligature et au besoin de prolonger un peu la dénudation à cet effet.

« C'est le moment de nouer le fil. On fait un demi-nœud, et on le serre assez fort pour rompre les tuniques élastiques ; puis, laissant flotter le fil pour ne pas défaire ce qu'on a fait, on termine le nœud que l'on doit toujours faire *droit*. Il ne faut pas serrer énormément, surtout quand on fait, dans la continuité, une ligature qui n'a aucune chance de glisser. Pour rompre les tuniques élastiques, une constriction modérée, pourvu qu'elle soit brusque et bien circulaire, pas oblique, suffit toujours (Farabeuf). »

Pour serrer le nœud convenablement et éviter que le fil ne glisse dans les doigts, il faut employer un fil bien ciré dont on enroule « les chefs autour d'un doigt de chaque main, le petit ou l'annulaire, afin de les tenir solidement pendant que les deux pouces réunis dos à dos s'enfoncent comme un coin dans la plaie entre ces chefs assujettis par les doigts. Il suffit alors, pour bien serrer le nœud, d'écarter brusquement, par la flexion, les extrémités unguéales des pouces, qui se touchent toujours et se fournissent un point d'appui par leurs articulations phalangiennes, on a de la sorte beaucoup de précision ; on serre d'un petit coup sec, modéré, sans trembler ; car les deux mains sont en contact. Généralement on se sert des index placés dos à dos et agissant comme les pouces : on a ainsi moins de précision, moins de force, mais plus de facilité pour lier au fond d'une plaie (Farabeuf). »

Il nous a paru utile de reproduire ici les données qui ont été formulées chez l'homme pour la ligature des artères, bien qu'elles paraissent minutieuses quand il s'agit d'effectuer cette opération chez les animaux. On conçoit, en effet, qu'on ne saurait prendre trop de précautions pour interrompre le cours du sang dans une région ; toutefois dans bon nombre des cas, ainsi que nous l'avons fait remarquer précédemment, le sang coule à flots et il faut s'empresser de lier le vaisseau par lequel il s'échappe, sans trop se préoccuper de l'isolement du vaisseau et de la dissection de sa gaîne conjonctive.

C'est ainsi que, quand on procède à l'ablation des tumeurs et que l'on divise les vaisseaux d'un certain calibre, on se contente de pincer ces vaisseaux à l'aide de pinces à mors plats ou de pinces à baguettes. puis on applique une ligature.

§ 2. — De la ligature de quelques artères en particulier, chez le cheval.

a. *Carotide.* — Inciser la peau dans le tiers inférieur de l'encolure, au niveau du bord supérieur de la jugulaire, disséquer le vaisseau et le lier comme il vient d'être dit.

b. *Crurale.* — Coucher l'animal sur le côté correspondant au vaisseau que l'on veut lier; relever le membre opposé, afin de découvrir la région inguinale; inciser en haut, près du bord antérieur du muscle droit interne de la cuisse; séparer ce muscle, par une légère dissection, du sous-lombo-tibial; on sent l'artère entre ces muscles : on l'isole et on en pratique la ligature.

c. *Inter-costales.* — La ligature d'une ou de plusieurs de ces artères a été recommandée dans le cas de fractures des côtes, quand on redoute une hémorrhagie dans la poitrine. Il faut chercher l'artère inter-costale, au bord postérieur et interne de la côte, l'isoler comme il a été dit et la *charger* au moyen d'une aiguille courbe.

d. *Saphène.* — On peut blesser cette artère en saignant à la veine du même nom ou bien en pratiquant la ponction d'une tumeur sanguine, comme nous l'avons vu. Cette artère est très-superficielle ; une simple incision suffira pour la mettre à découvert.

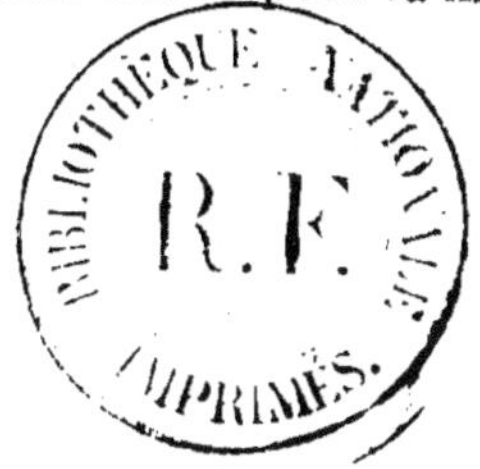

FIN DU PREMIER VOLUME.

TABLE DES MATIÈRES

PREMIÈRE PARTIE

ANATOMIE CHIRURGICALE

LIVRE PREMIER

ANATOMIE GÉNÉRALE CHIRURGICALE

LIVRE DEUXIÈME

ANATOMIE SPÉCIALE OU DES RÉGIONS.

SECTION PREMIÈRE

DE LA TÊTE.

SECTION DEUXIÈME

DU TRONC.

SECTION TROISIÈME

DES MEMBRES.

DEUXIÈME PARTIE

MÉDECINE OPÉRATOIRE

LIVRE PREMIER

MOYENS DE CONTENTION DES ANIMAUX DOMESTIQUES

LIVRE DEUXIÈME

ÉLÉMENTS DES OPÉRATIONS.

LIVRE TROISIÈME

OPÉRATIONS GÉNÉRALES.

FIN DE LA TABLE DES MATIÈRES.

CORBEIL. — Typ. et stér. de CRÉTÉ FILS.